实用临床检验诊断学

刘爱民等◎编著

吉林科学技术出版社

图书在版编目（CIP）数据

实用临床检验诊断学/刘爱民等编著. —长春：
吉林科学技术出版社，2017.5
ISBN 978-7-5578-2454-9

Ⅰ．①实… Ⅱ．①刘… Ⅲ．①临床医学—医学检验
Ⅳ．①R446.1

中国版本图书馆CIP数据核字（2017）第117209号

实用临床检验诊断学
SHIYONG LINCHUANG JIANYAN ZHENDUAN XUE

编　　著　刘爱民等
出 版 人　李　梁
责任编辑　刘建民　韩志刚
封面设计　长春创意广告图文制作有限责任公司
制　　版　长春创意广告图文制作有限责任公司
开　　本　889mm×1194mm　1/16
字　　数　992千字
印　　张　31
印　　数　1—1000册
版　　次　2017年5月第1版
印　　次　2018年3月第1版第2次印刷

出　　版　吉林科学技术出版社
发　　行　吉林科学技术出版社
地　　址　长春市人民大街4646号
邮　　编　130021
发行部电话/传真　0431-85635177　85651759　85651628
　　　　　　　　　　85652585　85635176
储运部电话　0431-86059116
编辑部电话　0431-86037565
网　　址　www.jlstp.net
印　　刷　永清县晔盛亚胶印有限公司

书　　号　ISBN 978-7-5578-2454-9
定　　价　98.00元

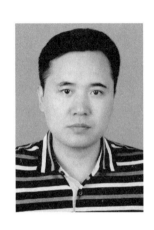

◎ 刘爱民

　　男，1972年出生，1990年于邯郸市中心医院检验科参加工作，最高学历河北医科大学硕士研究生学历，副主任检验师。参加工作以来，荣获省级科研成果三等奖一项，市级科研成果一等奖三项，二等奖两项，三等奖三项，发表论文多篇，擅长免疫学的检验和临床应用。

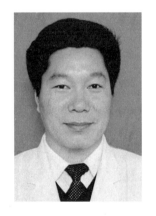

◎ 侯茗贺

　　男，副主任技师，山东省单县妇幼保健院检验科主任；从事临床检验工作二十多年，有着深厚的专业知识和丰富的临床工作经验，尤其擅长与妇幼工作有关的检验技术；现任山东省妇幼保健协会医学检验分会常务委员，山东省肿瘤协会实验诊断分会委员；在省级以上专业学术期刊发表论文十余篇，参编著作两部。

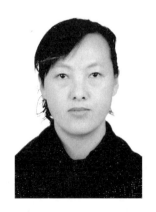

◎ 赵　华

　　女，汉族。1993年7月毕业于石家庄医学高等专科学校临床检验专业，大专学历，同年7月参加工作，2001年晋升中级职称。现就职于甘肃省中医院白银分院检验科，从事生化检验和临床检验工作，工作中积累了丰富的经验，带教多名检验师，受到科室及患者的一致好评，多次获得先进工作者称号。

P 前言
Preface

　　医学检验是理论性与实践性都很强的学科。21 世纪检验医学已经进入了新理论、新技术、新仪器的时代。随着检验医学的发展，各学科之间也开始相互促进、相互补充、相互印证。检验医学业已成为临床医生在疾病的诊断、治疗和预后观察中不可或缺的手段。从事医学检验工作的人员迫切希望有一本全面介绍医学检验诊断的综合性图书，以适应临床工作的需要。为此，我们参阅了大量的相关文献资料，结合自身的临床实际检验工作经验，特编撰了《实用临床检验诊断学》一书。

　　本书内容为临床最常用、最基本的检验项目与检验技术及其临床应用，并注意融入了检验新知识、新进展和新观点。内容包括红细胞检验、白细胞检验、血小板检验、骨髓细胞检验、血液流变学检验、尿液检验、粪便检验、生物化学检验、免疫学检验、临床细菌学检验、临床真菌学检验、临床病毒学检验、螺旋体和立克次体检验、衣原体和支原体检验等。全书文字简练，条理清楚，内容全面，着重体现理论与实践相结合，为现代临床实验诊断提供更科学、更准确的客观依据。可供实习医师、检验技师及社区医务工作者参考参阅。

　　由于我们的学识水平有限，又加之编写时间仓促，书中失误与不足之处在所难免，恳请广大读者批评指正。

《实用临床检验诊断学》编委会

2017 年 4 月

C 目录
ontents

第一章 红细胞检验

第一节 红细胞计数

一、红细胞概述

正常红细胞为两面双凹的圆盘形,无核,平均直径为 7.2 μm,厚 2 μm,边缘较厚,呈橘黄色,中央较薄呈草绿黄色,侧面观察呈哑铃形。在高渗溶液中,红细胞皱缩成锯齿形,在低渗溶液中,红细胞膨胀,甚至破裂,血红蛋白逸出成影红细胞。

红细胞的主要生理功能是从肺部携带氧气输送至全身各组织,并将组织中的二氧化碳运送到肺而呼出体外。这一功能主要是通过红细胞内的血红蛋白来完成的。血红蛋白分子量约为 64 458,每个红细胞内约含 2.8 亿个血红蛋白分子,约占红细胞重量的 $32\%\sim36\%$,或占红细胞干重的 96%。每克血红蛋白可携带氧 1.34 mL。

红细胞的平均生存时间为 120 d,因此成人体内每天约有 1/120 的红细胞因衰老死亡,同时又有相应数量的红细胞生成进入血液循环,以维持动态平衡。衰老红细胞破坏后释放出的血红蛋白在单核-巨噬细胞系统内降解为铁、珠蛋白和胆色素。释出的铁进入全身铁代谢池供机体重新利用;珠蛋白肽链被分解为氨基酸参与氨基酸代谢;胆色素则经肝代谢通过粪便和尿液排出体外。多种原因可造成红细胞生成和破坏的平衡遭到破坏,使红细胞数量减少或增多,从而引起贫血或红细胞增多症。或者使红细胞在质量方面发生改变。通过对红细胞和血红蛋白数量的检查,以及对红细胞形态学或生化改变的检查,对诊断和鉴别某些疾病具有重要的意义。

二、红细胞目视计数法

红细胞计数有显微镜计数法、光电比浊法、血细胞计数仪计数法等多种方法,现介绍目视计数法。

(一)原理

用等渗稀释液将血液稀释一定倍数,充入计数池中,然后在显微镜下计数一定体积内的红细胞数,再换算成每升血液内的红细胞数。

(二)器材

1.显微镜

2.微量吸管

有 10 μL 和 20 μL 两个刻度,市场有售。

3.计数板

由一厚玻璃板制成,中央分为上下两个相同的计数池,每个计数池的面积是 9 mm²,盖上盖玻片后,因有空间,形成刻度域内的标准体积。计数室网格有许多种,现国内通用改良牛鲍(neubauer)型,其计数池的结构如下:每个计数池分 9 个大方格,每个大方格的边长为 1 mm,面积为 1 mm²,四个角的四个大方格用单线分为 16 个中方格,供计数白细胞用。中央的一个大方格,用双线划分为 25 个中方格,每个中方格

1

又用单线划成 16 个小方格,共 400 个小方格,供计数红细胞和血小板用,加盖玻片后,盖片与计数池底距离为 0.1 mm,充液后每个大格容积为 0.1 mm²。

计数池和盖玻片在使用前应用清洁、干燥、柔软的纱布或丝绸制品(以后者为好)拭净,特别注意不要用手指接触使用面玻璃,以防污染油腻,否则充液时易起气泡。

（三）试剂

1. 赫姆(Hayem)液

氯化钠:1.0 g。

结晶硫酸钠($Na_2SO_4 \cdot 10H_2O$):5.0 g。

（或无水硫酸钠 2.5 g）。

氯化高汞($HgCl_2$):0.5 g。

蒸馏水:加至 200 mL。

其中氯化钠的作用是调节渗透压,硫酸钠可防止细胞粘连,氯化高汞为防腐剂。溶解后加 20 g/L 伊红水溶液 1 滴,过滤后备用。

2. 0.85% 生理盐水

（四）方法

(1)取小试管 1 支,加红细胞稀释液 1.99 mL。

(2)用微量吸管准确吸取末梢血 10 μL。

(3)擦去吸管外余血,轻轻吹入稀释液底部,再轻吸上层稀释液刷洗 2～3 次,立即混匀。

(4)将计数池和盖玻片用软布擦净,将盖玻片覆盖于计数池上。

(5)用吸管取已混匀的红细胞悬液,充入计数池中。

(6)置 2～3 min,待红细胞下沉后,先用低倍镜观察计数池内红细胞分布是否均匀(如不均匀,应重新冲池),然后再用高倍镜依次计数中央大方格中的 5 个中方格(四角和中央)内的红细胞总数。

（五）计算

5 个中方格内红细胞总数×5×10×200×10⁶=5 个中方格内红细胞数×10⁶—红细胞数/L 式中:×5 表示将 5 个中方格内红细胞数折算成 25 个中方格,即一个大方格中红细胞数,×10 表示将一个大方格容积 0.1 μL,折算为 1 μL×200 表示红细胞计数时的稀释倍数,×10⁶ 表示由 μL 换算成 L。

（六）正常参考值

成人男性:(4～5.5)×10¹²/L,平均 4.83×10¹²/L。

成人女性:(3.5～5.0)×10¹²/L,平均 4.33×10¹²/L。

新生儿:(6.0～7.0)×10¹²/L。

三、红细胞计数的质量控制

造成红细胞计数不准确的原因主要有两类,一类是技术误差,另一类是固有误差。

（一）技术误差

(1)采血部位应无冻疮、水肿、发绀、炎症等,否则可影响结果,使标本失去代表性。

(2)稀释倍数要准确。造成稀释倍数不准确的常见原因有:①稀释液或者血液吸取不准确。②吸血时吸管内有气泡。③未擦去吸管外血。④血液加入稀释液时冲混悬液,血被吸管带出。⑤稀释液放置时间过长,蒸发浓缩。

(3)操作时动作要快,太慢或者吸管内残余乙醇,都可使血液凝固。冷凝集的血样很易发生冷凝集,应将血细胞悬液温至 45℃～50℃,趁热离心沉淀,除去大部分上清液后再用 30℃ 的温盐水恢复至 2 mL,混匀后抓紧时间计数。

(4)混合悬液时用力均匀,过猛会产生大量气泡,使气泡与溶液中细胞分布不均,造成计数不准。

(5)充液时应一次充满计数池,如充液不足、外溢、断续充液、产生气泡等会影响计数结果。

（6）计数池内细胞分布不均,当各个大方格内细胞数有明显差异时,应重新充液。

（7）误认,如将污染的酵母菌等误认为红细胞。

（8）应使用经校正的微量吸管和计数盘计数（校正方法见后）。

（9）当白细胞计数很高时（$>100\times10^9/L$）,应从红细胞计数中减去白细胞数报告。

（二）固有误差

任何一个技术熟练者,用同一标本同一仪器连续多次充液、计数后其结果也会有一定差异,这种由于每次细胞分布不可能完全相同所造成的误差叫固有误差或计数域误差。根据统计学研究,计数任何区域的细胞数（m）,有95%的机会落在$m\pm2s$的范围内,$s=\sqrt{m}$。如以变异百分率CV表示,则$CV=\dfrac{s}{m}\times100$ $=\dfrac{\sqrt{m}}{m}\times100m$表示计数区域内细胞计数的均值。研究证明,血细胞在计数室内的分布符合泊松分布,红细胞计数的分布域误差$s=0.92\sqrt{m}$,将其代入上式得$CV=\dfrac{0.92}{\sqrt{m}}\times100\%$。

由此可知,红细胞计数的变异系数与计数呈负相关,即计数的均值越小越不精密,为了提高计数的可靠性,严重贫血的患者可扩大计数区域或缩小稀释倍数,否则,计数值的可靠性差。

（三）红细胞计数的质量要求

1. 两差比值评价法

在细胞计数的评价中,多应用两差比值（r）评价法。

两差比值（r）评价法主要有两个方面的应用。

（1）评价工作人员细胞计数的质量得分,让被考核者对同一标本,用同一计数板进行前后两次细胞计数,用上述公式求出r值,求出该工作人员的质量得分（20.1为失分系数,$40/1.99=20.1$）。

（2）对同一患者在治疗前后进行细胞计数来判断疗效。$r>2$表示疗效显著。

2. 变异系数评价法

$RCV\leqslant8\%$（$4\%\sim8\%$）。

四、血红蛋白吸管的质量鉴定（水银称重法）

血红蛋白吸管和血细胞计数板是细胞计数中影响检验结果的主要因素,因此在细胞计数前必须对血红蛋白吸管和计数板进行质量鉴定,鉴定合格后方可使用。

血红蛋白吸管的质量鉴定方法如下:将干燥洁净的$20\ \mu L$吸管用胶塞与$1\ mL$注射器乳头部紧密接通。把注射器活栓抽出约$1\ cm$,再将吸管尖插入水银中,准确吸取水银至$20\ \mu L$刻度处,注入已知重量的称量瓶内。在分析天平上准确称出水银重量,同时用校准的$0℃\sim50℃$的水银温度计测定水银温度。然后用下列公式求出血红蛋白吸管的容积。每支吸管重复测定3次,然后用下列公式求出血红蛋白吸管的容积和误差。

注意事项:①所用的水银应为新开封的AR级试剂,吸取水银时不可用手直接触摸水银瓶,称量结果应保留小数点后4位数字。②因水银能溶解多种金属,操作过程中严防其他金属污染。③水银是剧毒品,并有挥发性,务必谨慎操作,及时加盖,防止水银污染台面及衣物。

五、血细胞计数板的质量鉴定

（一）原理

$0.3\ g/L$酚红碱性溶液在$559\ nm$有很宽的线性范围（稀释数百倍仍呈线性）,并且显色稳定,分别测定计数池和比色皿的吸光度即可求出计数池的深度及其误差。

（二）仪器

721或751分光光度计,光径$10\ mm$标准比色皿（误差$<50/\mu m$）,待测计数板并配备自制比色架。

（三）试剂

1.0.3 g/L 酚红溶液

取酚红 0.03 g 酚红溶解于 0.1mol/L 碳酸钠溶液 100 mL 中摇匀,过滤后备用。

2.稀释酚红溶液

准确吸取 0.3 g/L 的酚红溶液 1 mL,加入已校准的 100 mL 容量瓶中,以 0.1 mol/L 碳酸钠溶液稀释至刻度。

（四）测定

用潮湿棉棒轻轻擦拭计数池两侧的盖片支面和盖玻片,迅速用推压法加合格专用盖玻片,使其固定(翻转计数板 2～3 次,盖玻片不脱落),向计数池内充入蒸馏水,置专用比色架上用 559 mm 调 0 点(光束垂直射入盖玻片面)取出计数板擦净用同样方法滴入 0.3 g/L 酚红溶液,测其吸光度,重复 2 次求其吸光度均值,然后用 10 mm 光经比色皿在同样条件下测稀释酚红吸光度,重复 2 次,求吸光度均值(水调零)。

（王玉洁）

第二节　血红蛋白测定

一、血红蛋白生理概要

血红蛋白是由珠蛋白和亚铁血红素组成的结合蛋白质。每个血红蛋白分子有 4 条多肽链,每条折叠的多肽链中,包裹一个亚铁血红素。亚铁血红素由原卟啉和一个铁原子组成。血红蛋白分子量为 64 458D。

每分子血红蛋白中的 4 个亚铁血红素含有 4 个 Fe^{2+} 原子,可结合 4 个氧分子。因此,64 458 g血红蛋白,含铁 4×55.84 mg,可结合 4×22.4L 氧,即每克血红蛋白含铁 3.47mg(即铁占0.347%),可结合氧1.38 mL。

血红蛋白除能与氧结合形成氧合血红蛋白(HbO_2)外,尚能与某些物质作用形成多种血红蛋白衍生物。它们具有特定的色泽和吸收光谱,在临床上,可用以诊断某些变性血红蛋白血症或作血红蛋白的定量测定。

(1)氧合血红蛋白(HbO_2):呈鲜红色,在 578 nm(黄光)和 540 nm(绿光)处,有两条吸收光带。

(2)还原血红蛋白(Hbred):呈暗红色,只在 556 nm 处(黄绿光之间)有一条吸收光带。

(3)碳氧血红蛋白(HbCO):在 CO 中毒时,一氧化碳与血红蛋白牢固结合,形成樱红色 HbCO,它有两条吸收光谱,分别位于 572 nm(黄光)和 535 nm(绿光)处。

(4)高铁血红蛋白(Hi):多种氧化物均可将血红蛋白氧化成高铁(Fe^{3+})血红蛋白,而失去带氧能力。高铁血红蛋白呈红褐色,有 634,578,540 和 500 nm 四条吸收光带。

(5)氰化高铁血红蛋白(HiCN):呈棕红色,位于 540 nm 处有一较宽的吸收光带。因其呈色稳定,可用以作为测定血红蛋白的一种方法。

二、氰化高铁血红蛋白测定法

血红蛋白测定方法很多,如比色法、比重法、血氧法、血铁法等,国际血液学标准化委员会推荐氰化高铁血红蛋白为首选测定法。现就氰化高铁血红蛋白(HiCN)法介绍如下。

（一）原理

血红蛋白被高铁氰化钾氧化为高铁血红蛋白,新生成的高铁血红蛋白再与氰结合成稳定的棕红色的氰化高铁血红蛋白(HiCN),在规定的波长和液层厚度条件下,具有一定的吸光系数,根据吸光度,可求得血红蛋白浓度。

HiCN 转化液：①氰化钾（KCN）：0.05 g。②高铁氰化钾［$K_3Fe(CN)_6$］：0.2 g。③磷酸二氢钾（KH_2PO_4）：0.14 g。④TritonX-100（或其他非离子型表面活性剂）：1.0 mL。⑤蒸馏水：加至 1000 mL，纠正 pH 至 7.0～7.4。

此液为淡黄色透明液体，可储存在棕色瓶中放室温保存。变混、变绿后都不可再用。

非离子型表面活性剂可加速溶血和缩短转化时间，防止因血浆蛋白改变引起的混浊。

（二）方法

取 HiCN 转化液 5 mL，加末稍血 20 μL，混匀后静置 5 min，用光径 1.0 cm，波长 540 nm 的分光光度计测定吸光度 OD（以水或稀释液调"0"），求得每升血液中血红蛋白含量。

（三）计算

实际工作中可将此公式用直接坐标纸以血红蛋白克数为横坐标，OD 值为纵坐标作成曲线，或者事先列成换算表直接从表上查出血红蛋白浓度。

（四）正常参考值

成人男性：120～160 g/L。

成人女性：110～150 g/L。

新生儿：170～200 g/L。

（五）注意事项

（1）分光光度计必须校正波长和灵敏度，540 nm 波长位置必须正确。目前市场上有测定血红蛋白的专用仪器。

（2）HiCN 试剂色泽稳定，分装于棕色瓶中冷藏可长期保存。

（3）比色杯内径要准确，即 1.000±0.005 cm（需用内卡钳测定），无合格比色杯时，应乘以校正系数。

（4）HiCN 不能偏酸，也不宜用聚乙烯瓶盛装，否则 KCN 易分解。

（5）高丙种球蛋白血症、高白细胞、白血病等疾病可出现混浊，可按 15～50 g/L 的比例加入氯化钠防止，但不能防止因有核红细胞引起的混浊。

（6）HiCN 转化液的毒性问题：转化液中，氰化钾是剧毒药品，在配制和保存过程中必须谨慎，防止污染，但因转化液中所含氰化钾浓度很低，约需 600～1000 mL 才能对人体产生毒性反应，致死量为 4000 mL，所以，一般对工作人员不会造成伤害，但是为了安全，此液积存过多时，应进行除毒处理。其方法是在 HiCN 废液中加等量自来水混合，在每升稀释废液中加次氯酸钠 35 mL，混匀，敞开存放 15 h，再排入下水道。

三、血红蛋白测定的质量控制

血红蛋白测定的质量控制除了所用量器必须事先校准外（允许误差，5 mL 吸管为 2.5%，血红蛋白吸管为 1%），还要进行下面几项质量控制。

（一）仪器的线性校正

取 50 g/L、100 g/L、150 g/L、200 g/L 的 HiCN 标准参考液，在入 540 nm 测出其 A 值（以 HiCN 转化液为空白），标准状态下其值应分别为 0.135、0.271、0.407、0.543，或者将一血红蛋白含量较高的样品，分别稀释成 1/4、1/2、3/4 和原液四个梯度进行线性校正，仪器在 200 g/L 范围内应有良好线性，重复性试验 CV 应≤2%。

（二）比色皿的光径和透光度标准

比色皿的光径和透光度应符合下述标准：光径 1 cm 的比色皿误差应＜0.005 cm。

检验比色皿的透光度可用下述方法校正：用 2 mg/L 伊文蓝水溶液装入同规格的各个比色皿内，先以 1 号比色皿为基准，在 X600～610 nm 将透光度调至 50%T，分别测定其他各比色皿的透光度。然后以 2 号比色皿作基准进行测定，依此类推，交替测定。各比色皿之间的透光度差在 0.5%T 以下者为合格。

（三）质控物的应用

用来校准仪器和控制实验准确度的制品称为参考品；用于控制实验精密度的制品称为质控品（物）。

血红蛋白测定的质控物和校准物国内都有商品供应，但新购的这些物品在使用前应检验是否符合下列标准。

（1）HiCH 卫生部级参考液，图形扫描符合 ICSH 文件规定，A540/A504＝1.590～1.630，A750≤0.002，随机取 10 支做精密度试验，其变异系数应≤0.5％，以 WHO HiCN 参考品为标准做准确度试验，其测定值与定值之差≤0.5％，细菌培养阴性，稳定性要达到 3 年定值不变，参考液应放棕色瓶内，每瓶不得少于 10 mL。

（2）HiCH 工作标准液，准确度测定值与定值之差≤1％，稳定性符合出厂说明，其他质量要求同上。

（3）质控物的应用，每天随患者标本一起测定，并将测定结果填入质控图。

（四）质控要求

手工操作 OCV≤3％，RCV≤6％，EQADI≤2。

四、红细胞计数和血红蛋白测定的临床意义

通常情况下，单位容积血液中红细胞数量与血红蛋白量大致呈平行的相对应关系。健康成人的红细胞数与血红蛋白量的比例固定，两者测定的意义大致相同。但在某些情况下，特别是在红细胞内血红蛋白浓度发生改变的贫血时，两者的减少程度往往不会一致。如小细胞低色素性贫血时，血红蛋白的降低程度较红细胞明显，大细胞性贫血时，红细胞数量减少程度比血红蛋白下降程度明显，因此同时对患者的红细胞和血红蛋白量进行比较，对诊断就更有意义。

（一）红细胞及血红蛋白增多

红细胞及血红蛋白增多是指单位容积血液中红细胞数及血红蛋白量高于正常参考值高限。一般来讲，经多次检查，成年男性红细胞＞6.0×10^{12}/L，血红蛋白＞170 g/L；成年女性红细胞＞5.5×10^{12}/L，血红蛋白＞160 g/L 时即认为红细胞血红蛋白增多。一般分为相对增多和绝对增多两类：

1. 相对增多

指因血浆容量减少，造成红细胞数量相对增加。见于严重呕吐、腹泻、大量出汗、大面积烧伤、慢性肾上腺皮质功能减退、尿崩症、甲状腺功能亢进症危象、糖尿病酮症酸中毒等疾病。

2. 绝对增多

临床上称为红细胞增多症，是一种由多种原因引起红细胞增多的症候群。按发病原因可分为继发性和原发性两类。

（1）继发性红细胞增多症：是一种非造血系统疾病，发病的主要原因是因为血液中促红细胞生成素增多。①促红细胞生成素代偿性增加：因血氧饱和度减低，组织缺氧所引起。红细胞增多的程度与缺氧程度成正比。见于胎儿及新生儿，高原地区居民，严重的慢性心肺疾患，如阻塞性肺气肿、肺源性心脏病、发绀型先天性心脏病，以及携氧能力低的异常血红蛋白病等。②促红细胞生成素非代偿性增加：这类患者无血氧饱和度减低，组织无缺氧，促红细胞生成素增加与某些肿瘤或肾脏疾患有关，如肾癌、肝细胞癌、子宫肌瘤、卵巢癌、肾胚胎瘤、肾盂积水、多囊肾等。

（2）原发性红细胞增多症：即真性红细胞增多症，是一种原因未明的以红细胞增多为主的骨髓增殖性疾病，目前认为是多能造血干细胞受累所致。其特点是红细胞持续性显著增多，甚至可达$(7 \sim 10) \times 10^{12}$/L，血红蛋白 180～240 g/L，全身总血容量也增加，白细胞和血小板也有不同程度增多。本病属慢性病和良性增生，但具有潜在恶性趋向，部分病例可转变为白血病。

（二）红细胞及血红蛋白减少

红细胞及血红蛋白减少指单位容积循环血液中红细胞数、血红蛋白量都低于正常参考值低限，通常称

为贫血。临床上根据血红蛋白减低的程度将贫血分为 4 级：①轻度：血红蛋白<参考值低限至 90 g/L。②中度，60～90 g/L。③重度，30～60 g/L。④极重度，<30 g/L。造成红细胞及血红蛋白减少的原因有生理性减少和病理性减少两大类。

1.生理性减少

出生后 3 个月～15 岁以前的儿童，因身体生长发育迅速，而红细胞生成相对不足，红细胞及血红蛋白可较正常成人约低 10%～20%。妊娠中、后期的孕妇血浆容量增加，使血液稀释，表现出不同程度的贫血；老年人因骨髓造血功能减低，导致红细胞及血红蛋白减少，统称为生理性贫血。

2.病理性减少

按照病因和发病机制进行分类，可将贫血分为红细胞生成减少性贫血、红细胞破坏过多性贫血和失血性贫血 3 大类。

注意：红细胞与血红蛋白测定只是反映单位容积血液中的测定值，在判断检验结果时必须注意一些可能影响检验结果的因素，如患者全身血液总容量有无改变和全身血浆容量有无改变。在大量失血早期，主要变化是全身血容量减少，而此时血液浓度改变很少，从红细胞计数和血红蛋白检验结果很难反映贫血的存在，在各种原因引起的失水或水滞留时，引起血浆容量减少或增加，造成血液浓缩或稀释，均可使红细胞计数和血红蛋白测定值随之增大或减少；另外患者的性别、年龄、精神因素以及居住地海拔的差异等因素也应进行综合分析，如当感情冲动、兴奋、恐惧、冷水浴刺激时均可使肾上腺素增多导致红细胞和血红蛋白暂时增多。

（王玉洁）

第三节　红细胞比积测定

红细胞比积是指单位体积血液中红细胞所占的比积。

一、Wintrobe 法

（一）原理

将一定量的抗凝血液，经过一定速度和时间离心沉淀后，沉下压实的红细胞体积与全血体积之比即为红细胞比积或红细胞压积。

（二）器材

（1）红细胞比积管（wintrobe 管）：为一长 11 cm，内径 2.5 mm，容量约 0.7 mL 的平底厚壁玻璃管，管上有 100 mm 刻度，其读数一边由下而上，供测红细胞比积用，另一边由上而下，供测血沉用。

（2）长毛细吸管：吸管的细长部分必须超过 11 cm 管端方可到红细胞比积管的底部（亦可用1 mL注射器和长穿刺针头代替）。

（三）抗凝剂

（1）双草酸盐抗凝剂。

（2）肝素抗凝剂。

（3）EDTA-Na_2。

（四）方法

（1）抽取静脉血 2 mL，注入事先已烘干的双草酸盐或者肝素抗凝瓶中，立即混匀。

（2）用长毛细吸管吸取混匀的抗凝血，插入温氏管底部，然后将血液缓慢注入至刻度"0"处。注意不能有气泡。然后用小橡皮塞塞紧管口。

（3）将灌好血的离心管以相对离心力 2264 g，水平离心 30 min。

（4）记录红细胞层的高度，再离心 10 min，至红细胞不再下降为止，以升/升（L/L）为单位报告结果。

（5）离心后血液被分为五层，由上至下各层成分分别为：①最上层为血浆。②白色乳糜层为血小板。③灰红色层为白细胞和有核红细胞。④紫黑红色层是氧合血红蛋白被白细胞代谢还原所致的红细胞。⑤最下层是带氧红细胞层，读红细胞柱的高度以紫黑红色层红细胞表面为准，结果乘以 0.01，即为每升血液中红细胞比积。

二、微量离心法

（一）操作

（1）使用虹吸法采外周血充进毛细血管内。

（2）把毛细管的一端插入橡皮泥中，封口。

（3）用高速离心机以 12 000 转/min 离心 5 min。

（4）取出，量取血液总长度和压实的红细胞长度。

（5）计算压实红细胞所占的百分率。

（二）正常参考值

男性：0.42~0.49 L/L（42%~49%）。平均 0.456 L/L（45.6%）。

女性：0.37~0.43 L/L（37%~43%）。平均 0.40 L/L（40%）。

（三）临床意义

红细胞比积减少见于各种贫血。由于贫血种类不同，红细胞比积减少的程度并不与红细胞计数减少程度完全一致。由红细胞比积、红细胞计数及血红蛋白检验 3 个实验结果可以计算出平均红细胞容积，平均红细胞血红蛋白含量及平均红细胞血红蛋白浓度，从而进行贫血的形态学分类，有助于各种贫血的鉴别。

红细胞比积增多见于：①各种原因所致的血液浓缩，如大量呕吐、大手术后、腹泻、失水、大面积烧伤等，通过测定比积来决定是否需要静脉输液及输液量。②真性红细胞增多症和继发性红细胞增多症，有时可高达 0.80 L/L 左右。

三、红细胞比积测定的质量控制

（一）Wintrobe 法

红细胞比积测定方法很多，其中最准确的方法是放射性核素测定法，该法被 ICSH 定为参考方法，但因该法不易推广，常规应用较多的是 Wintrobe 法和微量离心法，前者因夹杂血浆量大渐趋淘汰，WHO 将微量离心法作为常规首选方法向世界各国推广，该法的主要优点是用血量少，夹杂的血浆量少，方法快。（微量离心法测定结果比 Wintrobe 法平均低 0.01~0.02）。

（1）双草酸盐抗凝剂对细胞有轻微缩小作用，且只能维持 3 h。而肝素对红细胞体积作用甚微，可忽略不计。EDTA-Na$_2$ 抗凝剂在室温下可维持红细胞体积 48 h 不变。本试验所用抗凝剂应以不影响红细胞体积为首选。

（2）静脉取血时，当针刺入血管后，应立即除去止血带再抽血，以防血液淤积浓缩。

（3）离心管和注射器必须洁净干燥，防止溶血，如有溶血现象时应加以注明，特别是溶血性贫血患者。

（4）离心条件要恒定，因为红细胞压缩程度受相对离心力大小和离心时间的影响较大。本试验要求相对离心力 2264 g 离心 30 min。

相对离心力（RCF）（G）＝1.18×10^{-5}×有效离心半径（cm）×2/min

有效离心力半径系指从离心机的轴心至红细胞层中点的距离（cm）。如离心机有效半径不足或患者红细胞增多或离心机转速不足，均可使相对离心力降低，必须适当延长离心时间，或提高离心速度加以纠正。

(二)微量离心法

(1)采血部位仍以红细胞计数的采血部位为宜,但刺血应稍深,以血液能自动流出为宜,取第二滴血检验。

(2)橡皮泥封管口底面应平,确实封严封牢,以深入毛细血管内 2 mm 左右为宜。

(3)离心力(RCF)以 10000~15000 g,5 min 为宜,当 HCT>0.5 时应再离心 5 min。

(4)如使用静脉血测定,采血时最好不使用压脉带,用较粗采血针和较大血容器,以便血液能与空气充分混合,防止 $HbCO_2$ 对 HCT 影响。

(5)进行双份试验,双份试验结果之差应≤0.01。

（王玉洁）

第四节　红细胞参数平均值的计算

将测得的红细胞数量、血红蛋白量和红细胞比积 3 项数据,按以下公式可以计算出红细胞的 3 个平均值。

一、平均红细胞容积

平均红细胞容积(MCV)系指每个红细胞的平均体积,以飞升(fL)为单位($1L=10^{15}$ fL)。

二、平均红细胞血红蛋白量

平均红细胞血红蛋白量(MCH)系指每个红细胞内所含血红蛋白的平均量,以皮克(pg)为单位($1 g=10^{12}$ pg)。

三、平均红细胞血红蛋白浓度

平均红细胞血红蛋白浓度(MCHC)系指每升 RBC 中平均所含血红蛋白浓度,以 g/L 表示。

(一)正常参考值

320~360 g/L。

(二)临床意义

根据上述 3 项红细胞平均值可进行贫血的形态学分类。

贫血的形态学分类取决于红细胞计数、血红蛋白量和红细胞比积测定的准确性。目前临床上已广泛应用血细胞多参数自动测量仪,上述各项红细胞平均值可通过测量仪内部的微电脑运算,直接获得结果。另外,以上数值只是表示红细胞的平均值,正常细胞性贫血并不意味着患者的红细胞形态就无改变。例如溶血性贫血、急性白血病贫血的形态学分类属正常细胞性贫血,但其红细胞可能有明显大小不匀和异形红细胞.在大细胞性贫血时也可能有小细胞存在,在小细胞贫血时也可以出现一些大红细胞或异常红细胞,这些只有在血涂片中才能观察到。因此,计算红细胞平均值具有一定局限性,必须进行血液涂片来观察红细胞形态才能得出完整的概念。

（王玉洁）

第五节 红细胞形态异常

各种贫血时,不仅红细胞数量和血红蛋白含量降低,而且红细胞形态和着色也会有不同程度的改变。这种形态改变可反应贫血的性质和骨髓造血功能,对贫血的诊断、鉴别诊断有一定的参考价值。

一、大小异常

正常红细胞大小基本一致,直径约为 $6\sim9$ μm,各种贫血时,红细胞的大小可以发生改变,出现红细胞大小不均。红细胞直径大于 10 μm 者叫大红细胞;大于 15 μm 者叫巨红细胞;小于 6 μm 者称为小红细胞。

(一)小红细胞

红细胞直径小于 6 μm,见于低色素性贫血,主要是缺铁性贫血。在贫血严重时,因血红蛋白合成不足,细胞体积变小,中央淡染区扩大,红细胞呈小细胞低色素性。球形细胞的直径也小于 6 μm,但其厚度增加,血红蛋白充盈良好,中央淡染区消失。

(二)大红细胞

红细胞的直径大于 15 μm。见于溶血性贫血、急性失血贫血,也可见于巨幼红细胞性贫血。

(三)巨红细胞

红细胞的直径大于 15 μm。常见于叶酸和(或)维生素 B_{12} 缺乏所致的巨幼红细胞性贫血。巨细胞常呈椭圆形,内含血红蛋白量高,中央淡染区常消失。见于巨幼细胞性贫血、肝脏等疾病。

(四)红细胞大小不均

红细胞大小悬殊,直径可相差一倍以上。这种现象见于病理造血,反映骨髓中红细胞系增生明显旺盛。在增生性贫血如低色素性贫血、溶血性贫血、失血性贫血等贫血程度达中度以上时,均可见不同程度的红细胞大小不均,在巨幼红细胞性贫血时尤为明显。

二、形态异常

贫血患者不仅有红细胞和血红蛋白数量的减少,也常有红细胞质量的改变,这些改变可从染色后的血涂片上反映出来。对贫血的病因分析具有一定的意义。因此,在贫血病例的诊断中,不仅要进行红细胞数和血红蛋白量的测定,还应仔细观察红细胞的形态有无改变。

(一)球形红细胞

红细胞直径通常小于 6 μm,厚度通常大于 2.9 μm。在涂片上显示细胞体积小,着色深,中央淡染区消失,呈小球状。主要见于遗传性球形红细胞增多症,自身免疫性溶血性贫血,异常血红蛋白病(Hbs 及 Hbc)等。此种细胞在涂片中占 20% 以上时具有参考价值。但在发生急性溶血后球形细胞可以大量破坏,使其比例减低。

(二)椭圆形红细胞

红细胞的横径缩短,长径增大,横径/长径 <0.78,呈卵圆形。正常人外周血涂片中最多不超过 15%。当这种细胞高达 $25\%\sim50\%$ 时具有诊断价值。遗传性椭圆形红细胞增多症,一般可高达到 $25\%\sim50\%$。巨幼红细胞性贫血时也可达 25%。

(三)口形红细胞

红细胞中央淡染区呈扁平裂缝状,宛如微张开口的嘴。正常人血涂片中此种细胞小于 4%,在遗传性口形红细胞增多症、播散性血管内凝血(DIC)及乙醇中毒时口形红细胞明显增多。

(四)靶形红细胞

此种红细胞比正常红细胞偏薄,中央淡染区扩大,中心部位又有少许血红蛋白存留而深染,部分可与周围的血红蛋白连接,形似射击的靶子。在地中海贫血、异常血红蛋白病(血红蛋白 C、D、E、S 病)等疾病时,以细胞常在 20% 以上。在缺铁性贫血、溶血性贫血、阻塞性黄疸或脾切除后也可见到少量靶形红细胞。

（五）镰形红细胞

形如镰刀状,也可呈麦粒状或冬青叶状,见于镰形红细胞性贫血(HbS 病)。由于该种细胞内存在着异常血红蛋白 S(HbS),在缺氧情况下,HbS 分子易于聚合成长形或尖形的螺旋状结晶体,使细胞膜发生变形,红细胞变成镰形。这种变化是可逆的,当 HbS 与氧结合时,镰变的红细胞又恢复正常形状。因此,查这种镰形细胞需将血液制成湿片,然后加入还原剂如偏亚硫酸氢钠或亚硫酸氢钠后用盖片加封(红细胞镰变试验)才能观察到。

（六）泪滴形红细胞

细胞呈泪滴状或手镜状。骨髓纤维化时此种细胞明显增多,海洋性贫血、溶血性贫血时也可见到该细胞。

（七）棘形红细胞

细胞外周呈钝锯齿状突起。棘形红细胞增多症(遗传性 β-脂蛋白缺乏症)时,该细胞可高达 70%~80%,脾切除术后、乙醇中毒性肝脏疾病、尿毒症等也可见到该细胞。

（八）红细胞形态不整（红细胞异形症）

系指红细胞发生各种明显的形态学异常改变而言。红细胞可呈梨形、泪滴形、新月形、长圆形、哑铃形、逗点形、三角形、盔形以及球形、靶形等。见于红细胞因机械或物理因素所致的破坏。播散性血管内凝血、血栓性血小板减少性紫癜、恶性高血压、心血管创伤性溶血性贫血及严重烧伤等。

（九）锯齿细胞

此种细胞形态和皱缩的红细胞相似,主要见于尿毒症、丙酮酸激酶缺乏症和阵发性睡眠性血红蛋白尿症等。

三、染色异常

红细胞着色深浅取决于所含血红蛋白量的多少。正常红细胞在 wright 染色的血涂片中呈淡橘红色圆盘状,中央有生理性淡染区,通常称正常色素性红细胞。该细胞除见于正常人外,再生障碍性贫血、急性溶血性贫血、急性失血性贫血和白血病等患者的红细胞也属正常色素性。染色反应异常有以下几种。

（一）低色素性

红细胞染色过浅,中央淡染区扩大,红细胞内血红蛋白含量明显减少,常见于缺铁性贫血、海洋性贫血、铁粒幼细胞性贫血,也可见于某些血红蛋白病。

（二）高色素性

红细胞着色深,中央淡染区消失,其平均血红蛋白含量增高,常见于巨幼红细胞性贫血和球形红细胞增多症。

（三）嗜多色性（多染色性）

红细胞呈淡灰蓝或灰红色。是一种刚脱核而未完全成熟的红细胞,体积较正常红细胞稍大,胞浆中嗜碱性着色物质是少量残留的核糖体、线粒体等成分。有人认为这种细胞经活体染色后即为网织红细胞。在正常人外周血中可见到少量(约占 1%)。其增多反映骨髓造血功能活跃,红细胞系增生旺盛。其见于各种增生性贫血。

四、结构异常

（一）嗜碱性点彩

Wright 染色血涂片中,红细胞胞浆内见到散在的、大小和数量不等的深蓝色颗粒,故又称点彩红细胞。该颗粒是因为胞浆中的核糖体发生聚集变性所致,正常人很少,约为 0.01%。在增生性贫血、巨幼红细胞性贫血及骨髓纤维化等疾病时增多。铅、汞、锌、铋等重金属中毒时,因红细胞膜受重金属损伤,胞浆中的核糖体发生聚集变性,该细胞明显增多,常作为重金属中毒诊断的重要指标之一。

（二）Howell-Jolly（染色质小体）

该细胞中含有紫红色圆形小体,大小不等,数量不一。此小体可能是幼红细胞在核分裂过程中出现的一种异常染色质,或是核染色质的残留部分。常见于溶血性贫血、巨幼红细胞性贫血、脾切除术后、红白血病或其他增生性贫血。

（三）Cabot 环

在红细胞中出现的一种紫红色呈圆形或"8"字形红细线状环。有人认为该环是核膜的残留物,现认为可能是纺锤体的残余物或者是由于胞浆中的脂蛋白变性所致,常与 Howell-Jolly 小体同时出现,见于溶血性贫血、恶性贫血、巨幼细胞性贫血、脾切除后或铅中毒等。

（四）有核红细胞

正常成人外周血中不能见到,在出生 1 周之内的新生儿外周血中可见到少量。成人外周血中出现有核红细胞均属病理现象。

（1）增生性贫血:最常见于各种溶血性贫血,急性失血性贫血、巨幼红细胞性贫血、严重的低色素性贫血。以出现晚幼红细胞或中幼红细胞为多见。外周血中出现有核红细胞表示骨髓中红细胞系增生明显活跃。

（2）红血病、红白血病:骨髓中幼稚红细胞异常增生并释放入血,以原红细胞、早幼红细胞为多见。

（3）髓外造血:骨髓纤维化时,脾、肝、淋巴结等组织恢复胚胎时期的造血功能,这些组织因缺乏对血细胞释放的调控能力,幼稚血细胞大量进入外周血。各发育阶段的幼红细胞都可见到,并可见到幼稚粒细胞及巨核细胞。

（4）其他:如骨髓转移癌、严重缺氧等。

（王玉洁）

第六节　网织红细胞计数

一、网织红细胞计数方法

（一）原理

网织红细胞内尚存在嗜碱性的 RNA 残余物质,以煌焦油蓝或新亚甲蓝等染料做活体染色后,这些物质即发生沉淀并被染色。

（二）试剂

1.10 g/L 煌焦油蓝乙醇溶液

取煌焦油蓝（灿烂甲酚蓝）1 g,置于乳钵中研碎,溶于 100 mL 无水乙醇中,过滤后备用。

2.10 g/L 煌焦油蓝等渗盐水溶液

煌焦油蓝 1 g、枸橼酸钠 0.4 g、氯化钠 0.85 g,溶于双蒸馏水 100 mL 中,过滤后备用。

3.新亚甲蓝溶液

新亚甲蓝 N 0.5 g、草酸钾 1.4 g、氯化钠 0.8 g,溶于 100 mL 双蒸馏水中备用。

（三）操作

1.玻片法

（1）于清洁玻片的一端,滴加煌焦油蓝乙醇溶液一小滴,使其蒸发干,形成一层薄膜。

（2）取血一小滴,加于煌焦油蓝膜上,迅速用推玻片之一角将血与煌焦油蓝充分混合。为防止蒸发,可将推片的一端覆盖在血液与煌焦油蓝的混合液上,待 2～4 min。

(3)用推玻片推成薄膜,复染(或不复染)后计数。

(4)在油镜下,选择红细胞分布均匀网织红细胞染色较好部分,计数 1000 个红细胞中的网织红细胞数,除以 10 即为网织红细胞百分数。

为了便于计数,可在目镜中加入网格计数器(或用一圆形有色的塑料片,在中心挖一长、宽各约 4 mm 的小方孔),以缩小视野。

(5)网织红细胞绝对值的计算:

$$网织红细胞数/\mu L=\frac{网织细胞\%\times红细胞数/\mu L}{100}$$

2.试管法

将等量血液与染液(煌焦油蓝盐水溶液或新亚甲蓝溶液)混合于一小试管内,10～15 min 后制成薄的涂片后镜检。镜检方法同上。

(四)正常参考值

百分数:①成人:0.005～0.015(0.5%～1.5%)。②新生儿:0.02～0.06(2%～6%)。

绝对值:(24～84)×10⁹/L(2.4 万～8.4 万/μL)。

（五)临床意义

1.反映骨髓的造血功能

网织红细胞的增减能反映骨髓造血功能。对贫血的诊断和鉴别诊断有重要参考价值。

(1)网织红细胞增多:表示骨髓造血功能旺盛。溶血性贫血时由于大量网织红细胞进入血液循环,网织红细胞百分数可增至 0.06～0.08 或者更多。急性大溶血时,可高达 0.20 或更高,严重者甚至可在 0.40～0.50 以上。急性失血性贫血时网织红细胞也可明显增高。缺铁性贫血和巨幼红细胞性贫血时,网织红细胞正常或轻度增高,有时甚至轻度减少。

(2)网织红细胞减少:表示骨髓造血功能低下,见于再生障碍性贫血。典型的病例常低于0.005,甚至为 0;绝对值低于 15×10^9/L(1.5 万/μL)常作为诊断再生障碍性贫血的标准之一。某些慢性再生障碍性贫血病例,因骨髓中尚有部分代偿性造血灶,其网织红细胞可正常或略增高。但给予各种抗贫血药物治疗后,网织红细胞仍不见增高。在骨髓病性贫血(如急性白血病)时,因骨髓中异常细胞的大量浸润,使红细胞增生受到抑制,造成网织红细胞减少。

2.作为贫血治疗的疗效观察和治疗性试验的观察指标

缺铁性贫血和巨幼细胞性贫血患者在治疗前,网织红细胞仅轻度增高(也可正常或轻度减少)。当给予铁剂或叶酸治疗后,用药 3～5 d 网织红细胞便开始上升,7～10 d 达高峰,一般增至 0.06～0.08,甚至可达 0.10 以上。治疗 2 周左右网织红细胞逐渐下降,而红细胞及血红蛋白则逐渐增高。这一现象称为网织红细胞反应,可以作为贫血治疗的疗效判断指标。临床上也有应用网织红细胞的反应观察缺铁性贫血和巨幼红细胞性贫血诊断的治疗性试验,即上述两种贫血患者的诊断尚未明确者,可相应的给以铁剂或叶酸。如用药后出现网织红细胞反应,就可帮助确定为某种贫血的诊断,或作出鉴别诊断。如有肠道吸收功能障碍的病例,则可应用注射剂进行试验,因此治疗性试验是临床上确诊这两种贫血的一项简单而可靠的方法。

3.作为观察病情的指标之一

溶血性和失血性贫血患者在治疗过程中,连续进行网织红细胞计数,可以作为判断病情变化的参考指标。如治疗后网织红细胞逐渐降低,表示溶血或出血已得到控制。如网织红细胞持续不减低,甚至更见增高者,表示病情未得到控制,甚至还在加重。

二、网织红细胞计数的质量控制

网织红细胞计数(RC)虽然试管法重复性较好,但因为玻片法染色能力强而稳定,WHO 推荐玻片法。

（一）玻片法注意事项

（1）用煌焦油蓝乙醇染液时，应待乙醇挥发干燥后才能加血液，否则可使血液凝固。

（2）试管法染液与血液的比例以 1：1 为宜，严重贫血患者可适当增加血的比例，制片时血膜不宜太薄，否则会造成网织红细胞分布不均。

（3）染色时间一定要充足，混合后不能立即涂片，气温低时，染色时间要适当延长。特别是应用煌焦油蓝乙醇染液，将血液与煌焦油蓝混合后，在防蒸发的条件下（置于有湿润纸片的平皿内，温育 10～20 min 后推片）染色效果更好。

（4）用瑞氏染液复染后，可使网织红细胞更为清晰，但可降低检验结果，故一般不需复染。

（二）计数结果的校正（网织红细胞成熟指数：RPI）

网织红细胞计数是根据它与成熟红细胞之比计数出来的，贫血患者由于红细胞数量减少必然导致网织红细胞计数增加，此项误差可用红细胞比积进行校正。但是正常人血循环中网状结构消失约 1 d 时间，而贫血患者，由于红细胞生成素增加，骨髓往往将网织红细胞提前释放入血，造成网织红细胞在血中的成熟时间显著延长，致使血中网织红细胞数量增加，为了消除这部分假阳性增加的网织红细胞，Finch 提出在贫血时用网织红细胞生成指数（RPI）加以校正。

$$RPI = \frac{测定值}{成熟指数 \times 0.45}$$

网织红细胞成熟指数与贫血严重程度呈正相关，与 HCT 呈负相关。

（三）网织红细胞的标准误和可信限

（1）标准误（Sp）的计算与白细胞分类计数的标准误相同。

（2）95％的可信限为 $p \pm 1.96Sp$，p 为测定值（％）。

（四）质控要求

（1）做正常对照试验，新配制的试剂应随临床标本一起染色检验，网织红细胞结构应清晰易辨，结果在正常范围，否则说明本试验不成功，应仔细查找原因，重新配制试剂。

（2）可用两差比值法（r）评价计数精密度。

$$r = \frac{|P1 - P2|}{\sqrt{\dfrac{P1(1 - P1) + P2(1 - P2)}{n}}}$$ 式中 $P1,P2$ 为两次计数的网织红细胞结果，n 为计数的红细胞总数（两次检查应一致）要求 $r < 2$。

（王玉洁）

第七节 红细胞沉降率测定

一、Westergren 法

将抗凝血置于特制的血沉管中，观察红细胞在一定时间内沉降的距离，称为红细胞沉降率，简称血沉（ESR）。红细胞沉降率测定有多种方法，WHO（LAB/86.3）推荐 Westergren 法，现将该法介绍如下。

（一）原理

抗凝血置于特制的血沉管中，垂直竖立 1 h，观察红细胞下沉的速度，用血浆段的高度（mm）来表示。影响 ESR 的因素很多，其中最重要的因素是红细胞缗钱状的形成。因为红细胞形成缗钱状或凝集成团后总面积减少，所承受的血浆阻力也减少，下降的速度要比单个分散的红细胞快得多。影响缗钱状形成的主要因素有以下几种。

1.血浆中各种蛋白的比例

一般认为,血沉加快主要是血浆中各种蛋白成分比例的改变,而与总蛋白浓度无关。白蛋白带负电荷,球蛋白与纤维蛋白原带正电荷,正常情况下,血浆蛋白所带的正、负电荷呈平衡状态,而红细胞因细胞膜表面的唾液酸而带负电荷,彼此排斥间距约为 25 nm,较为稳定。如血浆中纤维蛋白原或球蛋白含量增加或白蛋白含量减少,改变了电荷的平衡,致使红细胞表面的负电荷减少,容易使红细胞形成缗钱状而血沉加快。相反,如血浆纤维蛋白原减少或白蛋白增加时,血沉减慢。现已公认,血浆中带有正电荷的不对称的大分子物质纤维蛋白原是最强有力的促缗钱状聚集的物质,其次为了球蛋白,再次为 α、β 球蛋白。此外胆固醇、甘油三酯也有促进红细胞形成缗钱状的作用。而白蛋白及卵磷脂有抑制的作用。

2.红细胞的数量和形状

正常情况下,红细胞沉降率和血浆回流阻逆力保持一定的平衡状态,如红细胞数量减少,会造成总面积减少,所承受的血浆逆阻力也减少,因此血沉加快。但数量太少则影响聚集成缗钱状,使血沉的加快与红细胞减少程度不成比例。反之红细胞增多时血沉减慢。红细胞直径愈大血沉愈快,球形红细胞不易聚集成缗钱状,血沉减慢。

3.血沉管的位置

血沉管倾斜时,红细胞沿管壁一侧下沉,而血浆沿另一侧上升,使血沉加快。

(二)试剂及材料

(1)109 mmol/L 枸橼酸钠(32 g/LNa$_3$C$_6$H$_5$O$_7$·2H$_2$O,AR)。

(2)魏氏血沉管:长 300±1.5 mm,内径 2.5～2.7 mm(误差不得超过±0.05 mm),管上刻有 200 mm 刻度,可容血液 1 mL 左右。

(3)血沉管架。

(三)操作

(1)取枸橼酸钠抗凝剂 0.4 mL,加入玻璃小瓶中。

(2)取静脉血 1.6 mL 立即加入上述玻璃小瓶中混匀。

(3)用魏氏血沉管吸血到刻度"0"处,管内不应有气泡。

(4)把血沉管垂直固定在血沉架上,1 h 后读取红细胞沉降的毫米数,即为红细胞沉降率。

(四)正常参考值

男性:0～15 mm/h。

女性:0～20 mm/h。

(五)临床意义

血沉的改变无特异性,不能单独依靠血沉诊断某种疾病,但对疾病的变化发展鉴别诊断和疗效观察有一定参考价值。

1.生理性变化

正常成年男性血沉沉降率变化不大。新生儿因纤维蛋白原含量低,血沉较慢。12 岁以下的儿童、妇女月经期、妊娠 3 个月以上、老年人等血沉稍快。高原地区居民因有代偿性红细胞增多,故血沉低于平原地区居民。

2.病理性变化

(1)血沉增快。①帮助观察结核等疾病的动态:急性细菌性炎症时,血中急性期反应物质迅速增多,包括 α$_1$ 胰蛋白酶、α$_2$ 巨球蛋白、C 反应蛋白、转铁蛋白、纤维蛋白原等。这些物质均能在不同程度上促进红细胞聚集,故在炎症发生后 2～3 d 即可出现血沉增快。风湿热变态反应性结缔组织炎症活动期血沉增快,病情好转时血沉减慢。可能与血中白蛋白降低、Y 及 α$_2$ 球蛋白增高有关。慢性炎症如结核病变呈活动性时,血中纤维蛋白原及球蛋白含量增加,血沉明显增快。病变渐趋静止,血沉也逐渐恢复正常;病变再活动时,血沉又可增快。②组织损伤及坏死:范围较大的组织损伤或手术创伤常致血沉增快,如无并发症,一般2~3周内恢复正常。缺血性组织坏死如心肌梗死、肺梗死时,常于发病2~3 d后血沉增快,可持续1~3周。心绞痛时血沉正常,故血沉测定可作为心肌梗死和心绞痛的鉴别参考。组织损伤或坏死引起血沉增快的机制大致与急性炎症相同。③恶性肿瘤:增长快速的恶性肿瘤血沉多明显增快,可能与α_2巨球蛋白和纤维蛋白原增高以及肿瘤组织坏死、继发感染、贫血等因素有关。肿瘤经手术切除或有效化疗、放疗后血沉渐趋正常,复发或转移时又增快。良性肿瘤血沉多属正常。④各种原因所致的高球蛋白血症:如多发性骨髓瘤、巨球蛋白血症、恶性淋巴瘤、风湿性及类风湿性关节炎、亚急性细菌性心内膜炎等疾病所致的高球蛋白血症时,血沉常明显增快。慢性肾炎、肝硬化时常因白蛋白减少、球蛋白增高,导致血沉明显增快。在多发性骨髓瘤、巨球蛋白血症时,因血中异常免疫球蛋白大量增多引起血液黏滞度增高出现高黏滞性综合征时,红细胞沉降率反而受抑制,血沉可不增快甚至减慢。⑤贫血:贫血患者血红蛋白低于90 g/L时,血沉可轻度增快,并随贫血加重而增快。但严重贫血时,因红细胞过少不易形成缗钱状聚集,故血沉的加快并不与红细胞的减少成正比。遗传性球形红细胞增多症、镰形细胞性贫血、红细胞异形症等,因异形红细胞不易聚集成缗钱状,故虽有贫血而血沉加快并不明显,镰刀形红细胞性贫血患者的血沉甚至很慢。⑥高胆固醇血症:如于动脉粥样硬化、糖尿病、肾病综合征、黏液性水肿、原发性家族性高胆固醇血症等,血沉均见增快。

(2)血沉减慢。一般临床意义较小。在红细胞数量明显增多或纤维蛋白原含量严重降低时,血沉可减慢。

综上所述,红细胞沉降率测定在临床诊断上虽有一定参考价值,但并无特异性。临床上一般用于以下情况:①动态观察病情变化,如风湿热、结核病、心肌梗死等疾病活动时血沉增快,病情好转或静止时,血沉多较前减慢或恢复正常。②用作良性肿瘤与恶性肿瘤的鉴别:良性肿瘤血沉多正常,而恶性肿瘤则有不同程度增快,晚期或有转移时常明显增快。③反映血浆中球蛋白增高,从而可以对一些可以导致高球蛋白血症的疾病进行分析、诊断与鉴别诊断。

二、红细胞沉降率的质量控制

血沉管与血沉架要符合标准,血沉管长300±1.5 mm,内径2.55±0.15 mm。同一管内孔径不均一性误差应<±0.05 mm,上下口等大、等圆,平整光滑与长轴垂直,血沉管外刻度0~200 mm,误差<±0.35 mm,最小分值为1 mm,彼此相差<0.2 mm,管壁外应有魏氏(Westergren)标志。

(1)抗凝剂浓度必须准确,浓度增加会使血沉减慢,最好每周配制一次,置冰箱中保存。血与抗凝剂的比例(4:1)要准确,抽血应在30 s内完成,不得混入消毒剂,要避免形成凝块,因为血液凝固会使血浆纤维蛋白原减少,血沉减慢。

(2)注射器、试管、血沉管要干燥洁净,避免溶血。不得有血浆蛋白和洗涤剂残留物,有人主张不用重铬酸钾硫酸清洗液和去污剂清洗用过的血沉管,而用丙酮-水系统处理。

(3)抽血后应尽快进行检验,最长不应超过2 h,置4 ℃冰箱最长不应超过6 h,EDTA-K_2抗凝血(1.5 mg/ mL血)4 ℃不应超过24 h。

(4)血沉管应完全直立,倾斜会加速红细胞沉降。经研究,血沉管倾斜3 ℃,沉降率可增加30%,所以血沉架必须保证垂直竖立。

(5)温度可影响红细胞沉降率。温度高则沉降快,反之则慢。要求室温在15 ℃~25 ℃进行检验。

(6)避光,避振动,避通风环境。

(王玉洁)

第八节 一氧化碳血红蛋白定性试验

一、原理

一氧化碳与血红蛋白结合后,形成樱桃红色的一氧化碳血红蛋白,它对碱抵抗力较正常血红蛋白为强。

二、试剂

50 g/L NaOH。

三、操作

(1)取试管 2 支,各加蒸馏水 3～5 mL,一管加患者血液 3 滴,另一管加正常人对照血 3 滴,混匀。此时,如患者血中有一氧化碳,则血液呈樱桃红色。

(2)每管各加 50 g/L NaOH1 滴,轻轻混合,正常对照管呈绿褐色,如患者血液中有一氧化碳血红蛋白,则溶血液仍呈樱桃红色,为阳性,如与正常对照色泽一致为阴性。

四、附注

(1)观察结果须及时,否则樱桃红色逐渐退去,不易分辨。

(2)本试验敏感性较差,血液中一氧化碳含量到一定程度时才显阳性。如患者事先已采取通气措施,血中一氧化碳含量下降,该试验可呈阴性。但临床症状、体征仍可能存在。

五、临床意义

一氧化碳血红蛋白定性试验主要用于诊断急性煤气中毒。

（王玉洁）

第二章 白细胞检验

第一节 白细胞计数

白细胞计数(white blood cell count,WBC)是指测定单位容积外周血中各种白细胞的总数,是血液检验的重要项目,其数量增减具有显著临床意义。检验方法有显微镜计数法和血液分析仪法,主要介绍显微镜计数法。

一、检测原理

采用白细胞计数稀释液将血液稀释后,同时破坏红细胞和固定白细胞,充入改良 Neubauer 计数板,在低倍镜下计数四角 4 个大方格内的白细胞数量,经换算求出单位容积血液中的白细胞总数。

二、操作步骤

手工法:①准备稀释液:在试管内加入白细胞稀释液。②采血和加血:准确采集末梢血或吸取新鲜静脉抗凝血加至上述稀释液中,立即混匀。③充池:准备计数板、充分混匀白细胞悬液、充池、室温静置一定时间待细胞下沉。④计数:低倍镜下计数四角 4 个大方格内的白细胞总数。⑤计算:换算成单位体积血液中的白细胞数。

三、方法评价

为白细胞计数传统方法,方法评价同红细胞计数。

四、质量管理

(一)检验前

(1)器材,血液标本采集、储存,抗凝及稀释液等要求参见红细胞计数。

(2)生理因素:运动、劳动、冷热水浴、酷热、严寒和情绪激动等白细胞可一过性增高;早晨、安静时低,下午、活动、进食时高;一日之内可相差 1 倍;吸烟者白细胞总数平均较非吸烟者高 30%。因此,最好固定患者标本采集时间。

(二)检验中

1.操作因素

(1)血细胞计数板使用方法和计数原则参见红细胞计数。

(2)确定计数域:可通过扩大计数域或增加计数白细胞数量来减少白细胞计数域误差(CV)。当 WBC$<3\times10^9$/L时,可扩大计数域(计数 8 个大方格内白细胞数)或减小稀释倍数(如采集 40 μL 血液);当 WBC$>15\times10^9$/L 时,可适当减少血量(如采集 10 μL 血液)或增加稀释倍数(如取 0.78 mL 稀释液)。WHO 规定无论如何调整稀释倍数,应计数足够区域至少计数 100 个白细胞。

(3)计数室内细胞分布:细胞分布应均匀,白细胞总数在参考范围时,各大方格间细胞数不得相差 8 个以上;2次重复计数误差不超过10%,否则应重新充池计数。

(4)为避免稀释液挥发浓缩,血液稀释后应在30 min内计数完毕。

2.标本因素

外周血出现有核红细胞时,因白细胞稀释液不能使其破坏,可使白细胞计数结果增高,此时计数结果须由下列公式加以校正(注:有核红细胞数:是指分类100个白细胞过程中计数到的有核红细胞数)。

$$校正后白细胞数/L = \frac{100}{100+有核红细胞} \times 校正前白细胞数$$

3.室内质量控制及室间质量评价

经验控制:将白细胞计数结果与血涂片上白细胞分布密度相对照,两者的关系见表2-1,以粗略判断计数结果准确性。因血涂片制备难以标准化,结果有矛盾时应复查。其他评价方法参见红细胞计数。

表 2-1 白细胞总数与血涂片上白细胞分布密度的关系

白细胞总数($\times 10^9$/L)	每高倍视野平均白细胞数
4~7	2~4
7~9	4~6
10~12	6~10
13~18	10~12

五、临床应用

1.参考范围

成年人:$(4\sim10)\times10^9$/L;新生儿:$(15\sim20)\times10^9$/L;6个月至2岁:$(11\sim12)\times10^9$/L。

2.临床意义

白细胞总数$>10\times10^9$/L 称为白细胞增多;$<4\times10^9$/L 称为白细胞减少,其减低临界值通常定为$(2.5\sim4)\times10^9$/L,如白细胞$<2.5\times10^9$/L肯定异常。

(张水山)

第二节 白细胞分类计数

白细胞分类计数(differential leukocyte count,DLC)是将血液制成血涂片经染色后,用显微镜观察白细胞形态并分类计数,计算出各类型白细胞百分率(比值)和绝对值。不同类型白细胞具有不同生理功能,不同因素可致不同类型白细胞发生变化。因此,直接分析白细胞类型和形态改变,比了解白细胞总数更有临床价值,其目的在于:①观察白细胞增多症及减少症、感染、中毒、恶性肿瘤、白血病和其他血液系统疾病的白细胞变化情况。②评估红细胞和血小板的形态学改变。检验方法有显微镜法和血液分析仪法。

一、检测原理

将血液制成血涂片,经瑞特－吉姆萨染色后,于油镜下观察白细胞形态,并根据白细胞形态特征逐个分类计数,求得各种白细胞百分率(比值)。并可间接求出单位容积血液中各种白细胞绝对值(某种白细胞绝对值＝白细胞计数值×该种白细胞分类计数百分率)。

二、操作步骤

显微镜法:①采血、血涂片制备与染色。②低倍镜观察:观察全片、细胞分布和染色情况、红细胞和血小板形态和分布、注意观察有无异常细胞或寄生虫,选择镜检区域。③油镜观察:按一定方向和顺序(城垛形)移动视野,分类并记录相应数量白细胞。④计算:求出各种白细胞百分率,并同时报告白细胞、红细胞、血小板形态学检查结果和其他异常情况。

三、方法评价

方法评价为白细胞分类计数参考方法。可直观、较准确地识别细胞类别,及时发现各种细胞形态病理变化。缺点是操作费时,受血涂片质量、检验人员经验等影响,不易质量控制,精密度和准确度较仪器法低,但仪器检测为异常结果时必须用显微镜法复核。

四、质量管理

(一)检验前

同红细胞计数。

(二)检验中

1.操作因素

(1)血涂片制备与染色:CLSI 的 H20-A2 规定,应制备 3 张血涂片,规格为 25 mm×75 mm,厚度为 0.8~1.2 mm,2 张用于检查,1 张备用。如白细胞减少,需多制备(如 6 张)。

(2)低倍镜观察:应先检查血涂片染色及细胞分布情况,注意涂片边缘及尾部有无异常细胞及寄生虫等,如有应报告。

(3)镜检部位:各种白细胞体积和密度不同,分布不同。淋巴细胞体积小密度大,在血涂片头、体部较多;单核细胞和中性粒细胞则相反,在尾部和两侧较多;异常大的细胞则常在尾部。通常选择血涂片体尾交界处(或片头至片尾 3/4 区域)红细胞分布均匀、染色效果好的区域。

(4)分类方法:应按照一定方向和顺序(城垛形)有规律地移动视野,避免主观选择视野、避免重复或遗漏、避免分类涂片边缘(大细胞偏多,无代表性)的细胞。

(5)分类白细胞数量:分类计数的白细胞占总计数白细胞的比例越大,误差越小。为兼顾工作效率,根据白细胞总数确定分类计数的白细胞数量。1983 年全国临床检验方法学学术讨论会推荐方案为:白细胞总数在 $(3\sim15)\times10^9$/L 时,每张血涂片分类计数 100 个白细胞;大于 15×10^9/L 时,分类计数 200 个白细胞;$<3\times10^9$/L 时,2 张或以上血涂片分类计数 50~100 个白细胞。

2.标本因素

(1)计数幼稚白细胞:分类中如发现异常或幼稚白细胞,应逐个分类计数(计入白细胞分类百分率中)并报告。

(2)计数幼稚红细胞:分类中如发现幼稚红细胞,应逐个计数,但不计入白细胞百分率中,而以分类 100 个白细胞过程中见到幼稚红细胞数量来报告(x:100),并注明其阶段。

(3)CLSI 的 H20-A2 规定,外周血出现异型淋巴细胞应计数和报告;破坏细胞如仍能清晰辨认,如嗜酸粒细胞也应计数。无法辨认破坏细胞,如涂抹细胞或篮细胞则作为"其他"在报告中体现,但染色后应及时计数,以避免推迟计数使涂抹细胞或篮细胞增多。在特殊情况下,如 HIV 感染使白细胞碎片增加,可通过加入 22%清蛋白消除。

(4)观察其他成分:应注意观察成熟红细胞和血小板形态、染色和分布情况,是否有其他异常细胞和寄生虫。

3.质量考核与评价

(1)质控片应包含 7 种白细胞(包括异型淋巴细胞),至少 1 张涂片含有少量有核红细胞,1 张涂片含有少量未成熟白细胞。

(2)因受手工制备血涂片(细胞分布不均匀)、染色(效果不佳)和检验人员(主观性强)等因素影响,白细胞分类计数结果变化大,很难进行严格质量控制,关键在于严格规范操作,尽量减少误差。根据 CLSI 的 H20-A2 标准,要求对每张血涂片分类计数 200 个白细胞,计算出计数百分率标准误,再计算 95%置信区间或采用 Rümke 提供白细胞分类计数 95% 置信区间,结果应落在置信区间内,否则,表示存在标本处理或操作错误,应分析出可能的误差来源,并重新检测。

（一）检验后

白细胞受生理因素影响波动大,只有通过定时和反复观察才有意义。

五、临床应用

（一）参考范围

成年人白细胞分类计数参考范围见表 2-2。

表 2-2　成年人白细胞分类计数参考范围

白细胞	百分率（%）	比值	绝对值（$\times 10^9$/L）
中性杆状核粒细胞（Nst）	1～5	0.01～0.05	0.04～0.50
中性分叶核粒细胞（Nsg）	50～70	0.50～0.70	2.00～7.00
嗜酸粒细胞（Eo）	0.5～5	0.005～0.05	0.05～0.50
嗜碱粒细胞（B）	0～1	0～0.01	0～0.10
淋巴细胞（L）	20～40	0.20～0.40	0.80～4.00
单核细胞（M）	3～8	0.03～0.08	0.12～0.80

（二）临床意义

1. 白细胞总数与中性粒细胞

白细胞总数与中性粒细胞增多及减少参考标准见表 2-3。因中性粒细胞占白细胞总数 50%～70%,其增高和减低直接影响白细胞总数增减,故两者增减临床意义基本一致,但如出现不一致的情况,可能是由淋巴细胞、嗜酸粒细胞等增高和减低所致,应具体分析。表 2-4 为 CLSI 临床敏感性研究标本类型说明。

表 2-3　白细胞总数、粒细胞增多和减少定义

白细胞/粒细胞数量变化	含义及参考标准
白细胞减少	指白细胞数减少 $< 4.0 \times 10^9$/L
白细胞增多	指白细胞数增多 $> 10 \times 10^9$/L
粒细胞减少	指粒细胞计数（中性粒细胞、嗜酸粒细胞、嗜碱粒细胞）减少
粒细胞缺乏症	指血液中粒细胞全部缺乏,通常指极重度中性粒细胞缺乏症,中性粒细胞计数小于 0.5×10^9/L
中性粒细胞减少	指中性粒细胞绝对值成年人 $< 2.0 \times 10^9$/L;10～14 岁儿童 $< 1.8 \times 10^9$/L;1 个月至 10 岁 $< 1.5 \times 10^9$/L
中性粒细胞增多	指中性粒细胞（杆状核和成熟中性粒细胞）绝对值 $> 7.5 \times 10^9$/L

表 2-4　CLSI 临床疾病与血标本细胞灵敏度

疾病	白细胞分类计数特点	细胞数（$\times 10^9$/L）	百分率（%）
急性炎症、细菌感染	中性粒细胞增多和（或）核左移	≥9.0	>80
慢性炎症	单核细胞增多	≥0.8	>10
寄生虫感染、变态反应	嗜酸粒细胞增多	≥0.5	>7
病毒感染	淋巴细胞增多和（或）	≥3.5	>50
	淋巴细胞异常形态	≥0.7	
再生障碍性贫血、化疗	粒细胞减少	≤1.5	<10
HIV 感染	淋巴细胞减少	1.0	<7
急性白血病	不成熟细胞	0.1	>2
严重贫血、骨髓增殖性疾病	有核红细胞	0.01	>1

2.中性粒细胞增多

(1)生理性增多:多为暂时性,去除影响因素后可较快恢复正常。为内分泌改变使边缘池白细胞进入循环池增多所致。以成熟中性分叶核粒细胞增多为主。白细胞计数的生理性波动在30%以内多无意义,须定时和连续监测才有临床价值。其生理性增多见于:①年龄:新生儿白细胞较高(15×10^9/L),个别可高达30×10^9/L,在3~4 d后降至10×10^9/L,主要为中性粒细胞,到6~9 d逐渐下降与淋巴细胞大致相等,至2~3岁后又逐渐升高,5~7岁高于淋巴细胞。②日内变化:早晨较低,下午较高;安静及放松时较低,活动和进食后较高。日内变化可相差1倍。③温度、运动、疼痛及情绪:冷热水浴、高温、严寒、日光或紫外线照射可使白细胞轻度增多;剧烈运动、剧痛和情绪激动显著增高,可高达35×10^9/L。刺激停止后较快恢复。④经期、妊娠及分娩:经期、排卵期可略增高;妊娠大于5个月可增多达15×10^9/L;分娩时受疼痛、产伤及失血等刺激,WBC可高达35×10^9/L,产后2周内可恢复。⑤吸烟:平均高于非吸烟者30%,可达12×10^9/L,重度吸烟者可高达15×10^9/L。

(2)病理性增多:中性粒细胞病理性增多的原因很多,可归纳为两大类:反应性增多和异常增生性增多。

反应性增多:为机体受病理因素刺激产生的应激反应,为动员骨髓储存池粒细胞释放及边缘池粒细胞进入循环池增多所致,主要是分叶核粒细胞及杆状核粒细胞。反应性增多见于:①感染和炎症:急性感染和炎症是中性粒细胞增多最常见原因,增多程度与病原体种类,感染部位、范围和严重程度以及机体反应性有关(表2-5)。临床上,绝大多数细菌感染中性粒细胞计数为($10\sim30$)$\times10^9$/L,只有深部感染或腹膜炎才大于30×10^9/L,但很少大于50×10^9/L,且通常为暂时性和可逆性,即病因解除或病情控制后迅速恢复。化脓性球菌(如金黄色葡萄球菌、溶血性链球菌和肺炎链球菌等)感染时中性粒细胞增多最为明显。某些杆菌(如大肠埃希菌、铜绿假单胞菌)、病毒(如狂犬病病毒、流行性出血热病毒)、真菌(如放线菌)、立克次体(如普氏立克次体)、螺旋体(如钩端螺旋体)和寄生虫(如并殖吸虫)等感染,可使中性粒细胞增多。某些严重急性感染者,可出现类白血病反应,需与白血病鉴别。慢性感染性疾病,如类风湿关节炎、风湿热、支气管炎、肾盂肾炎、结肠炎和皮炎等,中性粒细胞可增高3倍以上。急性化脓性胆囊炎时,WBC>20×10^9/L可作为诊断指标之一。急性胰腺炎时,WBC与中性粒细胞增高与炎症成正比,可能为急性坏死性或急性水肿性胰腺炎,中性粒细胞>85%时病死率可达100%。肠缺血、肠破裂时,WBC>21×10^9/L为早期肠坏死指标之一。②严重组织损伤及血细胞破坏:严重外伤、大手术、大面积烧伤,急性心肌梗死以及严重血管内溶血的12~36 h,白细胞总数及中性粒细胞可增多,如借此考虑有无术后感染,必须注意时间因素。急性心肌梗死后1~2日,白细胞常增多并可持续1周,可与心绞痛鉴别。③急性失血:急性大出血,尤其是急性内出血(如消化道大出血、脾破裂,异位妊娠破裂)后1~2 h内,白细胞常急剧上升,可高达25×10^9/L,为缺氧、红细胞破坏产物刺激骨髓释放增多所致。此时,因放射性血管收缩及脾释放存血,Hb及RBC尚未下降,故白细胞计数可作为早期诊断内出血的重要参考指标。④急性中毒:代谢性中毒(如糖尿病酮症酸中毒、尿毒症昏迷、肝性脑病、急性痛风和急性甲状腺毒症);化学物质(如铅、汞、苯、一氧化碳和有机磷);药物(如安眠药、肾上腺素、去甲肾上腺素、肾上腺皮质激素、洋地黄和氯化锂);生物毒素(如蛇毒、昆虫毒),可在接触后数小时内白细胞及中性分叶核粒细胞明显增多。与趋化因子增高有关。⑤恶性肿瘤:非造血系统恶性肿瘤,特别是消化道恶性肿瘤(如肝癌、胃癌)和肺癌等,中性分叶核粒细胞可持续性增高。与癌细胞产生粒细胞生成素、分解产物刺激骨髓释放、粒细胞被癌细胞排挤入血有关。⑥中性粒细胞增多症:中性粒细胞的粒细胞生成素增加,如遗传性中性粒细胞增多症、13-或18-三体综合征、慢性特发性中性粒细胞增多症、中性粒细胞增多性白血病样反应、Sweet综合征、吸雪茄烟、心肺复苏;循环中性粒细胞清除减少,药物如糖皮质激素;中性粒细胞分布异常,如假性中性粒细胞增多症。表2-6为急、慢性中性粒细胞增多的临床意义。

表 2-5　感染程度与白细胞变化及机体反应性

严重程度	白细胞数	中性粒细胞数	机体反应性
局部或轻微感染	可正常	稍增高	
中度感染	增高	增高,伴轻度核左移及毒性改变	良好,骨髓细胞释放入血增多
严重感染	显著增高	增高,伴明显核左移及毒性改变	良好,骨髓细胞释放入血增多
极重感染	减低	减低,但明显核左移及毒性改变	差,为白细胞大量聚集内脏血管及炎症部位所致。预后差

异常增生性增多:系造血干细胞克隆性疾病,为造血组织中粒细胞异常增生并释放到外周血所致,主要为病理性白(粒)细胞或未成熟白(粒)细胞,常伴其他系细胞改变,如红细胞或血小板数量增减。常见于白血病、骨髓增殖性疾病(真性红细胞增多症、原发性骨髓纤维化、原发性血小板增多症、慢性粒细胞白血病)等。

表 2-6　急、慢性中性粒细胞增多临床意义

	疾病分类	临床意义
急性中性粒细胞增多症	物理刺激	冷、热、运动、惊厥、疼痛、体力劳动、麻醉、外科
	情感刺激	恐惧、愤怒、高度紧张、抑郁
	感染	局部和系统急性细菌性、真菌性、立克次体、螺旋体和某些病毒感染
	炎症、组织坏死	烧伤、电击伤、创伤、梗死、痛风、血管炎、抗原抗体复合物、补体活化
	药物、激素、毒物	集落刺激因子、肾上腺素、本胆烷醇酮,内毒素、糖皮质激素、吸烟、疫苗、蛇毒
慢性中性粒细胞增多症	感染	持续感染
	炎症	大多数急性炎症,如结肠炎、皮炎、药物变态反应、痛风、肝炎、肌炎、肾炎、胰腺炎、牙周炎、风湿热、类风湿关节炎、动脉炎、甲状腺炎、Sweet综合征
	肿瘤	胃、支气管、乳腺、肾、肝、胰腺、子宫,罕见于霍奇金病、淋巴瘤、脑肿瘤、黑色素瘤和多发性骨髓瘤
	药物、激素、毒物	如过量肾上腺皮质激素、锂。罕见于其他药物
	代谢物和内分泌疾病	子痫、甲状腺危象、过量肾上腺皮质激素
	血液病	粒细胞缺乏症或巨幼细胞贫血、慢性溶血或出血治疗、无脾、骨髓增殖性疾病、慢性特发性白细胞增多症
	遗传性和先天性疾病	Down综合征、先天性疾病

3.中性粒细胞减少

机制主要有:①增殖和成熟障碍。②消耗或破坏过多。③分布异常。感染危险程度与中性粒细胞减少程度呈反比关系:通常中性粒细胞为$(1.0\sim1.8)\times10^9$/L常很少有感染危险;为$(0.5\sim1.0)\times10^9$/L常有轻度或低度感染危险;$<0.5\times10^9$/L常有高度感染危险。临床上需要鉴别是粒细胞缺乏所致的感染,还是严重感染所致的粒细胞缺乏。中性粒细胞减少见于以下情况。

感染:病毒感染(如流感、麻疹、风疹、病毒性肝炎、水痘、巨细胞病毒等感染)是致粒细胞减少的常见原因,也见于某些细菌(特别是革兰阴性杆菌如伤寒、副伤寒杆菌)和某些原虫(如疟疾和黑热病)感染。可能为病原体内毒素和异体蛋白抑制骨髓释放并使大量粒细胞转移到边缘池以及抗感染消耗增多所致。

理化损伤:包括放射线、化学物质(铅、汞、苯),与直接损伤造血干细胞或抑制骨髓粒细胞有丝分裂有关。其中,药物所致中性粒细胞减少最为常见,年发病率约为$(3\sim4)/10^6$,儿童及年轻患者约占 10%,老年患者约占 50%。药物致中性粒细胞减少的机制:一是与药物中毒剂量相关:即药物非选择性干扰细胞复制的蛋白质合成,如吩噻嗪、抗甲状腺药、氯霉素等;二是与免疫机制相关:即药物或药物代谢产物通过免疫反应致白细胞破坏,如过敏病史更常见药物诱导中性粒细胞减少症。

血液病:主要见于再生障碍性贫血、陈发性睡眠性血红蛋白尿症、非白血性白血病、骨髓转移癌、巨幼细

胞贫血等。与造血功能障碍、粒细胞增殖异常或营养缺乏致骨髓粒细胞生成、成熟障碍或无效生成有关。

自身免疫性疾病：如特发性血小板减少性紫癜、自身免疫性中性粒细胞减少症、同种免疫新生儿中性粒细胞减少症、类风湿关节炎、系统性红斑狼疮等。与机体产生自身白细胞抗体致破坏过多有关。

脾功能亢进：致脾大的疾病（如脾淋巴瘤、脾囊肿、脾血管瘤）、淤血性疾病（如肝硬化、门静脉或脾静脉栓塞、心力衰竭）、类脂质沉积病（如戈谢病、尼曼－匹克病）等，均可因脾功能亢进致白细胞减少，可能与大量粒细胞被脾滞留、吞噬、破坏，脾产生某些体液因子抑制骨髓造血有关。

其他中性粒细胞减少症：中性粒细胞颗粒减少：如 Kostmann 综合征、先天性中性粒细胞缺乏症、Shwachman-Diamond综合征、高 IgM 综合征、软骨毛发发育不全、Cohen 综合征、Barth 综合征、无效生成性慢性粒细胞缺乏、WHIM 综合征、Griscelli 综合征。糖原贮积症、Hermansky-Pudiak 综合征、Wiskott-Aldrich综合征、慢性低增生性中性粒细胞减少症、急性低增生性中性粒细胞减少症和慢性特发性中性粒细胞减少症等；中性粒细胞分布异常：如假性中性粒细胞减少症。

4.嗜酸粒细胞

参见嗜酸粒细胞直接计数。

5.嗜碱粒细胞

由髓系干细胞分化为嗜碱粒细胞祖细胞(CFU-B)后发育而来的。在骨髓中含量很少，在外周血中仅占白细胞的 $0\%\sim1\%$。其形态和功能与肥大细胞相似，突出的生理功能是参与超敏反应。嗜碱粒细胞计数常用于观察变态反应、鉴别类白血病反应与慢性粒细胞白血病。

(1)嗜碱粒细胞增多：指外周血嗜碱粒细胞绝对值 $>0.1\times10^9/L$。其增高，可作为骨髓增殖性肿瘤的早期征象。慢性粒细胞白血病时，外周血可高达 $10\%\sim20\%$，是慢性粒细胞白血病的特征之一，如其突然增多并 $>20\%$，是病情恶化（急性变）的指征。嗜碱粒细胞增多的临床意义见表 2-7。

表 2-7 嗜碱粒细胞增多的临床意义

疾病分类	临床疾病
过敏或炎症	溃疡性结肠炎、药物、食物、半抗原过敏、红斑、荨麻疹、青年型类风湿关节炎
内分泌疾病	糖尿病、服用雌激素、甲状腺功能减退症
感染	天花、流感、水痘、结核
肿瘤	嗜碱粒细胞白血病、骨髓增殖性疾病，如慢性粒细胞白血病、真红、原纤、特发性血小板增多症
其他	铁缺乏、暴露于放射离子、重金属（如铅、汞、铬）等中毒

(2)嗜碱粒细胞减少：可见于过敏性休克、促肾上腺皮质激素或糖皮质激素应用过量以及应激反应等。因嗜碱粒细胞数量很少，其减少与否难以观察，临床意义不大。

6.淋巴细胞

由骨髓多能造血干细胞分化为淋巴系干细胞后在人体胸腺或淋巴结中分化成熟而来。在成年人外周血中约占白细胞的 $20\%\sim40\%$，主要分为 T 细胞、B 细胞和自然杀伤细胞(natural killer cell，NK)三大类，是人体主要的免疫细胞，监测淋巴细胞数量改变，有助于了解机体的免疫功能状态。

(1)淋巴细胞增多：指外周血淋巴细胞绝对值成年人 $>4.0\times10^9/L$，4 岁以上儿童 $>7.2\times10^9/L$，4 岁以下儿童 $>9.0\times10^9/L$。新生儿外周血中性粒细胞较高，出生 $2\sim3$ d后迅速下降，到 $6\sim9$ d 逐渐下降与淋巴细胞大致相等，形成交叉点。之后淋巴细胞逐渐升高，至 $1\sim2$ 岁后又逐渐下降，而中性粒细胞逐渐升高，至 $4\sim5$ 岁两者又基本相等，形成中性粒细胞和淋巴细胞变化曲线的两次交叉（图 2-1）。此期间淋巴细胞较成年人高，可达 50% 以上，属生理性增多，应与传染性单核细胞增多症及儿童急性淋巴细胞白血病等鉴别。

淋巴细胞病理性增多见于：①感染：典型的急性细菌感染恢复期；某些病毒所致的急性传染病（如麻疹、风疹、流行性出血热、流行性腮腺炎、病毒性肝炎、传染性单核细胞增多症、传染性淋巴细胞增多症等）；百日咳杆菌、弓形虫、布鲁杆菌和梅毒螺旋体、原虫等的感染；某些慢性感染（如结核病恢复期或慢性期)。传染性单核细胞增多症时,淋巴细胞增多常>50%,如外周血异型淋巴细增多>10%,有助于诊断。②肿瘤性疾病:以原始及幼稚淋巴细胞增多为主,见于急性淋巴细胞白血病、慢性粒细胞白血病急淋变、白血性淋巴瘤、幼稚淋巴细胞白血病;以成熟淋巴细胞增多为主,见于慢性淋巴细胞白血病、淋巴细胞性淋巴瘤、巨滤泡性淋巴瘤。③组织移植术后:如发生排斥反应,在排斥前期淋巴细胞绝对值即增高,可作为监测组织或器官移植排斥反应的指标之一。④其他:再生障碍性贫血、粒细胞减少症及粒细胞缺乏症时,因中性粒细胞显著减少,故淋巴细胞比例相对增高,但淋巴细胞绝对值不增高,称为淋巴细胞相对增高。

(2)淋巴细胞减少:指外周血淋巴细胞绝对值$<1.0\times10^9$/L。8个月儿童$<4.5\times10^9$/L。除了因中性粒细胞显著增高而致淋巴细胞相对减少的各种病因外,淋巴细胞减少的临床意义见表2-8。

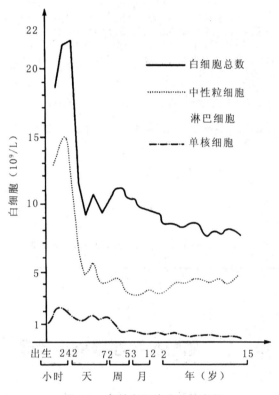

图 2-1　各种白细胞生理性变化

表 2-8　淋巴细胞减少临床意义

原因或疾病	临床意义
流行性感冒	病毒感染的恢复期,出现典型的淋巴细胞减少
免疫性疾病	SLE、类风湿关节炎、混合性结缔组织病、多发性肌炎等患者,因机体产生抗淋巴细胞抗体,致淋巴细胞被破坏而减少
药物治疗	环磷酰胺等烷化剂可致白细胞显著减少,伴淋巴细胞明显减低。停止治疗后,淋巴细胞减少可持续数年
放射治疗	可破坏淋巴细胞,每日低剂量放疗比每周2次大剂量放疗产生的破坏力更强
结核病	早期淋巴细胞减少,伴CD^{4+}细胞明显减少。如治疗有效,淋巴细胞可正常
HIV 感染	可选择性地破坏CD^{4+}细胞,致CD^{4+}细胞明显减少,CD^{4+}/CD^{8+}比例倒置
其他	各种类型的重症联合免疫缺陷症、运动性毛细血管扩张症、营养不良或锌缺乏等,淋巴细胞可不同程度减少

7. 单核细胞

起源于骨髓多能造血干细胞,为髓系干细胞分化为粒－单核系祖细胞后分化发育而来。成年人外周血单核细胞约占白细胞的3%～8%。骨髓中成熟的单核细胞释放入外周血后,在血液中停留3～6 d,即逸出血管进入组织或体腔内,经5～9日发育为吞噬细胞,形成单核－巨噬细胞系统,具有吞噬和杀灭病原体,清除衰老、损伤或死亡的细胞及异物、诱导及调节免疫反应以及抗肿瘤等防御功能。

(1)单核细胞增多:指成年人外周血单核细胞绝对值大于 $0.8×10^9/L$。单核细胞生理性增多见于2周内的婴儿(可达15%或更多)、儿童(**较成年人略高,平均为9%**);妊娠中、晚期及分娩。单核细胞病理性增多的临床意义见表2-9。

(2)单核细胞减少:指成年人外周血单核细胞绝对值小于 $0.2×10^9/L$。见于再生障碍性贫血、毛细胞白血病(可能是诊断线索,常伴感染)、慢性淋巴细胞白血病、循环中性粒细胞减少、严重烧伤、类风湿性关节炎、系统性红斑狼疮、HIV感染、放疗后、服用糖皮质激素、干扰素、肿瘤坏死因子。

表 2-9　单核细胞病理性增多临床意义

疾病分类	临床意义
血液系统疾病	①髓细胞肿瘤:骨髓增生异常综合征、急性单核细胞白血病、急性粒－单核细胞白血病、急单伴组织细胞特征、急性髓细胞树突细胞白血病、慢性粒-单核细胞白血病、青年型粒-单核细胞白血病、慢性髓细胞白血病(m-BCR-阳性型)、真性红细胞增多症。②慢性中性粒细胞减少。③药物诱导中性粒细胞减少。④粒缺后恢复期。⑤淋巴细胞肿瘤:B细胞淋巴瘤、T细胞淋巴瘤、霍奇金病、骨髓瘤、巨球蛋白血症。⑥药物诱导假性淋巴瘤。⑦免疫性溶贫。⑧特发性血小板减少性紫癜
炎症和免疫系统疾病	结缔组织病:类风湿关节炎、系统性红斑狼疮、一过性动脉炎、真菌病、结节状多动脉炎、结节病
感染	结核感染、亚急性细菌性心内膜炎、布氏杆菌病、登革出血热、急性细菌感染恢复期、梅毒、巨细胞病毒感染、水痘－疱疹病毒感染、伤寒
消化系统疾病	乙醇性肝病、炎症性肠病、口炎性腹泻
非血液系统恶性肿瘤	肺癌、胃癌、胰腺癌、结肠癌
应用细胞因子	粒单系集落刺激因子(GM-CSF)等治疗
其他	心肌梗死、心肺复苏术、四氯乙烷中毒、分娩、服用糖皮质激素、抑郁、烧伤、马拉松运动、前脑无裂畸形、川崎病、脾切除后

（张水山）

第三节　嗜酸性粒细胞直接计数

嗜酸粒细胞为髓系干细胞分化而成的嗜酸粒细胞祖细胞(CFU-Eo)发育而来的。嗜酸粒细胞集落形成因子(CSF-Eo)主要由受抗原刺激的淋巴细胞产生,因此Eo与免疫系统关系密切。其主要存在于骨髓和组织中,在外周血中为白细胞的0.5%~5%,仅占全身Eo总数的1%左右。Eo具有趋化和吞噬、限制Ⅰ型超敏反应、抗寄生虫感染等生物活性,在消除过敏性炎症反应和抗寄生虫感染免疫中起重要作用。

因外周血中Eo的百分率很低,要准确了解其变化,应采用直接计数法,包括显微镜计数法和血液分析仪法。

一、检测原理

显微镜计数法:用嗜酸粒细胞稀释液将血液稀释一定倍数,同时破坏红细胞和其他白细胞,并将Eo着色。滴入改良牛鲍计数板,低倍镜下计数2个计数池共10个大方格内的Eo数,经换算求出每升血液中的Eo数。

二、操作步骤

手工法:①准备稀释液:取一试管,加入嗜酸粒细胞稀释液 0.38 mL。②采血和加血:准确采集毛细血管血或吸取新鲜静脉抗凝血 20 μL 加至上述稀释液中，立即混匀，静置待液体变为棕褐色。③充池：准备计数板、充分混匀稀释液、充池、室温静置 2～3 min。④计数：于低倍镜下计数 2 个计数池中的 10 个大方格内的嗜酸粒细胞数量。⑤计算：嗜酸粒细胞数/L＝10 个大方格内嗜酸粒细胞数（N）×10^6×20。

三、方法评价

显微镜计数法所需设备简单，经济易行；所得嗜酸粒细胞绝对值，较采用白细胞总数和分类计数间接推算出的准确性高。但操作费时、重复性差，精度不如五分类血液分析仪法，后者分析速度快，准确性高，是目前最有效的嗜酸粒细胞计数的筛检方法。缺点是仪器昂贵，且当仪器显示嗜酸粒细胞增多伴直方图或散点图异常时，应采用显微镜计数法复检。

嗜酸粒细胞计数有多种稀释液（表 2-10）。试剂成分主要作用有：①保护嗜酸粒细胞（如丙酮、乙醇）。②促进红细胞和中性粒细胞破坏（如碳酸钾、草酸铵或低渗状态）。③使嗜酸粒细胞着色（如伊红、溴甲酚紫、固绿）。④其他：防止乙醇挥发（甘油）；防止血液凝固（抗凝剂）。

表 2-10 嗜酸粒细胞稀释液优缺点

稀释液	优点	缺点
伊红－丙酮	试剂简单，简便易行	
乙醇－伊红	含碳酸钾，溶解红细胞和其他白细胞作用强，视野背景清晰；嗜酸颗粒鲜明橙色，2 h 内不被破坏；含甘油，液体不易挥发，可保存 6 个月以上	
皂素－甘油	细胞较为稳定，着色鲜明易于鉴别；含甘油，液体不易挥发，置冰箱可保存 6 个月以上溴甲酚紫	为低渗配方，红细胞和其他白细胞被溶解破坏，嗜酸粒细胞被染而呈蓝色
固绿	含丙酮、乙醇两种保护剂，使嗜酸粒细胞膜完整、无破损；含碳酸钾、草酸铵，其他细胞破坏完全；固绿使嗜酸颗粒呈折光较强的蓝绿色颗粒	

四、质量管理

（一）检验前

嗜酸粒细胞日间生理变化波动大，应注意固定采集标本的时间（上午 8 时或下午 3 时）。其余同白细胞计数。

（二）检验中

（1）造成白细胞计数误差的因素，在 Eo 计数时均应注意。

（2）Eo 稀释液中的乙醇、丙酮等为 Eo 的保护剂，如 Eo 被破坏，可适当增加其用量；如中性粒细胞破坏不全，则可适当减少其用量。

（3）Eo 容易破碎，混匀力度应适宜；如采用含甘油的稀释液，因黏稠度大，应适当延长混匀时间。

（4）应在血液稀释后 1 h 内完成计数，否则 Eo 可逐渐溶解破坏，使结果偏低。

（5）注意与残留的中性粒细胞区别，中性粒细胞一般不着色或着色较浅，胞质颗粒细小或不清，应排除计数。

五、临床应用

（一）参考范围

参考范围（0.05～0.5）×10^9/L。

（二）临床意义

1.生理变化

（1）日间变化：正常人嗜酸粒细胞早晨较低，夜间较高；上午波动大，下午较恒定，波动可达 40% 左右。其波动机制为：白天交感神经兴奋，促使下丘脑刺激垂体前叶产生促肾上腺皮质激素（ACTH），进而使肾上腺皮质产生肾上腺皮质激素,后者可抑制骨髓释放 Eo,并促使外周血中 Eo 向边缘池和组织转移,造成外周血 Eo 减少。

(2)运动和刺激:劳动、运动、饥饿、冷热及精神刺激等,均可致交感神经兴奋,使外周血 Eo 减少。

2.病理变化

(1)嗜酸粒细胞增多:指成年人外周血嗜酸粒细胞绝对值大于 $0.5×10^9/L$。可分为轻度增多:$(0.5\sim1.5)×10^9/L$;中度增多:$(1.5\sim5.0)×10^9/L$;重度增多:$>5.0×10^9/L$。常见于过敏性疾病及寄生虫感染,为 T 淋巴细胞介导的反应性嗜酸粒细胞增多;亦常见于某些恶性肿瘤(癌旁现象)及骨髓增殖性疾病。致嗜酸粒细胞增多的临床意义见表 2-11。

表 2-11 嗜酸粒细胞增多临床意义

疾病	评注	发生率
感染性疾病		
寄生虫感染		最常见,多为中度和重度增多
细菌感染	通常致 Eo 减少,血清 ECP 可增高,提示 Eo 侵入组织。结核菌感染所致 Eo 减少,大多数继发于药物反应	罕见
真菌感染	88%球孢子菌病患者可出现 Eo 增多,与变态反应类似。隐球菌致 CSF 的 Eo 增多	罕见
立克次体感染		罕见
病毒感染	有个案报道,如疱疹和 HIV 感染	罕见
过敏性疾病		
过敏性鼻炎		最常见,多为中度增多
过敏性皮炎		最常见,特别是儿童,多为中度增多
荨麻疹/血管水肿	皮肤可见 Eo	常见,不定
哮喘	内源性哮喘、鼻息肉、阿司匹林不耐受性综合征常伴高 Eo 计数	常见,多为中度增多
药物反应	抗生素、NASID 和精神病药最常见,通常停药后恢复正常	不常见,多为中度和重度增多
肿瘤		
急性嗜酸粒细胞白血病		罕见,多为重度增多
急性粒细胞白血病伴骨髓嗜酸粒细胞增多	常伴随 16 号染色体异常	不常见,多为中度和重度增多
慢性嗜酸粒细胞白血病	类似 HES	罕见,多为重度增多
慢性粒细胞白血病	慢性粒细胞白血病 Eo 计数增多并不常见	不常见,中度和重度增多
淋巴瘤	中度常伴组织 Eo 增多,霍奇金病最常见,T 细胞淋巴瘤可增高 IL-5 或其他促嗜酸粒细胞细胞因子	不常见,多为中度增多
朗格汉斯细胞组织细胞病	粒细胞瘤见组织嗜酸粒细胞增多	不常见,多为轻度增多
实体肿瘤	各种不同肿瘤	不常见,多为中度和重度增多
骨骼肌肉疾病		
类风湿关节炎	多继发于药物治疗	不常见,中度和重度增多
嗜酸性筋膜炎		罕见,重度增多
胃肠道疾病		
嗜酸粒细胞胃肠炎	许多胃肠道疾病,组织嗜酸粒细胞明显增多,血液 Eo 增多不明显	罕见,多为轻度和中度增多
嗜酸粒细胞食管炎	组织嗜酸粒细胞明显增多,血液 Eo 轻度增多	常见,多为轻度增多
乳糜泻	组织嗜酸粒细胞增多症	不常见,外周血 Eo 不增多

续表

疾病	评注	发生率
炎症性肠病	Crohn 病和溃疡性结肠炎活检见 Eo 增多	
过敏性胃肠炎	年轻儿童	不常见,多为轻度和中度增多
Churg-Strauss 综合征	嗜酸粒细胞血管炎和哮喘症状	罕见,多为中度和重度增多
肺嗜酸粒细胞增多症、嗜酸性肺炎	Eo 增多和肺浸润症状	不常见,多为中度和重度增多
支气管囊性纤维化	常伴哮喘	常见,多为轻度增多
皮肤病		
大疱性类天疱疮		不常见,多为中度增多
嗜酸粒细胞蜂窝织炎	高嗜酸粒细胞鉴别细菌原因	不常见,多为中度和重度增多
其他原因		
IL-2 治疗	神经细胞瘤或骨髓瘤	罕见,多为中度和重度增多
高嗜酸粒细胞综合征		不常见,多为重度增多
心内膜心肌纤维化	继发于任何原因高 Eo 计数	不常见,多为重度增多
高 IgE 综合征		不常见,多为中度和重度增多
嗜酸粒细胞肌痛综合征和毒油综合征	两种相关疾病,一种由烹饪油污染中毒所致,色氨酸污染	罕见,多为重度

(2)嗜酸粒细胞减少:指成年人外周血嗜酸粒细胞绝对值<0.01×10^9/L。临床意义较小。主要见于:伤寒、副伤寒及大手术后,因机体应激反应,肾上腺皮质激素分泌增高所致;也见于长期使用肾上腺皮质激素。

3.嗜酸粒细胞直接计数其他应用

(1)观察急性传染病病情及判断预后:急性感染期,机体处于应激状态,肾上腺皮质激素分泌增加,外周血液 Eo 随之降低,恢复期 Eo 又出现并逐渐增多。如果临床症状严重,而 Eo 不降低,说明肾上腺皮质衰竭;如 Eo 持续降低,甚至消失,说明病情严重。

(2)观察大手术或严重烧伤患者病情及判断预后指标:如手术后 4 h,Eo 常显著降低,24～48 h 后又逐渐增多,增多速度与病情好转基本一致。大面积烧伤患者,数小时后 Eo 完全消失,并持续较长时间。患者的 Eo 不降低或降低很少,表明预后不良。

(3)判断肾上腺皮质和腺垂体功能:长期应用肾上腺皮质激素、垂体或肾上腺皮质功能亢进时,可使外周血 Eo 降低,因此,行腺垂体(间接刺激)或肾上腺皮质(直接刺激)刺激试验,通过观察外周血 Eo 数量变化来判断腺垂体或肾上腺皮质功能(表 2-12),但临床少用。

表 2-12　刺激试验判断腺垂体或肾上腺皮质功能

实验结果	肾上腺皮质功能	腺垂体功能
直接和间接刺激 Eo 均下降>50%	正常	正常
直接刺激正常,间接刺激 Eo 不下降或微降	正常	不良
直接和间接 Eo 均下降80%～90%	正常或亢进	亢进
直接和间接刺激 Eo 均下降<50%	不良	正常或不良

（张水山）

第四节　白细胞形态学检查

某些病理因素,除致白细胞数量和类型发生变化外,也可致白细胞形态发生改变。外周血涂片经瑞特-吉姆萨染色后,不同类型的白细胞可呈现不同的形态学特征,可进行白细胞形态检查。观察白细胞形态改变,有助于某些疾病的诊断和疗效观察,对评估机体的抗感染能力也具有重要意义。

一、外周血正常白细胞形态

（一）形态特征

形态特征见表2-13和图2-2。

表2-13　外周血正常白细胞形态特征

细胞类型	直径(μm)	外形	细胞核		细胞质	
			核形	染色质	着色	颗粒
中性杆状核粒细胞	10~15	圆形	弯曲呈腊肠样,两端钝圆	深紫红色粗糙	淡橘红色	量多,细小,均匀布满胞质,浅紫红色
中性分叶核粒细胞	10~15	圆形	分为2~5叶,以3叶为多	深紫红色粗糙	淡橘红色	量多,细小,均匀布满胞质,浅紫红色
嗜酸性粒细胞	11~16	圆形	分为2叶,呈眼镜样	深紫红色粗糙	淡橘红色	量多粗大,圆而均匀,充满胞质,鲜橘红色
嗜碱性粒细胞	10~12	圆形	核结构不清,分叶不明显	粗而不匀	淡橘红色	量少,大小和分布不均,常覆盖核上,蓝黑色
淋巴细胞	6~15	圆形或椭圆形	圆形或椭圆形,着边	深紫红色块粗糙	透明淡蓝色	小淋巴细胞一般无颗粒,大淋巴细胞可有少量粗大不均匀,深紫红色颗粒
单核细胞	10~20	圆形或不规则形	不规则形,肾形,马蹄形,或扭曲折叠	淡紫红色,细致疏松呈网状	淡灰蓝色	量多细小,灰尘样淡紫红色颗粒弥散分布于胞质中

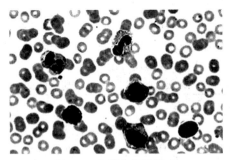

图2-2　正常白细胞形态

（二）中性杆状核和分叶核粒细胞的区分

凡胞核完全分离或核间以一线样细丝相连者为分叶核粒细胞。美国临床病理学家学会(CAP)定义为“成熟粒细胞如核呈弯曲或带状,核叶之间无线样细丝形成,称杆状核;如连接核叶之间的桥内有染色质,就是核桥;如胞核扭曲、缠绕造成一部分核压在另一部分核之上,以致整个核形看不清楚,也应判为分叶核”,CLSI已采纳该定义。按此标准,中性杆状核粒细胞参考范围为5%~10%,和国内<5%不同。

二、外周血异常白细胞形态

(一)中性粒细胞毒性变化

在严重化脓性细菌感染、败血症、急性中毒、大面积烧伤、恶性肿瘤等病理情况下,中性粒细胞可发生各种形态改变,可单独出现,也可同时出现,对此观察和分析具有临床价值。

1.毒性颗粒

中性粒细胞胞质中出现比中性颗粒粗大、大小不等、分布不均的紫黑色或紫褐色颗粒(图 2-3)。可能是特殊颗粒生成过程受阻或颗粒变性造成 2～3 个嗜天青颗粒融合而成。易与嗜碱粒细胞颗粒或染色过深中性粒细胞颗粒混淆,应注意鉴别。含毒性颗粒中性粒细胞数占所计数中性粒细胞数比值为毒性指数。毒性指数愈大,感染、中毒情况愈严重。常见于严重感染及大面积烧伤。

2.空泡

中性粒细胞胞质或胞核中出现 1 个或数个空泡(图 2-4)。可能是细胞受损后发生脂肪变性或颗粒缺失所致。应与 EDTA 抗凝陈旧血等细胞中出现退行性空泡相鉴别。常见于严重感染和败血症等。

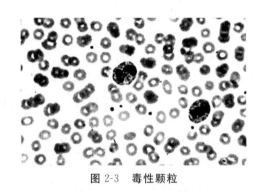

图 2-3　毒性颗粒

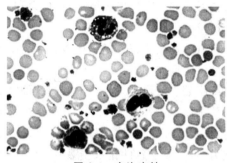

图 2-4　空泡变性

3.杜勒小体

中性粒细胞胞质因毒性变化而保留局部嗜碱性区域,直径 1～2 μm,呈圆形、梨形或云雾状,天蓝或灰蓝色,与胞质区域界限模糊,是胞质局部不成熟表现。本质是一小块含 RNA 胞质,也称为 RNA 包涵体(图 2-5)。也可见于单核细胞中。常见于严重感染,如肺炎、麻疹、败血症和烧伤等。

4.大小不均

中性粒细胞体积明显大小悬殊(图 2-6)。与病原体内毒素等因素作用于骨髓内幼稚粒细胞,致其发生不规则分裂、增殖有关。常见于病程较长的化脓性感染。

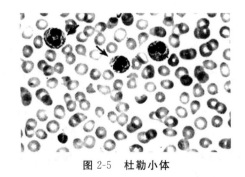

图 2-5　杜勒小体

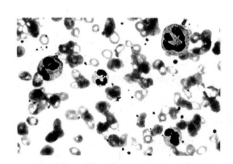

图 2-6　大小不均的中性粒细胞

5.退行性变和核变性

退行性变是细胞发生胞体肿大、结构模糊、边缘不清晰、胞质丢失甚至缺失以及核变性(核固缩、核肿胀或核溶解)等现象(图 2-7)。常见于衰老和病变粒细胞。核固缩指核呈均匀深紫色块状;核溶解为核肿胀、着色浅、核膜破损、核轮廓不清;核碎裂即细胞核碎裂成若干块。

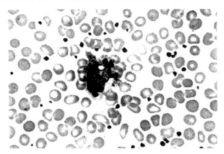

图 2-7　中性粒细胞退化变性

（二）核象变化

中性粒细胞核象变化:正常人外周血的中性粒细胞以分叶核为主,核常分为 2～5 叶（3 叶核40%～50%,2 叶核 10%～30%,4 叶核 10%～20%）,杆状核较少,两者比值约为 13：1,此为正常的核象。病理情况下,中性粒细胞的核象可发生变化（图 2-8）。观察中性粒细胞的核象,可了解其发育阶段,评估某些疾病的严重程度、机体的抵抗力和判断预后。

1.核左移

外周血中性杆状核粒细胞增多和(或)出现晚幼粒、中幼粒甚至早幼粒细胞的现象称为核左移。是机体的一种反应性改变,常见于化脓性感染、急性溶血等,常伴有毒性颗粒、空泡、核变性等毒性改变。核左移时白细胞数多为增高,但也可正常甚至减低。此外,造血干细胞动员或恶性实体瘤放疗、化疗后使用粒细胞集落刺激因子（G-CSF）时可出现药物反应性核左移。

（1）再生性核左移:核左移伴白细胞总数增高称为再生性核左移,表示骨髓造血旺盛、释放功能好,机体抵抗力强,多见于急性化脓性感染、急性中毒、急性溶血和急性失血。

（2）退行性核左移:核左移伴白细胞总数正常或减低,表示骨髓释放功能受到抑制,机体抵抗力差,如再生障碍性贫血和粒细胞缺乏症。也可见于某些特殊类型的感染,如伤寒。

根据核左移程度可分为轻度、中度、重度三级（表 2-14）。核左移程度与感染的严重程度和机体的抵抗力密切相关。

2.核右移

外周血中性分叶核粒细胞增多,并且 5 叶核以上者＞3%时称为核右移。核右移严重者常伴有白细胞总数的减少,是造血功能衰退的表现,可能为缺乏造血物质、DNA 合成障碍和骨髓造血功能减退所致。常见于营养性巨幼细胞贫血及内因子缺乏所致的恶性贫血,也可出现于使用抗代谢药物。炎症恢复期,一过性核右移是正常现象,但在疾病进行期突然出现则提示预后不良。

（三）核形态异常的中性粒细胞

1.巨杆状核中性粒细胞

胞体可大至 30 μm,胞核肥大杆状或特长带状,染色质略细致,着色变浅（图 2-9）。由维生素 B_{12} 叶酸缺乏所致的称巨幼变,否则称巨幼样变。见于巨幼细胞贫血、白血病、骨髓增生异常综合征和放、化疗后。

2.双核中性粒细胞

胞内出现 2 个(杆状)核（图 2-10）。多见于骨髓增生异常综合征、急性粒细胞白血病、化疗后和苯中毒。

3.环形杆状核中性粒细胞

指闭锁环形杆状核中性粒细胞（图 2-11）。见于放疗和化疗后、巨幼细胞贫血和骨髓增生异常综合征。

4.中性粒细胞核分叶过多和巨多分叶核中性粒细胞

前者指成熟中性粒细胞核分叶超过 5 叶;后者胞体可巨大,核分叶过多,常为 5～9 叶,甚至 10 叶以上,各叶大小悬殊,核染色质疏松。多见于巨幼细胞贫血、恶性贫血、应用抗代谢药物治疗后、骨髓增生异常综合征和白血病等。

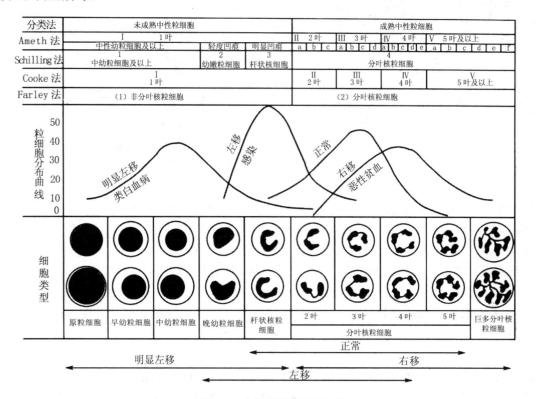

图 2-8　中性粒细胞核象变化

表 2-14　核左移程度及临床意义

核左移程度	杆状核	细胞类型	临床意义
轻度	>5%	仅中性杆状核粒细胞	感染轻,抵抗力强
中度	>10%	杆状核、少量中性晚幼粒、中幼粒细胞	感染严重,抵抗力较强
重度	>25%	杆状核、晚幼粒～早幼粒细胞,甚至原粒细胞	中性粒细胞型类白血病反应

5. Pelger-Hüet 畸形

指成熟中性粒细胞核分叶能力减退,常呈杆状、肾形或分 2 叶呈眼镜形或哑铃形,染色质致密、深染,聚集成小块或条索状,其间有空白间隙。多见于常染色体显性遗传性疾病(又称家族性粒细胞分叶不能)。骨髓增生异常综合征、粒细胞白血病、某些药物(如秋水仙胺)治疗后、某些严重感染等所致核分叶能力减退称为假性 Pelger-Hüet 畸形。

6. 粒细胞鼓槌体

又称"核棘突",指中性粒细胞核上有球形或椭圆形突起,可一个或多个,直径2~4 μm,与核叶之间以短丝相连,因类似鼓槌状而得名。多见于女性和非典型肺炎等。

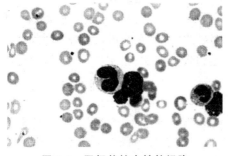

图 2-9　巨杆状核中性粒细胞

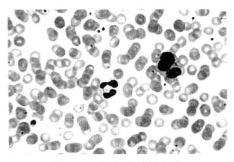

图 2-10　双核中性粒细胞

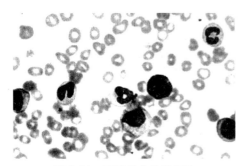

图 2-11　环形核中性粒细胞

（四）胞质异常的中性粒细胞

中性粒细胞的胞质异常包括空泡、Dohle 小体、颗粒异常（Auer body、Chédiak-Higashi、Alder-Reilly、May-Hegglin 畸形）、颗粒减少、外源性中性粒细胞包涵体（病原体、疟色素、冷球蛋白）等。

1. 含棒状小体（Auer body）

中性粒细胞胞质内出现紫红色细杆状物，长 1～6 μm，可 1 条或数条。急性粒细胞白血病中呈粗短棒状，常 1～2 条；急性单核细胞白血病中呈细长杆状，常 1 条；急性早幼粒细胞白血病中常数条至几十条成束状（柴捆样）；不出现于急性淋巴细胞白血病，故有助于急性髓细胞白血病和急性淋巴细胞白血病的鉴别。

2. Chédiak-Higashi 畸形

骨髓和血液的中性粒细胞胞质内含几个至数十个直径为 2～5 μm 的包涵体，呈异常巨大紫蓝色或灰红色块状物，为异常溶酶体颗粒融合所致，也可见于单核细胞和淋巴细胞中。见于常染色体隐性遗传性 Chédiak-Higashi 综合征。

3. Alder-Reilly 畸形

中性粒细胞胞质中含巨大深染嗜天青颗粒，其颗粒特别粗大，不伴有白细胞增多和核左移、空泡等毒性变化，与白细胞内溶酶体不能分解黏多糖，使黏多糖沉淀形成大而粗糙颗粒有关，也可见于其他白细胞。多见于常染色体隐性遗传性黏多糖代谢障碍。

4. May-Hegglin 畸形

中性粒细胞含淡蓝色包涵体，与严重感染、中毒时出现杜勒小体相同，但常较大而圆，也可见于其他粒细胞和巨核细胞中。多见于常染色体显性遗传性 May-Hegglin 畸形。

5. 颗粒减少中性粒细胞

指中性粒细胞胞质内颗粒明显减少或消失。因颗粒少，此类细胞胞质呈淡蓝色，清晰可见，易误认为单核细胞、淋巴细胞等。多见于骨髓增生异常综合征和粒细胞白血病等。

（五）形态异常的淋巴细胞

1. 异型淋巴细胞

在病毒或过敏原等因素刺激下，淋巴细胞增生并发生形态变化，其胞体增大、胞质增多、嗜碱性增强、核母细胞化，称为异型淋巴细胞、反应性淋巴细胞或浆细胞样淋巴细胞。外周血异型淋巴细胞主要是 T 细胞（83%～96%），少数为 B 细胞（4%～7%）。异型淋巴细胞按形态特征分为 3 型。

（1）Ⅰ型（空泡型）：又称浆细胞型。胞体较正常淋巴细胞稍大，多为圆形；核圆形、椭圆形、肾形或不规则形，染色质粗网状或不规则聚集呈粗糙的块状；胞质较丰富，深蓝色，一般无颗粒，含大小不等的空泡或含较多小空泡而呈泡沫状。

（2）Ⅱ型（不规则型）：又称单核细胞型。胞体较Ⅰ型细胞明显增大，外形不规则似单核细胞；核圆形或不规则，染色质较Ⅰ型细致；胞质丰富，淡蓝或蓝色，有透明感，着色不均匀，边缘处蓝色较深，呈裙边样，可有少许嗜天青颗粒，一般无空泡，周边胞质有被邻近红细胞挤压感。

（3）Ⅲ型（幼稚型）：又称未成熟细胞型。胞体较大，核大，圆形或椭圆形，染色质呈细致网状，可有

1~2个核仁;胞质量较少,深蓝色,多无颗粒,偶有小空泡。

正常人外周血中偶见异型淋巴细胞。增多主要见于传染性单核细胞增多症、病毒性肝炎、流行性出血热、湿疹等病毒性和过敏性疾病。腺病毒、EB病毒、人类疱疹病毒、巨细胞病毒、肝炎病毒、艾滋病病毒、弓形虫、B-链球菌、梅毒螺旋体等感染和接种疫苗,结缔组织病、药物反应、免疫系统应激状态等都可致异型淋巴细胞增多。

2.卫星核淋巴细胞

放射线损伤可使淋巴细胞发生形态变化,如核固缩、核碎裂、双核等。如在淋巴细胞主核旁出现1个游离小核,称卫星核淋巴细胞,是染色体受损伤后,在有丝分裂末期丧失着丝点染色单体或片断未整合入子代细胞染色体中,而成为游离卫星核。多见于机体接受较大剂量电离辐射、核辐射后或其他理化因素、抗癌药物等,常作为致畸、致突变客观指标之一。

3.毛细胞

胞体边缘不规则、表面不整齐,有许多锯齿状或伪足突起,或为细长毛发状;胞质量中等,淡蓝色,无颗粒;核圆形、椭圆形或肾形,染色质较粗、偶见核仁。多见于毛细胞白细胞、伴外周血毛细胞增多的脾淋巴瘤和急性巨核细胞白血病等。

4.花细胞

又称多形核淋巴细胞,胞核多态性,如扭曲、分叶、或折叠呈花瓣状,为T淋巴细胞感染病毒后发生核固缩、核断裂等走向死亡的过程。多见于病毒感染、成人T淋巴细胞白血病等。

5.赛塞里细胞

胞核大,约占细胞4/5;核扭曲、折叠如脑回样,为T淋巴细胞。外周血见到较多数量(>10%)时才有意义。多见于皮肤原发性T细胞淋巴瘤(Sézary综合征)。

（张水山）

第三章　血小板检验

第一节　血管壁和血管内皮细胞的检验

血管内皮作为血管壁与血流之间的选择性屏障,能产生或分泌多种生物活性物质,参与体内血栓与止血过程。

一、束臂试验

(一)原理

束臂试验又称作毛细血管抵抗力试验(capillary resistance test,CRT)或毛细血管脆性试验(capillary fragility test,CFT)。通过给上臂局部加压(维持压力在收缩压和舒张压之间,通常为90～100 mmHg,即12.0～13.3 kPa),部分阻止静脉血液回流,增加毛细血管负荷。观察前臂皮肤一定范围内新出现的皮下出血点的数目来估计血管壁的通透性和脆性。血管壁的通透性和脆性与其自身的结构和功能、血小板的数量和质量以及一些体液因素如血浆 vWF 等有关,当上述相关因素出现异常时,将导致毛细血管的完整性受损,血管壁的脆性和通透性增加,新的出血点增多。

(二)参考区间

5 cm 直径的圆圈内新的出血点,成年男性小于 5 个,儿童及成年女性小于 10 个。

(三)临床应用

(1)方法学评价:本试验是临床筛选毛细血管脆性及通透性异常的一种传统方法,但敏感度、特异性均差,且易受多种因素影响,因而在许多实验室已被弃用。

(2)临床意义:新的出血点个数超过参考区间上限为该试验阳性。见于:①血管壁的结构和(或)功能缺陷:如遗传性毛细血管扩张症、过敏性紫癜、单纯性紫癜及其他血管性紫癜。②血小板数和(或)质异常:如原发性和继发性血小板减少、血小板增多症以及遗传性和获得性血小板功能缺陷症等。③血管性血友病(von Willebrand disease,vWD)。④其他:如坏血病、某些异常蛋白血症、糖尿病、高血压、风湿性关节炎,偶见于严重的凝血障碍、感染、肝脏疾病及慢性肾炎等。

二、出血时间测定

(一)原理

出血时间(bleeding time,BT)是指皮肤刺破后,让血液自然流出到自然停止所需的时间,此过程的长短反映了血管壁通透性、脆性的变化和皮肤毛细血管与血小板之间的相互作用,包括血小板黏附、活化、释放以及血小板的聚集等反应。当与这些反应有关的因素如血小板生成的血栓烷 A_2(thromboxane A_2,TXA_2)与血管壁生成的前列环素(prostacyclin,PGI2)之间的平衡失常,vWF 与纤维蛋白原(fibrinogen,Fg)等有缺陷时,BT 可出现异常。

(二)参考区间

出血时间测定器法(template bleeding time,TBT):6.9 min±2.1 min(大于 9 min 为异常)。

（三）临床应用

1.方法学评价

传统方法有 Duck 法和 Ivy 法,其中 Duck 法在国内已弃用。目前推荐使用标准化 TBT 法,该方法重复性比传统方法明显提高,有利于检出血管壁及血小板质与量的缺陷,但敏感度和特异性差,又受诸多因素干扰和影响,故一般情况下不选为患者止血功能的筛选试验,只有当临床确实需要时才使用。试验中切口的深度和宽度将直接影响 BT 测定结果,故操作过程应严格按照标准化规范执行。临床上因药物治疗引起的 BT 延长常见,因此在测定前需仔细询问患者用药情况,如是否服用阿司匹林及其他口服抗凝剂等。

2.临床意义

（1）BT 延长。见于:①血小板明显降低,如原发性或继发性血小板减少性紫癜。②血小板功能异常,如血小板无力症。③血管性血友病（vWD）。④少见于血管壁及结构异常,如遗传性出血性毛细血管扩张症。⑤偶见于严重的凝血因子缺乏,如 DIC。

（2）BT 缩短:临床意义不大,主要见于某些严重的血栓前状态和血栓形成,如妊娠期高血压疾病、心肌梗死、DIC 高凝期等。

三、血管性血友病因子抗原（vWF：Ag）检测

（一）原理

（1）免疫火箭电泳法:将一定量的待检血浆（含 vWF 抗原）加入含 vWF 抗体的琼脂板中,在电场的作用下,泳动一定时间后,出现抗原抗体反应形成的火箭样沉淀线,此线的高度与抗原的浓度成正相关,并可根据沉淀线的高度计算出血浆中 vWF：Ag 的含量。

（2）ELISA 法:将纯化的兔抗人 vWF 抗体包被于聚苯乙烯反应板上,加入稀释后的待检血浆,vWF 抗原和固相的抗体结合,然后加入酶标记的另一种抗 vWF 单抗与之定量结合,根据标准曲线即可计算待检血浆中 vWF 抗原的含量。

（二）参考区间

免疫火箭电泳法:94.1%±32.5%;ELISA 法:70%～150%。

（三）临床应用

（1）方法学评价:免疫火箭电泳法和 ELISA 法都可对 vWF：Ag 进行准确定量,实验室可根据自身条件进行选择。对血浆中 vWF：Ag 含量过高的标本应稀释后检测,避免因钩状效应造成的干扰。为防止交叉污染,微量吸样器也应充分洗净。

（2）临床意义:vWF：Ag 由内皮细胞合成并分泌,参与血小板的黏附和聚集等反应,是血管内皮细胞的促凝指标之一,同时也是研究和诊断 vWD 的重要指标。①减低:见于 vWD,是诊断 vWD 及其分型的重要指标。②增高:见于血栓性疾病,如心肌梗死、心绞痛、恶性肿瘤等,其他如剧烈运动、感染性疾病、糖尿病等。

四、血管性血友病因子活性（vWF：A）测定

（一）原理

将直接针对 vWF 的血小板结合位点（GPIb 受体）单抗吸附于胶乳颗粒上,再加至待检枸橼酸钠抗凝血浆中,此时胶乳颗粒和待检血浆中的 vWF 发生聚集反应,使待检血浆浊度发生变化,从而可检测血管性血友病因子活性（von Willebrand factor activity,vWF：A）。

（二）参考区间

O 型血正常人为 38%～125.2%（n=122）;其他血型正常人为 49.2%～169.7%（n=126）。

（三）临床应用

该测定结合 vWF：Ag、FⅧ：C 检测,主要用于 vWD 的分型诊断。

(1)若 vWF：Ag、vWF：A 和 FⅧ：C 测定结果均在参考区间范围内,则基本可排除血友病 A 和 vWD。

(2)若 vWF：Ag、vWF：A 和 FⅧ：C 测定结果中有一项减低,则应计算:vWF：A/vWF：Ag 的比值和 FⅧ：C/vWF：Ag 的比值。①比值接近于 1.0 则可诊断为 vWD1 型。②若 vWF：A/vWF：Ag 的比值低于 0.7(建议的 cut off 值),可以诊断 vWD2A、2B、2M 三个亚型,而瑞斯托霉素诱导的血小板凝集试验(RIPA)、vWF 多聚体分析等试验还可对三个亚型进一步鉴别。③若 FⅧ：C/vWF：Ag 的比值低于 0.7,可以诊断为 vWD2N 亚型和血友病 A,此二者的鉴别可再用 FⅧ抗原检测进一步区分。

(3)若 vWF：Ag 与 vWF：A 均增加,且 vWF：A/vWF：Ag≥1.0,见于血栓性疾病。

五、血浆 6-酮-前列腺素 $F_{1\alpha}$ 测定

(一)原理

ELISA 法:用抗原(6-酮-前列腺素 $F_{1\alpha}$ 牛血清清蛋白连接物)包被酶标反应板,加入待检血浆或 6-酮-前列腺素 $F_{1\alpha}$(6-Keto-PGF$_{1\alpha}$)标准品和一定量的抗 6-Keto-PGF$_{1\alpha}$抗血清,作用一定时间后,再加入酶标记的第二抗体,最后加入底物显色。标准品或待检血浆中的 6-Keto-PGF$_{1\alpha}$ 与包被抗原竞争性地与抗体结合,因此抗体与待检血浆或标准品中 6-Keto-PGF$_{1\alpha}$ 的量和与包被抗原结合的量呈负相关。根据吸光度(A 值)从标准曲线中计算出待检血浆中 6-Keto-PGF$_{1\alpha}$ 的含量。

(二)参考区间

ELISA 法:22.9 mg/L±6.3 mg/L。

(三)临床应用

6-Keto-PGF$_{1\alpha}$ 是血管内皮细胞的抗凝指标之一。它是血管内皮细胞膜上 PGG$_2$ 和 PGH$_2$ 代谢的终末产物,检测血浆中 6-Keto-PGF$_{1\alpha}$ 的水平能客观地反映血管内皮细胞的功能,有助于对血管内皮细胞损伤程度的了解和疗效评估。

6-Keto-PGF$_{1\alpha}$ 减低见于血栓性疾病,如急性心肌梗死、心绞痛、脑血管病变、糖尿病、动脉粥样硬化、周围血管血栓形成及血栓性血小板减少性紫癜(thrombotic thrombocytopenia purpura,TTP)等。

六、血浆凝血酶调节蛋白抗原测定

(一)原理

1. ELISA 法

包被单克隆抗凝血酶调节蛋白(thrombomodulin,TM)抗体,加入待检血浆,血浆中的 TM 将与包被的抗体结合,再加入过氧化物酶标记的第二抗体,三者形成复合物,与邻苯二胺作用后显色,其颜色的深浅与待检血浆中 TM 的含量成正比。

2. 放射免疫法

将 TM 单抗(或抗血清)包被聚乙烯放免小杯,待检血浆中的 TM 结合于包被的放免小杯上,再加入 ^{125}I-抗人 TM 单抗,根据结合的 ^{125}I 放射性强度计算出待检血浆中的 TM 含量。

(二)参考区间

ELISA 法:25～52 μg/L;放射免疫法:20～35 μg/L。

(三)临床应用

TM 由血管内皮细胞合成和分泌,是血管内皮细胞的抗凝指标之一。正常情况下,血浆中 TM 水平很低,当血管内皮损伤后,血浆中 TM 水平明显升高,并与循环血液中的凝血酶形成 1∶1 TM-凝血酶复合物,该复合物激活蛋白 C(PC)为活化蛋白 C(APC),APC 有灭活 FⅧa、FⅤa 和激活纤溶活性的作用。血浆中 TM 水平下降没有太大的价值。升高见于血栓性疾病,如糖尿病、心肌梗死、脑血栓、深静脉血栓形成、DIC、TTP 等。

七、血浆内皮素-1 的检测

（一）原理

ELISA 法：将抗兔 IgG 单抗包被于固相载体上，加入兔抗内皮素-1（endothelin-1，ET-1）抗体、待检血浆或标准品、酶标记 ET-1 抗体，再加入底物显色，根据吸光度（A 值）从标准曲线上计算血浆中 ET-1 的含量。

（二）参考区间

血浆中 ET-1 的含量<5 ng/L。

（三）临床应用

内皮素具有强烈的缩血管作用，测定其血浆含量可了解血管内皮的损伤程度，估计心脑血管病患者的疗效和预后。在进行血栓性疾病的流行病学研究方面也是一项可靠指标。

血浆 ET-1 增高常见于各种类型的心绞痛和心肌梗死的发作期、冠状动脉手术患者等，在其他疾病如哮喘发作期、肝病、肝肾综合征、妊娠期高血压疾病等血浆中 ET-1 也有不同程度的升高。

（庞　艳）

第二节　血小板功能的检测

血小板在止凝血方面具有多种功能。当血小板与受损的血管壁、血管外组织接触或受刺激剂激活，血小板被活化，产生黏附、聚集和释放反应，并分泌多种因子，在止血和血栓形成中起着非常重要的作用。血小板功能检查的各项试验，对血小板疾病的诊断和治疗以及血栓前状态与血栓性疾病的诊断、预防、治疗监测等有着重要的意义。

一、血小板黏附试验

（一）原理

血小板黏附试验（platelet adhension test，PAdT）是利用血小板在体外可黏附于玻璃的原理设计的。可用多种方法，包括玻珠柱法、玻球法等。方法为用一定量的抗凝血与一定表面积的玻璃接触一定时间，计数接触前、后的血中血小板数，计算出血小板黏附率。

$$血小板黏附率（\%）=\frac{黏附前血小板数-黏附后血小板数}{黏附前血小板数}\times100\%$$

（二）参考区间

玻璃珠柱法：53.9%～71.1%；旋转玻球法（12 mL 玻瓶）：男性 28.9%～40.9%，女性34.2%～44.6%。

（三）临床应用

1. 方法学评价

本试验是检测血小板功能的基本试验之一，用于遗传性与获得性血小板功能缺陷疾病的诊断、血栓前状态和血栓性疾病检查以及抗血小板药物治疗监测。但由于特异性差，操作较复杂，且易受许多人为因素的影响，如静脉穿刺情况、黏附血流经过玻璃的时间、黏附玻璃的面积、试验过程中所用的容器性能、血小板计数的准确性等，致使其在临床的实际应用受限。

2. 临床意义

（1）减低：见于先天性和继发性血小板功能异常（以后者多见），如血管性血友病、巨大血小板综合征、爱—唐综合征、低（无）纤维蛋白血症、异常纤维蛋白血症、急性白血病、骨髓增生异常综合征、骨髓增生性疾病、肝硬化、尿毒症、服用抗血小板药物等。

(2)增加：见于血栓前状态和血栓形成性疾病，如高血压病、糖尿病、妊娠期高血压疾病、肾小球肾炎、肾病综合征、心脏瓣膜置换术后、心绞痛、心肌梗死、脑梗死、深静脉血栓形成、口服避孕药等。

二、血小板聚集试验

（一）原理

血小板聚集试验（platelet aggregation test，PAgT）通常用比浊法测定（即血小板聚集仪法，分为单通道、双通道、四通道）。用贫血小板血浆（platelet poor plasma，PPP）及富含血小板血浆（platelet rich plasma，PRP）分别将仪器透光度调整为100％和0％。在PRP的比浊管中加入诱导剂激活血小板后，用血小板聚集仪测定PRP透光度的变化（即血小板聚集曲线）。通过分析血小板聚集曲线的最大聚集率（MAR）、达到最大幅度的时间、达到1/2最大幅度的时间、2 min的幅度、4 min的幅度、延迟时间、斜率参数判断血小板的聚集功能。

（二）参考区间

血小板聚集曲线见图3-1，血小板聚集曲线常有双峰，第一个峰反映了血小板聚集功能，第二个峰反映了血小板的释放和聚集功能。不同浓度的诱导剂诱导的血小板聚集曲线各不相同。每个实验室的参考区间相差较大，各实验室应根据自己的实验具体情况及实验结果调节诱导剂的浓度，建立自己的参考区间。中国医学科学院血液研究所常用的体外诱导剂测得的MAR为11.2 μmol/L ADP液53％～87％；5.4 μmoL/L 肾上腺素45％～85％；20 mg/L 花生四烯酸56％～82％；1.5 g/L 瑞斯托霉素58％～76％；20 mg/L 胶原47％～73％。

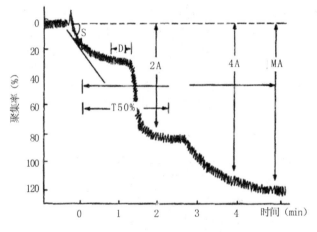

图3-1　血小板聚集曲线的参数分析

2'A：2 min 幅度；4'A：4 min 的幅度；TMA：达到最大幅度的时间；T50％：达到1/2最大的时间；Dt：延迟时间；S：斜率

（三）临床应用

1.方法学评价

本试验也是检测血小板功能的基本试验之一，用于血小板功能缺陷疾病的诊断、血栓前状态和血栓性疾病检查以及抗血小板药物治疗监测。

本试验在临床上开展比较广泛，简便、快速，成本低廉。但由于操作过程需对标本进行离心，可能导致血小板体外低水平活化，且易受试验过程中所用的容器性能、PRP中血小板数量、测定温度（25 ℃）、诱导剂的质量及某些药物等影响。在一般疾病的诊断中，以至少使用两种诱导剂为宜。

2.临床意义

(1)减低：血小板无力症、血小板贮存池病（无第二个峰）、血管性血友病（瑞斯托霉素作为诱导剂时，常减低）、巨大血小板综合征、低或无纤维蛋白原血症、急性白血病、骨髓增生异常综合征、骨髓增生性疾病、肝硬化、尿毒症、服用抗血小板药物、特发性血小板减少性紫癜、细菌性心内膜炎、维生素 B_{12} 缺乏症等。

（2）增加：见于血栓前状态和血栓形成性疾病，如糖尿病、肾小球肾炎、肾病综合征、心脏瓣膜置换术后、心绞痛、心肌梗死、脑梗死、深静脉血栓形成、抗原-抗体复合物反应、高脂饮食、口服避孕药、吸烟等。

三、血块收缩试验

（一）原理

血块收缩试验（clot retraction test，CRT）分为定性法、定量法和血浆法。其原理为全血或血浆凝固后，由于血小板收缩使血清从纤维蛋白网眼中挤出而使血块缩小，观察血清占原有全血量（如定量法、试管法）或血浆量（如血浆法）的百分比（即血块收缩率），可反映血块收缩程度。

（二）参考区间

定性法：1 h 开始收缩，24 h 完全收缩；定量法：48%～64%；血浆法：大于 40%。

（三）临床应用

（1）方法学评价：CRT 除与血小板收缩功能有关外，还与血小板数量、纤维蛋白原、纤维蛋白稳定因子量等有关，而且试管清洁度、试验温度对它影响较大，故有时试验结果与血小板功能障碍程度不一定平行，临床上已较少使用。

（2）临床意义：①下降：见于血小板减少症、血小板增多症、血小板无力症、低或无纤维蛋白原血症、严重凝血功能障碍、异常球蛋白血症、红细胞增多症（定量法及试管法）等。②增加：纤维蛋白稳定因子（因子Ⅷ）缺乏症、严重贫血（定量法及试管法）。

四、血小板活化指标检测

健康人循环血液中的血小板基本处于静止状态，当血小板受刺激剂激活或与受损的血管壁、血管外组织接触后，血小板被活化。活化血小板膜糖蛋白重新分布，分子结构发生变化，导致血小板发生黏附、聚集，同时发生释放反应。血小板内的储存颗粒与质膜融合，将其内容物释放入血浆。

（一）血浆 β-血小板球蛋白和血小板第 4 因子检测

1. 原理

血小板活化后，α-颗粒内的 β-血小板球蛋白（β-TG）和血小板第 4 因子（PF$_4$）可释放到血浆中，使血浆中 β-TG 和 PF$_4$ 的浓度增高。用双抗体夹心法（ELISA）可进行检测。将 β-TG 或抗 PF$_4$ 抗体包被在酶标板上，加入待测标本（或不同浓度的标准液），再加入酶联二抗，最后加底物显色，显色深浅与 β-TG、PF$_4$ 浓度呈正比。根据标准曲线可得出待测标本的 β-TG/PF$_4$ 浓度。

2. 参考区间

不同试剂盒略有不同，β-TG：6.6～26.2 μg/L，PF$_4$：0.9～5.5 μg/L。

3. 临床应用

（1）方法学评价：β-TG、PF$_4$ 的半衰期较短，且易受机体代谢功能和血小板破坏的影响，采血及后续实验步骤必须尽可能保证血小板不被体外激活或破坏。在难以确定 β-TG、PF$_4$ 浓度增加是来自体内还是体外激活时，可计算 β-TG/PF$_4$ 比率。一般情况下，来自体内激活者 β-TG/PF$_4$ 之比约为 5∶1，来自体外激活者 β-TG/PF$_4$ 之比约为 2∶1。

（2）临床意义：①减低：见于先天性或获得性 α-贮存池病。②增高：表明血小板活化，释放反应亢进，见于血栓前状态及血栓性疾病，如糖尿病伴血管病变、妊娠期高血压疾病、系统性红斑狼疮、血液透析、肾病综合征、尿毒症、大手术后、心绞痛、心肌梗死、脑梗死、弥散性血管内凝血、深静脉血栓形成等。③β-TG 主要由肾脏排泄，肾功能障碍时可导致血中 β-TG 明显增加；PF$_4$ 主要由血管内皮细胞清除，内皮细胞的这种功能受肝素的影响，因此肝素治疗时血中 PF4 增加。

（二）血浆 P-选择素检测

1. 原理

P-选择素，又称血小板 α-颗粒膜蛋白-140（GMP-140），是位于血小板 α-颗粒和内皮细胞 Weibel-

Palade 小体的一种糖蛋白,当血小板被活化后,P-选择素在血小板膜表面表达并释放到血中,故测定血浆或血小板表面的 P-选择素可判断血小板被活化的情况。血浆 P-选择素测定常用 ELISA 法,原理同血浆中 β-TG 或 PF_4 测定。

2.参考区间

$9.2\sim20.8\ \mu g/L$。

3.临床应用

(1)方法学评价:由于 P-选择素也存在于内皮细胞的 W-P 小体中,血浆中可溶性 P-选择素,除来源于活化血小板外,也可来源于内皮细胞,分析时应加以注意。测定血小板膜表面 P-选择素的含量,能更真实地反映血小板在体内活化的情况。

(2)临床意义:增加见于血栓前状态及血栓形成性疾病,如心肌梗死、脑血管病变、糖尿病伴血管病变、深静脉血栓形成、自身免疫性疾病等。

(三)血浆血栓烷 B_2(thromboxane B_2,TXB_2)和 11-脱氢—血栓烷 B_2(11-DH-TXB_2)检测

血小板被激活后,血小板膜磷脂花生四烯酸代谢增强。血栓烷 A_2(TXA_2)是代谢产物之一,是血小板活化的标志物。但由于 TXA_2 半衰期短,不易测定,通常通过测定其稳定代谢物 TXB_2 的血浆浓度来反映体内血小板的活化程度。DH-TXB_2 是 TXB_2 在肝脏氧化酶作用下形成的产物。

1.原理

ELISA 法(双抗夹心法)。

2.参考区间

TXB_2:$28.2\sim124.4\ ng/L$;DH-TXB_2:$2.0\sim7.0\ ng/L$。

3.临床应用

(1)方法学评价:血浆 TXB_2 测定是反映血小板体内被激活的常用指标(常与 6-K-$PGF_{1\alpha}$ 同时检测),但采血及实验操作过程中造成的血小板体外活化等因素会影响 TXB_2 的含量。而 DH-TXB_2 不受体外血小板活化的影响,是反映体内血小板活化的理想指标。

(2)临床意义:①减低:见于服用阿司匹林类等非甾体类抗炎药物或先天性环氧化酶缺乏等。②增加:见于血栓前状态及血栓形成性疾病,如糖尿病、肾病综合征、妊娠期高血压疾病、动脉粥样硬化、高脂血症、心肌梗死、心绞痛、深静脉血栓形成、大手术后、肿瘤等。

(四)血小板第 3 因子有效性检测

血小板第 3 因子有效性检测(platelet factor 3 availability test,PF3α test),也称血小板促凝活性测定。PF_3 是血小板活化过程中形成的一种膜表面磷脂成分,是血小板参与凝血过程的重要因子,可加速凝血活酶的生成,促进凝血过程。

1.原理

利用白陶土作为血小板的活化剂促进 PF_3 形成,用氯化钙作为凝血反应的启动剂。将正常人和受检者的 PRP(富含血小板血浆)和 PPP(贫血小板血浆)交叉组合(表 3-1),测定各自的凝固时间,比较各组的时间,了解受检者 PF_3 是否有缺陷。

表 3-1　PF_3 有效性测定分组

组别	患者血浆(mL)		正常血浆(mL)	
	PRP	PPP	PRP	PPP
1	0.1			0.1
2		0.1	0.1	
3	0.1	0.1		
4			0.1	0.1

2.参考区间

第3组、第4组分别为患者和正常人(作为对照组),患者PF_3有缺陷或内源凝血因子有缺陷时,第3组凝固时间比第4组长。当第1组较第2组凝固时间延长5 s以上,即为PF_3有效性减低。

3.临床应用

(1)减低:见于先天性血小板PF_3缺乏症、血小板无力症、肝硬化、尿毒症、弥散性血管内凝血、异常蛋白血症、系统性红斑狼疮、特发性血小板减少性紫癜、骨髓增生异常综合征、急性白血病及某些药物影响等。

(2)增加:见于高脂血症、食用饱和脂肪酸、一过性脑缺血发作、心肌梗死、动脉粥样硬化、糖尿病伴血管病变等。

五、血小板膜糖蛋白检测

血小板膜表面糖蛋白(glucoprotein,GP)是血小板功能的分子基础,主要包括GP Ⅱ b/Ⅲ a复合物(CD41/CD61)、GP Ⅰ b/Ⅸ/Ⅴ复合物(CD42b/CD42a/CD42d)、GP Ⅰ a/Ⅱ a复合物(CD49b/CD29)、GP Ⅰ c/Ⅱ a复合物(CD49c/CD49f/CD29)、GPⅣ(CD36)和GPⅥ。GP分子数量或结构异常均可导致患者发生出血或血栓形成。活化血小板与静止血小板相比,膜糖蛋白的种类、结构、含量等亦呈现显著变化。

(一)原理

以往大都采用单克隆抗体与血小板膜表面糖蛋白结合后,用放免法测定血小板膜糖蛋白含量。现在由于流式细胞技术的发展以及荧光标记的各种血小板特异性单克隆抗体的成功制备,临床工作中已广泛使用流式细胞术(FCM)分析血小板膜糖蛋白。原理是选用不同荧光素标记的血小板膜糖蛋白单克隆抗体与受检者血小板膜上的特异性糖蛋白结合,在流式细胞仪上检测荧光信号,根据荧光的强弱分析,计算出阳性血小板的百分率或者定量检测血小板膜上糖蛋白含量。

(二)参考区间

GP Ⅰ b(CD42b)、GP Ⅱ b(CD41)、GP Ⅲ a(CD61)、GP Ⅴ(CD42d)、GP Ⅸ(CD42a)阳性血小板百分率>98%。

定量流式细胞分析:①GPⅢa(CD61):$(53\pm12)\times10^3$分子数/血小板。②GPⅠb(CD42b):$(38\pm11)\times10^3$分子数/血小板。③GPⅠa(CD49b):$(5\pm2.8)\times10^3$分子数/血小板。

(三)临床应用

1.方法学评价

用FCM分析血小板的临床应用还包括:循环血小板活化分析(血小板膜CD62P(血小板膜P选择素)、CD63(溶酶体完整膜糖蛋白,LIMP)、PAC-1(活化血小板GP Ⅱ b/Ⅲ a复合物)的表达以及血小板自身抗体测定、免疫血小板计数等。

由于血小板极易受到环境因素的影响发生活化,FCM分析血小板功能时需特别注意样本的采集、抗凝剂的选择、血液与抗凝剂的混匀方式、样本的运送与贮存、固定剂的种类和时间等,尤其还要合理设定各种对照,以避免各种因素可能造成的假阳性或假阴性反应。

2.临床意义

GP Ⅰ b(CD42b)缺乏见于巨大血小板综合征,GP Ⅱ b/Ⅲ a(CD41/CD61)缺乏见于血小板无力症。

六、血小板自身抗体和相关补体检测

在某些免疫性疾病或因服用某些药物、输血等情况下,机体可产生抗血小板自身抗体或补体(platelet associated complement,PAC),导致血小板破坏过多或生成障碍,使循环血小板减少,从而引发出血性疾病。血小板自身抗体可分为血小板相关免疫球蛋白(platelet associated immunoglobulin,PAIg),包括PAIgG、PAIgA、PAIgM和特异性膜糖蛋白自身抗体、药物相关自身抗体、抗同种血小板抗体等。测定血小板自身抗体或补体的表达有助于判断血小板减少的原因。

（一）原理

血小板免疫相关球蛋白常用的检测方法为 ELISA 及流式细胞术。抗血小板膜糖蛋白抗体一般用 ELISA 检测,FCM 分析方法尚不成熟。

（二）参考区间

ELISA 法:PAIg G (0～78.8) ng/10^7 血小板;PAIg A (0～2) ng/10^7 血小板;PAIg M (0～7) ng/10^7 血小板;PAC_3(0～129) ng/10^7 血小板。FCM 法:PAIg＜10%。

（三）临床应用

（1）90% 以上的特发性血小板减少性紫癜(ITP)患者 PAIgG 增加,同时测定 PAIgA、PAIgM 及 PAC_3 阳性率达 100%。治疗后有效者上述指标下降,复发则增加。ITP 患者在皮质激素治疗后,PAIgG 不下降可作为切脾的指征。其他疾病如同种免疫性血小板减少性紫癜(如多次输血)、Evans 综合征、药物免疫性血小板减少性紫癜、慢性活动性肝炎、胶原性疾病、系统性红斑狼疮、恶性淋巴瘤、慢性淋巴细胞白血病、多发性骨髓瘤等 PAIg 也可增加。

（2）特异性抗血小板膜糖蛋白的自身抗体阳性对诊断 ITP 有较高的特异性,其中以抗 GP Ⅱ b/Ⅲ a、GP Ⅰ b/Ⅸ 复合物的抗体为主。

七、血小板生存时间检测

本试验可反映血小板生成与破坏之间的平衡,是测定血小板在体内破坏或消耗速度的一项重要试验。

（一）原理

阿司匹林可使血小板膜花生四烯酸(AA)代谢中的关键酶(环氧化酶)失活,致血小板 AA 代谢受阻,代谢产物丙二醛(MDA)和血栓烷 B_2(TXB$_2$)生成减少。而新生血小板未受抑制,MDA 和 TXB_2 含量正常。故根据患者口服阿司匹林后血小板 MDA 和 TXB2 生成量的恢复曲线可推算出血小板的生存时间。MDA 含量可用荧光分光光度计法测定,TXB2 可以用 ELISA 法测定。

（二）参考区间

MDA 法:6.6～15 天;TXB2 法:7.6～11 天。

（三）临床应用

血小板生存期缩短,见于:①血小板破坏增多性疾病:如原发性血小板减少性紫癜、同种和药物免疫性血小板减少性紫癜、脾功能亢进、系统性红斑狼疮。②血小板消耗过多性疾病:如 DIC、血栓性血小板减少性紫癜(TTP)、溶血尿毒症综合征(HUS)。③各种血栓性疾病:如心肌梗死、糖尿病伴血管病变、深静脉血栓形成、肺梗死、恶性肿瘤等。

八、血小板钙流检测

血小板活化时,储存于血小板致密管道系统和致密颗粒内的 Ca^{2+} 释放出来,胞质内 Ca^{2+} 浓度升高形成 Ca^{2+} 流。Ca^{2+} 流信号随即促进血小板的花生四烯酸代谢、信号传导、血小板的收缩及活化等生理反应。

（一）原理

利用荧光探针如 Fura2、Fluro3-AM 等标记血小板内钙离子,在诱导剂作用下,血小板的钙离子通道打开,用共聚焦显微镜或流式细胞术观察血小板荧光强度变化,以分析血小板胞内钙流的变化。

（二）参考区间

正常血小板内 Ca^{2+} 浓度为 20～90 nmol/L,细胞外钙浓度为 1.1～1.3 nmol/L。

（三）临床应用

测定血小板胞内 Ca^{2+} 的方法可用于临床诊断与 Ca^{2+} 代谢有关的血小板疾病,也可用于判断钙通道阻滞剂的药理作用。

（庞　艳）

第三节　凝血系统的检验

凝血系统由内源性凝血途径、外源性凝血途径和共同凝血途径三部分组成,各部分常用的凝血系统检测方法介绍如下。

一、内源凝血系统的检验

(一)全血凝固时间测定

1.原理

静脉血与异物表面(如玻璃、塑料等)接触后,因子Ⅻ被激活,启动了内源凝血系统,最后生成纤维蛋白而使血液凝固,其所需时间即凝血时间(coagulation time,CT),是内源凝血系统的一项筛选试验。目前采用静脉采血法,有3种检测方法。

(1)活化凝血时间(activated clotting time,ACT)法:在待检全血中加入白陶土-脑磷脂悬液,以充分激活因子Ⅻ和Ⅺ,并为凝血反应提供丰富的催化表面,启动内源凝血途径,引发血液凝固。

(2)硅管凝血时间测定法(silicone clotting time,SCT):涂有硅油的试管加血后,硅油使血液与玻璃隔离,凝血时间比普通试管法长。

(3)普通试管法(Lee-White法):全血注入普通玻璃试管而被激活,从而启动内源性凝血。

2.参考区间

每个实验室都应建立其所用测定方法的相应参考区间。ACT,1.2~2.1 min;SCT,15~32 min;普通试管法,5~10 min。

3.临床应用

(1)方法学评价:静脉采血法由于血液中较少混入组织液,因此对内源凝血因子缺乏的灵敏度比毛细血管采血法要高。①普通试管法:仅能检出FⅧ促凝活性水平低于2%的重型血友病患者,本法不敏感,目前趋于淘汰。②硅管法:较敏感,可检出FⅧ促凝活性水平低于45%的血友病患者。③ACT法:是检出内源凝血因子缺陷敏感的筛检试验之一,能检出FⅧ促凝活性水平低至45%的血友病患者;ACT法也是体外监测肝素治疗用量较好的实验指标之一。

上述测定凝血时间的诸方法,在检测内源性凝血因子缺陷方面,ACT的灵敏度和准确性最好。

(2)质量控制:ACT试验不是一个标准化的试验,此试验的灵敏度与准确度受多种因素的影响,如激活剂种类、仪器判定血液凝固的原理(如电流法、光学法和磁珠法等)等。不同的激活剂如硅藻土和白陶土,凝固时间不同,较常用硅藻土作激活剂,因白陶土有抵抗抑肽酶(一种抗纤溶药物,可减低外科手术后出血)的作用,不适宜用于与此药有关的患者。各种方法之间必须与现行的标准方法进行相关性和偏倚分析,以便调节ACT监测肝素浓度所允许的测定时间。

理论上,CT能检出APTT所能检出的凝血因子以及血小板磷脂的缺陷,而事实上,只要有微量的Ⅱa形成,就足以发生血液凝固;即使患者有极严重的血小板减低症,少量PF3就足以促进Ⅱa形成,故血小板减低症患者CT可正常,只在极严重的凝血因子缺乏时CT才延长。CT的改良方法如塑料试管法、硅化试管法、活化凝固时间法等,虽然灵敏度有所提高,但不能改变上述的局限性。因此,作为内源凝血筛检试验,CT测定已被更好的检测内源性凝血异常的指标APTT所替代。

(3)临床意义:CT主要反映内源凝血系统有无缺陷。①CT延长:除FⅦ和FⅩⅢ外,所有其他凝血因子缺乏,CT均可延长。主要见于FⅧ、FⅨ显著减低的血友病和FⅪ缺乏症;vWD;严重的FⅤ、FⅩ、纤维蛋白原和FⅡ缺乏,如肝病、阻塞性黄疸、新生儿出血症、吸收不良综合征、口服抗凝剂、应用肝素以及低(无)纤维蛋白原血症和纤溶亢进使纤维蛋白原降解增加;DIC,尤其在失代偿期或显性DIC时CT延长;病理性循环抗凝物增加,如抗FⅧ抗体或抗FⅨ抗体、SLE等。②监测肝素抗凝治疗的用量:行体外循环时,由于 APTT 试验不能反映体内肝素的安全水平,因而用 ACT 监测临床肝素的应用。③CT 缩短见于血栓前状态如 DIC 高凝期等,但敏感性差;血栓性疾病,如心肌梗死、不稳定心绞痛、脑血管病变、糖尿病血管病变、肺梗死、深静脉血栓形成、妊娠期高血压疾病、肾病综合征等。

（二）活化部分凝血活酶时间测定

1.原理

37 ℃条件下,以白陶土(激活剂)激活因子ⅩⅡ和ⅩⅠ,以脑磷脂(部分凝血活酶)代替血小板提供凝血的催化表面,在 Ca^{2+} 参与下,观察贫血小板血浆凝固所需时间,即为活化部分凝血活酶时间(activatedpartial thromboplastin time,APTT),是内源凝血系统较敏感和常用的筛选试验。有手工法和仪器法。

仪器法即指血液凝固分析仪,主要有 3 种判断血浆凝固终点的方法。

(1)光学法:当纤维蛋白原逐渐变成纤维蛋白时,经光照射后产生的散射光(散射比浊法)或透射光(透射比浊法)发生变化,根据一定方法判断凝固终点。

(2)电流法(钩方法):根据纤维蛋白具有导电性,利用纤维蛋白形成时的瞬间电路连通来判断凝固终点。

(3)黏度法(磁珠法):血浆凝固时血浆黏度增高,使正在磁场中运动的小铁珠运动强度减弱,以此判断凝固终点。

还有一种适用于床边检验的血液凝固仪是采用干化学测定法,其原理是将惰性顺磁铁氧化颗粒(paramagnetic iron oxide particle,PIOP)均匀分布于产生凝固或纤溶反应的干试剂中,血液与试剂发生相应的凝固或纤溶反应时,PIOP 随之摆动,通过检测其引起的光量变化即可获得试验结果。

2.参考区间

20～35 s(通常小于 35 s),每个实验室应建立所用测定方法相应的参考区间。

3.临床应用

(1)方法学评价:手工法虽重复性差一点,且耗时,但操作简便,有相当程度准确性,现仍作为参考方法。仪器法快速、敏感和简便,所用配套的试剂、质控物、标准品均保证了试验的高精度;但在诊断的准确性方面,仪器法并不比手工法更高;且仪器本身也会产生一定误差。

APTT 是一个临床常用、较为敏感的检测内源凝血因子缺乏的简便试验,已替代普通试管法 CT 测定。但 APTT 对诊断血栓性疾病(thrombotic disease)和血栓前状态(prethrombotic state)缺乏敏感性,也无特异性,临床价值有限。

新生儿由于凝血系统尚未发育完善,多种凝血因子尤其是维生素 K 依赖凝血因子(FⅡ、FⅦ、FⅨ、FⅩ)和接触系统凝血因子(FⅪ、FⅫ、PK、HMWK)血浆水平不到成人的 50%,其 APTT 检测将延长,一般出生后半年凝血因子可达正常成人水平。

(2)质量控制:标本采集、抗凝剂用量、仪器和试剂、实验温度等均对 APTT 试验的准确性产生重要的影响,故对实验的要求基本与 PT 相同(见 PT 测定)。由于缺乏标准的试剂和技术,APTT 测定的参考区间也随所用的检测方法、仪器和试剂而变化,因此,按仪器和试剂要求进行认真检测比选择测定的方法更为重要。①激活剂和部分凝血活酶试剂:来源及制备不同,均可影响测定结果。常用的激活剂有白陶土(此时 APTT 又称为 kaolinpartial thromboplastin time,KPTT),还可以用硅藻土、鞣花酸。应根据不同目的检验的选用合理的激活剂:对凝血因子相对敏感的激活剂是白陶土;对肝素相对敏感的是硅藻土;对狼疮抗凝物相对敏感的是鞣花酸。部分凝血活酶(磷脂)主要来源于兔脑组织(脑磷脂),不同制剂质量不同,一般选用 FⅧ、FⅨ和 FⅪ的血浆浓度为 200～250 U/L 时敏感的试剂。②标本采集和处理:基本要求同 PT 试验。注意冷冻血浆可减低 APTT 对狼疮抗凝物以及对 FⅫ、FⅪ、HMWK、PK 缺乏的灵敏度;室温下,FⅧ易失活,须快速检测;高脂血症可使 APTT 延长。

(3)临床意义:APTT 反映内源凝血系统凝血因子(ⅩⅡ、ⅩⅠ、Ⅸ、Ⅷ)、共同途径中 FⅡ、FⅠ、FⅤ和 FⅩ的水平。虽然,APTT 测定的临床意义基本与凝血时间相同,但灵敏度较高,可检出低于正常水平15%～30%凝血因子的异常。APTT 对 FⅧ和 FⅨ缺乏的灵敏度要比对 FⅪ、FⅫ和共同途径中凝血因子缺乏的灵敏度高。必须指出,单一因子(如因子FⅧ)活性增高就可使 APTT 缩短,其结果则可能掩盖其他凝血因子的缺乏。

APTT 超过正常对照 10 s 以上即为延长。主要见于：①轻型血友病,可检出 FⅧ活性低于 15% 的患者,对 FⅧ活性超过 30% 和血友病携带者灵敏度欠佳。在中、轻度 FⅧ、FⅨ、FⅪ缺乏时,APTT 可正常。②vWD,Ⅰ型和Ⅲ型患者 APTT 可显著延长,但不少Ⅱ型患者 APTT 并不延长。③血中抗凝物如凝血因子抑制物、狼疮抗凝物、华法林或肝素水平增高,FⅡ、FⅨ及 FⅤ、FⅩ缺乏时灵敏度略差。④纤溶亢进,大量纤维蛋白降解产物(FDP)抑制纤维蛋白聚合,使 APTT 延长,DIC 晚期时,伴随凝血因子大量被消耗,APTT 延长更为显著。⑤其他如肝病、DIC、大量输入库血等。

APTT 缩短见于血栓前状态及血栓性疾病、DIC 早期(动态观察 APTT 变化有助于 DIC 的诊断)。APTT 对血浆肝素的浓度较敏感,是目前广泛应用的肝素治疗监测指标。此时,要注意 APTT 测定结果必须与肝素治疗范围的血浆浓度呈线性关系,否则不宜使用。一般在肝素治疗期间,APTT 维持在正常对照的 1.5～3.0 倍为宜。

(三)血浆因子Ⅷ、Ⅸ、Ⅺ和Ⅻ促凝活性测定

1.原理

一期法:受检血浆中分别加入乏 FⅧ、FⅨ、FⅪ和 FⅫ的基质血浆、白陶土脑磷脂悬液和钙溶液,分别记录开始出现纤维蛋白丝所需的时间。从各自的标准曲线中,分别计算出受检血浆中 FⅧ：C、FⅨ：C、FⅪ：C 和 FⅫ：C 相当于正常人的百分率(%)。

2.参考区间

FⅧ：C,103%±25.7%;FⅨ：C,98.1%±30.4%;FⅪ：C,100%±18.4%;FⅫ：C,92.4%±20.7%。

3.临床应用

(1)方法学评价:本试验是在内源凝血筛选试验的基础上,省略以往逐级筛选和纠正试验,直接检测各相应凝血因子促凝活性的较为理想和直观的实验方法,同时也是血友病评价和分型的重要指标之一。

(2)质量控制:急性时相反应及严重肝实质损伤时,FⅧ：C 可明显增加,但在 vWF 缺陷时,FⅧ：C 降低,因此需与 vWF 含量同时测定。加入的基质血浆中缺乏因子应小于 1%,而其他因子水平必须正常,放置于-40 ℃～-80 ℃冰箱中保存,每次测定都应作标准曲线,正常标准血浆要求 20 人以上混合血浆,分装冻干保存于-20 ℃～-40 ℃,可用 2～3 个月。

(3)临床意义:①增高:主要见于血栓前状态和血栓性疾病,如静脉血栓形成、肺栓塞、妊娠期高血压疾病、晚期妊娠、口服避孕药、肾病综合征、恶性肿瘤等。②减低:见于 FⅧ：C 减低见于血友病甲(其中重型≤1%;中型 2%～5%;轻型 6%～25%;亚临床型 26%～45%)、血管性血友病(尤其是Ⅰ型和Ⅲ型)、DIC、血中存在因子Ⅷ抗体(此情况少见);FIX：C 减低见于血友病乙(临床分型同血友病甲)、肝脏疾病、DIC、VitK 缺乏症和口服抗凝剂等。FⅪ：C 减低见于 FⅪ因子缺乏症、DIC、肝脏疾病等;FⅫ：C 减低见于先天性 FⅫ缺乏症、DIC 和肝脏疾病等。

二、外源凝血系统的检验

(一)血浆凝血酶原时间测定(一期法)

1.原理

在受检血浆中加入过量的组织凝血活酶(人脑、兔脑、胎盘及肺组织等制品的浸出液)和钙离子,使凝血酶原变为凝血酶,后者使纤维蛋白原转变为纤维蛋白。观察血浆凝固所需时间即凝血酶原时间(prothrombin time,PT)。该试验是反映外源凝血系统最常用的筛选试验。有手工和仪器检测两类方法。仪器法判断血浆凝固终点的方法和原理与 APTT 检测时基本相同。

2.参考区间

每个实验室应建立所用测定方法相应的参考区间。①成人:10～15 s:新生儿延长2～3 s;早产儿延长3～5 s(3～4d 后达到成人水平)。②凝血酶原时间比值(prothrombin time ratio,PTR):0.85～1.15。

③国际标准化比值(international normalized ration,INR):口服抗凝剂治疗不同疾病时,需不同的INR。

3.临床应用

(1)方法学评价:①手工法,常用普通试管法,曾用毛细血管微量法,后者虽采血量少,但操作较繁琐,已淘汰;也可用表面玻皿法,尽管准确性较试管法高,但操作不如后者方便。手工法虽重复性差一些,耗时,但仍有相当程度的准确性,且操作简便,故仍在临床应用,并可作为仪器法校正的参考方法。②仪器法,血凝仪可连续记录凝血过程引起的光、电或机械运动的变化,其中,黏度法(磁珠法)可不受影响因素(黄疸、乳糜、高脂血症、溶血等)的干扰。

半自动仪器法(加样、加试剂仍为手工操作)提高了PT测定的精确度和速度,但存在标本交叉污染的缺点。全自动仪器法(加样、加试剂全部自动化)使检测更加精确、快速、敏感和简便;同时,仪器法所用的试剂、质控物、标准品均有可靠的配套来源,保证了试验的高精度。但在临床诊断的准确性方面,仪器法并不比手工法更高。凝血仪干化学法测定,操作简单,特别有助于床边DIC的诊断,但价格较贵,尚未能普及。

(2)质量控制:血液标本采集、抗凝剂用量、仪器和试剂、实验温度以及PT检测的报告方式均对PT试验的准确性和实用性产生重要影响。

标本采集和处理:患者应停用影响止凝血试验的药物至少1周。抗凝剂为0.10^9M枸橼酸钠,其与血液的容积比为1:9。若血标本的Hct异常增高或异常减低,推荐矫正公式:抗凝剂用量=0.00185×血量(mL)×(100-患者Hct)。在采血技术和标本处理时应注意止血带使用时间要短,采血必须顺利快捷,避免凝血、溶血和气泡(气泡可使Fg、FV、FⅧ变性和引起溶血,溶血又可引起FⅫ激活,使PT缩短);凝血检测用的血标本最好单独采集,并立即分离血浆,按规定的离心力除去血小板;创伤性或留置导管的血标本以及溶血、凝血不适宜做凝血试验;对于黄疸、溶血、脂血标本如用光学法测定,结果应扣除本底干扰,标本送检时应注意储存温度和测定时间。低温虽可减缓凝血因子的失活速度,但可活化FⅦ、FⅪ。如储存血标本,也要注意有效时间,储存时间过长,凝血因子(尤其FⅧ)的活性明显减低,因此,从标本采集到完成测定的时间通常不宜超过2h。

组织凝血活酶试剂质量:该试验灵敏度的高低依赖于组织凝血活酶试剂的质量。试剂可来自组织抽提物,应含丰富的凝血活酶(TF和磷脂);现也用纯化的重组TF(recombinant-tissue factor,r-TF)加磷脂作试剂,r-TF比动物性来源的凝血活酶对FⅡ、FⅦ、FⅩ灵敏度更高。组织凝血活酶的来源及制备方法不同,使各实验室之间及每批试剂之间PT结果差异较大,可比性差,特别影响对口服抗凝剂患者治疗效果的判断,因此,应使用标有国际敏感指数(international sensitivity index,ISI)的试剂。

国际敏感指数和国际标准化比值:为了校正不同组织凝血活酶之间的差异,早在1967年,世界卫生组织就将人脑凝血活酶标准品(批号67/40)作为以后制备不同来源组织凝血活酶的参考物,并要求计算和提供每批组织凝血活酶的ISI。ISI值越低,试剂对有关凝血因子降低的敏感度越高。目前,各国大体是用国际标准品标化本国标准品。对口服抗凝剂的患者必须使用国际标准化比值(international normalization ratio,INR)作为PF结果报告形式,并用以作为抗凝治疗监护的指标。INR=患者凝血酶原时间/正常人平均凝血酶原时间。

正常对照:必须至少来自20名以上男女各半的混合血浆所测结果。目前,许多试剂制造商能提供100名男女各半的混合血浆作为对照用的标准血浆。

报告方式:一般情况下,可同时报告受检者PT(s)和正常对照PT(s)以及凝血酶原比率(PTR),PTR=被检血浆PT/正常血浆PT。当用于监测口服抗凝剂用量时,则必须同时报告INR值。

(3)临床意义:PT是检测外源性凝血因子有无缺陷较为敏感的筛检试验,也是监测口服抗凝剂用量的有效监测指标之一。

PT延长指PT超过正常对照3s以上或PTR超过参考区间。主要见于:①先天性FⅡ、FV、FⅦ、FⅩ减低(较为少见,一般在低于参考人群水平的10%以下时才会出现PT延长,PTR增大)、纤维蛋白原缺乏(Fg<500 mg/L)或无纤维蛋白原血症、异常纤维蛋白原血症。②获得性凝血因子缺乏,如DIC、原发性纤溶亢进症、阻塞性黄疸和维生素K缺乏、循环抗凝物质增多等。香豆素治疗(注意药物如氨基水杨

酸、头孢菌素等可增强口服抗凝药物的药效,而巴比妥盐等可减弱口服抗凝药物的药效)时,当 FⅡ、FⅤ、FⅦ、FⅩ浓度低于正常人水平40%时,PT 即延长。

PT 对 FⅦ、FⅩ缺乏的敏感性较对 FⅠ、FⅡ缺乏的要高,但对肝素的敏感性不如 APTT。此外,发现少数 FⅨ严重缺乏的患者,由于 FⅦa 活化 FⅨ的途径障碍,也可导致 PT 延长,但其延长程度不如 FⅦ、FⅩ、凝血酶原和纤维蛋白原缺乏时显著。

PT 缩短见于:①先天性 FⅤ增多。②DIC 早期(高凝状态)。③口服避孕药、其他血栓前状态及血栓性疾病。

PT 是口服抗凝药的实验室监测的首选指标。临床上,常将 INR 为 2～4 作为口服抗凝剂治疗时剂量适宜范围。当 INR 大于 4.5 时,如 Fg 和血小板数仍正常,则提示抗凝过度,应减低或停止用药。当 INR 低于 4.5 而同时伴有血小板减低时,则可能是 DIC 或肝病等所致,也应减低或停止口服抗凝剂。口服抗凝剂达有效剂量时的 INR 值:预防深静脉血栓形成为 1.5～2.5;治疗静脉血栓形成、肺栓塞、心脏瓣膜病为 2.0～3.0;治疗动脉血栓栓塞、心脏机械瓣膜转换、复发性系统性栓塞症为 3.0～4.5。

(二)血浆因子Ⅱ、Ⅴ、Ⅶ、Ⅹ促凝活性检测

1.原理

一期法:受检血浆分别与凝血因子Ⅱ、Ⅴ、Ⅶ、Ⅹ基质血浆混合,再加兔脑粉浸出液和钙溶液,分别作血浆凝血酶原时间测定。将受检者血浆测定结果与正常人新鲜混合血浆比较,分别计算出各自的因子 FⅡ：C、FⅤ：C、FⅦ：C 和 FⅩ：C 促凝活性。

2.参考区间:FⅡ：C,97.7%±16.7%;FⅤ：C,102.4%±30.9%;FⅦ：C,103%±17.3%;FⅩ：C,103%±19.0%。

3.临床应用

(1)方法学评价:本试验是继外源凝血系统筛选试验异常,进而直接检测诸因子促凝活性更敏感、更可靠指标,也是诊断这些因子缺陷的主要依据。

(2)质量控制:同凝血因子Ⅷ、Ⅸ、Ⅺ和Ⅻ促凝活性测定。

(3)临床意义:活性增高主要见于血栓前状态和血栓性疾病。活性减低见于肝病变、维生素 K 缺乏(FⅤ：C 除外)、DIC 和口服抗凝剂;血循环中存在上述因子的抑制物等;先天性上述因子缺乏较罕见。

目前 FⅡ：C、FⅤ：C、FⅦ：C、FⅩ：C 的测定主要用于肝脏受损的检查,因子 FⅦ：C 下降在肝病的早期即可发生;因子 FⅤ：C 的测定在肝损伤和肝移植中应用较多。

(三)血浆组织因子活性测定

1.原理

发色底物法:组织因子(Tissue factor,TF)与 FⅦ结合形成 TF-FⅦ复合物,激活 FⅩ和 FⅨ,活化的 FⅩa 水解发色底物(S-2222),释放出对硝基苯胺(PNA),405 nm 波长下测其吸光度(A),PNA 颜色的深浅与血浆组织因子活性(TF：A)成正比。

2.参考区间

81%～114%。

3.临床应用

(1)方法学评价:相比于组织因子含量的测定,组织因子活性测定更能反应组织因子在外源性凝血途径中所发挥的作用。发色底物法,技术成熟,操作简单,适用于临床检测。

(2)质量控制:对于黄疸、溶血、脂血标本,读取结果时应扣除本底吸光度值或重新抽血。每次测定前都应作标准曲线,正常标准血浆要求 20 人以上混合血浆,分装冻干保存于-20 ℃～-40 ℃,可用2～3个月。

(3)临床意义:组织因子活性增加见于内毒素血症、严重创伤、广泛手术、休克、急性呼吸窘迫综合征(acute respiratory distress syndrome,ARDS)、DIC、急性白血病等。

三、共同凝血途径的检查

（一）纤维蛋白原测定

1.原理

（1）Clauss法（凝血酶法）：受检血浆中加入过量凝血酶，将血浆中的纤维蛋白原（fibrinogen，Fg）转变为纤维蛋白，使血浆凝固，其时间长短与Fg含量成负相关。受检血浆的Fg含量可从国际标准品Fg参比血浆测定的标准曲线中获得。

（2）免疫法：①免疫火箭电泳法（Laurell法）：在含Fg抗血清的琼脂板中，加入一定量的受检血浆（抗原），在电场作用下，抗原体形成火箭样沉淀峰，峰的高度与Fg含量成正比。②酶联免疫法：用抗Fg的单克隆体、酶联辣根过氧化酶抗体显色、酶联免疫检测仪检测血浆中的Fg含量。

（3）比浊法（热沉淀比浊法）：血浆经磷酸二氢钾—氢氧化钠缓冲液稀释后，加热至56 ℃，使Fg凝集，比浊测定其含量。

（4）化学法（双缩脲法）：用12.5%亚硫酸钠溶液将血浆中的Fg沉淀分离，然后以双缩脲试剂显色测定。

2.参考区间

成人，2～4 g/L；新生儿，1.25～3 g/L。

3.临床应用

主要用于出血性疾病（包括肝病）或血栓形成的诊断以及溶栓治疗的监测。

（1）方法学评价：①Clauss法为功能检测，操作简单、结果可靠，故被WHO推荐为测定Fg的参考方法。当凝血仪通过检测PT方法来换算Fg浓度时，结果可疑，则应用Clauss法复核确定。②免疫法、比浊法和化学法操作较繁琐，均非Fg功能检测法，故与生理性Fg活性不一定总是呈平行关系。

（2）质量控制：Clauss法参与血浆必须与检测标本同时测定，以便核对结果；如标本中存在肝素、FDP增加或罕见的异常Fg，则Clauss法测定的Fg含量可假性减低，此时，需用其他方法核实。由于凝血酶的活性将直接影响Clauss法所测定的Fg含量，因此对凝血酶试剂应严格保存，一般应在低温保存。稀释后，在塑料（聚乙烯）试管中置4 ℃可保存活性24 h。

（3）临床意义：①增高：见于急性时相反应，可出现高纤维蛋白原血症，如炎症、外伤、肿瘤等；慢性活动性炎症反应，如风湿病、胶原病等。Fg水平超过参考区间上限是冠状动脉粥样硬化心脏病和脑血管病发病的独立危险因素之一。②减低：见于纤维蛋白原合成减少或结构异常性疾病，如先天性低（无）蛋白原血症；异常纤维蛋白原血症（但用免疫法检测抗原可正常）；严重肝实质损伤，如肝硬化、酒精中毒等；纤维蛋白原消耗增多，如DIC（纤维蛋白原定量可作为DIC的筛查试验）；原发性纤溶亢进，如中暑、缺氧、低血压等；药物，如雌激素、鱼油、高浓度肝素、纤维蛋白聚合抑制剂等。③可用于溶栓治疗（如用UK、t-PA）、蛇毒治疗（如用抗栓酶、去纤酶）的监测。

（二）凝血因子ⅩⅢ定性试验和亚基抗原检测

1.凝血因子ⅩⅢ定性试验

（1）原理：受检血浆加入钙离子后，使Fg转变成Fb凝块，将此凝块置入5 mol/L尿素溶液或2%单氨（碘）醋酸溶液中，如果受检血浆不缺乏因子ⅩⅢ，则形成的纤维白蛋凝块不溶于尿素溶液或2%单氨（碘）醋酸溶液；反之，则易溶于尿素溶液或2%单氨（碘）醋酸溶液中。

（2）参考区间：24 h内纤维蛋白凝块不溶解。

（3）临床应用：①方法学评价：本试验简单、可靠，是十分实用的过筛试验。在临床上，若发现伤口愈合缓慢、渗血不断或怀疑有凝血因子ⅩⅢ缺陷者，均可首先选择本试验。②质量控制：由于凝块对结果判断有直接影响，因此抽血时要顺利，不应有溶血及凝血，且采血后应立即检测，不宜久留。加入的钙离子溶液应新鲜配制。③临床意义：若纤维蛋白凝块在24 h内，尤其2 h内完全溶解，表示因子ⅩⅢ缺乏，见于先天性因子ⅩⅢ缺乏症和获得性因子ⅩⅢ明显缺乏，后者见于肝病、SLE、DIC、原发性纤溶症、转移性肝癌、恶性淋巴瘤以及抗FⅩⅢ抗体等。

2.凝血因子ⅩⅢ亚基抗原检测

(1)原理(免疫火箭电泳法):分别提纯人血小板和血浆中的ⅩⅢα亚基和ⅩⅢβ亚基,用以免疫家兔,产生抗体。在含FⅩⅢα亚基和FⅩⅢβ亚基抗血清的琼脂凝胶板中,加入受检血浆(抗原),在电场作用下,出现抗原抗体反应形成的火箭样沉淀峰,此峰的高度与受检血浆中FⅩⅢ亚基的浓度成正比。根据沉淀峰的高度,从标准曲线中计算出FⅩⅢα:Ag和FⅩⅢβ:Ag相当于正常人的百分率。

(2)参考区间:FⅩⅢα100.4%±12.9%;FⅩⅢβ98.8%±12.5%。

(3)临床应用:血浆凝血因子ⅩⅢ亚基抗原的检测,对凝血因子ⅩⅢ四聚体的缺陷性疾病诊断和分类具有十分重要价值。①先天性因子ⅩⅢ缺乏症:纯合子型者的FⅩⅢα:Ag明显减低($\leqslant$1%),FⅩⅢβ:Ag轻度减低;杂合子型者的FⅩⅢα:Ag减低(常$\leqslant$50%),FⅩⅢβ:Ag正常。②获得性因子ⅩⅢ减少症:见于肝疾病、DIC、原发性纤溶症、急性心肌梗死、急性白血病、恶性淋巴瘤、免疫性血小板减少紫癜、SLE等。一般认为,上述疾病的FⅩⅢα:Ag有不同程度的降低,而ⅩⅢβ:Ag正常。

(三)凝血酶生成的分子标志物检测

1.血浆凝血酶原片段1+2(F_{1+2})测定

(1)原理(ELISA法):以抗F_{1+2}抗体包被酶标板,加入标准品或待测标本后,再加入用辣根过氧化物酶标记的凝血酶抗体,与游离F_{1+2}抗原决定簇结合,充分作用后,凝血酶抗体上带有的辣根过氧化物酶在H_2O_2溶液存在的条件下分解加入的邻苯二胺,使之显色,溶液颜色的深浅与样本中的F_{1+2}含量成正比。

(2)参考区间:0.4~1.1 nmoL/L。

(3)临床应用:①方法学评价:凝血酶的半衰期极短,因此不能直接测定。凝血酶原被凝血酶(由FⅩa、FⅤa、Ca^{2+}和磷脂组成)作用转化为凝血酶时,凝血酶原分子的氨基端(N端)释放出F_{1+2},通过测定F_{1+2}可间接反映凝血酶的形成及活性,是体内凝血酶活化的分子标志物,对血液高凝状态的检查有重要意义。但目前因采用ELISA法测定,一般适用于批量标本检测,而且耗时太长,使临床急诊使用时受到一定限制。②质量控制:血液采集与保存将直接影响血浆F_{1+2}的测定结果,且止血带太紧或压迫时间太长,都可导致采血过程的人工凝血活化,因此采血过程要求尽量顺利。③临床意义:血浆F_{1+2}增高见于高凝状态,血栓性疾病如DIC、易栓症、急性心肌梗死、静脉血栓形成等。溶栓、抗凝治疗AMI时,若溶栓治疗有效,缺血的心肌成功实现再灌注,则F_{1+2}可锐减;用肝素治疗血栓性疾病时,一旦达到有效治疗浓度,则血浆F_{1+2}可由治疗前的高浓度降至参考区间内;口服华法林,血浆F_{1+2}浓度可降至参考区间以下,当用F_{1+2}作为低剂量口服抗凝剂治疗的监测指标时,浓度在0.4 nmol/L~1.2 nmol/L时,可达到最佳抗凝治疗效果。

2.血浆纤维蛋白肽A测定

(1)原理:待检血浆用皂土处理,以除去纤维蛋白原,含纤维蛋白肽A(FPA)标本先与已知过量的兔抗人FPA抗体结合,部分液体被转移至预先包被FPA的酶标板上,上步反应中剩余的为结合FPA抗体可与FPA结合,结合于固相的兔抗人FPA抗体被羊抗兔(带有辣根过氧化物酶)IgG结合,在H_2O_2溶液存在的条件下使OPD基质显色,颜色的深浅与FPA含量呈负相关关系。

(2)参考区间:男性不吸烟者1.83 $\mu g/L$±0.61 $\mu g/L$;女性不吸烟、未服用避孕药者2.24 $\mu g/L$±1.04 $\mu g/L$。

(3)临床应用:FPA是纤维蛋白原转变为纤维蛋白过程中产生的裂解产物之一,因此,若待检血浆中出现FPA则表明有凝血酶生成。FPA升高见于深静脉血栓形成、DIC、肺栓塞、SLE、恶性肿瘤转移、肾小球肾炎等。

3.可溶性纤溶蛋白单体复合物测定

(1)原理:根据酶免疫或放射免疫的检测原理,用抗纤维蛋白单克隆抗体测定血浆中可溶性纤维蛋白单体复合物(solube fibrin monomer complex,sFMC)的含量。

(2)参考区间:ELISA法48.5 mg/L±15.6 mg/L;放射免疫法50.5 mg/L±26.1 mg/L。

(3)临床应用:纤维蛋白单体是纤维蛋白原转变为纤维蛋白的中间体,是凝血酶水解纤维蛋白原使其失去FPA和FPB而产生的。当凝血酶浓度低时,纤维蛋白单体不足以聚合形成纤维蛋白凝块,它们自行和纤维蛋白原或纤维蛋白降解产物结合形成复合物。sFMC 是凝血酶生成的另一标志物。sFMC 升高多见于肝硬化失代偿期、急性白血病（M_3 型）、肿瘤、严重感染、多处严重创伤、产科意外等。

（庞　艳）

第四节　抗凝与纤溶系统的检验

一、生理性抗凝物质检测

（一）抗凝血酶活性及抗原测定

1.抗凝血酶活性(antithrombin activity,AT：A)检测

（1）检测原理（发色底物法）：受检血浆中加入过量凝血酶，使 AT 与凝血酶形成 1：1 复合物，剩余的凝血酶作用于发色底物 S-2238，释出显色基团对硝基苯胺（PNA）。显色的深浅与剩余凝血酶呈正相关，而与 AT 呈负相关，根据受检者所测得吸光度（A 值）从标准曲线计算出 AT：A。

（2）参考区间：108.5％±5.3％。

（3）临床应用：AT 活性或抗原测定是临床上评估高凝状态良好的指标，尤其是 AT 活性下降。AT 抗原和活性同时检测，是遗传性 AT 缺乏的分型主要依据。

遗传性 AT 缺乏分为两型：①交叉反应物质（cross reaction material,CRM）阴性型（CRM-）即抗原与活性同时下降。②CRM+ 型，抗原正常，活性下降。

获得性 AT 缺乏或活性减低主要原因有：①AT 合成降低，主要见于肝硬化、重症肝炎、肝癌晚期等，可伴发血栓形成。②AT 丢失增加，见于肾病综合征。③AT 消耗增加，见于血栓前期和血栓性疾病，如心绞痛、脑血管疾病、DIC 等。在疑难诊断 DIC 时，AT 水平下降具有诊断价值。而急性白血病时 AT 水平下降更可看作是 DIC 发生的危险信号。

AT 水平和活性增高见于血友病、白血病和再生障碍性贫血等疾病的急性出血期以及口服抗凝药治疗过程中。在抗凝治疗中，如怀疑肝素治疗抵抗，可用 AT 检测来确定。抗凝血酶替代治疗时，也应首选 AT 检测来监护。

（二）抗凝血酶抗原(antithrombin antigen,AT：Ag)检测

1.原理

（1）免疫火箭电泳法：受检血浆中 AT 在含 AT 抗血清的琼脂糖凝胶中电泳，抗原和抗体相互作用形成火箭样沉淀峰。沉淀峰的高度与血浆中 AT 的含量成正相关。从标准曲线中计算出受检血浆中 AT 抗原的含量。

（2）酶联免疫吸附法：将抗 AT 抗体包被在固相板上，标本中的 AT 与固相的抗 AT 抗体相结合，再加入酶标的抗 AT 抗体，则形成抗体-抗原-酶标抗体的复合物，加入显色基质后，根据发色的深浅来判断标本中的 AT 含量。

2.参考区间

(0.29±0.06) g/L。

3.临床评价

见血浆 AT 活性检测。在免疫火箭电泳法中样品不可用肝素抗凝，只可用枸橼酸盐抗凝而且样本不可以反复冻融。

（二）凝血酶-抗凝血酶复合物(thrombin-antithrombin,TAT)测定。

1.原理

酶联免疫吸附法：抗凝血酶包被于固相，待测血浆中的 TAT 以其凝血酶与固相上的 AT 结合，然后

加入过氧化物酶标记的抗 AT,后者与结合于固相的 TAT 结合,并使底物显色。反应液颜色的深浅与 TAT 浓度呈正相关。

2.参考区间

健康成人枸橼酸钠抗凝血浆(n＝196):1.0~4.1 μg/L,平均 1.5 μg/L。

3.临床应用

(1)方法学评价:TAT 一方面反映凝血酶生成的量,同时也反映抗凝血酶被消耗的量。

(2)质量控制:在 2 ℃~8 ℃环境下,共轭缓冲液、工作共轭液和样本缓冲液可保存 4 周,稀释过的洗涤液可在 1 周内使用。稀释过的标准血浆和质控血浆在 15 ℃~25 ℃下,可放置 8 h。工作底物液须避光保存,且应在 1 h 内使用。共轭缓冲液、标准血浆、质控血浆和样本缓冲液在-20 ℃可保存 3 个月。剩余的工作底物液应在配置后 30 min 内冻存,2 周内使用。血浆样本采集不当可影响检测结果,溶血、脂血、含类风湿因子的血浆样本不可使用。

(3)临床意义:血浆 TAT 含量增高,见于血栓形成前期和血栓性疾病,如 DIC、深静脉血栓形成、急性心肌梗死、白血病、肝病等。脑血栓在急性期 TAT 可较正常值升高 5~10 倍,DIC 时 TAT 升高的阳性率达 95%~98%。

二、病理性抗凝物质检测

(一)复钙交叉试验(cross recalcification test,CRT)

1.原理

血浆复钙时间延长可能是由于凝血因子缺乏或血液中存在抗凝物质所致。延长的复钙时间如能被 1/10 量正常血浆纠正,则提示受检血浆中缺乏凝血因子;如果不被纠正,则提示受检血浆中存在抗凝物质。

2.参考区间

若受检血浆与 1/10 量正常血浆混合,血浆复钙时间不在正常范围内(2.2~3.8 min),则认为受检血浆中存在异常抗凝物质。

3.临床应用

本试验可区别血浆复钙时间延长的原因,除可鉴别有无血液循环抗凝物质外,还可筛选内源性凝血系统的功能异常,但由于其敏感性不如 APTT,同时受血小板数量和功能的影响,目前主要用来筛检病理性抗凝物质增多。另外,复钙交叉试验对受检血浆中低浓度的肝素及类肝素物质不敏感,必要时可考虑做肝素定量试验。

血浆中存在异常的抗凝物质,见于反复输血的血友病患者、肝病患者、系统性红斑狼疮、类风湿关节炎及胰腺疾病等。

抽血应顺利,不应有溶血及凝血;取血后应立即检测,血浆在室温中放置不超过 2 h。

(二)血浆肝素水平测定

1.原理发色底物法

AT 是血浆中以丝氨酸蛋白酶为活性中心凝血因子(凝血酶、FⅩa 等)的抑制物,在正常情况下,AT 的抑制作用较慢,而肝素可与 AT 结合成 1:1 的复合物,使 AT 的精氨酸反应中心暴露,此反应中心与凝血酶、FⅩa 的丝氨酸活性部位相作用,从而使激活的因子灭活,这样 AT 的抑制作用会大大增强。低分子量肝素(LMWH)对 FⅩa 和 AT 间反应的催化作用较其对凝血酶和 AT 间反应的催化更容易,而标准肝素对两者的催化作用相同。在 AT 和 FⅩa 均过量的反应中,肝素对 FⅩa 的抑制速率直接与其浓度成正比,用特异性 FⅩa 发色底物法检测剩余 FⅩa 的活性,发色强度与肝素浓度成负相关。

2.参考区间

本法检测肝素的范围是 0~800 U/L,正常人的血浆肝素为 0 U/L。

3.临床应用

在用肝素防治血栓性疾病以及血液透析、体外循环的过程中,可用本试验对肝素的合理用量进行检测。在过敏性休克、严重肝病或 DIC、肝叶切除或肝移植等患者的血浆中,肝素亦增多。另需注意:①采血与离心必须细心,以避免血小板激活,导致血小板第 4 因子(PF4)释放,后者可抑制肝素活力。②反应中温育时间和温度均应严格要求,否则将影响检测结果。③严重黄疸患者检测中应设自身对照。④制作标准曲线的肝素制剂应与患者使用的一致。

(三)凝血酶时间及其纠正试验

1.凝血酶时间(thrombin time,TT)检测

(1)原理:受检血浆中加入"标准化"的凝血酶溶液后,测定开始出现纤维蛋白丝所需要的时间为 TT。

(2)参考区间:10～18 s(手工法和仪器法有很大不同,凝血酶浓度不同差异更大),各实验室应建立适合自己的参考区间。

(3)临床应用:TT 是凝血酶使纤维蛋白原转变为纤维蛋白所需要的时间,它反映了血浆中是否含有足够量的纤维蛋白原以及纤维蛋白原的结构是否符合人体的正常生理凝血要求。在使用链激酶、尿激酶作溶栓治疗时,可用 TT 作为监护指标,以控制在正常值的 3～5 倍。

凝血酶时间延长:即受检 TT 值延长超过正常对照 3 s 以上,以 DIC 时纤维蛋白原消耗为多见,也有部分属于先天性低(无)纤维蛋白原血症、原发性纤溶及肝脏病变,也可见于肝素增多或类肝素抗凝物质增多及 FDP 增多。

凝血酶时间缩短:主要见于某些异常蛋白血症或巨球蛋白血症时,此外,较多的是技术原因,如标本在4 ℃环境中放置过久,组织液混入血浆等。另外,血浆在室温下放置不得超过 3 h;不宜用 EDTA 和肝素作抗凝剂;凝血酶时间的终点,若用手工法,以出现浑浊的初期凝固为准。

2.凝血酶时间纠正试验(甲苯胺蓝纠正试验)

(1)原理:甲苯胺蓝可纠正肝素的抗凝作用,在凝血酶时间延长的受检血浆中加入少量的甲苯胺蓝,若延长的凝血酶时间恢复正常或明显缩短,则表示受检血浆中肝素或类肝素样物质增多,否则为其他类抗凝物质或者是纤维蛋白原缺陷。

(2)参考区间:在 TT 延长的受检血浆中,加入甲苯胺蓝后 TT 明显缩短,两者相差 5 s 以上,提示受检血浆中肝素或类肝素样物质增多,否则提示 TT 延长不是由于肝素类物质所致。

(3)临床应用:单纯的甲苯胺蓝纠正试验有时对肝素类物质不一定敏感,而众多的肝素类物质增多的病理状态,往往伴有高水平的 FDP、异常纤维蛋白原增多等情况,因此,最好与正常血浆、硫酸鱼精蛋白等纠正物同时检测。

血中类肝素物质增多,多见于过敏性休克、严重肝病、肝叶切除、肝移植、DIC,也可见于使用氮芥以及放疗后的患者。

凝血酶溶液在每次操作时都需要作校正实验,使正常血浆的 TT 值在 16～18 s 之间。

(四)凝血因子Ⅷ抑制物测定

(1)原理:受检血浆与一定量正常人新鲜血浆混合,在 37 ℃温育一定时间后,测定混合血浆的Ⅷ因子活性,若受检血浆中存在Ⅷ因子抑制物,则混合血浆的Ⅷ因子活性会降低,以 Bethesda 单位来计算抑制物的含量,1 个 Bethesda 单位相当于灭活 50% 因子Ⅷ活性。

(2)参考区间:正常人无因子Ⅷ抑制物,剩余因子Ⅷ:C 为 100%。

(3)临床应用:Bethesda 法不仅可用于因子Ⅷ抑制物检测,还可用于其他因子(Ⅸ、Ⅹ、Ⅺ)抑制物的检测。本法对同种免疫引起的因子抑制物测定较为敏感,对自身免疫、药物免疫、肿瘤免疫和自发性凝血因子抑制物则不敏感。Ⅷ因子抑制物的确定,最终需要进行狼疮样抗凝物质的检测进行排除。

血浆因子Ⅷ抑制物的出现常见于反复输血或接受抗血友病球蛋白治疗的血友病 A 患者,也可见于某些免疫性疾病和妊娠期的妇女。

三、纤维蛋白溶解活性检测

(一)组织纤溶酶原激活物活性及抗原测定

1.组织纤溶酶原激活物活性(t-PA：A)检测

(1)原理(发色底物法)：在组织型纤溶酶原激活物(t-PA)和共价物作用下，纤溶酶原转变为纤溶酶，后者使发色 S-2251 释放出发色基团 PNA，显色的深浅与 t-PA：A 呈正比关系。

(2)参考区间：300～600 U/L。

2.组织纤溶酶原激活物抗原(t-PA：Ag)检测

(1)原理(酶联免疫吸附法)：将纯化的 t-PA 单克隆抗体包被在固相载体上温育，然后加含有抗原的标本，标本中的 t-PA 抗原与固相载体上的抗体形成复合物，此复合物与辣根过氧化物酶标记的 t-PA 单克隆抗体起抗原抗体结合反应，形成双抗体夹心免疫复合物，后者可使邻苯二胺基质液呈棕色反应，其反应颜色深浅与标本中的 t-PA 含量呈正比关系。

(2)参考区间：1～12 μg/L。

(3)临床应用：①t-PA 抗原或活性增高表明纤溶活性亢进，见于原发及继发性纤溶症，如 DIC，也见于应用纤溶酶原激活物类药物。②t-PA 抗原或活性减低表示纤溶活性减弱，见于高凝状态和血栓性疾病。

(二)纤溶酶原活化抑制物活性及抗原测定

1.血浆纤溶酶原活化抑制物活性(PAl：A)检测

(1)原理(发色底物法)：过量的纤溶酶原激活物(t-PA)和纤溶酶原加入待测血浆中，部分 t-PA 与血浆中的 PAI 作用形成无活性的复合物，剩余的 t-PA 作用于纤溶酶原，使其转化为纤溶酶，后者水解发色底物 S-2251，释放出对硝基苯胺(PNA)，显色强度与 PAI 活性呈负相关。

(2)参考区间：100～1000 U/L。

(3)临床应用：目前，PAI 的检测主要是为观察 PAI 与 t-PA 的比例以及了解机体的潜在纤溶活性。因此，PAI 与 t-PA 应同时检测，单纯检测 PAI，不管是抗原含量还是活性，意义都不大。①增高：见于高凝状态和血栓性疾病。②减低：见于原发性和继发性纤溶。

2.血浆纤溶酶原活化抑制物抗原(PAI：Ag)检测

(1)原理：①酶联免疫吸附法：双抗体夹心法同 t-PA：Ag 检测。②SDS-PAGE 凝胶密度法：受检血浆中加入过量纤溶酶原激活物(PA)与血浆中 PAI 形成 PA-PAI 复合物，然后将作用后的血浆于 SDS 凝胶平板上电泳，同时用已知标准品作对照，确定复合物的电泳位置，电泳完毕后染色，再置于自动凝胶板密度扫描仪上扫描，可得知样品中 PAI 含量。

(2)参考区间：酶联免疫吸附法 4～43 g/L；SDS-PAGE 凝胶密度法<100 U/L。

(3)临床应用：同 PAI 活性测定。酶联免疫吸附法应采用缺乏血小板血浆标本，否则将影响检测结果。SDS-PAGE 凝胶密度法试剂中丙稀酰胺、双丙酰胺、TEMED 是有毒物质，操作中应注意避免与皮肤接触。

(三)血浆纤溶酶原活性及抗原测定

1.血浆纤溶酶原活性(PLG：A)检测

(1)原理(发色底物法)：纤溶酶原在链激酶或尿激酶作用下转变为纤溶酶，纤溶酶作用于发色底物 S-2251，释放出对硝基苯胺(PNA)而显色。颜色深浅与纤溶酶活性呈正相关。

(2)参考区间：85.55%±27.83%。

(3)临床应用：PLG 测定可替代早先的优球蛋白溶解时间测定和染色法进行的纤溶酶活性测定，尤其是 PLG 活性测定，在单独选用时较为可靠。在溶栓治疗时，因使用的溶栓酶类不同，在治疗开始阶段 PLG 含量和活性的下降，不一定是纤溶活性增高的标志，应同时进行 FDP 的测定，以了解机体内真正的纤溶状态。先天性纤溶酶原缺乏症必须强调抗原活性和含量同时检测，以了解是否存在交叉反应物质。①增高：表示其激活物的活性(纤溶活性)减低，见于血栓前状态和血栓性疾病。②减低：表示纤溶活性增高,常见于原发性纤溶症和 DIC 外,还见于前置胎盘、胎盘早剥、肿瘤扩散、严重感染、大手术后、重症肝炎、肝硬化、肝移植、门脉高压、肝切除等获得性纤溶酶原缺乏症。③PLG 缺陷症可分为交叉反应物质阳性(CRM+)型(PLG:Ag 正常和 PLG:A 减低)和 CRM-型(PLG:Ag 和 PLG:A 均减低)。

2.血浆纤溶酶原抗原(PLG:Ag)检测

(1)原理(酶联免疫吸附法):将纯化的兔抗人纤溶酶原抗体包被在酶标反应板上,加入受检血浆,血浆中的纤溶酶原(抗原)与包被在反应板上的抗体结合,然后加入酶标记的兔抗人纤溶酶原抗体,酶标抗体与结合在反应板上的纤溶酶原结合,最后加入底物显色,显色的深浅与受检血浆中纤溶酶原的含量呈正相关。根据受检者测得的 A 值,从标准曲线计算标本中 PLG 的抗原含量。

(2)参考区间:0.22 g/L±0.03 g/L。

(3)临床应用:同纤溶酶原活性测定。

四、纤维蛋白降解产物检测

(一)血浆硫酸鱼精蛋白副凝固试验(plasma protamine paracoagulation test,3P)

1.原理

在凝血酶的作用下,纤维蛋白原释放出肽 A、B 后转变为纤维蛋白单体(FM),纤维蛋白在纤溶酶降解的作用下产生纤维蛋白降解产物(FDP),FM 与 FDP 形成可溶性复合物,硫酸鱼精蛋白可使该复合物中 FM 游离,后者又自行聚合呈肉跟可见的纤维状、絮状或胶冻状,反映 FDP 尤其是碎片 X 的存在。

2.参考区间

正常人为阴性。

3.临床应用

①阳性:DIC 的早期或中期。本试验假阳性常见于大出血(创伤、手术、咯血、呕血)和样品置冰箱等。②阴性:正常人、DIC 晚期和原发性纤溶症。

(二)纤维蛋白(原)降解产物测定

(1)原理:胶乳凝集法:用抗纤维蛋白(原)降解产物(FDP)抗体包被的胶乳颗粒与 FDP 形成肉眼可见的凝集物。

(2)参考区间:小于 5 mg/L。

(3)临床应用:①原发性纤溶亢进时,FDP 含量可明显升高。②高凝状态、DIC、器官移植的排异反应、妊娠期高血压疾病、恶性肿瘤,以及心、肝、肾疾病和静脉血栓、溶栓治疗等所致的继发性纤溶亢进时,FDP 含量升高。

另外,试剂应储存于 2 ℃～8 ℃,用前取出置于室温中;包被抗体的乳胶悬液,每次用前需充分混悬状态;待测血浆用 0.109 mol/L 枸橼酸钠抗凝,每分钟 3 000 转离心 15 min。当类风湿因子强阳性存在时,可产生假阳性反应。样本保存时间为 20 ℃ 24 h,−20 ℃ 1 个月。

(三)D-二聚体定性及定量测定

1.原理

(1)定性测定(乳胶凝集法):抗 D-二聚体单克隆抗体包被在乳胶颗粒上,受检血浆若含有 D-二聚体,通过抗原-抗体反应,乳胶颗粒发生聚集,形成肉眼可见的粗大颗粒。

(2)定量测定(酶联免疫吸附法):一种单抗包被于聚苯乙烯塑料板上,另一种单抗标记辣根过氧化物酶。加入样品后在孔内形成特异抗体-抗原-抗体复合物,可使基质显色,生色深浅与标本中 D-二聚体含量成正比。

2.参考区间

定性:正常人阴性。定量:正常为 0～0.256 mg/L。

3.临床应用

(1)质量控制:定量试验需注意以下几点。①一份样品与最后一份样品的加入时间相隔不宜超过

15 min,包括标准曲线在内不超过 20 min。②加标准品和待测样品温育 90 min 后,第一次洗涤时,切勿使洗涤液漏出,以免孔与孔之间交叉污染而影响定量的准确性。③血浆样品,常温下保存 8 h,4 ℃下 4 天,−20 ℃以下 1 个月,临用前 37 ℃水浴中快速复溶。④所用定量移液管必须精确。⑤操作过程中尽量少接触酶标板的底部,以免影响板的光洁度而给检测带来误差。读数前用软纸轻轻擦去底部可能附着的水珠或纸痕。⑥如样品 D-二聚体含量超过标准品上限值,则将样品作适当稀释后再检测,含量则需再乘稀释倍数。

(2)临床意义:①D-二聚体是交联纤维蛋白降解中的一个特征性产物,在深静脉血栓、DIC、心肌梗死、重症肝炎、肺栓塞等疾病中升高,也可作为溶栓治疗有效的观察指标。②凡有血块形成的出血,D-二聚体均呈阳性或升高,该试验敏感度高,但缺乏特异性;陈旧性血栓患者 D-二聚体并不高。③大量循证医学证据表明,D-二聚体阴性是排除深静脉血栓(DVT)和肺栓塞(PE)的重要试验。

(四)纤维蛋白单体(TM)测定

(1)原理:醛化或鞣酸化的"O"型人红细胞作为固相载体与特异性抗纤维蛋白单体 lgG 结合,形成固相抗体,加入血浆后,与可溶性纤维蛋白单体发生抗原抗体反应,使红细胞发生凝聚,从而可间接测得血浆中存在的纤维蛋白单体的含量。

(2)参考区间:红细胞凝聚为阳性反应,正常人为阴性。

(3)临床应用:临床各种易诱发高凝状态的疾病都可能出现阳性结果,如败血症、感染性疾病(细菌与病毒感染)、休克、组织损伤、肿瘤、急性白血病、肝坏死、急性胰腺炎及妊娠期高血压疾病等。DIC 患者为强阳性反应。

(庞　艳)

第四章 骨髓细胞检验

第一节 骨髓细胞检查步骤

一、骨髓取材

(一)穿刺部位

目前骨髓穿刺部位有胸骨、腰椎棘突、髂骨等处,以髂骨前上棘、后上棘穿刺术最常见。2 岁以下小儿主张胫骨穿刺。由于穿刺部位不同,取材可能有明显差异。如再障贫血往往髂骨首先受损,棘突次之,胸骨增生最好;黑热病检查利-杜体以腰椎穿刺阳性率较高;恶性组织细胞症以胸骨穿刺阳性率较高。因此必要时多部位穿刺以便能全面了解骨髓情况。

(二)骨髓液抽取量

以 0.2 mL 为佳,抽量过多,易被血液稀释,失去诊断意义。

二、骨髓涂片制备

用推片蘸取有骨髓渣的骨髓液少许(若看上去很浓,蘸量少些,如稀,可多蘸些),尽量将骨髓渣蘸上,放于载玻片右端,将骨髓液迅速沿玻片与推片接触面扩散成一均匀的骨髓液粗线。然后将玻片与推片成 $30°\sim45°$ 角(骨髓液较浓时,角度小些,推的速度慢些;较稀时,角度大些,速度快些),自右向左用力均匀地向前滑动推之,直至玻片尾部。立即将涂好的骨髓片在空气中来回摇动,使之快干,以免细胞皱缩而形态变异。

(一)涂片染色

标本染色一般选用混合染色法(瑞氏-姬姆萨复合染色法)染液的配制:瑞氏染料 1.0 g,姬姆萨染料 0.3 g,甲醇(分析纯)500 mL。将全部染料放入研钵中,加少量甲醇,慢慢研磨片刻,吸出上层染液。再加入少量甲醇,继续研磨后吸出上液。如此反复几次,使染料全部溶解于 500 mL 甲醇。收集于洁净的棕色瓶中,每天早、晚各振摇 3 min,共 5 d,存放 1 周即可使用。新配染料染色效果较差,放置时间愈长,染色效果愈好,但须盖严瓶以免甲醇挥发或氧化成甲酸。

pH6.4~6.8 磷酸盐缓冲液;磷酸二氢钾(KH_2PO_4)6.64 g;磷酸氢二钠(Na_2HPO_4)2.56 g;加少量蒸馏水溶解,用磷酸盐溶液调整 pH,加水至 1000 mL。

(二)染色方法

标本平放,最好置于架起的双玻棒上;甲醇固定 3 min;加染液 3~5 滴覆盖整个涂片,静置 1 min;加染液 1~1.5 倍的磷酸盐缓冲液,使两液混匀,染色约 10~15 min;冲洗涂片上的染液,冲洗后竖置于片架上自然干燥或用洁净吸水纸将水吸干。

三、骨髓象观察和细胞分类

骨髓涂片的低倍镜观察。观察骨髓涂片情况:是否符合取材标准,即骨髓涂片含有核细胞多,涂片尾部有骨髓小粒、骨髓特有细胞或油滴。涂片厚薄是否适度,细胞分布是否均匀,以及有核细胞着色是否正常,细胞是否清晰易辨。若涂片情况较差,选良好涂片,并将情况填写记录。

四、观察骨髓有核细胞增生程度

根据骨髓涂片中所含有核细胞多少,确定骨髓的增生程度以了解造血功能。通常于骨髓涂片中段选择几个细胞分布均匀的视野观察成熟红细胞与有核细胞比例,将骨髓增生程度分为 5 级。

观察增生情况,同时要注意片体、片尾细胞分布不均的差异。对增生低下的标本应观察全部送检髓片,以防遗漏有代表性的标本。以上分级标准临床工作中仍感不足,为此在上述划分的基础上,将增生减低、活跃和明显活跃按有核细胞数目的不同各分成Ⅰ和Ⅱ两级,共分成 8 级:增生极度活跃有核细胞均数 $220 \times 10^9 \sim 1 \times 10^{12}/L$;增生明显活跃Ⅰ有核细胞均数 $238 \times 10^9/L$;增生明显活跃Ⅱ有核细胞均数 $156 \times 10^9/L$;增生活跃Ⅰ有核细胞均数 $88 \times 10^9/L$;增生活跃Ⅱ有核细胞均数 $61 \times 10^9/L$;增生减低Ⅰ有核细胞均数 $41 \times 10^9/L$;增生减低Ⅱ有核细胞均数 $31 \times 10^9/L$;增生重度减低有核细胞均数少于 $5 \times 10^9/L$。

计数全片巨核细胞:浏览计数全部片膜内的巨核细胞,然后转换油镜进行分类计数,并观察巨核细胞及血小板形态。

观察有无特殊细胞:注意涂片尾部、上下边缘及骨髓小粒周围有无体积较大或成堆出现的特殊细胞,如转移癌细胞、高雪细胞、尼曼－匹克细胞、多核巨细胞等。骨髓涂片的油镜观察。

五、有核细胞分类

从涂片中段开始,由头部(右)向尾部(左),上下迂回渐进,计数有核细胞 200~500 个。根据细胞形态特点逐一加以辨认,分别计入不同的细胞系统和不同的发育阶段,然后计算其百分率。分类计数中破碎细胞和核分裂细胞不计在内(可另计)。

六、观察各系统细胞形态

1. 粒细胞系

除观察增生程度及各阶段细胞比值外,同时观察胞体的大小(如巨幼样变等),胞核的形态、成熟度(有无 Pelger 形核、核出芽、分叶过多、核溶解等),胞浆有无颗粒异常、空泡、吞噬物等,嗜酸、嗜碱性粒细胞的比值和有无形态异常。

2. 红细胞系

除观察增生程度及各阶段细胞比值外,注意有无形态异常(巨幼样变等),胞核有无固缩、破裂、出芽,胞浆中有无嗜碱性点彩、Howell-Jolly 小体、Cabot 环等。同时观察成熟红细胞大小、形态、着色深浅、血红蛋白含量等是否正常。

3. 巨核细胞

分类计数并观察细胞形态有无异常,同时观察血小板数量、大小、形态、聚集性及颗粒变化。单核细胞、淋巴细胞、浆细胞、网状细胞、内皮细胞、组织嗜碱细胞、吞噬细胞等有无数量及形态异常。

七、观察有无异常细胞及寄生虫

结果的计算:计算各系统各阶段细胞分别占有核细胞总数的百分率。计算粒红比例,将各阶段粒细胞百分率的总和与各阶段有核红细胞百分率的总和相比,即为粒红比值(G/E)。

八、配合观察血象

1. 低倍镜检查

观察涂片及染色是否满意,估计有核细胞数。

2.油镜检查

分类计数100有核细胞(包括幼稚细胞),注意细胞形态有无异常。注意成熟红细胞形态有无异常。观察血小板的数量及形态变化。观察有无寄生虫。

九、正常骨髓象

骨髓有核细胞增生活跃。粒红比值正常(2~4)∶1。粒细胞系所占比例最大,约占40%~60%,一般原粒细胞小于2%,早幼粒细胞小于5%,二者之和小于10%,中、晚幼粒细胞各小于15%,成熟粒细胞中杆状核多于分叶核,嗜酸性粒细胞小于5%,嗜碱性粒细胞小于1%。红细胞系占骨髓第二位,约20%左右,原红细胞小于1%,早幼红细胞小于5%,以中、晚幼红细胞为主,平均各约为10%,无巨幼红细胞。成熟红细胞大小、形态正常。淋巴细胞占20%(小儿可达40%),难见到原始淋巴和幼稚淋巴细胞。单核细胞小于4%,主要是成熟阶段。浆细胞小于4%,主要是成熟阶段。巨核细胞,1.5 cm×3 cm髓膜可见巨核细胞7~35个,难见原始巨核细胞,其中幼巨核细胞0~5%,颗粒型巨核细胞10%~27%,产板型巨核细胞44%~60%,裸核8%~30%。髓片约每25个成熟红细胞应有一个血小板,无异形和巨大血小板。非造血细胞,如网状细胞、吞噬细胞、组织嗜酸细胞等可少量存在,它们百分率虽然很低,但却是骨髓的标志。无异常细胞和寄生虫,不易见核分裂相。

（胡海洋）

第二节　骨髓穿刺涂片检查

一、骨髓穿刺检查的适应证

各种贫血及白细胞减少症,急、慢性白血病,骨髓增殖异常综合征(MDS),血液系肿瘤:如淋巴瘤、恶性组织细胞增生症、多发性骨髓瘤等,原发性或继发性血小板减少症及血小板增多症,红细胞增多症,骨髓纤维化及骨髓坏死,骨髓转移癌,类脂质沉积症:如尼曼-匹克病、戈谢(高雪)病等,肝脾肿大及脾功能亢进症,类白血病反应,某些传染病或寄生虫病需行骨髓细胞培养或涂片寻找病原体,发热待查。

二、常用的骨髓穿刺点

髂前上棘穿刺、髂后上嵴穿刺、胸骨体穿刺、脊椎棘突穿刺、胫骨前穿刺(适用于2岁以内小儿)。局部定向穿刺:有些病损呈局灶性浸润,如经X线平片或B超检查定位,可行局部定向穿刺。

三、常见血液病的骨髓象

1.缺铁性贫血

有核细胞增生活跃或明显活跃,粒红比值变小。红细胞增生显著,中、晚幼红细胞较多,以晚幼红为主,幼红细胞体积较小,核浓缩,染色质致密深染。骨髓铁染色见到细胞外铁阴性。

2.巨幼红细胞性贫血

有核细胞增生明显活跃,粒红比值低于正常,呈现各期巨幼红细胞,高者可达30%~50%,成熟红细胞明显大小不均,但多数偏大,个别可大于正常细胞数倍。粒细胞系相对减少,各阶段可巨幼变,但以巨晚幼粒、杆状核为多见,部分成熟粒细胞分叶过多,巨核细胞可出现分叶过多或巨大型。本骨髓象对叶酸、维生素B_{12}治疗反应很敏感,一般在用药后24~72 h巨幼红细胞消失。

3.溶血性贫血

有核细胞增生明显活跃,红系增生显著,分裂相增多,粒红比值减少。成熟红细胞可见嗜多色性、点彩、豪-乔小体、卡波环,细胞大小不均。在某些溶血性贫血病,可见特异性形态改变,如球形细胞溶血性贫血。粒细胞相对减少,巨核细胞正常或增多,形态皆无特殊变化。

4.再生障碍性贫血

有核细胞增生明显降低,常见很多脂肪滴。红、粒、巨核细胞三系均少见,较多见的是肥大细胞、浆细胞、淋巴细胞等。在慢性再障时,由于红骨髓有一渐进性"向心性萎缩"过程,故在胸骨、脊椎棘突处可能存在部分造血功能或散在造血灶,故应多次、多部位穿刺或进行其他检查协助诊断。

四、急性白血病

按 FAB 分类,将急性淋巴细胞白血病分为三型:L1,L2 和 L3;急性非淋巴细胞白血病分为若干亚型,即 M1,M2,M3,M4,M5,M6,M7。

1.急性淋巴细胞性白血病

第 1 型:原始和幼淋细胞以小细胞(直径≤12 μm)为主,其形态特征为染色质细而分散,结构一致,核形规则,核仁小而不清楚,胞浆量少,轻度或中度嗜碱性,胞浆中偶见空泡。

第 2 型:原始和幼淋细胞以大细胞为主(直径>12 μm),染色质细而分散或粗而浓,结构较不一致,核形不规则,核仁清楚,1 个或多个,胞浆量少,胞浆中偶见空泡。

第 3 型:原始和幼淋细胞为大小一致的大细胞染色质细点状,均匀,核形规则,核仁明显,胞浆较多,色深蓝,胞浆空泡常明显,呈蜂窝状。

2.急性非淋巴细胞性白血病

M1 型(急性粒细胞白血病未分化型):骨髓中原粒细胞≥90%(非红系细胞),早幼粒很少,中幼粒以下阶段不见或罕见。

M2 型(急性粒细胞白血病部分分化型):原粒细胞在非红系细胞中占 30%～90%,早幼粒以下阶段至中性分叶核>10%,单核细胞<20%。如有的早期粒细胞既不像原粒,也不像早幼粒,核染色质很细,有 1～2 个核仁,胞浆丰富,嗜碱性,有不等量颗粒,有时颗粒集聚,此类细胞>10%时亦属此型。

M3 型(急性早幼粒细胞白血病):骨髓中以多颗粒的早幼粒细胞为主。

M4 型(急性粒单细胞混合型白血病):有下列多种情况:①骨髓中非红系细胞中原始细胞>30%,原粒细胞加早幼粒、中性中幼粒、中性粒细胞在 30%～79%,不同成熟阶段的单核细胞(常为幼稚及成熟单核细胞)>20%。②骨髓象如上述,外周血中单核细胞系≥5×10⁹/L。③外周血单核细胞系<5.0×10⁹/L,而血清溶菌酶以及细胞化学支持单核细胞系的细胞有显著数量者。④骨髓象类似 M2 型,而单核细胞>20%。⑤骨髓象类似 M2,而外周血单核细胞≥5×10⁹/L 时。

M5 型(急性单核细胞白血病):可分 2 个亚型:M5a 骨髓非红系细胞中原单核细胞≥80%;M5b:骨髓非红系细胞中原单核细胞<80%,其余为幼稚及成熟单核细胞。

M6 型(急性红白血病):骨髓非红系细胞中原始细胞(原粒或原单核)≥30%,红细胞系≥50%。

M7 型(急性巨核细胞白血病):骨髓中原巨核≥30%,如原始细胞呈未分化型,形态不能确定时,应作电镜血小板过氧化物酶活性检查,或用 GPⅡb 或Ⅲa 或Ⅷ R∶Ag,以证明其为巨核细胞系。

五、慢性白血病

慢性粒细胞白血病:在慢性期中骨髓象除有核细胞增生极度活跃外,以粒系增生为主,中、晚幼粒和带状核明显增多,嗜酸性、嗜碱性粒细胞亦增多。在加速期骨髓中原始细胞>10%,有显著的胶原纤维增生。在急变期骨髓中原始细胞>20%,或原粒加早幼粒细胞>50%。

慢性淋巴细胞白血病:骨髓有核细胞增生活跃或明显活跃,淋巴细胞≥40%,以成熟淋巴细胞为主。在急变期原淋加幼淋细胞>20%。

六、骨髓增殖异常综合征(MDS)

骨髓中有核细胞增生,有两系或三系血细胞的病态造血,伴有原始细胞增多,各型的原始细胞比例不同。

七、原发性血小板减少性紫癜(ITP)

骨髓有核细胞增生活跃或明显活跃,如无明显出血,粒、红两系大致正常。巨核细胞增生活跃,数量常增多,伴有成熟障碍,分类时原、幼及颗粒巨核细胞增多,产血小板巨核细胞减少,成丛血小板亦少见。多发性骨髓瘤:骨髓中有核细胞一般多为增生活跃或明显活跃,可见多于10%以上的骨髓瘤细胞,其形态与正常浆细胞的突出区别在于细胞大小悬殊,成群簇集,核旁浆区多消失,可见双核或多核,核仁易见,在部分患者的骨髓瘤细胞浆中见到 Russell 小体,为球形玻璃状包涵体。

(胡海洋)

第三节　各阶段血细胞形态学特征

一、红细胞系统

(一)原红细胞

直径 15～20 μm,呈圆形或椭圆形,边缘常有钝角状或瘤状突起。胞核圆形或椭圆形,居中或稍偏位,占细胞直径的 4/5,核染色质呈细颗粒状,有1～2核仁,大小不均,染淡蓝色。胞浆量少,深蓝色,不透明,呈油墨蓝色,在核周形成淡染区。

(二)早幼红细胞

较原红细胞小,直径 10～18 μm,呈圆形或椭圆形。胞核圆形,占细胞直径的 2/3 以上,多居中,核染色质呈较粗粒状或小块状,有聚集现象,核仁模糊或消失。胞浆量相对较多,染深蓝色,不透明,因开始合成血红蛋白,故着色较原红细胞淡,但不应出现红色调。瘤状突起及核周淡染区仍可见。

(三)中幼红细胞

较早幼红细胞明显为小,直径 8～15 μm,圆形。胞核圆形,占细胞的 1/2,核染色质成块状或条索状,核仁消失。胞浆量明显增多,由于血红蛋白含量逐渐增多而与嗜碱性物质同时存在而呈嗜多色性,染灰色、灰蓝色或红蓝色。

(四)晚幼红细胞

细胞更小,直径 7～10 μm,圆形。胞核圆,居中或偏位,占细胞 1/2 以下,核染色质聚集成碎墨块状,染黑色。胞浆量多,呈淡红或浅灰色。

(五)网织红细胞

网织红细胞为未完全成熟的红细胞,直径 8～9 μm,在正常血液内占 5‰～15‰。因胞浆中残存核糖核酸等嗜碱性物质,煌焦油蓝活体染色呈浅蓝或深蓝色网状结构。

(六)巨幼红细胞

见于胚胎早期及叶酸、维生素 B_{12} 缺乏的巨幼红细胞贫血。此类细胞亦有原始、早、中、晚幼四个阶段,成熟后为巨红细胞。其形态特点为胞体较大,胞浆丰富,核染色细致,疏松,有"核晚熟"现象。原巨幼红细胞:胞体巨大,直径 15～30 μm。胞核亦大,呈圆形或椭圆形,居中或偏位,核染色质呈细颗粒状,分布较为均匀,结成疏松纤细的网状,无任何聚集倾向,核仁 2～6 个,圆形,常融合。胞浆量丰富,染色深蓝,着色不均,核周淡染区明显。早巨幼红细胞:直径13～22 μm,圆形,胞核大,核染色质开始聚集,因而略粗糙疏松,有时可见核仁。胞浆丰富,呈蓝色或嗜多色性。中巨幼红细胞:直径 $10\sim20~\mu m$,圆形。胞核圆形,核染色质聚集成较粗的网状,但较正常中幼红细胞细致,看不见核仁。胞浆丰富,胞浆着色已近于正常成熟红细胞。晚巨幼红细胞:直径 $8\sim18~\mu m$,核呈椭圆形,常居一侧,可见多核、多核分裂或碎核等异常,核染色质比中巨幼红细胞粗,但比正常晚幼红细胞细致,大多数尚有网状结构痕迹,线条甚粗。胞浆充满血红蛋白,呈粉红色。

二、粒细胞系统

(一)原粒细胞Ⅰ型

直径 $10\sim18~\mu m$,圆形或椭圆形。胞核占细胞直径的 2/3 以上,圆形或椭圆形,居中或稍偏一侧,核染色质呈细砂粒状,分布均匀似一层薄纱,核仁 $2\sim5$ 个,呈蓝色或无色。胞浆量少,呈透明天蓝色或水彩蓝色。

(二)原粒细胞Ⅱ型

具有原粒细胞Ⅰ型形态特点,不同的是胞浆中有少量细小颗粒,但无具体标准,解释为量很少、无粗大颗粒。

1.早幼粒细胞

直径 $12\sim20~\mu m$,是粒细胞系各阶段细胞中最大者,呈圆形。胞核圆形或椭圆形,多偏位,核染色质开始聚集,呈颗粒状,多数细胞可见核仁。胞浆量较原粒细胞为多,呈淡蓝色、蓝色或深蓝色,浆中出现大小不等、形态多样、多少不一、分布不均的紫红色嗜天青颗粒。

2.中幼粒细胞

直径 $10\sim18~\mu m$,圆形。胞核椭圆形或一侧变平,占细胞直径的 $2/3\sim1/2$,核染色质呈粗粒状或凝集小块,核仁消失。胞浆中出现特异性颗粒,将中幼粒细胞分为:中性中幼粒细胞:胞浆中含细小密集的紫红色或红色中性颗粒。嗜酸性中幼粒细胞:略大于中性中幼粒细胞,直径 $15\sim20~\mu m$。胞浆中充满大小均匀、排列紧密的橘红色颗粒,较中性颗粒大,有折光性。嗜碱性中幼粒细胞:略小于中性中幼粒细胞,直径 $10\sim12~\mu m$。胞浆中含有数目不多、大小不等、排列不均的深蓝色颗粒。

3.晚幼粒细胞

直径 $10\sim16~\mu m$,圆形。胞核明显凹陷,呈肾形、马蹄形、半月形,但凹陷程度不超过核假设直径的 1/2,核染色质粗糙。胞浆量增多,淡红色,充满特异性颗粒。根据胞浆中的颗粒性质分为:中性、嗜酸性和嗜碱性晚幼粒细胞。

4.杆状核粒细胞

直径 $10\sim13~\mu m$,圆形。胞核凹陷大于假设直径的 $1/2$,呈带状、马蹄状、S 形等。根据胞浆中颗粒性质分为:中性、嗜酸性和嗜碱性杆状核粒细胞。

5.分叶核粒细胞

直径 $10\sim13~\mu m$,圆形。核分叶,叶与叶之间有一条线连接,中性粒细胞分为 $2\sim5$ 叶;嗜酸性粒细胞分为 2 叶;由于大量嗜碱性颗粒散布在细胞核上,嗜碱性粒细胞分叶状态常看不清。根据胞浆中颗粒性质分为:中性、嗜酸性、嗜碱性分叶粒细胞。

三、淋巴细胞系统

1.原淋巴细胞

直径 $10\sim18~\mu m$,圆形或椭圆形。胞核圆形或椭圆形,居中或稍偏位,核染色质细粒状,但较原粒细胞染色质粗,核仁及核膜周围分布较密,核仁 $1\sim2$ 个。胞浆量极少,呈蓝色或天蓝色,透明,无颗粒,可见核周淡染区。

2.幼淋巴细胞

直径 $10\sim16~\mu m$,圆形或椭圆形。胞核圆形或椭圆形,核染色质较原淋巴细胞粗糙,核仁模糊或消失。

胞浆量增多,染淡蓝色,可出现少量紫红色嗜天青颗粒。

3.淋巴细胞

分大小两种,大淋巴细胞,直径 12～15 μm,胞核圆形、椭圆形或肾形,核染色质排列紧密,无核仁,胞浆量较丰富,淡蓝色,透明,常有可数的几颗嗜天青颗粒。小淋巴细胞,直径 6～9 μm,胞核圆形,可有切迹,核染色质致密,块状聚集,无核仁,胞浆量极少或近无浆,无颗粒。

四、单核细胞系统

1.原单核细胞

直径 15～20 μm,圆形、椭圆形或不规则形。胞核圆形或不规则形,核染色质纤细呈疏松网状,较其他原始细胞淡薄,核仁 1～3 个。胞浆量较其他原始细胞丰富,灰蓝色,不透明,有时有伪足突出。

2.幼单核细胞

直径 15～25 μm,圆形或不规则形。胞核圆形或不规则形,可扭曲折叠或分叶,核染色质较原单细胞粗糙,仍呈网状,核仁模糊或消失,胞浆量增多,染淡蓝色,可见少量细小的紫红色嗜天青颗粒。

3.单核细胞

直径 12～20 μm,不规则形。胞核形态不规则,呈马蹄形、肾形、S 形、分叶形、笔架形,并有明显扭曲折叠,核染色质呈疏松网状或条索状。胞浆丰富,染灰蓝色,半透明,如毛玻璃样,含较多细小灰尘样的紫红色嗜天青颗粒。

五、浆细胞系统

1.原浆细胞

直径 14～18 μm,圆形或椭圆形。胞核圆形,占细胞直径的 2/3 以上,居中或偏位,核染色质呈粗颗粒网状,核仁 3～5 个不等。胞浆量较多,深蓝色,不透明,较其他原始细胞胞浆着色深而暗,无颗粒,有时有空泡。

2.幼浆细胞

直径 12～16 μm,椭圆形。胞核圆形或椭圆形,占细胞 1/2,居中或偏位,核染色质较原浆细胞粗糙紧密,开始聚集,核仁不清或消失。胞浆最多,染灰蓝色,不透明,有浑浊或泡沫感,可见核周淡染区,偶见嗜天青颗粒。

3.浆细胞

直径 8～15 μm,圆形或椭圆形。胞核缩小,圆形或椭圆形,常偏位,核染色质紧密成块,常排列成车轮状,无核仁。胞浆丰富,染蓝色或红蓝相混色,有泡沫感,可见核周淡染区,有空泡,偶见少数嗜天青颗粒。

六、巨核细胞系统

1.原巨核细胞

直径 15～30 μm,圆形或不规则形。胞核圆形或肾形,常有小切迹,核染色质呈粗大网状,染深紫褐色或淡紫红色,可见 2～3 个核仁,染淡蓝色。胞浆量较丰富,边缘不规则,染深蓝色,无颗粒。

2.幼巨核细胞

直径 30～50 μm,外形不规则。胞核较大且不规则,核染色质粗糙,呈粗颗粒状或小块状,核仁可有可无。胞浆最多,呈蓝色或浅蓝色,近核处呈浅蓝色或淡粉红色,可有嗜天青颗粒。

3.巨核细胞

(1)颗粒型巨核细胞:直径 40～70 μm,有时可达 100 μm,形态不规则。胞核较大,圆形、不规则形或分叶状,核染色质粗糙,呈块状或条索状。胞浆量极丰富,染粉红色,夹杂有蓝色,充满大量细小紫红色颗粒,但无血小板形成。

(2)产板型巨核细胞:是完全成熟的巨核细胞,是骨髓中最大的细胞,与颗粒型巨粒细胞不同是胞浆中局部或全部形成血小板。裸核型巨核细胞:产板型巨核细胞的胞浆解体后,血小板完全脱落,只剩下一胞核,称之为裸核,它将被巨噬细胞吞噬消化而消失。血小板,直径 2～4 μm,多数呈圆形、椭圆形,也可呈菱形、逗点状、不规则形等,染浅蓝色或淡红色,中心部位有细小紫红色颗粒,无细胞核。

七、其他细胞系统

1.组织嗜碱细胞

组织嗜碱细胞又称肥大细胞,直径 15～30 μm,呈梭形、棒形、锥形、不规则、椭圆形等。胞核较小,圆形,居中或稍偏位,核染色质模糊,被颗粒掩盖。胞浆中充满圆形、大小均匀、排列紧密的暗紫红色嗜碱性颗粒。

2.网状细胞

网状细胞是一组不典型的骨髓固有细胞,这些细胞具有黏附力,与支架细胞、纤维细胞共同组成造血微环境,很不易抽出,即便抽出,细胞常遭破坏。一般来讲,此类细胞大小不一,不规则,呈撕纸状。胞核圆形或椭圆形,有 1～2 个清晰核仁,核染色质疏松,呈典型网状结构。胞浆较丰富,有少许嗜天青颗粒。

3.内皮细胞

直径 25～30 μm,来自毛细血管壁或淋巴管壁,形如长条形或梭形。胞核圆形、椭圆形、梭形,核染色质呈网状,无核仁。胞浆丰富,向核的两极伸延,染蓝红色或灰蓝色,可有细小的紫红色颗粒。

4.纤维细胞

胞体不规则,多为长尾形。胞核圆形或椭圆形,核染色质呈粗网状,成熟者无核仁。胞浆量丰富,位于细胞两端,染淡蓝色,边缘不整齐,有撕扯感,浆中含纤维网状物、浅红色颗粒及少许嗜天青颗粒。脂肪细胞:直径 30～50 μm,圆形或椭圆形。胞核较小,形态不规则,常被挤在一侧,核染色体呈网状,无核仁。胞浆中充满大量脂肪小球,大小不等呈薄膜或空泡状,染色时脂肪常溶解,只剩下胞膜和一片空白。

5.退化细胞

退化细胞又称破碎细胞,直径 11～30 μm,此种细胞有的还保留一定的细胞形态,有的只剩细胞核,有的呈网条状结构,似篮子状,故称篮细胞。

（胡海洋）

第四节　骨髓活体组织检查

骨髓穿刺涂片检查在临床上应用多年,具有许多重要的优点,随着临床工作的需要及研究工作的深入,对造血细胞相互间的关系,分布状态、血管和间质细胞等之间组织联系,尤其是在骨髓有核细胞增生极度活跃或骨髓纤维化时,不能完全从骨髓涂片上反映出来,只有骨髓活体组织检查和骨髓涂片两者结合,相辅相成,互为补充,才能对骨髓的结构和功能状态作出较全面的评价。目前国内通用方法是活体组织进行塑料包埋切片技术,逐渐代替了既往的石蜡包埋切片技术。对深入认识骨髓细胞组织是技术上的改进。

一、适应证

骨髓干抽,骨髓纤维化,骨髓坏死,骨髓转移癌,淀粉样变,骨髓增殖异常综合征,低增生性白血病,毛细胞白血病等,原因不明的髓样化生。

二、血液病的骨髓活体组织的鉴别诊断

低增生性白血病:本病为骨髓有核细胞增生减低的急性白血病,临床上与再生障碍性贫血及 MDS 鉴别困难。在骨髓病理组织学所见骨髓增生程度低,脂肪细胞增多,脂肪细胞间幼稚细胞呈散在或小片状均一性浸润。较成熟阶段的粒、红系细胞较少或缺乏,巨核细胞明显减少。根据细胞形态可区分白血病细胞类型。一般以 M4 或 M5 型较多见。

三、骨髓增殖异常综合征(MDS)

有核细胞增生大多活跃,少数增生低下,红系细胞形态异常及成熟停滞。"核幼浆老"的巨幼样变、巨大红细胞、双核及三核幼稚红细胞、核发芽、核不规则、凋亡现象及胞浆空泡化。单圆核巨核细胞(检出率96%)及淋巴样小巨核细胞(检出率46.9%)增多对 MDS 的诊断有重要要意义。较幼稚的粒细胞增多及分布异常,尤其是中幼粒以上细胞明显增多,成丛状(3个)或成簇状(5个)分布。正常位于骨小梁表面的原始粒细胞和早幼粒细胞是远离骨小梁,约 5 个细胞直径以远的位置,称之为幼前体细胞异常定位(ALIP)。且网状纤维及胶原纤维均明显增多。

四、骨髓转移癌

恶性肿瘤患者有 35% 见到骨髓内转移。最易转移至骨髓的肿瘤依次为:神经母细胞瘤、乳腺癌、小细胞肺癌、前列腺癌、甲状腺癌、肾癌、子宫癌、膀胱癌和肺癌。由于骨髓转移癌常伴发骨髓纤维增生,因此骨髓穿刺常发生干抽。而骨髓活体组织检查可以克服此缺陷,而且活检发现转移癌细胞的阳性率达 97% 以上。

五、骨髓纤维化

本病是骨髓造血组织被纤维组织增生所替代。纤维组织增生包括纤维母细胞、纤维细胞及网状纤维增多。网状纤维的化学成分为网硬蛋白,需用 Gomori 染色显示。它是胶原纤维的前身,由纤维母细胞产生。电镜下胶原纤维为成束的网硬蛋白,但光镜下 HE 染色仅见淡红色的胶原纤维不见网硬蛋白。

(胡海洋)

第五节　常见血液病的血象与骨髓象

一、贫血

贫血是一种症状,是指单位容积血液中的血红蛋白(Hb)量、红细胞(RBC)数和红细胞压积(HCT)低于正常标准。公认贫血诊断标准为成人男性 Hb 小于 120 g/L 或 125 g/L,HCT 小于0.41;成人女性 Hb 小于 100 g/L 或 110 g/L,HCT 小于 0.37;孕妇 Hb 小于 100 g/L 或 105 g/L;3 个月~6 岁小儿 Hb 小于110 g/L,6~14 岁小于 120 g/L 可诊断为贫血。

(一)贫血的临床分级标准

贫血的临床分级标准见表 4-1。

表 4-1　贫血的临床分级标准

程度	血红蛋白(g/L)	临床症状
轻度	91~120	症状轻微
中毒	61~90	体力劳动后心慌、气短
重度	31~60	卧床休息也感心慌气短
极中毒	<30	易合并贫血性心脏病

(二)贫血的类型

临床上按贫血的病因和发病机制确定贫血的类型。在实验诊断中,可按成熟红细胞的形态,红细胞指数 MCV、MCH、MCHC、RDW,骨髓象的改变确定类型。在骨髓检验中分为增生性贫血、增生不良性贫血、巨幼红细胞性贫血。增生性贫血包括缺铁性贫血、各种溶血性贫血、急性失血性贫血,其特点是骨髓有核细胞增生活跃或明显活跃。增生不良性贫血是骨髓增生减低或重度减低,如原发性或继发性再生障碍性贫血。巨幼红细胞性贫血是骨髓出现巨幼红细胞的增生性贫血,如营养性巨幼红细胞性贫血、恶性贫血。

1.缺铁性贫血血象

血红蛋白、红细胞均减少,血红蛋白减少更为明显,呈小细胞低色素性贫血。男性血红蛋白小于120 g/L,女性小于110 g/L,MCV 小于80fL,MCH 小于26pg,MCHC 小于31％。成熟红细胞体积大小不均,多数偏小,中心淡染区扩大,甚至呈环状,可见嗜多染红细胞、点彩红细胞、幼红细胞。网织红细胞正常或增多。白细胞、血小板数多在正常范围。

2.溶血性贫血血象

红细胞、血红蛋白均减少,两者平衡下降。红细胞大小不等,易见异形红细胞、大红细胞、嗜多染红细胞、点彩红细胞、红细胞碎片,幼红细胞增多。遗传性球形红细胞增多症见小球形红细胞增多。遗传性椭圆形红细胞增多症见椭圆形红细胞增多。遗传性口形红细胞增多症见口形红细胞增多。网织红细胞显著增多,常可达70％或更高。粒细胞有核左移现象。血小板可呈反应性增多。

3.巨幼红细胞性贫血血象

红细胞、血红蛋白均减低,以红细胞减少更明显,呈大细胞高色素性贫血。MCV 大于94fL,MCH 大于32pg,MCHC32％～36％。成熟红细胞大小不均,但多数偏大,着色深,平均直径大于$8\mu m$左右,异形红细胞较多,易见嗜多染红细胞、晚巨幼红细胞。白细胞减少,中性粒细胞常见核分叶过多现象。网织红细胞正常或偏高。血小板可减少,有巨大血小板出现。

4.再生障碍性贫血血象

血红蛋白及红细胞减少,为正细胞正色素性贫血,红细胞形态正常,但可见大红细胞。白细胞总数减少,粒细胞减少明显,淋巴细胞相对增多,有时单核细胞也可相对增多。血小板明显减少,形态不规则,体积小,颗粒少。网织红细胞减少,急性型者网织红细胞绝对值小于15×10^9/L,慢性型大于15×10^9/L,但小于90×10^9/L。

5.纯红细胞再生障碍性贫血血象

正细胞正色素性贫血。网织红细胞可极度减少或找不到。白细胞、血小板正常或偏低。

6.铁粒幼细胞贫血血象

红细胞、血红蛋白均减低。红细胞呈"双型性"(一部分红细胞为低色素性,另一部分为正色素性)、小细胞低色素,可见数量不等的靶形红细胞、红细胞碎片及幼红细胞。白细胞数正常或减少,血小板计数正常。网织红细胞正常或轻度增加。

二、白血病的分类

按病程急缓和细胞分化程度分类。急性白血病:起病急,发展快,病程短,以原始细胞为主。慢性白血病:起病慢,病情轻,病程长,以成熟细胞为主。

(一)按白血病细胞形态分类

如淋巴细胞型、粒细胞型、单核细胞型。临床一般分类。急性白血病:急性淋巴细胞白血病、急性粒细胞白血病、急性单核细胞白血病。慢性白血病:慢性淋巴细胞白血病、慢性粒细胞白血病、慢性单核细胞白血病。少见类型白血病:嗜酸性粒细胞白血病、嗜碱性粒细胞白血病、多毛细胞白血病。急性非淋巴细胞白血病分型标准。

急性粒细胞白血病未分化型(M_1):骨髓中原始粒细胞>90％(非红系细胞),早幼粒细胞很少,中幼粒细胞以下阶段不见或罕见。POX 或 SB(＋)的原始细胞>3％。

急性粒细胞白血病部分分化型(M_2):分以下 2 个亚型:M_{2a}:骨髓中原始粒细胞为30％～90％(非红系细胞),单核细胞<20％,早幼粒以下阶段>10％。M_{2b}:骨髓中原始及早幼粒细胞明显增多,以异常的中性中幼粒细胞增生为主,其胞核常有 1～2 个大核仁,核质发育显著不平衡,此类细胞>30％。

急性颗粒增多的早幼粗细胞白血病(M_3):骨髓中以颗粒增多的异常早幼细胞增生为主,>30％(非红系细胞),其胞核大小不一,胞质中有大小不等的颗粒,可见束状的 Auer 小体,也可逸出胞体之外。依颗粒粗细分以下 2 个亚型:M_{3a}粗颗粒型,嗜天青颗粒粗大,密集甚至融合。M_{3b}细颗粒型,嗜天青颗粒密集而细小。

急性粒-单核细胞白血病(M_4):按粒、单核细胞的比例、形态不同可分为以下 4 个亚型:M_{4a},以原始及早幼粒细胞增生为主,原、幼单核及成熟单核细胞>20%(非红系细胞)。M_{4b},以原、幼单核细胞增生为主,原粒和早幼粒细胞>20%(非红系细胞)。M_{4c},具有粒系又具有单核特征的原始细胞>30%(非红系细胞)。M_{4d},除上述特征外,有颗粒粗大且圆、着色较深的嗜酸性粒细胞,占 5%~30%(非红系细胞)。

急性单核细胞白血病(M_5)分以下 2 个亚型:M_{5a}未分化型:骨髓原单核细胞(非红系细胞)≥80%。M_{5b}部分分化型:骨髓原始和幼稚单核细胞(非红系细胞)>30%,原始单核细胞<80%。

红白血病(M_6):骨髓中红细胞系>50%,且常有形态学异常,红系 PAS 阳性,骨髓非红系细胞中原粒细胞(或原单+幼单核细胞)>30%,或血片中原粒(或原单)细胞>5%,骨髓非红系细胞中原粒细胞(或原单+幼单核)>20%。

巨核细胞白血病(M_7):外周血有原巨核细胞;骨髓中原巨核细胞≥30%;原巨核有电镜、细胞化学或单克隆抗体证实;骨髓细胞少时往往干抽,活检有原始和巨核细胞、网状纤维增加。

(二)白血病的类型

1.急性髓细胞白血病微分化型(M_0型)

(1)血象:红细胞及血红蛋白中度降低,有核红细胞罕见。白细胞计数多在 $100×10^9/L$ 以上,也可正常或减少。外周血中以原淋巴细胞和幼稚淋巴细胞为主,可占 10%~90%。由于此种细胞较脆,易于推破而成破碎细胞。血小板计数在 $100×10^9/L$ 以下。

(2)细胞化学染色:①POX 与 SB 染色:各阶段淋巴细胞均阴性,阳性的原始细胞<3%,此阳性细胞可能是残余的正常原粒细胞。②PAS 染色:20%~80%原淋巴细胞呈阳性。③ACP 染色:T 淋巴细胞阳性,B 淋巴细胞阴性。NAP 染色:淋巴细胞各期阴性,成熟中性粒细胞酶活性明显增高。

2.急性粒细胞白血病未分化型(M_1型)

(1)血象:红细胞及血红蛋白显著降低,有核红细胞较急性淋巴细胞白血病多见。白细胞计数以 $(10~50)×10^9/L$ 多见,少数病例正常或减少。外周血以原粒细胞为主,可占 30%~60%,有时高达 90%,可见畸形原粒细胞,中、晚幼粒细胞不见或罕见。血小板中度或重度减少。

(2)细胞化学染色中 POX 与 SB 染色至少有 3%原粒细胞阳性。特异性酯酶染色:氯乙酸萘酚酯酶染色呈阳性反应。

3.急性粒细胞白血病部分分化型(M_{2a}型)

(1)血象:贫血及血小板减少同 ML。白细胞中度升高和 ML 相似,以原始粒细胞及早幼粒细胞为主。

(2)细胞化学染色中 POX 染色与 SB 染色呈阳性反应。PAS 染色多数原粒细胞呈阴性反应,早幼粒细胞多为弱阳性反应,呈弥漫性粉红色,也可呈细颗粒状。NAP 染色成熟中性粒细胞的 NAP 活性减低。特异性和非特异性酯酶染色:氯乙酸萘酚酯酶染色呈阳性反应。α-乙酸萘酚酯酶染色呈阳性反应,但强度较弱,且不被氟化钠抑制。

4.急性粒细胞白血病部分分化型(M_{2b}型)

(1)血象:红细胞及血红蛋白减低较其他类型白血病明显。白细胞多数正常或低于正常,而少数病例可增高。外周血可见各个阶段幼稚粒细胞,以异常中性中幼粒细胞为主,嗜酸性、嗜碱性粒细胞可增多。血小板重度减少,形态多异常。

(2)细胞化学染色中 POX 与 SB 染色:阳性或强阳性。NAP 染色阳性率减低。氯乙酸萘酚酯酶染色:强阳性反应。

5.急性颗粒增多的早幼粒细胞白血病(M_3型)

(1)血象:血红蛋白及红细胞多呈轻度或中度减少,部分病例重度减少。白细胞计数在 $15×10^9/L$ 以下,也可正常或减少。外周血中以异常早幼粒细胞为主,可达 90%,可见部分原粒、中幼粒及成熟粒细胞,Auer 小体易见。血小板中度到重度减少。

(2)细胞化学染色中 POX 与 SB 染色呈阳性或强阳性反应。特异性和非特异性酯酶染色呈氯乙酸萘酚酯酶染色呈阳性反应,α-萘酚酯酶丁酸染色阴性,可与急单作鉴别。NAP染色阳性率减低。

6.急性粒－单核细胞白血病(M₄型)

血象:血红蛋白和红细胞中度或重度减少。白细胞总数增多在(10~40)×10⁹/L之间,亦可正常或减低。外周血除见到各期单核细胞外,可见细胞化学染色:POX与SB染色原单和幼单呈阴性或弱阳性反应,幼稚粒细胞呈阳性或强阳性反应,故可与M₂、M₃作诊断鉴别。α-乙酸萘酚酯酶染色呈阳性反应,且原粒细胞不被氟化钠抑制,而原单核细胞被氟化钠抑制。

7.急性单核细胞白血病(M₅型)

(1)血象:血红蛋白和红细胞中度或重度减少。白细胞数偏低,增高者少见。外周血细胞以原单和幼单核细胞为主,幼稚细胞胞浆中可见Auer小体。血小板重度减少。

(2)细胞化学染色中POX与SD染色:原单细胞呈阴性或弱阳性,幼单细胞多数呈阳性反应。

(3)非特异性酯酶染色:呈阳性反应,可被氟化钠抑制,其中α-丁酸萘酚酯酶染色诊断意义较大。

8.红白血病(M₆型)

(1)血象:血红蛋白及红细胞中度或重度减少,可见各阶段的幼红细胞,红血病期以原红和早幼红细胞为主,红白血病期以中、晚幼红细胞为多,网织细胞轻度增高。白细胞数正常或减低,少数病例升高,随着病程的发展可出现多少不一的幼稚粒细胞。血小板减少,可见畸形血小板。

(2)细胞化学染色中PAS染色:幼红细胞呈阳性,红血病期较红白血病期更明显,至白血病期降至正常。

(三)慢性粒细胞白血病

(1)血象:血红蛋白及红细胞在正常范围或稍低,随病情发展而下降。白细胞数明显增高,多在(100~300)×10⁹/L之间,可达1000×10⁹/L。外周血以中幼粒细胞以下各阶段为大多数,原粒及早幼粒细胞大于10%。嗜碱性粒细胞高达15%~20%,是本病的特征之一。嗜酸性粒细胞和单核细胞可增多。血小板增高,可高达1000×10⁹/L,加速期及急变期血小板可进行性减少。

(2)细胞化学染色中NAP染色:活性明显降低,积分减少甚至达零。治疗缓解后可恢复正常,提示预后较好。

(四)慢性淋巴细胞白血病

(1)血象:红细胞和血红蛋白正常,晚期可有轻度至中度降低。白细胞数高于正常,多在(15~50)×10⁹/L。外周血以淋巴细胞为主,占80%~90%,有时可见大淋巴细胞、异形淋巴细胞和少数幼淋巴细胞,涂片可见较多破碎细胞,是慢性淋巴细胞白血病特征之一。血小板正常或仅轻度减少。

(2)细胞化学染色中PAS染色:淋巴细胞呈阳性或粗颗粒状阳性反应。NAP染色活性增高。

三、造血系统其他恶性疾病

(一)多发性骨髓瘤

血象:血红蛋白减低,多<90 g/L,红细胞形态正常,常排列成缗钱状。多呈正细胞正色素性贫血。白细胞正常或减少,分类淋巴细胞相对增多可占40%~55%,可见幼粒、幼红细胞及骨髓瘤细胞(2%~3%)。血小板计数早期正常,晚期减少。

骨髓象:增生活跃或明显活跃,浆细胞>15%,或异常浆细胞>10%,此类细胞大小形态不一,成熟度不同,胞核偏于一旁,有1~2个核仁,核染色质较细、疏松,极少排列成车轮状,核周淡染区消失;胞浆丰富,呈深蓝色、不透明的泡沫状,可有空泡;可见双核、多核浆细胞;骨髓瘤细胞分布不均,常成小堆状分布。粒系、红系增生正常或减低,形态正常;巨核细胞正常或减少。

(二)浆细胞白血病

血象:浆细胞>20%,或绝对值≥2.0×10⁹/L,其他改变基本同白血病或多发性骨髓瘤的血象变化。

骨髓象:增生活跃或明显活跃,浆细胞明显增生,原始和幼稚浆细胞比例明显增高,多>40%,伴有形态异常。粒系、红系和巨核细胞系相对抑制。

（三）幼淋巴细胞白血病

血象：血红蛋白减低（轻至中度）。呈正细胞正色素性贫血。白细胞多增高，亦可正常，分类可见大量幼淋巴细胞，可占 60% 以上。血小板计数减少。

骨髓象：增生明显活跃，以幼淋巴细胞增生为主，占 17%～80%，幼淋巴细胞特点：胞体较大，胞浆丰富，核染色质粗细不等或浓集成块状，可见大而明显的核仁，核染色质与核仁发育不平衡。红系、粒系及巨核细胞系增生抑制。

（四）毛细胞白血病

血象：血红蛋白减低。呈正细胞正色素性贫血。白细胞可明显增高，亦可正常或减低，分类可见大量毛细胞。血小板计数正常或减少。

骨髓象：骨髓"干抽"或增生活跃，以毛细胞增生为主，毛细胞特点：大小不一，类似成熟淋巴细胞，在暗视野下可见胞浆不规则，有锯齿状或伪足突起。核呈椭圆形，可有凹陷，偶见核仁。红系、粒系及巨核细胞系可相对抑制。

扫描电镜：可见胞浆突起，有交叉现象；透射电镜：可见核糖体-板层复合物。

（五）原发性巨球蛋白血症

血象：血红蛋白减低（中至重度），红细胞呈缗钱状排列。呈正细胞正色素性贫血。白细胞计数正常或减少，分类可见淋巴样浆细胞（多<5%）。血小板计数减少。

骨髓象：增生活跃或明显活跃，以浆细胞增生为主，多为淋巴细胞样浆细胞。红系、粒系减少，巨核细胞正常或减少。

（六）成人 T 淋巴细胞白血病

血象：血红蛋白减低（中至重度）。呈正细胞正色素性贫血。白细胞计数多增高，以淋巴细胞增高为主，分类可见多形核淋巴细胞（一般占 10% 以上）。血小板计数正常或减少。

骨髓象：增生活跃，淋巴细胞可增生，可见多形核淋巴细胞，该细胞特点：细胞大小不等，胞核呈多形性改变，扭曲、畸形、分叶（二叶或多叶）、手套状或折叠呈花瓣状（称花细胞，为 T 细胞白血病的典型改变）。红系、粒系、巨核细胞增生正常或减低（急性型）。电镜：胞浆内可见 C 型 RNA 病毒。

（七）恶性淋巴瘤

血象：早期无贫血，晚期血红蛋白减低。呈正细胞正色素性贫血。白细胞计数多正常，亦可增高，分类可见中性粒细胞及嗜酸性细胞增多。血小板计数早期正常，晚期可减少。

骨髓象：多为非特异性改变。骨髓增生活跃，晚期可见 Reed-Sternberg 细胞（R-S 细胞）或淋巴瘤细胞。R-S 细胞特点：细胞巨大，直径 25～30 μm，双核或多核，核仁巨大而明显，多为 2 个，胞浆呈深蓝色，不透明，无颗粒。找到 R-S 细胞，对诊断霍奇金病具有重要意义。红系增生正常，粒系、巨核细胞增生正常或轻度增高，晚期可减低（淋巴瘤细胞大量浸润）。

（八）恶性组织细胞病

血象：血红蛋白减低，并呈进行性减少。呈正细胞正色素性贫血。白细胞计数多减低，亦可增高，分类可见少量异常组织细胞和（或）不典型单核细胞，偶见幼粒、幼红细胞。血小板计数明显减少。

骨髓象：多增生活跃，组织细胞比例增高，可见异常组织细胞、多核巨组织细胞及吞噬性组织细胞等。红系、粒系、巨核细胞增生常减低。异常组织细胞和（或）多核巨组织细胞增多对恶性组织细胞病具有诊断性意义。

（九）慢性嗜中性粒细胞白血病

血象：血红蛋白正常或减少。呈正细胞正色素性贫血。白细胞计数增高，分类以成熟的嗜中性分叶核粒细胞增高为主，一般占 90% 以上。血小板计数多正常，亦可轻度减少。

骨髓象：增生活跃或明显活跃，粒细胞系比例明显增高，粒红比增高，粒系以成熟的嗜中性分叶核粒细胞增生为主。红系、巨核细胞增生相对减低。

（十）系统性肥大细胞增生症

血象：血红蛋白轻度减少。呈正细胞正色素性贫血。白细胞计数增同，常＞30×10⁹/L，分类可见肥大细胞（组织嗜碱细胞）增高，如占50％以上，应诊断为肥大细胞白血病。血小板计数多减少，亦可正常。

骨髓象：增生活跃或偶有"干抽"，肥大细胞比例明显增高，如＞30％，高度怀疑肥大细胞白血病，＞50％可诊断肥大细胞白血病。肥大细胞特点：胞体较大，边缘不规则，直径15～20 μm；胞浆丰富，嗜碱性颗粒粗大、较密集，大小基本一致，可覆盖在细胞核上，可见空泡；核圆形或椭圆形，居中或偏位，染色质细网状（幼稚型）或浓集（成熟型），核染色质常被嗜碱性颗粒覆盖而无法看清。红系、巨核细胞增生正常或减低（白血病时常减低）。

（十一）嗜酸粒细胞白血病

血象：血红蛋白减低，呈进行性减少。呈正细胞正色素性贫血。白细胞计数多增高，分类可见嗜酸性粒细胞增高，占50％～85％，可见少量中、晚幼嗜酸粒细胞，原、早幼嗜酸粒细胞偶见，成熟嗜酸性粒细胞绝对值＞1.5×10⁹/L。血小板计数正常或减少。

骨髓象：增生活跃，嗜酸粒细胞比例明显增高，以成熟嗜酸粒细胞增高为主，其次为原、早幼嗜酸粒细胞，中、晚幼嗜酸粒细胞相对缺乏，伴形态异常，原粒细胞多＞5％。红系、巨核细胞增生减低。该病罕见，诊断时需排除寄生虫病、过敏性疾病、自身免疫系统疾病等。

（十二）嗜碱粒细胞白血病

血象：血红蛋白进行性减少。呈正细胞正色素性贫血。白细胞计数增高，亦可正常或减低，常＞30×10⁹/L，分类嗜碱性粒细胞增高，可达30％～80％以上，可见幼稚嗜碱性粒细胞，偶见晚幼红细胞。血小板计数多减少。

骨髓象：增生活跃，嗜碱性粒细胞比例明显增高，可达80％以上，原粒细胞多＞5％，嗜碱性中、晚幼粒细胞亦增高，有核左移。红系、巨核细胞增生减低。该病十分罕见，诊断时需排除CML、重金属中毒、系统性肥大细胞增多症。

（十三）急性混合细胞白血病

血象：血象改变同急性白血病。

骨髓象：骨髓增生活跃或明显活跃，可见白血病细胞大量增生，该类细胞可表达髓系及淋巴系特征，即表达B淋巴系：CD79a、CyIgM、CyCD22、CD19、CD20或T淋巴系：CyCD3、mCD3、抗TcRa/β、抗TcRγ/δ、CD2、CD5、CD8、CD24、TdT及髓系：抗MPO、CD33、CD14、CD65、CD15、CD64、CD11。诊断急性混合细胞白血病时该类细胞必须同时表达淋巴细胞系及髓系标志。

（十四）全髓白血病

血象：血象改变同急性白血病。

骨髓象：增生活跃或明显活跃，亦可极度活跃，红系、粒系及巨核细胞系均增生，各系原、早幼细胞比例均明显增高。

四、骨髓增生异常综合征（MDS）

关于CMML的归属问题目前仍有争论，有学者认为既然称之为慢性粒单细胞白血病，就不应该归为MDS，而是一种独立的疾病，或归为骨髓增生性疾病，也有学者认为是MDS伴有单核细胞增多。

（一）MDS病态造血现象

1.红细胞系

表现为红系过多或过少，核型异常，可见核分叶、核碎裂、双核或多核；红系各阶段均可有巨幼样改变；成熟红细胞大小不一，可见巨大红细胞，点彩或嗜多色红细胞。血象中可出现有核红细胞。

2.粒－单核细胞系

表现为原粒细胞增高或幼稚单核细胞增多；粒系细胞颗粒过多、减少或无；成熟粒细胞胞浆可嗜碱性，核分叶过多或过少，核浆发育紊乱。血象中可见幼粒细胞。巨核细胞系：可见淋巴样小巨核细胞、小单圆核巨核细胞、大单圆核巨核细胞及多圆核巨核细胞。血象可见巨大血小板,无颗粒血小板。骨髓活检:可见原始细胞分布异常,即在骨小梁之间有原始细胞的聚集。

(二)MDS 的诊断

(1)临床表现:贫血为主要表现,可有出血、感染和发热。

(2)血象:全血细胞减少,或任何一、二系细胞减少,可见巨大红细胞,巨大血小板、有核红细胞及幼粒细胞。

(3)骨髓象:骨髓多增生活跃,亦可减低(低增生性 MDS,占 MDS 的 $10\% \sim 20\%$),有三系或任何一系、二系细胞病态造血。骨髓活检可见原始细胞异常分布。排除其他伴有病态造血的疾病。如骨髓增生减低,需与 AA 及低增生性急性白血病鉴别。

五、紫癜

(一)免疫性血小板减少性紫癜

血象:血红蛋白正常,出血严重者,可出现贫血。白细胞计数正常,淋巴细胞、嗜酸粒细胞可增多。血小板计数减少,急性 $<20 \times 10^9/L$,慢性 $(30 \sim 80) \times 10^9/L$。网织红细胞计数正常或增多。

骨髓象:增生活跃或明显活跃。粒系、红系细胞形态、比例正常。巨核细胞常增多。①急性:巨核细胞大小不一,以小型巨核细胞多见,分类幼稚型巨核细胞明显增多,产血小板型巨核细胞明显减少或不见;②慢性:巨核细胞大小基本正常,分类以颗粒型巨核细胞增多,产血小板型巨核细胞明显减少;如巨核细胞减少或缺如,可诊断为获得性纯巨核细胞再生障碍性血小板减少性紫癜。

(二)血栓性血小板减少性紫癜

血象:可出现中、重度贫血,为正细胞正色素性贫血,可见破碎红细胞及有核红细胞。白细胞计数正常或增多。血小板计数明显减少,可见巨大血小板。网织红细胞计数升高。

骨髓象:增生活跃或明显活跃。红系明显增生,粒红比减低。粒系比例相对减少,形态正常。巨核细胞正常或增多,可伴有成熟障碍,可见巨大血小板。

六、其他白细胞减少症和粒细胞缺乏症

(一)白细胞减少症

血象:血红蛋白一般正常。白细胞计数:成人持续低于 $4.0 \times 10^9/L$,儿童,<10 岁低于 $5.0 \times 10^9/L$,$\geqslant 10$ 岁低于 $4.5 \times 10^9/L$。血小板计数正常或轻度减少。

骨髓象:增生活跃或明显活跃,亦可减低。中、晚幼粒比例可增高,杆状核及分叶核粒细胞比例减低,可见粒细胞形态异常,如空泡变性。红系、巨核细胞系正常。

(二)粒细胞缺乏症

血象:血红蛋白正常或轻、中度减少。白细胞计数:成人低于 $2.0 \times 10^9/L$,儿童,<10 岁低于 $1.5 \times 10^9/L$,$\geqslant 10$ 岁低于 $1.8 \times 10^9/L$,称为中性粒细胞减少症;当粒细胞 $<0.5 \times 10^9/L$,称为粒细胞缺乏症。血小板计数正常或轻、中度减少。

骨髓象:增生活跃或明显活跃,亦可减低。可见早幼粒或中幼粒和(或)晚幼粒比例明显增高,伴成熟障碍,杆状核及分叶核粒细胞比例减低,可见粒细胞形态异常,如空泡变性,中毒颗粒明显。如骨髓内粒细胞总和 $<10\%$,则为纯粒细胞再生障碍。红系、巨核细胞系一般正常。

七、类白血病反应

类白血病反应一般无贫血,血小板计数正常。

(一)粒细胞型类白血病反应

血象:白细胞计数明显增多可达 $30 \times 10^9/L$ 以上,分类见幼稚粒细胞,中性粒细胞胞浆中空泡及中毒颗粒较明显。

骨髓象：增生活跃，晚幼粒细胞、杆状核粒细胞比例增多，可见空泡及中毒颗粒。红系、巨核细胞系正常。中性粒细胞碱性磷酸酶积分明显增高，Ph_1 染色体阴性。

（二）淋巴细胞型类白血病反应

血象：白细胞计数轻度或明显增多，分类成熟淋巴细胞>40%，可见异型淋巴细胞及幼稚淋巴细胞。

骨髓象：增生活跃，成熟淋巴细胞比例可增高。粒系、红系、巨核细胞系正常。

（三）单核细胞型类白血病反应

血象：白细胞计数明显增多>30×10^9/L，分类单核细胞>30%，并可见幼稚单核细胞。

骨髓象：增生活跃，成熟单核细胞比例增高。粒系、红系、巨核细胞系正常。

（四）嗜酸粒细胞型类白血病反应

血象：白细胞计数轻度或明显增多，分类嗜酸粒细胞明显增多，以成熟型为主。

骨髓象：增生活跃，原始细胞不增多，成熟嗜酸粒细胞比例增高，形态正常。粒系、红系、巨核细胞系正常。

八、骨髓纤维化

血象：早期血红蛋白轻度减少，晚期明显减低，呈正细胞正色素性贫血，红细胞大小不等，可见畸形红细胞及幼红细胞。白细胞计数正常或增高，亦可减少，增高一般<50×10^9/L，嗜酸、嗜碱性粒细胞可轻度增高，可见幼粒细胞。血小板计数多为正常或减少，少数可明显增高，可见巨大血小板和畸形血小板，偶见裸核巨核细胞。网织红细胞计数轻度升高，一般<5%。

骨髓象：骨髓穿刺多为"干抽"，或为增生减低。骨髓活检可见纤维组织明显增生；可分为3期：早期全血细胞可增生，伴有轻度纤维组织增生；中期造血减低，纤维组织增生较明显；晚期纤维组织明显增生，伴骨髓硬化。

九、骨髓坏死

血象：血红蛋白减少，晚期可出现明显贫血，呈正细胞正色素性贫血，可见幼红细胞。白细胞计数正常或增高，亦可减少，可见幼粒细胞。血小板计数多减少，亦可正常。网织红细胞计数减低。

骨髓象：骨髓穿刺可为"干抽"，或为增生减低，有核细胞结构不清，仅可见模糊的细胞或细胞碎片，可在涂片上找到转移的肿瘤细胞团。骨髓活检：可见片状均质的嗜伊红物质分布，细胞结构模糊不清，可有纤维组织增生。

十、骨髓转移癌

血象：早期血红蛋白可正常，晚期多出现较明显贫血，呈正细胞正色素性贫血，可见幼红细胞。白细胞计数多正常，亦可减少，可见幼粒细胞。血小板计数正常或减少。网织红细胞计数正常或减低。

骨髓象：骨髓增生活跃或轻度减低，红系、粒系及巨核细胞系增生正常或减低。涂片的边缘及片尾部可查到转移的癌细胞团，查到转移癌细胞是确诊的主要依据。

十一、类脂质沉积病

脂质沉积病是一组遗传性疾病，由于某些酶的缺乏，使相应的类脂质分解障碍，沉积在网状内皮系统及其他组织内。本病包括戈谢病、尼曼－皮克病、Fabry病、全身性神经节苷脂沉积症、原发性高脂质血症（黄瘤病）等。以下介绍前两种疾病。

1.尼曼－皮克病

血象：血红蛋白正常或有轻度贫血，呈正细胞正色素性贫血。白细胞计数多减少，亦可正常，单核细胞、淋巴细胞常显示胞浆中特征性空泡（6~10个）。血小板计数正常或减少。网织红细胞计数正常或轻度增高。

骨髓象：骨髓增生活跃，在涂片上查到充满脂质的泡沫细胞（尼曼－皮克细胞），是确诊的主要依据。红系、粒系及巨核细胞系增生正常或减低。泡沫细胞特点：细胞大，直径 20~100 μm，有一个圆形或椭圆形核,呈偏心位,染色质疏松,有1～3个核仁;胞浆丰富,充满空泡呈泡沫样;酸性磷酸酶染色阴性或弱阳性。

2.戈谢病

血象:可有轻度或中度贫血,呈正细胞正色素性贫血。白细胞计数轻度减少,亦可正常,淋巴细胞可相对增高。血小板计数常轻度减少。网织红细胞计数正常或轻度增高。

骨髓象:骨髓增生活跃,在涂片上查到戈谢细胞(约占15%左右),是确诊的主要依据。红系、粒系及巨核细胞系正常或减低。戈谢细胞特点:细胞大,直径20～80 mm,核圆形,多为1或2个,呈偏心位,染色质致密,核仁不明显;胞浆丰富,呈淡蓝色,无空泡,含有交织成网状或洋葱皮样结构的原纤维。酸性磷酸酶染色强阳性。

十二、杜氏利什曼原虫与黑热病

血象:血红蛋白多减低,呈正细胞正色色素性贫血。白细胞计数减少($1.5×10^9$/L～$3.0×10^9$/L),偶见粒细胞缺乏,淋巴细胞、单核细胞相对增高。血小板计数常减少,多<$80×10^9$/L。

骨髓象:骨髓增生活跃,在涂片上可查到利什曼原虫,多寄生在网状内皮细胞内,一个细胞内可寄生200～300个利什曼原虫。找到利什曼原虫是确诊的主要依据。利什曼原虫特点:呈圆形或椭圆形,大小约3.5 μm(椭圆形为2.8～4.4 μm),核位于虫体一侧,紫红色;胞浆呈淡蓝色,可见小棒状副基体。红系、粒系及巨核细胞系正常或减低。

十三、传染性单核细胞增多症

血象:血红蛋白正常。白细胞计数早期正常或减少,1周后白细胞增多,分类淋巴细胞增多,常>50%,异型淋巴细胞明显增多>10%,此类细胞:胞体较大,核偏位可呈分叶状、马蹄形,染色质致密,可见核仁,胞浆嗜碱性,有空泡。血小板计数正常。

骨髓象:骨髓增生活跃,粒系、红系及巨核细胞形态、比例基本正常。淋巴细胞和(或)单核细胞比例可增高,异型淋巴细胞明显增多,但不如血象改变明显。

十四、传染性淋巴细胞增多症

血象:血红蛋白常正常。白细胞计数一般增多,分类成熟淋巴细胞明显增多,嗜酸细胞可增多。血小板计数正常。

骨髓象:骨髓增生活跃,粒系、红系及巨核细胞形态正常,比例正常或相对减低。正常成熟小淋巴细胞明显增高。该病以正常成熟淋巴细胞增生为主,为一种自限性疾病,无需特殊治疗,与传染性单核细胞增多症不同。

十五、反应性组织细胞增生症

血象:反应性组织细胞增生症的血象变化主要取决于原发病。如感染性疾病:白细胞计数多增高;寄生虫病:嗜酸性粒细胞可明显增高;自身免疫系统疾病:可有贫血、白细胞减少及血小板减少;肿瘤:可有贫血、白细胞及血小板增高或减低,可见幼粒、幼红细胞。

骨髓象:增生正常或明显活跃,组织细胞比例增高,形态多正常,无明显异常的组织细胞及多核巨组织细胞,与恶性组织细胞病不同。红系、粒系及巨核细胞系增生一般正常。中性粒细胞碱性磷酸酶活性多增高,而恶性组织细胞病多阴性。

十六、绿色瘤

绿色瘤在ANLI M1型和M2型中多见。其典型表现为骨膜下绿色肿瘤,好发部位为颅骨及眼眶的骨膜下,在胸骨、肋骨、脊柱和骨盆等部位亦可发病。血象、骨髓象改变同ANLL ML型或M2型,极少数患者的血象和骨髓象可无白血病表现。瘤组织穿刺液涂片或活组织病理学检查,见大量原始粒细胞,为主要确诊依据。

十七、脾功能亢进

血象：全血细胞减少或一种、二种减少。贫血为正细胞正色素性。白细胞计数减少，以中性粒细胞减少为主。血小板计数常中度减少。网织红细胞计数增高或正常。

骨髓象：骨髓增生活跃或明显活跃，外周血中减少的细胞系往往在骨髓中增生比较明显。

（胡海洋）

第五章 血液流变学检验

一、全血黏度测定

血液黏度是衡量血液流动性的指标,黏度越大流动性越小,反之越大。血液黏度主要由血细胞比容(Hct)、红细胞聚集性、红细胞变形性、红细胞表面电荷、血浆黏度、纤维蛋白原含量以及白细胞、血小板流动性等血液内在因素决定;还与测量条件如温度、pH、渗透压、标本存放时间、抗凝剂、检测方法和仪器等都影响测定结果。目前常用于全血黏度测定的仪器主要有两大类:旋转式黏度计和毛细管黏度计。

(一)毛细管黏度计法测定

1.原理

毛细管黏度计法是指一定量的液体,在一定压力驱动下,通过一定管径的毛细管所需时间来计算液体的黏度,见公式(1)。

$\eta = \eta_0 t / t_0$

已知黏度为 η_0,流过时间为 t_0;待测液体黏度为 η,流过时间为 t。

2.试剂

抗凝剂:肝素 10~20 U/mL 血;EDTA·2Na 1.5 g/L 血。

3.操作

(1)受检者静脉取血,以肝素(10~20 U/mL 血)或 EDTA·2Na(1.5 g/L 血)抗凝。

(2)血样置于水浴中,恒温 5 min,混匀后加入储液池,同时按下测量钮开始计时,测得血样流过时间(t)。

(3)按上述操作(2),测量生理盐水流过时间(t_0)。

(4)按公式(1)计算每个平均切变率下的血液表观黏度。

(5)Hct 是影响黏度的重要因素,为便于分析测定的结果,可以微量毛细管测定 Hct。

4.参考区间

全血黏度:男为(4.25±0.41) mPa·s;女为(3.65±0.32) mPa·s。

全血比黏度:男为(7.764±1.05) mPa·s;女为(4.568±1.60) mPa·s。

全血还原黏度:(7.40±0.75) mPa·s。

由于血液黏度受各种因素的影响,即使应用通用的仪器和标准化的操作方法也难以获得一致的参考范围,因此不同的实验室应具有自己的参考范围。

(二)旋转式黏度计法测定

1.原理

在样品中有一个同轴的锥体,当样品槽旋转时,血样越黏,通过血样传入到锥体的扭距越大,故检测锥体受力的大小可得出样品的黏度。

2.操作

(1)静脉采血,以肝素或 EDTA·2Na 常规抗凝。

(2)打开仪器预热,使恒温系统达到测试温度。

(3)将试样在测试温度下恒温 5 min 后,充分混匀加入测样杯。

(4)按测量键,切变率按由低至高的顺序进行测量。

3.参考区间

男:230/s 时为(4.53±0.46)mPa•s;11.5/s 时为(9.31±1.48)mPa•s。

女:230/s 时为(4.22±0.41)mPa•s;11.5/s 时为(8.37±1.22)mPa•s。

二、血浆黏度测定(毛细管黏度计法)

1.原理

血浆中含有各种蛋白质、脂类和电解质,其中蛋白质对血浆黏度影响最大,这主要取决于蛋白质分子的大小、形状和浓度。纤维蛋白原对血浆黏度的影响最大,球蛋白次之,清蛋白影响最小。此外,蛋白质还通过与红细胞相互作用,引起红细胞聚集性增加和变形性降低,进而引起血液黏度升高。用于血浆黏度测量的毛细管黏度计的结构和测量原理同血液黏度测定。

2.试剂

抗凝剂:肝素 10～20 U/mL 血;EDTA•2Na 1.5 g/L 血。离心取血浆。

3.操作

(1)将以肝素(10～20 U/mL 血)或 EDTA•2Na(1.5 g/L 血)抗凝的血液以 3 000 r/min 离心10 min,取出血浆置于 25 ℃或 37 ℃水浴预热 5 min,使其达到测量温度。

(2)将血浆加入毛细管黏度计储液池内,按下仪器测量键,或用秒表进行人工计时。

(3)用同样的方法测量水的流过时间,按下列公式计算血浆黏度。

$\eta = \eta_0 \rho t / \rho_0 t_0$

待测液体黏度为 η,已知黏度为 η_0,待测液体密度为 ρ_t,已知液体密度为 ρ_0,已知流过时间为 t_0。

4.参考区间

血浆黏度:男为(1.76±0.04) mPa•s;女为(1.78±0.06) mPa•s。

三、红细胞聚集性测定(红细胞沉降法)

1.原理

当红细胞聚集时,随着红细胞聚集体的形成及其比重的增加,红细胞沉降率明显加快。红细胞沉降率(ESR)在一定程度上反应红细胞的聚集性,但受红细胞比容(Hct)、血浆黏度、红细胞表面电荷、温度以及血浆与细胞之间密度差等因素的影响。因此可利用血沉方程求出 K 值,由 K 值估计红细胞的聚集性。

2.操作

(1)用温氏法测定血沉(ESR),再通过离心法测定红细胞比容(Hct)。

(2)将 ESR 和 Hct 代入方程 ESR = K[Hct − (lnH + 1)]求出 K 值。设 R = Hct − (lnH + 1),则 K = ESR/R。

3.参考区间

K 值的均值为 53±20。

4.临床意义

K 值增高反映红细胞聚集性增加。K 值正常而血沉增快反映红细胞比容减低;血沉增快伴 K 值增大,可肯定血沉增快;血沉正常,而 K 值正常,可肯定血沉正常;血沉正常,而 K 值增大,则可肯定血沉加快。

四、红细胞变形性测定

(一)黏性检测法

1.原理

血液的表观黏度随切变率升高而降低,高切变率下血液的表观黏度主要由红细胞的变形性决定。在相同红细胞比容、介质黏度和切变率时,表观黏度降低者红细胞的平均变形性越好。因此,通过测量血液在高切变率下的表观黏度及相应的血浆黏度和血细胞比容值可间接估计红细胞的平均变形性。

2.器材

最好用有较宽切变率范围的旋转式黏度计,切变率选择在 100/s 以上。采血方法和抗凝同血液黏度测量。

3.操作

应用黏性测量法估计红细胞变形性,可利用黏性方程求出参数 TK 值。用旋转式或毛细管黏度计测量血液在高切变率下的黏度值,用毛细管黏度计测量血浆黏度,利用下列黏性方程计算 TK 值。

$\eta_r = (1-TKC)^{-2.5}$

$TK = (\eta_r 0.4-1) \times \eta_r^{0.4} C$

式中,η_r:相对黏度(是全血黏度与血浆黏度的比值);T,Taylor 因子;K,红细胞群集指数;C,红细胞体积浓度(常以 Hct 代替)。

利用 TK 值可间接估计红细胞的变形性,正常状态下 TK 值约 0.9,TK 值愈大表明红细胞变形性愈差。

红细胞变形性还可以由获得的黏度值计算红细胞刚性指数(IR)。

$IR = \dfrac{\eta_b - \eta_p}{\eta_p} \times \dfrac{1}{Hct}$

式中,η_b:全血黏度;η_p:红浆黏度;Hct:红细胞比容。IR 值越大,表明红细胞变形性越差。

黏性测量的优点在于测得血液黏度的同时可获得对红细胞的平均变形性的估计,缺点是不易分辨细胞变形时应力与应变之间的关系。

4.参考区间

$180\ s^{-1}$ 为小于 1.00。

5.附注

(1)红细胞膜的黏弹性:红细胞表面结构及酶维持 T 细胞膜的黏弹性,一旦发生改变,导致红细胞膜变硬,变形性减低。

(2)红细胞几何形状:红细胞形状改变,其表面积与体积之比发生改变,也影响红细胞的变形性。

(3)红细胞内黏度:当红细胞内血红蛋白发生沉淀或聚集时,处于高张介质中的红细胞内黏度升高,变形性降低。

(4)切变率对变形性的影响:红细胞的变形性随切变率的增快而增加。

(5)红细胞的浓度对变形性的影响:红细胞浓度增加,红细胞间的间隙变窄,切变率增加,变形性增大。

(6)介质对变形性的影响:血浆中各种介质的含量不仅影响血浆黏度,而且影响红细胞的变形性。

(二)微孔滤过法

1.原理

微孔滤过法是目前国内外广泛采用的方法。在正常状态下红细胞很容易通过比自身直径小的孔道;在病理状态下由于红细胞变形能力下降,其通过微细孔道的阻力增加。微孔过滤法就是采用测量红细胞通过滤膜上微孔(3~5 μm)的能力来反映红细胞变形性。红细胞滤过仪,主要由滤膜、负压发生系统和控温三大部分组成。

测量一定体积的悬浮液和介质流过滤膜所需时间 t_s 与 t_0。用滤过指数(IF)表示红细胞的变形性,按下列公式计算。IF 越高红细胞变形性越差。

$IF = \dfrac{t_s - t_0}{t_0 (Hct)}$

式中 Hct 悬浮液中红细胞比容。

2.试剂与器材

(1)滤过仪:国内有 CR-Ⅱ型滤过仪和 DXC-200 型滤过仪;国外有圣·乔治滤过仪(St George's filtrometer),MF 四导滤过仪,SEFAM ergthrochyter 等。国外的滤过仪大多配有电脑,自动化程度较高。

(2)抗凝:由于肝素容易引起血小板聚集不宜采用,故作滤过试验时血宜用 EDTA·2Na 抗凝。

(3)悬浮介质:采用等渗的 PBS(pH 7.4)。使用前应用 G2 滤器滤过,以除去其中的颗粒。

3.操作

(1)将血液以 3 000 r/min 离心 10 min,弃去血浆及红细胞柱表面的血浆黄层,以 PBS 洗涤 3 次,每次洗后以 3 000 r/min 离心 5 min,弃去上清液。

压紧的红细胞按 1∶9(V/V)加到 PBS 中配成浓度 10% 的悬浮液备用。

(2)在加样前使储气瓶内保持 0.98 kPa 或 1.96 kPa 负压,分别吸取悬浮介质(PBS)和细胞悬浮液加入到带刻度的样品池内,分别测量在负压作用下流过滤膜的时间 t_0 和 t_s,按公式计算红细胞的滤过指数(IF)。

4.参考区间

全血滤过法:0.29±0.10。

红细胞悬浮液滤过法:0.98±0.08。

5.附注

(1)细胞易堵塞滤孔而影响检测结果,故样品中的白细胞应尽量少。

(2)细胞比容应控制在 10% 左右。

五、红细胞表面电荷测定(红细胞电泳法)

细胞电泳技术是通过测量细胞在电场中的泳动来反映细胞表面电荷,进而研究细胞的表面结构和功能。将红细胞悬浮于生理盐水或自身血浆中,在电场的作用下,借助显微镜观察红细胞的电泳速度。由于红细胞表面带有负电荷,因此,红细胞向正极移动,电泳速度与其表面负电荷的密度大小成正比。

1.原理

红细胞表面带负电荷,在电场中向正极移动,此即红细胞电泳。其电泳泳动度(EPM)可按下列公式计算。

EPM＝v/E

式中,v 为细胞泳动速度;E 为电场强度。

只要测出细胞的 EPM,自动化仪器经过一系列换算便可得出红细胞表面的电荷速度。

2.试剂与器材

(1)红细胞悬浮液的配制:取静脉血,以肝素抗凝(1～20 U/mL 血)或 EDTA·2Na(1.5 g/L 血)抗凝,以 3 000 r/min 离心 10 min,取出血浆存于小试管内,随后加入 1 滴血使其中红细胞浓度达到每微升 10^4 个左右备用,也可用生理盐水或 9% 的蔗糖溶液作悬浮介质。但是由于生理盐水离子强度大、导电性强,电泳池内工作电流大易生热而影响测量结果。

(2)细胞电泳仪:主要由直流稳压电源、电泳室、电极及显微镜等部分组成。

3.操作

(1)将稀释的红细胞悬浮液装入方形玻管内,两端套好琼脂管,装入电泳管架的槽内,然后置于显微镜台上并插入电极。

(2)接通电源,通过倒向开关变换两电极的极性,利用微标尺测量细胞在电场作用下泳动一定距离(s)所需时间(t),仪器自动记录 20 个细胞在两个方向泳动时间的平均值(t),并会自动给出红细胞的电泳动度(EPM)和细胞表面电荷密度。

4.参考区间

参考区间:14.6～18.2 s。

5.附注

(1)介质的离子强度:离子强度越大,电泳速度越慢。

(2)电场强度:电场强度越高,电泳速度越快。

(3)温度:温度升高可导致介质黏度降低、细胞泳动阻力变小、电泳速度增大。

(4)漂移现象:所谓漂移现象即在无电场作用时,电泳池内细胞仍向某一方向移动。这是由于电泳小室有泄漏所致,故方玻管两端的琼脂管一定要套装好。

6.临床意义

红细胞表面电荷减少或丧失,导致红细胞间的静电斥力减少,使红细胞聚集性增加,形成串联、堆集现象,血流减慢。见于冠心病、脑血栓、糖尿病、脉管炎、骨髓增生症等疾病。

六、与血液流变学有关的其他检查

(1)红细胞比容测定(Hct)。

(2)纤维蛋白原测定(Fg)。

(3)红细胞沉降率(ESR)。

(4)血小板计数与功能测定。

七、血液流变学检查的影响因素

(一)采血与抗凝剂的影响

采血方式不当可引起黏度测定误差。根据国际血液学标准化委员会(ICSH)的建议,压脉带压迫的时间应尽可能缩短,针头插入血管后,应在压脉带松开 5 s 后开始抽血,抽血时用力不宜过猛。抗凝剂以用肝素(10～20 U/mL 血)或 EDTA·2Na(1.5 g/L 血)为宜。为防止对血液的稀释作用,应采用固体抗凝剂,若采用液体抗凝,应提高抗凝剂的浓度,以减少加入液体的量。

(二)血样存放时间的影响

采血后立即进行测试,在室温下存放时间过长,会引起测量结果偏高,最好于 4 h 内完成测试,若存于 4 ℃冰箱可延长至 12 h。血样不宜在 0 ℃以下存放,因为在冷冻条件下红细胞会发生破裂。

(三)生命节律的影响

研究指出,人体在 1 天 24 h 内血液黏度呈现规律性的变化。一般有两次高峰,分别在上午 11∶00 时和晚上 20∶00。进食会引起红细胞比容(Hct)和血浆成分的变化。因此,采血时间以清晨空腹为宜。

(四)Hct 的影响

血液是血细胞在血浆中的悬浮液,其黏度受血浆和血细胞质与量的影响。为排除血浆黏度的影响,引入了相对黏度(η_r)的概念,它是血液黏度(η_b)与血浆黏度(η_p)的比值:$\eta_r = \eta_b/\eta_p$。血液黏度(η_b)与标准参照液(H_2O)黏度(η_{H_2O})的比值,即 $\eta = \eta_b/\eta H_2O$。

红细胞是血液中最主要的有形成分,对血液黏度的影响最大,全血黏度随 Hct 的增加呈指数上升,为排除 Hct 变化对血液黏度的影响,引入了还原黏度的概念,它表示因红细胞单位比容变化引起的血液黏度的增加。

$$全血还原黏度(mPa \cdot s) = \frac{\eta_b - \eta_p}{\eta_p} \times \frac{1}{Hct}$$

由于在低切变率下,血液黏度主要受红细胞聚集的影响;高切变率时,血液黏度主要受红细胞变形性的影响。因此,若低切变率情况下还原黏度升高,表明红细胞聚集性升高;若高切变率时还原黏度升高,表明红细胞变形性降低。

(五)残留液的影响

在测量每一血样后,在毛细管内壁上会残留一薄层液体,它将会影响下一血样的黏度测定,需以第二血样冲洗,在实际测量中也可采用加入过量的第二血样,使其前沿先流入的液体冲洗毛细管,带走残留层。

（六）表面张力的影响

在毛细管黏度计中，无论在流体前端的凸液面，还是流体尾部的凹液面，都会由于液体表面张力而产生一种与驱动力方向相反的力（表面张力），从而影响黏度测量的结果。为减少表面张力的影响，故以采用较大口径的毛细管为好。

八、血液流变学检查的临床意义

血液流变学检测对疾病的诊断、疗效观察和预后判断有一定的参考意义，但由于存在着许多影响因素和有待解决的问题，使流变学的临床应用受到限制。

（一）高血压

有资料表明，原发性高血压患者全血黏度、血浆黏度、红细胞比容和纤维蛋白原升高。此外，在1/s切变率时的全血黏度与血压明显相关；血液流变学也与血管紧张素的水平相关；当血压降低后，血液黏度也随之降低。因此，在高血压患者由于红细胞变形性降低和全血黏度升高，导致血循环阻力增加，血流减慢，组织呈现血液灌注不足。

（二）动脉粥样硬化

研究发现，动脉粥样硬化不仅与血管壁受损、脂质代谢紊乱和血液凝固性增强有关，而且与血液流变学也有关。Oka指出，血管弯曲可影响血液流动，或使血管内应力增加，导致血管内皮细胞受损、通透性增加、血液黏度增高、血液淤滞、纤维蛋白网形成、血管平滑肌增生和血小板激活等，有利于动脉粥样硬化的发生。

（三）心肌梗死和心绞痛

心肌梗死（心梗）和心绞痛患者，红细胞的聚集性增强、红细胞变形能力降低、白细胞数升高、白细胞滤过性降低、血浆黏度升高，血浆纤维蛋白原和球蛋白升高。Chien等对心梗患者血液黏度进行了动态观察，发现心肌梗死后第一天，血液黏度明显升高，这可持续几天，而后渐渐降低。

（四）脑梗死

大量临床观察表明，脑血管病变尤其是脑梗死急性发作期的患者，全血黏度、血浆黏度和Hct升高，细胞变形性减低，血小板自发性聚集率升高，纤维蛋白原的水平升高。

（五）肺心病

患者的Hct升高，导致血黏度升高、血流阻力增大、组织血液灌注减少、组织缺氧，导致酸中毒又可引起红细胞内黏度增加、红细胞变硬、红细胞变形能力降低。若伴感染，可使免疫球蛋白升高，又加重血液流变学的改变。

（六）血液病

常见于镰状细胞贫血（HbS）、遗传性球形和（或）椭圆形红细胞增多症、血红蛋白病、红细胞增多症、血小板增多症等，都有特殊的血液流变学的异常，都是引起血栓的重要因素之一。

（高　伟）

第六章　尿液检验

第一节　尿液的生成及主要成分

一、尿液的生成

尿液由肾生成，通过输尿管、膀胱及尿道排出体外。肾单位是肾泌尿活动的基本功能单位。肾单位包括肾小体与肾小管两部分，肾单位与集合管共同完成泌尿功能。当体内血液流经肾小球毛细血管时，其中的细胞、大分子蛋白质和脂类等胶体被截留，其余成分则经半透膜滤过，进入肾小囊腔形成原尿。原尿通过肾小管时，约大部分水分、电解质、葡萄糖、氨基酸、乳酸及肌酸、部分硫酸盐、尿酸等物质又重新被吸收回血；肾小管也分泌一些物质加入尿中；肾小管滤过的原尿经过曲小管和集合管的重吸收和排泌、浓缩与稀释作用成为终尿排出体外。因此尿液的生成，包括肾小球滤过、肾小管的重吸收和排泌三个过程。

在感染、代谢异常、肾血管病变、变态反应性疾患、毒素或药物刺激情况下，泌尿道的病理产物或血液中的异常成分，可随尿排出。尿液的性状和组成，可反映机体的代谢情况。

二、尿液的主要成分

正常尿含水分 96%～97%，固体物 3%～4%，正常成人每天由尿中排出总固体约 60 g，其中无机盐约 25 g，有机物约 35 g。无机盐中约一半是钠和氯离子；有机物中主要是尿素（每天可排出约 30g），其次是少量的糖类、蛋白质、酶、性激素和抗体以及种类繁多的代谢产物。

（刘爱民）

第二节　尿液一般检查的适应证

一、用于对泌尿系统疾病的诊断与疗效观察

泌尿系统的炎症、结石、肿瘤、血管病变及肾移植术后发生排异反应时，各种病变产物直接进入尿中，引起尿液成分变化，因此尿液分析是泌尿系统诊断与疗效观察的首选项目。

二、用于对其他系统疾病的诊断

尿液来自血液，其成分又与机体代谢有密切关系，任何系统疾病的病变影响血液成分改变时，均能引起尿液成分的变化。如糖尿病时进行尿糖检查、急性胰腺炎时进行尿淀粉酶检查、急性黄疸型病毒性肝炎时做尿液胆色素检查等，均有助于上述疾病的诊断。

三、用于安全用药的监测

指标某些药物如庆大霉素、卡那霉素、多黏菌素 B 与磺胺类药等常可引起肾损害，用药前及用药过程中须观察尿液的变化，以确保用药安全。

四、对人体健康状态的评估

用于预防普查，如对人群进行尿液分析，筛查有无肾、肝、胆疾病和糖尿病等，以达到早期诊断及预防疾病的目的。

（刘爱民）

第三节　尿液标本采集及保存

一、尿液标本采集

为保证尿液检查结果的准确性，必须正确留取标本：①避免阴道分泌物、月经血、粪便等污染；②无干扰化学物质（如表面活性剂、消毒剂）混入；③尿标本收集后及时送检及检查（2h 内），以免发生细菌繁殖、蛋白变性、细胞溶解等；④尿标本采集后应避免强光照射，以免尿胆原等物质因光照分解或氧化而减少。

二、尿标本的种类

（一）晨尿

晨尿即清晨起床后的第 1 次尿标本，未经浓缩和酸化的标本，血细胞、上皮细胞及管型等有形成分相对集中且保存得较好，适用于可疑或已知泌尿系统疾病的形态观察及早期妊娠试验等。但由于晨尿在膀胱内停留时间过长易发生变化，门诊患者携带不方便已采用清晨第 2 次尿标本来取代晨尿。

（二）随机尿（随意 1 次尿）

留取任何时间的尿液，适用于门诊、急诊患者。本法留取方便，但易受饮食、运动、用药等影响，可致使低浓度或病理临界浓度的物质和有形成分漏检，也可能出现饮食性糖尿或药物如维生素 C 等的干扰。

（三）餐后尿

通常于午餐后 2h 收集患者尿液，此标本对病理性糖尿和蛋白尿的检出更为敏感，用餐后增加了负载，使已降低阈值的肾不能承受。此外由于餐后肝分泌旺盛，促进尿胆原的肠肝循环，而餐后机体出现的"减潮"状态也有利于尿胆原的排出。因此，餐后尿适用于尿糖、尿蛋白、尿胆原等检查。

（四）3h 尿

收集上午 3h 尿液，测定尿液有形成分，如白细胞排出率等。

（五）12h 尿

晚 8 时排空膀胱并弃去此次的尿液后，留取次日晨 8 时夜尿，作为 12h 尿有形成分计数，如Addis计数。

（六）24h 尿

尿液中的一些溶质（肌酐、总蛋白质、糖、尿素、电解质及激素等）在一天的不同时间内其排泄浓度不同，为了准确定量，必须收集 24h 尿液。于第 1d 晨 8 时排空膀胱弃去此次尿液，再收集至次日晨 8 时全部尿液，用于化学成分的定量。

（七）其他

包括中段尿、导尿、耻骨上膀胱穿刺尿等。

三、尿液标本的保存

（一）冷藏于 4℃

尿液置 4℃ 冰箱中冷藏可防止一般细菌生长及维持较恒定的弱酸性。但有些标本冷藏后，由于磷酸盐及尿酸盐析出与沉淀，妨碍对有形成分的观察。

（二）加入化学防腐剂

大多数防腐剂的作用是抑制细菌生长和维持酸性，常用的有以下几种。

1. 甲醛（福尔马林 400 g/L）

每升尿中加入 5 mL（或按 1 滴/30 mL 尿液比例加入），用于尿管型、细胞防腐，适用于 Addis 计数。注意甲醛为还原性物质可致班氏尿糖定性检查出现假阳性。当甲醛过量时可与尿素产生沉淀物，干扰显微镜检查。

2. 甲苯

每升尿中加入 5 mL，用于尿糖、尿蛋白等定量检查。

3. 麝香草酚

每升尿中小于 1 g，既能抑制细菌生长，又能较好地保存尿中有形成分，可用于化学成分检查及防腐，但如过量可使尿蛋白定性试验（加热乙酸法）出现假阳性，还能干扰尿胆色素的检出。

4. 浓盐酸

每升尿中加入 10 mL，用于尿中 17 酮、17 羟类固醇、儿茶酚胺、Ca^{2+}、肾上腺素、去甲肾上腺素、香草扁桃酸（VMA）等。

5. 冰乙酸

每升尿中加入 10 mL，用于尿中醛固酮。每升尿中加入 25 mL，可用于 5-羟色胺的测定。

6. 碳酸钠

每升尿中加入 10 g，用于尿中卟啉的测定。

（刘爱民）

第四节　尿液的理学检验

一、尿量

尿量主要取决于肾小球的滤过率、肾小管重吸收和浓缩与稀释功能。此外尿量变化还与外界因素如每日饮水量、食物种类、周围环境（气温、湿度）、排汗量、年龄、精神因素、活动量等相关。正常成人 24h 内排尿为 1～1.5L/24h。

24h 尿量＞2.5L 为多尿，可由饮水过多，特别饮用咖啡、茶或者失眠及使用利尿药、静脉输液过多时引起。病理性多尿常因肾小管重吸收和浓缩功能减退如尿崩症、糖尿病、肾功能不全、慢性肾盂肾炎等引起。

24h 尿量＜0.4L 为少尿，可因机体缺水或出汗。病理性少尿主要见于脱水、血浓缩、急性肾小球肾炎、各种慢性肾衰竭、肾移植术后急性排异反应、休克、心功能不全、尿路结石、损伤、肿瘤、尿路先天畸形等。

尿量不增多而仅排尿次数增加为尿频。见于膀胱炎、前列腺炎、尿道炎、肾盂肾炎、体质性神经衰弱、泌尿生殖系统处于激惹状态、磷酸盐尿症、碳酸盐尿症等。

二、外观

尿液外观包括颜色及透明度。正常人新鲜的尿液呈淡黄至橘黄色透明，影响尿液颜色的主要物质为尿色素、尿胆原、尿胆素及卟啉等。此外尿色还受酸碱度、摄入食物或药物的影响。

浑浊度可分为清晰、雾状、云雾状浑浊、明显浑浊几个等级。浑浊的程度根据尿中含混悬物质种类及量而定。正常尿浑浊的主要原因是因含有结晶和上皮细胞所致。病理性浑浊可因尿中含有白细胞、红细胞及细菌所致。放置过久而有轻度浑浊可因尿液酸碱度变化,尿内黏蛋白、核蛋白析出所致。淋巴管破裂产生的乳糜尿也可引起浑浊。在流行性出血热低血压期,尿中可出现蛋白、红细胞、上皮细胞等混合的凝固物,称"膜状物"。常见的外观改变有以下几种。

（一）血尿

尿内含有一定量的红细胞时称为血尿。由于出血量的不同可呈淡红色云雾状,淡洗肉水样或鲜血样,甚至混有凝血块。每升尿内含血量超过 1 mL 可出现淡红色,称为肉眼血尿。主要见于各种原因所致的泌尿系统出血,如肾结石或泌尿系统结石,肾结核、肾肿瘤及某些菌株所致的泌尿系统感染等。洗肉水样外观常见于急性肾小球肾炎。血尿还可由出血性疾病引起,见于血友病和特发性血小板减少性紫癜。镜下血尿指尿液外观变化不明显,而离心沉淀后进行镜检时能看到超过正常数量的红细胞者称镜下血尿。

（二）血红蛋白尿

当发生血管内溶血,血浆中血红蛋白含量增高,超过肝珠蛋白所能结合的量时,未结合的游离血红蛋白便可通过肾小球滤膜而形成血红蛋白尿。在酸性尿中血红蛋白可氧化成为正铁血红蛋白而呈棕色,如含量甚多则呈棕黑色酱油样外观。隐血试验呈强阳性反应,但离心沉淀后上清液颜色不变,镜检时不见红细胞或偶见溶解红细胞之碎屑,可与血尿相区别。卟啉尿症患者,尿液呈红葡萄酒色,碱性尿液中如存在酚红、番茄汁、芦荟等物质,酸性尿液中如存在氨基比林、磺胺等药物也可有不同程度的红色。血红蛋白尿见于蚕豆黄、血型不合的输血反应、严重烧伤及阵发性睡眠性血红蛋白尿症等。

（三）胆红素尿

当尿中含有大量的结合胆红素,外观呈深黄色,振荡后泡沫亦呈黄色,若在空气中久置可因胆红素被氧化为胆绿素而使尿液外观呈棕绿色。胆红素见于阻塞性黄疸和肝细胞性黄疸。服用痢特灵、核黄素、呋喃唑酮后尿液亦可呈黄色,但胆红素定性阴性。服用大剂量熊胆粉、牛黄类药物时尿液可呈深黄色。

（四）乳糜尿

外观呈不同程度的乳白色,严重者似乳汁。因淋巴循环受阻,从肠道吸收的乳糜液未能经淋巴管引流入血而逆流进入肾,致使肾盂、输尿管处的淋巴管破裂,淋巴液进入尿液中所致。其主要成分为脂肪微粒及卵磷脂、胆固醇、少许纤维蛋白原和白蛋白等。乳糜尿多见于丝虫病,少数可由结核、肿瘤、腹部创伤或手术引起。乳糜尿离心沉淀后外观不变,沉渣中可见少量红细胞和淋巴细胞,丝虫病者偶可于沉渣中查出微丝蚴。乳糜尿需与脓尿或结晶尿等浑浊尿相鉴别,后二者经离心后上清转为澄清,而镜检可见多数的白细胞或盐类结晶,结晶尿加热加酸后浑浊消失。为确诊乳糜尿还可于尿中加少量乙醚振荡提取,因尿中脂性成分溶于乙醚而使水层浑浊程度比原尿减轻。

（五）脓尿

尿液中含有大量白细胞而使外观呈不同程度的黄色浑浊或含脓丝状悬浮物。见于泌尿系统感染及前列腺炎、精囊炎,脓尿蛋白定性常为阳性,镜检可见大量脓细胞。还可通过尿三杯试验初步了解炎症部位,协助临床鉴别诊断。

（六）盐类结晶尿

外观呈白色或淡粉红色颗粒状浑浊,尤其是在气温寒冷时常很快析出沉淀物。这类浑浊尿可通过在试管中加热、加乙酸进行鉴别。尿酸盐加热后浑浊消失,磷酸盐、碳酸盐则浑浊增加,但加乙酸后二者均变清,碳酸盐尿同时产生气泡。

除肉眼观察颜色与浊度外,还可以通过三杯试验进一步对病理尿的来源进行初步定位。尿三杯试验是在一次排尿中,人为地把尿液分成三段排出,分别盛于 3 个容器内,第 1 杯及第 3 杯每杯约 10 mL,其余大部分排于第 2 杯中。分别观察各杯尿的颜色、浑浊度、并做显微镜检查。多用于男性泌尿生殖系统疾病定位的初步诊断（表 6-1）。

表 6-1　尿三杯试验外观鉴别结果及诊断

第 1 杯	初步诊断	第 2 杯	第 3 杯
有弥散脓液	清晰	清晰	急性尿道炎,且多在前尿道
有脓丝	清晰	清晰	亚急性或慢性尿道炎
有弥散脓液	有弥散脓液	有弥散脓液	尿道以上部位的泌尿系统感染
清晰	清晰	有弥散脓液	前列腺炎、精囊炎、后尿道炎、三角区炎症、膀胱颈部炎症
有脓丝	清晰	有弥散脓液	尿道炎、前列腺炎、精囊炎

尿三杯试验还可鉴别泌尿道出斑部位。

1.全程血尿(3 杯尿液均有血液)

血液多来自膀胱颈以上部位。

2.终末血尿(即第 3 杯有血液)

病变多在膀胱三角区、颈部或后尿道(但膀胱肿瘤患者大量出血时,也可见全程血尿)。

3.初期血尿(即第 1 杯有血液)

病变多在尿道或膀胱颈。

三、气味

正常新鲜尿液的气味来自尿内的挥发性酸,尿液久置后,因尿素分解而出现氨臭味。如新排出的尿液即有氨味提示有慢性膀胱炎及慢性尿潴留。糖尿病酮症时,尿液呈苹果样气味。此外还有药物和食物,特别是进食蒜、葱、咖喱等,尿液可出现特殊气味。

四、比密

尿比密是指在 $4℃$ 时尿液与同体积纯水重量之比。尿比密高低随尿中水分、盐类及有机物含量而异,在病理情况下还受尿蛋白、尿糖及细胞成分等影响。如无水代谢失调、尿比密测定可粗略反映肾小管的浓缩稀释功能。

(一)参考值

晨尿或通常饮食条件下:1.015~1.025。

随机尿:1.003~1.035(浮标法)。

(二)临床意义

1.高比密尿

可见于高热、脱水、心功能不全、周围循环衰竭等尿少时,也可见于尿中含葡萄糖和碘造影剂时。

2.低比密尿

可见于慢性肾小球肾炎、肾功能不全、肾盂肾炎、尿崩症、高血压等。慢性肾功能不全者,由于肾单位数目大量减少,尤其伴有远端肾单位浓缩功能障碍时,经常排出比密近于 1.010(与肾小球滤液比密接近)的尿称为等渗尿。

五、血清(浆)和尿渗量的测定

渗量代表溶液中一种或多种溶质中具有渗透活性微粒的总数量,而与微粒的大小、种类及性质无关。只要溶液的渗量相同,都具有相同的渗透压。测定尿渗量可了解尿内全部溶质的微粒总数量,可反映尿内溶质和水的相对排泄速度,以判断肾的浓缩稀释功能。

(一)参考值

血清平均为 $290mOsm/kg\ H_2O$,范围 $280\sim300mOsm/kg\ H_2O$。成人尿液 24h 内 $40\sim1400mOsm/kg\ H_2O$,

常见数值 600～1000mOsm/kg H_2O。尿/血清比值应大于 3。

（二）临床意义

（1）血清<280mOsm/kg H_2O 时为低渗性脱水,＞300mOsm/kg H_2O 时为高渗性脱水。

（2）禁饮 12h,尿渗量<800mOsm/kg H_2O 表示肾浓缩功能不全。

（3）急性肾小管功能障碍时,尿渗量降低,尿/血清渗量比值≤1。由于尿渗量仅受溶质微粒数量的影响而改变,很少受蛋白质及葡萄糖等大分子影响。

六、自由水清除率测定

自由水清除率是指单位时间内(每小时或每分钟)尿中排出的游离水量。它可通过血清渗量、尿渗量及单位时间尿量求得。

（一）参考值

－25～－100 mL/h 或－0.4～1.7 mL/min。

（二）临床意义

（1）自由水清除率为正值代表尿液被稀释,反之为负值时代表尿液被浓缩,其负值越大代表肾浓缩功能越佳。

（2）尿/血清渗量比值常因少尿而影响结果。

（3）急性肾衰竭早期,自由水清除率趋于零值,而且先于临床症状出现之前2～3 d,常作为判断急性肾衰竭早期诊断指标。在治疗期间,自由水清除率呈现负值,大小还可反映肾功能恢复程度。

（4）可用于观察严重创伤、大手术后低血压、少尿或休克患者髓质功能损害的指标。

（5）肾移植时有助于早期发现急性排异反应,此时可近于零。

（6）用于鉴别非少尿性肾功能不全和肾外性氮质血症,后者往往正常。

（刘爱民）

第五节　尿液的化学检查

一、尿液蛋白质检查

正常人的肾小球滤液中存在小分子量的蛋白质,在通过近曲小管时绝大部分又被重吸收,因此终尿中的蛋白质含量仅为30～130mg/24h。随机 1 次尿中蛋白质为 0～80mg/L。尿蛋白定性试验为阴性反应。当尿液中蛋白质超过正常范围时称为蛋白尿。含量大于 0.1 g/L 时定性试验可阳性。正常时分子量 7 万以上的蛋白质不能通过肾小球滤过膜,而分子量 1 万～3 万的低分子蛋白质虽大多可通过滤过膜,但又为近曲小管重吸收。由肾小管细胞分泌的蛋白如 Tamm-Horsfall 蛋白(T-H 蛋白)、SIgA 等以及下尿路分泌的黏液蛋白可进入尿中。尿蛋白质 2/3 来自血浆蛋白,其中清蛋白约占 40%,其余为小分子量的酶如溶菌酶等、肽类、激素等。可按蛋白质的分子量大小分成 3 组。①高分子量蛋白质:分子量大于 9 万,含量极微,包括由肾髓襻升支及远曲小管上皮细胞分泌的 T-H 糖蛋白及分泌型 IgG 等;②中分子量蛋白质:分子量 4 万～9 万,是以清蛋白为主的血浆蛋白,可占尿蛋白总数的 1/2～2/3;③低分子量蛋白质:分子量小于 4 万,绝大多数已在肾小管重吸收,因此尿中含量极少,如免疫球蛋白 Fc 片段,游离轻链、α_1 微球蛋白、β_2 微球蛋白等。

蛋白尿形成的机制:

（一）肾小球性蛋白尿

肾小球因受炎症、毒素等的损害,引起肾小球毛细血管壁通透性增加,滤出较多的血浆蛋白,超过了肾小管重吸收能力所形成的蛋白尿,称为肾小球性蛋白尿。其机制除因肾小球滤过膜的物理性空间构型改变导致"孔径"增大外,还与肾小球滤过膜的各层特别是足突细胞层的唾液酸减少或消失,以致静电屏障作用减弱有关。

(二)肾小管性蛋白尿

由于炎症或中毒引起近曲小管对低分子量蛋白质的重吸收功能减退而出现以低分子量蛋白质为主的蛋白尿,称为肾小管性蛋白尿。尿中以 β_2 微球蛋白、溶菌酶等增多为主,白蛋白正常或轻度增多。单纯性肾小管性蛋白尿,尿蛋白含量较低,一般低于 1 g/24h。常见于肾盂肾炎、间质性肾炎、肾小管性酸中毒、重金属(汞、镉、铋)中毒,应用庆大霉素、多黏菌素 B 及肾移植术后等。

(三)混合性蛋白尿

肾脏病变如同时累及肾小球及肾小管,产生的蛋白尿称混合性蛋白尿。在尿蛋白电泳的图谱中显示低分子量的 β_2MG 及中分子量的白蛋白同时增多,而大分子量的蛋白质较少。

(四)溢出性蛋白尿

血循环中出现大量低分子量(分子量小于 4.5 万)的蛋白质如本周蛋白。血浆肌红蛋白(分子量为 1.4 万)增多超过肾小管回吸收的极限于尿中大量出现时称为肌红蛋白尿,也属于溢出性蛋白尿,见于骨骼肌严重创伤及大面积心肌梗死。

(五)偶然性蛋白尿

当尿中混有多量血、脓、黏液等成分而导致蛋白定性试验阳性时称为偶然性蛋白尿。主要见于泌尿道的炎症、药物、出血及在尿中混入阴道分泌物、男性精液等,一般并不伴有肾本身的损害。

(六)生理性蛋白尿或无症状性蛋白尿

由于各种体外环境因素对机体的影响而导致的尿蛋白含量增多,可分为功能性蛋白尿及体位性(直立性)蛋白尿。

功能性蛋白尿:机体在剧烈运动、发热、低温刺激、精神紧张、交感神经兴奋等所致的暂时性、轻度的蛋白尿。形成机制可能与上述原因造成肾血管痉挛或充血而使肾小球毛细血管壁的通透性增加所致。当诱发因素消失后,尿蛋白也迅速消失。生理性蛋白尿定性一般不超过(+),定量小于 0.5 g/24h,多见于青少年期。

体位性蛋白尿:又称直立性蛋白尿,由于直立体位或腰部前突时引起的蛋白尿。其特点为卧床时尿蛋白定性为阴性,起床活动若干时间后即可出现蛋白尿,尿蛋白定性可达(++)甚至(+++),而平卧后又转成阴性,常见于青少年,可随年龄增长而消失。其机制可能与直立时前突的脊柱压迫肾静脉,或直立时肾的位置向下移动,使肾静脉扭曲而致肾脏处于淤血状态,与淋巴、血流受阻有关。

1.参考值

尿蛋白定性试验:阴性。尿蛋白定量试验:<0.1 g/L 或≤0.15 g/24h(考马斯亮蓝法)。

2.临床意义

因器质性变,尿内持续性地出现蛋白,尿蛋白含量的多少,可作为判断病情的参考,但蛋白量的多少不能反映肾脏病变的程度和预后。

(1)急性肾小球肾炎:多数由链球菌感染后引起的免疫反应。持续性蛋白尿为其特征。蛋白定性检查常为(+)~(++),定量检查大都不超过 3 g/24h,但也有超过 10 g/24h 者。一般于病后 2~3 周蛋白定性转为少量或微量,2~3 个月后多消失,也可呈间歇性阳性。成人患者消失较慢,若蛋白长期不消退,应疑及体内有感染灶或转为慢性的趋势。

(2)急进性肾小球肾炎:起病急、进展快。如未能有效控制,大多在半年至 1 年内死于尿毒症,以少尿、甚至无尿、蛋白尿、血尿和管型尿为特征。

(3)隐匿性肾小球肾炎:临床常无明显症状,但有持续性轻度的蛋白尿。蛋白定性检查多为(±)~(+),定量检查常在 0.2 g/24h 左右,一般不超过 1 g/24h,可称为"无症状性蛋白尿"。在呼吸系统感染或过劳后,蛋白可有明显增多,过后可恢复到原有水平。

（4）慢性肾小球肾炎：病变累及肾小球和肾小管，多属于混合性蛋白尿。慢性肾炎普通型，尿蛋白定性检查常为（＋）～（＋＋＋），定量检查多在 3.5 g/24h 左右；肾病型则以大量蛋白尿为特征，定性检查为（＋＋）～（＋＋＋），定量检查为 3.5～5 g/24h 或以上，但晚期，由于肾小球大部毁坏，蛋白排出量反而减少。

（5）肾病综合征：是由多种原因引起的一组临床症候群，包括慢性肾炎肾病型、类脂性肾病、膜性肾小球肾炎、狼疮性肾炎肾病型、糖尿病型肾病综合征和一些原因不明确的肾病综合征等。临床表现以水肿、大量蛋白尿、低蛋白血症、高脂血症为特征，尿蛋白含量较高，且易起泡沫，定性试验多为（＋＋＋）～（＋＋＋＋），定量试验常为 3.5～10 g/24h，最多达 20 g 者。

（6）肾盂肾炎：为泌尿系统最常见的感染性疾病，临床上分为急性和慢性两期。急性期尿液的改变为脓尿，尿蛋白多为（±）～（＋＋）。每日排出量不超过 1 g。如出现大量蛋白尿应考虑有否肾炎、肾病综合征或肾结核并发感染的可能性。慢性期尿蛋白可呈间歇性阳性，常为（＋）～（＋＋），并可见混合细胞群和白细胞管型。

（7）肾内毒性物质引起的损害：由金属盐类如汞、镉、铀、铬、砷和铋等或有机溶剂如甲醇、甲苯、四氧化碳等以及抗菌药类如磺胺、新霉素、卡那霉素、庆大霉素、多黏菌素 B、甲氧苯青霉素等，可引起肾小管上皮细胞肿胀、退行性变和坏死等改变，故又称坏死性肾病。系因肾小管对低分子蛋白质重吸收障碍而形成的轻度或中等量蛋白尿，一般不超过 1.5 g/24h，并有明显的管型尿。

（8）系统性红斑狼疮的肾脏损害：本病在组织学上显示有肾脏病变者高达 90%～100%，但以肾脏病而发病者仅为 3%～5%。其病理改变以肾小球毛细血管丛为主，有免疫复合物沉淀和基底膜增厚。轻度损害型尿蛋白常在（＋）～（＋＋），定量检查为 0.5～1g/24h。肾病综合征型则尿蛋白大量增多。

（9）肾移植：肾移植后，因缺血而造成的肾小管功能损害，有明显的蛋白尿，可持续数周，当循环改善后尿蛋白减少或消失，如再度出现蛋白尿或尿蛋白含量较前增加，并伴有尿沉渣的改变，常提示有排异反应发生。

（10）妊娠和妊娠中毒症：正常孕妇尿中蛋白可轻微增加，属于生理性蛋白尿。此与肾小球滤过率和有效肾血流量较妊娠前增加 30%～50% 以及妊娠所致的体位性蛋白尿（约占 20%）有关。妊娠中毒症则因肾小球的小动脉痉挛，血管腔变窄，肾血流量减少，组织缺氧使其通透性增加，血浆蛋白从肾小球漏出之故。尿蛋白多为（＋）～（＋＋），病情严重时可增至（＋＋＋）～（＋＋＋＋），如定量超过 5 g/24h，提示为重度妊娠中毒症。

二、本周蛋白尿检查

本周蛋白是免疫球蛋白的轻链单体或二聚体，属于不完全抗体球蛋白，分为 K 型和 X 型，其分子量分别为 22 000 和 44 000，蛋白电泳时可在 α_2 至 γ 球蛋白区带间的某个部位出现 M 区带，多位于 γ 区带及 β-γ 区。易从肾脏排出称轻链尿。可通过肾小球滤过膜滤出，若其量超过近曲小管所能吸收的极限，则从尿中排出，在尿中排出率多于清蛋白。肾小管对本周蛋白具有重吸收及异化作用，通过肾排泄时，可抑制肾小管对其他蛋白成分的重吸收，并可损害近蓝、远曲小管，因而导致肾功能障碍及形成蛋白尿，同时有清蛋白及其他蛋白成分排出。本周蛋白在加热至 40℃～60℃ 时可发生凝固，温度升至 90℃～100℃ 时可再溶解，故又称凝溶蛋白。

（一）原理

尿内本周蛋白在加热 40℃～60℃ 时，出现凝固沉淀，继续加热至 90℃～100℃ 时又可再溶解，故利用此凝溶特性可将此蛋白与其他蛋白区分。

（二）参考值

尿本周蛋白定性试验：阴性（加热凝固法或甲苯磺酸法）。

（三）临床意义

1.多发性骨髓瘤

多发性骨髓瘤是浆细胞恶性增生所致的肿瘤性疾病,其异常浆细胞(骨髓瘤细胞),在制作免疫球蛋白的过程中,产生过多的轻链且在未与重链装配前即从细胞内分泌排出,经血循环由肾脏排至尿中,有35%～65%的病例本周蛋白尿呈阳性反应,但每日排出量有很大差别,可从1克至数十克,最高达90克者,有时定性试验呈间歇阳性,故一次检验阴性不能排除本病。

2.华氏巨球蛋白血症

属浆细胞恶性增殖性疾病,血清内IgM显著增高为本病的重要特征,约有20%的患者尿内可出现本周蛋白。

3.其他疾病

如淀粉样变性、恶性淋巴瘤、慢淋白血病、转移瘤、慢性肾炎、肾盂肾炎、肾癌等患者尿中也偶见本周蛋白,可能与尿中存在免疫球蛋白碎片有关。

三、尿液血红蛋白、肌红蛋白及其代谢产物的检查

（一）血红蛋白尿的检查

当血红蛋白内有大量红细胞破坏,血浆中游离血红蛋白超过1.5 g/L(正常情况下肝珠蛋白最大结合力为1.5 g/L血浆)时,血红蛋白随尿排出,尿中血红蛋白检查阳性,称血红蛋白尿。血红蛋白尿特点,外观呈脓茶色或透明的酱油色,镜检时无红细胞,但隐血呈阳性反应。

1.原理

血红蛋白中的亚铁血红素与过氧化物酶的结合相似,而且具有弱的过氧化物酶活性,能催化过氧化氢放出新生态的氧,氧化受体氨基比林使之呈色,借以识别血红蛋白的存在。

2.参考值

正常人尿中血红蛋白定性试验:阴性(氨基比林法)。

3.临床意义

(1)阳性可见于各种引起血管内溶血的疾病,如6-磷酸葡萄糖脱氢酶缺乏在食蚕豆或使用药物伯氨喹、碘胺、菲那西丁时引起的溶血。

(2)血型不合输血引起的急性溶血,广泛性烧伤、恶性疟疾、某些传染病(猩红热、伤寒、丹毒)、毒蕈中毒、毒蛇咬伤等大都有变性的血红蛋白出现。

(3)遗传性或继发性溶血性贫血,如阵发性寒冷性血红蛋白尿症、行军性血红蛋白尿症及阵发性睡眠性血红蛋白尿症。

(4)自身免疫性溶血性贫血、系统性红斑狼疮等。

（二）肌红蛋白尿的检查

肌红蛋白是横纹肌、心肌细胞内的一种含亚铁血红素的蛋白质,其结构及特性与血红蛋白相似,但仅有一条肽链,分子量为1.6万～1.75万。当肌肉组织受损伤时,肌红蛋白可大量释放到细胞外入血流,因分子量小,可由肾排出。尿中肌红蛋白检查阳性,称肌红蛋白尿。

1.原理

肌红蛋白和血红蛋白一样,分子中含有血红素基团,具有过氧化物酶活性,能用邻甲苯胺或匹拉米洞与过氧化氢呈色来鉴定,肌红蛋白在80%饱和硫酸铵浓度下溶解,而血红蛋白和其他蛋白质则发生沉淀,可资区别。

2.参考值

肌红蛋白定性反应:阴性(硫酸铵法)。肌红蛋白定量试验:<4mg/L(酶联免疫吸附法)。

3.临床意义

(1)阵发性肌红蛋白尿:肌肉疼痛性痉挛发作72h后出现肌红蛋白尿。

（2）行军性肌红蛋白尿：非习惯性过度运动。

（3）创伤：挤压综合征、子弹伤、烧伤、电击伤、手术创伤。

（4）原发性肌疾病：肌肉萎缩、皮肌炎及多发性肌炎、肌肉营养不良等。

（5）组织局部缺血性肌红蛋白尿：心肌梗死早期、动脉梗死。

（6）代谢性肌红蛋白尿：乙醇中毒、砷化氢、一氧化碳中毒、巴比妥中毒、肌糖原积累等。

（三）含铁血黄素尿的检查

含铁血黄素尿为尿中含有暗黄色不稳定的铁蛋白聚合体，是含铁的棕色色素。血管内溶血时肾在清除游离血红蛋白过程中，血红蛋白大部分随尿排出，产生血红蛋白尿。其中的一部分血红蛋白被肾小管上皮细胞重吸收，并在细胞内分解成含铁血黄素，当这些细胞脱落至尿中时，可用铁染色法检出，细胞解体时，则含铁血黄素颗粒释放于尿中，也可用 Prussian 蓝反应予以鉴别。

1.原理

含铁血黄素中的高铁离子，在酸性环境下与亚铁氰化物作用，产生蓝色的亚铁氰化铁，又称普鲁士蓝反应。

2.参考值

含铁血黄素定性试验：阴性（普鲁士蓝法）。

3.临床意义

尿内含铁血红素检查，对诊断慢性血管内溶血有一定价值，主要见于阵发性睡眠性血红蛋白尿症、行军性肌红蛋白尿、自身免疫溶血性贫血、严重肌肉疾病等。但急性溶血初期，血红蛋白检查阳性，因血红蛋白尚未被肾上皮细胞摄取，未形成含铁血黄素，本试验可呈阴性。

（四）尿中卟啉及其衍生物检查

卟啉是血红素生物合成的中间体，为构成动物血红蛋白、肌红蛋白、过氧化氢酶、细胞色素等的重要成分。是由 4 个吡咯环连接而成的环状化合物。血红素的合成过程十分复杂，其基本原料是琥珀酰辅酶 A 和甘氨酸，维生素 B 也参与作用。正常人血和尿中含有少量的卟啉类化合物。卟啉病是一种先天性或获得性卟啉代谢紊乱的疾病，其产物大量由尿和粪便排出，并出现皮肤、内脏、精神和神经症状。

1.卟啉定性检查

（1）原理：尿中卟啉类化合物（属卟啉、粪卟啉、原卟啉）在酸性条件下用乙酸乙酯提取，经紫外线照射下显红色荧光。

（2）参考值：尿卟啉定性试验：阴性（Haining 法）。

2.卟胆原定性检查

（1）原理：尿中卟胆原是血红素合成的前身物质，它与对二甲氨基苯甲醛在酸性溶液中作用，生成红色缩合物。尿胆原及吲哚类化合物亦可与试剂作用，形成红色。但前者可用氯仿将红色提取，后者可用正丁醇将红色抽提除去，残留的尿液如仍呈红色，提示有卟胆原。

（2）参考值：尿卟胆原定性试验阴性（watson-schwartz 法）。

（3）临床意义：卟啉病引起卟啉代谢紊乱，导致其合成异常和卟啉及其前身物与氨基-γ-酮戊酸及卟胆原的排泄异常，在这种异常代谢过程中产生的尿卟啉、粪卟啉大量排出。其临床应用主要：①肝性卟啉病呈阳性；②鉴别急性间歇性卟啉病。因患者出现腹疼、胃肠道症状、精神症状等，易与急性阑尾炎、肠梗阻、神经精神疾病混淆，检查卟胆原可作为鉴别诊断参考。

四、尿糖检查

临床上出现在尿液中的糖类，主要是葡萄糖尿，偶见乳糖尿、戊糖尿、半乳糖尿等。正常人尿液中可有微量葡萄糖，每日尿内排出 <2.8mmol/24h，用定性方法检查为阴性。糖定性试验呈阳性的尿液称为糖尿，尿糖形成的原因为：当血中葡萄糖浓度大于 8.8mmol/L 时，肾小球滤过的葡萄糖量超过肾小管重吸收能力（"肾糖阈"）即可出现糖尿。

尿中出现葡萄糖取决于三个因素:①动脉血中葡萄糖浓度;②每分钟流经肾小球中的血浆量;③近端肾小管上皮细胞重吸收葡萄糖的能力即肾糖阈。肾糖阈可随肾小球滤过率和肾小管葡萄糖重吸收率的变化而改变。当肾小球滤过率减低时可导致"肾糖阈"提高,而肾小管重吸收减少时则可引起肾糖阈降低。葡萄糖尿除因血糖浓度过高引起外,也可因肾小管重吸收能力降低引起,后者血糖可正常。

(一)参考值

尿糖定性试验:阴性(葡萄糖氧化酶试带法)。尿糖定量试验:<2.8mmol/24h(<0.5 g/24h),浓度为0.1～0.8mmol/L。

(二)临床意义

1.血糖增高性糖尿

(1)饮食性糖尿:因短时间摄入大量糖类(大于200 g)而引起。确诊须检查清晨空腹的尿液。

(2)持续性糖尿:清晨空腹尿中呈持续阳性,常见于因胰岛素绝对或相对不足所致糖尿病,此时空腹血糖水平常已超过肾阈,24h尿中排糖近于100 g或更多,每日尿糖总量与病情轻重相平行。如并发肾小球动脉硬化症,则肾小球滤过率减少,肾糖阈升高,此时血糖虽已超常,尿糖亦呈阴性,进食后2h由于负载增加则可见血糖升高,尿糖阳性,对于此型糖尿病患者,不仅需要检查空腹血糖及尿糖定量,还需进一步进行糖耐量试验。

(3)其他疾病血糖增高性糖尿见于:①甲状腺功能亢进:由于肠壁的血流加速和糖的吸收增快,因而在饭后血糖增高而出现糖尿;②肢端肥大症:可因生长激素分泌旺盛而致血糖升高,出现糖尿;③嗜铬细胞瘤:可因肾上腺素及去甲肾上腺素大量分泌,致使磷酸化酶活性增强,促使肝糖原降解为葡萄糖,引起血糖升高而出现糖尿;④库欣综合征:因皮质醇分泌增多,使糖原异生旺盛,抑制己糖磷酸激酶和对抗胰岛素作用,因而出现糖尿。

(4)一过性糖尿:又称应激性糖尿,见于颅脑外伤、脑血管意外、情绪激动等情况下,脑血糖中枢受到刺激,导致肾上腺素、胰高血糖素大量释放,因而可出现暂时性高血糖和糖尿。

2.血糖正常性糖尿

肾性糖尿属血糖正常性糖尿,因近曲小管对葡萄糖的重吸收功能低下所致。其中先天性者为家族性肾性糖尿,见于范可尼综合征,患者出现糖尿而空腹血糖、糖耐量试验均正常;新生儿糖尿是因肾小管功能还不完善;后天获得性肾性糖尿可见于慢性肾炎和肾病综合征时。妊娠后期及哺乳期妇女,出现糖尿可能与肾小球滤过率增加有关。

3.尿中其他糖类

尿中除葡萄糖外还可出现乳糖、半乳糖、果糖、戊糖等,除受进食种类不同影响外,可能与遗传代谢紊乱有关。

(1)乳糖尿:有生理性和病理性两种,前者出现在妊娠末期或产后2～5 d,后者见于消化不良的患儿尿中,当乳糖摄取量在100～150 g以上时因缺乏乳糖酶1,则发生乳糖尿。

(2)半乳糖尿:先天性半乳糖血症是一种常染色体隐性遗传性疾病。由于缺乏半乳糖-1-磷酸尿苷转化酶或半乳糖激酶,不能将食物内半乳糖转化为葡萄糖所致,患儿可出现肝大、肝功损害、生长发育停滞、智力减退、哺乳后不安、拒食、呕吐、腹泻、肾小管功能障碍等,此外还可查出氨基酸尿(精、丝、甘氨酸等)。由半乳糖激酶缺乏所致白内障患者也可出现半乳糖尿。

(3)果糖尿:正常人尿液中偶见果糖,摄取大量果糖后尿中可出现暂时性果糖阳性。在肝脏功能障碍时,肝脏对果糖的利用下降,导致血中果糖升高而出现果糖尿。

(4)戊糖尿:尿液中出现的主要是L-阿拉伯糖和L-木糖。在食用枣、李子、樱桃及其他果汁等含戊糖多的食品后,一过性地出现在尿液中,后天性戊糖增多症,是因为缺乏从L-木酮糖向木糖醇的转移酶,尿中每日排出木酮糖4～5 g。

五、尿酮体检查

酮体是乙酰乙酸、β-羟丁酸及丙酮的总称,为体内脂肪酸代谢的中间产物。正常人血中丙酮浓度较低,为 2.0～4.0mg/L,其中乙酰乙酸、β-羟丁酸、丙酮分别约占 20%、78%、2%。一般检查方法为阴性。在饥饿,各种原因引起糖代谢发生障碍脂肪分解增加及糖尿病酸中毒时,因产生酮体速度大于组织利用速度,可出现酮血症,继而产生酮尿。

（一）原理

尿中丙酮和乙酰乙酸在碱性溶液中与亚硝基铁氰化钠作用产生紫红色化合物。

（二）参考值

尿酮体定性试验:阴性(Rothera 法)。

（三）临床意义

1.糖尿病酮症酸中毒

由于糖利用减少、分解脂肪产生酮体增加而引起酮症,尿内酮体呈强阳性反应。当肾功能严重损伤而肾阈值增高时,尿酮体可减少,甚至完全消失。

2.非糖尿病性酮症者

如感染性疾病发热期、严重腹泻、呕吐、饥饿、禁食过久、全身麻醉后等均可出现酮尿。妊娠妇女常因妊娠反应,呕吐、进食少,以致体脂降解代谢明显增多,发生酮病而致酮尿。

3.中毒

如氯仿、乙醚麻醉后、磷中毒等。

4.服用双胍类降糖药

如降糖灵等,由于药物有抑制细胞呼吸的作用,可出现血糖降低,但酮尿阳性的现象。

六、脂肪尿和乳糜尿检查

尿液中混有脂肪小滴时称为脂肪尿。尿中含有淋巴液、外观呈乳糜状称乳糜尿。由呈胶体状的乳糜微粒和蛋白质组成,其形成原因是经肠道吸收的脂肪皂化后成乳糜液,由于种种原因致淋巴引流不畅而未能进入血液循环,以至逆流在泌尿系统淋巴管中时,可致淋巴管内压力升高、曲张破裂、乳糜液流入尿中呈乳汁样。乳糜尿中混有血液,则称乳糜血尿。乳糜尿中主要含卵磷脂、胆固醇、脂酸盐及少量纤维蛋白原、清蛋白等。如合并泌尿道感染,则可出现乳糜脓尿。

（一）原理

乳糜由脂肪微粒组成,较大的脂粒在镜下呈球形,用苏丹Ⅲ染成红色者为乳糜阳性。过小的脂粒,不易在镜下观察,可利用其溶解乙醚的特性,加乙醚后使乳白色浑浊尿变清,即为乳糜阳性。

（二）参考值

乳糜定性试验:阴性。

（三）临床意义

1.淋巴管阻塞

常见于丝虫病,乳糜尿是慢性期丝虫病的主要临床表现之一。这是由丝虫在淋巴系统中,引起炎症反复发作,大量纤维组织增生,使腹部淋巴管或胸导管广泛阻塞所致。

2.过度疲劳、妊娠及分娩后等因素

诱发出现间歇性乳糜尿,偶尔也见少数病例呈持续阳性。

3.其他

先天性淋巴管畸形、腹内结核、肿瘤、胸腹部创伤、手术伤、糖尿病、高脂血症、肾盂肾炎、包虫病、疟疾等也可引起乳糜尿。

七、尿液胆色素检查

尿中胆色素包括胆红素、尿胆原及尿胆素。由于送检多为新鲜尿,尿胆原尚未氧化成尿胆素,故临床多查尿胆红素及尿胆原。

（一）胆红素检查

胆红素是血红蛋白分解代谢的中间产物,是胆汁中的主要成分,可分为未经肝处理的未结合胆红素和经肝与葡萄糖醛酸结合形成的结合胆红素。未结合胆红素不溶于水,在血中与蛋白质结合不能通过肾小球滤膜。结合胆红素分子量小,溶解度高,可通过肾小球滤膜,由尿中排出。由于正常人血中结合胆红素含量很低(小于 $4\mu mol/L$),滤过量极少,因此尿中检不出胆红素,如血中结合胆红素增加可通过肾小球滤膜使尿中结合胆红量增加,尿胆红素试验阳性反应。

1. 原理

尿液中的胆红素与重氮试剂作用,生成红色的偶氮化合物。红色的深浅大体能反应胆红素含量的多少。

2. 参考值

胆红素试验:阴性(试带法)。

（二）尿胆原检查

1. 原理

尿胆原在酸性溶液中与对二甲氨基苯甲醛作用,生成樱红色化合物。

2. 参考值

尿胆原定性试验:正常人为弱阳性,其稀释度在 1：20 以下(改良 Ehrlich 法)。

（三）尿胆素检查

1. 原理

在无胆红素的尿液中,加入碘液,使尿中尿胆原氧化成尿胆素,当与试剂中的锌离子作用,形成带绿色荧光的尿胆素－锌复合物。

2. 参考值

尿胆素定性试验:阴性(Schilesinger 法)。

3. 临床意义

临床上根据黄疸产生的机制可区分为溶血性黄疸、肝细胞性和阻塞性黄疸三型。尿三胆检验在诊断鉴别三型黄疸上有重要意义。

（1）溶血性黄疸:见于体内大量溶血时,如溶血性贫血、疟疾、大面积烧伤等。由于红细胞破坏时未结合胆红素增加,使血中含量增高,未结合胆红素不能通过肾,尿中胆红素检查为阴性。未结合胆红素增加,导致肝细胞代偿性产生更多的结合胆红素。当将其排入肠道后转变为粪胆原的量亦增多,尿胆原的形成也增加,而肝脏重新利用尿胆原的能力有限(肝功能也可能同时受损)所以尿胆原的含量也增加可呈阳性或强阳性。

（2）肝细胞性黄疸:肝细胞损伤时其对胆红素的摄取、结合、排除功能均可能发生障碍。由于肝细胞坏死、肝细胞肿胀、毛细胆管受压,而在肿胀与坏死的肝细胞间弥散经血窦使胆红素进入血液循环,导致血中结合胆红素升高,因其可溶于水并经肾排出,使尿胆红素试验呈阳性。但由于肝细胞处理未结合胆红素及尿胆原的能力下降,故血中未结合胆红素及尿胆原均可增加,此外经肠道吸收的粪胆原也因肝细胞受损不能将其转变为胆红素,而以尿胆原形式由尿中排出,因此在肝细胞黄疸时尿中胆红素与尿胆原均呈明显阳性,而粪便中尿胆原则往往减少。在急性病毒性肝炎时,尿胆红素阳性可早于临床黄疸。其他原因引起的肝细胞黄疸,如药物、毒物引起的中毒性肝炎也出现类似结果。

（3）阻塞性黄疸:胆汁淤积使肝胆管内压增高,导致毛细胆管破裂,结合胆红素不能排入肠道而逆流入血由尿中排出,尿胆红素检查呈阳性。由于胆汁排入肠道受阻,故尿胆原粪胆原均显著减少。可见于各种原因引起的肝内外完全或不完全梗阻,如胆石症、胆管癌、胰头癌、原发性胆汁性肝硬化等。

八、尿液氨基酸检查

尿中有一种或数种氨基酸增多称为氨基酸尿。随着对遗传病的认识,氨基酸尿的检查已受到重视。

由于血浆氨基酸的肾阈较高,正常尿中只能出现少量氨基酸。即使被肾小球滤出,也很易被肾小管重吸收。尿中氨基酸分为游离和结合二型,其中游离型排出量约为 1.1 g/24h,结合型约为 2 g/24h。结合型是氨基酸在体内转化的产物如甘氨酸与苯甲酸结合生成马尿酸;N-2 酰谷氨酸与苯甲酸结合生成苯乙酰谷氨酸。正常尿中氨基酸含量与血浆中明显不同,尿中氨基酸以甘氨酸、组氨酸、赖氨酸、丝氨酸及氨基乙磺酸为主。排泄量在年龄组上有较大差异,某些氨基酸儿童的排出量高于成人,可能由于儿童肾小管发育未成熟,重吸收减少之故。但成人的 β-氨基异丁酸、甘氨酸、门冬氨酸等又明显高于儿童。尿氨基酸除与年龄有关外,也因饮食、遗传和生理变化而有明显差别,如妊娠期尿中组氨酸、苏氨酸可明显增加。检查尿中氨基酸及其代谢产物,可作为遗传性疾病氨基酸异常的筛选试验。血中氨基酸浓度增加,可溢出在尿中,见于某些先天性疾病。如因肾受毒物或药物的损伤,肾小管重吸收障碍,肾阈值降低,所致肾型氨基酸尿时,患者血中氨基酸浓度则不高。

(一)胱氨酸尿检查

胱氨酸尿是先天性代谢病,主要原因是肾小管对胱氨酸、赖氨酸、精氨酸和鸟氨酸的重吸收障碍导致尿中这些氨基酸排出量增加。由于胱氨酸难溶解,易达到饱和,易析出而形成结晶,反复发生结石,尿路梗阻合并尿路感染;严重者可形成肾盂积水、梗阻性肾病,最后导致肾衰竭。

1.原理

胱氨酸经氰化钠作用后,与亚硝基氰化钠产生紫红色反应。

2.参考值

胱氨酸定性试验:阴性或弱阳性。胱氨酸定量试验:正常尿中胱氨酸、半胱氨酸为 83～830μmol(10～100mg)/24h 尿(亚硝基铁氰化钠法)。

3.临床意义

定性如呈明显阳性为病理变化,见于胱氨酸尿症。

(二)酪氨酸尿检查

酪氨酸代谢病是一种罕见的遗传性疾病。由于缺乏对羟基苯丙酮酸氧化酶和酪氨酸转氨酶,尿中对羟基苯丙酮酸和酪氨酸显著增加,临床表现为结节性肝硬化、腹部膨大、脾大、多发性肾小管功能障碍等。

1.原理

酪氨酸与硝酸亚汞和硝酸汞反应生成一种红色沉淀物。

2.参考值

尿酪氨酸定性试验:阴性(亚硝基苯酚法)。

3.临床意义

临床见于急性磷、氯仿或四氯化碳中毒,急性肝坏死或肝硬化、白血病、糖尿病性昏迷或伤寒等。

(三)苯丙酮尿检查

苯丙酮尿症是由于患者肝脏中缺乏苯丙氨酸羟化酶,使苯丙氨酸不能氧化成酪氨酸,只能变成苯丙酮酸。大量苯丙氨酸和苯丙酮酸累积在血液和脑脊液中,并随尿液排出。

1.原理

尿液中的苯丙酮酸在酸性条件下,与三氯化铁作用,生成蓝绿色。

2.参考值

尿液苯丙酮酸定性试验:阴性(三氯化铁法)。

3.临床意义

苯丙酮酸尿见于先天性苯丙酮酸尿症。大量的苯丙酮酸在体内蓄积,对患者的神经系统造成损害并影响体内色素的代谢。此病多在小儿中发现,患者的智力发育不全,皮肤和毛发颜色较淡。

(四)尿黑酸检查

尿黑酸是一种罕见的常染色体隐性遗传病,本病是由于患者体内缺乏使黑酸转化为乙酰乙酸的尿黑酸氧化酶,而使酪氨酸和苯丙氨酸代谢终止在尿黑阶段。尿黑酸由尿排出后,暴露在空气中逐渐氧化成黑色素。其早期临床症状为尿呈黑色,皮肤色素沉着,在儿童期和青年期往往被忽视,但在中老年期常发生脊柱和大关节炎等严重情况。

1.原理

尿液中的尿黑酸与硝酸银作用,遇上氨产生黑色沉淀,借以识别尿黑酸的存在。

2.参考值

尿黑酸定性试验:阴性(硝酸银法)。

3.临床意义

黑酸尿在婴儿期易观察,因其尿布上常有黑色污斑。患者一般无临床症状,至老年时可产生褐黄病(即双颊、鼻、巩膜及耳郭呈灰黑色或褐色),是尿黑酸长期在组织中潴积所致。

(五)Hartnup 病的检查

Hartnup 病是一种先天性常染色体隐性遗传病。由于尼克酰胺缺乏,患者常表现为糙皮病性皮疹及小脑共济失调。这是由于肾小管对色氨酸重吸收发生障碍所致。可用薄层法予以确证,在层析图上可见10 种以上的氨基酸。

1.原理

2,4-二硝基苯肼与尿中存在的 α-酮酸(由异常出现的单氨基单羧基中性氨基酸经代谢所致)作用生成一种白色沉淀物。

2.参考值

Hartnup 病的检查:阴性(2,4-二硝基苯肼法)。

3.临床意义

当发生先天性或获得性代谢缺陷时,尿中一种或数种氨基酸量比正常增多,称为氨基酸尿。

(1)肾性氨基酸尿:这是由于肾小管对某些氨基酸的重吸收发生障碍所致。非特异性 Fanconi 综合征(多发性肾近曲小管功能不全)、胱氨酸病、Wilson 病(进行性肝豆状核变性)、半乳糖血症。特异性:胱氨酸尿、甘氨酸尿。

(2)溢出性氨基酸尿:由于氨基酸中间代谢的缺陷,导致血浆中某些氨基酸水平的升高,超过正常肾小管重吸收能力,使氨基酸溢入尿中。非特异性:肝病、早产儿和新生儿、巨幼细胞性贫血、铅中毒、肌肉营养不良、Wilson 病及白血病等。槭糖尿病、Hartnup 病(遗传性尼克酰氨缺乏)、苯丙酮尿。

(3)由氨基酸衍生物的异常排泄所致:黑酸尿、草酸盐沉积症、苯丙酮尿及吡哆醇缺乏。

九、尿酸碱度检查

尿液酸碱度即尿的 pH,可反映肾脏调节体液酸碱平衡的能力。尿液 pH 主要由肾小管泌 H^+,分泌可滴定酸、铵的形成、重碳酸盐的重吸收等因素决定,其中最重要是酸性磷酸盐及碱性磷酸盐的相对含量,如前者多于后者,尿呈酸性反应,反之呈中性或碱性反应。尿 pH 受饮食种类影响很大,如进食蛋白质较多,则由尿排出的磷酸盐及硫酸盐增多,尿 pH 较低;而进食蔬菜多时尿 pH 常大于 6。当每次进食后,由于胃黏膜要分泌多量盐酸以助消化,为保证有足够的 H^+ 和 Cl^- 进入消化液,则尿液泌 H^+ 减少和 Cl^- 的重吸收增加,而使尿 pH 呈一过性增高,称之为碱潮。其他如运动、饥饿、出汗等生理活动,夜间入睡后呼吸变慢,体内酸性代谢产物均可使尿 pH 降低。药物、不同疾病等多种因素也影响尿液 pH。

(一)原理

甲基红和溴麝香草酚蓝指示剂适当配合可反映 pH4.5～9.0 的变异范围。

(二)参考值

尿的 pH:正常人在普通膳食条件下尿液 pH 为 4.6～8.0(平均 6.0)(试带法)。

(三)临床意义

1.尿 pH 降低

酸中毒、慢性肾小球肾炎、痛风、糖尿病等排酸增加;呼吸性酸中毒,因 CO_2 潴留等,尿多呈酸性。

2.尿 pH 升高

频繁呕吐丢失胃酸、服用重碳酸盐、尿路感染、换氧过度及丢失 CO_2 过多的呼吸性碱中毒,尿呈碱性。

3.尿液 pH 一般与细胞外液 pH 变化平行

但应注意:①低钾血症性碱中毒时:由于肾小管分泌 H^+ 增加,尿酸性增强;反之,高钾性酸中毒时,排 K^+ 增加,肾小管分泌 H^+ 减少,可呈碱性尿;②变形杆菌性尿路感染时:由于尿素分解成氨,呈碱性尿;③肾小管性酸中毒时:因肾小管形成 H^+、排出 H^+ 及 H^+-Na^+ 交换能力下降,尽管体内为明显酸中毒,但尿 pH 呈相对偏碱性。

十、尿路感染的过筛检查

尿路感染的频度仅次于呼吸道感染,其中有 70%~80% 因无症状而忽略不治,成为导致发展成肾病的一个原因。无症状性尿路感染的发生率很高,18% 的妇女有潜在性尿路感染。

(一)氯化三苯四氮唑还原试验

此法是利蒙(Limon)在 1962 年提出的一种尿路感染诊断试验。当尿中细菌在 10^5 个/mL 时,本试验为阳性,肾盂肾炎的阳性为 68%~94%。

原理:无色的氯化三苯四氮唑,可被大肠埃希菌等代谢产物还原成三苯甲,呈桃红色至红色沉淀。

(二)尿内亚硝酸盐试验

本试验又称 Griess 试验。当尿路感染的细菌有还原硝酸盐为亚硝酸盐的能力时,本试验呈阳性反应。大肠埃希菌属、枸橼酸杆菌属、变形杆菌属、假单胞菌属等皆有还原能力,肾盂肾炎的阳性率可达 69%~80%。

原理:大肠埃希菌等革兰氏阴性杆菌,能还原尿液中的硝酸盐为亚硝酸盐,使试剂中的对氨基苯磺酸重氮化,成为对重氮苯磺酸。对氨基苯磺酸再与 α-萘胺结合成 N-α-萘胺偶氮苯磺酸,呈现红色。

十一、泌尿系结石检查

泌尿系结石是指在泌尿系统内因尿液浓缩沉淀形成颗粒或成块样聚集物,包括肾结石、输尿管结石、膀胱结石和尿路结石,为常见病,好发于青壮年,近年来发病率有上升趋势。尿结石病因较复杂,近年报道的原因:①原因不明、机制不清的尿结石称为原发性尿石;②微小细菌引起的尿石:近年由芬兰科学家证明形成肾结石的原因是由自身能够形成矿物外壳的微小细菌;③代谢性尿石:是由体内或肾内代谢紊乱而引起,如甲状腺功能亢进、特发性尿钙症引起尿钙增高、痛风的尿酸排泄增加、肾小管酸中毒时磷酸盐大量增加等,其形成结石多为尿酸盐、碳酸盐、胱氨酸、黄嘌呤结石;④继发性或感染性结石:主要为泌尿系统细菌感染,特别是能分解尿素的细菌如变形杆菌将尿素分解为游离氨使尿液碱化,促使磷酸盐、碳酸盐以菌团或脓块为核心而形成结石。此外结石的形成与种族(黑人发病少)、遗传(胱氨酸结石有遗传趋势)、性别、年龄、地理环境、饮食习惯、营养状况以及尿路本身疾患如尿路狭窄、前列腺增生等均有关系。

结石的成分主要有 6 种,按所占比例高低依次为草酸盐、磷酸盐、尿酸盐、碳酸盐、胱氨酸及黄嘌呤。多数结石混合两种或两种以上成分。因晶体占结石重量常超过 60%,因此临床常以晶体成分命名。

（刘爱民）

第六节　尿液沉渣检查

尿沉渣检查是用显微镜对尿沉淀物进行检查,识别尿液中细胞、管型、结晶、细菌、寄生虫等各种病理成分,辅助对泌尿系统疾病做出诊断、定位、鉴别诊断及预后判断的重要试验项目。

一、尿细胞成分检查

(一)红细胞

正常人尿沉渣镜检红细胞为 $0 \sim 3$ 个/HP。若红细胞>3 个/HP 以上,尿液外观无血色者,称为镜下血尿,应考虑为异常。

新鲜尿中红细胞形态对鉴别肾小球源性和非肾小球源性血尿有重要价值,因此除注意红细胞数量外还要注意其形态,正常红细胞直径为 $7.5\mu m$;异常红细胞;小红细胞直径$<6\mu m$;大细胞直径$>9\mu m$;巨红细胞$>10\mu m$。用显微镜观察,可将尿中红细胞分成四种。

1.均一形红细胞

红细胞外形及大小正常,以正常红细胞为主,在少数情况下也可见到丢失血红蛋白的影细胞或外形轻微改变的棘细胞,整个尿沉渣中不存在两种以上的类型。一般通称为 O 型细胞。

2.多变形红细胞

红细胞大小不等,外形呈两种以上的多形性变化,常见以下形态:胞质从胞膜向外突出呈相对致密小泡,胞膜破裂,部分胞质丢失;胞质呈颗粒状,沿细胞膜内侧间断沉着;细胞的一侧向外展,类似葫芦状或发芽的酵母状;胞质内有散在的相对致密物,成细颗粒状;胞质向四周集中形似炸面包圈样以及破碎的红细胞等,称为Ⅰ型。

3.变形红细胞

多为皱缩红细胞,主要为膜皱缩、血红蛋白浓缩,呈高色素性,体积变小,胞膜可见棘状突起,棘突之间看不到膜间隔,有时呈桑葚状、星状、多角形,是在皱缩基础上产生的,称为Ⅱ型。

4.小形红细胞

直径约在 $6\mu m$ 以下,细胞膜完整,血红蛋白浓缩,呈高色素性。体积变小,细胞大小基本一致称为Ⅲ型。

肾小球源性血尿多为Ⅰ、Ⅱ、Ⅲ型红细胞形态,通过显微镜诊断,与肾活检的诊断符合率可达96.7%。非肾小球疾病血尿,则多为均一性血尿,与肾活检诊断符合率达92.6%。

肾小球性血尿红细胞形态学变化的机制目前认为可能是由于红细胞通过有病理改变的肾小球滤膜时,受到了挤压损伤;以后在通过各段肾小管的过程中又受到不同的 pH 和不断变化着的渗透压的影响;加上介质的张力,各种代谢产物(脂肪酸、溶血、卵磷脂、胆酸等)的作用,造成红细胞的大小、形态和血红蛋白含量等变化。而非肾小球性血尿主要是肾小球以下部位和泌尿通路上毛细血管破裂的出血,不存在通过肾小球滤膜所造成的挤压损伤,因而红细胞形态正常。来自肾小管的红细胞虽可受 pH 及渗透压变化的作用,但因时间短暂,变化轻微,多呈均一性血尿。

临床意义:正常人特别是青少年在剧烈运动、急行军、冷水浴、久站或重体力劳动后可出现暂时性镜下血尿,这种一过性血尿属生理性变化范围。女性患者应注意月经污染问题,需通过动态观察加以区别。引起血尿的疾病很多,可归纳为三类原因。

(1)泌尿系统自身疾病:泌尿系统各部位的炎症、肿瘤、结核、结石、创伤、肾移植排异、先天性畸形等均可引起不同程度的血尿,如急、慢性肾小球肾炎、肾盂肾炎、泌尿系统感染等都是引起血尿的常见原因。

(2)全身其他系统疾病:主要见于各种原因引起的出血性疾病,如特发性血小板减少性紫癜、血友病、DIC、再生障碍性贫血和白血病合并有血小板减少时,某些免疫性疾病如系统性红斑狼疮等也可发生血尿。

（3）泌尿系统附近器官的疾病：如前列腺炎、精囊炎、盆腔炎等患者尿中也偶尔见到红细胞。

（二）白细胞、脓细胞、闪光细胞和混合细胞群

正常人尿沉渣镜检白细胞＜5个/HP，若白细胞超过5个/HP即为增多，称为镜下脓尿。白细胞系指无明显退变的完整细胞，尿中以中性粒细胞较多见，也可见到淋巴细胞及单核细胞。其细胞质清晰整齐，加1%醋酸处理后细胞核可见到。中性粒细胞常分散存在。脓细胞系指在炎症过程中破坏或死亡的中性粒细胞，外形不规则，浆内充满颗粒，细胞核不清，易聚集成团，细胞界限不明显，此种细胞称为脓细胞。急性肾小球肾炎时，尿内白细胞可轻度增多。若发现多量白细胞，表示泌尿系统感染如肾盂肾炎、膀胱炎、尿道炎及肾结核等。肾移植手术后1周内尿中可出现较多的中性粒细胞，随后可逐渐减少而恢复正常。成年女性生殖系统有炎症时，常有阴道分泌物混入尿内。除有成团脓细胞外，并伴有多量扁平上皮细胞及一些细长的大肠杆菌。闪光细胞是一种在炎症感染过程中，发生脂肪变性的多形核白细胞，其胞质中充满了活动的闪光颗粒，这种颗粒用Sternheimer-Malbin法染色时结晶紫不着色而闪闪发光。故称为闪光细胞，有时浆内可有空泡。

临床意义：

（1）泌尿系统有炎症时均可见到尿中白细胞增多，尤其在细菌感染时多见，如急、慢性肾盂肾炎、膀胱炎、尿道炎、前列腺炎、肾结核等。

（2）女性阴道炎或宫颈炎、附件炎时可因分泌物进入尿中，而见白细胞增多，常伴大量扁平上皮细胞。

（3）肾移植后如发生排异反应，尿中可出现大量淋巴及单核细胞。

（4）肾盂肾炎活动期或慢性肾盂肾炎的急性发作期可见闪光细胞，膀胱炎、前列腺炎、阴道炎时也偶尔可见到。

（5）尿液白细胞中单核细胞增多，可见于药物性急性间质性肾炎及新月形肾小球肾炎，急性肾小管坏死时单核细胞减少或消失。

（6）尿中出现多量嗜酸性粒细胞时称为嗜酸性粒细胞尿，见于某些急性间质性肾炎患者，药物所致变态反应，在尿道炎等泌尿系其他部位的非特异性炎症时，也可出现嗜酸性粒细胞。

（三）混合细胞群

混合细胞群是一种泌尿系上尿路感染后多种细胞黏附聚集成团的细胞群体，在上尿路感染过程中特殊条件下多种细胞的组合，多为淋巴细胞、浆细胞、移行上皮细胞及单核细胞紧密黏附聚集在一起，经姬瑞染色各类细胞形态完整。荧光染色各类细胞出现较强的橘黄色荧光，机械振荡不易解离，我们命名为混合细胞群（MCG）。这种混合细胞群多出现在上尿路感染的尿液中，尤其在慢性肾盂肾炎患者的尿中，阳性正确检出率达99.8%。

（四）巨噬细胞

巨噬细胞比白细胞大，卵圆形、圆形或不规则形、有一个较大不明显的核，核常为卵圆形偏于一侧，胞质内有较多的颗粒和吞噬物，常有空泡。在泌尿道急性炎症时出现，如急性肾盂肾炎、膀胱炎、尿道炎等，并伴有脓细胞，其出现的多少，决定于炎症的程度。

（五）上皮细胞

由于新陈代谢或炎症等原因，泌尿生殖道的上皮细胞脱落后可混入尿中排出，从组织学上讲有来自肾小管的立方上皮，有来自肾、肾盂、输尿管、膀胱和部分尿道的移行上皮，也有来自尿道中段的假复层柱状上皮以及尿道口和阴道的复层鳞状上皮，其形态特点及组织来源如下：

1. 小圆上皮细胞

来自肾小管立方上皮或移行上皮深层，在正常尿液中不出现，此类细胞形态特点为：较白细胞略大，呈圆形或多边形，内含一个大而明显的核，核膜清楚，胞质中可见脂肪滴及小空泡。因来自肾小管，故亦称肾小管上皮细胞或肾细胞。肾小管上皮细胞，分曲管上皮与集合管上皮，二者在形态上有不同，曲管上皮为肾单位中代谢旺盛的细胞，肾小管损伤时，最早出现于尿液中，其特征为曲管上皮胞体（20～60μm），含大

量线粒体,呈现多数粗颗粒,结构疏松如网状,核偏心易识别。集合管上皮胞体小,$8\sim12\mu m$,核致密呈团块,着色深,单个居中央,界膜清楚。浆内有细颗粒。这种细胞在尿液中出现,常表示肾小管有病变,急性肾小球肾炎时最多见。成堆出现,表示肾小管有坏死性病变。细胞内有时充满脂肪颗粒,此时称为脂肪颗粒细胞或称复粒细胞。当肾脏慢性充血、梗死或血红蛋白沉着时,肾小管细胞内含有棕色颗粒,亦即含铁血黄素颗粒也可称为复粒细胞,此种颗粒呈普鲁士蓝反应阳性。肾移植后1周内,尿中可发现较多的肾小管上皮细胞,随后可逐渐减少而恢复正常。当发生排异反应时,尿液中可再度出现成片的肾上皮细胞,并可见到上皮细胞管型。

2.变性肾上皮细胞

这类细胞常见在肾上皮细胞内充满粗颗粒或脂肪滴的圆形细胞,胞体较大,核清楚称脂肪颗粒变性细胞。苏丹Ⅲ染色后胞质中充满橙红色脂肪晶体和脂肪滴,姬瑞染色后胞质中充满不着色似空泡样脂肪滴。这种细胞多出现于肾病综合征、肾炎型肾病综合征及某些慢性肾脏疾病。

3.尿液肾小管上皮计数

参考值:正常人尿液<0;肾小管轻度损伤曲管上皮>10个/10HP;肾小管中度损伤曲管上皮>50个/10HP;肾小管严重损伤曲管上皮>100个/10HP;肾小管急性坏死曲管上皮>200个/10HP。

临床意义:正常人尿液一般见不到肾上皮,肾小管上皮的脱落,其数量与肾小管的损伤程度有关。在感染、炎症、肿瘤、肾移植或药物中毒累及肾实质时,都会导致肾小管上皮细胞的脱落。

4.移行上皮细胞

正常时少见,来自肾盂、输尿管、近膀胱段及尿道等处的移行上皮组织脱落而来。此类细胞由于部位的不同和脱落时器官的缩张状态的差异,其大小和形态有很大的差别。

(1)表层移行上皮细胞:在器官充盈时脱落,胞体大,为正常白细胞4~5倍,多呈不规则的圆形,核较小常居中央,有人称此为大圆形上皮细胞。如在器官收缩时脱落,形成细胞体积较小,为正常白细胞的2~3倍,多呈圆形,自膀胱上皮表层及阴道上皮外底层皆为此类形态的细胞。这类细胞可偶见于正常尿液中,膀胱炎时可呈片脱落。

(2)中层移行上皮细胞:体积大小不一,呈梨形、纺锤形,又称尾形上皮细胞,核稍大,呈圆形或椭圆形。多来自肾盂,也称肾盂上皮细胞,有时也可来自输尿管及膀胱颈部,此类细胞在正常尿液中不易见到,在肾盂、输尿管及膀胱颈部炎症时,可成片的脱落。

(3)底层移行上皮细胞体积较小,反光性强,因与肾小管上皮细胞相似,有人称此细胞也为小圆上皮细胞,为输尿管、膀胱、尿道上皮深层的细胞。此细胞核较小,但整个胞体又较肾上皮细胞为大,以此加以区别。

5.复层鳞状上皮

复层鳞状上皮又称扁平上皮细胞,来自尿道口和阴道上皮表层,细胞扁平而大,似鱼鳞样,不规则,细胞核较小呈圆形或卵圆形。成年女性尿液中易见,少量出现无临床意义,尿道炎时可大量出现,常见片状脱落且伴有较多的白细胞。

6.多核巨细胞及人巨细胞病毒包涵体

$20\sim25\mu m$,呈多角形、椭圆形,有数个椭圆形的核,可见嗜酸性包涵体。一般认为是由尿道而来的移形上皮细胞。多见于麻疹、水痘、腮腺炎、流行性出血热等病毒性感染者的尿中。巨细胞病毒是一种疱疹病毒,含双股DNA,可通过输血、器官移植等造成感染,婴儿可经胎盘、乳汁等感染,尿中可见含此病毒包涵体的上皮细胞。

二、尿管型检查

管型是蛋白质在肾小管、集合管中凝固而成的圆柱形蛋白聚体。原尿中少量的白蛋白和由肾小管分泌的Tamm-Horsfall黏蛋白(TH黏蛋白)是构成管型的基质。1962年Mcqueen用免疫方法证实透明管型是由TH黏蛋白和少量白蛋白为主的血浆蛋白沉淀而构成管型的基质。TH黏蛋白是在肾单位髓襻的上行支及远端的肾小管所分泌,仅见于尿中。正常人分泌很少(每日 40mg)。在病理情况下,因肾小球病变,血浆蛋白滤出增多或肾小管回吸收蛋白质的功能减退等原因,使肾小管内的蛋白质增高,肾小管有使尿液浓缩(水分吸收)酸化(酸性物增加)能力及软骨素硫酸酯的存在,蛋白在肾小管腔内凝聚、沉淀,形成管型。

(一)透明管型

透明管型主要由 T-H 蛋白构成,也有白蛋白及氯化钠参与。健康人参考值为 0～1/HP。为半透明、圆柱形、大小、长短很不一致,通常两端平行、钝圆、平直或略弯曲,甚至扭曲。在弱光下易见。正常人在剧烈运动后或老年人的尿液中可少量出现。发热、麻醉、心功能不全、肾受到刺激后尿中也可出现。一般无临床意义,如持续多量出现于尿液中,同时可见异常粗大的透明管型和红细胞及肾小管上皮细胞有剥落现象,说明肾有严重损害。见于急、慢性肾小球肾炎、肾病、肾盂肾炎、肾淤血、恶性高血压、肾动脉硬化等。此管型在碱性尿液中或稀释时,可溶解消失。

近年来有人将透明管型分单纯性和复合性两种,前者不含颗粒和细胞,后者可含少量颗粒和细胞(如红细胞、白细胞和肾上皮细胞)以及脂肪体等,但其量应低于管型总体的一半。复合性透明管型的临床意义较单纯性透明管型为大。透明红细胞管型是肾出血的主要标志,透明白细胞管型是肾炎症的重要标志,透明脂肪管型是肾病综合征的特有标志。

(二)颗粒管型

管型基质内含有颗粒,其量超过 1/3 面积时称为颗粒管型是因肾实质性病变之变性细胞的分解产物或由血浆蛋白及其他物质直接聚集于 T-H 糖蛋白管型基质中形成的。可分为粗颗粒管型和细颗粒管型两种。开始是多数颗粒大而粗,由于在肾停留时间较长,粗颗粒碎化为细颗粒。

1.粗颗粒管型

在管型基质中含有多数粗大而浓密的颗粒,外形较宽、易吸收色素呈淡黄褐色。近来也有人认为粗颗粒管型是由白细胞变性而成,因粗颗粒过氧化物酶染色一般为阳性;而细颗粒管型是由上皮细胞衍化而成,因粒细胞脂酶染色阳性而过氧化物酶染色一般为阴性。多见于慢性肾小球肾炎、肾病综合征、肾动脉硬化、药物中毒损伤肾小管及肾移植术发生急性排异反应时。

2.细颗粒管型

在管型基质内含有较多细小而稀疏的颗粒,多见于慢性肾小球肾炎、急性肾小球肾炎后期,偶尔也出现于剧烈运动后,发热及脱水正常人尿液中。如数量增多,提示肾实质损伤及肾单位内郁滞的可能。

(三)细胞管型

管型基质内含有多量细胞,其数量超过管型体积的 1/3 时,称细胞管型。这类管型的出现,常表示肾病变在急性期。

1.红细胞管型

管型基质内含有较多的红细胞,通常细胞多已残损,此种管型是由于肾小球或肾小管出血,或血液流入肾小管所致。常见于急性肾小球肾炎、慢性肾小球肾炎急性发作期、急性肾小管坏死、肾出血、肾移植后急性排异反应、肾梗死、肾静脉血栓形成等。

2.白细胞管型

管型基质内充满白细胞,由退化变性坏死的白细胞聚集而成,过氧化酶染色呈阳性,此种管型表示肾中有中性粒细胞的渗出和间质性炎症。常见于急性肾盂肾炎、间质性肾炎、多发性动脉炎、红斑狼疮肾炎、急性肾小球肾炎、肾病综合征等。

3.肾上皮细胞管型

管型基质内含有多数肾小管上皮细胞。此细胞大小不一,并呈瓦片状排列。此种管型出现,多为肾小管病变,表示肾小管上皮细胞有脱落性病变。脂酶染色呈阳性,过氧化物酶染色呈阴性。常见于急性肾小管坏死、急性肾小球肾炎、间质性肾炎、肾病综合征、子痫、重金属、化学物质、药物中毒、肾移植后排异反应及肾淀粉样变性等。

4.混合细胞管型

管型基质内含有白细胞、红细胞、肾上皮细胞和颗粒等,称为混合型管型。此管型出现表示肾小球肾炎反复发作,出血和缺血性肾坏死,常见于肾小球肾炎、肾病综合征进行期、结节性动脉周围炎、狼疮性肾炎及恶性高血压,在肾移植后急性排异反应时,可见到肾小管上皮细胞与淋巴细胞的混合管型。

5.血小板管型

管型基质内含有血小板,称为血小板管型。由于在高倍镜下难以鉴别,需用 4.4% 自蛋白液洗渣,以 4.0% 甲醛液固定涂片后瑞-姬姆萨染色液染色。此管型是当弥散性血管内凝血(DIC)发生时,大量血小板在促使管型形成的因素下,组成血小板管型,随尿液排出。对确诊 DIC 有重要临床意义,尤其在早期更有价值。

(四)变形管型

包括脂肪管型、蜡样管型及血红蛋白管型。

1.脂肪管型

管型基质内含有多量脂肪滴称脂肪管型。脂肪滴大小不等,圆形、折光性强,可用脂肪染色鉴别。此脂肪滴为肾上皮细胞脂肪变性的产物。见于类脂性肾病、肾病综合征、慢性肾炎急性发作型、中毒性肾病等。常为病情严重的指征。

2.蜡样管型

蜡样管型常呈浅灰色或淡黄色,折光性强、质地厚、外形宽大,易断裂,边缘常有缺口,有时呈扭曲状。常与肾小管炎症有关,其形成与肾单位慢性损害、阻塞、长期少尿、无尿,透明管型、颗粒管型或细胞管型长期滞留于肾小管中演变而来,是细胞崩解的最后产物;也可由发生淀粉样变性的上皮细胞溶解后形成,见于慢性肾小球肾炎晚期、肾功能不全及肾淀粉样变性时;亦可在肾小管炎症和变性、肾移植慢性排异反应时见到。

3.血红蛋白管型

管型基质中含有破裂的红细胞及血红蛋白,多为褐色呈不整形,常见于急性出血性肾炎、血红蛋白尿、骨折及溶血反应引起的肝胆系统疾病等患者的尿液中,肾出血、肾移植术后产生排异反应时,罕见于血管内溶血患者。

(五)肾功能不全管型

该管型又称宽幅管型或肾衰竭管型。其宽度可为一般管型 2～6 倍,也有较长者,形似蜡样管型但较薄,是由损坏的肾小管上皮细胞碎屑在明显扩大的集合管内凝聚而成,或因尿液长期淤积使肾小管扩张,形成粗大管型,可见于肾功能不全患者尿中。急性肾功能不全者在多尿早期这类管型可大量出现,随着肾功能的改善而逐渐减少消失。在异型输血后由溶血反应导致急性肾衰竭时,尿中可见褐色宽大的血红蛋白管型。挤压伤或大面积烧伤后急性肾功能不全时,尿中可见带色素的肌红蛋白管型。在慢性肾功能不全,此管型出现时,提示预后不良。

(六)微生物管型

常见的包括细菌管型和真菌管型。

1.细菌管型

管型的透明基质中含大量细菌。在普通光镜下呈颗粒管型状,此管型出现提示肾有感染,多见于肾脓毒性疾病。

2.真菌管型

管型的透明基质中含大量真菌孢子及菌丝。需经染色后形态易辨认。此管型可见于累及肾的真菌感染,对早期诊断原发性及播散性真菌感染和抗真菌药物的药效监测有重要意义。

(七)结晶管型

管型透明基质中含尿酸盐或草酸盐等结晶,1930 年 Fuller Albright 首先描述甲状旁腺功能亢进患者的尿中可有结晶管型。常见于代谢性疾病、中毒或药物所致的肾小管内结晶沉淀伴急性肾衰,还可见于隐匿性肾小球肾炎、肾病综合征等。

（八）难以分类管型（不规则管型）

外形似长方形透明管型样物体，边缘呈锯齿样凸起，凸起间隔距离规律似木梳，极少数还可见到未衍变完全的细胞及上皮，免疫荧光染色后，形态清晰。多见于尿路感染或肾受到刺激时，有时也可在肾小球肾炎患者的尿液沉渣中发现。

（九）易被认为管型的物质

1.黏液丝

形为长线条状，边缘不清，末端尖细卷曲。正常尿中可见，尤其妇女尿中可多量存在，如大量存在时表示尿道受刺激或有炎症反应。

2.类圆柱体

外形似透明管型，尾端尖细，有一条尖细螺旋状尾巴。可能是肾小管分泌的物体，其凝固性发生改变，而未能形成形态完整的管型。常和透明管型同时存在，多见于肾血循环障碍或肾受到刺激时，偶见于急性肾炎患者尿中。

3.假管型

黏液状纤维状物黏附于非晶形尿酸盐或磷酸盐圆柱形物体上，形态似颗粒管型，但两端不圆、粗细不均、边缘不整齐，若加温或加酸可立即消失。

三、尿结晶检查

尿中出现结晶称晶体尿。尿液中是否析出结晶，取决于这些物质在尿液中的溶解度、浓度、pH、温度及胶体状况等因素。当种种促进与抑制结晶析出的因子和使尿液过饱和状态维持稳定动态平衡的因素失衡时，则可见结晶析出。尿结晶可分成代谢性的盐类结晶，多来自饮食，一般无临床意义。但要经常出现在尿液中伴有较多的新鲜红细胞。应考虑有结石的可能，另一种为病理性的结晶如亮氨酸、酪氨酸、胱氨酸、胆红素和药物结晶等，具有一定的临床意义。

（一）酸性尿液中结晶

1.尿酸结晶

尿酸为机体核蛋白中嘌呤代谢的终末产物，常以尿酸、尿酸钙、尿酸铵、尿酸钠的盐类形式随尿排出体外。其形态光镜下可见呈黄色或暗棕红色的菱形、三棱形、长方形、斜方形、蔷薇花瓣形的结晶体，可溶于氢氧化钠溶液。正常情况下如多食含高嘌呤的动物内脏可使尿中尿酸增加。在急性痛风症、小儿急性发热、慢性间质性肾炎、白血病时，因细胞核大量分解，也可排出大量尿酸盐。如伴有红细胞出现时，提示有膀胱或肾结石的可能，或肾小管对尿酸的重吸收发生障碍等。

2.草酸钙结晶

草酸是植物性食物中的有害成分，正常情况下与钙结合，形成草酸钙经尿液排出体外。其形态为哑铃形、无色方形、闪烁发光的八面体，有两条对角线互相交叉等。可溶于盐酸但不溶于乙酸内，属正常代谢成分，如草酸盐排出增多，患者有尿路刺激症状或有肾绞痛合并血尿，应考虑尿路结石症的可能性。

3.硫酸钙结晶

形状为无色针状或晶体状结晶，呈放射状排列，无临床意义。

4.马尿酸结晶

形状为无色针状、斜方柱状或三棱状，在尿沉渣中常有色泽。为人类和草食动物尿液中的正常成分，是由苯甲酸与甘氨酸结合而成，一般无临床意义。

5.亮氨酸和酪氨酸结晶

尿中出现亮氨酸和酪氨酸结晶为蛋白分解产物，亮氨酸结晶为淡黄色小球形油滴状，折光性强，并有辐射及同心纹，溶于乙酸不溶于盐酸。酪氨酸结晶为略带黑色的细针状结晶，常成束成团，可溶于氢氧化铵而不溶于乙酸。正常尿液中很少出现这两种结晶。可见于急性磷、氯仿、四氯化碳中毒、急性肝坏死、肝硬化、糖尿病性昏迷、白血病或伤寒的尿液中。

6.胱氨酸结晶

形状无色六角形片状结晶,折光性很强,系蛋白质分解产物。可溶于盐酸不溶于乙酸,迅速溶解于氨水中。正常尿中少见,在先天性氨基酸代谢异常,如胱氨酸病时,可大量出现有形成结石的可能性。

7.胆红素结晶

形态为黄红色成束的小针状或小片状结晶,可溶于氢氧化钠溶液中,遇硝酸可显绿色,见于阻塞性黄疸、急性肝坏死、肝硬化、肝癌、急性磷中毒等。有时在白细胞及上皮细胞内可见到此种结晶。

8.胆固醇结晶

形状为无色缺角的方形薄片状结晶,大小不一,单个或叠层,浮于尿液表面,可溶于乙醚、氯仿及酒精。见于乳糜尿内、肾淀粉样变、肾盂肾炎、膀胱炎、脓尿等。

(二)碱性尿液中结晶

1.磷酸盐类结晶

磷酸盐类一部分来自食物一部分来自含磷的有机化合物(磷蛋白类、核蛋白类),在组织分解时生成,属正常代谢产物。包括无定形磷酸盐、磷酸镁铵、磷酸钙等。其形状为无色透明闪光,呈屋顶形或棱柱形,有时呈羊齿草叶形,可溶于乙酸。如长期在尿液中见到大量磷酸钙结晶,则应与临床资料结合考虑甲状旁腺功能亢进、肾小管性酸中毒,或因长期卧床骨质脱钙等。如患者长期出现磷酸盐结晶,应考虑有磷酸盐结石的可能。有些草酸钙与磷酸钙的混合结石,与碱性尿易析出磷酸盐结晶及尿中黏蛋白变化因素有关。感染引起结石,尿中常出现磷酸镁铵结晶。

2.碳酸钙结晶

形态为无色哑铃状或小针状结晶,也可呈无晶形颗粒状沉淀。正常尿内少见,可溶于乙酸并产生气泡,无临床意义。

3.尿酸铵结晶

形状为黄褐色不透明,常呈刺球形或树根形,是尿酸和游离铵结合的产物,又称重尿酸铵结晶。见于腐败分解的尿中,无临床意义。若在新鲜尿液中出现此种结晶,表示膀胱有细菌感染。

4.尿酸钙结晶

形状为球形,周围附有突起或呈菱形。可溶于乙酸及盐酸,多见于新生儿尿液或碱性尿液中,无临床意义。

(三)药物结晶

随着化学治疗的发展,尿中可见药物结晶日益增多。

1.放射造影剂

使用放射造影剂患者如合并静脉损伤时,可在尿中发现束状、球状、多形性结晶。可溶于氢氧化钠,不溶于乙醚、氯仿。尿的比密可明显升高(>1.050)。

2.磺胺类药物结晶

磺胺类药物的溶解度小,在体内乙酰化率较高,服用后可在泌尿道内以结晶形式排出。如在新鲜尿内出现大量结晶体伴有红细胞时,有发生泌尿道结石和导致尿闭的可能。应即时停药予以积极处理。在出现结晶体的同时除伴有红细胞外可见到管型,表示有肾损害,应立即停药,大量饮水,服用碱性药物使尿液碱化。现仅将2000年中国药典记载的卫生部允许使用的几种磺胺药物的结晶形态介绍如下。

(1)磺胺嘧啶(SD):其结晶形状为棕黄不对称的麦秆束状或球状,内部结构呈紧密的辐射状,可溶于丙酮。

(2)磺胺甲基异噁唑:结晶形状为无色透明、长方形的六面体结晶,似厚玻璃块,边缘有折光阴影,散在或集束成"+""X"形排列,可溶于丙酮。

(3)磺胺多辛:因在体内乙酰化率较低,不易在酸性尿中析出结晶。

3.解热镇痛药

退热药如阿司匹林、磺基水杨酸也可在尿中出现双折射性斜方形或放射状结晶。由于新药日益增多，也有一些可能在尿中出现结晶如氟哌酸等，应识别其性质及来源。

四、其他有机沉淀物

（一）寄生虫

尿液检查可发现丝虫微丝蚴、血吸虫卵、刚地弓形虫滋养体、溶组织阿米巴滋养体、并殖吸虫幼虫、蛔虫（成虫、幼虫）、棘颚口线虫、幼虫、蛲虫（成虫、幼虫）、肾膨结线虫（卵、成虫）、裂头蚴、棘头蚴、某蝇类幼虫及螨。常在妇女尿中见到阴道毛滴虫，有时男性尿中也可见到。

（二）细菌

在新鲜尿液中发现多量细菌，表示泌尿道有感染。在陈旧性尿液中出现细菌或真菌时应考虑容器不洁及尿排出时间过久又未加防腐剂，致细菌大量繁殖所致，无临床意义。

（三）脂肪细胞

尿液中混有脂肪小滴时称为脂肪尿，脂肪小滴在显微镜下可见大小不一圆形小油滴，用苏丹Ⅲ染成橙红色者为脂肪细胞。用瑞姬染色脂肪不着色呈空泡样。脂肪细胞出现常见于糖尿病高脂血症、类脂性肾病综合征、脂蛋白肾病、肾盂肾炎、腹内结核、肿瘤、包虫病、疟疾、长骨骨折骨髓脂肪栓塞及先天性淋巴管畸形等。

五、尿液沉渣计数

尿液沉渣计数是尿液中有机有形沉淀物计数，计算在一定时间内尿液各种有机有形成分的数量，借以了解肾损伤情况。正常人尿液也含有少数的透明管型、红细胞及白细胞等有形成分。在肾疾患时，其数量可有不同程度的增加，增加的幅度与肾损伤程度相关，因此，通过定量计数尿中的有机有形成分，为肾疾病的诊断提供依据。

（一）12h尿沉渣计数（Addis计数）

Addis计数是测定夜间12h浓缩尿液中的红细胞、白细胞及管型的数量。为防止沉淀物的变性需加入一定量防腐剂，患者在晚8时，排尿弃去，取以后12h内全部尿液，特别是至次晨8时，必须将尿液全部排空。

1.参考值

红细胞：<50万/12h；白细胞及肾上皮细胞：<100万/12h；透明管型：<5000/12h。

2.临床意义

（1）肾炎患者可轻度增加或显著增加。

（2）肾盂肾炎患者尿液中的白细胞显著增多，尿路感染和前列腺炎等患者的尿中白细胞也明显增高。

（二）1h细胞排泄率检查

准确留取3h全部尿液，将沉渣中红细胞、白细胞分别计数，再换算成1h的排泄率。检查时患者可照常生活，不限制饮食，但不给利尿药及过量饮水。

1.参考值

男性：红细胞<3万/h；白细胞<7万/h。女性：红细胞<4万/h；白细胞<14万/h。

2.临床意义

（1）肾炎患者红细胞排泄率明显增高。

（2）肾盂肾炎患者白细胞排泄率增高，可达40万/h。

（刘爱民）

第七节　尿液沉渣组化定位的进展

经常在泌尿系统疾病中见到的沉渣有各种管型、黏液丝、红细胞等,确定其来源,明确病变部位对诊断和治疗都有重要意义,目前临床常用的相差显微镜法和光镜染色法,人为因素影响较大,最终难于明确诊断,近年国内外多学者报道应用免疫细胞化学染色法判断尿沉渣成分,较为科学的确定其是肾性还是非肾性沉渣。

一、尿红细胞免疫球蛋白细胞化学染色

正常尿液中检测不出免疫球蛋白,但在肾小球及肾小管发生病变时尿中可检出免疫球蛋白,已经证实尿中红细胞多在 Henle's 环升支瘀着,肾小球来源的尿红细胞表面将被免疫球蛋白覆盖,而非肾小球来源的尿红细胞表面则无免疫球蛋白覆盖,为此应用细胞化学染色法可检测尿红细胞表面免疫球蛋白,以鉴别肾性血尿和非肾性血尿。本实验室经数年研究,在鉴别肾性血尿方面其准确率可达 98.8%。目前已应用临床,采用直接免疫荧光方法。

1.参考值

尿红细胞免疫球蛋白细胞化学定位:IgG 阴性;IgA 阴性;IgM 阴性;IgE 阴性。

2.临床意义

(1)鉴别肾性血尿和非肾性血尿。

(2)尿红细胞膜或红细胞表面显示任何一种荧光 Ig 或酶标记的免疫球蛋白阳性均为阳性。

二、尿红细胞(THP)蛋白免疫细胞化学染色

THP 是肾小管髓攀升支粗段和远曲小管近段上皮细胞分泌的一种大分子糖蛋白。已证明肾小球来源的尿红细胞表面被覆 THP,而非肾小球来源的红细胞则没有,应用 THP 细胞化学技术亦可鉴别肾性或非肾性血尿。

1.参考值

尿细胞 THP 细胞化学定位:阴性。

2.临床意义

鉴别肾性和非肾性血尿。

三、尿沉渣黏液线免疫球蛋白化学染色

黏液线是尿液中最常见的有形成分,正常人黏液线免疫球蛋白阴性,肾小球肾炎患者的尿液黏液线可检出免疫球蛋白,与经病损的肾小球漏出有关。

1.参考值

尿黏液线免疫球蛋白化学检查:阴性。

2.临床意义

(1)阳性出现对肾小球肾炎诊断有意义。

(2)阳性对慢性肾盂肾炎诊断也有价值。

四、尿中红细胞免疫球化学染色

尿中红细胞免疫球细胞的形态系指一群红细胞黏附聚集成团,常被丝状物缠绕,不易解离,加荧光标记的兔抗人免疫球蛋白抗体染色后出现明显的荧光球。IgA 肾病、过敏性紫癜肾炎和由微生物、内毒素引起的急性肾小球肾炎早期未经治疗时尿中易见。本实验室经数年证实特异性为 99%。

五、血尿中炎性细胞与肾上皮细胞荧光染色检出和分辨

血尿是泌尿系统疾病常见的临床表现,尿液中出现异常数量的红细胞在布满视野的红细胞尿很难发现沉渣中的白细胞,更难发现肾上皮细胞,而且两者难于辨认。泌尿系统感染的疾病中有 1/6 肾盂肾炎患者的首发症状是血尿、膀胱炎、尿道炎、输尿管炎、尿结石合并感染等均出现肉眼血尿或异常增多的镜下血尿,往往由于红细胞的遮掩使炎性细胞很难观察,为此我们采用吖啶橙荧光渗入法使红细胞不着色而白细胞和肾上皮细胞显示清晰,易于分辨。

1. 原理

吖啶橙是一种具有异染性染料,吖啶橙以插入方式与双螺旋的 DNA 分子相结合,染料中的依地酸可将 RNA 分子分解成为单股,并借助静电吸附作用与单股的 RNA 分子相连接,逐渐形成堆积,由于 DNA 与 RNA 对吖啶橙的吸附方式不同,它所放射的荧光也不同,肾上皮细胞内核含有较多的 RNA,呈现橘黄色,感染性尿液样本中的炎性细胞因含有大量 DNA 出现亮绿色。红细胞不被着色,因血红蛋白有抑光性而不放射荧光。用建立的吖啶橙渗入法对感染性血尿阳性检出正确率达 99.8%。对肾上皮细胞与白细胞的分辨率达 99.99%。

2. 参考值

非感染性炎性荧光阳性细胞<0～5HP。

3. 临床意义

(1)鉴定肉眼血尿与红细胞异常增多,红细胞形态正常的感染性尿红细胞沉渣中炎性细胞。

(2)鉴定肉眼血尿与红细胞异常增多,红细胞形态正常的急性肾炎,肾小管损伤尿红细胞沉渣中的肾小管上皮细胞。

（刘爱民）

第七章　粪便检验

正常粪便主要由消化后未被吸收的食物残渣、消化道分泌物、大量细菌和无机盐及水等组成。

粪便检查的主要的目的：①了解消化道有无炎症、出血、寄生虫感染、恶性肿瘤等情况。②根据粪便的性状、组成，间接地判断胃肠、胰腺、肝胆系统的功能状况。③了解肠道菌群分布是否合理，检查粪便中有无致病菌以协助诊断肠道传染病。

一、标本的采集、保存和检验后处理

粪便标本的采取直接影响结果的准确性，通常采用自然排出的粪便，标本采集时注意事项如下：

（1）粪便检验应取新鲜的标本，盛器应洁净，不得混有尿液，不可有消毒剂及污水，以免破坏有形成分，使病原菌死亡和污染腐生性原虫。

（2）采集标本时应用干净的竹签选取含有粘液、脓血等病变成分的粪便；外观无异常的粪便须从表面、深处及粪端多处取材，其量至少为指头大小。

（3）标本采集后应于1h内检查完毕，否则可因PH胶消化酶等影响导致有形成分破坏分解。

（4）查痢疾阿米巴滋养体时应于排便后立即检查。从脓血和稀软部分取材。寒冷季节标本传送及检查时均需保温。

（5）检查日本血吸虫卵时应取黏液、脓血部分、孵化毛呦时至少留取30g粪便，且须尽快处理。

（6）检查蛲虫卵须用透明薄膜拭子于晚12时或清晨排便前自肛门周围皱裂处拭取并立即镜检。

（7）找寄生虫虫体及作虫卵计数时应采集24h粪便，前者应从全部粪便中仔细搜查或过筛，然后鉴别其种属；后者应混匀后检查。

（8）做化学法隐血试验时，应于前3日禁食肉类及含动物血食物并禁服铁剂及维生素。

（9）做粪胆原定量时，应连续收集3天的粪便，每天将粪便和匀秤重后取出20g送检。

（10）做细菌学检查的粪便标本应采集于灭菌有盖的容器内立即送检。

（11）无粪便排出而又必须检查时，可经肛门指诊或采便管拭取标本。灌肠或服油类泻剂的粪便常因过稀且渴有油滴等而不适于做检查标本。

（12）粪便检验后应将纸类或塑料标本盒投入焚化炉中烧毁。搪瓷容器应泡于消毒液中中（如过氧乙酸、煤酚皂液或新洁尔灭等）24h，弃消毒液后，流水冲洗干净备用。所用载上玻片需用5%煤酚皂液浸泡消毒。

二、一般性状检查

（一）量

正常成人大多每日排便一次，其量约为100～300g，随食物种类、食量及消化器官的功能状态而异。摄取细粮及肉食为主者，粪便细腻而量少；进食粗粮特别是多量蔬菜后，因纤维质多致粪便量增加。当胃、肠、胰腺有炎症或功能紊乱时，因炎性渗出，肠蠕动亢进，消化吸收不良，可使粪便量增加。

（二）外观

粪便的外观包括颜色与性状。正常成人的粪便为黄褐色成形便，质软；婴儿粪便可呈黄色或金黄色糊状。久置后，粪便的胆色素被氧化可致颜色加深。病理情况下可见如下改变。

1. 黏液便

正常粪便中的少量黏液,因与粪便均匀混合不易察觉,若有肉眼可见的黏液,说明其量增多。小肠炎时增多的黏液均匀地混于粪便之中;如为大肠炎,由于粪便已逐渐成形,黏液不易与粪便混合;来自直肠的黏液则附着于粪便的表面。单纯黏液便黏液无透明、稍粘稠,脓性黏液则呈黄白色不透明,见于各类肠炎、细菌性痢疾、阿米巴痢疾、急性血吸虫病。

2. 溏便

便呈粥状且内容粗糙,见于消化不良、慢性胃炎、胃窦潴留。

3. 胨状便

肠易激综合征患者常于腹部绞痛后排出粘胨状、膜状或纽带状物,某些慢性菌痢疾患者也可排出类似的粪便。

4. 脓性及脓血便

说明肠道下段有病变。常见于痢疾、溃疡性结肠炎、局限性肠炎、结肠或直肠癌。脓或血多少取决于炎症的类型及其程度,在阿米巴痢疾以血为主,血中带脓,呈暗红色稀果酱样,此时要注意与食入大量咖啡,巧克力后的酱色粪便相鉴别。细菌件痢疾则以黏液及脓为主,脓中带血。

5. 鲜血便

直肠息肉、结肠癌、肛裂及痔疮等均都可见鲜红色血便。痔疮时常在排便之后有鲜血滴落,而其他疾病多见鲜血附着于粪便的表面。过多地食用西瓜、蕃茄、红辣椒等红色食品,粪便亦可呈鲜血便,但很易与以上鲜血便鉴别。

6. 柏油样黑便

上消化道出血时,红细胞被胃肠液消化破坏,释放血红蛋白并进一步降解为血红素、卟啉和铁等产物,在肠道细菌的作用下铁与肠内产生的硫化物结合成硫化铁,并刺激小肠分泌过多的黏液。上消化道出血 $50\sim75$ mL 时,可出现柏油样便,粪便呈褐色或黑色,质软,富有光泽,婉如柏油。如见柏油样便,且持续 $2\sim3$ d,说明出血量至少为 500 mL。当上消化道持续大出血时,排便次数可增多,而且稀薄,因而血量多,血红素不能完全与硫化物结合,加之血液在肠腔内推进快,粪便可由柏油样转为暗红色。服用活性炭、铁剂等之后也可排黑色便。但无光泽且隐血试验阴性。

7. 稀糊状或稀汁样便

常因肠蠕动亢进或分泌物增多所致见于各种感染或非感染性腹泻。尤其是急性胃肠炎。小儿肠炎时肠蠕动加速,粪便很快通过肠道,以致胆绿素来不及转变为粪便胆素而呈绿色稀糊样便。遇大量黄绿色的稀汁样便并含有膜状物时应考虑到伪膜性肠炎;艾滋病伴有发肠道隐孢子虫感染时也可排出大量稀汁样便。副溶血性弧菌食物中毒可排洗肉水样便,出血性小肠炎可见红豆汤样便。

8. 米泔样便

呈淘米水样,内含黏液片块,量大,见于重症霍乱、副霍乱患者。

9. 白陶土样便

由于各种原因引起的胆管梗阻,进入肠内的胆汁减少或缺失,以致粪便胆素产生,使粪便呈灰白色,主要见于阴寒性黄疸。钡餐造影术后可因排出使粪便呈黄白色。

10. 干结便

常由于习惯性便秘,粪便在结肠内停留过久,水份过度吸收而排出羊粪便样的硬球或粪便球积成的硬条状粪便。于老年排便无力时多见。

11. 细条状便

排便形状改变,排出细条或扁片状粪便,说明直肠狭窄,常提示有直肠肿物存在。

12. 乳凝块

婴儿粪便中见有黄白色乳凝块,亦可能见蛋花样便,提示脂肪或酪蛋白消化不完全,常见于消化不良、婴儿腹泻。

(三)气味

正常粪便有臭味,主要因细菌作用的产物如吲哚、粪臭素、硫醇、硫化氢等引起的。

肉食者臭味重,素食者臭味轻,粪便恶臭且呈碱性反应时,乃因未消化的蛋白质发生腐败所致患者患慢性肠炎、胰腺疾病、消化道大出血,结肠或直肠癌溃烂时,粪便亦有腐败恶臭味。阿米巴性肠炎粪便呈鱼腥臭味,如脂肪及糖类消化或吸收不良时,由于脂肪酸分解及糖的发酵而使粪便呈酸臭味。

(四)酸碱反应

正常人的粪便为中性、弱酸性或弱碱性。食肉多者呈碱性,高度腐败时为强碱性,食糖类及脂肪多时呈酸性,异常发酵时为强酸性。细菌性痢疾、血吸虫病粪便常呈碱性;阿米巴痢疾粪便常呈酸性。

(五)病毒

目前研究最多的是轮状病毒和甲型肝炎病毒的检验。有研究报告指出轮状病毒是我国婴幼儿秋冬季节流行性腹泻的主要致病病原,由于这种腹泻没有特征性的病变指标,从大便中检出轮状病毒就是重要的诊断依据。而粪便中甲肝病毒的检出则是该患者具有传染性的可靠依据。由于病毒体积微小、生命形式不完善,这使得普通显微镜和无生命培养基在病毒检验中无用武之地。可用的检验方法有:血清学方法、电镜观察与分离培养(用动物接种、组织培养、细胞培养等)等。临床上往往采用免疫学方法进行快速诊断,且准确性和灵敏度都较高。电子显微镜或分离培养的方法比较费时、费事,往往在研究中采用。

(六)寄生虫

在目视检查和显微镜检查中,已经有大部分寄生虫感染能被检出。蛔虫、蛲虫、带绦虫等较大虫体或其片段肉眼即可分辨,钩虫虫体须将粪便冲洗过才可看到。但是,南于虫卵和虫体在粪便中的分布高度不均一,使得目视检查和普通的涂片镜检结果重复性很差。在高度怀疑寄生虫感染的病例,应采用集卵法以及虫卵孵化实验等以提高检出率和重复性。服驱虫剂后应查找有无虫体,驱绦虫后应仔细寻找其头节。

(七)结石

粪便中可见到胆石、胰石、粪石等,最重要且最多见的是胆石。常见于应用排石药物或碎石术之后,较大者肉眼可见到,较小者需用铜筛淘洗粪便后仔细查找才能见到。

三、化学检查

(一)隐血试验

隐血是指消化道出血量很少,肉眼不见血色,而且少量红细胞又被消化分解致显微镜下也无从发现的出血状况而言。隐血试验对胃癌和大肠癌等消化道肿瘤持续的消化道出血可能是其早期出现的唯一特征,且大便隐血检查属无创检查,试验方便、费用低廉,适合进行长期观察,因而大便隐血试验则目前仍旧是早期发现的较好试验。

1.方法学评价

隐血试验(occult blood test,OBT)目前主要采用化学法。如邻联甲苯胺法、还原酚酞法、联苯胺法、匹拉米洞法、无色孔雀绿法、愈创木酯法等。其实验设计原理基于血红蛋白中的含铁血红素部分有催化过氧化物分解的作用,能催化试剂中的过氧化氢,分解释放新生态氧,氧化上述色原物质而呈色。呈色的深浅反映了血红蛋白多少,亦即出血量的大小。经上试验方法虽然原理相同,但在实际应用中却由于粪便的成分判别很大,各实验室具体操作细节如粪便取材多少、试剂配方、观察时间等不同,而使结果存在较大差异。多数文献应用稀释度的血红蛋白液对这些方法灵敏度的研究表明,邻苯甲苯胺法、邻甲苯胺法、还原酚酞法最灵敏,可检测 0.2~1 mg/L 的血红蛋白,只要消化道有 1~5 mL 的出血就可检出。还原酚酞法由于试剂极不稳定,放置可自发氧化变红而被摒弃。高度灵敏的邻联甲苯胺法常容易出现假阳性结果,中度灵敏的试验包括联苯胺法、无色孔雀绿法,可检出 1~5 mg/L 的血红蛋白,消化道有 5~10 mL 出血即为阳性。联苯胺法由于有致癌作用而无色孔雀绿法在未加入异喹啉时灵敏度差,需 20 mg/L 血红蛋白,试剂配制和来源均不如拉米洞方法方便。愈创木酯法灵敏度关,需 6~10 mL/L 血红蛋白才能检出,此时消化道出血可达 20 mL 但假阳性很少,如此法为阳性,基本可确诊消化道出血。目前国内外生产应用四甲基础联苯胺和愈创木酯为显色基质的隐血试带,使隐血试验更为方便。

以上各种隐血试验化学法虽简单易行,但均基于血红蛋白中的血红素可促使双氧水分解释放新生态氧,使色原物质氧化这一原理,方法上缺乏特异准确性。此外,化学试剂不稳定,久置后可使反应减弱。外源性动物仪器如含有血红蛋白、肌红蛋白,其血红素的作用均可使试验呈阳性,大量生食蔬菜中含有活性的植物过氧化物酶也可催化双氧水分解,出现假阳性反应,所以除愈创木酯法外均要求素食 3 天,为此有人提出将粪便用水作 1:3 稀释加热煮沸再加冰乙酸和乙醚提取出红蛋白测定可排除干扰。此法虽然可靠,但不适用于常规工作。另外,血液如在肠道停留过久,血红蛋白被细菌降解,血红素不复存在,则会出现与病情不符的阴性结果,患者服用大量维生素 C 或其他具有还原作用的药物,在实验中可使过氧化物还原,不能再氧化色原物质,可使隐血试验呈假阴性。除上述干扰隐血试验外亦可由于检验人员取材部位不同,标本反应时间不同,检验员对显色判断不同,故在不同方法的试验中,还可产生误差等,致使目前国内外尚无统一公认的推荐的方法,更谈不到实验的标准化。

为解决传统隐血试验的特异性问题及鉴别消化道出血部位,人们探索了一些新的隐血试验方法,如同位素铬(^{51}Cr)法等同位素法和各种免疫学方法。

1)同位素方法。

(1)铬(^{51}Cr)法测定大便隐血量。①原理:^{51}Cr-红细胞经静脉注射后,正常不进入消化道,消化道出血时则进入并不被吸收,随大便排出。将大便中的放射性与每毫升血液中放射性比较计算可求出胃肠道出血量。②方法:静脉注射 ^{51}Cr-RBC 7.4 MBq 后,收集 72h 大便,称重测放射性,并在开始时和收集大便结束时抽静脉血测每毫升放射性计数。按公式计算结果:72 h 出血量(mL)=大便总放射性/每毫升血放射性。

(2)胃肠道出血的锝标的红细胞法定位诊断。①原理:当胃肠道出血时,锝标的红细胞或胶体随血液进入胃肠道。②方法:静脉注射显像剂后以 2~5 min 一帧的速度连续显像 0.5~1 h,必要时延迟显像。③临床应用:适应于活动胃肠道出血的诊断和大致定位。急性活动出血用锝标胶体显像,间歇出血者用锝标 RBC 显像。诊断准确率在 80% 左右,能够探测出血率高于每分钟 0.1 mL 的消化道出血。

尽管同位素方法的灵敏度和特异性无可非议,甚至还可以对出血点进行准确的定位,但临床很难接受将一种应用放射性同位素的、操作复杂的、需要特殊仪器的方法普遍用来进行一个没有特异性的指标的检验。

2)免疫学方法:免疫学方法以其特异性和灵敏度而广受临床检验的欢迎,如免疫单扩法、免疫电泳、酶联免疫吸附试验、免疫斑点法、胶乳免疫化学凝聚法、放射免疫扩散法、反向间接血凝法、胶体金标记夹心免疫检验法等。此类试验所用抗体分为两大类,一种为抗人血红蛋白抗体,另一种为抗人红细胞基质抗体。免疫学方法具有很好的灵敏度,一般血红蛋白为 0.2 mg/L、0.03 mg/g 粪便就可得到阳性结果,且有很高的特异性,各种动物血血红蛋白在 500 mg/L 辣根过氧化物酶在 2 000 mg/L 时不会出现干扰,因而不需控制饮食。据 Herzog 和 Cameron 等研究,正常人 24 h 胃肠道生理性失血量为 0.6 mL,若每日多于 2 mL,则属于病理性出血。由于免正常人 24 h 胃肠道生理性失血量为 0.6 mL,若每日多于 2 mL,则属于病理性出血。由于免疫学方法的高度敏感性,又由于有正常的生理性失血,如此高的灵敏度,要在某些正常人特别是服用刺激肠道药物后可造成假阳性。但免疫学法隐血试验主要检测下消化道的优点,目前被认为是对大肠癌普查最适用的试验。免疫学法隐血试验主要检测下消化道出血,约有 40%~50% 的上消化道出血不能检出。原因是:①血红蛋白或红细胞经过消化酶降解或消化殆尽已不具有原来免疫原性。②过量大出血而致反应体系中抗原过剩出现前带现象。③患者血红蛋白的抗原与单克隆抗体不配。因此,有时外观为柏油样便而免疫法检查却呈阴性或弱阳性,此需将原已稀释的粪便再稀释 50~100 倍重做或用化学法复检。近年来某些实验室还采用卟啉荧光法血红蛋白定量试验,用紫草酸试剂使血红素变为卟啉进行荧光检测,这样除可测粪便未降解的血红蛋白外,还可测血红素衍化物卟啉,从而克服了化学法和免疫法受血红蛋白降解影响缺点,可对上、下消化道出血同样敏感,但外源性血红素、卟啉类物质具有干扰性,且方法较复杂,故不易推广使用。此外,免疫学的方法也从检测血红蛋白与人红细胞基质扩展到测定粪便中其他随出血而出现的带有良好的抗原性而又不易迅速降解的蛋白质,如清蛋白、转铁蛋白等,灵敏度达 2 mg/L。

为了使免疫学方法在检测粪便潜血时尽可能简便,以适应大规模大肠癌普查的需要和临床快速报告的要求,有的公司已经推出单克隆抗体一步法试验,如美国万华普曼生物工程有限公司。他们所采用的粪便潜血免疫一步法是一种快速简便、无嗅无味的三明治夹心免疫检验法。具有特异性强、高灵敏度(0.03 mgHb/g 粪)、检验快速(1~5 min)、操作简单(一步检验)、试剂易保存(室温)和结果简单易读的优点,在诊断和治疗引起肠胃道出血的疾病有重要意义。特别是消化道癌肿患者 87% 大便隐血为阳性。

3)其他方法:近年来某些实验室还采用卟啉荧光法血红蛋白定量试验,用紫草酸试剂使血红素变为卟啉进行荧光检测,这样除可测粪便未降解影响缺点,可对上、下消化道出血同样敏感,但外源性血红素、卟啉类物质具有干扰性,且方法较复杂,故不易推广使用。

2.临床意义

粪便隐血检查对消化道出血的诊断有重要价值。消化性溃疡、药物致胃黏膜损伤(如服用消炎痛、糖皮质激素等)、肠结核、克罗恩病、溃疡性结肠炎、结肠息肉、钩虫病及胃癌、结肠癌等消化肿瘤时,粪便隐血试验均常为阳性,故须结合临床其他资料进行鉴别诊断。在消化性溃疡时,阳性率为 40%~70%,呈间断性阳性。消化性溃疡治疗后当粪便外观正常时,隐血试验阳性仍可持续 5~7d,此后如出血完全停止,隐血试验即可转阴。消化道癌症时,阳性率可达 95%。呈持续性阳性,故粪便隐血试验常作为消化道恶性肿瘤诊断的一个筛选指标。尤其对中老年人早期发现消化道恶性肿瘤有重要价值。此外,在流行性出血热患者的粪便中隐血试验也有 84% 的阳性率,可作为该病的重要的佐证。

(二)粪胆色素检查

正常粪便中无胆红素而有粪胆原及粪胆素。粪胆色素检查包括胆红素、粪胆原、粪便胆素检查。

1.粪胆红素检查

婴儿因正常肠道菌群尚未建立或成人因腹泻待肠蠕动加速,使胆红素来不及被肠道菌还原时,粪便可呈金黄色或深黄色,胆红素定性试验为阳性,如部分被氧化成碘绿色。为快速检测粪便中的胆红素可用 Harrison 法,如呈绿蓝色为阳性。

2.粪胆原定性或定量

粪便中的粪胆原在溶血性黄疸时,由于大量胆红素排入肠道被细菌还原而明显增加;梗阻性黄疸时由于排向肠道的胆汁少而粪便胆原明显减少;肝细胞性黄疸时粪胆原则可增加也可减少。视肝内梗阻情况而定。粪便胆原定性或定量对于黄疸类型的鉴别具有一定价值。无论定性或定量均采用 Ehrlich 方法,生成红色化合物,正常人每 100 克粪便中胆原量为 75~350 mg。低于或高于参考值可助诊为梗阻性或溶血性黄疸。

3.粪胆素检查

粪便胆素是由粪便胆原在肠道中停留被进一步氧化而成,粪便由于粪胆素的存在而呈棕黄色,当胆管结石、肿瘤而致完全阻塞时,粪便中因无胆色素而呈白陶土色。可用 Schmidt 氯化高汞试剂联合检测胆红素及粪便胆素,如粪便悬液呈砖红色表示粪胆素阳性,如显绿色则表示有胆红素被氧化为胆绿素,如不变色,表示无胆汁入肠道。

(三)消化吸收功能试验

消化吸收功能试验是一组用以检查消化道功能状态的试验。近年来由于采用了各种放射性核素技术而取得了很大进展,这组试验包括脂肪消化吸收试验,蛋白质消化吸收试验和糖类消化吸收试验等,但操作技术复杂,不便常规使用。因此更要强调在粪便一般镜检中观察脂肪小滴,以此作为胰腺功能不全的一种筛选指标。

此外还可做脂肪定量测定,即在普通膳食情况下,每人每 24h 粪便中的总脂肪约为 2~5 g(以测定的总脂肪酸计量)或为干粪便的 7.3%~27.6%。粪便脂质主要来源是食物,小部分系来源于胃肠道分泌、细胞脱落和细菌的代谢的产物。在疾病情况下,由于脂肪的消化或吸收能力减退,粪便中的总脂量可以大为增加,若24h粪便中总脂量超过6g时,称为脂肪泻。慢性胰腺炎、胰腺癌、胰腺纤维囊性变等胰腺疾病,梗阻性黄疸,胆汁分泌不足的肝胆疾病。小肠病变如乳糜Whipple病,蛋白丧失性肠病时均可引起脂肪泻。

脂肪定量可协助诊断以上疾病。常用的方法有称量法和滴定清法。称量法是将粪便标本经盐酸处理后,使结合脂肪酸变为游离的脂肪酸,再用乙醚萃取中性脂肪及游离脂肪酸,经蒸发除去乙醚后在分析天平上精确称其重量。滴定法也称Vande kamer法,其原理是将粪便中脂肪与氢氧化钾溶液一起煮沸皂化,冷却后加入过量的盐酸使脂皂变为脂酸,再以石英钟油醚提取脂酸,取一份提取液蒸干,其残渣以中性乙醇溶解,以氢氧化钠滴定,计算总脂肪酸含量。

利用脂肪定量也可计算脂肪吸收率,以估计消化吸收功能。具体做法是在测定前2~3d给予脂肪含量为100g的标准膳食,自测定日起,仍继续给予标准膳食连续3天,每日收集24h晨粪便做总脂测定。

脂肪吸收率(%)=膳食总脂量-粪便总脂量/膳食总脂量×100%。

正常人每天摄入脂肪100g,其吸收率在95%以上,脂肪泻量明显减低。

目前检测有无胰蛋白缺乏的试验有X线胶消化法。由于该法准确度和精密性都很差,而很少应用。

四、显微镜检查

粪便直接涂片显微镜检查是临床常规检验项目。可以从中发现病理成分,如各种细胞、寄生虫卵、真菌、细菌、原虫等,并可通过观察各种食物残渣以了解消化吸收功能。为此,必须熟悉这些成分的形态。

一般采用生理盐水涂片法,以竹签取含黏液脓血的部分,若为成形便则取自粪便表面,混悬于载有一滴生理盐水的载玻片上,涂成薄片,厚度以能透视纸上字迹为度,加盖玻片,先用低倍镜观察全片有无虫卵、原虫疱囊、寄生虫幼虫及血细胞等,再用高倍镜详细检查病理成分的形态及结构。

(一)细胞

1.白细胞

正常粪便中不见或偶见,多在带黏液的标本中见到,主要是中性分叶核粒细胞。肠炎一般少于15个/HPF,分散存在。具体数量多少与炎症轻重及部位有关。小肠炎症时白细胞数量不多,均匀混于粪便内,且因细胞部分被消化而不易辨认。结肠炎症如细菌性痢疾时,可见大量白细胞或成堆出现的脓细胞,亦可见到吞有异物的吞噬细胞。在肠易激综合征、肠道寄生虫病(尤其是钩虫病胶阿米巴痢疾)时,粪便涂片还可见较多的嗜酸性粒细胞,可伴有夏科-莱登结晶。

2.红细胞

正常粪便中无红细胞。肠道下段炎症或出血量可出现,如果痢疾、溃疡性结肠炎、结肠癌、直肠息肉、急性吸虫病等。粪便中新鲜红细胞为草黄色、稍有折光性的圆盘状。细菌性痢疾红细胞少于白细胞,多分散存在且形态正常;阿米巴痢疾者红细胞多于白细胞,多成堆存在并有残碎现象。

3.巨噬细胞(大吞噬细胞)

为一种吞噬较大异物的单核细胞,在细菌性痢疾和直肠炎症时均可见到。其胞体较中性粒细胞为大,或为其3倍或更大,呈圆形、卵圆形或不规则形,胞核1~2个,大小不等,常偏于一侧。无伪足伸出者,内外质不清。常含有吞噬的颗粒及细胞碎屑,有量可见含有红细胞、白细胞、细菌等,此类细胞多有不同程度的退化的变性现象。若其胞质有缓慢伸缩时,应特别注意与溶组织内阿米巴滋养体区别。

4.肠黏膜上皮细胞

整个小肠,大肠黏膜的上皮细胞均为柱状上皮,只有直肠齿状线处由复层立方上皮未角化的复层鳞状上皮所被覆。生理情况下,少量脱落的柱状上皮多已破坏,故正常粪便中见不到。结肠炎症时上皮细胞增多,呈卵圆形或短柱形状,两端钝圆,细胞较厚,结构模糊,夹杂于白细胞之间,伪膜性肠炎的肠黏膜小块中可见到成片存在的上皮细胞,其黏液胨状分泌物中亦可大量存在。

5.肿瘤细胞

取乙状结肠癌、直肠癌患者的血性粪便及时涂片染色,可能见到成堆的具异形性的癌细胞。

在进行细胞镜检时,至少要观察 10 个高倍镜视野,然后就所见对各类细胞的多少给予描述,报告方式见表 7-1。

表 7-1　粪便涂片镜检时细胞成分的报告方式

10 个高倍视野(HPF)中某种细胞所见情况	报告方式(某种细胞数/HPF)
10 个高倍视野中只看到 1 个	偶见
10 个高倍视野中有时不见,最多在一个视野见到 2～3 个	0～3
10 个高倍视野中每视野最少见 5 个,多则 10 个	5～10
10 个高倍视野中每视野都在 10 个以上	多数
10 个高倍视野中细胞均匀分布满视野,难以计数	满视野

(二)食物残渣

正常粪便中的食物残渣均系已充分消化后的无定形细小颗粒,可偶见淀粉颗粒和脂肪小滴等未经充分消化的食物残渣,常见于有以下几种。

1.淀粉颗粒

一般为具有同心性纹或不规则放射线纹的大小不等的圆形、椭圆形或棱角状颗粒,无色,具有一定折光性。滴加碘液后呈黑蓝色,若部分水解为结糊精者则呈棕红色,腹泻者的粪便中常易见到,在慢性胰腺炎、胰腺功能不全、碳化合物消化不良时可在粪便中大量出现,并常伴有较多的脂肪小滴和肌肉纤维。

2.脂肪

粪便中的脂肪有中性脂肪、游离脂肪酸和结合脂肪酸三种形式,中性脂肪亦即脂肪小滴,呈大小不一、圆形折光强的小球状。用苏丹Ⅲ染色后呈朱红色或橘色。大量存在时,提示胰腺功能不全,因缺乏脂肪酶而使脂肪水解不全所致见于急、慢性胰腺炎,胰头癌,吸收不良综合征,小儿腹泻等。游离脂肪酸为片状、针束状结晶,加热溶化,片状者苏丹Ⅲ染为橘黄色,而针状者染色,其增多表示脂肪吸收障碍,可见于阻塞性黄疸,肠道中缺乏胆汁时,结合脂肪酸是脂肪酸与钙、镁等结合形成不溶性物质,呈黄色不规则块状或片状,加热不溶解,不被苏丹Ⅲ染色。

正常人食物中的脂肪经胰脂肪酶消化分解后大多被吸收,粪便中很少见到。如镜检脂肪小样＞6 个/高倍视野,视为脂肪排泄增多,如大量出现称为脂肪泻,常见于腹泻患者,此外食物中脂肪过多,胆汁分泌失调,胰腺功能障碍也可见到,尤其在慢性胰排出有特征性的粪便:量多,呈泡沫状,灰折色有恶臭,镜检有较多的脂肪小滴。

3.肌纤维

日常食用的肉类主要是动物的横纹肌,经蛋白酶消化分解后多消失。大量肉食后可见到少量肌纤维,但在一张盖片范围内(18 mm×18 mm)不应超过 10 个,为淡黄色条状、片状、带纤维的横纹,如加入伊红可染红色。在肠蠕动亢进、腹泻或蛋白质消化不良时可增多,当胰腺外分泌功能减退时,不但肌肉纤维增多,且其纵横纹均易见,甚至可见到细胞核,这是胰腺功能严重不全的佐证。

4.胶原纤维和弹性纤维

为无色或微黄色束状边缘不清晰的线条状物,正常粪便中很少见到。有胃部疾患而缺乏胃蛋白酶时可较多出现。加入 30％醋酸后,胶原纤维膨胀呈胶状而弹性纤维的丝状形态更为清晰。

5.植物细胞及植物纤维

正常粪便中仅可见少量的形态多样化。植物细胞可呈圆形、长圆形、多角形、花边形等,无色或淡黄色、双层细胞壁,细胞内有多数叶绿体,须注意与虫卵鉴别。植物纤维为螺旋形或网格状结构。植物毛为细长、有强折光、一端呈尖形的管状物,中心有贯通两端的管腔。肠蠕动亢进、腹泻时此类成分增多,严重者肉眼即可观察到粪便中的若干植物纤维成分。

（三）结晶

在正常粪便中,可见到少量磷酸盐、牙齿酸钙、碳酸钙结晶,均无病理意义。夏科-莱登结晶为无色透明的菱形结晶。两端尖长,大小不等,折光性强,常在阿米巴痢疾、钩虫病及过敏性肠炎粪便中出现,同时可见到嗜酸性粒细胞。血晶为棕黄色斜方形结晶,见于胃肠道出血后的粪便内。不溶于氢氧化钾溶液,遇硝酸呈蓝色。

（四）细菌

1. 正常菌群与菌群失调

正常菌群与菌群失调粪便中细菌极多,占干重 1/3,多属正常菌群。在健康婴儿粪便中主要有双歧杆菌、拟杆菌、肠杆菌、肠球菌、少量芽胞菌（如梭状菌属）、葡萄球菌等。成人粪便中以大肠埃希菌、厌氧菌和肠球菌为主要菌群,约占 80%;产气杆菌、变形杆菌、铜绿假单胞菌等多为过路菌,不超过 10%。此外,尚可有少量芽胞菌和酵母菌。正常人粪便中菌量和菌谱处于相对稳定状态,保持着细菌与宿主间的生态平衡。若正常菌群突然消化或比例失调,临床上称为肠道菌群失调症。其确证方法需通过培养及有关细菌学鉴定。但亦可作粪便涂片,行革兰氏染色后油浸镜观察以初步判断。正常粪便中球菌和杆菌的比例大致为 1:10。长期使用广谱抗生素、免疫抑制剂及慢性消耗性疾病患者,粪便中球,杆菌经值变大。若比值显著增大,革兰氏阴性杆菌严重减少,甚至消失,而葡萄球菌或真菌等明显增多,常提示有肠道菌群紊乱或发生二重感染,此种类型菌群失调症称伪膜性肠炎,此时粪便多呈稀汁样,量很大,涂片革兰染色常见培养证为金黄色溶血性葡萄球菌,其次为假丝酵母菌。由厌氧性难辨芽胞梭引起的伪膜性肠炎近年来日渐增多,应予以重视。

2. 霍乱弧菌初筛

霍乱在我国《急性传染病管理条例》中列为"甲类",其发病急,病程进展快,因此要求快速、准确报告。霍乱弧菌肠毒素具有极强的致病力,作用于小肠黏膜引起的液大量分泌,导致严重水、电解质平衡紊乱而死亡。用粪便悬滴检查和涂片染色有助于初筛此菌。取米泔样粪便生理盐水悬滴检查可见呈鱼群穿梭样运动活泼的弧菌,改用霍乱弧菌抗血清悬滴检查,即做制动试验时呈阳性反应弧菌不再运动。粪便黏液部分涂片革兰染色及稀释石碳酸复红染色后,油浸镜观察若见到革兰阴性红色鱼群样排列,呈现逗点状或香蕉样形态的弧菌,则需及时报告和进行培养与鉴定。

3. 其他致病菌分离培养

目前已认识到的能从粪便中发现的病原微生物达数十种之多,如沙门氏菌属、志贺氏菌属、酵母菌以及致病性大肠杆菌和绿脓杆菌等。要从大便标本的大量菌群中分离这几十种致病菌,检验科一般采用选择性培养基如 SS 琼脂、GN 增菌液、麦康凯琼脂等。但是目前没有一种能用于所有致病菌的选择培养基（事实上很难或不可能做到）,因此临床上往往采用多种选择性培养基联用以提高检出率。

（五）肠道真菌

1. 普通酵母菌

普通酵母菌是一种环境中常见的真菌,可随环境污染而进入肠道,也可见于服用酵素养片后。胞体小,常呈椭圆形,两端略尖,微有折光性,不见其核,如繁殖可见侧芽,常见于夏季已发酵的粪便中。其形态有时与微小阿米巴包囊或红细胞相混合但加入稀醋酯后不消失,而红细胞则被溶解。在菌群失调症患者,尚需与白色假丝酵素养相区别,后者须见到假菌丝与厚膜孢子方可诊断否则只能报告酵素养样菌。

2. 人体酵母菌

为一种寄生于人体中的真菌,亦称人体酿母菌。呈圆形或卵圆形,直径 5～15 μm,大小不一。内含一个大而透明的圆形体,称为液泡。此菌细稚期液泡很小,分散于胞质之中,成熟时液泡聚合成一个大球体,占细胞的大部分。在液泡周围的狭小的胞质带,内有数颗反光性强的小点。此菌有时易与原虫包囊,特别有人芽囊原虫和白细胞相混淆,可用蒸馏水代替生理盐水进行涂片,此时人体酵母菌迅速破坏消失而原虫包囊及白细胞则不被破坏。水代替生理盐水进行涂片,此时人体酵母菌迅速破坏消失而原虫包囊及白细胞则不被破坏。亦可用碘染色,液泡部分不着色,胞质内可见 1～2 核,此菌一般无临床意义。大量出现时可致轻微腹泻。

3.假丝酵母菌

过去也译作念珠菌。正常粪便中极少见,如见到首先应排除由容器污染或粪便在室温放置过久引起的污染,病理粪便中出现的假丝酵母菌以白色假丝母菌最为多见,常见于长期使用广谱抗生素、激素、免疫抑制剂和放、化疗之后。粪便中可见卵圆形,薄壁、折光性强,可生芽的酵母样菌,革兰氏染色阳性,可见分支状假菌丝和厚壁孢子。

(六)寄生虫卵

从粪便中检查寄生虫卵,是诊断肠道寄生虫感染的最常用的化验指标。粪便中常见的寄生虫的卵有蛔虫卵、钩虫卵、鞭虫卵、蛲虫卵、华枝睾吸虫卵、血吸虫卵、姜片虫卵、带绦虫卵等。寄生虫卵的检验一般用生理盐水涂片法,除华支睾只需用高倍镜辨认外,其他均可经低倍镜检出。在识别寄生虫卵时应注意虫卵大小、色泽、形态,卵壳的厚薄、内部结构特点,认真观察予以鉴别,观察10个低倍视野,以低倍镜所见虫卵的最低数和最高数报告。为了提高寄生虫卵的检出阳性率,还可采用离心沉淀法,静置沉淀集卵法,通过去除粪渣,洗涤沉淀后涂片镜检,此种集卵法适用于检出各种虫卵,也可采用饮和盐水浮聚法,此法适用于检查钩虫卵、蛔虫卵及鞭虫卵。

(七)肠寄生原虫

肠寄生原虫包括阿米原虫、隐孢子虫、酚毛虫、纤维毛虫和人芽囊原虫

1.肠道阿米巴

包括溶组织内阿米巴、脆弱双核阿米巴和结肠内阿米巴等。检查阿米巴时可直接用生理盐水涂片查滋养体,用碘染色法查包囊。溶组织内阿性痢疾患者粪便中可见大滋养体;带虫者和慢性间歇型阿米巴痢疾粪便中常见小滋养体、包囊前期及包囊,应注意与结肠内阿米巴鉴别。脆弱双核阿米巴通常寄生在人体结肠黏膜腺窝里,只有滋养体,尚未发现包囊,具有一定的致病力,可引起腹泻,易与白细胞混淆,应注意鉴别。结肠内阿米巴寄生在大肠腔,为无致病性共生阿米巴,对人感染较低溶组织阿米巴普通,无论滋养或包囊均需与后者区分。

2.隐孢子虫

属肠道完全寄生性原虫。主要寄生于小肠上皮细胞的微绒毛中。目前至少存在着大型种和小型种两种不同形态瓣种别,在人体和多种动物体内寄生的均属小型种,即微小隐孢子虫。自1982年为获得性免疫缺陷综合征的重要病原。已列为艾滋病重要检测项目之一。人体感染隐孢子虫其临床表现因机体免疫状况而异,在免疫功能健全的人主要为胃肠炎症状、呕吐、腹痛、腹泻,病程1~2周可自愈;在免疫功能缺陷或 AIDS 患者则有发热、嗳气、呕吐,持续性腹泻,排稀汁样大便,每日多达70多次,排水量每日达12~17 L,导致严重脱水,电解质紊乱和营养不良而死亡。隐孢子虫病的诊断主要靠从粪便中查该虫卵囊。由于卵囊直径仅为 $4.5\sim5.5~\mu m$,且透明反光,不易识别,需用比密 1.20 蔗糖水浓集法于 600 倍放大条件下始可看到,换用 1 000~1 500 倍放大,易于看到内部结构(有 4 个弯曲密迭的子孢子及一个圆形的球状残体)。吉姆萨染色卵囊呈淡蓝色,伴有红色颗粒状内含物。用相差显微镜观察时效果更佳。

3.鞭毛虫和纤毛虫

人体常见的鞭毛虫及纤毛虫有蓝氏贾第董事会毛虫、迈唇董事会毛虫、人肠毛滴虫、肠内滴虫、中华内滴虫和结肠小袋纤毛虫等。蓝氏贾第董事会毛虫寄生在小肠内(主要在十二指肠),可引起的慢性腹泻。如寄生在胆囊,可致胆囊炎。结肠小袋纤毛虫寄生于结肠内,多呈无症状带虫状态。当滋养体浸入肠壁可引起阿米巴样痢疾。人肠毛滴虫一般认为列致病性,迈氏唇鞭毛虫及中华肠内滴虫较少见,一般不致病,除人肠毛滴虫仅见到滋养外,其他董事会毛虫、纤毛虫都可见到滋养体与包囊。在粪便直接涂片观察时要注意它们的活动情况,并以鞭毛、波动膜、口隙、细胞核等作为鉴别的依据,必要时可在涂片尚未完全干燥时用瑞特染色或碘液、铁苏木精染色进行形态学鉴别。

4.人芽囊帮原虫

人芽囊帮原虫于1912年由 Brumpt 首先命名,其后分类位置一直很乱。1967年以前曾被误认为酵母

菌、董事会毛虫的包囊等。目前认为人芽囊原虫是寄生在高等灵长类动物和人体消化道内的原虫。可引起腹泻。其形态多样,有空泡型、颗粒型、阿米巴型和复分裂型虫体,只有阿米巴型为致病性虫体。

五、基因检验

近年来,大肠癌发病率有上升趋势,全世界每年新增病例高达 57 万,占全部确诊癌症的 4%。大肠癌的症状、体征均无特异性,致使临床上确诊的大肠癌大部分为中、晚期,临床治疗效果差,5 年生存率极低。如能早期诊断出大肠癌,可使 90% 以上的患者得到治愈。因此,大肠癌的筛选诊断工作非常重要。既往应用最普遍的筛选检查是大便潜血实验(FOBT),虽然 FOBT 在筛选大肠癌方面取得一些进展,但有很高的假阳性率和假阴性率。纤维结肠镜检查是检出大肠癌的可靠方法,但该方法为侵入性且需要一定的设备和仪器,操作要求也较高,目前尚不能用于大范围人群筛选普查。肿瘤标记物检查,如癌胚抗原(CEA)、CA19-9 及肿瘤相关抗原 T、Tn 及 TAG-T2 等,虽然对大肠癌的临床诊断及预后判断有帮助,但对早期大肠癌诊断的特异性及敏感性均不高。随着分子生物学的发展,人们认识到肿瘤的发生发展归因于相关基因突变,而粪便中的脱落细胞包含着与大肠癌关系密切的突变基因,粪便中基因检测可望成为筛选诊断大肠癌的新方法。

（一）粪便基因筛检的分子生物学基础

分子生物学研究表明,肿瘤的产生是多能干细胞向正常细胞增殖、分化的过程中,受环境因素和遗传因素的影响,相关基因发生改变的结果。肿瘤细胞的基因与基因表达与正常细胞有显著区别,因此如能检出这种基因改变就能为肿瘤的诊断和预防提供条件。肿瘤不是单基因疾病,肿瘤的发生发展是肿瘤相关基因的多阶段积累的改变过程,涉及到多种癌基因激活和多种抑癌基因失活。如能在早期检出基因突变信息,就可以获得细胞癌变的信号,从而对肿瘤的早期诊断和预防带来积极意义。

目前认为一种肿瘤的产生需要 4～5 个相关癌基因的改变;与大肠癌相关的癌基因主要有 ras、c-myc、—erb2 等,与大肠癌相关的抑癌基因主要有 APC/MCC、DCC、p53 及 RB 等。在大肠癌形成过程中,ras、c-myc 癌基因和 APC、MCC 抑癌基因的改变是早期事件。Ras 基因改变主要发生在 12、13 或 16 密码子,大约 50% 的大肠癌和 50% 的大肠腺瘤(直径＞1 cm)发现有 ras 基因突变。等位基因的丢失最常见于 17p 染色体等位基因的缺失。虽然这种缺失在大肠腺瘤的各个时期都很少见到,但有人发现 17p 等位基因丢失与腺瘤向癌转变有关。17p 染色体等位基因丢失的常见部位为 p53 基因,K-ras,p53 基因是人类癌症最常见的突变基因,两者的检出对大肠癌的诊断很有帮助。包含 APC 基因和 MCC 基因的 5q 等位基因的缺失占散发性大肠癌的 35%。这些基因的特异性改变可成为诊断肿瘤的标记。

人们很早就发现,结肠黏膜上皮不断脱落入肠腔随粪便排出,其更新周期约为每小时 1%,整个大肠黏膜约 3～4d 即可重新更换一次,而生长旺盛的肿瘤组织更新更快。虽然这些黏膜细胞脱落后很快从粪便中排出,但由于粪便物质的存在,用脱落细胞学手段难以发现异常细胞。要进行细胞学分析,只有从直肠、结肠的灌洗液中才能得到比较干净的细胞,这无疑又增加了方法的难度和患者的痛苦。然而,应用分子生物学技术检测粪便中的相关基因突变,则不受粪便其他物质的影响,且可以批量筛查,可望称为大肠癌的筛选和早期诊断的一种敏感而有效的方法。

（二）粪便基因突变检测方法

有学者于 1992 年首次阐述可以从大肠癌粪便脱落细胞检出 K-ras 基因突变,但他所采用的方法比较复杂,因而不能用于常规例行诊断。目前检测粪便基因突变的方法主要有:①免疫组织化学检测(IHC)。②Southern 印迹杂交。③DNA 直接测序。④PCR 产物单链 DNA 泳动变位技术和错配 PCR 技术。传统的 Southen 印迹杂交和 DNA 直接测序,虽然可准确地确定突变的类型及部位,但操作复杂、技术要求高、时间长、费用较高,不实用于临床筛检基因突变。目前多采用的是免疫组织化学法检测癌相关基因产物,如检测 p53 蛋白,ras 基因的 p21 蛋白及 c-mye 的 p62 蛋白。虽然该技术简单,但有相当一部分基因改变检测不到,且运用不同的抗体需要不同的解释标准,临床意义也不同。Soong 等用 IHC 检测 p53 蛋白和用 PCR-SSCP 检测 p53 基因突变发现,IHC 对大肠癌的 p53 蛋白检测率为 23%,而 PCR-SSCP 分析技术检出 p53 基因突变率为 39%，两者的符合率为 68%，不符合率为 32%，说明 p53 蛋白积累不能代表有 p53 基因突变，反之亦然。Hall 等也认为 p53 蛋白免疫组化阳性并不一定是突变的 p53 积累，还可能是稳定的野生型 p53 蛋白在起作用。因为当正常细胞的 DNA 受损害时，野生型 p53 蛋白也会过量表达。在其他种类的癌组织中也发现 p53 蛋白增加并没有相应的 p53 基因突变。

PCR 及其相关技术的迅速发展也为快速、简便、灵敏地筛选突变基因带来了可能。其中 PCR 产物的单链 DNA 泳动变位技术（mobilityshifls）在诊断基因突变方面有满意的敏感性（90%～100%）并能筛选大量样本。该技术包括变性梯度凝胶电泳（DCGE）、温度梯度凝胶电泳（TGGE）、限制性片段多态性分析（RFCP）、单链构象多态性分析（SSCP），其中，DGGE 和 TGGE 法价格昂贵，其临床应用受限制。

目前，PCR-SSCP 是最受重视的分析技术，该技术利用相同长度的单链 DNA 在非变性的凝胶电泳中不同迁移位置仅取决于单链二级空间构象-碱基排列结构，从而将突变基因片断与正常基因片断区分开来。其优点为：①操作简单，不需要特殊仪器，技术容易掌握。②实验周期短，最快可在 24h 内得到检测结果，并不受 PCR 扩增差错的影响。③不仅可检查出单碱基置换，还可检出数个碱基插入或缺失。④可彩非放射性同位素标记，使其更容易存临床上推广使用。日本学者 Equchi 于 1996 年开始对粪便标本中的 p53 基因进行 PCR-SSCP 分析，结果发现在 11 例有 p53 基因突变的手术标本中有 7 例在粪便中查出 p53 基因突变；在 5 例潜血试验阳性的患者中有 3 例粪便标本检出 p53 基因突变，故认为利用 PCR-SSCP 对粪便肿瘤物异的基因突变进行分析可在临床推广应用。但该技术易产生假阳性，为其不足之处。这可能是由于在扩增的片断中，大部分为正常的基因片段，突变的基因片段较少，因此在电泳泳动变位上显示不佳。为了确定 PCR-SSCP 检测的敏感性，Silvano 等将肿瘤细胞混以正常细胞，浓度依次由 0%～90% 递增，然后进行 PCR-SSCP 分析，结果发现当彩放射性标记时肿瘤细胞浓度须达 5%，PCR-SSCP 分析才能检出 p53 基因突变，而当用非放射性标记时肿瘤细胞浓度必须达到 10%～15% 才能显示出阳性结果。

在大肠癌患者粪便中，特别是早期癌患者的粪便中，正常的 DNA 片断常超出异常 DNA 片段 100～1 000 倍，使用 SSCP 分析时肿瘤相关基因的泳动变位不清楚。

近年有人用特异等位基因 PCR 扩增（ASA）可以解决这一难题。其主要原理是当异性引物与模板之间出现错配（mismatch），特别是 3′末端碱基与模板之间出现错配时，由于 TagDNA 聚合酶缺乏 3′-5′核酸外切酶活性，因此对错误配对的碱基不能进行修改，故该引物的 PCR 扩增速率将急剧下降甚至扩增中断。有人设计出一个能与突变体基因片段正常配对而与正常片断错误配对的引物，主要是在 3′末端的碱基进行修改。该方法的优点是敏感性、特异性很高，可以从 10 000 个正常和不正常细胞中检出一个突变细胞。此外，该技术不需要限制性酶消化及与特异性等位基因相结合的寡核苷酸，也不需要对 PCR 产物进行测序分析。由该原理还可产生其他方法，如 misnatched PCR/ARMS（amplificatation refraitory mulation system）、mutent enriched PCR。该技术对单基因疾病如遗传病效果好，但肿瘤涉及到多基因改变，并且每个基因有多种突出，例如 p53 突变种类达 350 种，因此目前该技术主要应用于对 K-ms 基因突变的检测。因为 K-ms 基因的突变几乎总是发生于三个密码中的一个，所以设计检出 K-ms 基因的敏感试验要设计检出其他肿瘤相关基因改变要简单得多。德国学者 Nollaan 于 1996 年彩突变体富集 PCR 技术检测粪便中 K-ms 基因的 12、13 密码子的基因改变，16 例大肠癌手术标本经用 PCR-SSCP 分析后证实无 K-ms 突变的患者粪便中，经突变体富集 PCR 技术检测有 2 例 K-ms 突变，通过对手术标本再次作 PCR-SSCP 分析检测发现，确有 1 例手术标本中有 K-ms 突变。该作者认为该技术具有简便、灵敏性、特异性高等优点，临床上可用于检测粪便中的 K-ms 突变，有助于大肠癌的早期诊断。

除在粪便中检出基因突变以期早期诊断大肠癌外，人们还开始在尿液、胰液、痰液、支气管肿泡灌洗液、CSF 等排泄物、分泌物中查找相关基因突变，以便能早期诊断相关部位癌症。相信随着技术的改进，应用分子生物学技术检测肿瘤特异性基因将成为诊断肿瘤的重要方法。

六、其他检验技术

免疫学、分子生物学等新技术的引入给粪便检验带来了崭新的检验手段，这使得临床粪便检验技术得到了快速的发展。但是,无论是免疫学方法还是分子生物学技术,都是具有很强的检验目的针对性的方法,难以通过一次或几次实验就解读出患者粪便中所包含的消化功能、新陈代谢、菌群紊乱以及肿瘤等丰富的生理、病理信息。换言之,这些方法在为大便检验带来高特异性的同时,也丢弃了大量的、可能极有价值的信息。有没有特异而又具有高通量的方法呢?

（一）基因芯片技术

基因芯片的概念来自于计算机芯片,其实质是在面积不大的基质表面有序地排列了大量可寻址的识别分子。具体地说,就是在玻璃、硅等载体上有序地、高密度地(点与点之间的距离一般小于 500)排列、固定了大量的靶基因片段(也叫探针分子)。这些被固定的探针分子在基质上就形成了高密度 DNA 微阵列。因此,基因芯片也叫基因微矩阵。

由上面的基因芯片的定义可以看出,基因芯片技术实质上是一种高度集成的基因探针杂交技术。它既承袭了 DNA 探针杂交技术的高特异性,又具备了同时检测多靶基因的实验高通量的特点。

虽然基因芯片具有令人鼓舞的优越性,但由于它还是一种崭新的实验技术,目前还没有来得及应用到大便检验上来。就目前的技术来看,设计一张集成有消化道肿瘤基因识别谱、消化道病毒基因识别谱、消化道常见致病菌基因识别谱、消化道寄生虫基因识别谱的"大便检验基因芯片"并没有技术上的困难,只是目前基因芯片的成本太高,实验方法也略显烦琐。但随着大规模应用后成本的降低和实验方法的进一步改进,出现可应用于临床的"大便检验基因芯片"是迟早的事。

（二）色、质谱分析

基因芯片等新兴技术虽然给肿瘤、病原体等有生命的病原带来了检验手段的突破,但是,对于胃肠道功能、胰腺功能等消化功能的检验就无能为力了。所以,我们在积极采用新技术的同时,也不要忘记成熟技术的新应用。

色谱法是一种经典的分离技术,它利用因混合物各组分在性质与结构上的差异而在流动相携带混合物流经固定相时,混合物中各组分与固定相相互作用的强弱而实现混合物各组分的分离。根据流动相的不同,色谱法又建立气象色谱和液相色谱。质谱法是利用混合物中各组分的质量与所带电荷的比值不同而实现组分分离的分离技术。目前,利用色谱法和质谱法建立的分析方法有气相色谱法、高效液相色谱法、质谱法、色谱—质谱联用技术等。

虽然目前还没有利用色谱法和质谱法大量读取粪便医用信息的报道,但国内的许多学者已经开始了利用色谱法和质谱法进行粪便药代动力学研究、粪便毒物代谢研究甚至疾病的诊断探索。

内蒙古医学院的王美玲等报道了利用色谱法研究迟发性皮肤卟啉病(porphyria cutaneatarda,PCT)患者卟啉的代谢情况。他们利用反相高效液相色谱法对 PCT 患者的尿液和粪便进行测定。结果发现 PCT 患者尿中有大量的尿卟啉和七羧基卟啉排出,粪便中粪卟啉明显增多,并有异粪卟啉排出,用反相高效液相色谱法(RP-HPLC)对 14 例迟发性皮肤卟啉病(PCT)、15 例急性间歇性卟啉病(AIP)、9 例杜宾—约翰逊综合症(DJS)和 35 例正常健康者的尿液和粪便中的粪卟啉异构体Ⅰ和Ⅲ进行定量分析。结果发现 AIP、DJS 和 PCT 患者的尿液和粪便中粪卟啉异构体Ⅰ和Ⅲ与正常健康者相比均发生不同程度的变化。说明可以利用七羧基卟啉和异粪卟啉的检出值,诊断迟发性皮肤卟啉病。

有学者利用同时蒸馏萃取装置(SDE)对羊粪中的挥发性成分进行提取,用气相色谱—质谱联用技术和气相色谱程序升温保留指数进行定性分析。质谱法共鉴定出 45 种组份,占峰面积的 57.41%。用标样和双柱保留指数法进一步确证了其中的 28 种组分,占峰面积的 27.86%。比较了鸽子粪和羊粪的相同挥发成分。华西医科大学的雷蕾等报道从 17 只健康大熊猫粪便中分离出 47 株待检菌,通过对其菌体形态和染色性、菌落形态、生化反应、发酵最终产物的气相色谱测定鉴定筛先出 13 株乳杆菌。因此,可以利用粪便的色谱分析来了解消化道菌群情况。

（刘爱民）

第八章　蛋白质和氨基酸的检验

蛋白质是人体生命活动中最重要的物质,很多疾病都会出现体液蛋白质代谢紊乱而导致血液、尿液、脑脊液及羊水蛋白质的种类与含量发生变化,因而可对其进行分析并用于诊断疾病和监测病情等。本章主要介绍血浆蛋白质的代谢紊乱及检验方法。氨基酸代谢紊乱则以遗传性为主,其发病率虽然很低,但种类多,对其诊断主要依赖于血、尿等体液的氨基酸检测。

第一节　氨基酸的测定

氨基酸(amino acid,AA)的主要生理功能是合成蛋白质,也可在体内转变为某些重要的含氮化合物(如核苷酸、神经递质等)。食物蛋白质经过消化吸收后,以氨基酸的形式通过血液循环运送到全身各组织,另外人体内组织蛋白质降解也可产生氨基酸,这两种来源的氨基酸共同构成氨基酸代谢池。机体各组织的蛋白质在组织酶的作用下,不断地分解成为氨基酸。氨基酸分解代谢的主要途径是脱氨基生成 NH_2 和相应的 α-酮酸,另一条分解途径是脱羧基生成 CO_2 和胺类。

氨基酸种类繁多,理化性质相似,并同时存在于各种生物样品中,因此检测氨基酸时必须先分离再检测。20 世纪 40 年代出现了离子交换树脂层析分离法,50 年代末又出现了自动分析装置,随着技术的进步,分析一个样品的时间从 1 周减少到 1 h 左右,同时样品用量也从毫摩尔级减少到纳摩尔级,使灵敏度提高上千甚至上万倍,如今全自动氨基酸分析仪已在临床医学中发挥重要作用。各种生理体液,如血浆、血清、尿液、脑脊液、羊水、精液,乃至细胞内液(如红细胞、白细胞等),只需数十至数百微升的用量注入全自动分析仪内,在 2~4 h 内,即可得出各种氨基酸的含量。此外,酶法测定氨基酸的进展很快,由于方法特异性强,灵敏度高,深受临床欢迎。非专用的高效液相色谱仪也可用于氨基酸测定。

一、氨基酸总组分测定

(一)氨基酸自动分析法

氨基酸全自动分析仪主要由五个部分组成,即色谱系统、检测系统、加样系统、控制系统和数据处理系统。20 世纪 70 年代以前设计的分析仪都是利用氨基酸与茚三酮加热产生紫色化合物的原理,该产物在 570 nm 处有特征吸收峰,亚氨基酸(脯氨酸和羟脯氨酸)与茚三酮反应生成黄色化合物,在 440 nm 处有特征吸收峰,所以多数全自动分析仪带有 570 nm 和 440 nm 两种波长的比色计。从色谱柱上被逐步洗脱的氨基酸,随即进入检测系统,检测系统包括反应器、比色计和记录器,样品与茚三酮试剂在反应器中反应并加热。茚三酮比色法只能检出纳摩尔水平的氨基酸。20 世纪 70 年代以后检测系统中的比色法有的被荧光法所取代,所用的荧光试剂是邻苯二醛,它可检出皮摩尔水平的氨基酸,但亚氨基酸不发生反应,必须加入某些氧化剂(如次氯酸钠)后才发生荧光反应,使仪器结构进一步复杂化。

(二)氨基酸的纸层析和薄层层析

由于氨基酸全自动分析仪价格昂贵,只能在一些测试中心应用。纸层析的优点是不需特殊设备,既经济又简单,而且采集在滤纸上的标本可以邮寄,其缺点是灵敏度低、分辨率差和费时。因此,近几年已逐渐由速度快、分离效率高的薄层层析代替。纸层析和薄层层析又分为单向和双向两种;单向层析一般适用于某一个或一组氨基酸增高时的筛选检测,如果结果异常可进一步用双向层析分离,定量方法可用薄层扫描仪扫描计算(方法原理同电泳扫描仪)。

二、个别氨基酸测定

(一)苯丙氨酸测定

苯丙氨酸可采用酶法分析:一是用 L-苯丙氨酸氧化酶氧化 L-苯丙氨酸,产生的 H_2O_2 与 4-氨基安替比林和 N,N'-二甲苯胺生成醌亚胺,在 550 nm 测定吸光度。二是利用 L-苯丙氨酸脱氢酶催化 L-苯丙氨酸,同时 NAD^+ 被还原成 NADH,检测 340 nm 吸光度的增加速率可反映苯丙氨酸含量,利用同一个反应的逆反应,检测 340 nm 吸光度的下降速率,则能测定苯丙酮酸含量。

(二)酪氨酸测定

酪氨酸在酪氨酸酶的作用下氧化生成多巴醌,用氧电极测定氧的消耗来对酪氨酸进行定量。

(三)同型半胱氨酸测定

同型半胱氨酸(homocysteine,HCY)是由甲硫氨酸去甲基生成的一种含硫氨基酸,它在体内主要通过再甲基化、转硫基作用两种途径进行代谢。血浆 Hcy 参考范围为 $5\sim15$ $\mu mol/L$(高效液相色谱法)。

(1)同位素法:通过 ^{14}C 标记的腺苷与 Hcy 缩合后,经色谱分离,液体闪烁计数放射强度来测定 Hcy 浓度。该法灵敏度高、特异性强,但由于操作繁琐且有放射污染,虽经改良也未能推广使用。

(2)高效液相色谱法(HPLC):目前比较成熟且可推广使用的方法,方法学包括柱前衍生-HPLC-荧光检测法,HPLC-柱后衍生-紫外检测法或荧光检测法以及 HPLC-电化学检测法。目前已有 Hcy 全自动 HPLC-荧光检测仪问世。

(3)荧光偏振免疫检测法:首先用二巯基苏糖醇将结合型 Hcy 还原出来,然后通过特异性的 S-腺苷 Hcy 合成酶催化 Hcy 转变为 S-腺苷 Hcy,与作为示踪物的荧光素标记 S-腺苷 Hcy 类似物一起与特异性单克隆抗体竞争性结合,引起示踪物偏光性改变,从而检测出 Hcy 浓度。方法灵敏度高,检测速度快,但价格昂贵,故短期内不易普及。

(4)酶免疫测定法:也需要将 Hcy 先转化为 S-腺苷 Hcy,然后加入辣根过氧化物酶标记的单克隆抗体,最后加入辣根过氧化物酶的底物,并在 450 nm 处检测。该法的检测结果与 HPLC 的相近。

(5)循环酶法:其原理是结合的 Hcy(氧化形式)被还原成游离的 Hcy,在胱硫醚-β-合成酶的催化下和丝氨酸反应生成 L-胱硫醚,后者被胱硫醚-β-裂解酶分解成 Hcy 和丙酮酸,丙酮酸参与 NADH 显色反应,生成的 Hcy 再次参与第一步反应,如此循环。该法是近年发展起来可用于自动生化分析仪的一种技术,它使 Hcy 检测更加快速、方便。该方法与 HPLC 法相关性良好,无需样本预处理,目前正被国内外广泛采用。

(四)芳香族氨基酸测定

目前,临床测定芳香族氨基酸的方法很多,包括 HPLC、毛细管电泳法、质谱法等。其中 HPLC 是分析芳香族氨基酸的常用方法。HPLC-邻苯二甲醛(OPA)衍生法为经典方法的代表,其灵敏度高并可以同时测定 20 余种氨基酸,但是样品处理复杂,需梯度洗脱,衍生产物不稳定。也有研究利用芳香族氨基酸能产生自然荧光的特性来测定,获得了较好的结果,但是由于 Phe、Tyr 和 Trp 的荧光特性不一致而不能在同一波长下同时进行 3 种氨基酸的测定,因此不能满足某些疾病的临床诊断与监测需要。

(郭倩丽)

第二节　血浆蛋白质

蛋白质是人体中含量和种类最多的物质,约占人体干重的45%,种类约有10万种之多。几乎在所有的生理过程中蛋白质都起着关键作用。血浆蛋白质是血浆固体成分中含量最多的一类物质,目前比较了解的血浆蛋白质约有500种。疾病时血浆蛋白质的结构、功能、代谢均有可能发生变化。随着技术的发展,许多微量血浆蛋白质的分析已变得比较容易,因而血浆蛋白质在临床诊断和病情监测等方面的应用日益广泛。

一、血浆蛋白质的生理功能和种类

(一)血浆蛋白质的生理功能

血浆蛋白质的功能可概括为如下几点:①修补组织蛋白,起营养作用。②维持血浆胶体渗透压。③作为激素、维生素、脂类、代谢产物、离子、药物等的载体。④作为血液酸碱度缓冲系统的一部分。⑤抑制组织蛋白酶。⑥作为酶在血浆中起催化作用。⑦代谢调节作用。⑧参与凝血与纤维蛋白溶解。⑨作为免疫球蛋白与补体等免疫分子,构成体液免疫防御系统。

以上功能中,营养修补作用、运输载体作用、维持血浆胶体渗透压和作为血液酸碱度缓冲成分是许多血浆蛋白质都具有的功能,如血浆清蛋白兼具这些功能。其他功能为某些血浆蛋白质的特殊功能,如蛋白酶抑制剂作用、凝血和纤维蛋白溶解作用、免疫和防御功能等。后两项将在血液学检验和免疫学检验中专门介绍。

(二)血浆蛋白质的种类

血浆蛋白质最简单的分类是将其分为清蛋白和球蛋白两大类,电泳分类可获得血浆蛋白质全貌的图谱,按功能分类比较复杂,但有利于对其进行研究。

(1)电泳分类法:利用醋酸纤维素薄膜或琼脂糖凝胶电泳一般可将血浆蛋白质分为清蛋白和 α_1 球蛋白、α_2 球蛋白、β 球蛋白、γ 球蛋白五个主要区带。如果采用聚丙烯酰胺凝胶电泳,在适当条件下可以分出三十多个区带。

(2)功能分类法:见表8-1。

表 8-1　血浆蛋白质的功能分类

功能分类	蛋白质	功能特征
运输载体类	脂蛋白、清蛋白、转铁蛋白、铜蓝蛋白及各种结合蛋白等	运载、营养等
补体蛋白类	C1q、C1r、C1s、C2、C3、C4、C5、C6、C7、C8、C9、B因子、D因子、备解素等	参与机体的防御效应和自身稳定
免疫球蛋白类	IgG、IgA、IgM、IgD、IgE	排除外来抗原
凝血蛋白类	除Ⅵ因子(Ca^{2+})外的十三种凝血蛋白	血液凝固作用
蛋白酶抑制物	包括 α_1-抗胰蛋白酶、α_1-抗糜蛋白酶、α_2-巨球蛋白等6种以上	抑制蛋白酶作用
蛋白类激素	胰岛素、胰高血糖素、生长激素等	多种代谢调节作用

二、血浆总蛋白测定

血浆蛋白是血浆中最主要的固体成分,含量为 $60\sim80$ g/L,血浆蛋白质种类繁多,功能各异。蛋白质测定一般利用下列四种蛋白质特有的结构或性质:①重复的肽链结构。②酪氨酸和色氨酸残基对酚试剂反应或紫外光吸收。③与色素结合的能力。④沉淀后借浊度或光折射测定。以上这些原理不仅适合于生物样品总蛋白的测定,也可用于分离出的蛋白质组分的测定。

(一)测定方法

血浆总蛋白测定方法很多,常用的有化学法、物理法和染料结合法。化学法包括凯氏定氮法、双缩脲法和酚试剂法。物理法包括紫外分光光度法、比浊法和折光测定法。

1.凯氏定氮法

蛋白质经强酸高温消化后转化成铵盐,再加碱使铵盐成为氨经蒸馏分离出来,最后用酸滴定或纳氏试剂显色测定氮量。1883 年 Kjeldahl 基于蛋白含氮量平均为 16%,根据所测定的氮来换算成蛋白质的量,此即凯氏定氮法,该法是蛋白质测定公认的参考方法。

2.双缩脲法

早在 1914 年就被用来测定血清总蛋白,目前仍是简单而准确的方法之一。血清中蛋白质的两个相邻肽键(—CO—NH—)在碱性溶液中能与二价铜离子作用产生稳定的紫色配合物。此反应和双缩脲(H2N—OC—NH—CO—NH2)在碱性溶液中与铜离子作用形成紫红色物质的反应类似,因此将蛋白质与碱性铜的反应称为双缩脲反应。生成的紫色配合物颜色的深浅与血清蛋白质含量成正比,故可用来测定蛋白质含量。双缩脲反应并非为蛋白质所特有,但在血清中,除蛋白质外仅有含量极少的可与双缩脲试剂显色的小分子肽,因此可认为双缩脲法测定血清蛋白质是具有特异性的。双缩脲法是临床测定血清总蛋白首选的常规方法。

3.酚试剂法

1921 年 Folin 首创酚试剂法,早期用于酪氨酸和色氨酸测定,后由学者将酚试剂法用于蛋白质定量。本法主要利用蛋白质中酪氨酸侧链的酚基可使磷钨酸—磷钼酸还原而显蓝色测定出酪氨酸的量,再根据酪氨酸在蛋白质中的含量,从而计算得到蛋白质的含量。1951 年 Lowry 将该方法进行了改进,先用碱性铜溶液与蛋白质反应,再加入酚试剂,产生的蓝色化合物钨蓝和钼蓝在 745～750 nm 波长处有最大吸收峰。改良 Lowry 法提高了该方法的灵敏度,可用于脑脊液和尿液中微量蛋白质的测定。

4.紫外分光光度法

该法根据芳香族氨基酸在 280 nm 处有一个吸收峰用于蛋白质定量。即使较纯的生物样品也常混有核酸,核酸最大吸收峰为 260 nm,在 280 nm 也有较强的光吸收,因而测定蛋白质可采用双波长测定后予以校正,即蛋白质浓度(g/L)=1.45A$_{280}$-0.74A$_{260}$。此外,紫外区 215～225 nm 是肽键的强吸收峰,其吸收强度是 280 nm 处的 10～30 倍。将血清稀释 1 000～2 000 倍可以消除其他干扰物质的影响。

5.比浊法

某些酸(如三氯醋酸、磺基水杨酸)能与生物碱结合而沉淀,称为生物碱试剂,它们也能与蛋白质结合产生沉淀。在血浆或血清中加入上述生物碱试剂,使之产生微细沉淀,然后测定悬浮液的浊度,与同样处理的蛋白质标准液比较,即可求得蛋白质的含量。

6.折光测定法

溶解在溶液中的固体可以增加溶液的光折射率,利用此原理可测定血浆蛋白质含量。在固定的波长和温度下,光折射率和血浆中蛋白质含量成正比。目前许多折射计均刻有蛋白质浓度刻度,测定时可直接读出血浆蛋白质浓度。

7.染料结合法

在酸性条件下,蛋白质分子解离出带正电荷的基团,可与带负电荷的染料特异性结合产生颜色反应。常用的染料有氨基黑、丽春红、考马斯亮蓝、邻苯三酚红钼等,该法是测定蛋白质较灵敏而特异的一类方法。

(二)参考区间

正常成人参考区间为 60～80 g/L。与正常成人相比,长久卧床者低 3～5 g/L,60 岁以上者约低 2 g/L,新生儿总蛋白浓度较低,随后逐月缓慢上升,大约一年后达成人水平。

（三）临床意义

（1）血浆总蛋白浓度增高：①蛋白质合成增加：常见于多发性骨髓瘤患者，主要是异常球蛋白增加，导致血浆总蛋白增加。②血浆浓缩：凡体内水分排出大于摄入时，均可引起血浆浓缩。如急性脱水（呕吐、腹泻、高烧等），外伤性休克（毛细血管通透性增大），慢性肾上腺皮质功能减退（尿排钠增多引起继发性失水）。

（2）血浆总蛋白浓度降低：①蛋白质合成障碍：当肝功能严重受损时，蛋白质合成减少，以清蛋白降低最为显著。②蛋白质丢失：严重烧伤，大量血浆渗出；大出血；肾病综合征尿中长期丢失蛋白质；溃疡性结肠炎可从粪便中长期丢失一定量的蛋白质。③营养不良或消耗增加：营养失调、长期低蛋白饮食、维生素缺乏症或慢性肠道疾病引起的吸收不良均可使体内缺乏合成蛋白质的原料；长期患消耗性疾病，如严重结核病、恶性肿瘤和甲状腺功能亢进症等，均可导致血浆总蛋白浓度降低。④血浆稀释：血浆中水分增加，血浆被稀释。如静脉注射过多低渗溶液或各种原因引起的水钠潴留。

（四）评价

（1）凯氏定氮法结果准确性好，有良好的灵敏度和精密度，且适用于多种形态（固体和液体）的样品。但该法操作流程长，程序复杂，并且血清样品中各种蛋白质含氮量有少许差异，尤其是在疾病状态时差异可能更大，所以该法除用作血清蛋白质标准品定值及参考性工作外，不适合血清总蛋白的常规测定，现已很少在血清总蛋白常规测定中使用。

（2）双缩脲法对各种蛋白质的反应性相近，显色稳定性好，干扰物质少，试剂单一，方法简便，既适用于手工操作，也便于自动化分析。但本法灵敏度较低，检测限为每毫升样品 $0.2\sim1.7$ mg 蛋白质，不过已能满足常规血清蛋白质测定需要。双缩脲反应对肽键具有较高的专一性，所受的干扰因素小，最主要的干扰物质是右旋糖酐，血清中的右旋糖酐能与反应混合液中的铜和酒石酸结合形成沉淀，影响测定结果的准确度。其他干扰物质有胆红素、血红蛋白、脂浊、某些抗生素和铵盐等。

（3）酚试剂法呈色灵敏度较高，达到双缩脲法的 100 倍左右，有利于检出较微量的蛋白质；缺点是费时较长，试剂配制复杂，尤其特异性较差，显色程度随蛋白质的不同而有差异，且大部分具有还原性的物质对该法均有不同程度的干扰作用，测定时必须加以注意。由此可见，酚试剂法主要适用于单一蛋白质样品或微量蛋白质的测定。

（4）紫外吸收法在蛋白质定量上是一种很简便而常用的方法，该法测定的蛋白质未加任何试剂，未进行任何处理，可保留制剂的生物活性，且可回收全部蛋白质。但该法需要紫外分光光度计，且受其他对紫外光具有吸收能力的物质如尿酸、胆红素等的干扰，所以不适合检测血清等组成复杂的蛋白质溶液，多用于纯化蛋白质样品的测定，因而不能作为临床常规方法广泛应用。

（5）比浊法操作简便，试剂易得且不需特殊仪器。缺点是浊度的强弱受多种因素影响。如加入试剂的方法、混匀技术及反应温度等均可影响浊度的生成。并且，蛋白质沉淀容易形成絮状颗粒，难以获得稳定的悬浮液，影响浊度测定。此外，各种蛋白质形成的浊度亦有较大差别。因此该法一般不用于测定血浆蛋白，目前只在测定尿液或脑脊液等蛋白质浓度较低的样品时采用。

（6）折光测定法简便快速，易掌握，适用于基层单位用于蛋白质测定的体检筛选和胸水、腹水蛋白质的测定。缺点是准确性较差，病理情况下，易受血脂、胆红素及溶血等因素的影响。此外，清蛋白和球蛋白的折射率不同，当二者比例发生改变时也会产生误差。

（7）染料结合法中氨基黑、丽春红常作为血清蛋白醋酸纤维素薄膜电泳或琼脂糖凝胶电泳的染料。考马斯亮蓝常用于需更高呈色灵敏度的蛋白质电泳中，也可用于测定尿液、脑脊液中的蛋白质，其优点是简便、快速、灵敏，缺点是不同蛋白质与染料的结合力不一致，且试剂对比色杯有吸附作用。邻苯三酚红钼电可用于测定尿液、脑脊液中的蛋白质，该法克服了考马斯亮蓝法易吸附于比色杯的缺点，具有简便、稳定等优点，可用于自动化分析仪。当邻苯三酚红钼与蛋白质结合后，其最大吸收峰由染料的 467 nm 转移到染料蛋白质复合物的 594 nm；该法与球蛋白的结合力仅为清蛋白的 70%，试剂中加入十二烷基硫酸钠（SDS）可使其与两类蛋白质结合力的差别明显缩小。目前，用于自动生化分析仪测定尿液蛋白质的邻苯三酚红钼法商品试剂盒已得到广泛应用。

三、血浆蛋白质电泳

1948 年 Wieland 等建立了区带电泳后,各种电泳技术得到迅速发展,相继出现了滤纸、醋酸纤维素薄膜、淀粉凝胶、琼脂糖凝胶、聚丙烯酰胺凝胶等各种类型的电泳方法,并在临床生物化学检验中得到了广泛应用。1957 年 Kohn 开始将醋酸纤维素薄膜用于血浆蛋白电泳分析。随着全自动电泳分析仪的广泛使用,血浆蛋白电泳分析已成为目前临床的常规检测项目。醋酸纤维素薄膜或琼脂糖凝胶是应用最多的两类支持物,常用染色剂有丽春红 S、氨基黑 10 B 等,半定量分析可通过光密度扫描仪对染色区带进行扫描,以确定样品中不同蛋白质区带的百分含量。

醋酸纤维素薄膜电泳具有电泳时间短,染料吸附少等优点,但电泳时水分容易蒸发,醋酸纤维素薄膜不透光,光密度扫描前需先进行透明处理。低浓度的琼脂糖凝胶电泳相当于自由界面电泳,蛋白质在电场中可自由移动,阻力小,不被凝胶吸附,从而使电泳图谱无拖尾现象,分辨效果好,介质透明度高,故电泳结束后无须进行透明处理。血清蛋白在醋酸纤维素薄膜电泳、琼脂糖凝胶电泳中能分离出 5~6 条区带,已能满足临床的一般要求。

四、蛋白质免疫固定电泳

血清蛋白电泳中出现的 M 蛋白带主要存在于 β-球蛋白和 γ-球蛋白区域,通常疑为单克隆免疫球蛋白。为鉴别异常条带,可运用免疫固定电泳技术。

免疫固定电泳是 Alper 和 Johnson 在 1969 年推荐的一项有实用价值的琼脂糖凝胶蛋白电泳加免疫沉淀反应的技术,可用于各种免疫球蛋白的鉴定。先利用电泳技术将蛋白质分离,再加入已知相应单价抗血清,当抗体与其区带中的单克隆免疫球蛋白结合后,便形成抗原~抗体复合物而被固定,通过漂洗和染色,呈现狭窄但浓染的区带。其突出优点是特异性高,可进行单克隆免疫球蛋白及其轻链的鉴定,敏感性可达 50~150 mg/L,操作周期短,分辨率高,结果易于分析。对多发性骨髓瘤、Waldenstrom 巨球蛋白血症、分泌型骨髓瘤、轻链病、重链病等诊断和研究有较高价值。但其分辨率受多种因素的影响,如抗原抗体的比例、抗血清的抗体谱等。

五、血浆蛋白质组分测定

临床上已有较明确诊断意义的血浆蛋白质有清蛋白、α_1-酸性糖蛋白、α_1-抗胰蛋白酶、甲胎蛋白、α_2-巨球蛋白、铜蓝蛋白、C-反应蛋白、结合珠蛋白、转铁蛋白、前清蛋白、视黄醇结合蛋白、补体蛋白和免疫球蛋白等(后两类血浆蛋白质将在本书另外章节和免疫学检验中介绍)。这些蛋白质在临床上又称为特定蛋白或个别蛋白,它们在机体某些疾病中的诊断特异性和敏感性越来越受到人们的关注。各种血浆蛋白质的性质见表 8-2。

血清中的蛋白质多数性质相似,故除清蛋白等少数蛋白质有某种特性可利用,因而能使用染料结合法等方法测定外,其他都需要制备特异的抗血清,采用免疫化学法测定,包括免疫比浊法、免疫扩散法、化学发光免疫法、放射免疫法等方法。

目前临床上特定蛋白质多采用免疫比浊法测定,包括免疫散射比浊法和免疫透射比浊法。散射比浊法通常需要利用特定蛋白质分析仪,透射比浊法则可在自动生化分析仪中测定。目前免疫比浊法可以测定多种血清蛋白质,包括 Alb、PA、AAT、AAG、Hp、AMG、CER、TRF、CRP,以及免疫球蛋白 IgG、IgM、IgA 和补体 C_3、C_1 共 14 种蛋白质,目前已有国际公认的标准参考物质。此外,免疫球蛋白轻链 κ 和 λ、甲胎蛋白(AFP)、β_2 微球蛋白等血液和尿液蛋白质也可用上述方法测定。

表 8-2　血浆蛋白质的性质与电泳区带的关系

电泳区带	蛋白质种类	半衰期/天	相对分子质量	等电点	含糖量/(%)	成人参考值/(g/L)
前清蛋白	前清蛋白	0.5	54 000	—	—	0.2～0.4
清蛋白	清蛋白	15～19	66 300	4.7	0	35～55
α_1-球蛋白	α1-抗胰蛋白酶	4	51 000	4.8	10～12	0.9～2.0
	α_1-酸性糖蛋白	5	40 000	2.7～3.5	45	0.5～1.5
	甲胎蛋白	—	69000	—	—	3×10^{-5}
	高密度脂蛋白	—	200 000	—	—	1.7～3.25
	视黄醇结合蛋白	0.5	21 000	4.4～4.8	—	0.037～0.061
α_2-球蛋白	结合珠蛋白	2	85 000～400 000	4.1	12	0.3～2.0
	α_2-巨球蛋白	5	725000	5.4	8	1.3～3.0
β-球蛋白	铜蓝蛋白	4.5	132000	4.4	8～9.5	0.1～0.4
	转铁蛋白	7	79 500	5.5～5.9	6	2.0～3.6
	低密度脂蛋白	—	300 000	—	—	0.6～1.55
	补体 C_4	—	206 000	—	7	—
	β-微球蛋白	—	11 800	—	—	0.001～0.002
	纤维蛋白原	2.5	340 000	5.5	3	2.0～4.0
	补体 C_3	—	185 000	—	2	0.9～1.8
γ-球蛋白	IgA	6	160 000～170000	—	8	0.7～4.0
	IgG	24	160 000	6～7.3	3	7.0～1.6
	IgM	5	900 000	—	12	0.4～2.3
	C-反应蛋白	0.8	115 000～140 000	6.2	0	0.008

(一)清蛋白

清蛋白(albumin,Alb)由肝实质细胞合成,是血浆中含量最多的蛋白质,占血浆总蛋白的 57%～68%,血中半衰期为 15～19 d。其合成率主要由血浆中 Alb 水平调节,并受食物中蛋白质含量的影响。各种细胞外液中均含微量的 Alb,正常情况下 Alb 在肾小球中的滤过量甚微,约为血浆中 Alb 的 0.04%,但即便如此,每天从肾小球滤过液中排出的 Alb 可达 3.6 g,为终尿中蛋白质排出量的 30～40 倍,由此可见滤过液中 95% 的 Alb 可在肾小管,主要在近曲小管被重吸收。清蛋白具有重要的生理功能,具体如下。①清蛋白是血浆中的主要载体蛋白质:清蛋白分子上有较多的极性基团,与某些化合物和金属离子有高度亲和力,许多水溶性差的物质,如胆红素、长链脂肪酸、胆汁酸盐、前列腺素、类固醇激素、金属离子(如 Cu^{2+}、Ni^{2+}、Ca^{2+})、多种药物(如磺胺类药物、青霉素 G)等均可通过与 Alb 的结合增加亲水性而便于运输。具有活性的激素或药物等与 Alb 结合时,可不表现为活性;因其结合具有可逆性,当 Alb 含量或血液 pH 值等因素发生变化时,这些激素和药物的游离型含量也随之变化,使其生理活性增强或减弱。②清蛋白维持血浆胶体渗透压:当某种原因(肾功能不全或肝硬化等)引起血浆 Alb 丢失或浓度过低时,可引起水肿、腹水等症状,临床上通过输入血浆或血浆 Alb 可缓解。③清蛋白维持血液酸碱平衡:蛋白质是两性电解质,分子中含有许多-NH_2 和-COOH 基团,当血液酸性过强时,两个基团以-NH_2 和-COOH$^-$ 形式存在(结合 H$^+$ 的状态),当血液碱性过强时,则以-NH_2 和-COO$^-$ 形式存在(解离出 H$^+$ 的状态),除此以外,部分蛋白质分子侧链中也具有多个可解离的基团,故蛋白质具有维持酸碱平衡的能力。④作为重要的营养蛋白质:清蛋白可在不同组织中被细胞内吞而摄取,其氨基酸用于组织修补。因疾病等原因造成食物摄入不足或手术后的患者,常给予静脉清蛋白注射液。

1.测定方法

目前测定血清清蛋白的方法有染料结合法、电泳法和免疫化学法等,以染料结合法最常用。

（1）染料结合法：常用的染料有溴甲酚绿（bromocresol green,BCG）和溴甲酚紫（bromocresol purple, BCP），其中 BCG 法是目前我国临床上测定清蛋白最常用的方法。

血清清蛋白具有与阴离子染料 BCG 结合的特性。在 pH 值为 4.2 的缓冲液中清蛋白带正电荷,在有非离子型表面活性剂存在时,可与带负电荷的染料 BCG 结合形成蓝绿色复合物,其颜色深浅与清蛋白浓度成正比。与同样处理的清蛋白标准比较,可求得血清中清蛋白含量。球蛋白也能与 BCG 结合,但结合时间较晚,故可在控制时间情况下直接测定血清清蛋白。

此外,BCG 也能与血清中多种蛋白质成分发生反应而呈色,但呈色程度远弱于清蛋白,由于在 30 s 内呈色对清蛋白特异,故 BCG 与血清混合后,在 30 s 内读取吸光度,可明显减少非特异性反应。非离子型表面活性剂可增强 BCG-清蛋白复合物的溶解度,消除 BCG 同清蛋白反应时可能产生的沉淀,但其浓度变化可导致灵敏度降低和直线性丧失,对测定结果有较大影响。

BCG 法灵敏度高、操作简便、重复性好,既可用作手工操作也可自动化分析,但要注意试剂标准化、标准品的选用、反应时间等,如不严格掌握,将会对测定结果造成严重影响。该法随着显色时间的延长,溶液色泽会加深,因为血清中除清蛋白以外,还有与 BCG 迟缓作用的蛋白质,Corcoran 将 BCG 反应时间定为 10 s（自动化法）,就是为了防止非特异反应的干扰。BCG 是一种变色阈较窄的酸碱指示剂。受酸、碱影响较大,故所用的器材必须无酸、碱污染。胆红素等对测定无明显干扰,血红蛋白浓度在 1 000 mg/L 以下无明显的干扰。药物中氨苄青霉素和安络血会产生明显的干扰反应。该法对血清清蛋白特异性不如 BCP 法。

BCP 法最适 pH 值为 5.2,接近大多数球蛋白的等电点,抑制了球蛋白与 BCP 的非特异性反应,故对清蛋白测定具有较高特异性。此外,BCP 与清蛋白的反应为即时完全反应,不受时间和温度变化的影响,反应精密度较好,回收率高,而且不易受溶血、黄疸等临床常见干扰因素的干扰。缺点是线性范围较窄,与牛、猪等动物血清清蛋白的反应性比与人的反应性低,而质控血清往往是动物血清,故其临床应用受限。

（2）盐析法：清蛋白测定早期曾采用盐析法。在生理 PH 值条件下,球蛋白所带电荷及水化膜均比清蛋白少,可被较低浓度的中性盐如硫酸铵、硫酸钠等沉淀,而清蛋白仍留在溶液中,分离后可用总蛋白测定方法来测定溶液中的清蛋白含量。该法因操作繁琐,又不易用于自动分析,目前基本不使用。

（3）电泳法：血清蛋白电泳可将血清清蛋白与其他几种蛋白质分开,染色后用光密度仪作吸光度扫描,得出各种蛋白质组分所占百分比,清蛋白的百分比乘以样品总蛋白浓度即得清蛋白浓度。电泳法特异性较好,曾一度考虑将其作为清蛋白测定的参考方法,但电泳技术繁琐耗时,不易自动化,且用于染色的各种染料对不同蛋白组分的亲和力不同,清蛋白对这些染料的亲和力比其他蛋白质强,故电泳法测得清蛋白浓度偏高。

（4）免疫化学法：有免疫扩散法、免疫比浊法和放射免疫法等。这类方法特异性好,灵敏度高,且清蛋白易纯化因而其抗血清容易制备,但成本较高,主要适用于尿液和脑脊液等微量清蛋白的测定。

2.参考区间

健康成人为 35～55 g/L;4～14 岁儿童为 34～48 g/L（BCG 法）。

3.临床意义

（1）清蛋白合成不足:常见于急性或慢性肝脏疾病,但由于 Alb 的半衰期较长,因此,在部分急性肝病患者,其浓度降低表现不明显;蛋白质营养不良或吸收不良也可造成 Alb 合成不足。

（2）清蛋白丢失过多:①肾病综合征、慢性肾小球肾炎、糖尿病肾病、系统性红斑狼疮等,Alb 由尿中丢失,每天排出达 5 g 以上,已超过肝脏的代偿能力。②肠道炎症性疾病时,可因肠黏膜炎症坏死而丢失一定量的蛋白质,致血浆 Alb 含量下降。③烧伤及渗出性皮炎时可从皮肤丢失大量蛋白质。

（3）清蛋白分解代谢增加:由组织损伤（外科手术或创伤）或炎症（感染性疾病）等引起。

（4）清蛋白分布异常:如肝硬化致门脉高压导致腹水时,一方面肝脏合成 Alb 减少,另一方面,门静脉高压可使大量蛋白质尤其是 Alb 从血管内渗漏入腹腔,致使血浆 Alb 显著下降。

（5）无清蛋白血症:极少见的一种遗传性缺陷,患者血浆 Alb 含量常低于 1 g/L,但可以没有水肿症状,部分原因可能是由于血液中球蛋白含量代偿性增高。

(6)血浆清蛋白增高:少见,可在严重失水时发生,对监测血液浓缩有诊断意义。

(7)清蛋白的遗传性变异:已发现有 20 多种以上 Alb 的遗传变异类型,这些个体可以没有临床症状,在血浆蛋白质电泳分析时可出现 2 条 Alb 区带或 1 条宽带,有人称为双清蛋白血症。另外,当某些药物大剂量应用(如青霉素)时,因药物与 Alb 结合,也可导致这部分 Alb 电泳迁移率加快而出现区带形状的改变。

(8)估计清蛋白配体的存在形式和作用:在血浆 Alb 浓度明显下降的情况下,内源性代谢物、激素和外源性药物等,与 Alb 结合的部分减少,而游离部分相对增加,虽总浓度未改变,但活性增强。

(9)评价个体营养状态:血浆 Alb 浓度受饮食蛋白质摄入量影响,是群体营养状态调查时常用的指标。评价标准:大于 35 g/L 为正常,28～34 g/L 为轻度缺乏,21～27 g/L 为中度缺乏,小于 21 g/L 为严重缺乏;小于 28 g/L 时,会出现水肿。

(二)α_1-酸性糖蛋白

α_1-酸性糖蛋白(α_1-acid glycoprotein,AAG)又称血清类黏蛋白,主要在肝脏合成,某些肿瘤组织亦可合成。AAG 相对分子质量接近 40 000,含糖量较高,约占 45%,pI 为 2.7～3.5。AAG 分解代谢首先是其唾液酸的分子降解,随后蛋白质部分在肝中很快降解。

AAG 是一种典型的急性时相反应蛋白,在急性炎症时增高,显然与免疫防御功能有关。AAG 可以结合利多卡因和奎尼丁等弱碱性药物,在急性心肌梗死时,AAG 作为一种急性时相反应蛋白而升高,从而使药物结合状态增加而游离状态减少,血液中药物的有效浓度下降。

1.测定方法

最好采用免疫化学法测定,如免疫扩散法、免疫比浊法或酶联免疫吸附(ELISA)法,但抗血清来源较困难。目前临床上大多采用过氯酸和磷钨酸分级沉淀 AAG,测定蛋白质或含糖量间接计算其结果。

2.参考区间

健康成人为 0.5～1.5 g/L(免疫比浊法)。

3.临床意义

(1)AAG 作为主要的急性时相反应蛋白质,在风湿病、恶性肿瘤及心肌梗死等炎症或组织坏死时一般增加 3～4 倍,3～5d 时出现浓度高峰。此外,AAG 增高可作为活动性溃疡性结肠炎最可靠的指标之一。

(2)用内源性的库欣综合征和外源性激素类药物如强的松、地塞米松等治疗疾病时,可引起 AAG 增高。

(3)在营养不良、严重肝损害、肾病综合征以及胃肠道疾病致蛋白质严重丢失的情况下,AAG 可降低。

(4)雌激素可使 AAG 降低。

(三)α_1-抗胰蛋白酶

α_1-抗胰蛋白酶(α_1-antitrypsin,α_1-AT 或 AAT)是具有蛋白酶抑制作用的一种急性时相反应蛋白。其相对分子质量为 51 000,pI 为 4.8,含糖 10%～12%,在醋酸纤维素薄膜电泳中位于 α_1 区带,且为该区带的主要成分,大约占 90%。

AAT 占血浆中抑制蛋白酶活力的 90% 左右,其抑制作用有明显的酸碱度依赖性,最大活力时处于中性和弱碱性,当 pH 4.5 时活性基本丧失,这一特点具有重要的生理意义。AAT 的主要功能是抑制溶酶体蛋白水解酶的活性,即 AAT 不仅作用于胰蛋白酶,对糜蛋白酶、尿激酶、肾素、胶原酶、弹性蛋白酶、纤溶酶和凝血酶等也都具有抑制作用。此类酶由多形核白细胞起吞噬作用时释放,由于 AAT 的相对分子质量较小(比(α_2-巨球蛋白小),可透过毛细血管进入组织液与释放的蛋白水解酶结合而又回到血管内,AAT 结合的蛋白酶复合物有可能转移到 α_2-巨球蛋白分子上,经血液循环转运而在单核吞噬细胞系统中被降解。

AAT 具有多种遗传表型,迄今已分离鉴定的有 33 种等位基因,其中最多见的是 Pi^{MM} 型,占人群的

90％以上；另外还有两种蛋白质称为 Z 型和 S 型，可表现为以下遗传分型：Pi^{zz}、Pi^{SS}、Pi^{sz}、Pi^{MZ}、Pi^{MS}。S 型蛋白质与 M 型蛋白质虽仅有一个氨基酸残基的差异，但对蛋白酶的抑制作用却相差甚远，AAT 蛋白酶抑制作用主要与血液循环中 M 型蛋白质的浓度有关，如果以 MM 型的蛋白酶抑制能力作为 100％，则 ZZ 型的相对活力仅为 15％、SS 型的为 60％、MZ 型的为 57％、MS 型的为 80％，其他的则无活性。

1. 测定方法

测定 AAT 的方法很多。对于 AAT 的遗传变异体可通过电泳法分离测定，如用酸性凝胶电泳或等点聚焦电泳可将 AAT 分为 5～8 条区带；也可利用 AAT 对蛋白酶的抑制能力进行测定；而免疫化学法是目前最常用的方法，可购买 M 蛋白质 AAT 商品试剂盒进行测定。

2. 参考区间

新生儿血清 1 450～2 700 mg/L，成人血清 780～2 000 mg/L（免疫化学法）。排除急性时相反应的存在，健康人血浆浓度小于 500 mg/L，提示可能存在遗传变异的表现型，可进一步采用上述电泳方法证实。

3. 临床意义

（1）AAT 缺陷：ZZ 型、SS 型和 MS 型的常伴有早年（20～30 岁）出现的肺气肿。当吸入尘埃和细菌引起肺部多形核白细胞的吞噬活跃时，溶酶体弹性蛋白酶释放；如果 M 型蛋白质缺乏，溶酶体弹性蛋白酶可作用于肺泡壁的弹性纤维而导致肺气肿。低血浆 AAT 还可发现于胎儿呼吸窘迫综合征。ZZ 型的可引起肝细胞损害，ZZ 型蛋白质聚集在肝细胞，可导致肝硬化；ZZ 型的新生儿中 10％～20％在出生数周后易患肝炎，最后因活动性肝硬化致死；ZZ 型的某些成人会发生肝损害。

（2）AAT 增加：急性时相反应时 AAT 增加，血浆 AAT 通常在炎症、手术后、组织坏死发生 24 h 后增高，3～4d 达到高峰。AAT 增高还见于长期接受可的松治疗、妊娠及服用雌激素类药物等。

（四）甲胎蛋白

甲胎蛋白（α_1-fetoprotein，AFP）相对分子质量为 65 000～70 000，pI 为 4.75，电泳位置在清蛋白与 α_1-球蛋白之间，是一种含糖量约为 4％ 的糖蛋白。胚胎期主要在肝脏合成，其次是卵黄囊，胃肠道黏膜也可合成少量。AFP 是胎儿血浆中主要的蛋白质，尤其在 13～15 周龄达高峰，以后逐渐下降，出生时血浆 AFP 浓度为高峰期的 1％ 左右，周岁时接近成人水平（达到 30 $\mu g/L$）。成人 AFP 由肝合成，血清含量极微。

胚胎期 AFP 的生物学功能尚不完全了解，已知它在雌激素的结合和灭活中起作用，并可抑制细胞和体液的免疫反应。

近年来对甲胎蛋白的异质体进行了深入研究。不同组织合成的 AFP，其糖链组成各异，根据与一些外源性凝集素如刀豆素、小扁豆凝集素的结合能力不同，可将甲胎蛋白分为结合型和非结合型两类异质体。甲胎蛋白异质体的测定有助于区别肝细胞癌和其他癌肿，并对肝脏良性和恶性疾病的鉴别诊断具有重要意义。

1. 测定方法

测定血浆 AFP 的方法很多。火箭电泳放射自显影法和放射免疫分析法（RIA）敏感性高，但均有同位素污染问题且需使用专用药盒，前者耗时长而后者对仪器要求较高。国内多应用 ELISA 法，敏感性与 RIA 法接近，方法操作简便，便于推广。反向间接血凝法（RPHA）适用于大规模的人群筛查，常规工作虽有操作简便的优点，但定量不够精细。AFP 异质体的测定，目前多采用植物血凝素亲和交叉免疫电泳自显影法。以上方法同样适用于羊水中 AFP 的测定。

2. 参考区间

妊娠 20 周羊水 AFP 为 5～25 mg/L；妊娠 20 周母体血清 AFP 为 20～100 $\mu g/L$；新生儿血清 AFP＜5 mg/L；健康成人 AFP＜30 $\mu g/L$。

3. 临床意义

血清 AFP 含量测定对原发性肝癌的诊断有重要价值，约 80％ 的肝癌患者血清 AFP 含量增高。但在卵巢癌、睾丸癌及卵巢畸胎瘤等生殖细胞肿瘤中，AFP 阳性率仅为 50％，如联合人绒毛膜促性腺激素

(HCG)同时检测,可用于肿瘤的分类和分期;胰腺癌、肺癌、肝硬化等患者,AFP 亦可出现不同程度的升高,故 AFP 对肝癌的诊断不具备组织特异性。另外,AFP 正常也不能排除肝癌的可能性,因为还有 15%～20%的肝癌患者血清 AFP 水平不升高。血清 AFP 的检测还可用于肝癌和其他肝脏疾病的鉴别,亦可卧助判断肝癌的分化程度及肝癌患者病情及预后情况。

羊水中 AFP 含量测定可用于胎儿产前监测。当高于正常时提示胎儿可能会有开放性神经管缺损、无脑儿、脐膨出、肾病综合征、先天性食管或十二指肠闭锁等畸形。AFP 亦可经羊水进入母体循环,85%脊柱裂及无脑儿的母体在妊娠 16～18 周可见 AFP 升高而有诊断价值,但必须结合其他检查方法以免出现假阳性。

（五）α_1-巨球蛋白

α_2 巨球蛋白(α_2-macroglobulin,α_2-MG 或 AMG)相对分子质量为 715 000,含糖量约为 8%,pH 值为 5.4,由 4 个相对分子质量相同的结构亚单位组成,是血浆中相对分子质量最大的糖蛋白,主要由肝细胞与单核吞噬细胞系统合成。AMG 半衰期约为 5 天,但与蛋白水解酶结合后清除率加快。

过去认为 AMG 是激素的载体蛋白,但现在明确其作用主要是抑制蛋白水解酶,它对纤维蛋白溶酶、胃蛋白酶、糜蛋白酶、胰蛋白酶及组织蛋白酶 D 等蛋白功能酶活力均有抑制作用。其作用机制为:酶与 AMG 处于复合物状态时,酶的活性虽没有丧失,但能导致酶不易作用于大分子底物进而发挥其催化活性;若酶的底物属于相对分子质量小的蛋白质,则仍能被 AMG-蛋白酶复合物催化水解。因此,AMG 可起到选择性地保护某些蛋白酶活性的作用。

1. 测定方法

多采用免疫化学法测定。

2. 参考区间

AMG 常为 1.25～4.10 g/L。

3. 临床意义

AMG 不属于急性时相反应蛋白。低清蛋白血症,尤其是肾病综合征时,为了维持血浆胶体渗透压,AMG 含量可代偿性显著增高。妊娠期及口服避孕药时,血浆 AMG 含量增高,机制不明。此外,婴幼儿及儿童血浆 AMG 含量为成人的 2～3 倍,这可能是因为婴幼儿肠道及儿童体内的细菌和血细胞中的蛋白酶含量较高,引起 AMG 代偿性增高,可针对升高的蛋白酶起抑制作用。AMG 降低见于严重的急性胰腺炎和进展型前列腺癌治疗前。

（六）铜蓝蛋白

铜蓝蛋白(ceruloplasmin,Cp)是一种含铜的 α_2 球蛋白,每分子 Cp 结合 6～8 个铜原子,由于含铜而呈蓝色,故称为铜蓝蛋白。在感染、创伤和肿瘤时,血浆 Cp 增加,故 Cp 也属于一种急性时相反应蛋白。95%的血清铜存在于 Cp 中,另 5%呈可扩散状态。在血液循环中,Cp 可视为铜的无毒性代谢库。

Cp 有以下三个主要功能:①具有亚铁氧化酶活性,能将 Fe^{2+} 氧化为 Fe^{3+},调节铁的吸收和运输。②胺氧化酶活性,对多酚及多胺类底物有催化其氧化的能力。③抗氧化作用,可防止组织中脂质过氧化物和自由基的生成,特别是在炎症时具有重要意义。

1. 测定方法

可根据其氧化酶活性进行测定。目前临床使用较多的是免疫化学法,包括免疫扩散法及免疫散射比浊法,此类方法特异性高,且抗血清已商品化,从而解决了不同实验室间的结果标化问题。

2. 参考区间

健康成人 0.2～0.5 g/L。新生儿血中 Cp 含量很低,出生后逐渐增高,2～3 岁时达到最高水平,以后缓慢下降,至 14 岁时降到成人水平。

3. 临床意义

Cp 可协助 Wilson 病的诊断。Wilson 病是一种常染色体隐性遗传病,即患者血浆 Cp 含量明显减少,血浆游离铜增加,铜沉积在肝可引起肝硬化,沉积在脑基底节的豆状核则导致豆状核变性,因此该病又称为肝豆状核变性。大部分 Wilson 病患者可有肝功能损害并伴有神经系统症状,有 80% 肝受损者中血清 Cp 低于 100 mg/L,另外 20% 肝受损者 Cp 不低于 300 mg/L,在参考范围内,但每分子 Cp 结合铜原子减少,血浆游离铜增加。此病是进行性的和致命的,应及时诊断,及时治疗,可用铜螯合剂——青霉胺。在营养不良、严重肝病及肾病综合征时 Cp 往往也会下降。

（七）C-反应蛋白

C-反应蛋白(C-reactive protein,CRP)是 1941 年在急性炎症患者血清中发现的能结合肺炎球菌细胞壁 C-多糖的蛋白质,也是第一个被认识的急性时相反应蛋白。主要由肝细胞合成,含 5 个相同的亚单位,非共价地结合为盘形多聚体。相对分子质量为 115 000～140 000,电泳分布在 γ 区带,有时可延伸至 β 区带。

CRP 的特征反应是能在钙离子存在的条件下特异性结合磷酸胆碱基团。CRP 通过与配体(凋亡与坏死的细胞或入侵的细菌、真菌、寄生虫等的磷酰胆碱)结合,激活补体和单核吞噬细胞系统,将载有配体的病理物质或病原体清除。抑制血小板 III 因子的活化及内源性 ADP 与 5-羟色胺的释放,对血小板凝集和血块收缩有抑制作用。

1. 测定方法

CRP 的测定主要采用免疫化学法,如单向免疫扩散法、火箭免疫电泳法、ELISA 法、放射免疫法等,已有多种商品试剂盒供应,可按试剂说明书操作。

2. 参考区间

CRP 蛋白含量与年龄有关,新生儿为 0.1～0.6 mg/L,出生一周到一个月婴儿 CRP≤1.6 mg/L,健康成人和儿童 CRP 为 0.68～8.2 mg/L,孕妇 CRP 含量甚高,CRP≤47 mg/L 为正常(免疫透射比浊法)。

3. 临床意义

CRP 为急性时相的一个极灵敏的指标:健康人体内 CRP 浓度很低(低于 5 mg/L),在急性心肌梗死、创伤、感染、炎症、外科手术、肿瘤浸润时迅速显著增高,可达正常水平的 2 000 倍。CRP 为非特异性指标,在临床上主要用于以下几个方面。

(1)鉴别细菌感染与病毒感染:当细菌感染引发炎症,在炎症进程开始 4～7 h 时 CRP 就可开始升高,且升高的幅度与细菌感染的严重程度相一致;病毒感染时 CRP 不增高,以此鉴别感染的性质,指导临床治疗,减少不必要的抗生素治疗,从而可有效防止抗生素的滥用。

(2)结合临床病史监测疾病:如评估急性胰腺炎的严重程度,当 CRP 高于 250 mg/L 时则可提示为广泛坏死性胰腺炎。

(3)监测系统性红斑狼疮、白血病和外科手术后并发的感染:有研究表明,术后 6 h 左右,CRP 开始升高,如无并发症应在术后 3 天下降直至正常,如术后出现感染,则 CRP 长时间不下降;术前 CRP 升高者,术后感染率也远高于术前 CRP 不高者。

(4)抗生素疗效观察:经抗生素治疗有效,CRP 可于一天内下降 50%,所以连续监测 CRP 可用于判断抗生素的治疗效果。

(5)预测心血管疾病危险:持续的轻度 CRP 升高,说明有持续的炎症存在,可用于预测动脉粥样硬化的发生。CRP 与总胆固醇等结合可预知发生心肌梗死的相对危险性。

(6)恶性肿瘤患者 CRP 大都升高:CRP 与 AFP 的联合检测,可用于肝癌与肝脏良性疾病的鉴别诊断;CRP 测定用于肿瘤的治疗和预后有积极意义,手术前 CRP 上升,手术后则下降,且其反应不受放疗、化疗和皮质激素治疗的影响,有助于临床评估肿瘤的进程。

（八）结合珠蛋白

结合珠蛋白(haptoglobin,Hp)又称触珠蛋白,是一种急性时相反应蛋白。在醋酸纤维素薄膜电泳中位于 α₂ 区带。分子中有 α 与 β 链形成 $\alpha_2\beta_2$ 四聚体,α 链有 α_1 及 α_2 两种,而 α_1 又有 α_{1F} 及 α_{1S} 两种遗传变异体(F 表示电泳迁移率相对为 fast,S 表示 slow),两种变异体的多肽链中只有一个氨基酸残基不同。由于 α_{1F}、α_{1S}、α_2 三种等位基因编码形成 $\alpha\beta$ 聚合体。

Hp 的主要功能是能与血浆中的游离血红蛋白结合,每分子 Hp 可结合两分子血红蛋白。结合后的复合物不可逆,在几分钟之内便转运到网状内皮系统分解,其中氨基酸和铁可被机体再利用。Hp 可以防止血红蛋白从肾丢失而为机体有效地保留铁,并能避免血红蛋白对肾脏的损伤。Hp 不能被重新利用,所以溶血后 Hp 大量消耗致含量急剧降低,血浆 Hp 浓度多在一周内恢复。

Hp-Hb 复合物是一种高效的过氧化物酶,能将多形核白细胞吞噬过程中生成的过氧化物水解而防止脂质的超氧化作用。Hp 还是需铁细菌如大肠杆菌的天然抑菌剂,其可能机制是阻止了这类生物对血红蛋白铁的利用。

1.测定方法

测定方法有如下几种。①免疫化学法:包括火箭电泳、酶免疫分析、激光浊度散射法和免疫扩散法等,由于这些方法快速且易于自动化,故临床使用较多。②测定 Hp-Hb 复合物的过氧化物酶活性。③在待测血浆中加入已知过量的血红蛋白,使其与血浆中的 Hp 结合形成复合物,将复合物分离后测定其中结合的血红蛋白的量来表示待测样品中 Hp 的含量。④电泳法。

2.参考区间

新生儿期血清 Hp 浓度仅为成人的 $10\%\sim20\%$,为 $50\sim480$ mg/L,6 个月后肝脏渐趋成熟,血浆 Hp 即达成人水平,为 $300\sim2\,150$ mg/L(免疫化学法)。

3.临床意义

(1)Hp 浓度增高:当烧伤等原因引起大量 Alb 丢失时,血浆 Hp 浓度常明显增高,此为急性时相反应导致的代偿性合成增加。

(2)Hp 浓度降低:①溶血性疾病如溶血性贫血、输血反应、疟疾时 Hp 浓度明显下降。Hp 参考范围较宽,因此一次测定的价值不大,需连续测定用于监测溶血是否处于进行状态。血管外溶血不会使 Hp 浓度发生变化。②严重肝病患者 Hp 合成降低。

(九)转铁蛋白

转铁蛋白(transferrin,TRF)为单链糖蛋白,含糖量约 6%,相对分子质量约 $79\,500$,pI 为 $5.5\sim5.9$,半衰期为 7 天,主要由肝细胞合成。电泳位置在 β 区带。TRF 在炎症等情况下含量往往降低,属于负性急性时相反应蛋白。

TRF 能可逆地结合多价阳离子,包括铁、铜、锌、钴等,每一分子 TRF 可结合两个三价铁原子。血浆 TRF 浓度受食物铁供应的影响,机体在缺铁状态时,血浆 TRF 浓度上升,经铁剂有效治疗后恢复到正常水平。从小肠进入血液的 Fe^{2+} 在血液中被铜蓝蛋白氧化为 Fe^{3+},再被 TRF 结合。每种细胞表面都有 TRF 受体,此受体对 $TRF-Fe^{3+}$ 复合物的亲和力比对 TRF 的亲和力高得多,与受体结合后,$TRF-Fe^{3+}$ 被摄入细胞。以 $TRF-Fe^{3+}$ 复合物的形式运输到骨髓,参与血红蛋白的合成,小部分则运输到各组织细胞,用于形成铁蛋白,以及合成肌红蛋白、细胞色素等。

1.测定方法

可用免疫扩散法、放射免疫法和免疫散射比浊法测定,亦可通过测定血清总铁结合力,再根据 TRF 的相对分子质量及铁原子的相对质量(56×2)求得 TRF 的含量。

2.参考区间

新生儿为 $1\,300\sim2\,750$ mg/L,健康成人为 $2\,200\sim4\,000$ mg/L(散射比浊法)。

3.临床意义

(1)用于贫血的鉴别诊断:在缺铁性低血色素贫血中,TRF 代偿性合成增加,但因血浆铁含量低,结合铁的 TRF 少,所以铁饱和度很低(正常值在 $30\%\sim38\%$)。而再生障碍性贫血时,血浆中 TRF 正常或低下,由于幼稚细胞对铁的利用障碍,使铁饱和度增高。在铁负荷过量时,TRF 水平正常,而饱和度可超过 50%,甚至达 90%。

(2)急性时相反应时含量降低:在炎症、恶性病变时 TRF 常随着清蛋白、前清蛋白同时下降。

(3)作为营养状态的评价指标之一:在营养不良及慢性肝脏疾病时下降。与清蛋白相比,体内转铁蛋白总量较少、半衰期较短,故能及时反映脏器蛋白的急剧变化。在高蛋白膳食治疗时,血浆中浓度上升较快,是判断疗效的良好指标。

（十）前清蛋白

前清蛋白(preaibumin,PA)是由肝细胞合成的一种糖蛋白,在电泳中迁移在清蛋白之前而得名。PA 相对分子质量为 54 000,半衰期很短,仅约 12 h。PA 是负性急性时相反应蛋白,在急性炎症、恶性肿瘤、创伤等任何急需合成蛋白质的情况下,血清 PA 均迅速下降。

PA 的主要生理功能是作为组织修补材料和运载蛋白。高分辨率的电泳技术可将 PA 进一步分成 2～3 条区带,其中一种可结合甲状腺素 T_3 和 T_4,尤其对 T_3 的亲和力更大,称为转甲状腺素蛋白,它有调节甲状腺素代谢和甲状腺功能状态的作用,但其运输能力较甲状腺素结合球蛋白(TBG)弱。另一种可与视黄醇结合蛋白形成复合物,参与维生素 A 的运输。

1.测定方法

大多采用免疫学方法,其中以免疫比浊法应用最多,其次是免疫扩散法。

2.参考区间

健康成人为 0.2～0.4 g/L(免疫比浊法)。

3.临床意义

(1)作为营养不良的指标,其评价标准是,PA 200～400 mg/L 为正常,100～150 mg/L 为轻度缺乏,50～100 mg/L 为中度缺乏,50 mg/L 以下为严重缺乏。

(2)作为肝功能不全的指标,在反映肝功能的损害与恢复方面的敏感性优于清蛋白。

（十一）视黄醇结合蛋白

视黄醇结合蛋白(retinol binding protein,RBP)相对分子质量为 21 000,pH 值为 4.4～4.8,半衰期 3～12 h。1961 年 Berggard 在免疫电泳中发现在 α_2-球蛋白区域能形成一条长沉淀线的蛋白质,曾称为长 α_2-球蛋白。后来发现这种蛋白质广泛地分布于血清、脑脊液、尿液及其他体液中,属于 α_1-球蛋白,此即 RBP。RBP 主要由肝细胞合成,当体内锌、铁缺乏及严重感染时疾病能降低 RBP 的生物合成。

在血液中,RBP 与视黄醇(维生素 A)、前清蛋白以 1：1：1(mol)的复合物形式存在,其功能是从肝脏转运维生素 A 至上皮组织,并能特异性地与视网膜上皮细胞结合,为视网膜提供维生素 A。当 RBP 与细胞表面的 RBP 受体结合时,视黄醇进入细胞内,复合物解体,游离的 RBP 从肾小球滤出,其中绝大部分被近端肾小管上皮细胞重吸收,并被分解,供组织利用,仅有少量从尿中排出。

1.测定方法

以免疫化学法为主。

2.参考区间

健康成人为 37.6～61.4 mg/L(免疫透射比浊法)。

3.临床意义

近年来的深入研究表明,RBP 含量改变能够敏感地反映近端肾小管功能、肝功能损害程度,是反映肾脏、肝脏及营养性疾病发展、转归的敏感指标。

(1)与肝病的关系:肝病患者血清中 RBP 显著低于正常人,且在急性病毒性肝炎病程早期,血清 RBP 含量降低较晚期更明显。血清 RBP 水平能准确、灵敏地反映肝功能变化。

(2)与肾脏病的关系:RBP 稳定性好,是一个比 β_2-MG 更实用、可靠的肾功能指标,当肾小管功能受损时,尿中 RBP 可明显增高,较肌酐、尿素更准确灵敏。

(3)与其他疾病的关系:RBP 水平是反映营养性疾病疗效的灵敏、特异性指标。甲亢患者 RBP 水平较正常人低,甲减患者 RBP 水平高于正常人。此外,当血清 RBP 低于正常一半时,患者才出现暗适应能力降低,提示血清 RBP 含量能更灵敏地反映维生素 A 缺乏症。

六、急性时相反应蛋白

在发生急性炎症性疾病时,如感染、手术、创伤、心肌梗死、恶性肿瘤时,血浆 AAT、AAG、Hp、Cp、

CRP,以及 α-抗糜蛋白酶、血红素结合蛋白、补体 C_3、补体 C_4、纤维蛋白原等浓度会显著升高或升高,而血浆 PA、ALb、TRF 浓度则相应下降。这些血浆蛋白质统称为急性时相反应蛋白(acute phase reaction proteins,APRP),这种现象称为急性时相反应(acute phase reaction,APR)。PA、ALb、TRF 常称为负性急性时相反应蛋白。急性时相反应是对炎症的一般反应,不是对某一疾病的特异性反应。炎症和损伤时释放的某些细胞因子,如白介素、肿瘤坏死因子 α 及 β、干扰素和血小板活化因子等可引发肝细胞中上述蛋白质合成量发生改变。在复杂的炎症防御过程中,尤其是在补体活动和酶活性调节控制中,以上血浆蛋白质起着一定的作用。这是机体防御机制的一个部分,其机制尚不清楚。各种 APRP 升高的速度不同 CRP 和 $α_1$-抗糜蛋白酶首先升高,在 12 h 内 AAG 也升高,然后 AAT、Hp、C_4 和纤维蛋白原升高,最后是 C_3 和 Cp 升高,这些 APRP 通常在 2~5d 内达到最高值。检测 APRP 有助于监测炎症进程和判断治疗效果,尤其是检测那必升高最早和最多的蛋白质。

(郭倩丽)

第三节 氨基酸和蛋白质检测的临床应用

氨基酸代谢紊乱一般分为两类:一是由于参与氨基酸代谢的酶或其他蛋白因子缺乏而引起的遗传性疾病,二是与氨基酸代谢有关的器官如肝、肾出现严重病变导致的继发性氨基酸代谢紊乱。遗传性氨基酸代谢紊乱种类很多,为相关基因突变所致,至今已发现 70 余种,多数是由于缺乏某种酶,也有因缺乏某种载体蛋白而致肾脏或肠道吸收氨基酸障碍。当酶缺陷出现在代谢途径的起点时,它催化的氨基酸将在血液循环中增加,成为氨基酸血症。这种氨基酸会从尿中排出,称为氨基酸尿症。当酶的缺陷出现在代谢途径的中间时,则此酶催化反应前的中间代谢产物便在体内堆积,使其在血中的浓度增加,也会从尿中排出。由于正常降解途径受阻,氨基酸可通过另外的途径代谢,此时血和尿中可能出现这一途径的产物。在小肠黏膜上皮细胞和肾近曲小管上皮细胞上均有氨基酸的转运蛋白,现已阐明肾小管细胞膜上有四种与氨基酸吸收有关的载体转运蛋白,当肾小管细胞膜上某种载体缺乏时,尿中相应的氨基酸排出增加,血清中这些氨基酸浓度可在正常范围或偏低。表 8-3 列举了部分氨基酸遗传病的名称和体液的检测结果。

表 8-3 部分氨基酸遗传病的名称和体液的检测结果

疾病名称	缺乏的酶	血浆中增高的成分	尿液中增高的成分
苯丙酮酸尿症	苯丙氨酸羟化酶	苯丙氨酸、苯丙酮酸	苯丙氨酸、苯丙酮酸
Ⅰ型酪氨酸血症	延胡索酸乙酰乙酸水解酶	酪氨酸、甲硫氨酸	酪氨酸、对羟苯丙酮酸等
尿黑酸尿症	尿黑酸氧化酶	尿黑酸(轻度)	尿黑酸
同型胱氨酸尿症	胱硫醚合成酶	甲硫氨酸、同型胱氨酸	同型胱氨酸
组氨酸血症	组氨酸酶	组氨酸、丙氨酸、苏氨酸、丝氨酸等	—
甘氨酸血症	片氨酸氧化酶	甘氨酸	甘氨酸
槭糖尿病(支链酮酸尿症)	支链酮酸氧化酶	缬氨酸、亮氨酸、异亮氨酸、相应的酮酸	—
胱硫醚尿症	胱硫醚酶	胱硫醚	胱硫醚
Ⅰ型高脯氨酸血症	脯氨酸氧化酶	脯氨酸	脯氨酸、羟脯氨酸
精氨酸琥珀酸尿症	精氨酸琥珀酸酶	谷氨酰胺、脯氨酸、甘氨酸等	精氨酸琥珀酸
精氨酸血症	精氨酸酶	精氨酸	精氨酸、胱氨酸
胱氨酸尿症	(肾小管碱性氨基酸载体)	—	胱氨酸、精氨酸、赖氨酸、鸟氨酸
二羧基氨基酸尿症	(肾小管酸性氨基酸载体)	—	谷氨酸、天冬氨酸
亚氨基甘氨酸尿症	(肾小管亚氨基载体)	—	脯氨酸、羟脯氨酸、甘氨酸

一、原发性氨基酸代谢紊乱

（一）苯丙酮酸尿症

苯丙酮酸尿症（phenyl ketonuria，PKU）是由苯丙氨酸羟化酶（phenylalanine hydroxylase，PAH）活性下降或缺乏引起的常染色体隐性遗传病，因患儿尿液中排出大量的苯丙酮酸等代谢产物而得名。我国新生儿PKU发病率为1/10 000～1/16 000，与国外报道的数字接近。

1.苯丙氨酸代谢紊乱

苯丙氨酸在体内主要通过羟化作用转变为酪氨酸，反应由苯丙氨酸羟化酶催化，辅酶是四氢生物蝶呤。当出现遗传性PAH不足或缺乏时，苯丙氨酸不能正常转变成酪氨酸，从而在体内蓄积，并可经转氨基作用生成苯丙酮酸等代谢产物。血中苯丙氨酸极度升高。可超过1.2 mmol/L（正常仅为0.12 mmol/L以下），苯丙酮酸浓度可达0.1～0.5 mmol/L。苯丙氨酸及其酮酸蓄积并从尿中大量排出，此外还有苯乳酸、苯乙酸和苯乙酰谷氨酰胺等物质（图8-1）。少数PKU个体是由于苯丙氨酸羟化酶的辅酶四氢生物蝶呤生成不足（即二氢蝶呤还原酶缺陷）引起。

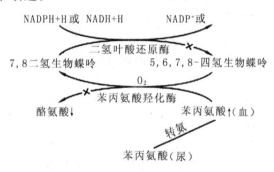

图 8-1　苯丙氨酸代谢及其代谢紊乱

2.临床表现

PKU患儿出生时大多表现正常，新生儿期无明显特殊的临床症状。未经治疗的患儿3～4个月后逐渐表现出智力、运动发育落后，其严重程度与血中苯丙氨酸升高的水平和持续时间有关，可能是由于苯丙氨酸与其他氨基酸竞争载体，干扰了其他氨基酸通过血—脑屏障进入大脑，因脑组织氨基酸不平衡而影响了脑的正常功能和发育。PKU患者还可表现为毛发和皮肤颜色较正常人略浅，这是因为苯丙氨酸竞争性抑制了酪氨酸酶的活性，使黑色素生成减少所致。此外，患儿尿液常有特殊鼠臭味，为尿中苯丙酮酸增多所致，因此该病也称为鼠尿症。

3.实验室检查

PKU的实验室检查包括如下内容。

（1）血苯丙氨酸：由于苯丙酮尿症首先表现为血中苯丙氨酸浓度升高，所以检测血中苯丙氨酸浓度是诊断PKU的首选方法，一般血苯丙氨酸超过0.12 mmol/L判断为阳性。联合血酪氨酸测定可分析苯丙氨酸与酪氨酸的比值，比值超过2判断为阳性，目前串联质谱可快速检测苯丙氨酸与酪氨酸浓度，并自动计算其比值，可降低假阳性率或假阴性率。

（2）血红细胞二氢生物蝶呤还原酶活性：10％～15％非典型PKU是由于二氢生物蝶呤还原酶缺陷引起的四氢生物蝶呤缺乏，故测定血红细胞二氢生物蝶呤还原酶活性有利于非典型PKU的诊断。

（3）尿液蝶呤谱分析：由于四氢生物蝶呤缺乏可在尿液中的蝶呤谱反映出来，故检测尿液蝶呤谱有助于PKU分型。

4.临床治疗原则和方法

本病治疗原则为早发现早治疗。出生后1～3个月内接受治疗者多数可以不出现智力损害，治疗越晚，对脑的损伤越明显。对于典型PKU（PAH缺乏引起）主要采取低苯丙氨酸饮食（如低苯丙氨酸的奶粉）治疗，严格控制饮食中苯丙氨酸的摄入量，可以改善症状，防止痴呆发生。这种治疗最少延续至10岁，甚至终生。随着科学技术的发展和对 PKU 的深入研究,出现了一些新的 PKU 治疗方法,如长链脂肪酸治疗、酶替代疗法和干细胞移植等。但与这些方法相比,饮食治疗仍然是最安全、有效、经济的治疗方法。非典型 PKU 需服用四氢生物蝶呤治疗,不需要给予特殊奶粉治疗。但由于四氢生物蝶呤缺乏同时可引起神经递质的缺乏,故需要同时给予 5-羟色胺及左旋多巴治疗。

(二)酪氨酸血症

酪氨酸是合成蛋白质的基本成分,并且是甲状腺激素和儿茶酚胺的前体。

1.酪氨酸的正常分解代谢和转变

(1)酪氨酸的正常分解代谢:正常情况下酪氨酸在酪氨酸转氨酶的催化下,生成对羟苯丙酮酸,进一步氧化生成尿黑酸、最终转变为延胡索酸和乙酰乙酸,然后分别进入糖和脂肪酸的代谢途径。

(2)转变成儿茶酚胺激素和黑色素:酪氨酸先转变为多巴,然后生成肾上腺素和去甲肾上腺素;在皮肤黑色素细胞中多巴经氧化、脱羧等反应转变成吲哚-5,6-醌,吲哚醌可聚合生成黑色素。

酪氨酸酶是黑色素代谢中目前唯一已知的酶,如酪氨酸酶缺乏,酪氨酸则不能转变为黑色素,将导致白化病,发病率约为 1/13000,患者表现为白色头发、浅色皮肤和灰蓝色眼睛等。

2.Ⅰ型酪氨酸血症

Ⅰ型酪氨酸血症是由于延胡索酰乙酰乙酸水解酶缺乏引起的酪氨酸代谢异常所致,另外,对-羟苯丙酮酸氧化酶活性也有下降。酪氨酸在血和尿中水平增加;血中甲硫氨酸浓度也增加,主要由于琥珀酰丙酮抑制甲硫氨酸腺苷转移酶的活性所致。马来酰乙酰乙酸或延胡索酰乙酰乙酸可还原生成琥珀酰乙酰乙酸,后者如再脱羧则成为琥珀酰丙酮,可导致肝肾功能严重受损。

Ⅰ型酪氨酸血症又称为肝肾型酪氨酸血症,急性患者有肝大、肝细胞脂肪浸润或坏死,如未治疗,常在 1 岁前死于肝功能衰竭。慢性患者可有肝纤维化、肝硬化,甚至发生肝癌,症状较轻者常在 10 岁前死亡。Fanconi 综合征患者为近端肾小管复合性功能缺陷性疾病,临床上有肾性糖尿、磷酸盐尿、尿酸盐尿、碳酸盐尿、肾小管性酸中毒,以及全氨基酸尿;这种疾病有时会并发肝肾型酪氨酸血症的特异性氨基酸尿。Ⅰ型酪氨酸血症发病率约为 1/10 万,限制酪氨酸、苯丙氨酸和甲硫氨酸的摄入可减轻症状。

3.Ⅱ型酪氨酸血症

Ⅱ型酪氨酸血症是由于肝脏细胞中酪氨酸转氨酶缺乏所致,血液和尿液中酪氨酸水平均增高。本病罕见,患者有流泪、惧光、角膜混浊、皮肤过度老化、智力发育不全等症状。

(三)含硫氨基酸代谢紊乱

含硫氨基酸包括甲硫氨酸、半胱氨酸和胱氨酸。同型半胱氨酸(homocysteine,HCY)比胱氨酸多一个次甲基(—CH$_2$),是甲硫氨酸(methionine)代谢的中间产物。同型半胱氨酸不稳定,很易氧化成为同型胱氨酸或 HCY-Cys 二硫化合物,只有少量以还原型 HCY 存在于血浆。这些含硫化合物在血浆中大部分与蛋白质结合,我们通常所指的同型半胱氨酸包括所有这些结合和游离的含 HCY 化合物。

1.含硫氨基酸的正常代谢

甲硫氨酸分子含有 S-甲基,需转变为 S-腺苷甲硫氨酸(SAM),使其中甲基成为活性甲基,才能将其甲基转移至另一种物质,生成 50 多种含甲基的重要生理活性物质。甲硫氨酸和 HCY 的代谢循环过程见图 8-2。

HCY 还可与丝氨酸在胱硫醚-β-合成酶(cystathionine-β-synthase,CBS)作用下缩合成胱硫醚,后者进一步生成半胱氨酸和 α-酮丁酸。

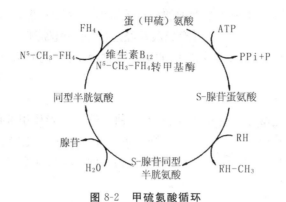

图 8-2　甲硫氨酸循环

2.同型半胱氨酸代谢紊乱

（1）同型胱氨酸尿症：含硫氨基酸代谢紊乱最多见的是同型胱氨酸尿症，该症先是同型半胱氨酸增加，随之引起同型胱氨酸增加，因此同型半胱氨酸代谢紊乱与同型胱氨酸尿症密切相关。该症是一种先天性代谢障碍性疾病，根据生化缺陷的部分，主要由以下几种原因引起。①胱硫醚-β-合成酶缺乏：由于 HCY 转变为胱硫醚的途径受阻所致，发病率约为 1/20，约有半数患者在其肝、脑、白细胞和培养的成纤维细胞中测不出此酶，其余一半患者的酶活性也只有正常人的 1%～5%。患者血浆同型胱氨酸可达 12.3 mmol/L，甲硫氨酸也明显增高，尿中排出同型胱氨酸。多数患者有智力发育不全、骨骼畸形、动脉粥样硬化等。②甲硫氨酸合成酶缺乏：甲硫氨酸合成酶即 N_5-甲基四氢叶酸转甲基酶；患者血浆和尿中同型胱氨酸和胱硫醚升高，但血浆甲硫氨酸降低。③食物营养缺乏：维生素 B_6 是胱硫醚-β-合成酶的辅酶，维生素 B_{12} 是甲硫氨酸合成酶的辅酶，而 N_5-甲基四氢叶酸则是体内甲基的间接供体，因此维生素 B_6、B_{12} 和叶酸的缺乏也会导致同型胱氨酸尿症。

（2）同型半胱氨酸与心血管疾病：高 HCY 水平能增加人体内自由基的生成，使动脉受到损伤，降低血管壁的光洁度，从而使血小板更易凝集，联合其他因素共同促进血凝块的形成，这是引发心血管疾病的危险因素。

目前，国内外逐渐把血浆 HCY 水平检测作为心脑血管病临床常规检查指标，特别是以下人群：血脂正常，胆固醇不高；有严重动脉粥样硬化（AS）和家族史；有早期（50 岁以下）冠状动脉性心脏病（CHD）、脑血管或外周血管病症状的人群，应进行血浆 HCY 检测。HCY 水平与神经管畸形、肾功能损害、甲状腺功能低下、糖尿病、妇女绝经期后血管并发症的发生、免疫性疾病、肿瘤（如肺癌、子宫癌、直肠癌等）及老年性痴呆等都有一定关联性。值得注意的是，服用了一些药物如甲氨蝶呤、氨茶碱、苯妥英钠等的人群中，HCY 升高的比例较高，有进一步引发血管疾病的可能，需要联合考虑。

二、继发性氨基酸代谢紊乱

继发性高氨基酸血症或氨基酸尿症主要发生在肝脏疾病、肾脏疾病以及烧伤患者等，氨基酸异常是该类患者机体物质代谢普遍异常的一部分。

（一）肝功能衰竭和氨基酸代谢失衡

大多数氨基酸如芳香族氨基酸（aromatic amino acids，AAA）、丙氨酸主要在肝脏降解，而支链氨基酸（branched chain amino acids，BCAA）主要在肌肉、肾及脑中降解。骨骼肌是身体最大的组织，约占体重的 45%。因此，在蛋白质代谢中，肌肉氨基酸的代谢占相当重要的位置。在胰岛素的作用下，大多数氨基酸进入肌肉而使血浆中的浓度下降，其中以 BCAA 的下降最为明显。

肝功能衰竭时有明显的氨基酸代谢紊乱，AAA 在肝脏中的降解减少，引起血浆 AAA 浓度增高。而 BCAA 在肌肉等组织中的分解没有减少，相反因肝脏降解胰岛素减少致血浆胰岛素含量增高，促进 BCAA 进入肌肉而降解增多，导致血浆 BCAA 浓度降低。正常情况下，BCAA/AAA 为 3.0～3.5，慢性肝病时可降至 2 左右，若此比值降至 1 左右，则往往发生肝性脑病，肝性脑病时可降到 0.77～0.71。芳香族氨基酸如色氨酸、苯丙氨酸因其在血中的浓度增加而进入脑组织;另外,血浆 BCAA 下降,又会增加 AAA 进入脑细胞的比例,这些 AAA 在脑组织中可形成假神经递质,是引起肝性脑病和肝性脑病的重要原因之一。临床上给肝性脑病患者给予含高支链氨基酸的膳食或输液,可提高其血液中的 BCAA/AAA,从而能有效地解除症状。

(二)肾脏疾病

一般地说,继发性肾性氨基酸尿是肾小管损害、肾近曲小管功能障碍引起的。某些肾脏疾病仅有肾小管重吸收氨基酸障碍而导致氨基酸尿;另一些患者则肾近曲小管的所有重吸收功能均受影响,如 Fanconi 综合征患者,除出现氨基酸尿外,还可出现肾性糖尿和高钙尿症以及肾小管性蛋白尿等。

三、血清蛋白电泳与疾病

血清蛋白电泳图谱在某些疾病时可作为较好的辅助诊断指标。

(一)血清蛋白电泳的正常图谱

血清蛋白电泳(serum protein electrophoresis,SPE)正常图谱由正极到负极可依次分为清蛋白、α_1-球蛋白、α_2-球蛋白、β-球蛋白、γ-球蛋白五个区带,有时 β-球蛋白区带中可分出 β_1-和 β_2-区带,β_1 中主要是转铁蛋白,β_2 中主要是补体 C_3,各个区带中多个蛋白质组分可有重叠、覆盖,如铜蓝蛋白常被 α_2-巨球蛋白及结合珠蛋白所掩盖,两个区带之间也有少量蛋白质,如 IgA 存在于 β 和 γ 带之间,某些蛋白质组分染色很浅,如脂蛋白和 α_1-酸性糖蛋白,其中的脂类或糖类不能被蛋白染料着色。

血清蛋白电泳各组分的含量通常采用各区带的浓度百分比(%)来表示,也可将各区带百分浓度与血清总蛋白浓度相乘后,以绝对浓度(g/L)表示。

(二)血清蛋白电泳的异常图谱

1. 血清蛋白电泳异常图谱分型

在疾病情况下,血清蛋白质可以出现多种变化。根据它们在电泳图谱上的异常特征,可将它们进行如表 8-4 所示的分在某些蛋白质异常增多的情况下,还可出现异常区带。如高浓度的甲胎蛋白可以在清蛋白与 α_1-球蛋白区带间出现一条清晰的区带,C-反应蛋白异常增高可出现特殊界限的 γ 区带,单核细胞白血病可出现由于溶菌酶异常增多的 γ 后区带等。

表 8-4　异常血清蛋白质电泳图谱的分型及其特征

图谱类型	TP	Alb	α_1	α_2	β	γ
低蛋白血症型	↓↓	↓↓	N↑	N*	↓	↓N↑
肾病型	↓↓	↓↓	N↑	↑↑	↑	↓N↑
肝硬化型	N↓↑	↓↓	N↓	N↓	β-γ↑(融合)	—
弥漫性肝损害型	N↓	↓↓	↑↓	—	—	↑
慢性炎症型	—	↓	↑	↑	—	↑
急性时相反应型	N	↓N	↑	↑	—	N
M 蛋白血症型	在 α-γ 区带中出现 M 蛋白区带					
高 $\alpha_2(\beta)$-球蛋白血症型	—	↓		↑↑	↑	—
妊娠型	↓N	↓	↑	—	↑	N
蛋白质缺陷型	个别区带出现特征性缺乏					

* 注:N 代表正常

2. 浆细胞病与 M 蛋白

血清蛋白电泳正常图谱上显示的 γ 区带,其主要成分为免疫球蛋白,由浆细胞产生并分泌入血。发生浆细胞病时,异常浆细胞克隆增殖,产生大量单克隆免疫球蛋白或其轻链或重链片段,患者血清或尿液中可出现结构单一的 M 蛋白。在蛋白电泳时呈现一条色泽深染的窄区带,此区带较多出现在 γ 或 β 区,偶见于 α 区。M 蛋白有三种类型。①免疫球蛋白型:即为 IgM、IgA、IgE 或 IgD 中的一种。②轻链型:由于

κ 或 λ 轻链的合成超过重链,使轻链游离于血清中。③重链型:浆细胞只产生免疫球蛋白的重链或有缺陷的重链。几种典型浆细胞病电泳扫描曲线见图 8-3。

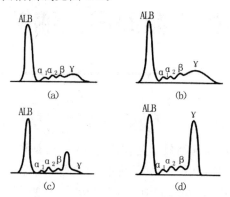

图 8-3　几种典型浆细胞病电泳扫描曲线

（a）正常血清蛋白；（b）多克隆 γ 球蛋白增多；（c)巨球蛋白血症；（d)多发性骨髓瘤

（郭倩丽）

第九章　酶和同工酶的检验

　　酶是由活细胞合成的对特异底物起高效催化作用的蛋白质，是机体内催化各种生化反应的最主要的催化剂。机体内物质的代谢、能量传递、神经传导、免疫调节等各种生命活动都有赖于酶的参加。20世纪初，酶学就开始用于疾病的诊断，如Wohlgemuth早在1908年就通过测定尿液中的淀粉酶(AMY)来诊断急性胰腺炎。20世纪30年代临床开始测定碱性磷酸酶(ALP)用于诊断骨骼疾病，随后发现不少肝胆疾病特别在出现梗阻性黄疸时此酶常明显升高，因此它成为当时临床实验室的常规测定项目，直到20世纪60年代，ALP仍是世界上测定次数最多的酶。1950年以后，建立了连续监测酶活性浓度的方法，陆续发现了乳酸脱氢酶(LD)、天冬氨酸氨基转移酶(AST)和α-羟丁酸脱氢酶(HBDH)在诊断急性心肌梗死(AMI)上的灵敏度远远超过其他诊断方法。20世纪60年代又肯定了肌酸激酶(CK)诊断AMI比上面几种酶更灵敏、特异。从20世纪70年代开始，学者们逐步将注意力集中在同工酶研究上，发现了肌酸激酶同工酶CK-MB和乳酸脱氢酶同工酶LD_1诊断AMI的特异性比前述酶更高，甚至CK-MB成为当时诊断AMI的"金标准"。此后，随着科学理论和技术的不断发展应用，人们对酶学的研究越来越深入。具体，对于血清酶类在机体各组织器官发生病变时的变化规律有了较为详尽的了解。除血清酶外，国内外学者对其他体液如：脑脊液、尿液、浆膜腔积液、精液、羊水、唾液、泪液等所包含的酶的种类、活性、变化规律及其诊断价值进行了广泛的研究。至今，酶学检测结果已成为许多疾病诊断、鉴别诊断、疗效评价和预后判断的重要依据。另外，随着酶学的研究和进展，许多工具酶得以发现并提纯，已用于体液中各种成分的测定，如葡萄糖、尿素、尿酸、胆固醇、甘油三酯等，开辟了酶学分析法的新技术，取代了传统的化学分析法，使测定的灵敏度和准确度大大提高，有力地推动了临床生物化学检验的发展。

第一节　血清酶学基础

　　酶是活细胞赖以生存的基础物质，对生物体内的化学反应具有高效、特异催化活性，且其催化作用具有可调节性。酶的本质：绝大部分酶是蛋白质；有些酶是核酸—酶蛋白复合体；极少数酶是核酸，即核酶。核酶主要参与RNA的加工和成熟。

　　酶是大分子，根据组成成分不同酶可分为单纯酶和结合酶。单纯酶多为含100~10 000个氨基酸残基的肽链。体内大多数酶是结合酶，含酶蛋白和辅因子。辅因子按照其与酶蛋白结合的紧密程度不同可分为两类。①辅酶：多为维生素或维生素衍生物。与酶蛋白结合疏松，在酶反应时作为底物接受质子或基团后离开酶蛋白，参与另一酶促反应并将所携带的质子或基团转移出去，或者相反。如尼克酰胺腺嘌呤二核苷酸(NAD^+)和尼克酰胺腺嘌呤二核苷酸磷酸($NADP^+$)。②辅基：与酶蛋白结合紧密，并在酶促反应中发生复杂变化。如黄素腺嘌呤单核苷酸(FMN)和黄素腺嘌呤二核苷酸(FAD)等。金属离子是最多见的辅基，多种酶需要有金属离子的参与，如Ca^{2+}、Mg^{2+}、Zn^{2+}、Fe^{2+}等。另有一些酶则既需要有辅酶，又含有金属离子。

　　酶存在多种催化作用机制，主要是底物和酶诱导契合形成酶—底物复合物，通过邻近效应和定向排列、张力作用、多元催化及表面效应等作用方式使酶所催化的反应得以高速进行。酶主要通过与底物形成一种或多种中间复合物来降低反应的活化能。酶促反应中,底物首先和酶的活性中心结合,形成酶—底物中间复合物(ES)。在构象上相互诱导,使活性中心与底物完全紧密结合。这一过程称为诱导契合学说。

由酶所催化的反应称为酶促反应;酶催化化学反应的能力称为酶活性;酶催化所作用的物质称为底物(substrate,S);酶促反应的生成物称为产物(product,P);能加速酶促反应的物质称为激活剂;能减慢甚至终止酶促反应的物质称为酶的抑制剂。

血清酶是指存在于血清中的酶,而不是血清产生的特定的酶。因为临床上多用血清而不是血浆标本进行酶学测定,所以习惯上称为血清酶。

一、血清酶的米源、分类和命名

(一)血清酶的来源

1. 血浆特异酶

血浆特异酶指的是在组织器官合成分泌后,主要在血浆中发挥催化作用的酶类,如参与凝血及纤溶的部分凝血酶原(因子Ⅶ、Ⅸ、Ⅴ、Ⅺ、Ⅻ都属于蛋白酶)、纤溶酶原和血浆前激肽释放酶等,这些酶蛋白正常情况下多以酶原的形式存在,当机体需要凝血或纤溶时,酶原迅速激活后发挥其生理作用;血清铜蓝蛋白(Cp)也是一种氧化酶,与铁蛋白的动员密切相关;卵磷脂胆固醇酯酰转移酶(LCAT)在血浆中将高密度脂蛋白(HDL)中的卵磷脂 C_2 位不饱和脂肪酸转移给游离胆固醇,生成溶血卵磷脂和胆固醇酯,血浆胆固醇几乎 $70\%\sim80\%$ 是胆固醇酯,均是 LCAT 催化生成的;脂蛋白脂肪酶(LPL)在肝素刺激下在血浆中活化,参与脂蛋白中脂肪的水解和储存;肾素参与血管紧张素的生成。以上这些酶,除后两种分别来自组织毛细血管内皮细胞及肾小球旁器外,其他酶或酶原均由肝脏合成后分泌入血,并在血浆中发挥作用。当肝脏受损、功能减退时,这些酶的活性是降低的。

2. 外分泌酶

外分泌酶指的是来源于外分泌腺体的酶,如唾液淀粉酶、胰淀粉酶、胰脂肪酶、胰蛋白酶、胃蛋白酶和前列腺酸性磷酸酶等。它们在血浆中的浓度很低,很少发挥催化作用。疾病时可以升高,其浓度与相应分泌腺体的功能活动有关。腺体中酶合成增加或腺体组织破坏使得大量外分泌酶的释出增加,进入血液的量也相应增加。如急性胰腺炎时,因胰腺组织炎症、变性、坏死而使淀粉酶大量释放入血,引起血、尿淀粉酶升高。

3. 细胞酶

细胞酶是指存在于各组织细胞中进行物质代谢的酶类。随着细胞的新陈代谢,此类酶少量释入血液,细胞内外浓度差异悬殊。病理情况下随组织细胞的破坏、损伤或增生,血液浓度极易升高。其中大部分无器官特异性,只有少部分来源于特定组织,常用于临床诊断。如丙氨酸氨基转移酶(ALT)、门冬氨酸氨基转移酶(AST)、乳酸脱氢酶(LD)、肌酸激酶(CK)等均属于此类。

(二)分类

酶按所催化的化学反应类型分为六类。

(1)氧化还原酶类:如脱氢酶类、葡萄糖氧化酶(GOD)、过氧化物酶(POD)、单胺氧化酶(MAO)、胆固醇氧化酶(CHOD)等属于此类。

(2)转移酶类:如 ALT、AST、CK、γ-谷氨酰基转移酶(GGT 或 γ-GT)、LCAT 等。

(3)水解酶类:如 LPL、胆碱酯酶(ChE)、碱性磷酸酶(ALP)、酸性磷酸酶(ACP)、α-淀粉酶(AMY)等。

(4)裂合酶类:如丙酮酸脱羧酶、醛缩酶、精氨酸代琥珀酸裂合酶等。

(5)异构酶类:如消旋酶、顺反异构酶、表构酶类等。

(6)合成酶类或:如乙酰辅酶 A 羧化酶、糖原合成酶等。

(三)酶的命名

1. 习惯命名法

根据酶所催化的反应的性质、作用的底物以及酶的来源进行命名,此法较简单、易记,但各国之间不统一,发表文章、查阅文献时易造成混乱。

2.系统命名法

国际酶学委员会于1961年制定了酶的系统命名法(又称EC命名法)。规定每一酶均有一个系统名称,标明了酶的底物与反应性质,底物名称之间以":"分隔开。每一酶用4个数字加以系统编号,数字前面冠以EC,数字之间用黑点隔开。第一个数字表示酶的类别,第二个表示亚类,第三个表示亚一亚类,第四个表示酶的编号序数。还规定凡是有关酶为主题的论文应该把酶的编号、系统命名和来源在第一次叙述时全部写出,后文可用习惯名称。

二、血清酶的去路

大部分酶是蛋白质,因此一般认为血清酶的清除方式与其他蛋白质类似,但是酶的生物半衰期又较一般血清蛋白质短,说明它还存在其他的清除机制,目前研究尚未明了。

(一)血清酶的生物半衰期

酶失活至原来活性一半所需要的时间称为酶的生物半衰期($T_{1/2}$)。一般以$T_{1/2}$来代表酶从血清中清除的快慢。表9-1所列是一些常用酶的生物半衰期,有助于了解同一疾病时不同酶升高或降低持续时间的差异。$T_{1/2}$长的酶,在血清中持续时间长,其测定的窗口期也相对较长。

表9-1 血浆中常用酶的生物半衰期

酶	半衰期	酶	半寿期
AST	12~22 h	CK-BB	约5 h
ALT	37~57 h	ALP	3~7 d
LD₁	53~173 h	GGT	3~4 d
LD5	8~12 h	ChE	约10 d
CK	约15 h	AMY	3~6 h
CK-MM	13~21 h	LPS	3~6 hV
CK-MB	8~16 h	—	—

(二)血清酶的清除途径

1.血清酶在血管内的失活和分解

动物实验研究表明,酶主要是在血管内失活和分解的。有学者认为酶蛋白释放入血后被稀释,不能有效地与底物或辅酶结合,这种游离酶蛋白的稳定性较酶一辅酶或酶一底物复合物差,易受各种理化因素的影响而失活,或受蛋白酶分解。

2.肝脏或网状内皮系统对血清酶的清除

少数以酶原形式存在的血清酶类,在活化后可迅速被肝脏清除,如凝血酶、纤溶酶及激肽释放酶等。

另外,研究表明,网状内皮细胞是LD、异柠檬酸脱氢酶(ICD)、苹果酸脱氢酶(MD)、AST、CK和一部分AMY的主要清除场所。但有些血清酶并不受网状内皮系统的影响。

3.血清酶的排泄

尿路是血清中低相对分子质量酶的主要排泄途径。少数相对分子质量低于7万~8万的血清酶,如胃蛋白酶原和AMY等能通过肾小球的毛细滤过膜的物理屏障而随尿排出。肾功能正常时,尿中低相对分子质量酶的排出量在一定程度上可反映血清中该酶的浓度,如急性胰腺炎发作2~12 h内,可见血清AMY活性增高,而在12~2.4 h后,尿AMY活性增高,所以临床上对于急腹症怀疑急性胰腺炎的患者,往往同时检测血、尿AMY,以避免单纯检测血AMY而造成漏诊。

4.转入其他体液

一部分血清酶在转入细胞间液、淋巴液中后而失活,但机制未明。

三、血清酶的活性单位及其生理差异

（一）酶的活性单位

临床上多采用"单位"来表示酶的活力，但因同一种酶可有几种测定方法，而不同测定方法所规定的酶单位的含义是不一致的，所以该酶的正常参考区间有很大差异。

1. 惯用单位

20 世纪 50 年代之前，自动生化分析仪尚未普及应用，国际临床生物化学协会（IFCC）还没有针对酶测定的推荐方法，导致酶活性单位定义、命名混乱，一般常用该种酶测定方法的发明者的名字来命名其单位，如测定转氨酶的 Karmen 单位、King 单位，ALP 的 King 单位、Armstrong 单位，AMY 的 Somogyi 单位等。这样不仅每种酶不同，单位亦不同，即使同一种酶测定方法不同而有数种活性单位，参考范围差别很大，既易引起混乱，又不便于互相进行比较，从而给临床应用带来了诸多不便。

2. 国际单位

1957 年，世界上第一台自动生化分析仪问世后，国际临床实验室开始采用"连续监测法"测定酶反应的初速度，其结果远比传统的"固定时间法"所测平均速度准确，在高浓度标本时尤其明显。因此 1964 年国际生化协会推荐采用国际单位（IU）来统一表示酶活性的大小，即在特定条件下，每分钟催化 1 微摩尔（μmol）底物的酶量为 1 个国际单位。由于未规定酶反应温度，目前国内外大多数实验室常省略国际二字，常将 IU 简写为 U。

3. Katal 单位

1979 年国际生化协会为了使酶活性单位与国际单位制（SI）的反应速率相一致，推荐用 Katal 单位，即在规定条件下，每秒钟催化 1 摩尔（mol）底物的酶量。显然的，1 Katal＝60×10^6 U，1 U＝16.67 nKatal。虽然我国现在规定 SI 制为计量的法定单位，但 Katal 单位不仅我国医务工作者不熟悉，国际上应用也不多。

（二）血清酶的生理差异

正常人群中的不同个体，其血清酶活力有较大差异。临床酶学测定，尤其在制定参考范围以及结果分析时，应该注意生理性差异造成的影响。

1. 性别

除 CK、ALD、GGT 等少数酶外，大多数血清酶男女性别差异不大。男子的肌肉组织较女子发达，含 CK、ALD 较多，释放到血液中也相应较多；γ-GT 的合成受雌激素抑制，所以男性高于女性。性别差异也可见于同工酶，年轻女性因含雌激素较多。血清 LD_1 含量明显比老年女性和各种年龄的男性高。

2. 年龄

血清中有些酶的活力常随年龄而变化。如儿童因为骨骼成骨细胞分泌较多的 ALP，血清中此酶活力明显高于成人，1～5 岁增至成人的 2～3 倍，然后逐渐下降，到 10～15 岁又明显升高，可达成人的 3～5 倍，20 岁后恢复至成人水平。ACP 也有类似的情况。而 LD 在出生时最高，为成人的 2 倍，以后逐步下降，至 14 岁时趋向恒定。GGT 也在婴儿期最高，1 岁左右降至正常儿童水平，少年期后随年龄而升高，至 40～49 岁达到高峰。CK 在出生后 24 h 内可达成人水平的 3 倍，以后略微升高。男子在 1～12 岁内保持较稳定的水平，15 岁左右随肌肉的发育成熟再次增高，之后逐渐降低，20 岁后趋于恒定。少数酶如 AMY 儿童期较成人低一些。

3. 进食

大多数血清酶不受进食的影响，但高脂、高糖餐后往往 ALP 活性会增高。GGT 易受酒精诱导，酗酒的人此酶较常人明显增高，且与饮酒量成正相关，如未累及肝脏，戒酒后可恢复正常。此外，禁食数天可致血清 AMY 降低。

4. 运动

剧烈运动后血清 CK、LDH、AST、ALT、ALD 等均有不同程度的升高，且升高幅度同运动量、运动时

间、运动频率密切相关。运动员较常人普遍高一些,但剧烈运动后这些血清酶的变化幅度又较常人小。所以采血化验之前不宜过量运动,否则超过参考范围可能造成误诊或解释不清。

5.妊娠

孕妇的胎盘组织可分泌一些酶如 ALP、LD、ALT、AST 等进入血液,引起血清中这些酶升高,妊娠后期尤为明显。因此孕妇产前检查时这些酶略高,大多属于正常情况。CK 在孕期往往降低,而分娩时因子宫收缩剧烈,常会使 CK 活力增高。

6.其他

有的血清酶与同工酶具有种族差异,例如美国黑人葡萄糖 6-磷酸脱氢酶的缺陷和变异的发生率为 11% 左右,中国广东人为 8.6% 左右,而土耳其南部犹太人高达 60%。另外,一些酶活力还与体重、身体增长、体位改变、昼夜节律甚至家庭因素等有关。

四、血清酶变化的病理机制

正常情况下,人体内血清酶活性是相对恒定的,酶的来源与去路维持动态平衡。疾病时,影响血清酶活力改变的因素很多,其主要机制归纳如下。

(一)酶合成异常

1.合成减少

肝损害时,来源于肝细胞的血浆特异酶如凝血酶原、纤溶酶原、血清 ChE、铜蓝蛋白以及 LCAT 等合成减少,使得血清中这些酶活力降低,并且降低的程度与肝细胞损伤程度成正相关。重症肝脏疾病晚期患者往往会发生弥散性血管内凝血(DIC),原因就是肝脏严重受损,既不能合成机体所需的足量的凝血酶原、纤溶酶原,也不能有效及时地清除这些酶,从而破坏了凝、溶血的动态平衡。

2.合成增多

细胞对血清酶的合成增加或合成该酶的细胞增生是血清酶活力升高的主要原因。例如:骨骼疾病时可因成骨细胞或软骨细胞增生而分泌较多的 ALP 而使血清中此酶活力增高;前列腺癌可产生大量的 ACP;癌细胞合成较多的糖酵解酶,可导致恶性肿瘤患者血清 LD 活力增高;合成增多也可由药物或毒物对酶的诱导所致,巴比妥类、对乙酰氨基酚类药物、杜冷丁、酒精等可诱导肝脏合成 GGT 异常增多,长期饮酒的人此酶往往较高。

(二)酶从损伤细胞中释放增多

此为疾病时大多数血清酶增高的主要机制。

1.缺氧和能量供应缺乏是细胞释放大分子酶蛋白的主要原因

细胞膜的代谢主要依靠 K-Na-ATP 酶来维持细胞内外 Na^+ K^+ 和 Ca^{2+} 浓度差,该过程需要消耗大量 ATP。当缺氧及能量供应障碍时,ATP 供应减少,造成离子泵功能障碍,无法维持正常离子的细胞内、外浓度差,从而改变了胞内渗透压,引起细胞肿胀,特别是 Ca^{2+} 进入细胞内会引起细胞膜的泡状突出,膜孔隙增大,酶开始从细胞内向外大量溢出。疾病早期,组织坏死损伤程度及范围和某些酶活力增高是成正比的,如肝病时 ALT、AST 活力越高,说明肝脏受损越严重。

2.影响细胞酶释放量的因素

病变时血清酶升高的程度并不完全和细胞中该酶的含量成比例,因为细胞酶的释放还受多种因素的影响。

(1)酶的相对分子质量:相对分子质量越小的酶从细胞中释出越快,反之则越慢,如急性心肌梗死时 CK(相对分子质量 85 000)比 AST(相对分子质量 120 000)和 LD(相对分子质量 125 000)更早释放至血液中。

(2)酶在胞内的定位及存在形式:存在于细胞质当中的酶比位于细胞器中的酶能更快地释出。肝细胞中 AST 比 ALT 绝对含量多,但急性肝炎时血清 ALT 高于 AST,因为 AST 大部分存在于线粒体上,而 ALT 主要存在于胞质中。而在慢性迁延性肝炎、重症肝炎或肝硬化时,亚细胞器也遭到了破坏,AST 会高于 ALT,说明肝细胞坏死严重,预后较差。另外,以游离状态存在的酶比多酶复合体或与结构蛋白结合的酶更易释出。

(3)细胞内外酶的浓度差:非血浆特异酶细胞内、外浓度差可在千倍以上,因此只要有少量细胞病变、坏死,血中浓度可明显升高。有学者研究过,只要有 1/1 000 肝细胞坏死,血中 ALT 即可升高一倍。

(4)酶的组织分布:血流丰富的组织器官中酶的释放较快,而血供较少的组织中酶的释放较慢。

(三)影响血清酶活性的其他因素

1.酶从血清中清除的速率

肾功能减退时,由肾脏排泄的相对分子质量较小的酶蛋白排泄障碍,导致这些酶在血液中滞留,血清中酶活力增高。如肾衰患者虽然胰腺功能正常,但常见其血清 AMY 升高。

2.药物、毒物的影响

某些药物或者毒物常可作为酶的抑制剂而影响血清酶的活力。如有机磷、有机氯农药是血清假胆碱酯酶和红细胞真胆碱酯酶的不可逆抑制剂,故临床上常应用胆碱酯酶来鉴别诊断患者为何种农药中毒,从而采取不同的治疗方案。

3.胆道、胰管的导管堵塞

多种疾病其血清酶增高的机制是多方面的,如急性胰腺炎和腮腺炎时,除细胞受损 AMY 释出增多外,分泌导管因炎症或其他原因而阻塞也是一个因素;胆道梗阻时,血清 ALP 的升高主要是梗阻区附近肝细胞的合成增多,胆汁排泄障碍又促使增多的 ALP 进入肝血窦,反流入血加剧其增高;同样地,胆道梗阻时血中胆盐浓度升高,可因去垢效应而将位于细胞膜上的 GGT 洗脱下来,致使血清中该酶活力上升。

4.同工酶

同工酶是指同一种属由不同基因或等位基因所编码的多肽链单体、纯聚体或杂化体,具有相同的催化功能,但其分子组成、空间构象、理化性质、生物学性质以及器官分布和细胞内定位不同的一类酶。由于不同组织中同一种酶的各型同工酶含量分布不同,所以在机体发生病变时,进入血液中的同工酶类型也不一样,因此可以利用测定血清中某型同工酶活力来取代测定酶的总活力,从而能显著地提高血清酶测定在反映组织病变上的特异性。

结合不同类型血清酶的来源、去路及其病理生理变化机制,可用模式图 9-1 来概括。

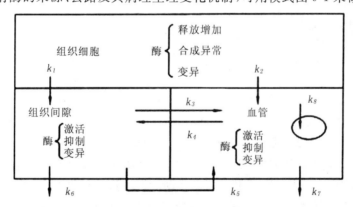

图 9-1　血清酶变化机制示意图

图 9-1 中 k_1 代表酶分子由组织细胞释出进入组织间隙的速率;k_2 表示酶分子由组织细胞释出直接进入血液的速率。因为某些种类细胞(如肝血窦)直接与血液接触,不需经过组织间隙就直接进入血液,则血中酶变化不仅出现早而且明显;k_3 和 k_4 代表酶在组织间隙与血管内相互渗透的速率;k_5 代表部分酶经过淋巴循环进入血液的速率常数,因为某些组织或器官中毛细血管壁很致密,导致一些酶需经由淋巴管才能进入血液;k_6、k_7 分别代表酶在组织间隙和血液中的清除速率;k_8 则代表酶被肝细胞或网状内皮系统细胞降解的速率常数。

由图 9-1 可知,不同组织、器官中酶进入血液的途径不一,清除机制也有差异,所以不同疾病时,血清酶的变化多种多样,即使同一种疾病,酶学检测结果也不一致。

五、标本的采集、运输和储存对酶学测定的影响

酶在血液中始终处于动态变化之中,在实验室测定酶活性之前,标本首先要经过采集、分离血清和储存等一系列处理过程,其中任何一个环节处理不当,都有可能引起测定误差。

1.溶血

大部分酶细胞内、外浓度差异明显,且其活性远高于血清,少量血细胞的破坏就可能引起血清中酶显著增高。如红细胞内 LD、AST、ALT 分别比血清中高 150、15、7 倍左右,测定这些酶时,轻微的溶血就可见其增高。除 GGT 之外,大部分酶均受溶血的影响,故酶学测定应避免标本溶血。

静脉采血后,必须在 1~2 h 内及时离心分离血清,否则时间越久,血细胞中的酶通过细胞膜进入血清中的就越多,从而引起的测定误差就越大。血细胞被分离后,因血中 CO_2 丧失极快,可使 pH 值在 15 min 内由 7.4 升至 8.0,导致对碱性敏感的 ACP 迅速失活。采血不当或急于分离血清是造成体外溶血的主要原因。

2.抗凝剂

枸橼酸盐、草酸盐、EDTA 等抗凝剂均可络合 Ca^{2+}、Mg^{2+}、Cu^{2+}、Zn^{2+} 上等金属离子,用它们做抗凝剂会导致需 Ca^{2+} 的 AMY、需 Mg^{2+} 的 CK、5′-NT 等活性受抑制;草酸盐既可与丙酮酸或乳酸发生竞争性抑制,又能与 LD、NADH(还原型辅酶Ⅰ)或 NAD^+(氧化型辅酶Ⅰ)形成复合物,从而抑制催化的氧化、还原反应;枸橼酸盐、草酸盐对 Cp、ChE 均有抑制作用;EDTA 能抑制 ALP,氟化物可抑制 ChE。因此,一般用血清,而不用上述抗凝剂的血浆来测定酶的活性。急诊标本可用肝素抗凝。

3.温度

血清蛋白对酶蛋白有稳定作用,如无细菌污染,某些酶(如 ALT、AST、GGT、ALP 等)可在室温保存 1~3 d,其活性不受影响。而有的酶极不稳定,如前列腺 ACP,在 37 ℃放置 1 h,活性丧失。大部分酶在低温条件下比较稳定,如果标本采集后不能当天测定,应将分离的血清冷藏储存,如果较长时后再测定,则应冰冻储存。但也有的酶属于"冷变性"酶,如 LD 及其同工酶(LD_4 和 LD_5)在低温时反而不如在常温状态下稳定。而 ALD 在冰冻状态下复融时会迅速失活。

六、血清酶的选择原则

根据循证检验医学的要求,诊断检验项目应与临床疾病密切相关。诊断酶学也不例外,它应遵循如下原则。

(1)测定方法简便易行,试剂价廉稳定,不含强酸、强碱、有毒或致癌物。

(2)灵敏度高:对于诊断酶学来说,要求高灵敏度时,所选择的血清酶应具有如下特点。①有较高的组织/血清酶活力比值,此值应在 10^3 数量级以上,这样,轻微的组织损伤就能引起血清酶活力的明显增高,如肝中 ALT 较血清高出 2 000 倍以上。有人计算,只要千分之一的肝细胞损伤,血清 ALT 就可增高倍多。②组织损伤后能较快地释放出来,以利于早期诊断。③生物半衰期较长,在血清中增高后至少能维持一段时间,否则不易捕捉。如线粒体异柠檬酸脱氢酶(ICD)在心肌中的含量很高,但心肌梗死之后,此酶经淋巴一旦入血即很快失活,故它不能用于心肌梗死的诊断。

(3)特异性好:应首选具有组织特异性的血清酶或同工酶作为该组织受损的诊断指标。

七、临床常见血清酶的组合应用

临床上可根据酶浓度的变化来辅助诊断疾病,从上面的血清酶变化的病理生理机制可知:若酶浓度变化由组织细胞坏死或细胞膜通透性变化引起,表示脏器或组织损伤;若由细胞合成增加所致,提示组织再生、修复、成骨或异位分泌,或提示有恶性肿瘤的可能;若为酶排泄障碍引起增高者说明有梗阻存在。临床医师多从疾病出发,将酶测定结果和其他各种检查综合起来对病情进行判断。作为检验医师,有为临床提

供咨询的义务,应该对常用血清酶及其临床应用价值有一个较为全面的了解。

由于酶广泛分布于全身各组织器官,在血清中升高的机制也多种多样,并且同一种酶增高可见于多种疾病,因此单凭某一酶的活性变化很难做出独立诊断。若同时测定一组性质不同的酶,比较各酶活性的变化,就能根据酶活力增高或降低的"谱型"做出诊断:此种同时检测一组酶,称为酶谱。目前临床常用的酶谱有如下几种。①肝酶谱:主要用来判断有无肝实质细胞损伤、是否存在肝内外胆汁淤积、肝脏合成能力有无异常等病变。临床常测血清酶有 ALT、AST、ChE、GGT、ALP、腺苷脱氨酶(ADA)、MAO、5′-NT等。②心肌酶谱:传统的心肌酶谱由 CK、CK-MB、α-羟丁酸脱氢酶(HBDH)和 AST 组成,我国大部分临床实验室沿用至今。近年来有学者建议将 LD、HBDH 和 AST 从心肌酶谱中去除,代之以 CK-MB 亚型和 CK-MM 亚型,因为应用寻证检验医学的原则对这三种酶进行评价,无论临床灵敏度、临床特异度、阳性预告值、阴性预告值还是符合率都不如 CK-MB 亚型和 CK-MM 亚型理想。尤其是 20 世纪 90 年代心肌肌钙蛋白、肌红蛋白开始作为心肌损伤标志物以来,传统的心肌酶谱对 AMI 的早期诊断价值面临巨大挑战。③胰酶谱:主要用于急性胰腺炎的诊断和鉴别诊断,以 AMY 和脂肪酶(LPS)临床应用最多。④肌酶谱:主要用于对骨骼肌疾病的诊断和病情判断,和最为常用,如果加上 CK-MM 则更为理想。⑤肿瘤酶谱等:α-L-岩藻糖苷酶(AFU)、AMY 及其同工酶、LPS、ALP 及其同工酶、GGT 及其同工酶、ACP 及其同工酶,相对具有器官特异性,可作为肿瘤酶谱来进行辅助诊断。

(赵　华)

第二节　肌肉组织酶及同工酶

肌肉组织主要是由肌细胞构成的,可分为平滑肌、骨骼肌和心肌三种类型。肌细胞中富含各种酶类,参与并维持肌肉组织的物质代谢、能量传递、神经传导等各种功能。当肌肉组织病变时,多种酶释放入血,造成血清中酶活力的增高。临床上根据这些酶病理改变的特点、规律而对疾病进行诊断、鉴别诊断、疗效评估以及预后判断。目前,临床上应用最多的是心肌酶,主要包括肌酸激酶及其同工酶、乳酸脱氢酶及其同工酶和谷草转氨酶等。当然,这几种酶也可以作为骨骼肌损伤的辅助诊断指标,因为骨骼肌也富含这几种酶。

一、肌酸激酶及其同工酶

肌酸激酶(creatine kinase,CK)广泛分布于组织细胞的胞浆和线粒体,催化肌酸和 ATP 或磷酸肌酸和 ADP 之间的磷酸转移的可逆反应,此反应在 pH 值为中性的条件下,逆向反应约为正向反应的 6 倍,即以 ATP 的生成为主,所产生的磷酸肌酸含高能磷酸键,为肌肉收缩时能量的直接来源。CK 在三种肌组织和脑组织中含量最高,它是由两种不同亚基(M 和 B)组成的二聚体,正常人体组织细胞常含三种同工酶,按电泳速率快慢顺序分别为 CK-BB(CK₁)、CK-MB(CK₂)和 CK-MM(CK₃),这三种同工酶分别主要存在于脑、心肌和骨骼肌的细胞质中。另外,在细胞线粒体内还存在另一种同工酶,即线粒体 CK(CK-Mt),也称 CK₄。CK-MB 由于大量存在于心肌组织中,其他组织器官含量很少,所以其器官专一性比总 CK 好得多,是目前诊断 AMI 的一个极其可靠的生化指标,特异性可达 95% 以上。

同大多数激酶一样,Mg²⁺ 为 CK 的辅基,需二硫键维持酶的分子结构。测定酶活性时试剂中必须加入巯基化合物,N-乙酰半胱氨酸(NAC)是 CK 目前最常用的激活剂。

(一)测定方法

CK 的测定方法有比色法、紫外分光光度法和荧光法等。由于以磷酸肌酸为底物的逆向反应速率快,约为正向反应速率的 6 倍,所以采用逆向反应进行测定较为普及。如肌酸显色法和酶偶联法,其中以后者最为常用,有两种工具酶及指示酶参与反应。IFCC 推荐测定 CK 的参考方法为酶偶联法,也是目前临床实验室广泛使用的方法。

$$磷酸肌酸 + ADP \xrightleftharpoons{CK} 肌酸 + ATP$$

$$ATP + 葡萄糖 \xrightleftharpoons{HK} ADP^+ 6\text{-磷酸葡萄糖}$$

$$6\text{-磷酸葡萄糖} + NADP^+ \xrightleftharpoons{G\text{-}6\text{-}PD} 6\text{-磷酸葡萄糖酸盐} + NADPH + H^+$$

利用酶偶联反应连续监测 $NADP^+$ 还原生成 NADPH，后者引起 340 nm 吸光度的增高。在 340 nm 波长下测定 NADPH 的生成速率，可计算出 CK 的活性浓度。

（二）参考区间

性别不同，参考区间有差别。37 ℃，健康成年男性，CK 为 $38 \sim 174$ U/L；健康成年女性，CK 为 $26 \sim 140$ U/L。

（三）临床意义

CK 主要分布于骨骼肌，其次是心肌、大脑。CK 主要用于早期诊断 AMI 和判断溶栓治疗的疗效及预后，特别是在心电图无 Q 波型 AMI 时，需借助心肌酶的异常来诊断和鉴别。另外，还可用于肌病、心脑血管病的诊断和疗效观察。

（1）AMI 后 $3 \sim 8$ h 增高，$10 \sim 24$ h 达峰值（$4 \sim 16$ 倍为正常上限），$3 \sim 4$ 天恢复正常（治疗有效后），否则提示再次心肌梗死或病情加重。

（2）肺梗死一般正常（据此可鉴别诊断心肌梗死）。

（3）假性肥大性肌营养不良一般高 5 倍，最高可达 60 倍，其他肌营养不良略高。多肌炎可高 20 倍；进行性肌萎缩 CK 显著增高，但萎缩后多正常。

（4）脑血管意外 $2 \sim 3$d 增高，$1 \sim 2$ 周降至正常，否则预后不良。

（5）各种手术，剧烈运动，反复打针、输液，跌打损伤均可导致 CK 不同程度最高。

（四）评价

CK 及其同工酶作为心肌损伤标志物，既有其优点，也有其缺点。

优点：①CK 是快速、经济、有效、应用最广的心肌损伤标记物。②其浓度和 AMI 梗死面积有一定的相关，可大致判断梗死范围。③能检测心肌再梗死。④能用于判断心肌再灌注。

缺点：①特异性差，难以和骨骼肌损伤相鉴别。②在 AMI 发作 6 h 前和 36 h 后灵敏度较低。③对心肌微小损伤不敏感。

临床常规测定 CK 同工酶多用电泳和免疫抑制法，但二法均会受溶血和巨 CK 的干扰，免疫抑制法还会受到 CK-BB 的干扰。因此，现推荐用免疫化学方法直接测定 CK-MB 质量可不受溶血和巨 CK 的干扰。

近年来，国内实验室多采用免疫抑制法测定 CK-MB 质量，其原理为首先用抗 M 亚基的抗血清同 CK-MM 及 CK-MB 中的 M 亚基形成抗原—抗体复合物，从而抑制 M 亚基的活性，然后单独测定 B 亚基的活性，测定原理同 CK 的测定。由于血脑屏障的存在，正常人血清中几乎无 CK-BB，故将 B 亚基的活性单位乘以 2 即可以大致代表 CK-MB 的活性。此法简单快速，缺点是特异性差，如患者血清中存在 CK-BB 或者 CK 异常时，就会出现假阳性结果，甚至出现 CK-MB 比总 CK 还高的结果，此时应该用电泳法进行核实。

CK 同工酶亚型（CK-MM 亚型和 CK-MB 亚型）测定多用琼脂糖凝胶高压电泳和等电聚焦电泳等方法，可将 CK-MM 分离为 $CK\text{-}MM_1$、$CK\text{-}MM_2$ 和 $CK\text{-}MM_3$ 三种亚型。将 CK-MB 分离为 $CK\text{-}MB_1$ 和 $CK\text{-}MB_2$ 两种亚型。CK-MM 亚型测定对早期 AMI 的检出更为敏感，一般以 $CK\ MM_3/CK\text{-}MM_1 > 1.0$ 作为诊断 AMI 的标准，但必须排除急性骨骼肌损伤。AMl 发病 $2 \sim 4$ h $CK\text{-}MM_3/CK\text{-}MM_1$ 即开始升高，$8 \sim 12$ h 达峰值。$CK\text{-}MB_2$ 亚型在 AM_1 早期诊断和判断有无再灌注上有很高的灵敏度和特异性。一般以 $CK\text{-}MB_2 > 1.9$ U/L 或 $CK\text{-}MB_2/CK\text{-}MB_1 > 1.5$ 作为 AMI 的诊断标准。

二、乳酸脱氢酶及同工酶

乳酸脱氢酶（lactate dehydrogenase，LD）是一种含锌的糖酵解酶，催化的反应是无氧糖酵解的最终反应。除 L-乳酸外,LD 还能催化各种相关的 α-羟酸和 α-酮酸。它是由两种不同亚基(M 和 H)组成的四聚体,形成 5 种同工酶,根据其在电场中泳动的速率不同依次称为,$LD_1(H_4)$、$LD_2(H_3M)$、$LD_3(H_2M_2)$、$LD_4(HM_3)$、$LD_5(M_4)$。其中 LD_1 和 LD_2 在心肌、肾和红细胞中含量最多。LD_5 和 LD_4 主要存在于骨骼肌和肝脏中。脾、胰、肺富含 LD_3。血清中 LD 各同工酶含量的规律如下:正常成年人为 $LD_2>LD_1>LD_3>LD_4>LD_5$,AMI 患者为 $LD_1>LD_2>LD_3>LD_4>LD_5$,而肝病患者多以 LD5 增高为主。图 9-2 所示为乳酸脱氢酶同工酶在不同疾病时的变化规律。

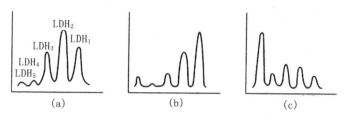

图 9-2　乳酸脱氢酶同工酶在不同疾病时的变化规律
(a)正常;(b)急性心梗;(c)急性肝炎

(一)测定方法

(1)比色测定法:LD 以 NAD^+ 作为氢的受体,催化乳酸脱氢生成丙酮酸,丙酮酸与 2,4-二硝基苯肼作用生成苯腙,在碱性条件下显红棕色。

$$L\text{-乳酸}+NAD^+ \xrightleftharpoons{LD} \text{丙酮酸}+NADH+H^+$$

$$\text{丙酮酸}+2,4\text{-二硝基苯肼} \xrightarrow{\text{碱性条件下}} 2,4\text{-二硝基苯腙(红棕色,}\lambda=505)$$

(2)连续监测法:目前国际临床化学和实验室医学联盟(IFCC)推荐的参考方法。

$$L\text{-乳酸}+NAD^+ \xrightleftharpoons[pH7.4\sim7.8]{pH8.8\sim9.8} \text{丙酮酸}+NADH+H^+$$

因反应在不同 pH 值条件下可逆,所以将 LD 的测定方法分为 LD(L→p)法(由乳酸生成丙酮酸)和 LD(p→L)法(由丙酮酸生成乳酸),两者底物不同,测定结果差异很大,正常参考范围也不同。目前国内用得较多的是 LD(p→L)法。测定的是产物 NADH 在 340 nm 处吸光度的增高速率,其变化速率同 LD 活力成正比。

(3)LD 同工酶测定:LD 同工酶分离和定量的方法有电泳法、层析法和免疫抑制法等。目前以琼脂精电泳法最为常用。电泳后可用比色法和荧光法测定每种同工酶的相对含量。

LD 各种同工酶的一级结构和等电点不同,在一定电泳条件下,它会在支持介质上分离。然后利用酶的催化反应进行显色。以乳酸钠为底物,LD 催化乳酸脱氢生成丙酮酸,同时使 NAD^+ 还原为 NADH。吩嗪二甲酯硫酸盐(PMS)将 NADH 的氢传递给氯化碘代硝基四唑蓝,使其还原为紫红色的甲臜化合物。有 LD 活性的区带显紫红色,且颜色的深浅与酶活性成正比,利用光密度仪或扫描仪可求出各同工酶的相对含量。

(二)参考区间

比色法:195～437 金氏单位(金氏单位定义:100 mL 血清,37 ℃作用 15 min 产生 1 μmol 丙酮酸为一个金氏单位)。

连续监测法:114～240 IU/L。

(三)临床意义

LD 广泛存在于各组织细胞的胞质中,主要用于心肌梗死、肝病、骨骼肌、恶性肿瘤的诊断和疗效观察。①AMI 时,8～18 h 后开始增高,2～6d 达峰值,7～12d 降至正常(治疗有效后)。②进行性肌营养不良显著增高。③心肌炎(病毒性、细菌性)、胸腹膜炎、胆道疾病均可见增高。④急性肝炎升高明显,慢性肝炎、肝硬化可正常。⑤各种白血病一般增高,卵巢癌增高显著,肝转移癌增高 10 倍左右。⑥缺铁性贫血一般是增高的,而其他贫血多正常。⑦肾病略高。⑧可用于鉴别胸、腹水的性质。胸水 LD/血清LD>0.6、腹水 LD/血清 LD>0.4 为渗出液,反之为漏出液。

（四）评价

(1)传统的心肌酶谱中还有 α-羟丁酸脱氢酶(HBDH),其实它并不是人体组织中一种独立存在的酶。而是用 α-羟丁酸作底物测得的 LD 之 H 亚基的活性。因 H 亚基可催化 α-羟丁酸脱 H,故称 α-羟丁酸脱氢酶。因所采用的底物不同,HBDH 活力并不等于以乳酸为底物时 LD_1 加 LD_2 活力的和。目前此酶在国外已较少应用。

(2)LD 和 HBDH 一度曾作为心肌酶谱中的血清酶在我国临床实验室被广泛应用,由于大多数器官的病变和损伤均可引起血清 LD 升高,所以它对疾病诊断的特异性较差。有学者认为,LD 同工酶 LD_1 诊断特异性仅次于 CK-MB,只要测定这两种同工酶,不需做其他酶学检查就可诊断心肌梗死。

三、心肌酶谱测定的临床意义

肌酸激酶(CK)、肌酸激酶同工酶(CK-MB)、谷草转氨酶(AST)、乳酸脱氢酶(LDH)及 α-羟丁酸脱氢酶(HBDH)等酶共同构成了心肌酶谱,临床上主要用于急性心肌梗死(AMI)和其他心脏疾病的诊断与鉴别诊断,当出现急性心肌梗死时,在心脏缺血及坏死过程中,由于细胞肿胀,多种酶体蛋白质及其分解产物大量释放入血,血中有关酶的活力变化可反映心肌坏死的演变过程。基础医学研究提示,在心肌局部缺血 4~6 h 时,心肌细胞即开始坏死,从而明确了心肌梗死的治疗的有效时间,即在临床症状发生 4~6 h 内重建冠脉血运,可挽救部分缺血心肌。对早期心肌梗死的患者进行静脉溶栓已成为常规的治疗手段,但其前提是早期诊断。目前一般实验室开展的 CK、CK-MB 等检测项目,要在梗死发生 3~8 h 才能出现有诊断意义的改变,相对而言出现太晚,灵敏度不尽人意。为此,近年来人们对心肌梗死的早期诊断做了大量研究,一些较敏感的检测项目推出,如肌红蛋白(Mb)、肌钙蛋白 I、肌钙蛋白 T、肌球蛋白轻链、CK-MM 及 CK-MB 亚型的测定,可明显提高心肌梗死早期诊断的灵敏度,目前这些检验项目逐渐得到普及。

心肌梗死时,由于心肌缺血,离子泵功能障碍,首先从心肌中释放出的是 K^+ 和磷酸根等无机离子,在 1 h 左右达高峰,以后迅速下降,继而是一些小分子物质,如缺氧后的代谢产物乳酸,腺嘌呤核苷等,它们在 2~3 h 达高峰后也很快下降。肌红蛋白约在心肌梗死后 2 h 开始升高,6~9 h 即达高峰,而酶蛋白等大分子物质即在 3~8 h 后才进入血液,并逐渐增至高峰。因此,血清中酶活力的增高通常有一个延缓期,即从发生心肌梗死到可以测出酶的活力变化开始的时间。其长短取决于梗死区面积的大小,酶从受损心肌释出的速度以及酶在血液中释放和破坏的程度等因素。CK-MB 的延缓期较短,为 3~8 h,CK 为 4~8 h,AST 为 4~10 h,LD 及 HBDH 为 6~12 h,各种酶均在一定时间后达峰值,上升较快的酶其维持增高的时间较短,上升较慢的酶维持增高的时间较长。

在上述心肌酶谱中,以 CK 及 CK-MB 的脏器特异性较高。但一些非心肌梗死疾病,如肌肉疾病、中毒性休克、脑血管意外、急性酒精或一氧化碳中毒等疾病也可有 CK 及 CK-MB 的升高,其中除肌肉疾病酶活力升幅较高外,其他多为轻度升高,特别是 CK-MB 占总 CK 的百分比多低于 10%,而心肌梗死时,CK 总活力及 CK-MB 为中度和高度升高,CK-MB 占 CK 总活力的百分比多大于 10%(CK-MB 占总 CK 的百分比因方法不同而差别很大)。肌红蛋白的红肌(如腓肠肌)含有相当量的 CK-MB,在骨骼肌疾病时,CK 的同工酶谱可能发生变化,趋向胚胎型,使 CK-BB 型和 CK-MB 型相对增多,所以多发性肌炎等多数患者可有血清 CK 及 CK-MB 的明显升高,CK-MB 占总 CK 的百分比可达 20%,但在临床上心肌梗死与骨骼肌疾病并不难鉴别,骨骼肌疾病时 CK 的升高幅度与心电图异常改变无关。只有在缺乏临床症状的亚临床型骨骼肌疾病患者有心肌梗死发作时,才会对诊断带来一定困难。同时测定 CK 和 AST 的比值有助于肌肉疾病和心肌梗死的鉴别诊断。骨骼肌中 CK 较心肌高 4 倍,而 AST 较心肌低约 1 倍,所以在骨骼肌疾病时,血清 CK/AST 较高,而心肌梗死时则较低。

心肌梗死以外的心脏疾病,如心肌炎、心包炎、心绞痛、持续性心律不齐和充血性心力衰竭等,有时也可有 CK、CK-MB 等血清酶的轻度升高,但其阳性率及升幅均较低。其升高机制可能是因为心肌细胞膜通透性增加,而不一定伴有心肌坏死。在上述非心肌梗死的心脏疾病中以急性病毒性或风湿性心肌炎较为多见,患者血清酶变化的特点是 CK、AST 和 LDH 几乎同时升降,其升幅较心肌梗死小,而心肌梗死时,首先是 CK-MB 和 CK 升高,AST 和 LDH 活力落后于 CK 且下降也迟。此点可资鉴别。

心肌梗死时,患者血清 AST 呈轻度和中度升高,而 ALT 可正常或轻度升高,AST/ALT 明显增大。同时测定 AST 的同工酶 ASTm 对推测心肌梗死的预后有一定的意义,其活力变化与心肌梗死并发心力衰竭的发生率和死亡率呈正比关系。

LD 同工酶中以 LDH_1 在心肌中含量最高,当心肌梗死时释放出大量 LDH_1,其量超过 LDH_2,从而使 LDH_1/LDH_2 升高。健康人 LDH_1/LDH_2 为 $0.48 \sim 0.74$,而心肌梗死时 95％的病例 $LDH_1/LDH_2 > 1$,经心电图确诊的病例,$LDH_1/LDH_2 > 0.76$,阳性率为 100％,特异性为 90.5％。除恶性贫血和肾梗死外,其他疾病的 LDH 同工酶谱明显与心肌梗死不同,可用于鉴别诊断。如临床上肺梗死易与心肌梗死混淆,但肺梗死以 LDH_3 增高为主,其 $LDH_1/LDH_2 < 0.76$,且 CK-MB 一般不升高,如心肌梗死兼有 LDH_1 和 LDH_5 上升,多提示心源性休克或心力衰竭而引起继发性肝损害,是预后不良的指征。恶性贫血和肾梗死可通过临床症状和其他检查加以鉴别。

(赵　华)

第三节　肝脏酶及同工酶

肝脏是人体内最大的实质性腺体,具有重要而复杂的功能。它具有肝动脉和门静脉双重血液供应,且由肝静脉和胆道系统出肝,加上丰富的血窦及精巧的肝小叶结构,尤其是肝细胞中富含线粒体、内质网、核蛋白体和大量酶类,因而能完成复杂多样的代谢功能。肝细胞的胞质中含有三羧酸循环、糖酵解、磷酸戊糖通路、氨基酸激活、脂肪酸和胆固醇合成的多种酶类,当肝脏发生病变时,必然会造成这些酶合成异常或从受损的肝细胞中释放增多,导致血清中酶活力的改变。目前临床应用较多的肝脏酶及其同工酶:①反映肝细胞损伤的 ALT、AST、GLDH 和 ChE 等。②反映胆道梗阻的 ALP、GGT 和 5′-核苷酸酶。③反映肝纤维化、肝硬化的 MAO、ADA 等。下面分别介绍这几种临床常用肝脏酶及其同工酶。

一、氨基转移酶及其同工酶

氨基转移酶是氨基酸代谢的重要催化剂,机体内存在着大约 60 种氨基转移酶,ALT 和 AST 是其中最重要的两种,也是临床上测定频率最多的酶。磷酸吡哆醛(维生素 B_6)为其辅基,不含磷酸吡哆醛的酶蛋白称为脱辅基酶蛋白,它丧失了催化活性。转氨酶从组织细胞释放到血液的过程中,一部分脱去辅基,所以测定时如果试剂成分中加入磷酸吡哆醛,所测结果明显高于无磷酸吡哆醛者。

(一)丙氨酸氨基转移酶

丙氨酸氨基转移酶(alanine aminotransferase,ALT)催化 L-丙氨酸与 α-酮戊二酸之间的氨基转移,生成丙酮酸和 L-谷氨酸,在人体内反应向右进行,丙酮酸进入三羧酸循环被利用,谷氨酸被脱氨为尿素循环提供氨源。ALT 在各组织的含量由高到低为肝脏＞肾脏＞心脏＞骨骼肌＞胰腺。健康情况下,血清中此酶活力很低。当这些组织病变、细胞坏死或通透性增强时,细胞内的酶即释放入血,使之不同程度地增高。

1.测定方法

ALT 的测定方法主要有手工分析的改良赖氏法以及用于自动生化分析仪的连续监测法。改良赖氏法曾经作为经典方法在 1990 年之前得到了广泛应用,但该方法属于定时法,测定的并非酶促反应的"零级反应期",所测结果并非代表酶的真正活性,并且影响因素颇多,操作繁琐,自从自动生化分析仪在临床上普及以来,该方法逐渐被连续监测法取代了。但由于某些基层医院实验室还在应用,因此在此作一简单介绍。

(1)改良赖氏法:血清中的 ALT 催化基质中 L-丙氨酸和 α-酮戊二酸生成丙酮酸和 L-谷氨酸。丙酮酸与 2,4-二硝基苯肼作用生成苯腙,在碱性条件下显红棕色。

$$L\text{-丙氨酸}+\alpha\text{-酮戊二酸}\xrightarrow{ALT}\text{丙酮酸}+L\text{-谷氨酸}$$

$$\text{丙酮酸}+2,4\text{-二硝基苯肼}\xrightarrow{\text{碱性条件下}}2,4\text{-二硝基苯腙}(\text{红棕色},\lambda\text{-}505)$$

(2)连续监测法:为目前 IFCC 推荐的参考方法。

$$L\text{-丙氨酸}+\alpha\text{-酮戊二酸}\xrightarrow{AST}\text{草酰乙酸}+L\text{-谷氨酸}$$

$$\text{草酰乙酸}+NADH+H^+\xrightarrow{MDH}L\text{-苹果酸}+NAD^+$$

上述偶联反应中,NADH 的氧化速率与标本中 ALT 活性成正比,可在 340 nm 波长处监测吸光度下降速率,计算出 ALT 的活力单位。

2.参考区间

改良赖氏法:5～25 卡门单位(卡门单位定义:1 mL 血清,反应液总体积 3 mL,波长 340 nm,光径1 cm,25 ℃,1 min 内生成的丙酮酸,使 NADH 氧化成 NAD＋而引起吸光度每下降 0.001 为一个卡门单位)。

连续监测法:5～40 U/L(国际单位)。

3.临床意义

ALT 主要用于肝病的诊断。①急性肝炎增高明显,一般升高至正常浓度的 5～50 倍。80％患者 ALT 升高 3～4 d 后可降至正常,如果持续不降,提示转化为迁延性肝炎。②黄疸性肝炎 ALT 升高比胆红素早 20～30 d。③活动性肝硬化、慢性肝炎、中毒性肝炎(乙醇)甲亢、吸毒均可见 ALT 不同程度地升高。梗阻性黄疸、充血性心力衰竭、心肌炎、心肌梗死、肌病、白血病等 ALT 增高 5 倍左右。④肝病早期 ALT 高于 AST,如果 AST＞ALT,提示预后不良。⑤重症肝炎时大面积肝细胞坏死,血中 ALT 逐渐下降,而胆红素却进行性升高,出现所谓"胆酶分离"现象,常为肝坏死的征兆。⑥异烟肼、利福平、氯丙嗪、地吧唑等药物会损害肝细胞,造成 ALT 增高。

4.评价

ALT 为肝细胞损伤最敏感的指标之一,且血清 ALT 的增高程度同临床病情轻重相平行。检测 ALT 对于隐性感染及潜伏期肝炎患者的发现有重要意义,故为健康查体、疾病筛查等必然检测项目。缺点是对肝病诊断的特异性还不够理想。

(二)门冬氨酸氨基转移酶

门冬氨酸氨皋转移酶(aspartate aminotransferase,AST)催化 L-门冬氨酸和 α-酮戊二酸之间的氨基转移,生成草酰乙酸和 L-谷氨酸,谷氨酸经脱氨供尿素循环和 α-酮戊二酸的再生。AST 在各组织的含量由高到低为心脏＞肝脏＞骨骼肌＞肾脏＞胰腺。健康人血清中此酶活力很低。AST 有两种受不同基因控制的同工酶 ASTs 和 ASTm,它们分别存在于细胞质和线粒体中,并且 ASTm 占 70％左右。细胞轻度损伤时 AST,升高显著,而严重损伤时,则 AST_m 大量出现于血清中。正常血清所含 AST 的同工酶主要为 AST_s,但在病理状态下,如细胞坏死,则血清中以 AST_m 为主。血清 AST 活性升高,多来自心肌或肝脏损伤;肾脏或胰腺细胞损伤时,也可出现很高的 AST 活性。

1.测定方法

测定方法与 ALT 相同,AST 的测定方法主要有手工分析的改良赖氏法以及用于自动生化分析仪的连续监测法。

(1)改良赖氏法:血清中的 AST 催化基质中的 L-天冬氨酸和 α-酮戊二酸,生成草酰乙酸和谷氨酸,草酰乙酸脱羧生成丙酮酸,丙酮酸与 2,4-二硝基苯肼作用生成苯腙,在碱性条件下显红棕色。

$$L\text{-门冬氨酸}+\alpha\text{-酮戊二酸}\xrightarrow{AST}\text{草酰乙酸}+L\text{-谷氨酸}$$

草酰乙酸脱羧生成丙酮酸

$$\text{丙酮酸}+2,4\text{-二硝基苯肼}\xrightarrow{\text{碱性条件下}}2,4\text{-二硝基苯腙}(\text{红棕色},\lambda=505)$$

(2)连续监测法:为目前 IFCC 推荐的参考方法。

$$L-门冬氨酸＋\alpha-酮戊二酸 \xrightleftharpoons{AST} 草酰乙酸＋L-谷氨酸$$

$$草酰乙酸＋NADH＋H^+ \xrightleftharpoons{MDH} L-苹果酸＋NAD^+$$

上述偶联反应中,NADH 的氧化速率与标本中 AST 活性成正比,可在 340 nm 波长处监测吸光度下降速率,计算出 AST 的活力单位。

2.参考区间

改良赖氏法:8～28 卡门单位。

连续监测法:5～40 U/L。

3.临床意义

AST 主要用于心、肝受损的诊断和疗效观察。①心肌梗死发病 6 h 后开始升高,48～60 h 达到峰值,一般高 4～6 倍,4～5d 降至正常,如不降说明再次出现心肌梗死或病情恶化。②急性心肌炎患者 AST 中度增高,慢性心肌炎可正常。③心力衰竭伴有肝出血时,AST、ALT 均明显升高。④对于肝病来说,其意义基本与 ALT 相似,但一般 ALT＞AST,如 AST 显著高于 ALT,提示后果严重。⑤急性黄疸性肝炎、肝细胞性黄疸可高达正常 10 倍左右,梗阻性黄疸可高 5 倍左右。

4.评价

AST 组织特异性不如 ALT,对肝病的诊断特异性及灵敏度均不如 ALT,但对于疾病的预后判断、疗效观察等优于 ALT。AST/ALT 对急、慢性肝炎的诊断、鉴别诊断以及判断转归较有价值。急性肝炎,AST/ALT＜1.0;肝硬化时,AST/ALT≥2.0;肝癌时,AST/ALT≥3.0。

由于 AST 在心肌梗死时升高比 CK 晚,恢复又比 LD 早,所以对心肌梗死的诊断价值不大,已有学者建议将 AST 从传统的心肌酶谱中去除。

二、γ-谷氨酰基转移酶及其同工酶

γ-谷氨酰基转移酶(gamma-glutamyltransferase,GGT)曾称为 γ-谷氨酰基转肽酶,是含巯基的线粒体酶,催化谷氨酰残基从谷胱甘肽(GSH)或其他肽链上转移至其他氨基酸或肽链上,γ-谷氨酰基的供体是 GSH,受体是 L-氨基酸。GGT 的主要生理功能是催化 GSH 的分解,调节 GSH 的含量,参与氨基酸的吸收、转移和利用。人体各组织均含有 GGT,组织分布以肾脏含量最多,其次为前列腺、胰、肝、脾、肠、脑等。红细胞中几乎没有 GGT,溶血对其测定影响不大。GGT 以分泌和吸收能力强的细胞膜最为丰富,如远端肾小管、胆管上皮细胞、肝毛细胆管、胰腺细胞和小肠刷状缘细胞等。胆汁、尿液及胸水中均含有此酶。健康人血清 GGT 活力很低,主要为肝源性的,并由肝清除,经胆道排出。此酶底物特异性不高,可作用于多种含谷氨酰基的化合物。GGT 是一种诱导酶,乙醇及多种药物如巴比妥类药物、苯妥英钠、解热镇痛类的对乙酰氨基酚、含雌激素的避孕药等都可诱导肝细胞线粒体,导致血清 GGT 增高。

用醋酸纤维素薄膜电泳可分离出四种同工酶:GGT$_1$、GGT$_2$、GGT$_3$ 和 GGT$_4$。正常人往往只见 GGT$_2$ 和 GGT$_3$。重症肝胆疾病和肝癌时常有 GGT$_1$ 出现,乙醇性肝坏死、胆总管结石及胰腺炎时常见 GGT$_2$ 增加。GGT$_4$ 与胆红素增高关系密切。

1.测定方法

GGT 测定方法有数种,主要在于所用底物、缓冲液和 pH 值的不同,如重氮反应比色法、对硝基苯胺比色法等,目前国内多采用连续监测法。

(1)对硝基苯胺比色法:基质中 γ-谷氨酰对硝基苯胺在 GGT 的催化作用下,将谷氨酰基转移到受体双甘肽分子上,形成 γ-谷氨酰基双甘肽,同时释放出的对硝基苯胺在 405～420 nm 处有强吸收,对硝基苯胺的生成量与 GGT 的活力成正比。

(2)连续监测法:IFCC 推荐的参考方法是以 L-γ-谷氨酰-3-羧基对硝基苯胺为底物,甘氨酰甘氨酸(双甘肽)作为 γ-谷氨酰基的受体,在 pH 值为 7.7 的条件下,GGT 催化底物生成 γ-谷氨酰双甘肽和黄色的 2-硝基-5-氨基苯甲酸,在 410 nm 波长处直接连续监测,吸光度的增高速率与 GGT 活性成正比关系。

L-γ-谷氨酰-3-羧基对硝基苯胺＋双甘肽 $\xrightarrow{\text{GGT}}$ 谷氨酰双甘肽＋2-硝基-5-氨基苯甲酸

2.参考区间

对硝基苯胺比色法:10～40 U/L(国际单位)。

连续监测法:健康成年男性为 11～50 U/L;健康成年女性为 7～32 U/L(国际单位)。

3.临床意义

血清 GGT 主要来源于肝胆系统,诊断肝胆疾病的敏感性很高。当肝胆肿瘤时,压迫胆管,胆汁排出受阻,肝细胞内 GGT 容量增多;癌细胞逆分化作用使 GGT 含量增多;癌细胞变性解体释放 GGT,而使血清 GGT 活力显著升高。胆汁中 GGT 含量是血清的 10 倍,当胆道梗阻时,胆汁逆流可使血 GGT 含量升高;逆流的胆汁成分及酒精和药物可诱导细胞微粒体 GGT 的合成增强;胆汁中的胆盐及酒精可溶解于与膜结合的 GGT 中;肝炎时坏死细胞邻近的肝细胞合成 GGT 增强;细菌感染后,在其生长繁殖中产生 GGT,同时使组织细胞肿胀、变性、解体、细胞内 GGT 释放。以上这些情况均可引起血清 GGT 活力不同程度的升高。

(1)急性肝炎时中度增高,持续时间比 ALT 长,GGT 如持续为高水平,说明转为迁延性肝炎或慢性肝炎。

(2)GGT 在反映慢性肝细胞损伤及病变活动时较 ALT 敏感,慢性肝炎 ALT 即使正常,如 GGT 持续不降,在排除胆道疾病情况下,提示病变仍在活动。

(3)各种梗阻性黄疸(肿瘤、胆石症、胆道炎症、肝外梗阻等)均显著增高,可达正常上限的 5～30 倍。

(4)原发性肝癌患者,血清 GGT 显著升高,阳性率为 75%～100%;继发性肝癌 GGT 增高的阳性率为 50%～77%。肝癌术后 GGT 如再次升高,说明复发。亦可协助判断恶性肿瘤有无肝转移。因此,GGT 活力的高低是肝癌疗效观察的敏感指标。

(5)如果 ALP 升高,而 GGT 正常,常可排除肝胆疾病。

(6)酗酒者 GGT 增高程度与饮酒量呈正相关。

4.评价

GGT 是肝胆病中阳性率最高的酶之一,与 ALT、CHE 同时测定诊断肝病灵敏度高达 99%。但是,如果 GGT 作为肝癌标志物,其诊断的灵敏度虽高,但特异性较差。

三、碱性磷酸酶及其同工酶

碱性磷酸酶(alkaline phosphatase,ALP)是一种含锌的糖蛋白,底物特异性较低,在碱性环境中(最适 pH 值为 10.0 左右)能水解多种磷酸单酯化合物,且其相对分子质量随不同组织来源而不同。Mg^{2+}、Mn^{2+} 为 ALP 的激活剂,EDTA、草酸盐、磷酸盐、硼酸盐和氰化物对 ALP 有抑制作用。脂肪餐后和溶血标本均会干扰 ALP 的检测,使结果偏高。标本久置,ALP 会逐渐增高,升高可达 5%～10%。人体各组织 ALP 及其同工酶可分三大类,即胎盘 ALP,肠 ALP,肝、骨、肾 ALP 及其同工酶。病理情况下还可出现肝 ALP 和胆汁 ALP 等"高分子 ALP",以及一些与肿瘤有关的变异 ALP 等。

1.测定方法

(1)金氏比色法:在碱性条件下 ALP 分解磷酸苯二钠,生成苯酚和磷酸氢钠。苯酚与 4-氨基安替比林作用,经铁氰化钾氧化生成红色醌的衍生物。红色的深浅与 ALP 活力成正比。

磷酸苯二钠＋H_2O $\xrightarrow{\text{ALP}}$ 苯酚＋磷酸氢钠

苯酚＋4-氨基安替比林＋铁氰化钾 → 醌类化合物(红色,λ=510)

(2)连续监测法:为目前广泛应用的测定方法。ALP 在 pH 值为 10.0 的条件下,以磷酸对硝基苯酚(4-NPP)为底物,2-氨基-2-甲基-1,3-丙醇(AMP)或二乙醇胺(DEA)为磷酸酰基的受体物质,增进酶促反应速率。4-NPP 在碱性溶液中为无色,在 ALP 催化下.4-NPP 分裂出磷酸酰基,生成游离的对硝基苯酚(4-NP)。4-NP 在碱性溶液中变成醌式结构,呈现较深的黄色。在波长 405 nm 处监测吸光度增高速率,计算 ALP 活性单位。

2.参考区间

金氏比色法:成人 3～13 金氏单位;儿童 5～28 金氏单位。

金氏单位定义:100 mL 血清,37 ℃,与底物作用 15 min,产生 1 mg 酚为 1 金氏单位。

连续监测法:所用单位为国际单位。

女性:1～12 岁,小于 500 U/L;15 岁以上,40～150 U/L。

男性:1～12 岁,小于 500 U/L;12～15 岁,小于 750 U/L;25 岁以上,40～150 U/L。

3.临床意义

组织分布广泛,含量由高到低为肝>肾>胎盘>小肠>骨骼。因为血清中 ALP 主要来自于肝脏和骨骼,故主要用于肝、胆、骨病的诊断。①变形性骨病可增高 30～50 倍;佝偻病、软骨病 ALP 升高而血钙、血磷降低。②甲状旁腺功能亢进时,ALP 往往增高,甲状旁腺功能减退则 ALP 降低多见。③急性肝炎增高 2～5 倍,慢性肝炎正常或略高,肝硬化时 ALP 变化不一,肝癌时,ALP 多数升高。④黄疸鉴别:梗阻性黄疸时,ALP、BIL 平行增高。溶血性黄疸时,ALP 多正常。肝细胞性黄疸时,以 BIL 升高为主,ALP 升高或正常。⑤腹腔恶性肿瘤。伴随 ALP 升高时应高度怀疑骨或肝转移。⑥妊娠、消化道溃疡、营养不良、重金属中毒、甲亢、维生素 D 缺乏症等,ALP 均有不同程度的升高。⑦甲状腺功能减退症、低镁血症、恶性贫血、维生素 C 缺乏症等,ALP 多降低。

四、5′-核仔酸酶

5′-核苷酸酶(5′nucleotidase,5′-NT)是一种对底物特异性不高的水解酶,可作用于多种核苷酸。锰离子为其激活剂,镍离子为其抑制剂。此酶广泛存在于人体组织,如肝、胆、肠、脑、心、胰等,定位于细胞膜上。在肝内,此酶主要存在胆小管和窦状隙膜内。5′-NT 从胆道清除,与肝病患者肝脏的损害相关,因此在肝炎、胆道梗阻时可见血清 5′-NT 的增高,而肝癌时显著增高。

(一)测定方法

5′-NT 活性测定的常用底物为 AMP。AMP 是一种有机磷酸酯,同样会受到血清中 ALP 的水解,因此测定时必须采用一种方法校正 ALP 的干扰。反应式如下:

$$AMP + H_2O \xrightarrow{5'-NT} 腺苷 + Pi$$

$$腺苷 + H_2O \xrightarrow{ADA} 次黄苷 + NH_3$$

$$NH_3 + \alpha\text{-}酮戊二酸 + NADH + H^+ \xrightarrow{GLD} 谷氨酸 + NAD^+$$

在 340 nm 波长处监测 NADH 吸光度的下降速率,计算 5′-NT 活性。

(二)参考区间

健康成年人血清 5′-NT 活力为 0～11 U/L。

(三)临床意义

5′-NT 测定主要用于肝胆系统疾病的诊断和骨骼疾病的鉴别诊断。血清 5′-NT 活性升高主要见于肝胆系统疾病,如阻塞性黄疸、原发及继发性肝癌、肝炎等,其活性变化几乎与 ALP 相平行。但骨骼系统疾病,如肿瘤转移、畸形性骨炎、佝偻病、甲状旁腺功能亢进等,通常 ALP 活性升高,而 5′-NT 正常。因此 ALP 和 5′-NT 同时测定有助于肝胆和骨骼系统疾病的鉴别诊断。

(四)评价

5′-NT 可作为原发或继发性肝癌的一种肿瘤标志物。在肝肿瘤病变时,5′-NT 是一项比较灵敏的指标,常在病变早期即可明显升高,其变化往往早于肝功能、肝扫描或其他有关肝病变的阳性发现。

五、胆碱酯酶

胆碱酯酶(cholinesterase,ChE)是一组催化酰基胆碱水解的酶类,底物特异性不强,根据对乙酰胆碱和丁酰胆碱水解专一性不同,可分为两类。一类是乙酰胆碱酯酶(ACHE),又称真胆碱酯酶、红细胞胆碱酯酶、胆碱酯酶 I,主要分布于红细胞、交感神经节、骨骼肌运动终板、肺、脾和脑灰质中。细胞内定位于细胞膜及微粒体和线粒体上,主要生理功能是水解乙酰胆碱。另一类是酰基胆碱酰基水解酶(PChE),又称拟(假)胆碱酯酶、丁酰胆碱酯酶、血清胆碱酯酶(SChE)或胆碱酯酶 II,由肝脏合成,主要分布于肝、胰、心、脑白质及血浆中,其生理功能尚未明了。两类胆碱酯酶有相同的作用底物,但对底物的专一性和亲和力不同。AChE 对乙酰胆碱的催化活力高。PChE 对丁酰胆碱的催化活力高。过量的乙酰胆碱对 AChE 有强烈的抑制作用,而对 PChE 无影响。与胆碱结构类似的新斯的明、毒扁豆碱、吗啡、枸橼酸盐和氟化物是 PChE 的竞争性抑制剂。有机磷、有机氯毒剂是这两类胆碱酯酶的强烈抑制剂。

临床上测定 ChE 主要用于有机磷中毒的诊断和疗效观察,肝脏疾病的辅助诊断,检查先天性遗传变异体。羊水 ChE 测定可用于检查胎儿神经管缺陷等。

(一)测定方法

目前测定 ChE 活性的方法大都采用酰基(如丙酰基、丁酰基)硫代胆碱的碘盐作为底物,在酶水解反应中生成硫代胆碱,后者用色源性二硫化合物试剂,如 DTNB(Ellman 试剂)或 4,4'-二硫双吡啶显色,进行比色法或连续监测法测定。

(1)连续监测法:PChE 催化丁酰硫代胆碱水解,产生丁酸和硫代胆碱;硫代胆碱与无色的 5,5'-二硫代 2-硝基苯甲酸反应,形成黄色的 5-巯基-2-硝基苯甲酸(5-MNBA)。在 410 nm 处测定吸光度,每分钟吸光度变化率与 PChE 活力成正比。

$$丁酰硫代胆碱 + H_2O \xrightarrow{\text{ChE}} 硫代胆碱 + 丁酸$$

$$硫代胆碱 + 5,5'-二硫代 2-硝基苯甲酸 \longrightarrow 5-巯基-2-硝基苯甲酸(黄色)$$

(2)比色法:血清中胆碱酯酶催化乙酰胆碱水解生成胆碱和乙酸。未被水解的剩余乙酰胆碱与碱性羟胺作用,生成乙酰羟胺。乙酰羟胺在酸性溶液中与三氯化铁形成棕色复合物。用比色法测定,计算剩余乙酰胆碱含量,从而推算出胆碱酯酶活力。

(二)参考区间

连续监测法:5 000~12 000 U/L(此法采用国际单位)。

比色法:130~310 U(单位定义:1 mL 血清中 ChE 在 37 ℃水浴与底物作用 1 h。每水解 1 μmol 的乙酰胆碱所需的酶量为 1 个酶活力单位)。

(三)临床意义

与其他酶活力增高反映病理改变的情况相反,血清胆碱酯酶测定的临床意义在于酶活力降低。

(1)全血 AChE 80%来自于红细胞,20%来自于血清。测定 ChE 主要用于农药(有机磷、有机氯)中度的诊断及疗效观察。急性有机磷中毒其活力降低 40%~90%,与中毒程度呈正相关,如果治疗有效,7 天内可恢复正常,但亦有"反跳现象"。

(2)血清 BChE 因主要来自于肝脏,所以可用于肝功能的检查,反映肝实质细胞受损的情况,其临床意义基本同 Alb 类似,但比 Alb 变化得早、快、敏感。①急性肝炎、中毒性肝炎、活动性肝硬化一般降低 50%~70%;而慢性持续性肝炎可降低或正常,慢性活动型肝炎 50%是降低的。肝病病情越差,ChE 活力越低,持续降低无回升迹象者多预后不良。②良性梗阻性黄疸多正常,恶性梗阻性黄疸多降低。③肝、胆疾病。④有机磷、有机氯中毒,各种严重的全身性疾病、严重的感染性疾病显著降低。⑤羊水中 ChE 为 5~70 U/L,主要为 PChE,其中 AChE 活性甚微。神经管缺陷胎儿的羊水 AChE 明显增高,同时测定羊水 AFP,对神经管缺损诊断的准确率为 99.4%。⑥ChE 增高常见于脂肪肝、甲亢、糖尿病、肾病综合征等。

(四)评价

用连续监测法测定 ChE 时,虽然乙酰、丙酰、丁酰硫代胆碱的碘盐均可作为底物,但最好用丙酰,因为 PChE 对乙酰胆碱亲和力小;用丁酰作底物时空白比丙酰高而酶活力低。

六、谷氨酸脱氢酶

谷氨酸脱氢酶(glutamate dehydrogenase,GLD)是一种主要存在于细胞线粒体基质中的变构酶,由6个相同的亚基聚合而成,每个亚基的相对分子质量为56 000。ATP与GTP是此酶的变构抑制剂,而ADP和GDP是其变构激活剂。因此,当体内的能量不足时能加速氨基酸的氧化,对机体的能量代谢起重要的调节作用。它属于一种不需氧脱氢酶,在其作用下,L-谷氨酸氧化脱氨生成α-酮戊二酸和氨。GLD是唯一既能利用$NADP^+$又能利用$NADP^+$接受还原当量的酶。

GLD广泛存在于肝、肾、脑组织中,心肌和骨骼肌中GLD的活性很弱。肝内GLD的特异活性是其他器官如肾、脑、肺的10倍左右,比骨骼肌内多80倍,因此血清GLD升高主要源于肝脏。GLD作为线粒体酶,是实质细胞坏死的指标。结合转氨酶,其活性是一种测定实质细胞坏死的方法,可判断肝细胞坏死的程度。在肝病诊断中。其意义在于此酶在小叶中心部位的浓度是门静脉周部位的1.8倍。肝窦状隙供给路线的末端是缺氧的高危地带,如果血流受阻,也是细胞损伤最先发生的部位。由于胆酸可导致肝细胞损伤,梗阻性黄疸时患者血清GLD也会增高。

（一）测定方法

GLD测定方法主要有比色法和分光光度法。比色法是以谷氨酸为底物,经GLD催化生成α-酮戊二酸,该产物与重氮化磺酸或与2,4-二硝基苯肼生成腙。分光光度法是利用其逆向反应,以α-酮戊二酸为底物,在340 nm波长测定NADH的氧化速率,即单位时间内吸光度的下降值。后者灵敏度、特异性、准确性优于比色法。

$$NH_3 + \alpha\text{-酮戊二酸} + NADH + H^+ \xrightarrow{\text{GLD}} 谷氨酸 + NAD^+ + H_2O$$

NADH被氧化成NAD^+的速率与GLD的活力成正比。

（二）参考区间

成年男子为0～8 U/L;成年女子为0～7 U/L。

（三）临床意义

虽然GLD是一个肝特异酶,但作为肝胆疾病的筛选实验并不合适,因为它的诊断灵敏度只有47%。GLD连同转氨酶一起测定对肝病的鉴别诊断价值较大,这是由于GLD单独位于线粒体内,不像ALT主要位于细胞质,而AST位于细胞质和线粒体内。GLD不会在一般性的肝脏炎症性疾病例如慢性病毒性肝炎时释放。在一些主要是肝细胞坏死的肝病中,大量的GLD释放是值得注意的现象,例如缺氧性肝病或中毒性肝损伤。

相对ALT而言,GLD的另一鉴别诊断价值在于,它主要位于肝小叶中心的肝细胞内,当GLD显著增高时,提示肝小叶中心部位发生病变。连同转氨酶,GLD具有鉴别诊断的重要性,评价标准是(ALT＋AST)/GLD的值(表9-2)。

表 9-2　(ALT＋AST)/GLD 的值及其鉴别诊断意义

(ALT＋AST)/GLD	评价
<20	阻塞性黄疸,胆汁性肝硬化,转移性肝病,急性肝缺氧性损伤
20～50	慢性肝病急性发作,胆汁淤积性肝病
>50	急性病毒性肝炎(也是胆汁淤积的一种形式),急性酒精性肝炎

GLD显著增高通常是细胞严重受损的标志。根据一项研究表明,引起GLD活性超过正常上限25倍之多的最常见疾病有急性右心衰竭、长期的脓毒及中毒性循环衰竭、阻塞性黄疸、严重的呼吸衰竭和肺栓塞引起的肺源性心脏病等。

（四）评价

在肝病患者中,GLD升高者几乎都伴有转氨酶的升高,而转氨酶升高者并不一定伴有GLD的升因此用GLD反映肝细胞损伤程度优于转氨酶,是一项比线粒体型AST更易检测的指标。

七、血清单胺氧化酶

单胺氧化酶(monoamine oxidase,MAO)是含 Cu^{2+}、Fe^{2+}。和磷脂的结合酶,主要作用于-CH_2-NH_2 基团,可催化多种单胺类化合物氧化脱氨生成相应的醛、氨和过氧化氢,后者继续分解为氧和水。人体内 MAO 分布广泛。按辅酶的不同可分成两类:一类以 FAD 为辅酶,主要存在于肝、肾和胃等组织细胞的线粒体上,对伯、仲、叔胺均能氧化;另一类以磷酸吡哆醛为辅酶,主要存在于结缔组织,属细胞外酶。血清中 MAO 与结缔组织中的 MAO 相似。结缔组织 MAO 参与胶原纤维最后成熟阶段的架桥过程,与组织的纤维化密切相关。而肝纤维化是肝硬化形成过程中的主要病理变化之一。因此 MAO 测定对肝硬化等疾病的诊断和预后判断具有重要价值。MAO 电泳可分成三条区带,从阴极到阳极分别为 MAO-Ⅰ、MAO-Ⅱ和 MAO-Ⅲ。

(一)测定方法

1.连续监测法

根据 MAO 催化反应的产物 NH_3 建立的谷氨酸脱氢酶偶联速率法。

$$C_6H_5\text{-}CH_2\text{-}NH_2 + H_2O \xrightarrow{MAO} C_6H_5CHO + H_2O_2 + NH_3$$

$$NH_3 + \alpha\text{-酮戊二酸} + NADH + H^+ \xrightarrow{GLD} 谷氨酸 + NAD^+ + H_2O$$

在 340 nm 波长处监测 NADH 吸光度的下降速率,计算 MAO 活性。

2.醛苯腙法

根据 MAO 催化反应的产物醛建立的醛苯腙显色法。

$$C_6H_5\text{-}CH_2\text{-}NH_2 + H_2O + O_2 \xrightarrow{MAO} C_6H_5CHO + H_2O_2 + NH_3$$

(二)参考区间

连续监测法:健康人血清 MAO<10 U/L(国际单位)。

醛苯腙法:健康人血清 MAO(36 U/mL(单位定义:在 37 ℃,1 mL 血清中 MAO 每小时催化底物产生 1 nmol 苄醛为 1 U)。

(三)临床意义

(1)肝硬化时,结缔组织释放 MAO 增多;暴发型重症肝炎、肝细胞坏死、线粒体上 MAO 释放入血而使血清中 MAO 明显升高。

(2)慢性肝炎、亚急性肝炎、糖尿病合并脂肪肝、甲状腺功能亢进症或肢端肥大症患者,纤维组织代谢增强,而使血清 MAO 不同程度地升高。多数肝癌、胆汁性肝硬化、血吸虫性肝硬化患者血清 MAO 活性正常。

(3)烧伤、尿酸血症,应用 MAO 抑制剂后可见血清 MAO 活性降低。

(四)评价

MAO 测定用于推测肝纤维化的程度并非特异性指标,因为肝外疾病如糖尿病合并脂肪肝、甲状腺功能亢进症、肢端肥大症、进行性硬皮病、老年性动脉硬化等,均可见血清 MAO 活力增高。

八、腺苷脱氨酶

腺苷脱氨酶(adenosine deaminase,ADA)的系统名为腺苷氨基水解酶。主要催化腺苷和脱氧腺苷生成次黄嘌呤核苷和氨,是腺苷酸分解代谢的重要酶系之一。ADA 广泛分布于全身各组织,以小肠黏膜和脾中的酶活力最高,肝、肾、骨、骨骼肌次之。血中淋巴细胞中的 ADA 活力高于红细胞,ADA 在细胞内定位于细胞浆,血清中 ADA 是由不同组织来源的同工酶共同组成的,其底物相对特异性及活化能亦不同于组织 ADA,血清 ADA 的最适 pH 值为 5.5~6.5,组织 ADA 为 6.5~8.5。红细胞中 ADA 活力明显高于血浆,故溶血标本产生正干扰。

(一)测定方法

ADA 测定的方法较多,有定氨比色法、分光光度法、酶偶联速率法、氨电极法、荧光测定法和同位素计量法等。后三者因需特殊仪器和试剂而不易推广。酶偶联速率法为目前广泛使用的方法。

1.酶偶联速率法

根据 ADA 催化反应的产物 NH_3 建立的谷氨酸脱氢酶偶联速率法。

$$腺嘌呤核苷 + H_2O \xrightarrow{ADA} 次黄嘌呤核苷 + NH_3$$

$$NH_3 + EF5\text{-}酮戊二酸 + NADH + H^+ \xrightarrow{GLD} 谷氨酸 + NAD^+ + H_2O$$

在 340 nm 波长处监测 NADH 吸光度的下降速率,计算 ADA 活力。

2.定氨比色法

根据 ADA 催化反应的产物 NH_3 建立的波氏显色法。此法干扰因素多,反应时间长,操作繁琐,不适合自动化分析,目前很少使用。

(二)参考区间

健康成年人 ADA 活力 <19.6 U/L。

(三)临床意义

1.血清 ADA 活力升高

见于各种肝胆疾病,其中以肝硬化时 ADA 升高阳性率(70%~89%)最高,幅度(2~2.6倍)大。原发性肝癌伴肝硬化时 ADA 升高的阳性率为 60%~100%,而不伴肝硬化者为 16%。急性肝炎时阳性率为 56%~85%,慢性活动性肝炎阳性率为 65%~79%,而慢性迁延性肝炎患者血清 ADA 活力基本正常。胆囊炎、胆结石、胰腺癌等疾病时,多数患者 ADA 正常。

有人报道在伤寒发病的一周内,ADA 即可升高,达参考上限的 4~6 倍,较肥达氏反应敏感,阳性率高,升高持续时间长。

其他疾病如传染性单核细胞增多症、粟粒性肺结核、风湿热、溶血性贫血、白血病及部分肿瘤患者血清 ADA 可不同程度地升高。

2.胸水 ADA 活力升高

结核性胸膜炎患者胸水中 ADA 活力明显高于癌性和非炎症性胸水中的 ADA 酶活力,而且胸水 ADA 与血清 ADA 的比值大于1,同时测定血清和胸水的 ADA 酶活力及其比值,是诊断和鉴别胸水性质的有效方法。

3.脑脊液 ADA 活力升高

结核性脑膜炎时脑脊液中 ADA 活力明显高于病毒性脑炎、脑肿瘤和中枢神经系统白血病,其他一些中枢神经系统疾病时如化脓性脑膜炎、脑出血、脑梗死、脑外伤等 ADA 也可升高,但以结腑升高最为显著。

九、肝胰酶谱测定的临床意义综合分析

肝脏是机体最主要的生物合成和解毒器官,肝病包括原发性实质细胞损害、梗阻性疾病及二者的并发病。在肝实质性病变中,检测血清酶的活力变化是反映肝细胞损伤的敏感指标,也是最常用的试验,除 ALT 和 AST 外,反映肝细胞损伤的酶还有异柠檬酸脱氢酶(ICD)、谷氨酸脱氢酶(GLD)、醇脱氢酶(ADH)、山梨醇脱氢酶(SDH)和精氨酸代琥珀酸裂合酶(ASAL)等。这些酶主要存在于肝的细胞液中。为组织专一酶,它在肝胆疾病诊断的特异性方面超过 ALT 和 AST,但在阳性率和灵敏度方面多数不如 ALT 和 AST。故目前临床广为使用的仍多为 ALT 和 AST。

ALT 等酶位于细胞液,易从细胞内释出,故有早期诊断价值;有些酶如 ASTm 等为线粒体酶和膜结合酶,酶的活力高低可反映细胞损伤的程度;有些酶或同工酶有组织特异性,酶活性的改变,提示相应脏器的病变存在。通过这些酶的测定和其他肝功能试验组合,可辅助临床对各种肝病及病程做出诊断和鉴别诊断。临床上对肝病的诊断有多种肝功能实验组合,常见的是 ALT、AST、ALP、GGT、总蛋白(TP)、清蛋白(ALB)和胆红素测定,在病变的早期可以观察到酶活力变化谱型的特征,随着病变的持续、肝细胞坏死增加。所有的酶谱逐渐趋向相似。观察疾病各个阶段酶活力的变化可以对疾病的发展变化及疗效预后做

出正确的判断。

急性肝炎时,早期 AST 和 ALT 均明显升高,因肝 AST 含量大于 ALT 的 3 倍,但因 $70\%\sim80\%$ 的 AST 位于线粒体上,故 ALT 高于 AST,AST/ALT$<$1。如 AST 特别是 AST_m、持续升高,提示肝损害严重,预后不良。ALP 和 GGT 呈轻度和中度升高,升幅高低与胆汁淤积相关。GGT 是肝炎病程中最后恢复的酶学指标,若 GGT 显著升高,且持续不降则提示向慢性肝炎发展。LD 总活力升高,主要是 LD_5 明显升高,LD_4 不升高,$LD_5/LD_4>$1,是急性肝炎的又一个特征。如 LD_5 持续不降或下降后又升高,则提示向慢性肝炎发展。

黄疸型急性病毒性肝炎 ALT 在发病早期即迅速升高,可达参考区间上限的 50 倍以上,阳性率 100%,且发生于临床症状和黄疸出现之前,其总胆红素和直接胆红素可轻度或中度升高,其中直接胆红素占总胆红素的比例随病情的变化而改变。胆汁淤积病时总胆红素呈中度和高度升高,其中多以直接胆红素升高为主。同时 ALT 和 AST 一般仅轻度升高。

酒精性肝炎 ALT 和 AST 活力可低于急性肝炎,但高于其他肝病。酒精对肝细胞线粒体有特殊的损害作用,追踪测定 AST 及 AST。可判断肝细胞线粒体损伤的范围和类型。酒精可引起胆汁淤积,对肝合成 GGT 有诱导作用,还可损害富含 GGT 的微粒体,致使大量 GGT 释放入血,使血中 GGT 显著升高,监测 GGT、的活力变化也是观察酒精性肝损害的良好指标。

慢性肝炎各项酶活力的变化与其活动程度有关,一般将 ALT、AST 小于参考区间上限 3 倍时定为轻度活动,在 $3\sim10$ 倍之间为中度活动,大于 10 倍为重度活动。多数病例 AST/ALT$\leqslant$1。慢性肝炎活动期 ADA 和 GGT 均可升高,随病情好转而下降。如 GGT 持续升高,提示病情恶化,若同时伴有 MAO 活力升高,则提示已肝硬化。如 LDH 活力明显升高时,应考虑并发原发性肝癌的可能。

肝硬化时 AST 和 ALT 可正常或轻度升高,AST/ALT$>$1。AST 和 ALT 升高的幅度反映肝细胞坏死的情况,ALP 和 GGT 升高提示为肝硬化活动期或有胆汁淤积。MAO 升高,反映胶原纤维合成增加。如 GGT 和 ADA 显著升高,常提示有癌变的可能。

原发性肝癌时 AST 和 ALT 可正常或轻度升高,AST/ALT$>$1。原发性肝癌和肝内胆汁淤积时,ALP 总活力升高,其中以 ALP_2 为主,ALP1 甚微,而继发性肝癌和肝外阻塞性黄疸时,ALP_1 阳性率很高,常伴有 ALP_2 的增高。此点有助于鉴别诊断。原发性和继发性肝癌时 5'-NT 明显升高,而 GGT 常呈中度和高度升高,其活力的高低与病灶多少,范围大小,进展情况密切相关。有学者研究发现,同时测定 GGT、ALP 和 ALT 的活力,求出(GGT+ALP)/ALT 的值,发现原发性和继发性肝癌的值均大于 2,而良性的肝、胆、胰疾病的值均小于 1。此点有确切的鉴别价值。但是无论是 5'-NT 还是 GGT,若把它作为独立的肝癌标志物的话,则其特异性并不高。如果联合检测甲胎蛋白(AFP)或 α-L-岩藻糖苷酶(AFU),则其诊断的特异性高达 99% 以上。

（赵　华）

第四节　胰腺酶及同工酶

胰腺泡分泌多种消化酶,正常情况下这些酶经胰管分泌至十二指肠,而在病理情况下则逸入血中,造成血清中这些外分泌酶的活力升高。反映胰腺病变的酶有 α-淀粉酶及同工酶、脂肪酶、胰蛋白酶、胰凝乳蛋白酶及弹性蛋白酶-1 等。其中 α-淀粉酶及脂肪酶临床上应用最多。

一、淀粉酶及其同工酶

淀粉酶(amylase,AMY)全称 1,4-α-肌葡聚糖-4-葡聚糖水解酶,分 α、β 两类,β-淀粉酶存在于植物和微生物中,人体内只含有 α-淀粉酶。其作用主要催化食物中的多糖化合物如淀粉、糖原等的消化,它可随机作用于多糖化合物内部 α-1,4 葡萄糖苷键,产生一系列不同的产物:糊精、麦芽四糖、麦芽三糖、麦芽糖和葡萄糖。α-淀粉酶相对分子质量为 40 000～50 000,可透过肾小球滤过膜随尿液排出。胰腺含 AMY 最多,由胰泡细胞合成后通过胰管分泌入小肠,唾液腺也分泌大量 AMY 入口腔帮助消化多糖化合物,此外 AMY 还见于卵巢、肺、睾丸、横纹肌和脂肪组织中,而肝中很少或缺如。AMY 的最适 pH 值为 6.5～7.5,卤素和其他阴离子对其有激活作用(Cl->Br->NO$_3$->I-)。AMY 生物半衰期很短,约为 2 h,所以病变时血清 AMY 增高持续时间较短,尿液 AMY 活性浓度常高于血清 AMY。

AMY 的测定不可用草酸盐、枸橼酸盐、EDTA 等抗凝血浆,因为 AMY 为需 Ca^{2+} 的金属酶,这些抗凝剂可络合 Ca^{2+} 而对其有抑制作用,但急诊测定用肝素抗凝尚可。

人体中 AMY 主要有两种同工酶:胰型 AMY(P-AMY)和唾液型 AMY(S-AMY)。两者用醋酸纤维素薄膜电泳进一步分成 P$_1$、P$_2$、P$_3$、S$_1$、S$_2$、S$_3$ 等同工酶亚型;如果用聚丙烯酰胺凝胶电泳的方法又可将 AMY 分为 7 条区带,其中 1、2、4、6 四条区带属于 P-AMY,3、5、7 三条区带属于 S-AMY。第 1 与第 3 为两条主要区带,分别相当于 P2 和 S1。此外,血清中有时可出现巨淀粉酶,有学者认为该种形式的淀粉酶是由 S-AMY 与 IgG 或 IgA 等聚合而成的,电泳时位于 γ-球蛋白区带。由于巨淀粉酶不能通过肾小球滤过膜,导致巨淀粉酶血症患者的血淀粉酶升高,而尿淀粉酶正常。此种情况可见于健康人(发生率为 0～1%)、酒精中毒、糖尿病、恶性肿瘤和各种自身免疫性疾病。此时应与病理性 AMY 升高相区别。

(一)测定方法

测定 AMY 的方法已超过 200 多种,这些方法大致可分为六大类:黏度测定法、比浊法、碘量法、糖化法、染料释放法和荧光法。其中黏度测定法和比浊法因精密度差、底物不稳定已被弃用。碘量法中的一种半定量法(温氏法)也早已被淘汰。碘量法中的碘比色法因底物难以标准化、反应不呈零级反应等缺点而被认为非理想方法,但因其简单、快速、灵敏和价廉而在国内应用较广。糖化法易受内源性葡萄糖的干扰,荧光法需特殊仪器,染料释放法中的染料淀粉法需离心分离,这几种方法均被认为非理想方法。染料释放法中的另一类以染料与可溶性限定底物结合的方法,近年来得到不断的发展,主要表现为人工合成的底物分子结构明确,稳定性好,有望成为推荐方法。

1.碘比色法

样本中 AMY 催化淀粉水解,生成葡萄糖、麦芽糖和糊精,剩余的淀粉与碘结合成蓝色复合物,颜色的深浅与酶活力成反比。

2.对-硝基苯麦芽七糖法

对-硝基苯麦芽七糖在 AMY 的催化下水解生成对-硝基苯麦芽三糖、对-硝基苯麦芽四糖、麦芽三糖和麦芽四糖。前者在 α-葡萄糖苷酶的作用下,继续水解为对-硝基苯酚(4NP)和葡萄糖(G),对-硝基苯酚在 405 nm 处有最大吸收,吸光度的增高速率与样本中 AMY 活力成正比。

$$4NP\text{-}G_7 + H_2O \xrightarrow{AMY} 4NP\text{-}G_{4,3,2} + G_{5,4,3}。$$

$$4NP\text{-}G_7 + H_2O \xrightarrow{葡萄糖苷酶} 4NP\text{-}G_4 + G + 4NP$$

(二)参考区间

碘比色法:血清为 800～1 800 U/L;尿液为 1 000～12 000 U/L。单位定义:100 mL 样本中的 AMY 在 37 ℃,15min 水解 5 mg 淀粉所需的酶量,为 1 单位。

对-硝基苯麦芽七糖法:血清,AMY≤220 U/L;尿液,AMY≤1 200 U/L。

(三)临床意义

长期以来,AMY 主要用于急性胰腺炎的诊断。

(1)急性胰腺炎发病后 2～3 h 开始升高,12～24 h 达峰值。如急腹症发病后 12 h 左右 AMY 仍正常,则急性胰腺炎的可能性不大。尿中 AMY 出现晚(12～24 h 开始升高)但持续时间长,如果急性胰腺炎发病超过 24 h 以上,应测定尿中 AMY,血、尿 AMY 可以表现出不同步的情况。

(2)慢性胰腺炎 AMY 一般正常,因此 AMY 正常不可排除慢性胰腺炎。

（3）腮腺炎、肾衰竭、尿毒症、胰腺癌、十二指肠溃疡、肠穿孔、急性月旦囊炎等疾病均可引起血清AMY不同程度的升高。

（4）术后患者行腹腔穿刺液、引流液的 AMY 检测，可判断是否有胰漏。

（四）评价

急性胰腺炎时，AMY 的升高程度与病情轻重不成正相关，病情轻者可能很高。病情重者如暴发性胰腺炎凶腺泡组织严重破坏，AMY 生成减少，其测定结果可能不高。对于就医较晚（发病 1～2d 后）的患者或急性胰腺炎的后期，只测定血清 AMY 可能造成漏诊，因此要求结合尿液 AMY 的测定来明确诊断。此外，当肾功能严重障碍时，血清 AMY 升高，而尿液 AMY 正常或降低。

二、脂肪酶

脂肪酶（lipase，LPS）是一组特异性较低的脂肪水解酶类，属于外分泌酶，主要来源于胰腺，其次为胃和小肠，能水解多种含长链脂肪酸的阴油酯。LPS 应和另一组特异性很低的酯酶相区别，酯酶作用于能溶于水的含短链脂肪酸的酯类；而 LPS 仅作用于酯和水界面的脂肪，只有当底物呈乳剂状态时 LPS 才发挥作用。巯基化合物、胆汁酸、Ca^{2+} 及附脂肪酶（等是 LPS 的激活剂，而重金属、丝氨酸为其抑制剂。

（一）测定方法

迄今测定 LPS 的方法可分为三类：①测定产物游离脂肪酸的有滴定法、比色法、分光光度法、荧光法和 pH 电极法等。②测定底物的有比浊法、扩散法等。③LPS 的质量测定，如双抗体夹心免疫分析法、乳胶凝集法等。目前我国临床实验室主要应用分光光度法、比浊法或滴定法。

1. 比浊法

甘油三酯与水制成的乳胶，因其胶束对入射光的吸收及散射而具有乳浊性状。胶束中的甘油三酯在 LPS 的作用下水解，使胶束分裂，浊度或光散射因而降低。降低的速率与 LPS 活力成正比。

2. 酶偶联法

1,2-甘油二酯在 LPS 作用下水解为 2-单酸甘油酯和脂肪酸；2-单酸甘油酯在单酸甘油酯脂肪酶作用下进一步水解为甘油和脂肪酸；产生的甘油在 ATP 和甘油激酶的参与下被磷酸化，生成 3-磷酸甘油和 ADP；3-磷酸甘油在磷酸甘油氧化酶作用下产生磷酸二羟丙酮和 H_2O_2；H_2O_2 在过氧化物酶作用下同 4-氨基安替比林和 TOOS（N-乙酰-N-磺酸丙基苯胺）反应产生红色的醌类化合物。在 546 nm 波长处比色测定，计算出 LPS 的活性单位。

$$1,2\text{-甘油二酯} + H_2O \xrightarrow{\text{LPS}} 2\text{-单酸甘油酯} + \text{脂肪酸}$$

$$2\text{-单酸甘油酯} + H_2O \xrightarrow{\text{单酸甘油酯脂肪酶}} \text{甘油} + \text{脂肪酸}$$

$$\text{甘油} + ATP \xrightarrow{\text{甘油激酶}} 3\text{-磷酸甘油} + ADP$$

$$3\text{-磷酸甘油} + O_2 \xrightarrow{\text{磷酸甘油氧化酶}} \text{磷酸二羟丙酮和} H_2O_2$$

$$H_2O_2 + 4\text{-氨基安替比林} + TOOS \xrightarrow{\text{过氧化物酶}} \text{醌类化合物} + H_2O$$

3. 色原底物法

1,2-邻-二月桂基-消旋-甘油-3-戊二酸（6-甲基试卤灵）酯作底物，在碱性环境并有胆酸和附脂肪酶参与下，被 LPS 水解生成 1,2-邻-二月桂基-消旋-甘油和一个不稳定的中间体戊二酸（6-甲基试卤灵）酯；戊二酸酯在碱性条件下继续水解。产生戊二酸和甲基试卤灵。后者显示红色，颜色强度与 LPS 活力成正比。

（二）参考区间

比浊法：呈正偏态分布，最低为 0 U，单侧 95% 上限为 7.9 U。该单位定义：100 mL 血清，在 37 ℃ 水浴中，作用于底物 10 min，能水解 1 μmol 底物者为 1 个脂肪酶活力单位。

酶偶联法：健康成人参考区间为 1～54 U/L。

色原底物法：健康成人参考区间为 13～63 U/L。

（三）临床意义

胰腺是 LPS 最主要的来源。血清 LPS 增高常见于急性胰腺炎及胰腺癌,偶见于慢性胰腺炎。

正常人血清 LPS 含量极少,但在急性胰腺炎时,$2\sim12$ h 血清 LPS 显著升高,24 h 达峰值,可达正常上限的 10 倍,甚至 $50\sim60$ 倍,至 $48\sim72$ h 可能恢复正常,但随后又可持续升高 $8\sim15$d。由于 LPS 与 AMY 相比在急性胰腺炎时升高的时间早、上升幅度大,持续时间长,故其诊断价值大于 AMY。临床观察发现,凡 AMY 增高的急性胰腺炎病例,其 LPS 均增高;而 LPS 增高的病例,其 AMY 一部分是正常的。腮腺炎的病例,其血清 AMY 多升高,而 LPS 多正常。此外,慢性胰腺炎、乙醇性胰腺炎、胰腺癌、胆总管结石或癌、肠梗阻等亦可见 LPS 不同程度地增高。

（四）评价

血清 LPS 对急性胰腺炎的诊断有很大帮助。临床研究证实,其灵敏度为 $80\%\sim100\%$,特异性为 $84\%\sim96\%$。而 AMY 的灵敏度为 $73\%\sim79\%$,特异性为 $82\%\sim84\%$。其灵敏度和特异性均优于 AMY。

（赵　华）

第十章 脂类和脂蛋白的检验

血浆脂质、脂蛋白、载脂蛋白、脂代谢相关的酶及脂质相关蛋白基因突变分析不仅可以及时地反映体内脂质的代谢状况,而且已广泛应用于冠心病、脑血管疾病、动脉粥样硬化及相关疾病如高血压、糖尿病、肾病综合征等疾病风险评估和防治,也用于监测和评价饮食与药物的治疗效果,以及对高脂蛋白血症与异常脂蛋白的早期发现与诊断。

血脂检测结果的临床应用取决于检测结果是否准确可靠和各实验室之间的可比性,但影响血脂检测准确性的因素很多,如标本的来源、检测方法、仪器、试剂、分析前变异等,尤其是分析前因素对实验结果的影响未被充分重视。

脂类检验包括甘油三酯(triglyceride,TG)、总胆固醇(total cholesterol,TC)、高密度脂蛋白胆固醇(high density lipoprotein cholesterol,HDL-C)、低密度脂蛋白胆固醇(low density lipoprotein cholesterol,LDL-C)、极低密度脂蛋白胆固醇(very lowdensity lipoprotein cholesterol,VLDL-C)、游离甘油(free glycerol,FG)、游离脂肪酸(free fatty acid,FFA)、载脂蛋白 A I(apolipoprotein A I,Apo A I)、载脂蛋白 A II(apolipoprotein A II,Apo A II)、载脂蛋白 B(apolipoprotein B,Apo B)、载脂蛋白 C II(apolipoprotein C II,Apo C II)、载脂蛋白 C III(apolipoprotein C III,Apo C III)、脂蛋白(a)[lipoprotein(a),LP(a)]、载脂蛋白 E(apolipoprotein E,Apo E)、载脂蛋白 A IV(apolipoprotein A IV,Apo A IV)、脂蛋白 X(lipoprotein X,Lp)X)、脂蛋白电泳、磷脂(phospholipids,PL)、氧化低密度脂蛋白(OxidizedLDL,Ox-LDL)、残粒脂蛋白胆固醇(remnant lipoprotein cholesterol,RLP-C)、过氧化脂质(Lipid peroxidation,LPO)等的检测。

一、甘油三酯检测

(一)标本采集

1.患者准备

取血前 2 周保持平时的饮食习惯,3 天内避免高脂饮食,24 h 内不饮酒或咖啡,体重处于稳定状态;近期内无急性病、外伤、手术等意外情况;禁食 12 h 后采血;采血前避免剧烈运动;停止服用可能影响检测结果的药物。不可空腹过度。

2.标本类型

血清、血浆。静脉取血 3~5 mL 于肝素抗凝管或干燥试管。

3.标本运送

血液标本采集后应尽快送检,运送过程中不要剧烈震动,避免过大的温度变化。

4.标本处理

(1)血液标本采集后应尽快(2 h 内)以 2 500~3 000 r/min 离心 5~8 min,分离血清或血浆后上机检测。如标本不能及时检测,应妥善保存,并防止水分蒸发。

(2)血清或血浆加盖存放,15 ℃~25 ℃可稳定 1 天;2 ℃~8 ℃可稳定 7 天;−20 ℃冰冻稳定 6 个月;−70 ℃冰冻可稳定数年。冰冻保存后不能反复冻融。

(二)影响因素

1.分析前影响因素

(1)生理因素:①妊娠升高约 50%,餐后可升高 20%~100%,进食富含饱和脂肪酸的饮食升高约

35％。50～60岁的人升高约30％。吸烟升高约20％,长期饮酒升高约15％。②成人TG浓度男性大于女性,更年期后TG浓度女性大于男性,新生儿较成人低约50％。③生物变异,个体内生物变异为21.0％,个体间生物变异为37.2％。

(2)生活因素:①剧烈活动可降低15％。②过度饥饿血中TG浓度可降低。③异常或病理情况下如应激反应(肾上腺素激活脂蛋白酶促进体内脂肪水解),服用含甘油的药物如硝酸甘油,静脉输入含甘油的营养液,肝素治疗,某些严重的糖尿病、肝病与肾病等,可导致血中FG显著升高。因此,实验室报告检测结果时应注明是否去FG的值。

(3)药物因素:①使TG升高的药物有雌激素、皮质类固醇、利尿剂、考来烯胺、甘油醛等。口服避孕药升高约40％。②使TG降低的药物有门冬酰胺酶、氯贝丁酯、苯乙双胍、二甲双胍、烟酸、右甲状腺素、维生素C、甘油、鱼油等。

(4)采集因素:①采血时的体位对检测结果有影响(躺卧姿势比站位姿势低17％,坐位姿势比站位姿势低10％),因此不同时间检测宜采用同一体位采血。②血液标本采集后放置过久TG将水解。③采血时止血带扎得太久或太紧会使检测结果增高。

2.分析中影响因素

标本因素:胆红素高于100 μmol/L使检测结果偏低。显著溶血(血红蛋白高于3 g/L)使检测结果偏高。

(三)参考范围

检测方法:化学法、酶法(磷酸甘油氧化酶－过氧化物酶法,GPO-PAP法)。

我国:理想范围,<1.70 mmol/L;边缘性升高,1.70～2.25 mmol/L;升高,≥2.26 mmoI/L。

美国国家胆固醇教育计划(NCEP)(ATP Ⅲ):理想范围,<1.70 mmol/L;边缘性升高,1.70～2.25 mmol/L;升高,2.26～5.64 mmol/L;很高,≥5.05 mmol/L。

(四)临床意义

(1)增高:见于动脉粥样硬化、冠心病、家族性混合型高脂血症、家族性高甘油三酯血症、家族性血清β-脂蛋白异常、肾病综合征、糖尿病、胰腺炎、某些肝胆疾病(如脂肪肝、阻塞性黄疸、肝硬化、肝脏胆汁淤积等)、巨幼红细胞性贫血、皮质醇增多症、甲状腺功能减低症、肥胖症、糖原累积病、系统性红斑狼疮、痛风等。

(2)降低:见于原发性低或无β-脂蛋白血症、恶病质、甲状腺功能亢进症、肝功能严重障碍、营养不良、吸收不良、过度饥饿、肾上腺皮质功能减退、脑梗死、慢性阻塞性怖疾病等。

二、总胆固醇检测

(一)标本采集

1.患者准备

取血前2周保持平时的饮食习惯,3天内避免高脂饮食,24 h内不饮酒或咖啡,体重处于稳定状态;近期内无急性病、外伤、手术等意外情况;禁食12 h后采血;采血前避免剧烈运动;停止服用可能影响检测结果的药物。不可空腹过度。

2.标本类型

血清、血浆。静脉取血3～5 mL于肝素抗凝管或干燥试管。

3.标本运送

血液标本采集后应尽快送检,运送过程中不要剧烈震动,避免过大的温度变化。

4.标本处理

(1)血液标本采集后应尽快(2 h内)以2 500～3 000 r/min离心5～8 min,分离血清或血浆后上机检测。如标本不能及时检测,应妥善保存,并防止水分蒸发。

(2)血清或血浆加盖存放,15 ℃～25 ℃可稳定1～3d;2 ℃～8 ℃可稳定7天;－20 ℃冰冻可稳定

12 个月;－70 ℃冰冻可稳定数年。冰冻保存后不能反复冻融。

（二）影响因素

1.分析前影响因素

（1）生理因素：①月经周期的黄体期可降低 20%，新生儿较成人低约 50%，妊娠期的第 7～9 个月升高约 45%，40～50 岁女性升高约 10%，绝经期升高约 10%。②TC 浓度随年龄增加而上升，70 岁后逐步下降。中青年女性低于男性，女性绝经后 TC 浓度较同龄男性高。③同一个体 TC 浓度在不同季节、日内的不同时段及日间的变化均较大。日内为晨起最低，起床后活动增高，下午最高，夜间入睡时减低。日间变异可达 0.52 mmol/L。④生物变异，个体内生物变异为 6.0%，个体间生物变异为 15.2%。

（2）生活因素：①素食者降低约 5%，锻炼可降低 5%。②慢性饮酒升高约 10%，进食富含饱和脂肪酸的饮食升高约 6%，长期负重升高约 4%，吸烟者升高约 4%。③缺少运动、脑力劳动、精神紧张使 TC 升高。

（3）环境因素：秋冬季高而夏季较低。

（4）药物因素：①使 TC 增高的药物有苯妥英钠、雄激素、辛可芬、磺胺药、噻嗪类、丙嗪、氯丙嗪、碘化物、皮质类固醇、环孢素、紫霉素、左旋多巴、肾上腺素、阿司匹林、口服避孕药、苯巴比妥、维生素 A、溴化物等。②使 TC 降低的药物有四环素、红霉素、维生素 C、甲基多巴、异烟肼、羟吡唑嘧啶、氯贝丁酯、硫脲嘧啶、硝酸盐、亚硝酸盐、硫唑嘌呤、卡那霉素、新霉素、雌激素、甲苯磺丁脲、苯乙双胍、烟酸、考来烯胺、促肾上腺皮质激素、胰岛素、甲状腺素、钙拮抗药等。

（5）采集因素：①采血时的体位对检测结果有影响（躺卧姿势比站位姿势低 9%，坐立姿势比站位姿势低 5%），因此不同时间检测宜采用同一体位采血。②采血时止血带扎得太久或太紧会使检测结果增高。扎止血带时间过长使检测结果偏高，静脉阻滞 5 min 可使 TC 升高 10%～15%。

2.分析中影响因素标本因素

胆红素高于 100 μmol/L 使检测结果偏低。显著溶血（血红蛋白高于 2 g/L）使检测结果偏高。

（三）参考范围

检测方法：化学法、酶法（胆固醇氧化酶—过氧化物酶法，COD-PAP 法）。

成人：理想范围，<5.20 mmol/L；边缘增高，5.23～5.69 mmol/L；增高，≥5.72 mmol/L。

儿童：<4.4 mmol/L。

（四）临床意义

（1）增高：见于原发性高胆固醇血症、高脂蛋白血症（Ⅰ、Ⅱ、Ⅲ、Ⅴ型高脂蛋白血症）、动脉粥样硬化、糖尿病、肾病综合征、慢性肾衰竭、肝胆疾病（脂肪肝、肝脏肿瘤、胆总管阻塞）、甲状腺功能减低症、肥大性骨关节炎、老年性白内障、银屑病等。

（2）降低：见于低脂蛋白血症、溶血性贫血、巨幼红细胞性贫血、再生障碍性贫血、败血症、甲状腺功能亢进症、肝实质病变（急性重型肝炎、肝硬化）、长期营养不良及慢性消耗性疾病（肺结核及癌症晚期等）、急性感染等。

三、高密度脂蛋白胆固醇检测

（一）标本采集

1.患者准备

取血前 2 周保持平时的饮食习惯，3 天内避免高脂饮食，24 h 内不饮酒或咖啡，体重处于稳定状态；近期内无急性病、外伤、手术等意外情况；禁食 12 h 后采血；采血前避免剧烈运动；停止服用可能影响检测结果的药物。

2.标本类型

血清、血浆。静脉取血 3～5 mL 于肝素抗凝管或干燥试管。

3.标本运送

血液标本采集后应尽快送检,运送过程中不要剧烈震动,避免过大的温度变化。

4.标本处理

(1)血液标本采集后应尽快(2 h 内)以 2 500~3 000 r/min 离心 5~8 min,分离血清或血浆后上机检测。如标本不能及时检测,应妥善保存,并防止水分蒸发。

(2)血清或血浆加盖存放,15 ℃~25 ℃可稳定 1~3d;2 ℃~8 ℃可稳定 7 天;−20 ℃冰冻可稳定 6 个月;−70 ℃冰冻可稳定数年。冰冻保存后不能反复冻融。

(二)影响因素

1.分析前影响因素

(1)生理因素:①妊娠期女性检测结果偏高。②儿童时期男、女性 HDL-C 浓度相同。青春期男性 HDL-C 浓度下降,19 岁时最低。19 岁后,男性低于女性,女性绝经后与男性 HDL-C 浓度接近。③生物变异,个体内生物变异为 7.1%,个体间生物变异为 19.7%。

(2)生活因素:①长期高糖及素食、吸烟、肥胖、长期禁食检测结果偏低。②运动、劳动、饮酒后检测结果偏高。

(3)药物因素:①使 HDL-C 增高的药物有雌激素、胰岛素、肾上腺皮质激素、避孕药、苯妥英钠、西咪替丁、烟酸、苯氧乙酸、洛伐他汀等。②使 HDL-C 降低的药物有雄激素、噻嗪类、黄体酮、β-受体阻滞剂、异维 A 酸、螺内酯、普罗布考、普萘洛尔等。

(4)采集因素:①采血时止血带扎得太久或太紧会使检测结果增高。扎止血带时间过长使检测结果偏高,静脉阻滞 5 min 可使 HDL-C 升高 10%~15%。②采血时的体位对检测结果有影响(躺卧姿势比站位姿势低 12%,坐位姿势比站位姿势低 7%),因此不同时间检测宜采用同一体位采血。

2.分析中影响因素标本因素

胆红素高于 513 μmol/L 使检测结果偏低。显著溶血(血红蛋白高于 5 g/L)使检测结果偏高。

(三)参考范围

检测方法:超速离心法、电泳法、化学或免疫沉淀法、直接匀相法。

成年男性:1.16~1.42 mmol/L;成年女性:1.29~1.56 mmol/L。

我国新修订的《中国成人血脂异常防治指南》建议:理想水平,≥1.56 mmol/L(60 mg/dL);合适水平,≥1.04 mmol/L(40 mg/dL);边缘降低,0.9~1.04 mmol/L(35~40 mg/dL);危险范围,<0.9 mmol/L(35 mg/dL)。

(四)临床意义

(1)增高:见于胆固醇酯转移蛋白缺乏症、肝酯酶活性降低、运动失调、原发性胆汁性肝硬化(PBC)、慢性中毒性疾病、过度饮酒、长期体力劳动。

(2)降低:见于吸烟、动脉粥样硬化、冠心病、脑血管疾病、创伤、糖尿病、急性或慢性肝病、甲状腺功能异常、慢性肾功能不全、肾病综合征、慢性贫血、急性感染、严重营养不良、肥胖或静脉内高营养治疗等。

四、低密度脂蛋白胆固醇检测

(一)标本采集

1.患者准备

取血前 2 周保持平时的饮食习惯,3 天内避免高脂饮食,24 h 内不饮酒或咖啡,体重处于稳定状态;近期内无急性病、外伤、手术等意外情况;禁食 12 h 后采血;采血前避免剧烈运动;停止服用可能影响检测结果的药物。

2.标本类型

血清、血浆。静脉取血 3~5 mL 于肝素抗凝管或干燥试管。

3.标本运送

血液标本采集后应尽快送检,运送过程中不要剧烈震动,避免过大的温度变化。

4.标本处理

(1)血液标本采集后应尽快(2 h内)以2 500～3 000 r/min离心5～8 min,分离血清或血浆后上机检测。如标本不能及时检测,应妥善保存,并防止水分蒸发。

(2)血清或血浆加盖存放,15 ℃～25 ℃可稳定1～3d;2 ℃～8 ℃可稳定7天;-20 ℃冰冻可稳定6个月;-70 ℃冰冻可稳定数年。冰冻保存后不能反复冻融。

(二)影响因素

1.分析前影响因素

(1)生理因素:①绝经期妇女、妊娠期妇女检测结果偏高。②生物变异,个体内生物变异为8.3%,个体间生物变异为25.7%。

(2)生活因素:①长期素食、长期禁食、剧烈运动、长期体力劳动使检测结果偏低。②缺少运动、精神紧张、吸烟、肥胖、饮酒后、高胆固醇饮食使检测结果偏高。

(3)药物因素:①使LDL-C增高的药物有雄激素、氯氮平、氯丙嗪、环孢素、糖皮质激素、噻嗪类、黄体酮、β-受体阻滞剂等。②使LDL-C降低的药物有雌激素、干扰素、甲状腺素等。

2.分析中影响因素

胆红素高于513 μmol/L使检测结果偏低。显著溶血(血红蛋白高于4 g/L)使检测结果偏高。

(三)参考范围

检测方法:超速离心法、电泳法、化学或免疫沉淀法、区接匀相法、公式计算法。

成人:2.07～3.37 mmoI/L。

我国新修订的《中国成人血脂异常防治指南》建议:①成人:合适范围,＜3.37 mmol/L;边缘升高,3.37～4.12 mmol/L;升高,≥1.14 mmol/L。②儿童:理想范围,＜2.84 mmol/L;边缘升高,2.85～3.34 mmol/L;升高,≥3.35 mmol/L。

(四)临床意义

(1)增高:LDL-C是动脉粥样硬化发生、发展的主要脂类危险因素。其增高见于混合性高脂血症、家族性Ⅱ型高脂蛋白血症、冠心病、高胆固醇及高脂饮食、低甲状腺素血症、甲状腺功能减低症、肾病综合征、慢性肾衰竭、多发性肌瘤、肝脏疾病、皮质醇增多症、妊娠、糖尿病、阻塞性黄疸、肥胖及某些药物的使用。

(2)降低:见于遗传性无β-脂蛋白血症、营养不良或吸收不良、慢性消耗性疾病、恶性肿瘤、Apo B合成减少、甲状腺功能亢进症、严重肝病及Reye综合征等。

五、极低密度脂蛋白胆固醇检测

(一)标本采集

1.患者准备

取血前2周保持平时的饮食习惯,3天内避免高脂饮食,24 h内不饮酒或咖啡,体重处于稳定状态;近期内无急性病、外伤、手术等意外情况;禁食12 h后采血;采血前避免剧烈运动;停止服用可能影响检测结果的药物。

2.标本类型

血清、血浆。静脉取血3～5 mL于肝素抗凝管或干燥试管。

3.标本运送

血液标本采集后应尽快送检,运送过程中不要剧烈震动,避免过大的温度变化。

4.标本处理

(1)血液标本采集后应尽快(2 h内)以2 500～3 000 r/min离心5～8 min,分离血清或血浆后上机检测。如标本不能及时检测,应妥善保存,并防止水分蒸发。

(2)血清或血浆加盖存放,15 ℃~25 ℃可稳定 1 天;2 ℃~8 ℃可稳定 7 天;-20 ℃可稳定 1 个月。冰冻保存后不能反复冻融。

(二)影响因素

(1)生理因素:①妊娠期女性检测结果偏高。②生物变异,个体内生物变异为 27.6%。

(2)生活因素:①长期素食、长期禁食、吸烟、运动、劳动使检测结果偏低。②长期高糖饮食、饮酒、肥胖、妊娠使检测结果偏高。

(3)药物因素:使 VLDL-C 增高的药物有 β-受体阻滞剂、皮质激素、雄激素、口服避孕药、噻嗪类利尿剂。

(4)采集因素:①采血时止血带扎得太久或太紧会使检测结果增高。扎止血带时间过长使检测结果偏高,静脉阻滞 5 min 可使检测结果升高约 10%。②采血时的体位对检测结果有影响(躺卧姿势比坐位姿势低 8%),因此不同时间检测宜采用同一体位采血。

(三)参考范围

琼脂糖凝胶电泳法:0.21~0.78 mmol/L。

(四)临床意义

VLDL-C 增高见于高脂蛋白血症(Ⅰ、Ⅲ、Ⅳ、Ⅴ 或 Ⅱb 型)、酗酒、胰腺炎、肢端肥大症、肥胖、未经控制的糖尿病、低甲状腺素血症、肾病综合征、尿毒症、高尿酸血症、系统性红斑狼疮、痛风以及禁食、妊娠等。

六、游离甘油检测

(一)标本采集

1.患者准备

取血前 2 周保持平时的饮食习惯,3 天内避免高脂饮食,24 h 内不饮酒或咖啡,体重处于稳定状态;近期内无急性病、外伤、手术等意外情况;禁食 12 h 后采血;采血前避免剧烈运动;停止服用可能影响检测结果的药物。

2.标本类型

血清、血浆。静脉取血 3~5 mL 于肝素抗凝管或干燥试管。

3.标本运送

血液标本采集后应尽快送检,运送过程中不要剧烈震动,避免过大的温度变化。

4.标本处理

(1)血液标本采集后应尽快(2 h 内)以 2 500~3 000 r/min 离心 5~8 min。或血浆后上机检测。如标本不能及时检测,应妥善保存,并防止水分蒸发。

(2)血清或血浆加盖存放。15 ℃~25 ℃可稳定 1 天;2 ℃~8 ℃可稳定 3 天;-20 ℃可稳定 2 个月。冰冻保存后不能反复冻融。

(二)影响因素

1.分析前影响因素

(1)生理因素:妊娠期女性检测结果偏高。

(2)生活因素:①长期素食、长期禁食、吸烟、运动、劳动使检测结果偏低。②长期高糖饮食、饮酒后、肥胖、妊娠使检测结果偏高。

(3)药物因素:①使 FG 增高的药物有雄激素、氯氮平、氯丙嗪、环孢素、糖皮质激素、噻嗪类、黄体酮等。②使 FG 降低的药物有雌激素、干扰素、甲状腺素等。

2.分析中影响因素

胆红素高于 100 μmol/L 使检测结果偏低。显著溶血(血红蛋白高于 3 g/L)使检测结果偏高。

(三)参考范围

酶法:<0.11 mmol/L(成人)。

（四）临床意义

FG 增高见于家族性高甘油血症、严重的肝肾疾病、糖尿病、假高甘油三酯血症等。

七、游离脂肪酸检测

（一）标本采集

1.患者准备

取血前 2 周保持平时的饮食习惯,3 天内避免高脂饮食,24 h 内不饮酒或咖啡,体重处于稳定状态;近期内无急性病、外伤、手术等意外情况;禁食 12 h 后采血;采血前避免剧烈运动;停止服用可能影响检测结果的药物;采血前处于静息状态。

2.标本类型

血清。静脉取血 3～5 mI 于干燥试管。

3.标本运送

血液标本采集后应尽快送检,运送过程中不要剧烈震动,避免过大的温度变化。

4.标本处理

（1）血液标本采集后应尽快（2 h 内）以 2 500～3 000 r/min 离心 5～8 min,分离血清后上机检测。如标本不能及时检测,应妥善保存,并防止水分蒸发。

（2）血清加盖存放,15 ℃～25 ℃可稳定 2 天;2 ℃～8 ℃可稳定 7 天;－20 ℃可稳定 3 个月。冰冻保存后不能反复冻融。

（二）影响因素

（1）生活因素:①饥饿、运动、情绪激动、肥胖等使检测结果偏高。②进餐后、用胰岛素或葡萄糖后的短时间内血清 FFA 浓度下降。③FFA 易受各种因素的影响而波动。单凭一次结果不能做出诊断,需对其水平做连续的动态观测。

（2）药物因素:①使 FFA 增高的药物有磺胺丁脲、乙醇、肝素、烟碱、避孕药、肾上腺素、甲状腺素、去甲肾上腺素、咖啡因、盐碱、生长激素等,静脉内高营养治疗。②使 FFA 降低的药物有氯贝丁酯、烟酸、普萘洛尔、阿司匹林、β-受体阻滞剂等。

（3）采集因素:肝素可使 FFA 升高,因而不可在肝素治疗时或治疗后采血,或用肝素作抗凝剂。

（三）参考范围

检测方法:滴定法、比色法、原子分光光度法、高效液相色谱法、酶法。

成人:400～900 μmol/L。

（四）临床意义

（1）增高:见于心肌梗死、酒精中毒、糖尿病（未治疗）、糖供给或利用障碍、代谢综合征、高血压、甲状腺功能亢进症、肢端肥大症、皮质醇增多症、肥胖、重症肝脏疾病、脂肪肝、褐色细胞瘤、急性胰腺炎、注射肾上腺素或去甲肾上腺素及生长激素等。

（2）降低:见于甲状腺功能减低症、艾迪生病、垂体功能减低症、囊性纤维化病等。

八、载脂蛋白 AⅠ检测

（一）标本采集

1.患者准备

取血前 2 周保持平时的饮食习惯,3 天内避免高脂饮食,24 h 内不饮酒或咖啡,体重处于稳定状态;近期内无急性病、外伤、手术等意外情况;禁食 12 h 后采血;采血前避免剧烈运动;停止服用可能影响检测结果的药物;采血前处于静息状态。

2.标本类型

血浆、血清。静脉取血 3～5 mL 于肝素抗凝管或干燥试管。

3.标本运送

血液标本采集后应尽快送检,运送过程中不要剧烈震动,避免过大的温度变化。

4.标本处理

(1)血液标本采集后应尽快(2 h内)以2 500~3 000 r/min离心5~8 min,分离血清或血浆后上机检测。如标本不能及时检测,应妥善保存,并防止水分蒸发。

(2)血清或血浆加盖存放,15 ℃~25 ℃可稳定1天;2 ℃~8 ℃可稳定3天;-20 ℃冰冻可稳定2个月;-70 ℃冰冻可稳定数年。冰冻保存后不能反复冻融。

(二)影响因素

1.分析前影响因素

(1)生理因素:①绝经妇女升高约1%。②生物变异,个体内生物变异为6.5%,个体间生物变异为13.4%。

(2)生活因素:饮酒升高约20%。

(3)药物因素:①使Apo AⅠ增高的药物有氯贝丁酯、苯巴比妥、苯妥英、黄体酮、洛伐他丁、烟酸、辛伐他汀、抗癫痫药、口服避孕药、雌激素等。②使Apo AⅠ降低的药物有环孢素、β-受体阻滞剂、雄激素、利尿剂、糖皮质激素、促黄体生成素。

(4)采集因素:①采血时止血带扎得太久或太紧会使检测结果升高。扎止血带时间过长使检测结果偏高。静脉阻滞5 min可使Apo AⅠ升高约10%。②采血时的体位对检测结果有影响(躺卧姿势比站位姿势低12%,坐位姿势比站位姿势低9%),因此不同时间检测宜采用同一体位采血。

2.分析中影响因素

(1)标本质量:脂血、溶血及严重黄疸可干扰检测结果。

(2)技术能力:抗原与抗体形成的复合物的吸光度与浓度之间不呈线性关系,一般是三次方程曲线关系。如果单点定标,以一次方程直线回归计算,所测结果仅在非常狭窄的范围内呈线性关系,出现高值偏低而低值偏高的情况。宜采用多点定标,且仪器参数设置合适的浓度上下限。

(三)参考范围

检测方法:单向免疫扩散法、火箭电泳法、ELISA法、免疫透射比浊法、免疫散射比浊法。

免疫比浊法:男性:0.94~1.78 g/L;女性:1.01~1.99 g/L。

(四)临床意义

(1)增高:见于高密度脂蛋白胆固醇血症、家族性高α-脂蛋白血症。

(2)降低:Apo AⅠ降低被认为是心脑血管疾病的危险因素。见于无β-脂蛋白血症、α-脂蛋白缺陷、家族性卵磷脂胆固醇酰基转移酶(LCAT)缺陷、家族性低Apo AⅠ血症、低α-脂蛋白血症、动脉粥样硬化、冠心病、脑血管病变、感染、急性心肌梗死、糖尿病(未控制)、肾病综合征、慢性肾炎、慢性肾衰竭、血液透析、营养不良、胆汁淤积阻塞、活动型肝炎或肝硬化、慢性胰腺炎等。Apo AⅠ缺乏症、家族性低α-脂蛋白血症、鱼眼病等血清中Apo AⅠ极低。

九、载脂蛋白 AⅡ 检测

(一)标本采集

1.患者准备

取血前2周保持平时的饮食习惯,3天内避免高脂饮食,24 h内不饮酒或咖啡,体重处于稳定状态;近期内无急性病、外伤、手术等意外情况;禁食12 h后采血;采血前避免剧烈运动;停止服用可能影响检测结果的药物;采血前处于静息状态。

2.标本类型

血清、血浆。静脉取血3~5 mL于肝素抗凝管或干燥试管。

3.标本运送

血液标本采集后应尽快送检,运送过程中不要剧烈震动,避免过大的温度变化。

4.标本处理

(1)血液标本:采集后应尽快(2 h内)以2 500～3 000 r/min离心5～8 min,分离血清或血浆后上机检测。如标本不能及时检测,应妥善保存。并防止水分蒸发。

(2)血清或血浆加盖存放,15 ℃～25 ℃可稳定1天;2 ℃～8 ℃可稳定7天;－20 ℃可稳定3个月。冰冻保存后不能反复冻融。

(二)影响因素

1.分析前影响因素

(1)生活因素:长期饮酒使检测结果偏高。

(2)采集因素:①采血时止血带扎得太久或太紧会使检测结果增高。扎止血带时间过长使检测结果偏高,静脉阻滞5 min可使Apo AⅡ升高约10%。②采血时的体位对检测结果有影响(躺卧姿势比坐位姿势低8%),因此不同时间检测宜采用同一体位采血。

2.分析中影响因素

(1)标本质量:脂血、溶血及严重黄疸可干扰检测结果。

(2)技术能力:抗原与抗体形成的复合物的吸光度与浓度之间不呈线性关系,一般是三次方程曲线关系。如果单点定标,以一次方程直线回归计算,所测结果仅在非常狭窄的范围内呈线性关系,出现高值偏低而低值偏高的情况。宜采用多点定标,且仪器参数设置合适的浓度上下限。

(三)参考范围

检测方法:单向免疫扩散法、火箭电泳法、ELISA法、免疫透射比浊法、免疫散射比浊法。

免疫比浊法:0.23～0.40 g/L。

(四)临床意义

(1)增高:见于高高密度脂蛋白胆固醇血症、家族性高 α-脂蛋白血症、酒精性肝炎。

(2)降低:见于 α-脂蛋白缺陷、低高密度脂蛋白血症、急性及慢性肝炎、肝硬化、肝外胆道阻塞、Ⅰ型高脂蛋白血症、丹吉尔病、人工透析、冠心病、急性心肌梗死。

十、载脂蛋白B检测

(一)标本采集

1.患者准备

取血前2周保持平时的饮食习惯,3天内避免高脂饮食,24 h内不饮酒或咖啡,体重处于稳定状态;近期内无急性病、外伤、手术等意外情况;禁食12 h后采血;采血前避免剧烈运动;停止服用可能影响检测结果的药物;采血前处于静息状态。

2.标本类型

血清、血浆。静脉取血3～5 mL于肝素抗凝管或干燥试管。

3.标本运送

血液标本采集后应尽快送检,运送过程中不要剧烈震动,避免过大的温度变化。

4.标本处理

(1)血液标本采集后应尽快(2 h内)以2 500～3 000 r/min离心5～8 min,分离血清或血浆后上机检测。如标本不能及时检测,应妥善保存,并防止水分蒸发。

(2)血清或血浆加盖存放,15 ℃～25 ℃可稳定1天;2 ℃～8 ℃可稳定7天;－20 ℃冰冻可稳定3个月;－70 ℃冰冻可稳定数年。冰冻保存后不能反复冻融。

（二）影响因素

1.分析前影响因素

（1）生理因素：生物变异，个体内生物变异为 6.9％，个体间生物变异为 22.8％。

（2）生活因素：运动降低约 2％，素食降低约 2％，低脂血症降低 10％左右。

（3）药物因素：①使 Apo B 增高的药物有 β-受体阻滞剂、雄激素、儿茶酚胺、环孢素、利尿剂、糖皮质激素、黄体酮。②使 Apo B 降低的药物有促黄体生成素、氯贝丁酯、烟酸、帕划他丁、洛划他丁、辛划他丁、甲状腺素。

（4）采集因素：①采血时止血带扎得太久或太紧会使检测结果增高。扎止血带时间过长使检测结果偏高，静脉阻滞 5 min 可使 Apo B 升高约 10％。②采血时的体位对检测结果有影响（躺卧姿势比站位姿势低 9％，坐位姿势比站位姿势低 7％），因此不同时间检测宜采用同一体位采血。

2.分析中影响因素

（1）标本质量：脂血、溶血及严重黄疸可干扰检测结果。

（2）技术能力：抗原与抗体形成的复合物的吸光度与浓度之间不呈线性关系，一般是三次方程曲线关系。如果单点定标，以一次方程直线回归计算，所测结果仅在非常狭窄的范围内呈线性关系，出现高值偏低而低值偏高的情况。宜采用多点定标，且仪器参数设置合适的浓度上下限。

（三）参考范围

检测方法：单向免疫扩散法、火箭电泳法、ELISA 法、免疫透射比浊法、免疫散射比浊法。

免疫比浊法：男性，0.63～1.33 g/L；女性，0.60～1.26 g/L。

（四）临床意义

（1）增高：见于家族性混合性高脂血症、Ⅱ型高脂血症、动脉粥样硬化、脑血管病变、冠心病、糖尿病（未控制）、肾病综合征、慢性肾炎、肾衰竭、血液透析、甲状腺功能亢进症、胆汁淤滞、恶性肿瘤、营养不良、脂肪肝、活动型肝炎、肥胖等。

（2）降低：见于Ⅰ型高脂血症、严重肝病、感染、慢性贫血、营养不良、吸收不良、严重烧伤等。

十一、载脂蛋白 CⅡ 检测

（一）标本采集

1.患者准备

取血前 2 周保持平时的饮食习惯，3 天内避免高脂饮食，24 h 内不饮酒或咖啡，体重处于稳定状态；近期内无急性病、外伤、手术等意外情况；禁食 12 h 后采血；采血前避免剧烈运动；停止服用可能影响检测结果的药物；采血前处于静息状态。

2.标本类型

血清、血浆。静脉取血 3～5 mL 于肝素抗凝管或干燥试管。

3.标本运送

血液标本采集后应尽快送检，运送过程中不要剧烈震动，避免过大的温度变化。

4.标本处理

（1）血液标本采集后应尽快（2 h 内）以 2 500～3 000 r/min 离心 5～8 min，分离血清或血浆后上机检测。如标本不能及时检测，应妥善保存，并防止水分蒸发。

（2）血清或血浆加盖存放，15 ℃～25 ℃ 可稳定 1 天；2 ℃～8 ℃ 可稳定 7 天；－20 ℃ 冰冻可稳定 1 个月。冰冻保存后不能反复冻融。

（二）影响因素

1.分析前影响因素

（1）药物因素：使 Apo CⅡ 增高的药物有甲状腺素、类固醇激素（甾体激素）、避孕药等。

（2）采集因素：①采血时止血带扎得太久或太紧会使检测结果增高。扎止血带时间过长使检测结果偏高,静脉阻滞 5 min 可使 Apo CⅡ升高约 10%。②采血时的体位对检测结果有影响(躺卧姿势比坐位姿势低 10%)。因此不同时间检测宜采用同一体位采血。

2.分析中影响因素

(1)标本质量:脂血、溶血及严重黄疸可干扰检测结果。

(2)技术能力:抗原与抗体形成的复合物的吸光度与浓度之间不呈线性关系,一般是三次方程曲线关系。如果单点定标,以一次方程直线回归计算,所测结果仅在非常狭窄的范围内呈线性关系,出现高值偏低而低值偏高的情况。宜采用多点定标,且仪器参数设置合适的浓度上下限。

(三)参考范围

检测方法:单向免疫扩散法、火箭电泳法、ELISA 法、免疫透射比浊法、免疫散射比浊法。

免疫比浊法:19~41 mg/L。

(四)临床意义

(1)增高:见于高脂血症Ⅱb型、高脂血症Ⅲ型、高脂血症Ⅳ型、高脂血症Ⅴ型、2 型糖尿病、原发性胆汁性肝硬化、阻塞性黄疸、肾病综合征、心绞痛、心肌梗死。

(2)降低:见于高甘油三酯血症、冠心病、肝硬化、家族性 Apo CⅡ缺乏症、α-脂蛋白缺陷、低 α-脂蛋白血症。

十二、载脂蛋白 CⅢ检测

(一)标本采集

1.患者准备

取血前 2 周保持平时的饮食习惯,3 天内避免高脂饮食,24 h 内不饮酒或咖啡,体重处于稳定状态;近期内无急性病、外伤、手术等意外情况;禁食 12 h 后采血;采血前避免剧烈运动;停止服用可能影响检测结果的药物;采血前处于静息状态。

2.标本类型

血清、血浆。静脉取血 3~5 mL 于肝素抗凝管或干燥试管。

3.标本运送

血液标本采集后应尽快送检,运送过程中不要剧烈震动,避免过大的温度变化。

4.标本处理

(1)血液标本采集后应尽快(2 h 内)以 2 500~3 000 r/min 离心 5~8 min,分离血清或血浆后上机检测。如标本不能及时检测。应妥善保存,并防止水分蒸发。

(2)血清或血浆加盖存放,15 ℃~25 ℃可稳定 1 天;2 ℃~8 ℃可稳定 7 天;−20 ℃冰冻可稳定 1 个月。冰冻保存后不能反复冻融。

(二)影响因素

1.分析前影响因素

(1)生理因素:Apo CⅢ浓度与性别、年龄有关,女性绝经后载脂蛋白 CⅢ浓度显著高于绝经前。

(2)药物因素:使 Apo CⅢ增高的药物有甲状腺素、类固醇激素、避孕药等。

2.分析中影响因素

(1)标本质量:脂血、溶血及严重黄疸可干扰检测结果。

(2)技术能力:抗原与抗体形成的复合物的吸光度与浓度之间不呈线性关系,一般是三次方程曲线关系。如果单点定标,以一次方程直线回归计算,所测结果仅在非常狭窄的范围内呈线性关系,出现高值偏低而低值偏高的情况。宜采用多点定标,且仪器参数设置合适的浓度上下限。

(三)参考范围

检测方法:单向免疫扩散法、火箭电泳法、ELISA 法、免疫透射比浊法、免疫散射比浊法。

免疫比浊法:120~140 mg/L。

（四）临床意义

（1）增高：见于高脂蛋白血症（Ⅱ型、Ⅲ型、Ⅳ型、Ⅴ型）、阻塞性黄疸、肾病综合征、慢性肾衰竭、2型糖尿病、脂肪肝、高甘油三酯血症。

（2）降低：见于低高密度脂蛋白血症、α-脂蛋白缺陷、急性肝炎、肝硬化、Apo CⅢ缺乏症。

十三、脂蛋白(a)检测

（一）标本采集

1.患者准备

取血前2周保持平时的饮食习惯，3天内避免高脂饮食，24 h内不饮酒或咖啡，体重处于稳定状态；近期内无急性病、外伤、手术等意外情况；禁食12 h后采血；采血前避免剧烈运动；停止服用可能影响检测结果的药物；采血前处于静息状态。

2.标本类型

血清、血浆。静脉取血3～5 mL于肝素抗凝管或干燥试管。

3.标本运送

血液标本采集后应尽快送检，运送过程中不要剧烈震动，避免过大的温度变化。

4.标本处理

（1）血液标本采集后应尽快（2 h内）以2 500～3 000r/min离心5～8 min，分离血清或血浆后上机检测。如标本不能及时检测，应妥善保存，并防止水分蒸发。

（2）血清或血浆加盖存放，15 ℃～25 ℃可稳定1～3d；2 ℃～8 ℃可稳定7天；－20 ℃冰冻可稳定6个月；－70 ℃冰冻可稳定数年。冰冻保存后不能反复冻融。

（二）影响因素

1.分析前影响因素

（1）生理因素：①LP(a)浓度与遗传及种族（黑种人明显高于白种人和黄种人）有关，不受性别、年龄的影响。②新生儿血清Lp(a)约为成人的1/10，出生后6个月逐渐达到成人水平。③妊娠期检测结果明显升高，产后逐步恢复正常。④生物变异，个体内生物变异为8.5%，个体间生物变异为85.5%。

（2）生活因素：LP(a)浓度不受体重、环境、饮食、吸烟、适度体育锻炼和降胆固醇药物等的影响。

（3）药物因素：使LP(a)增高的药物尚未发现；使LP(a)降低的药物有雌激素、烟酸、新霉素。

（4）采集因素：采血时的体位对检测结果有影响（躺卧姿势比站位姿势低7%，坐位姿势比站位姿势低8%），因此不同时间检测宜采用同一体位采血。

2.分析中影响因素

（1）标本质量：脂血、溶血及严重黄疸可干扰检测结果。

（2）技术能力：抗原与抗体形成的复合物的吸光度与浓度之间不呈线性关系，一般是三次方程曲线关系。如果单点定标，以一次方程直线回归计算，所测结果仅在非常狭窄的范围内呈线性关系，出现高值偏低而低值偏高的情况。宜采用多点定标，且仪器参数设置合适的浓度上下限。

（三）参考范围

检测方法：电泳法、单向免疫扩散法、放射免疫法、ELISA法、免疫透射比浊法、免疫散射比浊法。

免疫散射比浊法：0～300 mg/L。

（四）临床意义

（1）增高：见于动脉粥样硬化（心脑血管疾病、周围动脉硬化）、急性时相反应（如急性心肌梗死、外科手术、急性风湿性关节炎）、肾病综合征、肾移植、接受血液透析及腹膜透析患者、终末期肾病、糖尿病（未控制）、甲状腺功能不全、服用生长激素，以及消化系统肿瘤（肝细胞癌除外）、宫颈癌、肺癌、喉癌等恶性肿瘤。

（2）降低：见于嗜酒过度、重症肝炎、急性肝炎、肝硬化、肝细胞癌、甲状腺功能亢进症等。

十四、载脂蛋白 E 检测

(一)标本采集

1.患者准备

取血前 2 周保持平时的饮食习惯,3 天内避免高脂饮食,24 h 内不饮酒或咖啡,体重处于稳定状态;近期内无急性病、外伤、手术等意外情况;禁食 12 h 后采血;采血前避免剧烈运动;停止服用可能影响检测结果的药物;采血前处于静息状态。

2.标本类型

血清、血浆。静脉取血 3～5 mL 于肝素抗凝管或干燥试管。

3.标本运送

血液标本采集后应尽快送检,运送过程中不要剧烈震动,避免过大的温度变化。

4.标本处理

(1)血液标本采集后应尽快(2 h 内)以 2 500～3 000 r/min 离心 5～8 min,分离血清或血浆后上机检测。如标本不能及时检测,应妥善保存,并防止水分蒸发。

(2)血清或血浆加盖存放,15 ℃～25 ℃可稳定 1 天;2 ℃～8 ℃可稳定 7 天;－20 ℃冰冻可稳定 3 个月。冰冻保存后不能反复冻融。

(二)影响因素

1.分析前影响因素

(1)药物因素:①使 Apo E 增高的药物有地塞米松、甲状腺素、类固醇激素等。②使 Apo E 降低的药物有促肾上腺皮质激素。

(2)采集因素:采血时止血带扎得太久或太紧会使检测结果增高。扎止血带时间过长使检测结果偏高,静脉阻滞 5 min 可使 Apo E 升高约 10%。

2.分析中影响因素

(1)标本质量:脂脂、溶血及严重黄疸可干扰检测结果。

(2)技术能力:抗原与抗体形成的复合物的吸光度与浓度之间不呈线性关系,一般是三次方程曲线关系。如果单点定标,以一次方程直线回归计算,所测结果仅在非常狭窄的范围内呈线性关系,出现高值偏低而低值偏高的情况。宜采用多点定标,且仪器参数设置合适的浓度上下限。

(三)参考范围

检测方法:单向免疫扩散法、火箭电泳法、ELISA 法、免疫透射比浊法、免疫散射比浊法。

免疫比浊法:30～50 mg/L。

(四)临床意义

(1)增高:见于Ⅰ型、Ⅲ型、Ⅴ型高脂蛋白血症,阻塞性黄疸,肾病综合征,急性肝炎,原发性胆汁性肝硬化,脂蛋白肾小球病。酗酒,维生素 E 摄入过量。

(2)降低:见于 Tangier 病、Apo E 缺乏症、高血压、尿毒症、口服避孕药。

十五、载脂蛋白 AⅣ检测

(一)标本采集

1.患者准备

取血前 2 周保持平时的饮食习惯,3 天内避免高脂饮食,24 h 内不饮酒或咖啡,体重处于稳定状态;近期内无急性病、外伤、手术等意外情况;禁食 12 h 后采血;采血前避免剧烈运动;停止服用可能影响检测结果的药物;采血前处于静息状态。

2.标本类型

血清、血浆。静脉取血 3～5 mL 于肝素抗凝管或干燥试管。

3.标本运送

血液标本采集后应尽快送检,运送过程中不要剧烈震动,避免过大的温度变化。

4.标本处理

(1)血液标本采集后应尽快(2 h 内)以 2 500～3 000 r/min 离心 5～8 min,分离血清或血浆后上机检测。如标本不能及时检测,应妥善保存,并防止水分蒸发。

(2)血清或血浆加盖存放,15 ℃～25 ℃可稳定 1 天;2 ℃～8 ℃可稳定 7 天;−20 ℃冰冻可稳定 1 个月。冰冻保存后不能反复冻融。

(二)影响因素

1.分析前影响因素

(1)药物因素:①使 Apo A Ⅳ 增高的药物有地塞米松、甲状腺素、类固醇激素、避孕药等。②使 Apo A Ⅳ 降低的药物有促肾上腺皮质激素。

(2)采集因素:采血时的体位对检测结果有影响(躺卧姿势比坐位姿势低 10%)。因此不同时间检测宜采用同一体位采血。

2.分析中影响因素

(1)标本质量:脂血、溶血及严重黄疸可干扰检测结果。

(2)技术能力:抗原与抗体形成的复合物的吸光度与浓度之间不呈线性关系,一般是三次方程曲线关系。如果单点定标,以一次方程直线回归计算,所测结果仅在非常狭窄的范围内呈线性关系,出现高值偏低而低值偏高的情况。宜采用多点定标,且仪器参数设置合适的浓度上下限。

(三)参考范围

检测方法:单向免疫扩散法、火箭电泳法、ELISA 法、免疫透射比浊法、免疫散射比浊法。

免疫比浊法:(135±48)mg/L。

(四)临床意义

载脂蛋白 A Ⅳ 与冠心病之间存在明显的负相关,具有降血脂、抗动脉粥样硬化的作用。

(1)增高:见于慢性肾衰竭、肾病综合征、非胰岛素依赖型糖尿病、高甘油三酯血症等。

(2)降低:见于慢性胰腺炎、营养不良综合征、早期急性肝炎、梗阻性胆囊炎和手术后、家族性低 α-脂蛋白血症。

十六、脂蛋白 X 检测

(一)标本采集

1.患者准备

取血前 2 周保持平时的饮食习惯,3 天内避免高脂饮食,24 h 内不饮酒或咖啡,体重处于稳定状态;近期内无急性病、外伤、手术等意外情况;禁食 12 h 后采血;采血前避免剧烈运动;停止服用可能影响检测结果的药物;采血前处于静息状态。

2.标本类型

血清、血浆。静脉取血 3～5 mL 于肝素抗凝管或干燥试管。

3.标本运送

血液标本采集后应尽快送检,运送过程中不要剧烈震动。避免过大的温度变化。

4.标本处理

(1)血液标本采集后应尽快(2 h 内)以 2 500～3 000 r/min 离心 5～8 min,分离血清或血浆后上机检测。如标本不能及时检测,应妥善保存,并防止水分蒸发。

(2)血清或血浆加盖存放,15 ℃～25 ℃可稳定 1 天;2 ℃～8 ℃可稳定 7 天;−20 ℃冰冻可稳定 1 个月。冰冻保存后不能反复冻融。

（二）影响因素

（1）药物因素：使 Lp X 降低的药物有雌激素、烟酸、新霉素。

（2）采集因素：Lp X 的标本（静脉血、血清或血浆标本）不宜存放，采集送检后最好于、当天检测，因血液中含有磷酸酯酶能分解 Lp X，使检测结果降低。

（三）参考范围

检测方法：电泳法、超速离心法、沉淀分离化学检测法。

沉淀分离化学检测法：<100 mg/L。

（四）临床意义

Lp X 增高见于家族性 LACT 缺陷、急性肝炎、肝癌、胆管疾病、原发性胆汁性肝硬化、先天性胆道闭锁不全。肝内、外胆汁淤积性黄疸绝大部分甚至全部 Lp X 增高，而非胆汁淤积性黄疸很少有 Lp X 增高，其增高表现为肝外性阻塞高于肝内性阻塞，恶性阻塞高于良性阻塞。

十七、脂蛋白电泳

（一）标本采集

1.患者准备

取血前 2 周保持平时的饮食习惯，3 天内避免高脂饮食，24 h 内不饮酒或咖啡，体重处于稳定状态；近期内无急性病、外伤、手术等意外情况；禁食 12 h 后采血；采血前避免剧烈运动；停止服用可能影响检测结果的药物；采血前处于静息状态。

2.标本类型

血清。静脉取血 3～5 mL 于干燥试管。

3.标本运送

血液标本采集后应尽快送检，运送过程中不要剧烈震动，避免过大的温度变化。

4.标本处理

（1）血液标本采集后应尽快（2 h 内）以 2 500～3 000 r/min 离心 5～8 min，分离血清后上机检测。如标本不能及时检测，应妥善保存，并防止水分蒸发。

（2）血清加盖存放，15 ℃～25 ℃可稳定 1 天；2 ℃～8 ℃可稳定 7 天；−20 ℃冰冻可稳定 1 个月。冰冻保存后不能反复冻融。

（二）影响因素

采集因素：采血时止血带扎得太久或太紧可使脂蛋白各组分发生变化，采血时的体位不同，脂蛋白各组分检测结果也不同。

（三）参考范围

琼脂糖电泳法：①成人：α-脂蛋白，0.257 ± 0.041；前 β-脂蛋白，0.2 ± 0.044；β-脂蛋白，0.533 ± 0.053。②儿童：α-脂蛋白，0.30～0.36；前 β-脂蛋白，0.09～0.15；β-脂蛋白：0.5～0.6。

（四）临床意义

（1）增高：①脂蛋白电泳中原点条带增高，即 CM 增多，常为 I 或 V 型高脂蛋白血症。②前 β 带增高，即 VLDL 增多，常为Ⅳ、V 或Ⅱb 型高脂蛋白血症。③β 带增高，即 IDL 增多，常为Ⅲ型高脂蛋白血症。④β 带增高，即 LDL 增多，常见于Ⅱa、Ⅱb 型高脂蛋白血症。⑤α 带增高，即 HDL 增多，见于高 α-脂蛋白血症。

（2）降低：β 带缺失及前 β 带减弱见于无 β-脂蛋白血症；前 β 减弱见于低 β-脂蛋白血症；α 带缺失见于无 α-脂蛋白血症；α 带减弱见于低 α-脂蛋白血症。

十八、磷脂检测

(一)标本采集

1.患者准备

取血前 2 周保持平时的饮食习惯,3 天内避免高脂饮食,24 h 内不饮酒或咖啡。体重处于稳定状态;近期内无急性病、外伤、手术等意外情况;禁食 12 h 后采血;采血前避免剧烈运动;停止服用可能影响检测结果的药物;采血前处于静息状态。

2.标本类型

血清。静脉取血 3~5 mL 干燥试管。

3.标本运送

血液标本采集后应尽快送检,运送过程中不要剧烈震动,避免过大的温度变化。

4.标本处理

(1)血液标本:采集后应尽快(2 h 内)以 2 500~3 000 r/min 离心 5~8 min,分离血清后上机检测。如标本不能及时检测,应妥善保存,并防止水分蒸发。

(2)血清加盖存放,15 ℃~25 ℃可稳定 1 天;2 ℃~8 ℃可稳定 7 天;−20 ℃冰冻可稳定 1 个月。冰冻保存后不能反复冻融。

(二)影响因素

(1)生理因素:生物变异,个体内生物变异为 6.5%,个体间生物变异为 11.1%。

(2)药物因素:①使 PL 增高的药物有肾上腺素、氯丙嗪、雌激素、口服避孕药等。②使 PL 降低的药物有阿司匹林、天冬酰胺酶、考来烯胺、氯贝丁酯、烟酸、甲状腺素。

(3)采集因素:采血时止血带扎得太久或太紧会使检测结果增高。

(三)参考范围

检测方法:无机磷化学法、酶法。

酶法:0.56~1.7 mmol/L。

(四)临床意义

(1)增高:见于胆汁淤滞(可能与富含磷脂成分的脂蛋白 X 增高有关)、高脂血症、LCAT 缺乏症、甲状腺功能减低症、特发性高血压、肝硬化、脂肪肝、阻塞性黄疸、心肌梗死、慢性胰腺炎、糖尿病性肾病、肾病综合征等。

(2)降低:见于急性感染性发热、恶性细胞性贫血、遗传性球形红细胞增多症、特发性低色素性贫血、甲状腺功能亢进症、营养障碍、磷脂合成低下、无 β-脂蛋白血症、低 α-脂蛋白血症等。

十九、氧化低密度脂蛋白检测

(一)标本采集

1.患者准备

取血前 2 周保持平时的饮食习惯,3 天内避免高脂饮食。24 h 内不饮酒或咖啡,体重处于稳定状态;近期内无急性病、外伤、手术等意外情况;禁食 12 h 后采血;采血前避免剧烈运动;停止服用可能影响检测结果的药物(特别是抗氧化剂);采血前处于静息状态。

2.标本类型

血清、血浆。静脉取血 3~5 mL 于肝素抗凝管或干燥试管。

3.标本运送

血液标本采集后应尽快送检,运送过程中不要剧烈震动,避免过大的温度变化。

4.标本处理

(1)血液标本采集后应尽快(2 h 内)以 2 500~3 000 r/min 离心 5~8 min,分离血清或血浆后上机检测。如标本不能及时检测,应妥善保存,并防止水分蒸发。

(2)血清或血浆加盖存放,15 ℃~25 ℃可稳定 1 天;2 ℃~8 ℃可稳定 7 天;-20 ℃冰冻可稳定 1 个月。冰冻保存后不能反复冻融。

(二)影响因素

药物因素:使 ox-LDL 降低的药物有雌激素、烟酸、新霉素。

参考范围

ELISA 双抗体夹心法:240~550 μg/L。

(三)临床意义

ox-LDL 是导致动脉粥样硬化(AS)的重要物质。也是 AS 灶中血栓形成的局部介质。其增高见于冠心病、糖尿病、高血压。

二十、残粒脂蛋白胆固醇检测

(一)标本采集

1.患者准备

取血前 2 周保持平时的饮食习惯,3 天内避免高脂饮食,24 h 内不饮酒或咖啡,体重处于稳定状态;近期内无急性病、外伤、手术等意外情况;禁食 12 h 后采血;采血前避免剧烈运动;停止服用可能影响检测结果的药物;采血前处于静息状态。

2.标本类型

血清、血浆。静脉取血 3~5 mL 于肝素抗凝管或干燥试管。

3.标本运送

血液标本采集后应尽快送检,运送过程中不要剧烈震动,避免过大的温度变化。

4.标本处理

(1)血液标本采集后应尽快(2 h 内)以 2 500~3 000 r/min 离心 5~8 min,分离血清或血浆后上机检测。如标本不能及时检测,应妥善保存,并防止水分蒸发。

(2)血清或血浆加盖存放,15 ℃~25 ℃可稳定 1 天;2 ℃~8 ℃可稳定 7 天;-20 ℃冰冻可稳定 1 个月。冰冻保存后不能反复冻融。

(二)影响因素

(1)生理因素:绝经期前女性 RLP-C 浓度显著低于绝经期后女性,50 岁以下的人明显低于老年人。

(2)药物因素:①使 RLP-C 增高的药物有雄激素、氯氮平、氯丙嗪、环孢素、糖皮质激素、噻嗪类、黄体酮、β-受体阻滞剂等。②使 RLP-C 降低的药物有雌激素、干扰素、甲状腺素等。

(三)参考范围

检测方法:超速离心法、琼脂糖电泳法、免疫分离法、直接匀相法。

免疫分离法:女性(0.176±0.058)mmol/L;男性(0.208±0.096)mmol/L。

(四)临床意义

RLP-C 增高见于家族性高脂血症、冠状动脉疾病、糖尿病、晚期肾病、脂肪肝、颈动脉狭窄、心肌梗死、冠状动脉血管成形术后再次狭窄,以及心脏猝死、代谢综合征等。

二十一、过氧化脂质检测

(一)标本采集

1.患者准备

取血前 2 周保持平时的饮食习惯,3 天内避免高脂饮食,24 h 内不饮酒或咖啡,体重处于稳定状态;近期内无急性病、外伤、手术等意外情况;禁食 12 h 后采血;采血前避免剧烈运动;停止服用可能影响检测结果的药物;采血前处于静息状态。

2.标本类型

血清、血浆。静脉取血 3～5 mL 于肝素抗凝管或干燥试管。

3.标本运送

血液标本采集后应尽快送检,运送过程中不要剧烈震动,避免过大的温度变化。

4.标本处理

(1)血液标本采集后应尽快(2 h 内)以 2 500～3 000 r/min 离心 5～8 min,分离血清或血浆后上机检测。如标本不能及时检测,应妥善保存,并防止水分蒸发。

(2)血清或血浆加盖存放,15℃～25 ℃可稳定 1 天;2℃～8 ℃可稳定 7 天;−20 ℃冰冻可稳定 1 个月。冰冻保存后不能反复冻融。

(二)影响因素

溶血标本不宜做此检测。

(三)参考范围

检测方法:硫代巴比妥酸比色法。

比色法:女性(3.97±0.77)mmol/L;男性(4.14±0.78) mmol/L。

(四)临床意义

(1)增高:见于动脉硬化、脑梗死、心肌梗死、高脂血症、急性肝炎、慢性肝炎活动期、脂肪肝、肝硬化等,以及慢性肾炎、肾功能不全、糖尿病、恶性肿瘤、急性胰腺炎等。

(2)降低:见于血液透析患者。

(陈京杰)

第十一章　糖代谢紊乱与检验

第一节　高血糖症与糖尿病

一、血糖浓度的调节机制

正常人空腹血糖浓度在 3.89～6.1 mmoL/L 范围内。正常人血糖浓度变动受多种因素影响,但在神经、内分泌激素和肝脏等因素的调节下,血糖浓度仍然保持在恒定范围内,对维持机体正常的生理功能有重要的意义。血液中葡萄糖的主要来源与去路见图 11-1。

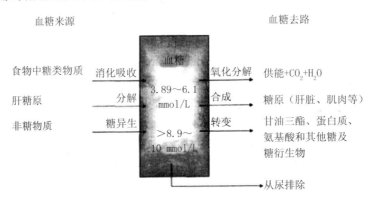

图 11-1　血糖的来源与去路

(一)内分泌激素调节

1. 降低血糖的激素

(1)胰岛素:胰岛素(insulin,INS)是由胰岛 B 细胞合成和分泌。胰岛素的合成首先是在粗面内质网上合成 102 个氨基酸残基的前胰岛素原。前胰岛素原进入内质网后切去前面 16 个氨基酸组成的信号肽,生成有 86 个氨基酸的胰岛素原(proinsulin,PI),PI 被输送并贮存在高尔基体的分泌小泡内。PI 是胰岛素的前体和主要的储存形式,生物活性只有胰岛素的 10%,PI 两端分别是 21 肽的胰岛素 A 链和 30 肽的 B 链,A 链和 B 链由两个二硫键相连。A 链的氨基末端和 B 链的羧基末端与 35 个氨基酸组成的多肽相连,胰岛素分泌时,在蛋白水解酶的作用下,将与 A 链相连的连接肽末端的精氨酸和赖氨酸及与 B 链相连的连接肽末端的精氨酸和精氨酸切下,生成胰岛素和无生物活性的 31 个氨基酸的连接肽(connecting peptide,CP),即 C 肽等摩尔数分泌入血。

正常人的胰岛素呈脉冲式分泌,每小时基础分泌量 1 U,每日约 40 U。人体在生理情况下,胰岛素分泌有两种形式,一种是持续性基础分泌,另一种是进餐刺激性增高分泌,一方面平均约 8～13 min 释放一次,以保持一定的胰岛素基础水平,抑制肝糖原形成,保障靶组织或靶器官利用葡萄糖的平衡;另一方面进餐后胰岛素分泌增加可刺激葡萄糖的利用和储存,并抑制肝糖输出。胰岛素半寿期为 5～10 min,主要由肝脏摄取并降解。

胰岛素主要作用的靶组织或靶器官是肝、骨骼肌和脂肪组织。胰岛素作用机制是胰岛素与靶细胞膜特异性受体结合,通过胰岛素—胰岛素受体—胰岛素受体底物 1-磷脂酰肌醇-3-激酶途径调节产生相应的生物学效应。

胰岛素的生理作用是促进细胞摄取葡萄糖,促进葡萄糖氧化利用、促进糖原合成,抑制糖异生,使血糖降低;促进脂肪和蛋白合成,抑制脂肪和蛋白分解。

(2)胰岛素样生长因子:胰岛素样生长因子(insulin-like growth factors,IGF)是一种多肽,与胰岛素结构相似,主要为 IGF Ⅰ 和 IGF Ⅱ,IGF Ⅱ 的生理作用尚不清楚,IGF Ⅰ 主要在生长激素的调控下由肝脏产生,又称为生长调节素 C,是细胞生长和分化的主要调节因子之一,通过特异的 IGF 受体或胰岛素受体而发挥作用。其他组织也可产生 IGF Ⅰ,但并不进入血循环,仅在局部发挥作用。血液中的 IGF 浓度约比胰岛素高 1 000 倍,大部分以蛋白结合的形式存在,只有少量以游离形式存在。

IGF 外源性注入可导致低血糖,缺乏可引起生长迟缓。胰腺外肿瘤时会导致 IGF 生成过量,出现饥饿性低血糖。测定 IGF Ⅰ 帮助评价生长激素的缺乏或过量,监测机体的营养状况。IGF 在正常糖代谢中的作用尚不清楚。

2.升高血糖的激素

(1)胰高血糖素:胰高血糖素是胰岛 A 细胞分泌的一种多肽类激素,其生理作用是通过与特异性受体结合,激活依赖 cAMP 的蛋白激酶,增加细胞内 cAMP 的浓度,使肝糖原分解增加,糖异生增加,抑制糖原合成,使血糖升高。

(2)肾上腺素:肾上腺素(epinephrine,E)是由肾上腺髓质分泌的儿茶酚胺类激素,可促进肝糖原分解和降低外周组织对血糖的利用使升高血糖。肾上腺素还可刺激胰高血糖素的分泌,抑制胰岛素分泌。肾上腺素在胰高血糖素分泌受损时,是上调血糖水平的关键激素。运动或应激可促进肾上腺素分泌,使血糖升高。

除此之外,生长激素、生长抑制素、皮质醇、甲状腺激素也具有拮抗胰岛素的作用,在几种升高血糖的激素中胰高血糖素最为重要,其次是肾上腺素。

(二)神经系统调节

神经系统主要通过下丘脑—垂体—靶腺轴和自主神经系统调控激素分泌。在下丘脑存在食欲中枢(腹内侧核和外侧核),对机体血糖水平存在两种相反的效应,它们通过自主神经系统(交感神经和副交感神经),控制胰岛素、胰高血糖素、肾上腺素的分泌从而影响糖代谢途径中关键酶活性,影响糖代谢过程,以达到调控血糖水平的目的。

二、糖尿病与分型

(一)高血糖症

血糖浓度高于空腹水平上限 6.1 mmol/L 时称为高血糖症。若血糖浓度高于肾糖阈值(>8.9～10 mmol/L),则出现尿糖。高血糖分为生理性和病理性,临床上常见的病理性高血糖有空腹血糖受损(Impaired fasting glucose,IFG)、糖耐量减低(impaired glucose tolerance,IGT)和糖尿病(diabetes mellitus,DM),IFG 和 IGT 两者均代表了正常葡萄糖稳态和糖尿病高血糖之间的中间代谢状态。目前认为 IFG、IGT 均有发生糖尿病的倾向,是发生心血管病变的危险因素。

(二)糖尿病

(1)糖尿病定义:糖尿病是一组由胰岛素分泌不足和(或)作用缺陷所引起的以慢性血糖水平增高为特征的代谢性疾病。典型 DM 常表现的症状是"三多一少",即多尿、多饮、多食和体重减轻。DM 是常见病、多发病,其发病率呈逐年上升趋势,已成为发达国家中继心血管病和肿瘤之后的第三大非传染性疾病。DM 的病因和发病机制尚未完全阐明。

(2)糖尿病分型:采用 1999 年 WHO 糖尿病专家委员会提出的病因学分型标准,共分为四大类型即:1 型糖尿病、2 型糖尿病、其他特殊类型糖尿病和妊娠期糖尿病(gestational diabetes mellitus,GDM),见表 11-1。在 DM 患者中,2 型 DM 占 90%～95%,1 型 DM 约为 5%～10%,其他类型占比例很少。

表 11-1　糖尿病的病因学分类

类型	病因
1 型糖尿病	胰岛 B 细胞破坏,常导致胰岛素绝对不足
免疫介导性 1 型糖尿病	
特发性 1 型糖尿病	
2 型糖尿病	胰岛素抵抗和(或)胰岛素分泌不足
其他特殊类型糖尿病	
胰岛 B 细胞功能的遗传性缺陷性糖尿病	成年发病性糖尿病、线粒体基因突变糖尿病
胰岛素作用遗传性缺陷性糖尿病	A 型胰岛素抵抗、脂肪萎缩型糖尿病等
胰腺外分泌性疾病所致糖尿病	胰腺炎、创伤或胰岛切除、肿瘤、纤维钙化性胰腺病等
内分泌疾病所致糖尿病	肢端肥大症、库欣综合征、嗜铬细胞瘤等
药物或化学品诱导所致糖尿病	吡甲硝苯脲、糖皮质激素、苯妥英钠、烟酸等
感染所致糖尿病	风疹、巨细胞病毒等
不常见的免疫介导性糖尿病	胰岛素自身免疫综合征、抗胰岛素受体抗体等
其他遗传综合征伴糖尿病	Down 综合征、Wolfram 综合征、强直性肌营养不良症等
妊娠期糖尿病	

(三)各种类型糖尿病的主要特点

1.1 型糖尿病

(1)免疫介导性 1 型糖尿病:为自身免疫机制引起的胰岛 B 细胞破坏,导致胰岛素绝对缺乏,且具有酮症酸中毒倾向,其主要原因与遗传因素、环境因素和自身免疫机制有关。①遗传易感性:1 型 DM 与人类白细胞组织相容性抗原(HLA)有很强关联,用混合淋巴细胞培养方法或用血清学方法鉴定 HLA-DR 亚型,发现 1 型 DM 易感性与 HLA-DW$_3$、DW$_4$ 呈阳性相关,与 HLA-DW$_2$ 呈阴性相关。②环境因素:常见的有病毒感染(风疹病毒、柯萨奇 B 病毒、流行性腮腺炎病毒、脑心肌炎病毒和巨细胞病毒等)、化学物质、生活方式、精神应激以及营养成分改变(如牛奶)等。病毒感染可直接损伤胰岛组织引起 DM,也可能诱发自身免疫反应,进一步损伤胰岛组织引起 DM。③自身免疫机制:B 细胞自身免疫机制的标志物是指患者血清中存在的一些自身抗体,选择性损伤或破坏胰岛 B 细胞,引起胰岛素分泌缺乏。遗传易感性及自身免疫因素决定胰岛 B 细胞受损的进程。免疫介导性 1 型糖尿病的主要特点是:①胰岛 B 细胞的自身免疫性损伤是重要的发病机制,大多数患者体内存在自身抗体。②血清胰岛素或 C 肽水平低。③胰岛 B 细胞的破坏引起胰岛素绝对不足,且具有酮症酸中毒倾向,治疗依赖胰岛素。④遗传因素在发病中起重要作用,特别与 HLA 某些基因型有很强关联。⑤任何年龄均可发病,尤其常见于儿童和青少年,起病较急。

(2)特发性 1 型糖尿病:多见于非洲及亚洲人。这一类型糖尿病的显著特点是具有很强的遗传性,明显的胰岛素缺乏,容易发生酮症酸中毒,但缺乏自身免疫机制参与以及与 HLA 关联的特点。

2.2 型糖尿病

2 型 DM 是由多个基因及环境因素综合引起的复杂病。2 型 DM 有更强的遗传易感性,并有显著的异质性。环境因素主要有人口老龄化、生活方式改变、营养过剩、体力活动过少、应激、化学物质等。

胰岛素抵抗(insulin resistance,IR)和胰岛 B 细胞功能减退是 2 型 DM 的主要发病机制。IR 是指胰岛素作用的靶器官(主要是肝脏、肌肉和脂肪组织)对正常浓度的胰岛素不能产生正常的生物学反应,即胰岛素敏感性降低。大部分 2 型 DM 存在 IR,IR 的原因包括遗传和环境两方面因素。胰岛素作用主要涉及胰岛素受体及调控过程、受体后信息传递至发挥作用过程等,遗传因素可能引起这些生物学过程中的有关环节多基因的多态性或突变,导致 IR。环境因素中主要为摄食过多、体力活动过少导致肥胖(特别是中心性肥胖),可引起一系列代谢异常,进一步抑制胰岛素信号传递,加重 IR。

在 DM 发生发展过程中,出现的高血糖和脂代谢紊乱可导致胰岛素敏感性进一步降低和胰岛 B 细胞功能损伤,分别称为葡萄糖毒性和脂毒性,是 DM 发病中非常重要的获得性因素。脂毒性还可能是 2 型 DM 发病机制中的原发性因素。2 型 DM 的发生还与慢性炎症、妊娠期糖尿病史、高血压、脂代谢紊乱等因素也有很大的关系。2 型 DM 的主要特点是:①常见肥胖的中老年成人,偶见于幼儿。②起病较慢,在疾病早期阶段可无明显症状,常以并发症出现为首诊。③血清胰岛素水平可正常或稍高,在糖刺激后呈延迟释放。④自身抗体呈阴性。⑤早期单用口服降糖药一般可以控制血糖。⑥自发性酮症酸中毒较少。⑦有遗传倾向,但与 HLA 基因型无关。

3.其他特殊类型糖尿病

见表 11-1。

4.妊娠期糖尿病

GDM 是指妊娠期首次发生或发现的糖尿病,包含了一部分妊娠前已患有糖尿病但孕期首次被诊断的患者。但妊娠前已确诊为 DM 者不属 GDM,后者称为"糖尿病合并妊娠"。大部分 GDM 妇女在分娩后血糖将同复到正常水平,但在若干年后有发生 2 型 DM 的高度危险性。分娩 6 周后应复查血糖,根据血糖水平重新确定其类型,并长期追踪观察。

三、糖尿病的主要代谢异常

DM 患者由于胰岛素的绝对和相对不足,导致机体出现糖、脂肪、蛋白质、水及电解质等多种物质的代谢紊乱。高血糖引起高渗性利尿是多尿的根本原因,而多尿所致的脱水又导致多饮,糖利用障碍所致饥饿感使患者多食,同时大量蛋白质和脂肪分解使患者体重下降。长期高血糖又可引起一系列微血管、神经病变和一些急性并发症,进一步加重体内代谢紊乱。

(一)糖代谢异常

葡萄糖在肝、肌肉和脂肪组织的利用减少,肝糖原分解和糖异生加速,糖原合成减少,引起血糖增高。血糖过高如超过肾糖阈可产生渗透性利尿,严重高血糖可使细胞外液的渗透压急剧升高,引起脑细胞脱水,出现高渗性高血糖昏迷。

(二)脂类代谢异常

由于胰岛素不足,脂肪合成减少,脂肪分解增加,血中游离脂肪酸和甘油三酯浓度增加。在胰岛素严重不足时,因为脂肪大量分解,生成酮体过多,当超过机体对酮体的利用能力时,造成酮血症,严重时引起酮症酸中毒。

(三)蛋白质代谢异常

由于胰岛素不足,蛋白质合成减少,分解加速,导致机体出现负氮平衡、体重减轻、生长发育迟缓等现象。

四、代谢综合征

代谢综合征(metabolic syndrome,MS)是与代谢异常相关的心血管病多种危险因素在个体内聚集的状态。MS 的基础是 IR,其主要组成成分是肥胖症尤其是中心性肥胖、2 型 DM 或糖调节受损、血脂异常和高血压。

MS 的非 DM 者中发生 2 型 DM 的危险约为无 MS 的非 DM 者的 5 倍,MS 患者心血管事件的发生率及死亡风险约为无 MS 者的 2~3 倍,MS 发病率在不同国家、人种、性别和年龄不同,约为 10%~50%,已成为一种常见病。

国际糖尿病联盟的 MS 诊断标准具体指标范围与我国中华医学会糖尿病分会(CDS,2004)建议的 MS 诊断标准有所差异,这与其调查研究对象主要为欧美人群有关。2007 年我国卫生部心血管防治中心在 CDS(2004)建议的基础上,对 MS 诊断标准进行了修订,以下 5 项中具有 3 项或 3 项以上者可诊断为 MS:

①腹部肥胖,腰围男性＞90 cm,女性＞85 cm。②血 TG≥1.7 mmoI/L。③血 HDL-C＜1.04 mmol/L。④血压≥130/85mmHg。⑤FPG≥6.1 mmol/L 或糖负荷后 2hPG≥7.8 mmol/L 或有糖尿病史。

五、糖尿病的常见并发症

长期高血糖可致多种并发症,尤其是病程较长、控制较差的患者。按并发症的起病快慢,可分为急性并发症和慢性并发症两大类。

(一)糖尿病急性并发症

1.糖尿病酮症酸中毒昏迷

糖尿病酮症酸中毒昏迷是 DM 最为常见的急症。1 型 DM 有自然发生糖尿病酮症酸中毒(diabetic ketoacidosis,DKA)的倾向,2 型 DM 在一定诱因下也可发生 DKA。诱因多为感染、治疗不当、各种应激因素如创伤、手术等和各种拮抗胰岛素的激素分泌增加。发病机制主要是由于胰岛素的绝对或相对不足,拮抗胰岛素的激素增多,肝糖原分解加速,糖异生加强,导致血糖增加。机体不能很好地利用血糖,各组织细胞处于血糖饥饿状态,于是脂肪分解加速,血浆中游离脂肪酸增加,导致酮体生成增加超过利用,血浆中酮体超过 2.0 mmol/L 时称为酮血症,此时血酮从尿中排除,成为酮尿症。酮体进一步积聚,消耗体内的储备碱,血 pH＜7.35,发生代谢性酸中毒时称为 DKA。此时机体可发生一系列代谢紊乱,表现为严重失水、代谢性酸中毒、电解质紊乱等,血糖多数为16.7～33.3 mmol/L、有时更高。病情进一步发展,出现昏迷,称为糖尿病酮症酸中毒昏迷,严重可导致死亡。

2.糖尿病高渗性非酮症昏迷

糖尿病高渗性非酮症昏迷,简称高渗性昏迷,多见于 50～70 岁的老年糖尿病患者。部分患者有高渗状态,并无昏迷表现的称为高血糖高渗状态(hyperglycemic hyperosmolar status,HHS)。常见的发病诱因有急性感染、手术、创伤、严重呕吐、腹泻、药物(利尿剂、糖皮质激素等)以及腹膜透析或血液透析、重度烧伤引起失水过多。本病的特征是血糖常高达 33.3 mmol/L 以上,一般为 33.3～66.6 mmol/L,高血浆渗透压、脱水,无明显酮症酸中毒,患者常常出现不同程度的意识障碍或昏迷。

3.糖尿病乳酸酸中毒昏迷

糖尿病患者由于乳酸生成过多或利用减少,使乳酸在血中的浓度明显升高所导致的酸中毒称为乳酸酸中毒。正常血酸为 0.56～1.67 mmoL/L,当乳酸浓度＞2 mmol/L 时,肝脏对其清除就会达到饱和而发生乳酸血症。乳酸酸中毒没有可接受的浓度标准,但一般认为乳酸超过5 mmol/L 以及 pH 小于 7.25 时提示有明显的乳酸酸中毒。其中 50％以上的患者可出现神经系统症状,轻者神志恍惚、烦躁不安,重者反应迟钝、嗜睡、谵妄、直至昏迷,称为糖尿病乳酸酸中毒昏迷。发病机制主要有:胰岛素的绝对和相对不足,机体组织不能有效地利用血糖,丙酮酸大量还原为乳酸,使体内乳酸堆积增多所致。一些降糖药物如双胍类降糖药可促进外周组织葡萄糖的无氧酵解过程增加,导致乳酸生成过多,另一方面又可影响组织对乳酸的氧化代谢,使乳酸的利用和清除减少。

(二)糖尿病慢性并发症

糖尿病慢性并发症可遍及全身各重要器官。目前认为与遗传易感性、高血糖、氧化应激、炎症因子、非酶糖基化等因素有关。各种病症可单独出现或以不同组合同时或先后出现,有时并发症在DM 诊断之前已经存在,有的患者常常是以一些并发症为线索而发现 DM。由于大血管、微血管和神经损害,患者常常出现眼、肾、神经、心脏和血管病变。患者可死于心、脑血管动脉粥样硬化或糖尿病肾病。

(孙启玉)

第二节　糖尿病的检验指标与临床应用

糖尿病的检验指标在 DM 的诊断、分型、疗效评估以及并发症的诊断和鉴别诊断上有重要意义。包括糖尿病诊断指标、监控指标和并发症相关指标等。

一、糖尿病诊断指标

1.糖尿病诊断标准

目前国际上通用 1999 年 WHO 糖尿病专家委员会提出的诊断标准见表 11-2。儿童糖尿病的诊断标准与成年人相同。

表 11-2　糖尿病的诊断标准

项目	诊断标准
随机血浆葡萄糖	≥11.1 mmol/L(200 mg/dL)＋糖尿病症状(如多食、多饮、多尿、体重减轻)
空腹血浆葡萄糖	FPG≥7.0 mmol/L(126 mg/dL)
口服葡萄糖耐糖量试验	2 h 血浆葡萄糖≥11.1 mmol/L(200 mg/dL)

注:其中任何一种出现阳性结果,需用上述方法中的任意一种进行复查,予以证实,诊断才能成立。mmol/L 转换 mg/dL 为乘以换算系数 18。

2.妊娠期糖尿病诊断标准

(1)妊娠妇女糖尿病筛查:所有非糖尿病的孕妇,在妊娠 24～28 周,常规做 50 g 葡萄糖负荷试验(glucose challenge test,GCT)。具有妊娠糖尿病高危因素的孕妇,首次孕期检查时,即应进行 GCT,若血糖正常,妊娠 24 周后复查 GCT。

方法:随机口服葡萄糖 50 g,溶于 200 mL 水中,5 min 内服完,测定 1 h 静脉血浆葡萄糖水平,如＞17.8 mmol/L,需要进行口服葡萄糖耐量试验(oral glucose tolerance test,OGTT)。

(2)75 g 或 100 g 葡萄糖耐量试验:美国国家糖尿病资料小组(NDDG)、美国糖尿病协会(ADA)和 WHO 的诊断标准见表 11-3。

表 11-3　妊娠期糖尿病葡萄糖耐量试验的诊断标准(血糖 mmol/L)

	空腹	服糖后 1 h	服糖后 2 h	服糖后 3 h
NDDG	5.8(105 mg/dL)	10.6(190 mg/dL)	9.2(165 mg/dL)	8.1(145 mg/dL)
ADA	5.3(95 mg/dL)	10.0(180 mg/dL)	8.6(155 mg/dL)	7.8(140 mg/dL)
WHO	7.0	—	11.1	—

2007 年中华医学会围产医学分会妊娠合并糖尿病协作组通过的妊娠期糖尿病诊断标准是符合下列标准之一,即可诊断 GDM:①两次或两次以上,FPG≥5.8 mmol/L;②OGTT 项值中 2 项达到或超过上述标准。③50 g GCT 1 h 血糖≥11.1 mmol/L。妊娠期糖耐量受损(gestational impaired glucose tolerance,GIGT):OGTT4 项值中任何 1 项异常即可诊断。如果为 FPG 异常,应重复 FPG 检查。

3.空腹血糖受损和糖耐量减低诊断标准

空腹血糖受损(IFG)和糖耐量减低(IGT)的诊断标准见表 11-4。

表 11-4　空腹血糖受损和糖耐量减低诊断标准(mmol/L)

项目	IFG	IGT
空腹血糖(FGC)	6.1＊～6.9(110～126 mg/dL)	＜7.8(140 mg/dL)
服糖后 2 h 血糖(2 hPC)	＜7.0(126 mg/dL)	7.7(140 mg/dL)～11.0(199 mg/dL)

注:＊2003 年国际糖尿病专家委员会建议将 IFG 的诊断标准修订为 5.6～6.9mmol/L。

4.空腹血糖

空腹血糖(fasting plasma glucose,FPG)是指 8～10 h 内无任何热量摄入时测定的静脉血浆葡萄糖浓度。为糖尿病最常用的检测项目。如 FPG 浓度不止一次高于 7.0 mmol/L 可诊断为糖尿病。但是 2 型 DM,高血糖出现的较晚,仅用 FPG 这个诊断标准将延误诊断,并对 DM 人群的流行情况估计过低。因此对于下述人群建议进行 OGTT 或者 FPG 筛查:所有已年满 45 周岁的正常人,每 3 年重复 1 次;对较年轻的人群,如有以下情况,应进行筛查:①肥胖个体,体重≥120%标准体重或者 BMI>27 kg/m²(亚太地区 BMI≥25 kg/m² 定为肥胖)[BMI 为体重指数＝体重(kg)/身高(m²)]。②2 型糖尿病一级亲属。③DM 发病的高危种族(如非裔、亚裔、土著美国人、西班牙裔和太平洋岛屿居民)。④已确诊过 GDM 或有巨大胎儿(体重>4.5 kg)生育史。⑤高血压病患者。⑥HDL 胆固醇≤0.90 mmol/L 或 TG>2.82 mmol/L。⑦曾经有 IGT 及(或)IFG 的个体。

5.口服葡萄糖耐量试验

口服葡萄糖耐量试验(oral glucose tolerance test,OGTT),是口服一定量葡萄糖后,作系列血浆葡萄糖浓度测定,以评价机体对血糖调节能力的标准方法。OGTT 诊断 IGT、DM 较 FPG 灵敏,但重复性稍差。

(1)实验方法:WHO 推荐的 OGTT,葡萄糖负荷量为 75 g,对于儿童,按 1.75 g/kg 体重计算,总量不超过 75 g。清晨空腹坐位取血后,用葡萄糖溶于 250～300 mL 水在 5 min 内饮完,之后每隔 30 min 取血 1 次,共 4 次,历时 2 h。试验前三天每日食物中糖含量应不低于 150 g,维持正常活动,影响试验的药物应在 3 d 前停用,试验前应禁食 8～14 h。整个试验期间不可吸烟、喝咖啡、喝茶或进食。临床上常用的方法是清晨空腹抽血后,开始饮葡萄糖水后 30 min、60 min、120 min 和 180 min 分别测定静脉血浆葡萄糖。OGTT 结合 FPG 对糖尿病相关状态的判定标准见表 11-5。

表 11-5　OGTT 对糖尿病相关状态的判定标准(静脉血糖 mmol/L)

相关状态	正常糖耐量	IFC	IGT	DM
FPC	<6.1	6.1～6.9	<7.0	≥7.0
服糖后 2 h	<7.8	<7.8	7.8～11.0	≥11.1

(2)葡萄糖耐量曲线:将空腹和服糖后 30 min、60 min、120 min 和 180 min 静脉血浆葡萄糖,绘制成糖耐量曲线图。

OGTT 主要用于下列情况:①诊断 GDM。②诊断 IGT。③人群筛查,以获取流行病学数据。④有无法解释的肾病、神经病变或视网膜病变,其随机血糖<7.8 mmol/L,可用 OGTT 评价,即使 OGTT 结果异常,并不代表有肯定因果关系,还应该排除其他疾病。

对不能承受大剂量口服葡萄糖、胃切除后及其他可致口服葡萄糖吸收不良的患者,为排除影响葡萄糖吸收的因素,应进行静脉葡萄糖耐量试验(intravenous glueose tolerance test,ICTT)。IGTT 的适应证与 OGTT 相同。

二、糖尿病监控指标

1.糖化蛋白

葡萄糖可以和体内多种蛋白质中的氨基以共价键的形式不可逆地结合,形成糖化蛋白,此过程不需酶的参与,其量与血糖浓度呈正相关,为糖尿病血糖控制效果的主要监控指标,不用于糖尿病诊断。

(1)糖化血红蛋白:是葡萄糖或其他糖与血红蛋白的氨基发生非酶催化反应的产物(一种不可逆的糖化蛋白)。成人血红蛋白(Hb)通常由 HbA(约 90%)、HbA₁(6.5%)、HbA₂(2.5%)和 HbF(0.5%)组成。HbA 由两条 α 肽链和两条 β 肽链组成。HbA₁ 称为糖化血红蛋白(glycated hemoglobins,GHb),包括 HbA₁ₐ、HbA₁ᵦ 和 HbA₁ᵨ。HbA₁ 的 80%是 HbA₁ᵨ约占总 Hb 的 4.5%。

HbA₁ᵨ由葡萄糖与 HbA 的 β 肽链缬氨酸残基缩合而成;HbA₁ᵨ又由 HbA₁ₐ₁ 和 HbA₁ₐ₂ 正组成,两者分别是血红蛋白 β 链与 1,6-二磷酸果糖和 6-磷酸葡萄糖缩合而成;HbAlb 由丙酮酸与 β 链结合而成。

HbAh 的形成是不可逆的,其血浓度与红细胞寿命和该时期内血糖的平均浓度有关,不受每天葡萄糖波动的影响,也不受运动或食物的影响。因为红细胞平均寿命约为 90～120 d,所以 HbA$_{lc}$ 能反映近 8～10 周内平均血糖水平,成为反映糖尿病较长时间血糖控制水平的良好指标。在有溶血性疾病或其他原因引起红细胞寿命缩短时,HbA$_{lc}$ 明显减少。同样,如果近期有大量失血,新生红细胞大量产生,会使 HbA$_{lc}$ 结果偏低。但 HbAh 仍可用于监测上述患者,其测定值必须与自身以前测定值作比较而不是与参考值进行比较。用胰岛素治疗的 DM 患者,应将 HbA$_{lc}$ 或 HbA1 作常规检测指标,至少每 3 个月 1 次。在某些临床状态下如 GDM 或调整治疗方案时,每 4 周测定 1 次,可及时提供有价值的信息。

(2)糖化血清蛋白(glycasylated serum protein,GSP):葡萄糖也可通过非酶促糖基化反应与血清蛋白结合形成 GSP。GSP 的生成量与血糖浓度有关。由于清蛋白是血清蛋白最主要的成分,半寿期约为 19 d,所以 GSP 能反映近 2～3 周的平均血糖水平,在反映血糖控制效果上比 GHb 敏感,对 GDM 或治疗方法改变者更为适用。

GSP 应与 GHb 联合应用。当患者有 Hb 变异时,会使红细胞寿命下降,此时 GHb 的测定意义不大,而 GSP 则很有价值。当清蛋白浓度和半寿期发生明显变化时,会对 GSP 产生很大影响,故对于肝硬化、肾病综合征、异常蛋白血症或急性时相反应之后的患者,GSP 结果不可靠。

2.尿清蛋白排泄试验

尿蛋白排泄率(urinary albumin excretion rate,UAER)可提示清蛋白经毛细血管漏出的程度,UAER 增高是微血管病变的标志,可监测肾脏损害的程度。对 DM 患者,UAER 是 DM 肾病早期诊断及临床分期的重要指标,UAER 持续＞20 μg/min,提示糖尿病患者已存在早期糖尿病肾病;UAER 持续,＞200 μg/min,提示已进入临床糖尿病肾病;2 型 DM 被诊断时,常有 UAER 的增加,提示 DM 已经存在一段时间。一旦糖尿病性肾病发生,此时临床治疗可延缓疾病进程,但不能终止和逆转肾损害。UAER 增加可同时提示眼底等器官的微血管存在损害。

3.血清胰岛素和 C 肽

(1)胰岛素:健康人在葡萄糖的刺激下,胰岛素呈二时相脉冲式分泌,静脉注射葡萄糖后的 1～2 min 内是第一时相,10 min 内结束。这一时相呈尖而高的分泌峰,代表贮存胰岛素的快速释放。第二时相紧接第一时相,持续 60～120 min,直到血糖水平恢复正常,代表了胰岛素的合成和持续释放能力。DM 患者随着 B 细胞功能进行性损害,胰岛素对葡萄糖反应的第一时相将消失,而其他的刺激物如氨基酸或胰高血糖素仍能刺激其产生,所以在大多数 2 型 DM 患者仍保留第二时相的反应。而 I 型 DM 患者几乎没有任何反应。葡萄糖刺激胰岛素分泌的反应状态见图 11-2。

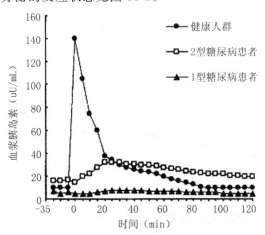

图 11-2 葡萄糖刺激胰岛素分泌曲线

血清胰岛素测定的主要目的:①空腹低血糖评估。②DM 分型。③B 细胞功能评估,确认 DM 患者是否需要胰岛素治疗。④预测 DM 易感人群,预测 DM 患者病情发展。⑤IR 机制研究。

胰岛素释放试验(insulin releasetest,IRT)的方法与 OGTT 方法相同:空腹和服糖后 30 min、60 min、120 min 和 180 min 分别采血测定胰岛素,了解胰岛 B 细胞的储备功能。健康人服糖后 30～60 min 上升为空腹胰岛素的 5～10 倍,3 h 后恢复至空腹水平;IGT 或 DM 患者早期空腹胰岛素水平可略高或正常,晚期则往往减低,服糖后胰岛素分泌高峰多延迟在 2～3 h 出现。1 型糖尿病无明显反应。

(2)C 肽:胰岛素和 C 肽以等摩尔数分泌进入血循环,但由于 C 肽的半寿期比胰岛素长,大约 35 min,在禁食后 C 肽浓度比胰岛素高 5～10 倍。C 肽主要在肾脏降解,部分以原形从尿中排泄。C 肽不受外源性胰岛素干扰,不与胰岛素抗体反应,所以与血清胰岛素浓度相比,血清 C 肽水平可更好地反映 B 细胞功能。

血清 C 肽测定的主要目的有以下一些。①评估空腹低血糖。某些 B 细胞瘤患者,特别是有间歇性胰岛素分泌过多时,检测胰岛素可正常,但 C 肽浓度都升高。当低血糖是由于胰岛素注射所致时,胰岛素水平会很高而 C 肽降低,这是因为 C 肽不存在于药用胰岛素中,并且外源性胰岛素会抑制 B 细胞分泌功能。②评估 B 细胞功能。基础或刺激性(通过葡萄糖或胰高血糖素)C 肽水平可以评价患者 B 细胞胰岛素分泌能力和分泌速度,指导临床是否需使用胰岛素治疗。③DM 分型。④监测胰腺手术效果。在全胰腺切除术后,检测不到血清 C 肽,而在成功的胰腺或胰岛细胞移植后 C 肽水平升高。当需要连续评估 B 细胞功能或不能频繁采血时,可测定尿中 C 肽。24 h 尿中 C 肽(非肾衰者,因肾衰可使 C 肽浓度上升)与空腹血清 C 肽浓度相关性很好,并与葡萄糖负荷后,连续取血标本的 C 肽浓度相关性也很好。由于尿 C 肽个体差异大,限制了作为评价 B 细胞分泌能力的价值。

C 肽释放试验(C-peptide release test,CRT)的方法与 OGTT 方法相同:空腹和服糖后 30 min、60 min、120 min 和 180 min 采血分别测定 C 肽。服糖后 30～60 min 为 C 肽峰值,为空腹 C 肽的 5～7 倍;本试验意义与胰岛素释放试验相同。

4.血清胰岛素原

PI 半寿期比胰岛素长 2～3 倍,主要在肝脏降解,在禁食后血清的 PI 水平增高,可达血清胰岛素水平的 10%～15%。血清 PI 测定的目的是:①评估 IR 和胰岛 B 细胞功能。高 PI 血症与肥胖及糖耐量损害相关。PI 与胰岛素抵抗指数(IRI)的比值,即 PI/IRI 比值在正常人-IGT-2 型 DM 也呈逐渐递增趋势,DM 患者存在胰岛 B 细胞中 PI 转化为胰岛素的功能障碍,而不是分泌过量所致,反映了 B 细胞功能缺陷。②评估胰岛 B 细胞肿瘤。部分胰岛 B 细胞肿瘤的患者,因 PI 转化为胰岛素的功能障碍,仅有 PI 升高,而胰岛素和 C 肽不高,高浓度的 PI 仍可导致低血糖。③家族性高 PI 血症,较少见,原因不明,与 PI 转化为胰岛素的功能障碍有关。④慢性肾功能不全、肝硬化和甲状腺功能亢进等患者可见 PI 增加。

5.血清胰岛自身抗体

包括血清胰岛细胞胞浆抗体(ICA)、胰岛素自身抗体(IAA)、谷氨酸脱羧酶自身抗体(GADA)和酪氨酸磷酸酶抗体(胰岛抗原 2 抗体)(1A-2A),这些抗体对 1 型 DM 的鉴别诊断有重要价值,在 1 型 DM 发生数年前就可检出,检出率分别约为 30%～60%、70%～90%、50% 和 50%。使用异源性胰岛素治疗的 DM 患者绝大部分产生胰岛素自身抗体,但由于滴度低,通常不会产生胰岛素抵抗作用。但也有少数的 DM 患者,多见于 2 型 DM,抗体滴度较高,抗体与胰岛素结合,降低胰岛素的生物学作用,导致 lR。改善动物来源胰岛素的纯度和(或)使用重组人胰岛素能减少胰岛素抗体的产生,但不能完全消除。测定胰岛素抗体可提供胰岛素治疗的指导。

6.胰高血糖素

血液中胰高血糖素升高多见于胰岛 A 细胞瘤患者,常伴有体重减轻、高血糖等症状。胰高血糖素浓度降低见于慢性胰腺炎和长期使用磺脲类药物的患者。

7.胰岛素抵抗的检测

IR 是 MS 中多种表现的共同发病基础是研究的热点,其测定方法已有 20 多种,目前常用的方法有以下几种。

(1)葡萄糖胰岛素钳夹技术:1979 年 DeFronzo 等建立的高胰岛素、正常血糖钳夹术即葡萄糖胰岛素钳夹技术(glucose insulin clamp technique,CLAMP)测定胰岛素介导的葡萄糖代谢率[M,mg/(kg·min)]是目前国际公认的评价 IR 的金标准。方法是:静脉输注胰岛素使之达到特定的循环浓度,此时利用外源葡萄糖来补充和维持正常的血糖浓度。在血浆胰岛素浓度接近 100 μg/mL 时,若维持正常血糖浓度所需的外源葡萄糖<150 mg/min 为 IR。CLAMP 技术不受内源性胰岛素缺乏和低血糖对胰岛素敏感性的影响,可用于各种人群(正常糖耐量、IGT 和 DM)IR 状态的检测。该方法复杂、价格昂贵、费时,设备特殊,限制了在临床上的推广和使用。

(2)胰岛素敏感指数:胰岛素敏感指数(insulin sensitivity index,IsI)IsI＝1/(空腹血糖×空腹胰岛素)。2 型 DM 较正常人的 ISI 低,说明 2 型 DM 存在 IR。本方法不适应于原发胰岛素结构不正常的病例,也不适应于 B 细胞分泌胰岛素极差的病例。

(3)胰岛素抵抗指数:胰岛素抵抗指数(immune reactive insulin,IRI)采用稳态模型(homeostasis assessment model,HOMA Model)公式计算。Homa－IRI＝(空腹血糖×空腹胰岛素)/22.5,2 型 DM 的 IRI 较正常人高,存在 IR。其结果与 CLAMP 相关性良好,应用较普遍。

其他方法还有胰岛素抑制试验、胰岛素耐量试验、高血糖素试验等,临床一般应用很少。

三、糖尿病并发症指标

1.酮体监测

酮体由乙酰乙酸、β-羟丁酸和丙酮组成。其中小部分乙酰乙酸自发性脱羧生成丙酮,而大部分则转变为 β-羟丁酸。在健康人,β-羟丁酸与乙酰乙酸比值约 2∶1,二者基本构成血清中所有酮体,丙酮是次要成分。在严重 DM,由于机体有大量 NADH 存在,促进了 β-羟丁酸的生成,β-羟丁酸/乙酰乙酸的比率可增加,因而,此时最好测定血液 β-羟丁酸浓度。酮体形成过多会导致其在血中浓度增加,形成酮血症,尿中的排泄量也会增加,形成酮尿,见于饥饿或频繁呕吐等糖来源减少,或 DM 等糖利用率不良的疾病。

2.乳酸和丙酮酸监测

乳酸由丙酮酸还原而成,是糖代谢的中间产物,一般认为乳酸浓度>5 mmol/L、pH<7.25 时提示有明显的乳酸中毒。正常人乳酸和丙酮酸比值为 10∶1,处于平衡状态。乳酸/丙酮酸比例增高及乳酸增加,标志着有氧氧化减少,提示细胞内缺氧。乳酸/丙酮酸比率<25 还提示糖异生缺陷。

（孙启玉）

第三节　其他糖代谢异常

临床上重要的糖代谢紊乱除高血糖症外,还有因血糖浓度过低导致的低血糖症和由于一些与糖代谢有关的酶类异常或缺陷导致的先天性糖代谢异常病。简要介绍如下。

一、低血糖症

低血糖症是指血糖浓度低于参考值水平下限,临床出现以交感神经兴奋和脑细胞缺糖为主要特点的综合征。一般以血浆葡萄糖浓度低于 2.8 mmol/L 时作为低血糖症的标准。低血糖时临床表现的严重程度与低血糖的程度、血糖下降的速度和持续时间、机体对低血糖的反应和年龄等因素有关。

低血糖时由于肾上腺素等激素分泌增加,导致出汗、心悸、乏力、饥饿、头晕、心率加快等。当血糖低于 1.7 mmol/L 时会引起严重的中枢神经系统损害,出现头痛、嗜睡、意识模糊,严重者可出现神志丧失甚至死亡。

1.空腹低血糖症

正常人一般不会因为饥饿而发生低血糖症,这是因为正常的调节机制能够维持血糖浓度的恒定。真性空腹低血糖常提示有潜在疾病的存在,其常见原因有以下一些。

(1)胰岛素瘤:是器质性低血糖症中最常见的病因,其中胰岛 B 细胞腺瘤约占 84%,其次为腺癌。临床表现为胰岛素过多或低血糖综合征。正常人血浆胰岛素浓度波动在一个较宽的范围,只有不到 50% 的胰岛 B 细胞瘤的患者会发生低血糖,同时检测血糖和胰岛素浓度可提高诊断准确度。

(2)肝脏疾病:在肝衰竭(如病毒性肝炎的晚期,中毒性肝坏死)的患者因糖异生或糖原贮积减少而导致低血糖。肝功能受损超过 80% 的才会出现低血糖,所以此时的低血糖可作为肝衰竭的证据。

(3)内分泌性疾病:如生长激素、糖皮质激素、甲状腺素或胰高血糖素等缺乏也可能导致低血糖,但这类低血糖在儿童更易发生。

(4)酒精性低血糖:乙醇通过抑制糖异生而导致低血糖,而在慢性酒精中毒的患者可因营养不良(低糖原贮积)引起酒精性低血糖。

诊断空腹低血糖的方法是多次连续测定空腹血糖或在发作时测定血糖,其值<2.8 mmol/L。对于原因不明的低血糖,需进行特殊试验以阐明潜在的病因。

2.刺激性低血糖症

空腹时血糖无明显降低,给予适当刺激后,如进食才诱发出现低血糖,称为刺激性低血糖症。餐后低血糖症为刺激性低血糖症的一大类,又称为反应性低血糖,低血糖发生于进餐后 1~5 h,如果怀疑本病,则可进行 5 h 进餐耐量试验或 5 h 葡萄糖耐量试验。

3.新生儿和婴儿低血糖症

新生儿的血糖于出生后快速下降,其浓度远远低于成人,通常在 2.8~3.3 mmol/L。新生儿低血糖症还没有明确的诊断标准,多数采用以下界值确定:出生 3 天内,足月儿<1.7 mmol/L(30 mg/dL),早产儿<1.1 mmol/L(20 mg/dL);3 天后,为<2.2 mmol/L(40 mg/dL)。新生儿期低血糖较常见的原因包括早产、GDM 和妊娠高血压综合征等,但低血糖往往是短暂的。婴儿早期发生的低血糖较少,原因常见于遗传性代谢异常、酮性低血糖等。

4.药源性低血糖

最常见而重要,常发生在 1 型和 2 型 DM 治疗期间。常见诱因为肝肾功能不全、药物剂量过大或用法不当(使用胰岛素制剂和磺脲类及非磺脲类促胰岛素分泌剂)、体力活动过度、进食不规则、进食少、饮酒等。合并自主神经(交感和副交感神经)损害的 DM 患者,可出现无症状低血糖;老年和合并肾功能不全的 DM 患者,服用氯磺丙脲、格列苯脲极易发生严重、顽固和持续的低血糖。许多药物如水杨酸类、对乙酰氨基酚、磺胺类、三环类抗抑郁药等可增强降糖作用,有诱发低血糖的危险。

二、先天性糖代谢异常

糖代谢的先天性异常是因为糖代谢途径中的某些酶发生先天性异常或缺陷,导致机体糖代谢紊乱。多为常染色体隐性遗传,患者症状轻重不等。常见类型见表 11-6。

表 11-6 先天性糖代谢异常类型

类型	特征
半乳糖代谢异常	
半乳糖激酶缺乏	新生儿期无症状,因晶状体半乳糖沉积而发生白内障后才被确诊。测定半乳糖激酶有助诊断
1-磷酸半乳糖鸟苷转移酶缺乏	病儿喂奶类食品数天后,可出现呕吐、腹泻、黄疸、溶血、肝肿大、智力障碍和生长停滞等表现。监测该酶缺乏帮助诊断
果糖代谢异常	
实质性果糖尿	果糖激酶缺乏。一次服用 50 g 果糖,患者 2 h 后血中果糖仍在较高浓度,并出现果糖尿。但患者无低血糖表现,主要是因为葡萄糖代谢正常

续表

类型	特征
果糖不耐受症	多数患者在断奶后给予蔗糖饮食才发病,患者有低血糖和肝衰竭,重症可致死。由于 1-磷酸果糖醛缩酶缺陷所引起
1,6-二磷酸果糖酶缺乏症	多在婴儿期发病。病儿表现为肌无力、呕吐、嗜睡、生长停滞和肝肿大等,感染可诱发急性发作。若不治疗在婴儿期就可死亡。生化检验可见空腹低血糖、酮血症、乳酸血症
葡萄糖分解代谢异常	
磷酸果糖激酶缺陷	患者常出现高热症状
丙酮酸激酶缺乏症	成熟红细胞缺乏 ATP,进而发生溶血
丙酮酸脱氢酶复合体缺乏症	脑组织不能有效的利用葡萄糖功能,进而影响大脑的发育和功能,严重者可导致死亡
糖原累积病	因糖原代谢酶的缺陷导致糖原分解或合成障碍,糖原过多累积,包括至少 10 种类型。患儿表现肝大、可伴有低血糖、高血脂、血清乳酸增高、心脏扩大、运动系统障碍、智力低下,多在婴儿期发病儿童期死亡

（孙启玉）

第四节　葡萄糖测定

一、葡萄糖测定方法概述

测定体液葡萄糖的方法很多,主要分为氧化还原法、芳香胺缩合法及酶法三大类,IFCC 推荐的参考方法是己糖激酶(hexo kinase,HK)法。我国推荐的方法是葡萄糖氧化酶(glucose oxidase,GOD)法。虽然有些基层单位仍沿用邻甲苯胺缩合法,但该法测定的准确度和精密度受冰醋酸浓度、加热温度和时间等影响,条件难以控制,又不适合自动化分析,目前已趋淘汰。尿糖试纸法定性检测尿糖,快速、廉价和无创伤性,已广泛用于 DM 的初步筛查,适用于大规模样本的筛选。床旁检测(point of care test,POCT)主要采用便携式血糖仪和尿糖试纸法检测,主要用于住院患者的床旁检测和在家患者的自我检测。

二、葡萄糖测定原理及其方法评价

1. 葡萄糖氧化酶法

(1)测定原理:GOD 催化葡萄糖氧化成葡萄糖酸内酯,并释放出过氧化氢,后者在 POD 的催化下,与色原性氧受体 4-氨基安替比林偶联酚缩合为红色醌类化合物,后一步反应即 Trinder 反应。此化合物的生成量与葡萄糖含量成正比。其反应式如下:

$$葡萄糖 + O_2 + H_2O \xrightarrow{COD} 葡萄糖酸内酯 + H_2O_2$$

$$2H_2O_2 + 4\text{-}氨基安替比林 + 酚 \xrightarrow{POD} 红色醌类化合物$$

(2)方法评价:GOD 只能高特异性催化 β-D-葡萄糖,而 α 和 β 构型葡萄糖各占 36% 和 64%。要使葡萄糖完全反应,必须使 α-葡萄糖变旋为 β-构型。某些商品试剂中含有变旋酶,可加速变旋过程,也可延长孵育时间,通过自发性变旋来转化。过氧化物酶的特异性远低于 GOD,尿酸、维生素 C、胆红素、四环素和谷胱甘肽等可与色原性物质竞争过氧化氢,产生竞争性抑制,使测定结果偏低。GOD 法线性范围可达 22.24 mmol/L,回收率 94%～105%,批内 CV 为 0.7%～2.0%,批间 CV 为 2% 左右,日间 CV 为 2%～3%。该方法准确度和精密度均达到临床要求,操作简便,被推荐为血糖测定的常规检验。

GOD 法也适于测定脑脊液葡萄糖浓度,不能直接用于尿标本葡萄糖测定,因为尿中含较高浓度还原性物质如尿酸的干扰,使测定值出现负偏差。

2.己糖激酶法

(1)测定原理:葡萄糖在 HK 和 Mg^{2+} 存在下,与 ATP 反应生成葡萄糖-6-磷酸和 ADP,生成的葡萄糖-6-磷酸在葡萄糖-6-磷酸脱氢酶(G-6-PD)催化下使 $NADP^+$ 还原成为 NADPH。NADPH 的生成量与标本中葡萄糖含量成正比。反应式如下:

$$葡萄糖-6-磷酸+ATP \xrightarrow{HK} 葡萄糖-6-磷酸+ADP$$

$$葡萄糖-6-磷酸+NADP^+ \xrightarrow{G-6-PD} 葡萄糖-6-磷酸内酯+NADPH+H^+$$

(2)方法评价:HK 法由于指示酶葡萄糖-6-磷酸脱氢酶的特异性很高,因此,测定的准确度和精密度都很高,特异性高于 GOD 法,适用于自动化分析,是葡萄糖测定的参考方法。HK 法能用于尿糖定量。该法的线性范围可达 33.31 mmol/L,最高可达 40.8 mmol/L,回收率为 99.4%~101.6%,日内 CV 为 0.6%~1.0%,日间 CV 为 1.3% 左右。轻度溶血、脂血、黄疸、氟化钠、肝素、EDTA 和草酸盐等对本方法无干扰。严重溶血致使红细胞内有机磷酸酯及一些酶类释放,干扰本法测定。来源于酵母中的 6-磷酸葡萄糖脱氢酶需 $NADP^+$ 作为辅酶。细菌来源的 6-磷酸葡萄糖脱氢酶则以 NAD+作为辅酶,NADH 也在 340 nm 波长处有最大吸收峰。

三、标本收集及注意事项

测定血糖的标本以血浆或血清最为方便,测得结果最可靠。大多数临床实验室采用血浆或血清测定葡萄糖浓度,而大多数床旁测定葡萄糖的方法使用的是毛细血管全血标本。空腹全血葡萄糖浓度比静脉血浆葡萄糖浓度低约为 13%,因受到红细胞比容和其他非糖还原物影响所致。在糖负荷后,毛细血管全血葡萄糖浓度与静脉血浆葡萄糖浓度基本一致。

血细胞中进行的糖酵解使血中葡萄糖浓度减少,室温下糖酵解速率 5%~7%/h[0.4 mmol/(L·h)],白细胞增多或细菌污染的标本,血糖酵解速率增快,血糖值下降,所以采血后应尽快分离或测定。建议使用氟化物—草酸盐混合物作为抗凝剂,既可起到防止糖酵解的作用,又可达到长时间的抗凝效果。高浓度氟离子会抑制脲酶和某些酶活性。因而此标本不宜用作脲酶法测定尿素,也不适合于某些酶的直接测定。无菌血浆,其葡萄糖浓度在 25 ℃可稳定 8 h,4 ℃下可稳定 72 h,更长时间贮存稳定性将会发生变化。

脑脊液应立即进行测定,如果测定不得不推迟,标本应离心后冷藏于 4 ℃。24 h 尿标本收集前,容器中应加 5~10 mL 甲苯或二甲苯进行防腐。

(孙启玉)

第五节 糖尿病其他主要指标测定

一、血清糖化蛋白测定

1.糖化血红蛋白测定

测定 HbA_1 需将 HbA_1 从 HbA 分离出来或者是分离测定 HbA_{1c},常用方法有比色法、电泳法、离子交换层析法、亲和层析法和免疫化学法。离子交换层析和亲和层析法都可采用高效液相层析技术(HPLC),目前均已有专用仪器,分析速度快,有恒温控制,结果准确,是目前最理想的测定方法。离子交换层析微柱法技术简单、不需专用仪器,但易受温度影响,现已少用。

(1)亲和层析法:原理是硼酸与 HbA_1 分子上葡萄糖的顺位二醇基反应,形成可逆的五环化合物,使样本中的 HbA_1 选择性地结合于间氨基苯硼酸的琼脂糖珠柱上,而非 HbA_1 则被洗脱。然后用山梨醇解离五环化合物以洗脱 HbA_1,洗脱液在 410 nm 处测定吸光度,计算 HbA_1 的百分比。

（2）高效液相离子交换层析法：采用弱酸性阳离子交换树酯，在一定离子强度及 pH 条件的洗脱液下，由于 Hb 中各组分蛋白所带电荷不同而分离，按流出时间快慢分别为 HbA_{1a1}、HbA_{1a2}、HbA_{1b}、HbA_{1c} 和 HbA。HbA_1 几乎不带正电荷，依次先被洗脱；HbA 带正电荷，最后被洗脱。得到相应的 Hb 层析谱，其横坐标是时间，纵坐标是百分比，HbA_{1c} 值以百分率来表示。

（3）免疫化学法：通常采用免疫比浊法，不同公司生产的试剂有不同的反应体系。多数原理与下述类似：鼠抗人 HbA_{1c} 单克隆抗体与结合了 HbA_{1c} 的颗粒结合。羊抗鼠 IgG 多克隆抗体再与鼠抗人 HbA_{1c} 单克隆抗体发生结合反应，在一定波长处检测吸光度反映产生的浊度大小，正比于 HbA_{1c} 结合的颗粒，也即正比于样品中的 HbA_{1c} 百分含量。该类方法通常无须额外检测总血红蛋白，适合自动生化分析仪测定；但其紧密度和特异性还有待于进一步证明。

2.糖化血清蛋白测定

硝基四氮唑盐（NBT）还原法（又称果糖胺法）和酶法是目前适用于自动化分析的常规方法，但由于 NBT 法易受 pH、反应温度和还原性物质的影响，目前已少用。酶法特异性较高、干扰少、线性宽，是理想的 GSP 测定方法。酶法原理：首先使用蛋白酶将 GSP 水解为 GSP 片段，然后利用特异的酮胺氧化酶（KAO）作用于葡萄糖与氨基酸残基间的酮胺键，使两者裂解，并有 H_2O_2 生成，最后通过过氧化物酶指示系统生成有色物质，色原的生成量与 GSP 含量呈正比，通过测量 550 nm 左右吸光度值，从而求出 GSP 浓度。

二、糖尿病并发症监测指标的测定

1.酮体测定

有多种方法测定血清和尿液中酮体，但均不能同时检测 β-羟丁酸、乙酰乙酸、丙酮三种成分。在严重 DKA 时，代谢中的 β-羟丁酸与乙酰乙酸的比值明显增高；如果只检测乙酰乙酸，易导致实验结果与病情不符，因 DKA 早期，乙酰乙酸检测可为弱阳性，经治疗后，β-羟丁酸转变为乙酰乙酸，检测结果显示酮症加重。因此 DKA 时最好是测定血液 β-羟丁酸浓度；健康人血 β-羟丁酸约为 0.03～0.30 mmol/L。

常用酶法测定血清中 β-羟丁酸，原理是在有 NAD+ 存在时，β-羟丁酸在 β-羟丁酸脱氢酶（β-HBDH）的催化下，生成乙酰乙酸和 NADH，在波长 340 nm 处，测定 NADH 的吸光度，NADH 与血 β-羟丁酸含量成正比。此法灵敏度高，速度快，标本不需处理可直接测定，适用于各型生化分析仪。

酮体检查片法和尿酮体试纸法都适于对尿酮体的测定。在 DKA 时，检测血中酮体的半定量比检测尿酮体更为准确，尽管血酮体浓度与尿酮体浓度不成比例，但尿酮体检测方便，临床常用于 DM 病情监测。

2.乳酸和丙酮酸测定

（1）乳酸测定：常用乳酸脱氢酶法测定，化下脱氢生成丙酮酸，NAD^+ 转变成 NADH。血乳酸含量成正比。

原理是碱性条件下乳酸在乳酸脱氢酶（LD）催于 340 nm 波长测定 NADH 的吸光度，NADH 与血乳酸含量成正比。

本法操作简单，特异性高。采血时，患者应空腹和静息 2 min 以上，避免干扰，使血中乳酸处于稳态。采血后应立即将全血加入到偏磷酸沉淀蛋白液中，使标本中乳酸稳定。本法线性范围为 5.6 mmol/L，同收率 101%～104%，CV<5%。

（2）丙酮酸测定：利用乳酸测定的逆反应，原理是在 pH7.5 的溶液中，丙酮酸在 LD 和 NADH 作用下，生成乳酸和 NAD^+，从 NADH 吸光度的变化值来定量样品中的丙酮酸。

血中丙酮酸极不稳定，血液抽出后 1 min 就见减低。采血后应立即加入到偏磷酸沉淀蛋白液中。丙酮酸标准应用液必须每日新鲜配制，因其中丙酮酸会发生聚合，其聚合体的酶促反应速率与非聚合体不同。本法特异性较高，同收率为 97%～104%，适用于各种自动分析仪；除 α-酮丁酸产生正干扰外，大多类似物质均无干扰。

三、激素和自身抗体的测定

1. 糖代谢调节激素测定

(1)胰岛素和 C-肽测定:胰岛素和 C 肽测定的方法常有放射免疫分析(radioimmunoas say,RIA)、酶联免疫吸附测定(enzyme-linked immunosorbent assay,ELISA)、化学发光免疫分析(chemiluminescence immunoassay,CLIA)和电化学发光免疫分析(electroche-miluminescence immunoassay,ECLIA)等免疫化学方法。测定胰岛素的生物学活性更有生理学意义,但费时费力,难以推广。

(2)其他激素测定:胰岛素原的测定方法有 RIA、ELISA 等免疫化学方法。胰高血糖素的测定也多用免疫化学方法。

2. 胰岛自身抗体检测

胰岛自身抗体包括血清胰岛细胞胞浆抗体、胰岛素自身抗体、谷氨酸脱羧酶自身抗体和酪氨酸磷酸酶抗体-胰岛抗原 2 抗体(1A-2A)等,大多用免疫化学方法检测。

(孙启玉)

第十二章 肝胆疾病检验

肝脏是人体内最大的多功能实质性器官,具有丰富的血液供应,与其重要的生理功能相适应的结构特点。肝脏在糖类、脂类、蛋白质、维生素和激素等物质代谢中起重要作用,同时具有分泌、排泄和生物转化、调节机体血容量、维持体液平衡和免疫吞噬等方面发挥重要作用。胆道系统是肝脏和十二指肠之间一条重要的通道,由肝内、肝外的胆管和胆囊组成,胆道系统的主要生理功能是输送、储存和调节肝细胞分泌的胆汁进入十二指肠,参与食物的消化。

正常情况下,肝胆相互配合在维持机体正常生理功能和保证人体健康方面发挥着极其重要的作用。当受到体内外各种致病因子侵犯时,其结构和功能将受到不同程度的损害,引起人体相应一系列病理变化,导致疾病的发生。通过临床实验室某些生物化学指标检测,可直接或间接评估肝胆的生理或病理状况,对肝胆疾病的预防、早期诊断、疗效观察和预后评估等都具有重要作用。

一、概述

(一)肝脏的结构

肝脏具有肝动脉和门静脉双重血液供应,肝动脉为肝细胞提供充足的氧,其提供的血液量占肝总供血量的 25%;门静脉可将消化系统消化吸收的营养物质运送到肝,以供肝利用,它提供肝总供血量的 75%。

肝脏有双重输出通路,一条是肝静脉,肝静脉将肝细胞代谢产物运输出肝脏后.供其他组织利用或者排出体外;另一条是胆道系统,是肝脏特有的管道结构,由肝细胞分泌的胆汁酸通过胆道排入肠道,在帮助脂类物质消化吸收的同时也排出一些代谢产物和毒物。

(二)肝脏的主要生理功能

1.物质代谢功能

肝脏具有复杂的生理、生化机能,它几乎参与了机体各方面的新陈代谢,故具有"物质代谢中枢"之称。

(1)在蛋白质代谢中的作用:肝脏的主要功能是合成与分泌血浆蛋白质、分解氨基酸和合成尿素等。肝脏可合成除了 γ-球蛋白外的多种血浆蛋白,比较重要的有前清蛋白、清蛋白、凝血因子、转铁蛋白及多种酶类。除支链氨基酸(亮氨酸、异亮氨酸和缬氨酸)外.其他氨基酸主要在肝脏内代谢,肝脏可调节血液中氨基酸比例。

(2)在糖代谢中的作用:肝脏通过肝糖原合成与分解及糖异佳作用来调节和维持血糖水平的稳定。

(3)在脂代谢中的作用:肝脏在脂质的消化、吸收、分解、合成、运输等代谢过程中均起重要的作用。肝细胞分泌的胆汁可促进脂质的消化和吸收。肝脏是合成甘油三酯、胆固醇、磷脂等各种脂类和载脂蛋白的主要场所,也是脂肪酸氧化分解的主要场所。肝脏利用胆固醇生成胆汁酸是胆固醇代谢的重要途径,同时肝脏还可处理 CM 的残余颗粒,合成 VLDL、HDL 等。

(4)在激素代谢中的作用:肝脏在激素的灭活中发挥重要作用。当肝脏受到损伤时,肝脏对激素的灭活功能降低,某些激素在体内滞留可引起一系列病理变化。如醛固酮在体内堆积,引起水钠潴留;雌激素过多可出现"蜘蛛痣"或"肝掌"。

(5)在维生素代谢中的作用:肝脏在维生素的吸收、储存和代谢方面发挥重要作用。维生素 A、D、K 及 B_{12} 主要储存肝细胞内。在肝细胞中维生素 D_3 羟化生成 25-羟维生素 D_3,这是维生素 D 转化成活性维生素 D 的一个重要步骤。严重肝病时,可引起维生素 K 代谢障碍而表现出出血倾向,维生素 A 不足可引

197

起夜盲症。

2.分泌和排泄功能

胆汁酸、胆红素、氨等均在肝脏进行代谢、转化和排泄。

(1)胆红素代谢:胆红素是由卟啉类化合物分解代谢产生的。其来源如下。①衰老红细胞破坏、降解:血红蛋白的辅基—铁卟啉在肝、脾和骨髓等网状内皮系统内降解产生胆红素,占胆红素总量的70%~80%。②其他含血红素辅基的蛋白质分解:如肌红蛋白、细胞色素和过氧化物酶等降解产生,占人体胆红素总量的10%~20%。③无效红细胞生成:在造血过程中,骨髓内作为造血原料的血红蛋白或血红素,在未成为成熟红细胞成分之前有少量分解而形成。

胆红素主要分为结合胆红素和未结合胆红素两种,未结合胆红素在单核巨噬细胞系统(肝、骨髓、脾)生成,未结合胆红素在肝内转化产成结合胆红素,主要随胆汁排泄。衰老红细胞在单核巨噬细胞系统中被吞噬细胞破坏后释放出血红蛋白。血红蛋白由珠蛋白与血红素组成,血红蛋白脱去珠蛋白后可分离出血红素。血红素在微粒体血红素加氧酶催化下释放 CO 和铁,形成胆绿素。胆绿素在胆绿素还原酶催化下,迅速还原为胆红素,此时胆红素呈游离态,又称未结合胆红素。未结合胆红素相对分子质最很小(585),有亲脂性,易透过细胞膜,对细胞产生毒性作用;未结合胆红素不能写重氮试剂直接起反应,在加入甲醇、乙醇或尿素等加速剂破坏分子内部的氢键后才能与重氮试剂反应,故又称间接胆红素。在单核巨噬细胞系统中生成的未结合胆红素经血液运送至肝。血液中的未结合胆红素主要与清蛋白结合,以"未结合胆红素—清蛋白复合体"形式运输。清蛋白呈水溶性,且相对分子质量大(69 000),这样不仅有利于未结合胆红素的运输,同时又限制了未结合胆红素透过细胞膜。正常成人血中未结合胆红素约占总胆红素的 4/5。肝细胞膜上存在特异性地载体蛋白,可特异性地将运送到肝的胆红素转移到肝细胞中,肝细胞中的 Y 蛋白和 Z 蛋白与进入肝细胞中的胆红素形成 Y 蛋白和 Z 蛋白复合物,进一步将胆红素运送到滑面内质网中,在滑面内质网中的葡萄糖醛酸转移酶催化下,1 分子胆红素与 2 分子葡萄糖醛酸合成双结合胆红素,或与 1 分子葡萄糖醛酸生成单结合胆红素。胆红素葡萄糖醛酸单、双酯统称结合胆红素,它呈水溶性,不易透过生物膜,对细胞的毒性小,同时有利于胆红素从胆道系统排泄。结合胆红素能与重氮试剂直接反应,又称直接胆红素。结合胆红素在肝细胞内质网合成后由高尔基体排入毛细胆管,最终通过胆总管排入小肠。经肝细胞转化生成的结合胆红素被主动转运至毛细胆管后经由胆道系统排入小肠。正常成人血中结合胆红素浓度约占总胆红素的 1/5。血中结合胆红素大多与清蛋白结合,以"结合胆红素—白蛋白复合体"形式运输;少量与低分子肽(相对分子质量为数于)结合,以"结合胆红素—低分子肽复合体"形式运输。其中只有"结合胆红素—低分子肽复合体"能够通过肾小球滤过膜,但其量甚微,故正常成人尿中一般测不出结合胆红素。肝合成的结合胆红素随胆汁排入小肠,在小肠下端的肠道细菌作用下,先脱去葡萄糖醛酸,转变成未结合胆红素,再逐步还原为无色的尿胆原和粪胆原,总称胆素原。80%~90%的胆素原在肠道下端或随大便排出时与空气接触,进一步被氧化成粪胆素,呈棕黄色,为粪便的主要颜色。在小肠下段生成的胆素原,10%~20%经门静脉重吸收入肝,其中大部分再经胆道排入肠腔,形成胆色素的肠肝循环。2%~5%可进入体循环,经肾脏排出,尿中胆素原可进一步氧化成尿胆素,成为尿颜色的主要来源。正常成人血中胆红素含量甚少,大部分是未结合胆红素;尿中尿胆原及尿胆素含量很少,无胆红素;大便中有粪胆原和粪胆素。胆红素代谢见图 12-1。

(2)胆汁酸代谢:胆汁酸(bile acid,BA)是胆汁中存在的由胆同醇转变而成的一大类胆烷酸羟基衍生物的总称。按其来源分为初级胆酸或次级胆酸;按其是否与甘氨酸及牛磺酸结合又分为结合胆酸和游离胆酸。

初级胆酸在肝脏生成,分为游离初级胆酸和结合初级胆酸。在肝细胞内以胆固醇为原料,经一系列酶促反应生成胆酸和鹅脱氧胆酸,称为初级游离胆酸。初级游离胆酸分别与甘氨酸或牛磺酸结合生成的甘氨胆酸、甘氨鹅脱氧胆酸、牛磺胆酸与牛磺鹅脱氧胆酸统称为初级结合胆酸。初级胆酸经胆道排至肠道,在细菌的作用下生成脱氧胆酸及石胆酸,称为游离次级胆酸。游离次级胆酸在肠道分别与甘氨酸及牛磺酸结合生成的甘氨石胆酸、甘氨脱氧胆酸、牛磺石胆酸与牛磺脱氧胆酸称为次级结合胆酸。

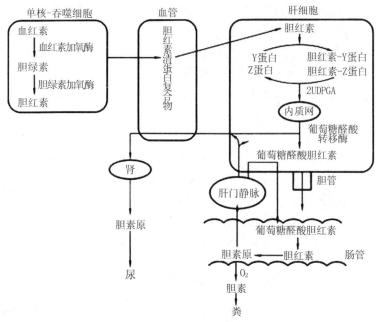

图 12-1　胆红素生成示意图

胆汁酸肠肝循环:由肠道吸收的各类胆汁酸经门静脉重回肝脏,肝细胞将游离胆酸再合成为结合胆酸,重吸收和新合成的结合胆酸一起,再排入肠道,完成胆汁酸的肠肝循环。胆汁酸每天经肠肝循环 6~12 次,从肠道重吸收入肝的胆汁酸共达 12~32 g,从而维持肠内胆汁酸盐的浓度,以利于脂类消化吸收的正常进行。胆汁酸肠肝循环过程见图 12-2。

胆汁酸具有亲水和疏水两种基团。能降低油/水两相的表面张力,使脂类乳化,因此扩大了脂肪与肠脂酶的接触面,并激活胰脂酶,从而加速脂类消化。胆汁酸盐与甘油一酯、胆固醇、磷脂、脂溶性维生素等组成可溶性混团乳糜微粒,有利于脂类物质透过肠黏膜表面水层,促进脂类吸收。胆汁在胆囊中浓缩后,胆固醇易从胆汁中析出沉淀,胆汁酸作为强乳化剂,使胆固醇在胆汁中以溶解态存在,抑制了肝胆结石的形成。主要由肝细胞分泌的胆汁,不但能促进脂类的消化吸收,同时也能将体内某些代谢产物及生物转化产物(如胆红素)及某些药物、毒物等排入肠道随粪便排出体外。胆汁酸是胆汁中的主要固体物质,占总固体物质的一半以上。胆汁酸由肝细胞合成和分泌,随胆汁排泄。因胆汁酸多以钠盐和钾盐形式存在,因此又称胆汁酸盐(简称胆盐)。

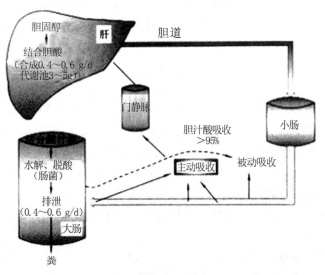

图 12-2　胆汁酸肠肝循环示意图

（3）血氨代谢：体内氨基酸脱氨基作用、胺类物质氧化、嘌呤或嘧啶碱的分解、酰胺化合物的水解是体内氨的主要来源。肠道中蛋白质的腐败，尿素肠肝循环等也产生的部分氨。氨可通过合成尿素、谷氨酰胺的生成和参与合成一些如嘌呤、嘧啶、非必需胺基酸等含氮化合物以铵盐形式由尿中排除等。正常人血氨浓度为 $56\sim120$ mg/dL。肝是氨代谢的主要场所，在肝组织中血氨经鸟氨酸循环合成尿素随尿液排出体外是氨代谢的重要方式。氨是一种有毒物质，某些原因引起血氨浓度升高可导致脑组织功能障碍，称为氨中毒。

3.生物转化功能

机体对外源性或内源性非营养物质进行化学转变，增加其水溶性（或极性），使其易于随胆汁、尿排出，这种体内变化过程称为生物转化。肝是体内生物转化的主要器官。生物转化的内源性非营养物为体内代谢过程生成的氮、胺、胆色素、激素等物质。外源性非营养物为摄入体内的药物、毒物、食品防腐剂、色素等。对体内生物活性物质进行灭活，同时有利于排除废物及异物，具有保护机体的作用，如激素的灭活、胺的解毒等。对外源物质的生物转化，有时反而出现毒性或致癌、致畸等作用，如 3,4-苯并芘转化后生成致癌性物质，但易于排出体外。

此外，肝脏还在调节机体血容量、维持体液平衡和免疫吞噬等方面发挥重要作用。

（三）肝脏的主要生理功能

1.蛋白质代谢异常

肝组织损伤时，蛋白质代谢发生异常，主要表现为血浆总蛋白和清蛋白的水平下降，其变化程度取决于肝损害的类型、严重程度和持续的时间。在急性肝损伤时，由于肝脏的储备能力很强和多数蛋白质的半衰期较长，血浆总蛋白与清蛋白浓度变化不大。在慢性肝病时，血浆中清蛋白降低（清蛋白含量高，合成和分泌仅需 $20\sim30$ min），而 γ-球蛋白升高，出现清蛋白与球蛋白的比值（A/G）降低，甚至倒置。清蛋白合成不足导致血浆胶体渗透压下降，是肝硬化患者水肿和腹腔积液形成的重要原因。

肝可合成除血管性血友病因子外的其他凝血因子（如维生素 K 依赖的凝血因子Ⅱ、Ⅶ、Ⅸ、Ⅹ），亦可合成包括抗凝血酶Ⅲ、α_2-巨球蛋白、α_1-抗胰蛋白酶、C_1 酯酶抑制剂、蛋白 C 等抗凝物质和酶抑制物。肝细胞产重损害时，部分凝血因子合成减少，血液凝固功能降低，患者呈出血倾向，因此肝功能状态与凝血功能密切相关。肝是血浆功能性酶的重要来源，当肝功能损伤时，肝脏产生的胆碱酯酶和卵磷脂－胆固醇酰基转移酶等血浆功能酶活性可降低。

晚期肝病患者利用血氨合成尿素能力低下，引起血浆尿素水平呈低值，氨则增高，成为肝性脑病（肝昏迷）的诱因。大多数氨基酸如芳香族氨基酸、丙氨酸主要在肝脏降解，而支链氨基酸（即异亮氨酸、亮氨酸、缬氨酸）主要在肌肉、肾及脑中降解。肝功能衰竭时芳香族氨基酸在肝中的降解减少，引起血浆芳香族氨基酸含量增高；同时因肝功能受损时，降解胰岛素能力下降导致血浆胰岛素含量增高，促使支链氨基酸进入肌肉而降解增多，导致血浆支链氨基酸浓度降低，使支链氨基酸/芳香族氨基酸值下降，肝昏迷时可降到 $0.77\sim0.71$（正常时为 $3.0\sim3.5$）。

2.糖代谢异常

肝通过糖原的合成分解、糖异生等来维持血糖浓度的恒定，保障全身各组织，尤其是大脑和红细胞的能量供应。一般情况下，轻度肝损伤不易出现糖代谢紊乱。当发生严重损害时，糖耐量功能异常，因肝糖原合成障碍进食后又不能及时地把摄入的葡萄糖合成肝糖原而引发血糖升高，而空腹时因储存的肝糖原较少，释放减少，导致血糖降低。此外，肝病时磷酸戊糖特途径和糖酵解途径相对增强，糖有氧氧化及三羧酸循环运转不佳，血中丙酮酸和乳酸含量可显著上升。半乳糖代谢是肝脏特有的，因此半乳糖清除率检测可反映肝脏代谢能力。其他糖代谢检测指标对肝病的诊断价值不大。

3.脂质代谢异常

肝在脂类的消化、吸收、运输、合成及转化等过程中具有重要作用。肝细胞损伤时，胆汁酸代谢紊乱，引起胆汁中胆汁酸含量下降和分泌量减少，出现脂质消化吸收不良，患者出现恶心、厌油腻和水性腹泻或者脂肪泻等症状。在肝功能障碍时，胆固醇的形成、酯化、排泄发生障碍，不仅引起血浆胆固醇含量的变化,而且胆固醇酯生成减少,出现血浆胆固醇酯/胆固醇的值下降。肝细胞损伤时,肝内脂肪氧化分解降低或脂肪合成增多或磷脂合成障碍,不能有效地将脂肪输出,过多的脂肪在肝细胞内沉积而形成脂肪肝。在肝功能严重障碍时,肝合成胆固醇、HDL 减少,以及 VLDL 输出减少,由此可引起血浆中 TC、TG、HDL 和 LDL 减少,尤其以 HDL 下降最明显。慢性肝内外胆汁淤积患者,血浆胆固醇和磷脂明显增高,可出现异常的脂蛋白 X(lipoprotein-X,LP-X)。肝细胞损伤时物质代谢性检测指标和临床意义见表 12-1。

表 12-1 肝细胞损伤时的物质代谢性检测指标和临床意义

类别	检测指标	临床意义
蛋白质代谢	血清总蛋白	严重肝炎及肝硬化时减少
	A/G 值	慢性肝病和肝硬化时降低
	前清蛋白	灵敏地反映急性肝损伤
	免疫球蛋白	慢活肝、肝硬化时增高
	纤维蛋白原	反映功能性肝细胞数量
	血中尿素测定	严重肝功能不全时降低
	血氨测定	急、慢性肝炎,重症肝炎,肝硬化时增高
	视黄醇结合蛋白	较前清蛋白更能早期能敏感地发现肝损害
	纤维连接蛋白	肝纤维化时增高
	甲胎蛋白	原发性肝癌时显著升高
	癌胚抗原	转移性肝癌时阳性率高
糖代谢	空腹血糖	肝功能不全时降低
	葡萄糖耐量试验	肝病时糖耐量曲线异常
	半乳糖耐量试验	肝细胞损伤时耐量降低
	血丙酮酸	肝昏迷时增加
	血乳酸	反映肝清除乳酸的能力
脂类代谢	血清总胆固醇	阻塞性黄疸和肝内胆汁淤积时升高
		重症肝炎和肝硬化时明显
	血清胆固醇酯	慢性肝炎时呈中度降低
	血磷脂	阻塞性黄疸和胆汁淤积性肝硬化升高
	血清甘油三酯	阻塞性黄疸及脂肪肝患者升高
		在肝变质细胞损伤时游离脂肪酸降低
	脂蛋白电泳	急性病毒性、酒精性肝炎、α-带和前 β-带浅染或缺失,β-带深染增宽
	脂蛋白-X	阻塞性黄疸时出现
	AI、AⅡ	急性肝炎降低,阻塞性黄疸降低
	B	阻塞性黄疸升高
	CⅡ	原发性胆汁性肝硬化升高
	CⅢ	肝癌时降低,阻塞性黄疸升高
	E	肝炎和原发性胆汁性肝硬化升高
	血清胆汁酸	肝炎、肝硬化、肝癌时降低

4.胆红素代谢异常

正常人体内胆红素代谢处于动态平衡,具有强大处理胆红素功能的肝可将未结合胆红素转变成结合胆红素,经由胆汁通过肠道排出体外。清蛋白－胆红素复合物通过肝一次,即有约 40% 的胆红素被肝细胞摄取,进而转化和排泌到体外。血中胆红素主要以新生成的未结合胆红素为主,含量在 17.1 μmol/L 以下。如果未结合胆红素生成过多,或肝处理胆红素能力下降,或结合胆红素排泄障碍,都可使血中胆红素浓度增高,出现高胆红素血症。巩膜或皮肤中含量较多的弹性蛋白具有与胆红素有较强的亲和力,可与胆红素结合导致皮肤、巩膜和黏膜等组织黄染,临床上称为黄疸。血清中胆红素虽超过正常范围,但仍在 $34.2~\mu mol/L$ 以内时,肉眼尚不能观察,则称为隐性黄疸。血清中胆红素浓度超过($34.2~\mu mol/L$)时,一般肉眼即可看出组织黄染。按照病变部位不同黄疸可分为肝前性黄疸、肝性黄疸和肝后性黄疸;按照病因不同分为溶血性黄疸和梗阻性黄疸;根据升高的胆红素类型可分为高未结合胆红素性黄疸和高结合性胆红素性黄疸。

(1)溶血性黄疸(肝前性黄疸):由于各种原因(红细胞膜、酶、血红蛋白的遗传性缺陷、异型输血、蚕豆病、疟疾以及各种理化因素等)使红细胞大量破坏,血红蛋白释出过多,导致未结合胆红素明显增加,超过了肝脏的转化能力。但一般情况下肝能够将其摄取的胆红素转变成结合胆红素,进而随胆汁通过肠道排出体外。因此,血液中结合胆红素含量多为正常,临床上称为溶血性黄疸或肝前性黄疸。某些疾病,如新生儿溶血症、先天性家族性溶血性黄疸等,以血清中未结合胆红素升高为主,当血清中胆红素量超过血中清蛋白的运载能力时,血液中出现以来未合胆红素为主的游离胆红素,因未结合胆红素具有极性弱、脂溶性强的特点,容易穿过生物膜,并且新生儿的血脑屏障发育不全,故游离胆红素易进入脑组织,可引起脑细胞受损而变性坏死,可与脑部基底核的脂类结合,将神经核染成黄色,其中以大脑基底节、下丘脑和第四脑室底部黄染明显,称为核黄疸(胆红素脑病),引起严重的神经系统症状。

(2)肝细胞性黄疸(肝源性黄疸):肝细胞摄取未结合胆红素、转化和排泄结合胆红素的能力下降而引起的黄疸称为肝细胞性黄疸。病毒性肝炎是肝细胞黄疸的常见原因。一方面,肝脏不能及时地将未结合胆红素转变为结合胆红素,使血中未结合胆红素增加;另一方面,病变区压迫毛细胆管(或肝内毛细胆管堵塞),使生成的结合胆红素返流入血,故血中结合胆红素也增加,极性高的结合胆红素易随尿液排出体外,尿胆红素检查阳性。肝细胞受损,一方面,可引起结合胆红素生成减少,排入肠道中的胆红素减少,肠道中胆红素降解产物胆素原减少,重吸收减少;另一方面,重吸收的胆素原进入由于受损肝细胞,被肝细胞摄取减少。因此尿液中的胆素原根据病情的不同可以出现尿胆原增加或者减少。肝细胞性黄疸是非常复杂的,其他诸如中毒性肝炎、酒精性肝炎、肝硬化、先天性(Gilbert 综合征、Crigler-Najjar 综合征等疾病可引起不同类型的胆红素代谢素乱。

(3)梗阻性黄疸(肝后性黄疸):由于胆管阻塞(如胆结石、胆道蛔虫或肿瘤压迫)等原因造成胆管梗阻,胆汁排出障碍而淤积在胆管内,使得胆小管和毛细胆管扩张,通透性增加,严重时可引起毛细胆管管壁破裂,胆汁和胆汁中的结合胆红素可逆流入组织间隙和血窦,造成血中极性强的结合胆红素升高,并可从肾脏排出体外,尿胆红素阳性;因胆道梗阻,排入肠道中的胆红素减少,肠道胆素原生成减少,尿胆素原降低。临床上称这类黄疸为梗阻性黄疸。各种黄疸的生化指标变化处表 12-2。

表 12-2　三种类型黄疸的实验宣鉴别诊断

类型	血液		尿液		粪便颜色
	结合胆红素	未结合胆红素	尿胆红素	尿胆原	
正常人	无货极微	有	阴性	少量	棕黄色
溶血性黄疸	轻度增加	明显增加	阴性	明显增加	加深
肝细胞性黄疸	中度增加	中度增加	阳性	一般增加	变浅
梗阻性黄疸	明显增加	轻度增加	强阳性	减少或无	变浅或无

5.胆汁酸代谢异常

正常人体内胆汁酸代谢处于动态平衡,人体每天合成胆汁酸 $0.4\sim0.6~g$,胆汁酸池含胆汁酸 $3\sim5~g$,胆汁酸通过每 $6\sim12$ 次的肠肝循环使有限的胆汁酸发挥最大限度的作用。肝细胞合成、摄取和分泌胆汁酸的功能以及肠道、胆道和门脉系统的功能状况都是影响胆汁酸代谢的重要因素。因此,血清胆汁酸测定对于诊断肝胆系统和肠道疾病具有重要意义。

(1)先天性疾病:一些先天性疾病如脑健性黄瘤病、Zellweger 脑肝肾综合征和特发性新生儿肝炎等遗传病,因胆汁酸特殊酶的活性改变,使胆汁酸合成代谢中的某些中间代谢产物堆积,胆汁酸合成减少,而其中间代谢产物堆积肝分泌至胆汁、尿和粪便中,胆汁、尿和粪便中发现有高水平异常胆汁酸。

(2)肝胆疾病:急、慢性肝病时,肝的合成、结合和摄取胆汁酸功能出现障碍,肝细胞受损可使胆汁酸合成减少,胆汁中的胆汁酸浓度下降,正常情况下95%的胆汁酸通过肠肝循环被肝细胞摄取,由于肝细胞受损对胆汁酸摄取能力下降,引起血清中胆汁酸浓度升高,肝病时还常伴有肝内胆汁淤积或门脉分流,导致胆汁酸反流进入体循环,导致血清胆汁酸升高。因此血清胆汁酸水平可作为肝细胞损伤的敏感和特异性指标,动态检测胆汁酸水平对于判断病毒性肝炎的进展情况、区分活动性和非活动性肝炎以及肝病的治疗效果方面都具有重要意义。肝内外胆道梗阻时可引起胆汁分泌减少,胆汁酸分布异常,引起血清和尿液中胆汁酸浓度显著升高。肝病时胆酸/鹅脱氧胆酸的(CA/CDCA)值多小于1,而胆道梗阻性疾病多大于1。

(3)肠道疾病:每经过一次胆汁酸肠肝循环,约有95%胆汁酸被重吸收而重复使用。返回至肝的胆汁酸可刺激肝脏合成胆汁酸,以代偿胆汁酸的部分丢失。小肠疾病时(如炎症、切除及造瘘),胆汁酸重吸收减少,胆汁酸肠肝循环受阻,血清胆汁酸水平降低,出现不同程度的水性腹泻并伴脂肪泻。同时,由于胆汁酸返回肝脏减少,反馈抑制减弱,胆汁酸的合成加速,血清胆固醇浓度减低。

(4)高脂血症:胆汁酸代谢与体内胆固醇的平衡密切相关,主要原因如下:①合成胆汁酸是体内胆固醇清除的重要代谢途径。②胆固醇可被胆汁酸乳化并随胆汁排出。③胆汁酸可促进食物中胆固醇的消化和吸收,并可调控胆固醇的合成。因此,高脂血症时的代谢紊乱必然涉及胆汁酸的代谢异常。例如Ⅱa型高脂血症时,胆汁酸明显减少,而鹅脱氧胆酸的合成代偿性增加,其具体机制尚不清楚。

二、肝胆疾病的常用临床生物化学检验

用于检测肝胆疾病的生物化学检测指标有多种,下面主要介绍一些临床常用的检测项目。

(一)蛋白质代谢功能检测

1.血清总蛋白

详见氨基酸与蛋白质测定相关内容。

2.血清白带白、球蛋白及清蛋白/球蛋白值

详见氨基酸与蛋白质测定相关内容。

3.血氨

血氨主要来源:蛋白质代谢过程中,氨基酸经脱氨基作用形成氨;体内形成的谷氨酰胺在肾脏分解生成谷氨酸和游离氨;肠道细菌产生的氨基酸氧化酶作用于蛋白质产生游离氨。在正常人血液内含量甚微,肝功严重受损时,血氨来源增多或去路减少,使血氨水平升高。增高的血氨通过血脑屏障进入脑组织,干扰脑细胞的能量代谢,并对神经细胞膜有抑制作用及对神经递质有毒性作用,引起脑功能障碍,即氨中毒学说。

(1)测定方法:血氨有两种测定方法:一类为两步法,也叫间接测定法,需先从全血中分离出氨,然后再进行测定,包括微量扩散法、离子交换法;另一类为一步法,也叫直接测定法,不需从全血中分离出氨即可直接测定,有酶法和氨电极法。目前应用最多的方法是谷氨酸脱氢酶连续监测法和基于离子选择电极的血氨测定仪分析法。

谷氨酸脱氢酶连续监测法(简称酶法):氨在足量的 α-酮戊二酸和 NADPH 存在时,经谷氨酸脱氢酶作用生成谷氨酸,并消耗 NADPH,NADPH 的下降速率与血浆氨浓度成正比。

$$NH_3 + \alpha^m 酮戊二酸 + NADPH \xrightarrow{谷氨酸脱氢酶} NADP^+ + H_2O$$

(2)参考区间:18~72 $\mu mol/L$(酶法)。

(3)临床意义:人体内氨的来源是蛋白质代谢过程中由氨基酸脱氨生成,肾脏谷氨酰胺分解和肠道内细菌的作用也是体内氨的来源。大部分氨在肝内通过鸟氨酸循环合成尿素,一部分用于酮酸的氨基化、合成谷氨酰胺和在肾内形成铵盐从尿中排出。血氨增高见于重症肝病,尿素生成功能低下、门静脉侧支循环增强、先天性鸟氨酸循环的有关酶缺乏症等。生理性血氨增高常见于高蛋白饮食或运动后,血氨降低见于

低蛋白饮食和贫血等。病理性血氨升高见于急性暴发性肝炎、雷氏综合征、肝硬化、肝昏迷、胃肠道出血、先天性尿素合成障碍。血氨测定在诊断治疗肝性脑病中具有重要作用,80%～90%肝性脑病患者血氨增高,并且血氨水平与神经精神症状严重程度呈平行关系,因此检测肝性脑病患者血氨水平可作为临床依据。血氨增高时,测定动脉血氨比静脉血氨更有意义。

(4)评价:谷氨酸脱氢酶连续监测法测定血氨实验中影响实验结果的因素有如下方面:在 pH 7.0 以上时,ADP 是谷氨酸脱氢酶的稳定剂和激活剂,能加速反应;用 NADPH 取代原来的 NADH,既可缩短反应时间,又能防止假阳性(因为血浆中有许多以 NADH 为辅酶的脱氢酶,用 NADH 时易产生不良反应);床旁取血后立即分离血浆并尽快进行测定;血浆中 LDH、AST 等也能利用 NADPH,增加 NADPH 的消耗速率,直接影响测定结果。

(二)胆红素和胆汁酸代谢检测

1.胆红素

采用高效液相色谱法(HPLC)将胆红素分为 4 个组分:①α-胆红素,即非结合胆红素。②β-胆红素,即胆红素葡萄糖醛酸单酯。③γ-胆红素,即胆红素葡萄糖醛酸双酯。④δ-胆红素,即为结合胆红素与清蛋白以共价键在血中结合生成,它不被肝细胞摄取,循环于血液中,它与重氮试剂呈现直接反应。总胆红素应包括未结合胆红素、结合胆红素(胆红素葡萄糖醛酸单酯和双酯)及 δ-胆红素。由于肝细胞的不断代谢更新,有一小部分结合胆红素可以进入血液。正常人血清胆红素总量不超过 $17.2~\mu mol/L$,其中 4/5 是未结合胆红素,其余是结合胆红素。在长期的高结合胆红素血症患者的血液内,部分结合胆红素与清蛋白通过缓慢的非酶作用,形成胆红素与清蛋白呈共价结合的产物。

1)测定方法:血清总胆红素及其组分测定依方法类型分为重氮盐 J-G 法、胆红素氧化酶法、HPLC 法、导数分光光度法、直接分光光度法及干片反射分光光度法等。其中重氮试剂改良 J-G 法和胆红素氧化酶法是临床常用的,同时也是《全国临床检验操作规程》中推荐的方法。

(1)重氮盐改良 J-G(Jendrassik and Grof method,J-G)法:血清中结合胆红素与重氮盐反应生成偶氮胆红素;同样条件下,游离胆红素需要在加速剂作用下,使游离胆红素分子内的次级键断裂,极性上升并与重氮试剂反应。反应完成后加入终止试剂,继而加入碱性酒石酸钾钠使红紫色偶氮试剂转变为蓝色,于波长 600 nm 下比色分析,求出血样中总胆红素的含量。

重氮试剂＋直接胆红素——→偶氮胆红素(红紫色)

重氮试剂＋间接胆红素 $\xrightarrow{加速剂}$ 偶氮胆红素(红紫色)

偶氮胆红素＋碱性酒石酸钾钠——→偶氮胆红素(蓝色)

(2)胆红素氧化酶(bilirubin oxidase,BOD)测定法:BOD 在不同 pH 值条件下催化不同组分的胆红素氧化生成胆绿素,胆绿素与氧进行非酶促反应转变为淡紫色化合物,胆红素的最大吸收峰在 450 nm 下降,下降程度与胆红素浓度成正比。在 pH 8.0 条件下,未结合胆红素及结合胆红素均被氧化,用于测定总胆红素;在 pH 4.5 的酸性条件下,BOD 仅能催化结合胆红素和大部分 δ-胆红素,而游离胆红素不被氧化,测定其含量即代表结合胆红素。

胆红素＋O_2 $\xrightarrow{BOD}$ 胆绿素＋H_2O

胆绿素＋O_2 ——→淡紫色化合物

2)参考区间:成人总胆红素 $3.4～17.1~\mu mol/L$。结合胆红素 $0.6～0.8~\mu mol/L$。非结合胆红素 $1.7～10.2~\mu mol/L$。结合胆红素/非结合胆红素 0.2～0.4。

3)临床意义:血清中过高浓度的胆红素可引起一系列的病理改变,但最近的观点认为胆红素是有效的内源性抗氧化刺,具有捕获自由基、保护脂质和脂蛋白免遭氧化的作用。临床对血清胆红素的测定,同时结合尿胆红素和尿胆原的测定,对于黄疸的诊断和鉴别诊断、病因分析、病情监测和指导治疗等有重要意义。

(1)判断有无黄疸和黄疸程度:血清总胆红素>$17.1~\mu mol/L$ 提示有黄疸,其中,$17.1～34.2~\mu mol/L$

为隐性黄疸，$>34.2\ \mu mol/L$ 为显性黄疸（$34.2\sim171\ \mu mol/L$ 为轻度黄疸，$171\sim342\ \mu mol/L$ 为中度黄疸，$>342\ \mu mol/L$ 为重度黄疸）。

（2）协助鉴别黄疸类型：溶血性黄疸多为轻度黄疸，血清总胆红素多小于 $85.5\ \mu mol/L$，非结合胆红素明显增高，结合胆红素/非结合胆红素 <0.2；肝细胞性黄疸多为轻、中度黄疸，血清总胆红素为 $17.1\sim171\ \mu mol/L$，结合胆红素与非结合胆红素均增加，结合胆红素/非结合胆红素为 $0.2\sim0.5$；梗阻性黄疸多为中、重度黄疸，结合胆红素明显增高，不完全梗阻为 $171\sim342\ \mu mol/L$，完全梗阻多大于 $342\ \mu mol/L$，结合胆红素/非结合胆红素 >0.5。

（3）δ-胆红素测定意义：δ-胆红素不存在分子内氢键的影响，所以和结合胆红素一样可以直接与重氮试剂反应，δ-胆红素仅存在于高结合胆红素患者的血清中，因 δ-胆红素与清蛋白共价结合，相对分子质量大，不能从肾小球滤出，δ-胆红素半衰期与门蛋白一样为 $15\sim19d$，因此在血液中滞留的时间较长，肝炎恢复期患者尿胆红素已消失，而血清结合胆红素仍很高。δ-胆红素可作为判断急性肝炎的恢复期、严重肝病预后的指标。①δ-胆红素与急性肝炎的恢复期密切相关：在恢复期，总胆红素显著下降（尤以结合胆红素下降明显），而 δ-胆红素由于半衰期长，下降缓慢，故 δ-胆红素相对百分比显著升高，最后达胆红素的 $80\%\sim90\%$，是急性肝炎恢复良好的指标。②判断预后：在严重肝衰竭（最终死亡的）患者中，血清 δ-胆红素/总胆红素常小于 35%，死亡前甚至降到 20% 以下，而病情好转者则上升到 $40\%\sim70\%$，严重肝病患者 δ-胆红素/总胆红素持续或逐渐降低，提示患者预后不佳。

4）评价：①重氮盐改良 J-G 法：重氮试剂由等百分比浓度的亚硝酸钠和对氨基苯磺酸组成，试剂分开保存，使用前按 $1:40$ 的体积比混合。用咖啡因试剂作为加速剂，也可用甲醇作为加速剂。本法为推荐的常规方法，其方法的线性范围较宽，在 $342\ \mu mol/L(200\ mg/L)$ 浓度下有较好的准确性和精确性，高浓度时准确性和精确性降低。因此，建议浓度过高时减少血样用量。该法有好的灵敏度，抗干扰能力较好。血红蛋白低于 $1.0\ g/L$ 无干扰。试剂中添加的防腐剂叠氮化钠会破坏重氮盐而干扰偶氮胆红素的生成。标本要避光、低温放置。胆红素标准品的保存、鉴定和配制是获得准确结果的前提。②胆红素氧化酶：胆红素氧化酶相对分子质量为 $52\ 000$，$pI=4.1$，该法测定的最适 pH 值为 $8.0\sim8.2$ 的 Tris-HCl（$100\ mmol/L$）缓冲液，最适温度为 $40\ ^\circ C$。加入阴离子表面活性剂，如胆酸钠或十二烷基磺酸钠可促使其氧化，提高反应的灵敏度。酶法测定时，对血样和试剂的消耗量少，特异性高，重复性好。不仅适合手工简便操作，也适合自动生化分析仪测定。对总胆红素测定时，有更宽的线性范围 $[0\sim513\ \mu mol/L(0\sim300\ mg/L)]$。BOD 法测定总胆红素的准确性、精密度比重氮盐改良 J-G 法好。脂血使测定结果升高，溶血时结果偏高。测定结合胆红素时，线性范围在 $0\sim342\ \mu mol/L$ 内。抗干扰能力强，如 $Hb<1.5\ g/L$，不产生干扰。但在黄疸血和肝素抗凝的血浆中会出现浑浊。③正常浓度的胆红素可具有防止低密度脂蛋白的氧化修饰而发挥抗动脉粥样硬化的作用。胆红素标本应避光、低温保存。

2.胆汁酸

胆汁酸是胆固醇代谢的主要终产物，肝胆疾病时胆汁酸代谢紊乱，血清胆汁酸是反映肝实质损伤的重要指标，对肝病的诊断有重要价值。

1）测定方法：血清胆汁酸的测定方法有高效液相色谱法、放射免疫分析法、酶法等。酶法包括酶荧光法、酶比色法和酶循环法。其中酶比色法测定血清总胆汁酸（total bile acids，TBA）为临床常用方法。

酶比色法：3α-羟类固醇脱氢酶（$3\ \alpha$-hydroxysteroid dehydrogenase，3α-HSD）可将 C_3 上的 α-位的羟基（3α-OH）脱氢生成羰基，同时氧化型的 NAD^+ 变成 NADH。随后，NADH 上的氢由黄递酶催化转移给硝基四氮唑蓝（INT），产生红色的甲臜。甲臜的产量与胆汁酸成正比，于 500 nm 波长处比色测定。

$$胆汁酸+NAD^+ \xrightarrow{3\alpha\text{-HSD}} 3\text{-氧代胆酸}+NADH$$

$$NADH+INT \xrightarrow{\text{黄递酶}} NAD+甲臜（红色）$$

2）参考区间：成人空腹 TBA，$0.14\sim9.66\ \mu mol/L$。餐后 2 h TBA，$2.4\sim14.0\ \mu mol/L$（酶比色法）。血清胆酸/鹅脱氧胆酸值为 $0.5\sim1$。

3)临床意义。

(1)空腹血清 TBA 测定。血清 TBA 增高见于:①肝细胞损害:如急性肝炎、慢性活动性肝炎、中毒性肝炎、肝硬化、肝癌及酒精性肝病时显著增高,尤其是肝硬化时 TBA 阳性率明显高于其他指标。受损的肝细胞不能有效摄取和排泌经肠道回吸收的胆汁酸,导致血中 TBA 增高,肝细胞受损情况与血清 TBA 呈正比关系。疑有肝病但其他生化检查指标正常或轻度异常的患者应予以血清 TBA 测定。②胆道梗阻:如胆石症、胆道肿瘤等肝内、外胆管梗阻时胆汁酸排泄受阻,血清 TBA 增高。③门脉分流:肠道中次级胆酸经分流的门脉进入体循环,使血清 TBA 增高。④生理性增高:进食后血清胆汁酸可一过性增高。⑤肠道疾病引起胆汁酸代谢异常时,可影响脂肪的消化吸收,轻者出现水样腹泻,重者则出现脂肪痢。

胆汁中胆固醇的溶解度取决于胆汁酸和卵磷脂的含量和三者的比例关系,当胆汁酸、卵磷脂浓度降低或胆固醇含量增高时,胆汁中部分胆固醇不能溶解于其中,以结晶形式析出,形成胆固醇结石。

(2)餐后 2 h 血清 TBA 测定:空腹时胆汁酸主要储存在胆囊中,大量胆汁酸在进餐后进入肠肝循环,肝脏摄取胆汁酸负荷加重,肝病患者血清胆汁酸在餐后升高较空腹时更明显。因此餐后 2 h 血清 TBA 测定优于空腹血清 TBA 测定。如餐后血清胆汁酸水平不升高,提示回肠部位病变或功能紊乱。

(3)血清胆酸/鹅脱氧胆酸(CA/CDCA)值:正常时肝脏降解 CA 较快,而肠吸收 CDCA 较多,因此血清 CA/CDCA 为 0.5~1。肝细胞损害时,主要表现为 CA 合成减少,而 CDCA 变化不大,因而 CA/CDCA 值降低,其降低程度与肝损害程度平行。梗阻性黄疸时,血清 CA 增高程度大于 CDCA,CA/CDCA>1.5。所以 CA/CDCA 值可作为肝实质病变与胆汁淤积性病变的鉴别指标。

4)评价:正常血清中 TBA 含量低,因此对检测方法灵敏度要求较高。酶比色法测定具有快速、简便、准确、可靠等优点,既可以手工操作,也可以在自动化仪器上进行。但该法试剂价格较贵,低浓度时重复性较差,对酶量的要求严格,以保证酶促反应在零级反应下进行,酶量不足易产生误差。此外,标准品的制备非常重要。常采用甘氨胆酸溶入小牛血清中制成冻干品。

(三)肝细胞损伤酶的检测

肝脏是体内含酶最丰富的器官,肝细胞内含有多种高浓度的酶。肝细胞受损时,这些酶可渗漏到血液中。了解肝细胞内这些酶的组织定位和功态变化过程对不同类型肝胆疾病的诊断和治疗具有重要意义。能够反映肝细胞损伤和判断损伤程度的酶很多,目前临床上常用的有丙氨酸氨基转移酶、天冬氨酸氨基转移酶、γ-谷氨酰基转移酶、乳酸脱氢酶、谷氨酸脱氢酶等近 50 种。

1.转氨酶

丙氨酸氨基转移酶(alanine aminotransferase,ALT)和天冬氨酸氨基转移酶(aspartateaminotransferasc,AST)是两种最常用的反映肝细胞损伤和判断损伤程度的酶。

2.谷氨酸脱氢酶

谷氨酸脱氢酶(glutamate dehydrogenase,GDH)能催化谷氨酸脱氢生成相应的亚氨基酮酸,后者自发水解生成 α-酮戊二酸。GDH 是一种别构蛋白,为六聚体结构,由 6 种相同的亚基组成,相对分子质量为 336 000,半衰期为 16 h,存在于细胞线粒体基质中。GDH 是一种含锌的线粒体特异性酶,ADP 是该酶的活化剂,而金属离子(Ag^+、Hg^+)、金属整合剂(如 EDTA)则抑制其活性。在正常人血清中 GDH 活力很低,以肝脏含量最高,其次为肾、胰、脑、小肠黏膜及心脏等。肝脏中的 GDH 浓度是心肌中的 17 倍,骨骼肌的 80 倍,胰腺的 28 倍。肝小叶中央区 GDH 内活力比肝小叶周围区高 1.7 倍,血清 GDH 可反映肝实质(尤其是小叶中央区)的坏死情况,其升高程度与线粒体损害程度相关。酒精性肝病时肝损害主要发生于肝中央小叶,因而血清 GDH 的测定可作为反映酒精性肝病的良好指标。

(1)测定方法:常用方法为连续监测法检测。α-酮戊二酸与氨根离子在谷氨酸脱氢酶的催化下生成谷氨酸,同时 NADH 被氧化为 $NADP^+$,NADPH 在 340 nm 处有最大吸收峰,而 $NADP^+$ 在此波长下吸光度却最小,检测 NADPH 动态变化即可反应酶活性的高低。

$$NH_4^+ + \alpha\text{-酮戊二酸} + NADPH \xrightarrow{\text{谷氨酸脱氢酶}} \text{谷氨酸} + NADP^+ + H_2O$$

（2）参考区间：男性 0～8 U/L；女性 0～7 U/L（连续监测法，37 ℃）。

（3）临床意义：GDH 主要存在于肝线粒体中，故可作为肝损害的特异性指标。因 GDH 是线粒体酶，集中分布在肝小叶的中央区域，在不侵犯线粒体的肝细胞损伤时 GDH 向外释放较少，血清中该酶活性多正常或轻度增高。当肝细胞坏死时，线粒体受损而释放出大量 GDH，血清中该酶活性显著增高。因此 GDH 是检测线粒体受损程度的指标，亦是肝实质损害的敏感指标。

谷氨酸脱氢酶活性升高见于：① 卤烷中毒致肝细胞坏死时，GDH 升高可达参考区间上限的 10～20 倍；酒精中毒时，GDH 升高比其他指标敏感。② 急性肝炎 GDH 升高程度不如 ALT 明显。③ 慢性肝炎 GDH 升高可达参考区间上限的 4～5 倍。④ 肝硬化 GDH 升高可达参考区间上限的 2 倍。⑤ 肝癌、胆汁淤积性黄疸 GDH 正常。

（4）评价：连续监测法检测 GDH 时，可选用 NADPH，也可选用 NAPH，用 NADPH 取代 NADH，既可缩短反应时间，又能防止假阳性（因为血浆中有许多以 NADH 为辅酶的脱氢酶，用 NADH 时易产生不良反应）。由于 GDH 的肝脏特异性，肝脏疾病尤其涉及肝细胞线粒体损害时其活性显著增高，常用来检查线粒体的受损程度，是肝实质损害的敏感指标。

3. 胆碱酯酶

胆碱酯酶（cholinesterase，ChE）是一类催化酰基胆碱水解的酶类，一种称为真性胆碱酯酶或乙酰胆碱酯酶（acerylcholine esterase，AChE），存在于中枢神经灰质、神经节等处，主要作用是特异性水解神经递质乙酰胆碱，使其失活；另一种称为假性胆碱酯酶（pseudocholinesterase，PChE）或丁酰胆碱酯酶，存在于中枢神经白质、血浆、肝、胰、肠系膜和子宫等处。肝病患者肝细胞受损，致使肝细胞合成 ChE 减少，ChE 活力明显下降。

1）测定方法：临床常规测定 ChE 主要有两种方法：一种是以乙酰胆碱为底物，利用 ChE 水解乙酰胆碱释放的乙酸使体系 pH 值降低，以溴酚蓝或间-硝基酚等作为指示剂进行比色测定。此法简便快速，适用于急诊有机磷中毒的快速筛查，但准确度较差；另一种是以人工合成的底物测定胆碱衍生物的生成。丁酰硫代胆碱法和羟胺三氯化铁比色法都属于第二种方法。

（1）丁酰硫代胆碱法：PChE 催化丁酰硫代胆碱水解产生丁酸和硫代胆碱，硫代胆碱与无色的 5-硫代-2-硝基苯甲酸（DTNB）反应，生黄色的 5-巯基-2-硝基苯甲酸（5-MNBA），可在 410 nm 处测吸光度。

丁酰硫代胆碱 $\xrightarrow{\text{PChE}}$ 丁酸＋硫代胆碱

硫代胆碱＋DTNB $\longrightarrow$ 5-硫代硝基苯甲酸＋2-硝基苯腙-5-巯基硫代胆碱（黄色）

（2）羟胺三氯化铁比色法：血清胆碱酯酶催化乙酰胆碱水解成胆碱和乙酸。未被水解的剩余乙酰胆碱与碱性羟胺作用，生成乙酰羟胺。乙酰羟胺在酸性溶液中与高铁离子作用，形成棕色复合物。根据颜色深浅计算出剩余乙酰胆碱含量，根据剩余的乙酰胆碱量可以算出酶所水解的乙酰胆碱量。后者与血清中酶活力成正比。由此可与标准氯化乙酰胆碱溶液测定结果比较，计算出血清胆碱酯酶活力浓度单位。

乙酰胆碱 $\xrightarrow{\text{ChE}}$ 胆碱＋乙酸

剩余的乙酰胆碱＋碱性羟胺 $\longrightarrow$ 乙酰羟胺

乙酰羟胺＋Fe^{3+} $\xrightarrow{\text{H}^+}$ 棕色复合物

2）参考区间：5 000～12 000 U/L（丁酰硫代胆碱法）。

3）临床意义：常用于肝损伤和有机磷中毒的诊断。

（1）有机磷中毒：两种 ChE 活性均减低，因为有机磷与 ChE 活性中心结合，使其丧失催化能力。一般以 AChE 活力降低作为诊断依据：有急性接触史而无明显临床症状者，降至正常均值的 70%；ChE 活性在 50%～70% 为轻度中毒；30%～50% 为中度中毒；30% 以下为重度中毒。亚急性及慢性中毒，AChE 可降至零，而症状体征不明显或不严重，此时应结合病史及临床表现综合判断。

（2）肝实质损害：肝脏具有合成胆碱酯酶的功能。肝实质性损伤时，ChE 合成降低；当肝功能恢复后，

ChE 合成亦随之逐渐转为正常。如急、慢性肝炎,肝硬化,肝癌,肝脓肿等肝功能不全时,ChE 明显减低。

(3)肾脏疾病(排泄障碍或合成亢进):脂肪肝、甲亢、糖尿病等可出现 ChE 的增高。

4)评价:①丁酰硫代胆碱法是目前常用的方法,具有简便、快速、易于自动化等优点,但只能测定血清 ChE,而不能测定红细胞 AChE。②羟胺三氯化铁比色法要求全血必须充分抗凝,显色不稳定,室温超过 20 ℃时影响明显。

4. 谷胱甘肽 S 转移酶

谷胱甘肽 S 转移酶(glutathione S-transferase,GST)及其同工酶是一组细胞内解毒酶,在保护细胞免予细胞毒性物质和致癌剂损伤方面具有重要的生理作用。GST 有两种主要生理功能。一是催化具有亲核位点的谷胱甘肽(GST)与多种亲电子物质、致癌物质以及一些亲脂性抗癌药物的结合而起到解毒作用,也可增加癌细胞对化疗药物的代谢能力,产生耐药性。因此,GST 在细胞解毒和代谢中起重要作用。二是与某些非底物性配体以非共价键和共价键形式结合,前者起运输作用,后者则为解毒的另一种形式。GST 在哺乳动物的肝脏含量尤为丰富,还微量存在于近曲小管、小肠黏膜、肾上腺皮质、睾丸和卵巢等组织中。肝细胞受损时,GST 释放到血液中,血清 GST 活性升高。

(1)测定方法:GST 可以催化亲核性的谷胱甘肽与各种亲电子外源化学物的结合反应。分析 GST 活性常用的一个底物是 1-氯-2,4-硝基苯(CDNB)与谷胱甘肽结合后生成 2,4-二硝基苯-谷胱甘肽复合物,该复合物在 340 nm 处有吸收峰,测定产物量可反映 GST 活性高低。

$$CDNB + 谷胱甘肽 \xrightarrow{GST} 2,4-二硝基苯-谷胱甘肽复合物$$

(2)参考区间:(4.23±1.52)U/L(以谷胱甘肽和 1-氯-2,4-硝基苯为底物)。

(3)临床意义:GST 相对分子质量比转氨酶小,更易透过肝细胞膜,释放入血,无论是急性肝损伤还是慢性肝损伤,血清 GST 活性均显著升高。GST 是诊断早期肝细胞损伤敏感性高、特异性强的酶学指标。急性肝炎患者 GST 变化与 ALT 呈正相关。重型肝炎、慢活肝和轻型肝损伤时 GST 升高率显著高于 ALT 升高率,提示 GST 对反映肝损伤具有较好的敏感性和特异性。重型肝炎 GST 升高最明显,并显著高于其他各型肝病,提示该项指标可能有预测严重肝坏死的价值。

(4)评价:诊断急性肝损伤的敏感性与 ALT 相近,诊断慢性肝炎、肝硬化和轻微肝损伤的敏感性优于 ALT,也可反映 ALT 不高的亚临床损伤,且 GST 的升高先于 ALT 出现,故 GST 是一项较理想的肝功能试验,同时对观察疗效、病情监测及预后判断均具有重要价值。

(四)胆汁淤积标志物的检测

1. 碱性磷酸酶

碱性磷酸酶(alkaline phosphatase,ALP)是在碱性条件下(最适 pH 值为 10 左右)能水解很多磷酸单酯化合物的酶。ALP 是一种含锌的糖蛋白,金属离子在维持酶分子结构的稳定性和酶的催化性能上是必不可少的组分。ALP 定值于细胞膜表面,广泛表达于肝、肾、胎盘、小肠、骨骼等机体各器官组织。血清中的 ALP 中主要来自肝脏和骨骼。在肝脏 ALP 中主要分布于肝细胞的血窦侧和毛细胆管侧的微绒毛上,经胆汁排入小肠;当胆汁排泄不畅、毛细胆管内压升高时,可诱发 ALP 产生增多,因而 ALP 也是胆汁淤积的酶学指标。生长期儿童血清中 ALP 多数来自成骨母细胞和生长中的软骨细胞,少量来自肝。

1)测定方法:ALP 测定方法较多。应用较多的方法有两种:一种是磷酸苯二钠比色法;另一种是连续监测法(磷酸对硝基苯酚法),它是 IFCC 推荐的参考方法。

(1)磷酸苯二钠比色法:ALP 在碱性环境中作用于磷酸苯二钠,使之水解释放出酚和磷酸。酚在碱性溶液中与 4-氨基安替比林作用,经铁氰化钾氧化形成红色醌类化合物,根据红色深浅确定 ALP 的活力。

$$磷酸苯二钠 \xrightarrow{ALP, OH^-} 酚 + 磷酸$$

$$酚 + 4-氨基安替比林 \xrightarrow{铁氰化钾、OH^-} 红色醌类化合物$$

2)磷酸对硝基苯酚法:以磷酸对硝基酚(p-nitrophenyl phosphate,4-NPP)为底物,2-氨基-2-甲基-1-丙醇(2-amino-2-methyl-1-propanol,AMP)或二乙醇胺为磷酸基的受体。在碱性环境下,ALP 催化 4-NPP 水解产生游离的对硝基酚,对硝基酚(p-nitrophenol,4-NP)在碱性溶液中转变成黄色。根据 405 nm 处吸光度增高速率来计算 ALP 活性单位。

2)参考区间:成人 40～110 U/L(磷酸对硝基苯酚法);儿童<350 U/L(磷酸对硝基苯酚法)。

3)临床意义:ALP 检测主要用于骨骼、肝胆系统疾病等的诊断和鉴别诊断,尤其是胆道阻塞性疾病和黄疸的诊断和鉴别诊断。对于原因不明的高 ALP 血清水平,可测定其同工酶,明确其器官来源。

(1)肝内、外胆道阻塞性疾病引起的胆汁淤积性疾病(如肝硬化、胆石症和肿瘤),其原因是胆汁排泄受阻,从胆道排泄的 ALP 逆流入血,同时诱发 ALP 合成和释放增多,血清 ALP 升高,可达参考区间上限的 5～20 倍,且 ALP 升高与胆红素平行。肝癌细胞合成并分泌 ALP 亢进,也是导致血清 ALP 升高的原因,可与胆红素、黄疸增加不平行。在肝细胞内 ALP 主要与肝细胞膜紧密结合而不易释放,因此肝炎等累及肝实质细胞的肝胆疾病,ALP 仅轻度升高,可达参考区间上限的 2～5 倍。

(2)骨折、佝偻病、甲亢等原因所致骨损伤等,均可引起 ALP 活性升高,尤其是骨 ALP 同工酶的增高。骨 ALP、高分子 ALP 同工酶对恶性肿瘤骨转移或肝转移的阳性预示值较总 ALP 高,但这两类同工酶均不能用于鉴别恶性和非恶性的骨病或肝病。

(3)妊娠 2 个月后及儿童生长发育期 ALP 增高。

(4)血清 ALP 活性降低较少见,主要见于呆小病、维生素 C 缺乏症。甲状腺功能低下、恶性贫血等也可见血清 ALP 下降。

4)评价:检测主要用于骨骼、肝胆系统疾等疾病的重要酶学指标。

(1)磷酸苯二钠比色法:底物有酚则空白管显红色,此现象表明磷酸苯二钠已经开始分解,应弃去不用。铁氰化钾溶液中加入硼酸有稳定显色作用,该溶液应避光保存,如出现蓝绿色即应废弃。加入铁氰化钾溶液后必须立即混匀,否则显色不完全。黄疸血清及溶血血清应分别作对照管,一般血清标本可以共用对照管。但与磷酸对硝基酚连续监测法相比,准确度、精密度比较低操作比较烦琐,灵敏度低。

(2)磷酸对硝基苯酚法:线性范围可达 500 U/L,批内 CV 为 $2.06\%～2.36\%$,批间 CV 为 2.74%。本法选用 4-NPP 和 AMP 缓冲液作基质具有以下优点:①4-NPP 易被 ALP 水解。②ALP 催化产物对硝基酚在反应 pH 值条件下几乎能达到最大呈色。③对硝基酚具有较高的摩尔吸光度。④AMP 缓冲液能充当磷酸受体,参与转磷酸基反应,对酶促反应有促进作用。以上优点决定了该法具有较高的灵敏度。故测定标本用量小,温育时间短。

(3)ALP 测定标本不能用 EDTA、枸橼酸盐等对 ALP 有抑制作用的抗凝剂;脂血可导致结果偏低,检测 ALP 应禁食 12 h 后空腹采血;溶血可导致测定结果假性偏低;血清(浆)胆红素浓度增高(胆红素 $>257~\mu mol/L$)对 ALP 测定也有干扰作用。血清(或血浆)置于室温(20 ℃)3 天,ALP 活性下降 3%;置于 4℃～8℃ 1 周之内,ALP 活性稳定。

2.γ-谷氨酰基转移酶

γ-谷氨酰基转移酶(L-γ-glutamyltransferase,γ-GT 或 GGT)是一种含巯基的线粒体酶。其作用是催化 γ-谷氨酰基从谷胱甘肽(GSH)或其他含 γ-谷氨酰基的物质中转移到其他合适的受体上,如氨基酸或多肽。该酶主要参与体内谷胱甘肽的代谢。GGT 分布于肾、胰、肺、肝、肠和前列腺等多种组织中,其中以肾脏含量最多。GGT 在细胞中有膜结合型(疏水型)和可溶型(亲水型)两种,其中可溶型存在于胞浆中,而膜结合型则主要结合在细胞膜上。红细胞中几乎无 GGT。血清中 GGT 主要来源于肝胆系统。肝脏中的 GGT 主要分布在肝细胞的毛细胆管内和整个胆管系统,部分 GGT 经胆汁排泄。因此肝内 GGT 合成增多或胆管系统病变及胆汁排泄受阻时,均可引起血清 GGT 增高。胚胎期肝细胞和新生儿肝细胞合成 GGT 能力最强;出生后肾 GGT 合成量大于肝。如果正常人肝脏 GGT 合成量明显增高(出现"返祖现象"),应考虑是否有肝脏恶性肿榴的发生。血清中 GGT 主要来源于肝胆系统。

1)测定方法:GGT 的测定方法有两种:一种是连续监测法,是目前国内外多采用的方法;另一种是以重氮试剂为代表的比色法。

(1)连续监测法:GGT 可催化 L-γ-谷氨酰基物质(如谷胱甘肽)上的 γ-谷氨酰基到双甘肽(如甘氨酰甘氨酸)上,产物 2-硝基-5-氨基苯甲酸盐为黄色,颜色深浅和增加速度反映酶活性高低。

$$L-\gamma-谷氨酰基-3-羧基-4-硝基苯胺 + 甘氨酰甘氨酸 \xrightarrow{GGT} L-\gamma-谷氨酰基甘氨酰甘氨酸 + 2-硝基-5-氨基苯甲酸盐(黄色)$$

(2)重氮反应比色法:GGT 以 L-γ-谷氨酰基-α-萘胺为底物,将 γ-谷氨酰基转移到双甘肽分子上,同时释放出游离的 α-萘胺,后者与重氮试剂反应,产生红色化合物。

2)参考区间:男性 11~50 U/L(连续监测法,37 ℃);女性 7~32 U/L(连续监测法,37 ℃)。

3)临床意义:①胆道阻塞性疾病:如胆石症、胆道炎症、原发性胆汁性肝硬化和硬化性胆管炎等疾病,GGT 不仅阳性率高,而且升高明显,可高达 5~30 倍。主要原因可能是肝内、外胆汁淤积时,GGT 排泄受阻,随胆汁逆流入血。临床研究结果表明,GGT 升高程度:恶性阻塞>良性阻塞、肝外阻塞>肝内阻塞、黄疸型阻塞>非黄疸型阻塞。②肝占位性病变:如原发性肝癌和转移性肝肿瘤时 GGT 均可升高。主要原因是肝肿瘤细胞合成 GGT 增多,同时肝占位性病变可能使 GGT 排泄受阻,随胆汁逆流入血。转移性肝癌 GGT 增高占 90%,但特异性不强,不适宜做转移性肝癌的筛选试验,与 AFP、CEA 联合检测可提高肝癌诊断的灵敏度。肿瘤切除后 GGT 可下降,如下降后又升高,提示肝癌复发。③肝实质疾病,急性肝炎时 GGT 轻、中度升高,常与 ALT 平行,但增高幅度低于 ALT,恢复期 GGT 可正常,但恢复至正常时间迟于 ALT;γ-GT 持续升高,提示发展为迁延性肝炎;在慢性肝炎活动期 GGT 升高,临床上常将 GGT 升高作为慢性肝炎活动性的标志。肝炎伴有胆汁淤积时 GGT 升高明显;稳定型肝硬化 GGT 可正常,进行性肝硬化 GGT 可轻、中度升高。GGT 升高程度:酒精性肝硬化>胆汁性肝硬化>肝炎后肝硬化;酒精性肝病,饮酒时,由于乙醇对肝细胞线粒体的诱导作用,可导致 GGT 活性升高,长期过量饮酒所致酒精性肝损害或酒精性肝硬化时,可见 GGT 明显升高;戒酒后 GGT 很快下降,GGT 可作为酒精性肝损伤及戒酒的监测指标。④其他:GGT 升高还见于服用某些药物,长期接受巴比妥类药物、含雌激素的避孕药者也常有 GGT 的升高,但停药后可降至正常;脂肪肝、胰腺癌、胰腺炎、前列腺癌、急性心肌梗死、脏器移植排斥、糖尿病、脑瘤、脑出血等。

4)评价:GGT 是肝胆疾病的敏感指标,也是酒精性肝损伤的监测指标。但由于不同疾病之间 GGT 的活性有明显重叠,因此一般认为 GGT 测定缺乏特异性而不单独作为鉴别判断指标,而常与 ALT、ChE 等酶学指标联合检测,根据其酶谱变化为进一步鉴别诊断提供依据。

(1)连续监测法:国内外均推荐 L-γ-谷氨酰基-3-羧基-4-硝基苯胺法。甘氨酸对 GGT 反应有抑制作用,所用双甘肽制剂中甘氨酸含量应少于 0.1%。

(2)重氮比色法是以 L-γ-谷氨酰基-α-苯胺为供体底物,因溶解度低,测定时间长,试剂不稳定且有一定的致癌性,故影响了本法的推广使用。

(3)GGT 测定标本为血清或血浆(以肝素或 EDTA 抗凝;枸橼酸盐、草酸盐、氟化钠做抗凝剂可导致测定结果偏低);应避免标本溶血(血红蛋白≥2 g/L 时,可使 GGT 活性减低)。血清标本置于室温(20 ℃)可稳定 1 周。

3.5'-核苷酸酶

5'-核苷酸酶(5'-nucleotidase,5'-NT)广泛存在于肝、胆、肠、脑、胰等组织中,是一种特殊的磷酸单酯水解酶,能特异性地催化核苷 5'-磷酸酯和次黄嘌呤核苷酸。该酶最适 pH 值为 6.6~7.0,受 Mg^{2+} 或 Mn^{2+} 激活,被 Ni^{2+} 所抑制。目前,在哺乳动物中已发现多种 5'-核苷酸酶,在肝脏 5'-核苷酸酶位于胆小管和窦状隙面肝细胞膜内。血中 5'-核苷酸酶活性增高多因肝胆梗阻性疾病引起。ALP 增高而 5'-核苷酸酶正常时,则多为骨组织疾病。对肝细胞损伤性疾病的诊断 5'-核苷酸酶较 ALT 敏感性低,而小儿肝病时 5'-核苷酸酶敏感性高于 ALT。

(1)测定方法:5'-核苷酸酶检测方法有多种,目前连续监测法应用较多,国内曾使用钼蓝显色法。连续监测法的原理如下。

$$\text{一磷酸腺苷}+H_2O \xrightarrow{\text{5'-核苷酸酶}} \text{腺苷}+Pi$$

$$\text{腺苷}+H_2O \xrightarrow{\text{腺苷脱氨酶}} \text{次腺苷}+NH_3$$

$$NH_3+\alpha\text{-酮戊二酸}+NADH \xrightarrow{\text{谷氨酸脱氢酶}} L\text{-谷氨酸}+NAD^+$$

在波长 340 nm 处监测吸光度下降速率,计算出 5'-核苷酸酶活性。

(2)参考区间:0～11 U/L(连续监测法,37 ℃);2～17 U/L(钼蓝显色法)。

(3)临床意义:①5'-核苷酸酶活性增高常见于原发性和转移性肝癌、慢性肝炎、肝硬化、病毒性肝炎、胆结石、胆囊炎等,其活性增高可达 2～6 倍,且与病情严重程度呈正相关。②5'-核苷酸酶是诊断肝及消化道肿瘤非常灵敏的酶学指标,在病变早期,肝功能和肝影像学等检查阴性时本酶活性已明显增高,可提高 AFP 阴性肝癌的检出率。③5'-核苷酸酶在骨骼系统疾病中一般不升高,联合 ALP 检测可协助诊断是肝胆系统疾病还是骨骼系统疾病。④有助于鉴别诊断肝细胞性黄疸和阻塞性黄疸,后者 5'-核苷酸酶明显高于前者。

此外,5'-核苷酸酶还在肺癌、白血病、乳腺癌等疾病中具有重要的诊断价值。

(4)评价:5'-核苷酸酶与 ALP 相似,但骨骼疾病时 ALP 升高,5'-核苷酸酶不升高。5'-核苷酸酶测定标本为血清,4 ℃储存稳定 1 天,−20 ℃稳定数月,由于红细胞内含有大量的 5'-核苷酸酶,因此溶血会使测定结果升高。

4.脂蛋白 X

脂蛋白 X(lipoprotein X,LP-X),又称阻塞性脂蛋白 X,为胆汁淤积时出现的大颗粒的异常脂蛋白,存在于低密度脂蛋白中,它的生成和胆汁中的卵磷脂反流有关,其组成为蛋白质占 6%,磷脂占 66%,游离胆固醇占 22%,胆固醇酯占 3%,甘油二酯占 3%,是胆汁淤积的具有重要诊断意义的灵敏的生化指标。其敏感性及特异性优于总胆红素、ALP 和 γ-GT。可用于鉴别胆道阻塞类型,肝外性阻塞时高于肝内性阻塞,恶性阻塞高于良性阻塞。通常其含量高于 2 000 mg/L 提示为肝外性阻塞。脂蛋白 X 是阻塞性黄疸患者血清中的一种异常的低密度脂蛋白。

(1)测定方法:脂蛋白 X(LP-X)测定方法有免疫比浊法、电泳法、化学沉淀分离法、乙醚提取测磷法,原理为用乙醚提取 LP-X,经强酸消化后测定 LP-X 中所含磷脂的无机磷,再利用常数计算出 LP-X 的含量。

(2)参考区间:0～90 mg/L(乙醚提取测磷法)。

(3)临床意义:LP-X 活性升高常见于以下情形。①肝胆疾病:凡能引起胆汁淤积的疾病如肝外胆道阻塞、先天性胆道闭锁不全、胆结石、肝炎伴胆汁淤积、原发性胆汁性肝硬化、肝肿瘤,脂肪肝伴胆汁淤积、药源性肝损害伴胆汁淤积及其他类型的肝内胆汁淤积均可出现 LP-X 阳性,肝炎急性初期也可呈阳性。血清 LP-X 的测定有利于黄疸的鉴别,一般来说,血中 LP-X>2 000 mg/L 多提示肝外胆道阻塞性黄疸;<2 000 mg/L 多为胆汁淤积性黄疸。肝细胞性黄疸时 LP-X 一般正常。②其他疾病:如家族性磷脂酰胆碱胆固醇酰基转换酶(LCAT)缺乏者。

(4)评价:测定血清 LP-X 对鉴别黄疸有帮助,可了解胆汁淤积的严重程度。

(五)肝脏纤维化标志物的检测

1.单胺氧化酶

单胺氧化酶(monoamine oxidasc,MAO)又称赖氨酰氧化酶,是一种主要作用于-CH_2-NH_2 基团,催化各种单胺类物质氧化脱氢的含铜酶,分布于肝、胃、脑等组织的线粒体中,参加体内胺类代谢。分布于结缔组织中的 MAO 是一种细胞外酶,对结缔组织的胶原纤维生成起重要作用。肝硬化时,纤维化现象十分活跃,MAO 活性明显升高。而在急性肝病时由于肝细胞坏死少,纤维化现象不明显,MAO 活性正常或轻度上升;急性肝坏死由于肝细胞中线粒体破坏,其中 MAO 进入血清,血清中 MAO 活性明显升高。

1)测定方法:MAO 的测定方法较多,有分光光度法、荧光法及免疫抑制法,临床上一般以分光光度法最为常用。MAO 可作用于多种底物,而国内多用苄胺和对苯甲胺-β-偶氮萘酚为底物。也可应用 MAO 催化胺类(如丙烯胺)释放出的 H_2O_2 氧化发色剂,如 10-N-甲基氨基甲酰基-3,7-二甲氨基-10-氢-吩噻嗪(MCDP)进行测定。

(1)MCDP 比色法:MAO 氧化苄胺产生过氧化氢,过氧化氢在过氧化物酶存在下与 MCDP 作用生成有色的亚甲蓝,于 660 nm 处比色测定,计算 MAO 的浓度。

$$丙烯胺 + O_2 + H_2O_2 \xrightarrow{MAO} 丙烯醛 + NH_3 + H_2O_2$$

$$H_2O_2 \xrightarrow{MCDP} POD\ 亚甲蓝$$

(2)连速监测法:该方法是根据产物氨建立起来的谷氨酸脱氢酶偶联速率法。通过 MAO 催化苄胺生成氨,氨在 α-酮戊二酸、NADPH 和谷氨酸脱氢酶的存在下生成谷氨酸,同时 NADPH 还原成 $NADP^+$,引起 340 nm 处吸光度的下降,通过监测其下降的速率即可得出样本中 MAO 的活性。

2)参考区间:0.4~0.8 U/L(MCDP 比色法);12~40 U/mL(连续监测法)。

3)临床意义:①血清 MAO 活性能反映纤维化的程度,对诊断肝硬化有重要参考价值。80%的肝硬化患者血清 MAO 活性升高,最高可达正常上限的 2 倍。②各种急性肝炎血清 MAO 活性多正常,但急性坏死型肝炎时,因肝细胞的大量坏死,线粒体释放大量的 MAO,使其活性明显升高。③糖尿病可因合并脂肪肝、充血性心力衰竭,由于肝淤血而继发肝纤维化,使血清 MAO 活性升高。另外,甲亢、肢端肥大症时,血清 MAO 活性也可出现程度不同的升高。④MAO 为主要的神经细胞内生物胺降解酶,参与多余胺类的处理。因此,阿尔茨海默病、帕金森病和抑郁症患者血清和脑内 MAO 活性可明显升高。

4)评价:①MCDP 比色法:需要加入终止液后测定,不宜于大批量标本的检测,而且 MCDP 见光易分解。②连续检测法:此方法快捷、操作简单,适合自动化分析,可减少人为误差,具有良好的准确度与精密度,适合大多数临床实验室应用。

2.脯氨酸羟化酶

脯氨酸羟化酶(prolyl hydroxylase,pH)是胶原纤维合成酶,能将胶原 α-肽链上的脯氨酸羟化为羟脯氨酸。当肝纤维化时,肝脏胶原纤维合成亢进,血清中 pH 增高。

(1)测定方法:RIA 法和 EIA 法检测。

(2)参考区间:RIA 法:20.8~58.2 $\mu g/L$

(3)临床意义:血清脯氨酸羟化酶明显升高可见于肝纤维化患者。此酶在急性肝炎、慢性非活动性肝炎者仅 50%升高;而在慢性活动性肝炎、肝硬化则 100%升高;原发性肝癌轻度升高,而转移性肝癌多数正常;酒精性肝病亦升高,如病情继续发展则继续升高。

(4)评价:PH 活性可反映肝纤维化的状态,其活性与肝纤维化程度平行,是良好的肝纤维化诊断指标,对了解慢性肝病的病理过程、疗效和预后判断有重要参考价值。

3.Ⅲ型前胶原末端肽

Ⅲ型前胶原末端肽(amino terminal of procollagen type Ⅲ peptide,PⅢP)是Ⅲ型前胶原在转为Ⅲ型胶原时在细胞外被肽酶切下氨基酸末端肽并释放入血。肝纤维化早期以Ⅲ型胶原增加为主,故血清中 PⅢP 水平增高代表Ⅲ型胶原合成代谢旺盛,对肝纤维化的早期诊断很有意义。

(1)测定方法:RIA 和 EIA 法检测。

(2)参考区间:41~163 ng/mL。

(3)临床意义:血清 PⅢP 增高,对肝病而言,提示活动性肝纤维化。血中 PⅢP 除由肾脏排泄外,肝窦内皮细胞也摄取,因此当急性肝炎、慢性活动性肝炎、乙醇性肝硬化和肝功能损伤时,血清 PⅢP 可增高。另外,血清 PⅢP 水平随年龄变化较大,在儿童至青少年期,由于发育期蛋白质合成旺盛,血清中 PⅢP 明显增高,肝炎患儿与健康儿童的血清没有明显差异,无诊断价值。

(4)评价:血清 PⅢP 是肝纤维化的重要标志物。PⅢP 随儿童年龄增长而有所升高,对于诊断儿童肝疾病无意义。

4. Ⅳ型胶原及其分解片段

Ⅳ型胶原(collagen type Ⅳ,CⅣ)是构成基底膜的主要成分。肝纤维化时肝内 CⅣ 合成增多并大量沉积,导致肝窦的毛细血管化。组织中 CⅣ 由主三股螺旋区(TH)、其氨基酸端的四聚体(7S 胶原)和羧基端的二聚体(NC₃)组成网状结构。测定血清中 7S 胶原、NC₃ 和 TH 含量,能反映基底膜胶原降解的情况,但降解的增加常伴有更多的再合成。因此这 3 项指标检测可反映基底膜胶原更新率。

(1)测定方法:ELISA 及 RIA 法检测。

(2)参考区间:13~74 ng/mL。

(3)临床意义:①血清 CⅣ 水平可以反映肝纤维化的程度及活动度:急性肝炎时,虽然有肝细胞严重受损,但无结缔组织增生,放血清 CⅣ 水平无明显增加。慢性肝炎、肝硬化等患者血清Ⅳ型胶原水平增高。②用药疗效和预后判断:慢性丙型肝炎时,血清 CⅣ 不仅可以作为评价肝纤维化程度的一个重要指标,还可预测干扰素、抗丙型肝炎病毒抗体的疗效。干扰素的疗效与血清 CⅣ 水平、丙型肝炎病毒基因型相关,血清 CⅣ 大于 20 μg/L 时,干扰素治疗无效。③其他:甲状腺功能亢进、中晚期糖尿病和硬皮病等与基底膜相关的疾病血清 CⅣ 升高。

(4)评价:有研究表明在肝纤维化早期即可检测出 7S 升高,7S 和 NCl 含量在反映肝纤维化和肝细胞坏死方面优于 PⅢP。

（赵　华）

第十三章 肾脏疾病检验

肾脏为成对略呈蚕豆形位于腹膜后脊柱两侧的实质性器官,是人体最重要脏器之一,其不仅是人体最重要的排泄器官,也是重要的内分泌器官。肾脏通过泌尿功能排泄代谢废物,并调节和维持人体水、电解质、酸碱平衡,还通过分泌激素参与全身血压和水、电解质的调节。各种肾脏疾病临床多发,甚至危及人生命,因此,研究肾脏疾病时的生物化学检验,对肾脏疾病的诊断和治疗具有重要的指导意义。

一、肾脏疾病的生物化学变化

本节主要介绍肾小球肾炎、肾病综合征、肾衰竭和尿毒症、肾小管性酸中毒的生物化学诊断。

(一)肾小球肾炎

1.肾小球肾炎分类

肾小球肾炎(glomerulonephritis,GN)是临床常见的肾小球疾病,可分为原发性和继发性两类。

(1)继发性肾小球肾炎:多由糖尿病性肾病、系统性红斑狼疮及过敏性紫癜等全身性疾病所引起。

(2)原发性肾小球肾炎:是肾小球肾炎的主要类型。常见病因有以下几种。①细菌感染:主要与呼吸道感染、皮肤感染、淋巴结炎、猩红热等溶血性链球菌感染有关。②病毒感染:如流感病毒、腮腺炎病毒、肝炎病毒等,尤其是肝炎病毒,都可以引起肾脏病变。病毒可以直接侵犯肾组织,也可以病毒为抗原而引起免疫复合物肾炎。③寄生虫感染:如疟原虫等引起的肾炎。④其他病因:如内源性抗原引起的免疫反应性肾小球肾炎,恶性肿瘤、良性肿瘤均可引起不同类型的肾小球病变。原发性肾小球肾炎临床可分为急性肾小球肾炎(acute glomerulonephritis,AGN,简称急性肾炎)、急性快速进展性肾小球肾炎(简称急进性肾炎)、慢性肾小球肾炎(chronic glomerulonephritis,简称慢性肾炎)及隐匿性肾小球肾炎。

2.肾小球肾炎实验室检查

各型肾小球肾炎实验室检查见表13-1。

(二)肾病综合征

肾病综合征(nephrotic syndrome,NS)不是独立的疾病,而是由多种肾小球病变引起的临床综合征。典型的临床表现为大量蛋白尿(>3.5 g/24 h)、低清蛋白血症(<30 g/L)、严重水肿和高脂血症。其中大量蛋白尿和低清蛋白血症为诊断该病所必需。

1.肾病综合征分类

肾病综合征由多种肾小球疾病引起,可分为原发性和继发性两大类。

1)原发性肾病综合征:原发于肾脏。根据1985年第二届肾脏病学会的意见,又将此综合征分为Ⅰ型和Ⅱ型。

(1)Ⅰ型:可见于任何年龄,但以儿童及青少年多见。病因可能与免疫有关。其临床特点是无持续性高血压,无血尿,无贫血,无持续性肾功能不全。尿蛋白主要为小分子及中分子蛋白质,系选择性蛋白尿。病理特点为微小病变型。治疗上对皮质激素及细胞毒药物都很敏感。肾小球肾病即属于这个类型。

表 13-1 各型肾小球肾炎实验室检查

标本	检测项目	急性	急进性	慢性	隐匿性
尿液	白细胞	++	+-++	±	±
	红细胞	+-+++	++++	±-++	±-+++
	蛋白	+-+++	++-++++	+-++	+-++
	管型	+-++	+-+++	+	±
	渗透压	↑	↓↑	↓	N
	血红蛋白	N	↓	N、↓	N
血液	尿素,肌酐	↑	↑	N、↑	N
	补体	↓	↓、N	N	N
	总蛋白清蛋白	N、↓	↓	N	N
	免疫球蛋白	↑	N、↓	N	N
	胆固醇甘油三酯	N、↑	↑	N	N
	内生肌酐清除率	↓	↓	↓	N
	肾小管功能	N、↓	↓	↓	N

* ±为微量,+为轻度增加,++为增加,+++为明显增加,++++为重度增加,N 为正常,↑为升高,↓为降低。

(2)Ⅱ型:临床特点是常伴有高血压、血尿和肾功能不全。尿中出现较大分子量蛋白质,故为非选择性蛋白尿。病理特点为肾炎性改变,表现为内皮毛细血管增殖性肾炎、膜性肾病、膜增殖性肾炎、系膜增殖性肾炎、局灶性节段性肾小球硬化。慢性肾炎肾病型即属于原发性肾病综合征Ⅱ型。

2)继发性肾病综合征:是由全身性疾病或其他原因引起。如感染性疾病(细菌感染、病毒感染、寄生虫感染)、药物中毒或变态反应、糖尿病性肾小球硬化、肿瘤(如多发性骨髓瘤、霍奇金病、淋巴肉瘤等)、过敏性紫癜、系统性红斑性狼疮、结节性多动脉炎、妊娠高血压综合征等。

2.实验室检查

(1)尿蛋白:严重蛋白尿是肾病综合征最主要的实验室诊断依据。尿蛋白的测定是疾病的诊断及疗效的观察最有效的方法之一。蛋白尿>3.5 g/24 h 为诊断标准。尿蛋白选择性指数的测定有助于原发性肾病综合征Ⅰ型和Ⅱ型的鉴别诊断,Ⅰ型多呈高度选择性蛋白尿(SPI≤0.1),Ⅱ型选择性较差或为非选择性蛋白尿(SPI>0.2)。尿蛋白电泳可为明确尿蛋白的来源提供依据,并有助于蛋白尿选择性的判断。

(2)血浆清蛋白及其他:血浆清蛋白、血浆免疫球蛋白及脂质测定对肾病综合征的诊断与治疗也有价值。血浆蛋白明显降低,清蛋白<30 g/L。原发性肾病综合征患者血浆免疫球蛋白尤其是 IgG 常降低,血浆蛋白电泳可见清蛋白、α-球蛋白和 γ-球蛋白比例下降,而 $α_2$-球蛋白和 β-球蛋白比例增高。胆固醇和甘油三酯升高。

(3)纤维蛋白原降解产物:尿中纤维蛋白原降解产物(fibrinogen degradation product,FDP)阳性可作为鉴别原发性肾病综合征Ⅰ型和Ⅱ型的指征之一。肾病综合征Ⅰ型对激素敏感,预后较佳。而肾病综合征Ⅱ型常伴高血压、血尿、肾功能减退,临床疗效较差。

(三)肾衰竭和尿毒症

肾衰竭(renal failure)是由于各种原因引起肾功能严重受损而导致水、电解质、酸碱平衡严重紊乱、氮质潴留及其他各系统症状的一系列临床综合征。临床可分为急性肾衰竭和慢性肾衰竭两类。

1.急性肾衰竭

急性肾衰竭(acute renal failure,ARF)是由各种病因引起肾功能急骤、进行性减退而出现的临床综合征。

(1)分类:急性肾衰竭可分为肾前性、肾性及肾后性三大类。①肾前性衰竭是由于循环血容量不足或心排血量降低导致肾循环不良引起的肾衰竭。②肾性衰竭是指各种肾实质病变引起的肾衰竭,是急性肾衰最常见的类型,其中急性肾小管坏死(acute tubular necrosis,ATN)是典型的急性肾衰竭,是由于各种病因引起急性肾小管缺血性或肾毒性损害导致肾功能急骤减退的一组疾病的总称。③肾后性衰竭是由各种尿路梗阻引起的急性梗阻性肾病。根据临床表现和病程,一般可分为少尿或无尿期、多尿期和恢复期。

(2)实验室检查:①血(尿)生化检查:少尿期尿量<400 mL/24 h,其他可正常或增多;尿比重由于肾小管功能损害,尿液不能浓缩,尿比重降低,多在1.015以下;尿渗透压低于350 mOsm/kg;尿肌酐与尿素排出少,故尿肌酐与尿素降低,血肌酐与尿素升高。②肾小球滤过功能:内生肌酐清除率在血肌酐和尿素尚在正常范围时已显著降低,是ATN早期诊断的灵敏指标。③肾小管处理溶质的能力:ATN时,肾小管重吸收功能受损,钠重吸收减少,尿钠浓度升高,常>40 mmol/L。

2.慢性肾衰竭和尿毒症

1)慢性肾衰竭:慢性肾衰竭(chronic renal failure,CRF)是慢性肾功能不全的严重阶段,是指各种肾脏疾病发展至最后阶段,由于肾单位逐渐受损,肾功能缓慢减退直至不可逆转的肾衰竭,致使肾脏的基本功能严重受损以及与肾脏有关的多种内分泌功能失调,多系统和器官严重受损而引发的一种临床综合征。

(1)分类:按照肾功能损害程度,可以分为肾功能不全代偿期、肾功能不全失代偿期(又称氮质血症期)、肾衰竭期(尿毒症早期)、肾衰竭终末期(尿毒症晚期)。

(2)实验室检查:①尿生化检查:由于肾小管浓缩稀释功能均减退,尿比重低,大多<1.018,甚至固定于1.010~1.012,最高和最低比重差<0.008,夜尿量大于日尿量。晨尿渗透压大多<450 mOsm/kg;尿蛋白定性可为+~+++,甚至可无蛋白漏出。②血生化检查:总蛋白与清蛋白降低;肌酐、尿素升高;pH和标准重碳酸盐降低,其降低程度常与肌酐及尿素升高程度有关;血钙降低,血磷升高。③肾小球滤过功能:肾小球滤过率(GFR)是诊断肾衰竭及评估其程度的最主要的检测指标。慢性肾衰竭不同阶段肾小球功能变化见表13-2。

表13-2　慢性肾衰竭各期肾小球功能变化

	内生肌酐清除率(mL/min)	血肌酐(μmol/L)	血尿素(mmol/L)
肾功能不全代偿期	>50	<178	<9
肾功能不全失代偿期	<50	>178	>9
肾衰竭期	<25	>445	>17.9~21.4
肾衰竭终末期	<10	>1 800	>21.4

2)尿毒症:尿毒症是体内代谢终产物和内源性毒性物质在体内潴留,水、电解质和酸碱平衡失调,以及与肾脏有关的多种内分泌功能失调,而引起的一系列自体中毒症状,是急性和慢性肾衰竭发展到最严重的阶段。

(四)肾小管性酸中毒

肾脏是调节机体酸碱平衡的重要器官。肾脏通过肾小球滤过酸性代谢产物,肾小管分泌H^+和重吸收HCO_3^-,维持机体酸碱平衡。各种原因引起肾小管泌H^+和重吸收HCO_3^-功能障碍,导致临床出现酸中毒的综合征称为肾小管性酸中毒(renal tubular acidosis,RTA)。

(1)肾小管性酸中毒特点:①未摄入或无代谢产生过多酸性物质仍出现酸中毒。②属正常阴离子隙、高氯性酸中毒。根据发病机制及病变部位不同,临床可分为四型:远端肾小管性酸中毒(Ⅰ型)、近端肾小管性酸中毒(Ⅱ型)、Ⅰ型与Ⅱ型混合型肾小管性酸中毒(Ⅲ型)、高血钾性全远端肾小管性酸中毒(Ⅳ型)。

(2)实验室检查:①尿生化检查:常有少量小分子蛋白;尿液pH因不同类型RTA而异;钾、钠、钙、磷一般均增多,但Ⅳ型尿钾减少;Ⅱ型肾小管性酸中毒者[HCO_3^-]增加,Ⅰ型肾小管性酸中毒者则减少。②血生化检查:血钾和血氯的测定有助于RTA诊断和治疗,氯化物往往增高,钾、钠、钙、磷降低或正常,但Ⅳ型血钾升高;pH、标准碳酸氢盐、二氧化碳结合力降低,尿素、肌酐一般无明显升高,或者虽有升高但不及酸中毒程度严重。③肾小管功能检查:酸负荷试验和碱负荷试验。

二、肾功能试验与评价

肾功能试验包括肾小球功能试验、肾小管和集合管功能试验、肾血流量测定、血尿素、肌酐及尿酸测定等。随着诊断手段的进步,肾功能试验项目日趋增多,在选择试验项目时应注意明确检查目的,按照所需检查的肾脏病变部位,选择合适的功能试验。根据合适的被清除物质可以分别检测肾小球滤过率、肾小管重吸收和分泌功能以及肾血流量等。

（一）肾清除试验

肾清除试验是测定肾单位功能最基本的方法之一,是反映肾功能最直接、最敏感的试验。肾脏在单位时间内（min）将多少毫升血浆中的某物质全部清除由尿排出即肾清除率。计算公式如下：

清除率$(C_x)=(U_x \times V)/P_x$

式中,C_x 为某物质清除率（mL/min）；U_x 为尿中该物质浓度（mmol/L）；V 为单位时间尿量（mL/min）；P_x 为血浆中该物质浓度（mmol/L）。

由于清除能力受个体体表面积影响,应将清除值乘以标准体表面积 1.73 m^2/受试者体表面积的校正系数。

肾清除试验包括肾脏对菊粉、肌酐、对氨基马尿酸、葡萄糖、渗透性溶质、自由水等的清除。

（二）肾小球功能试验

1. 肾小球滤过率

肾小球滤过率（glomerular filtration rate,GFR）是指在单位时间（min）内通过肾小球滤过的血浆量（mL）。GFR 是肾功能的重要指标之一,临床通常以某些物质的肾清除率来表示。如果血浆中的某物质经过肾脏排泄时,能从肾小球自由滤过,既不被肾小管重吸收,也不被肾小管分泌,那么它在单位时间内的清除率就可以代表 GFR。用作反映 GFR 的理想物质应是有稳定的生成速度和循环水平,分子量小,不与血浆蛋白结合,能被肾小球自由滤过,不被肾小管重吸收和分泌。根据这些特点可选用合适的内源性或外源性物质,通过测定它们的肾清除率来反映 GFR。

（1）菊粉清除率：菊粉清除率（inulin clearance rate,C_{in}）试验由于菊粉是外源性物质,须静脉滴注保持血中浓度,易引起发热。为准确收集尿液,有时须插导尿管,操作繁杂,会给病人增加痛苦,故难以作为临床常规测定。

（2）内生肌酐清除率：内生肌酐清除率（endogenous creatinine clearance rate,Ccr）试验所测肌酐可来自内生和外源,若严格进食不含肌酐的食品,自身肌肉中磷酸肌酸的代谢产物是肌酐的唯一来源。人体肌肉以 1 mg/min 速度将肌酐排入血中,血浆内生肌酐比较稳定,不受蛋白摄入的影响。它主要由肾小球滤过,不被肾小管重吸收,但肾小管能少量分泌,因此只要测定血肌酐（serum creatinine,SCr）和尿肌酐浓度,并根据每分钟尿量即可计算得到 Ccr,计算公式为：

$Ccr=(U_{cr} \times V)/P_{cr}$

还可按 Cockcroft-Gault 计算公式从血肌酐推测肌酐清除率,计算法的公式是：

男性：$Ccr(\text{mL/min})=(140-年龄) \times 体重(\text{kg})/72 \times SCr(\text{mg/dL})$

女性：$Ccr(\text{mL/min})=(140-年龄) \times 体重(\text{kg})/85 \times SCr(\text{mg/dL})$

参考范围：成人男性(102 ± 20)mL/min,女性(95 ± 20)mL/min。

用 Cockcroft-Gault 公式计算的清除率反映了不同性别、年龄及体重病人的差异,但无法体现出性别、年龄及体重均相同病人之间的差异,Cockcroft-Gault 公式是从大多数具正常肾功能的人群中推导而得的,所以有可能在严重肾功能不全的病人中不一定适用。

内生肌酐清除率能较早地反映肾小球功能损害并估计损害程度。临床将慢性肾功能不全依据 Ccr 分为：①Ccr（50～80）mL/min 为肾功能不全代偿期。②Ccr（25～50）mL/min,为肾功能不全失代偿期。③Ccr<25 mL/min,为肾衰竭期（尿毒症期）。④Ccr<10 mL/min,为尿毒症末期。

2.血清尿素和肌酐及尿酸

血清尿素浓度增高可见于高蛋白饮食引起的生理性增高;病理性增高见于肾前因素如剧烈呕吐、幽门梗阻、肠梗阻和长期腹泻引起的失水过多,造成血尿素潴留,肾性因素如急性肾小球肾炎、肾病晚期、肾衰竭、慢性肾盂肾炎及中毒性肾病,肾后因素如前列腺肿大、尿路结石、尿道狭窄、膀胱肿瘤等。尿素减低主要有妊娠、严重肝病和肝炎合并广泛肝坏死等。

血清肌酐主要反映肾小球滤过率。病理性增高常见于肾小球肾炎、急或慢性肾功能不全、肾衰竭、尿毒症;但巨人症、肢端肥大症、心力衰竭、白血病、脱水等也可使肌酐增高。在进行性肌萎缩、截瘫时肌酐可减低。

血清尿酸测定主要用于确定高尿酸血症,以及由此导致的痛风症。高尿酸血症的原因包括肾小球滤过功能损伤和嘌呤代谢异常,其次还见于核酸分解代谢增加的疾病如白血病、多发性骨髓瘤、真红细胞增多症等。

3.血半胱氨酸蛋白酶抑制剂 C

半胱氨酸蛋白酶抑制剂 C(cystatin C,cys C),也称胱抑素 C,人体几乎所有有核细胞均可产生 cys C,且生成速度稳定、不受炎症、饮食、体重以及肝功能变化的影响。其能够通过肾小球滤过膜,血中的 cys C 能自由地被肾小球滤过,在肾近曲小管上皮细胞被分解代谢,不被肾小管重吸收和分泌,是一项理想的反映肾小球滤过功能的指标。测定方法主要采用免疫比浊法测定 cys C 的含量。

血清 cys C 所反映的 GFR 比血清肌酐所反映的 GFR 与真实 GFR 有更高的相关性,是一种反映肾小球滤过功能的较理想的内源性物质。当 GFR 下降时,血清 cys C 比肌酐先一步升高,提示在监测肾功能时是一个敏感的指标,对于发现早期肾功能损害,监测肾功能的恶化非常有用。

Cys C 在室温下至少稳定 7 d,4 ℃稳定几周,−20 ℃稳定数月。即使多次反复冻融,浓度也不会改变。且未分离的血样本在 24 h 内送检不会影响检测结果。免疫比浊法操作简单,检测速度快,实现了自动检测 cys C,提高了对肾功能损害的监测。测定方法简便,价格便宜,重复性好,不受血清中胆红素、血红蛋白和甘油三酯等物质干扰,适于在临床上常规应用。

(三)肾小管和集合管功能试验

1.肾近曲小管重吸收功能

除了测定尿中物质如尿 β_2-微球蛋白、尿酶等,还可通过肾小管葡萄糖最大重吸收量试验(tubular maximal glucose reabsorptive capacity,T_{mc})测定肾近曲小管重吸收功能。T_{mc} 与有效肾单位的数量和质量有关,可根据其减少的程度估计有效肾单位的数量,但不能鉴别是肾小球还是肾小管损害。糖尿病患者慎做此试验。

2.肾小管排泌功能

(1)酚红排泄试验:酚红(phenol red)又名酚磺酞(phenol sulfonphthalein,PSP),酚红排泄率是判断近端小管排泌功能的粗略指标,由于受肾血流量及其他如休克、心力衰竭、水肿等肾外因素影响较大,对肾小管排泌功能的灵敏度不高,目前临床较少用。

(2)肾小管对氨基马尿酸最大排泌量试验:对氨基马尿酸最大排泌量,是测定近端小管主动排泌功能的方法之一。轻度降低见于轻型急性肾小球肾炎及心力衰竭;中度降低见于高血压、肾动脉硬化症及肾盂肾炎;显著降低见于慢性肾小球肾炎、慢性肾盂肾炎及间质性肾炎等。

3.肾小管和集合管水、电解质调节功能

(1)尿量与尿比重:被用于衡量肾脏在维持机体内环境稳定中的浓缩稀释功能,临床上被作为判断肾远端小管功能的指标。夜尿>750 mL 常提示早期肾功能不全或水肿表现;如夜尿最高比重<1.018 或最高与最低尿比重之差<0.009 提示肾浓缩稀释功能严重受损;尿比重固定于 1.010～1.012 称为等渗尿,表示肾浓缩稀释功能完全丧失。急性肾小球肾炎时尿量减少,尿比重增加是由于 GFR 下降导致原尿生成减少所致,此时肾浓缩稀释功能相对正常。尿比重测定有利于糖尿病与尿崩症的鉴别诊断,二者尿量均增多,但前者由于过多葡萄糖超过肾糖阈从尿中排出,尿比重高,而后者抗利尿激素缺乏,尿比重很低。

（2）尿渗透压：尿比重受尿液内溶质颗粒数目、密度、溶解度等因素影响，而尿渗透压只与溶质颗粒的数量有关，反映尿中溶质的浓度，与溶质的分子量、微粒大小无关，故尿渗透压能更好地反映肾浓缩稀释功能。若尿渗透压高于血浆渗透压，表示尿已浓缩，为高渗尿；尿渗透压低于血浆渗透压，表示尿已稀释，为低渗尿；尿渗透压与血浆渗透压相等，为等渗尿，表示肾脏浓缩稀释功能严重受损。

（3）尿浓缩稀释试验：在日常或特定条件（饮水或禁水）下，再按一定方法收集受试者尿液测定尿量、渗透压或比重，以判断肾脏对尿液的浓缩稀释功能，即尿浓缩稀释试验，是一种简便易行的肾功能试验。

（4）渗透清除率与自由水清除率：渗透清除率（clearance osmotic，T_{usm}）表示单位时间内肾脏能将多少血浆中的渗透性溶质清除出去。自由水清除率（free water clearance，C_{H_2O}）又称无溶质水清除率，指单位时间内为使尿液达到等渗而应从尿中减去或加入的纯水量（毫升数）。计算公式为：

$$C_{H_2O}=[1-(U_{usm}/P_{usm})/P_{cr}]\times V$$

式中：U_{usm}为尿液渗透压，P_{usm}为血浆渗透压，P_{cr}为血肌酐含量，V为每分钟尿量。能C_{H_2O}反映肾脏的浓缩稀释功能及肾脏疾病的严重程度。C_{H_2O}正值代表肾稀释能力，负值代表肾浓缩能力。C_{H_2O}持续接近于或等于0表示肾不能浓缩或稀释尿液，排出等渗尿，是肾功能严重受损的表现。连续监测C_{H_2O}，有助于急性肾衰竭的早期诊断及预后判断。

4.肾小管和集合管酸碱调节功能

（1）尿H^+总排泄量：慢性肾功能不全时，H^+排泄功能下降，血中磷酸盐、硫酸盐和有机酸滞留，可引起代谢性肾性酸中毒。糖尿病酸中毒时，酮体等酸性代谢产物增加，如肾功能正常可使尿可滴定酸和铵排出增加。

（2）氯化铵负荷试验：又称酸负荷试验，服用氯化铵2 h后，如果测得尿pH>5.5，提示肾远端小管酸化功能障碍，尿pH在6～7之间，有助于近端小管酸中毒的诊断。氯化铵负荷试验会加重酸中毒，故仅适用于不完全性远端小管酸中毒。

（3）碳酸氢根负荷试验：又称碱负荷试验，服用一定量的碱性药物碳酸氢盐后，观察碳酸氢根的排泄分数，若近端小管酸中毒，排泄分数常>0.15；远端小管酸中毒，排泄分数常<0.05。

三、蛋白尿与肾损伤

正常人的肾小球滤过膜可限制血浆中大分子蛋白质滤过，只能滤过血浆中一些小分子蛋白质，这些被滤过的小分子蛋白质95%以上被肾小管重吸收入血液，因此尿中蛋白质的排泄量极微。健康成人每日排泄尿蛋白不超过150 mg，常规尿蛋白定性检查为阴性。本节主要介绍肾脏损伤时尿液蛋白质的变化。

（一）蛋白尿

当尿液中蛋白质超过150 mg/24 h时，尿蛋白定性试验呈阳性称为蛋白尿（proteinuria）。尿蛋白成分来源较复杂，根据发生的病理生理机制不同可分为：肾小球性、肾小管性、混合性、溢出性、组织性蛋白尿。以下主要介绍肾小球性蛋白尿和肾小管性蛋白尿。

1.肾小球性蛋白尿

由于肾小球滤过屏障损伤或缺陷导致血浆蛋白大量滤入原尿，超过肾小管重吸收能力而产生的蛋白尿称为肾小球性蛋白尿。肾小球性尿蛋白包括清蛋白（albumin，Alb）、转铁蛋白（transferrin，TRF）、免疫球蛋白（IgG，IgA，IgM）、α_2-巨球蛋白（α_2-macroglobulin，α_2-MG）、C_3等。

肾小球毛细血管壁具有超滤作用，血浆蛋白能否通过肾小球至尿中，取决于毛细血管的通透性、血浆蛋白分子的大小和电荷的多少，因此肾小球毛细血管壁实际上对血浆蛋白能否通过具有选择性。依据肾小球滤过膜损伤的程度和尿液中蛋白质的成分不同，可分为以下两种。①选择性蛋白尿：肾小球损伤较轻时，尤其是电荷屏障损伤，尿液中蛋白质为40 000～90 000的中分子量的清蛋白、转铁蛋白等，而分子量大于90 000的免疫球蛋白（IgG，IgA，IgM）、C_3等极少出现。②非选择性蛋白尿：肾小球滤过屏障严重损伤时，尿液中蛋白质有高分子量的免疫球蛋白（IgG，IgA，IgM）、C_3和中分子量的清蛋白等。

临床上可采用尿免疫球蛋白G（IgG，分子量150 000）与转铁蛋白配对，将两组不同蛋白质的肾清除率之比,定为蛋白尿的选择性指数(selective proteinuria index,SPI)。

$$SPI = \frac{CIXG}{CTRF} = \frac{尿\ IgG/血清\ IgG}{尿\ TRF/血清\ TRF}$$

尿蛋白选择性指数可用于评估肾小球滤过膜的病变程度、预后及指导治疗。SPI$<$0.2者为选择性蛋白尿,表明肾小球损害较轻,治疗反应和预后大多较好;SPI$>$0.2者属非选择性蛋白尿,表明肾小球损害较重,治疗反应和预后大多不良。由于IgG和转铁蛋白均为内源性蛋白,肾小球滤过增加时肾小管的重吸收和分解也明显增加,而且两者所带的电荷量也不同,其可靠性受到一定影响。

2.肾小管性蛋白尿

正常情形下经肾小球滤过的中小分子蛋白质几乎完全被肾小管重吸收。当肾近曲小管上皮细胞受损,蛋白质重吸收障碍,小分子量蛋白质遂自尿中排出,称为肾小管性蛋白尿。

肾小管性蛋白尿多见于:①肾盂肾炎、间质性肾炎、遗传性肾小管疾病的肾小管间质病变。②重金属类(汞、镉等)、有机溶剂(四氯化碳、苯等)、抗生素类(庆大霉素、卡那霉素等)引起的肾间质损伤。③器官移植排斥反应等。

(二)微量蛋白尿

1.肾小球性微量蛋白尿

用常规定性或定量方法难以检出的肾小球性蛋白尿称为肾小球性微量蛋白尿。在肾损伤早期,尿常规阴性时,尿清蛋白排出率可能已增多,其量在30~300 mg/24 h时称为微量清蛋白尿。

尿微量清蛋白是诊断肾小球早期损伤的标志蛋白质,常用于糖尿病肾病、高血压肾病的早期诊断;当肾小球进一步受损时,尿IgG、IgA增高;肾小球严重病变时如肾衰,尿中IgM增高。

2.肾小管性微量蛋白尿

肾小管性蛋白尿是一组可自由通过肾小球滤过膜、能被肾近曲小管完全重吸收的蛋白质,包括β_2-微球蛋白(β_2-microglobulin,β_2-M)、α_1-微球蛋白(α_1-microglobulin,α_1-M)、视黄醇结合蛋白(retinol binding protein,RBP)、溶菌酶(lysozyme,Lys)、尿蛋白-1(urine protein-1)等,是肾近曲小管受损的早期生物化学诊断指标。

1)β_2-微球蛋白:β_2-微球蛋白是体内所有有核细胞膜上I型组织相容性抗原的轻链蛋白,主要由淋巴细胞产生,分子量约为11 800,因电泳时位于β_2区带而得名。正常人β_2-微球蛋白生成量约150~200 mg/d,由于分子量小并且不和血浆蛋白结合,可经肾小球自由滤过,约99.9%在肾近曲小管被重吸收,并在肾小管上皮细胞中分解破坏,仅0.1%由终尿排出体外。

尿液β_2-M升高是肾近曲小管重吸收功能受损的非常灵敏和特异的指标。肾小管—间质性疾病、药物或毒物所致早期肾小管损伤,以及肾移植后急性排斥反应早期,尿中β_2-M含量增加。应注意的是,肾小管重吸收β_2-M的阈值为5 mg/L,超过此阈值,可出现非重吸收功能受损的大量尿β_2-M排泄,故应同时测血β_2-M,只有血β_2-M$<$5 mg/L时,尿β_2-M升高才反映肾小管损伤。血清(浆)β_2-M可较好地评估肾小球滤过功能。肾小球滤过功能受损时,血清(浆)β_2-M升高比血肌酐更灵敏更显著。肾移植成功后,血β_2-M很快下降,当发生排斥反应时,由于排异引起的淋巴细胞增多及肾功能下降而使β_2-M合成增加,血β_2-M常升高,往往比血肌酐升高更明显。多种全身性疾病如类风湿性关节炎、系统性红斑狼疮、恶性肿瘤、AIDS等β_2-M生成明显增加,也可导致血和尿β_2-M升高,故β_2-M的特异性较差。

2)α_1-微球蛋白:α_1-微球蛋白亦称HC蛋白(heterogeneous in charge,或human complexforming),是肝细胞和淋巴细胞产生的一种糖蛋白,分子量约26 000。α_1-M可以游离状态或与高分子蛋白IgA或Alb、结合两种形式存在于血液中。游离α_1-M可自由通过肾小球,原尿中的绝大部分被肾近曲小管上皮细胞重吸收并分解,仅微量从尿中排泄。

尿液α_1-M升高是反映早期肾近端小管损伤的非常特异和灵敏的指标。α_1-M产生较恒定,测定不受尿pH等因素的影响,且除少数肝脏疾病外不受其他疾病,尤其是尿路感染的影响,故尿α_1-M比尿β_2-M更敏感地反映肾小管早期损害。血清α_1-M升高提示肾小球滤过率降低。在Ccr$<$100 mL/min时,血清

α_1-M 即出现升高。所以血清 α_1-M 可用以评估肾小球滤过功能,且比血肌酐和 β_2-M 更灵敏。血清和尿 α_1-M 均升高,表明肾小球滤过功能和肾小管重吸收功能均受损。由于 α_1-M 由肝细胞产生,一些严重肝实质性病变,如重症肝炎、肝坏死等,可导致 α_1-M 生成减少,使血清 α_1-M 降低。

3)视黄醇结合蛋白:RBP 由肝脏合成,与视黄醇结合,为视黄醇(维生素 A)转运蛋白。人血浆 RBP 是一种单链蛋白,分子量约 22 000,含有 182 个氨基酸残基。健康人 RBP 产生量较恒定,成年人合成率约为每日 5 mg/kg 体重。血浆中绝大部分 RBP 与前清蛋白结合形成复合体,不能通过肾小球滤过。当 RBP 向目的脏器供给视黄醇后变成脱视黄醇 RBP(Apo-RBP),与前清蛋白结合的亲和性降低而解离,称作游离 RBP,约占总 RBP 的 10%。Apo-RBP 分子量小,可通过肾小球滤过。滤过的 RBP 在肾小管几乎被全部重吸收降解,尿中 RBP 的排出量取决于肾小管的重吸收功能。尿中的 RBP 主要为游离 RBP。

尿 RBP 是早期肾小管损伤的指标之一,其排泄量与肾小管间质损害程度有明显相关,可作为监测病情、指导治疗和判断预后的一项灵敏指标。RBP 在酸性尿中稳定性较强,而且 RBP 特异性较高,临床上唯有肾衰竭能使血清 RBP 增高。所以测定 RBP 比 β_2-M 更可靠。

4)Tamm-Horsfall 蛋白:Tamm-Horsfall 蛋白(THP)是肾小管髓袢厚壁升支及远曲小管细胞合成和分泌的一种糖蛋白,其具有阻止水的重吸收而参与原尿稀释—浓缩功能。当小管间质病变,THP 漏入间质引起机体免疫反应产生抗 THP 抗体。常被用来评价远曲小管的功能。

TH 蛋白是亨利袢升支和远端肾曲管上皮细胞内的高尔基体产生的,故常被用来评价远曲小管的功能。尿路阻塞、肾移植排斥反应和增生性肾病 THP 沉积在间隙中,这种沉积系由于阻塞使肾小管破坏漏出造成的。THP 是管型的主要成分,尿管型引起肾小管阻塞与急性肾衰竭的发生有关。在肾病综合征、蛋白尿酸中毒、肾小管损害、肾结石等时增高,在原发性肾小球肾炎、反流性肾炎、多囊肾、肾衰竭等时减低。

5)其他小分子蛋白:血浆中其他一些和 β_2-M、α_1-M、RBP 有相同肾排泄方式的小分子蛋白,尿排泄量的改变也可用作肾近曲小管功能指标,如溶菌酶、尿蛋白-1 等。

(1)溶菌酶:溶菌酶(Lys)是吞噬细胞溶酶体中的一种碱性蛋白,分子量约为 15 000,用免疫法测定,临床意义同 β_2-M 和 α_1-M。注意血 Lys 增多不超过肾小管重吸收阈值时,尿 Lys 升高才反映肾小管功能损伤。Lys 特异性较差,单核细胞性白血病、结核病、结节病等肉芽肿性疾病时,血清及尿 Lys 浓度均可显著升高。

(2)尿蛋白-1:又称 Clara 细胞蛋白(Clara cell protein),因其相对分子质量约为 16 000,故简称为 CC16。CC16 主要由呼吸道 Clara 细胞(终末细支气管无纤毛上皮细胞)分泌,其产生量较恒定。其生理功能目前了解甚少,可能是一个呼吸道自然分泌的免疫抑制物,主要与免疫下调有关。呼吸道内的 CC16 被动吸收入血后,由于其分子量小,可自由从肾小球滤过,并在肾小管被重吸收降解,所以尿液中 CC16 的排出量主要取决于肾小管重吸收功能。CC16 的最大优点是敏感性高,当肾小管仅轻微损害,尿液中其他低分子量蛋白排出尚未增高时,尿 CC16 已显著升高,被认为是肾近曲小管早期和轻微损伤的最敏感指标。但应注意,青春期以后男性泌尿生殖道也有 CC16 分泌,而女性则无,因而尿液中 CC16 浓度的性别差异较大。

(三)尿酶

正常人尿液中含酶量极少。尿酶可来自分子量较小可经肾小球滤过的血浆酶,但主要来源于肾近曲小管上皮细胞,当上皮细胞损伤后释放入尿,使尿酶活性发生改变,可反映肾小球滤过及肾小管重吸收功能。

1. 尿 N-乙酰-β-D-氨基葡萄糖苷酶

N-乙酰-β-D-氨基葡萄糖苷酶(N-acetyl-β-D-glucosaminidase,NAG)是一种溶酶体水解酶,广泛分布于多种组织细胞中,正常肾小球不能滤过。尿路中 NAG 主要存在于肾近曲小管上皮细胞中。一般以酶法测定其活性。临床意义如下。①尿 NAG 为诊断多种早期肾损伤的理想检测指标之一。各种肾实质性疾病引起的。肾小管损伤都可使尿 NAG 升高。肾小球肾炎等肾小球病变也可导致尿 NAG 活性升高,且与病变程度相关。②肾移植出现排异反应前1～3 d 尿 NAG 可增高,有助于排异反应早期诊断。③测定尿 NAG 常能发现早期的肾毒性损害。④慢性肾功能不全时,尿 NAG 减低。

2.其他尿酶

(1)γ-谷氨酰基转移酶:γ-谷氨酰基转移酶(γ-glutamyl transpeptidase,γ-GT)又称γ谷氨酰转移酶,多种肾脏疾病如急性肾炎、肾病、肾衰竭、肾缺血、肾移植排异、药物肾毒作用,均可致尿 γ-GT 增高。

(2)亮氨酸氨基肽酶:亮氨酸氨基肽酶(leucine aminopeptidase,LAP)主要来源于肾近曲小管上皮细胞刷状缘。各种原因引起的肾小球基底膜通透性增强及肾小管上皮细胞损害,均可导致 LAP 升高。

(3)组织蛋白酶B:组织蛋白酶B(cathepsin B)是位于肾近曲小管内的一种溶酶体水解酶,其排出量增加与肾近曲小管细胞受损直接相关。

(4)丙氨酸氨基肽酶:丙氨酸氨基肽酶(alanine aminopeptidase,AAP)主要来源于肾近曲小管上皮细胞,升高常见于急性肾小球肾炎、急性肾盂肾炎、急性肾衰竭及药物引起的肾小管损害,其增高常缺乏特异性,目前多用于检测药物等引起的肾毒性反应。

(5)β-葡萄糖苷酸酶:β-葡萄糖苷酸酶(β-glucuronidase,GRS)来源于肾小管和膀胱上皮细胞的溶酶体,在活动性肾盂肾炎和肾小球肾炎时中度升高,急性肾小管坏死、肾移植急性排异时显著升高。

(6)碱性磷酸酶:碱性磷酸酶(alkaline phosphatase,ALP)主要来源于肾小管上皮细胞,是药物性肾损害及其他原因所致肾损伤的早期诊断指标。ALP 可作为药物性肾损害的早期诊断指标。

其他可反映肾小球滤过及肾小管重吸收功能的尿酶还有中性刷状缘肽链内切酶(neutralendopeptidase,NEP)和乳酸脱氢酶(lactate dehydrogenase,LDH)同工酶等。

四、血(尿)尿素和肌酐及尿酸测定

(一)血(尿)尿素测定

尿素(urea)又称脲,是体内氨基酸分解代谢的终末产物,不与血浆蛋白结合,相对分子质量仅为60,主要经肾小球滤过而从尿液中排泄,少量尿素可经汗液、胆道排泄。血尿素的浓度取决于机体氮分解代谢能力和肾脏的排泄能力。血液中尿素的生成受很多因素影响,高蛋白饮食、消化道出血、感染、发热、营养不良及高分解代谢等情况下均可出现非肾性血尿素升高,故其测定只能粗略估计肾功能损害程度。

1.尿素测定方法概述

临床尿素测定方法主要有二乙酰一肟法和酶法。二乙酰一肟在强酸条件下与尿素直接作用,缩合成红色的4,5-二甲基-2-氧咪唑化合物,颜色的深浅与尿素含量成正比。酶法有多种,均由脲酶分解尿素生成氨和二氧化碳,根据氨检测方法可分为:脲酶－波氏比色法、脲酶－谷氨酸脱氢酶偶联法和脲酶－离子选择性电极法。脲酶－波氏比色法利用氨在碱性介质中与苯酚及次氯酸钠反应,经亚硝基铁氰化钠催化生成蓝色的吲哚酚阴离子,蓝色吲哚酚的生成量与尿素含量成正比。

2.尿素酶偶联法测定

脲酶－谷氨酸脱氢酶偶联法主要利用脲酶催化尿素水解生成2分子氨及1分子二氧化碳,氨在 α-酮戊二酸和还原型辅酶Ⅰ存在下,经谷氨酸脱氢酶(GLDH)催化生成谷氨酸与氧化型辅酶Ⅰ。还原型辅酶Ⅰ在340 nm 波长处有吸收峰,其吸光度下降的速率与待测样品中尿素的含量成正比。反应式如下:

$$\text{尿素} + 2H_2O \xrightarrow{\text{脲酶}} 2NH_3 + CO_2$$

$$NH_3 + \alpha\text{-酮戊二酸} + NADH + H^+ \xrightarrow{\text{GLDH}} \text{谷氨酸} + NAD^+ + H_2O$$

3.尿素测定方法评价

(1)二乙酰一肟法试剂单一,方法简便,但试剂具毒性和腐蚀性,反应需加热,无法自动化分析。标本数量多时加热操作常使各管间受热不一致,造成结果重复性不佳。

(2)脲酶－谷氨酸脱氢酶偶联法反应的第一步特异性高,脲酶只对样品中的尿素起催化作用,但第二步反应就存在一些干扰:样品中含有内源性 NH_3,会消耗 NADH,使测定结果偏高;试剂、器材污染的外

源性 NH_3 也会消耗 NADH，使测定结果偏高；当样品中（如血清）含有较高的丙酮酸时，血清中的乳酸脱氢酶会催化：$NADH^+$ 丙酮酸 $+H^+$—乳酸 $+NAD^+$ 反应也会消耗 NADH，使测定结果偏高。也就是说，用单一试剂型试剂测定尿素时存在内源性 NH_3、外源性 NH_3 和内源性丙酮酸的干扰，使测定结果产生正误差。如采用测定尿素的酶法双试剂，被检样品加入第一试剂在 37 ℃作用 5 min，将内源 NH_3、外源性 NH_3 及内源性丙酮酸消耗掉。接着加入第二试剂使样品中的尿素被脲酶水解成 NH_3，再进行第二步反应，大大提高了测定的准确，适合于自动化分析仪的应用。

（二）血（尿）肌酐测定

肌酐（creatinine,Cr）是肌酸代谢的终末产物，基本不受肾外因素影响，在食物摄取及体内分解代谢较稳定的情况下，血肌酐浓度主要取决于肾小球滤过能力。故血（尿）肌酐在一定程度上可反映肾小球滤过功能。

1.肌酐测定方法概述

肌酐的测定方法有碱性苦味酸比色法、酶法、高效液相色谱法和毛细管电泳法等。为了避免假肌酐干扰，碱性苦味酸法在手工分析时需去除蛋白质后再测定；自动化分析时则可用速率法或两点速率法区分肌酐、非肌酐。酶法主要有肌氨酸氧化酶和肌酐亚氨水解酶法，目前国内采用前者较多（后一方法不生成过氧化氢）。毛细管电泳法临床应用较少。高效液相层析法通常作为肌酐测定的一种较可靠的参考方法，但需特殊设备，临床常规使用困难。

2.肌酐测定方法原理

（1）碱性苦味酸法：自动生化分析仪根据肌酐与碱性苦味酸反应生成桔红色苦味酸肌酐复合物的速度与假肌酐不同，而设置适宜的检测时间。一些假肌酐如乙酰乙酸在 20 s 内已与碱性苦味酸反应，而在 20~80 s 之间，肌酐反应占绝对优势，80 s 后有较多慢反应干扰物，故而选择 25~60 s 的反应速率来反映真肌酐的含量。

（2）肌氨酸氧化酶法反应式如下。

$$肌酐 + H_2O \xrightarrow{肌酐酰氨基水解酶} 肌酸$$

$$肌酸 + H_2O \xrightarrow{肌酸脱氢酶} 肌氨酸 + 尿素$$

$$肌氨酸 + H_2O + O_2 \xrightarrow{肌氨酸氧化酶} 甘氨酸 + 甲醛 + H_2O_2$$

$$2 H_2O_2 + 4\text{-}氨基安替比林 + EHSPT \xrightarrow{过氧化物酶} 醌亚胺 4H_2O$$

在 546 nm 处测定吸光度，且吸光度值与肌酐含量成正比。

血清内源性肌酸采用加入第一试剂后进行的以下反应来消除：

$$肌酸（内源性） + H_2O \xrightarrow{肌酸脱氢酶} 肌氨酸 + 尿素$$

$$肌氨酸 O_2 H_2O \xrightarrow{肌氨酸氧化酶} 甘氨酸 + 甲醛 H_2O_2$$

H_2O_2 被过化氢酶消除。

3.肌酐测定方法评价

（1）碱性苦味酸法测定可消除生理浓度的葡萄糖、维生素 C 和蛋白质等干扰，但高浓度的乙酰乙酸、维生素 C 和丙酮酸则有干扰。溶血标本和高胆红素标本有较强的负干扰。

（2）肌氨酸氧化酶法可清除内源性肌酸、肌氨酸以及抗坏血酸的干扰。本法特异性高，结果准确；线性范围宽，可达 0~4 420 $\mu mol/L$。

（三）血（尿）尿酸测定

尿酸（uric acid,UA）是嘌呤代谢产物，可来自机体本身或食物中嘌呤的分解代谢。小部分尿酸可经肝脏随胆汁排泄，其余大部分均从肾脏排泄。尿酸可被肾小球自由滤过，也可经肾小管排泌。进入原尿的尿酸 90% 左右被肾小管重吸收。排除外源性尿酸干扰，血尿酸浓度主要受肾小球滤过功能和肾小管重吸收功能的影响，因此严格限制饮食，血尿酸水平可作为评估肾功能损伤的指标之一。

1. 尿酸测定方法概述

尿酸测定的常用方法主要有磷钨酸法和尿酸酶－过氧化物酶偶联法等。

2. 尿酸测定方法原理

(1)磷钨酸还原法测定血清尿酸:无蛋白滤液中的尿酸在碱性条件下被磷钨酸氧化成尿素囊和二氧化碳,加入还原剂使磷钨酸还原为钨蓝,尿酸含量与钨蓝的吸光度成正比。

(2)尿酸酶－过氧化物酶偶联法:尿酸酶氧化尿酸,生成尿囊素和 H_2O_2,在过氧化物酶催化下,H_2O_2 使 3,5-二氯-2-羟苯磺酸和 4-氨基安替比林缩合成红色醌类化合物,尿酸浓度与吸光度成正比。

3. 尿酸测定方法评价

(1)磷钨酸法测定尿酸时需将血清制备成无蛋白滤液再测定,方法繁琐,需手工操作。用钨酸沉淀蛋白时,若滤液酸度过高,则可引起尿酸与蛋白质共沉淀,也不能用氢氧化锌作蛋白沉淀剂,锌与尿酸可形成不溶性的尿酸锌。不能用草酸钾作抗凝剂,易形成不溶性的磷酸钨酸钾,造成显色液混浊。血液和尿液中的非尿酸的还原性物质如葡萄糖、谷胱甘肽、维生素 C、色氨酸、酪氨酸等,可造成尿酸假性增高。现在临床已较少应用。

(2)尿酸酶第一步反应特异性高,但过氧化物酶催化反应特异性较差,若标本中存在维生素 C、胆红素等,对尿酸测定结果有负干扰。

五、尿蛋白测定

正常人每日自尿中排出的蛋白质,上限不超过 150 mg,其中主要为清蛋白,其次为糖蛋白和糖肽。这些蛋白的 60% 左右来自血浆,其余的来源于肾、泌尿道、前列腺的分泌物和组织分解产物,包括尿酶、激素、抗体及其降解物等。本节主要介绍尿总蛋白和几种重要的特定尿蛋白的测定方法。

(一)尿总蛋白测定

尿总蛋白的测定方法有三氯乙酸法、双缩脲比色法、考马斯亮蓝法、邻苯三酚红钼法等,其中邻苯三酚红钼法是近年来应用较多的方法。

(二)尿特定蛋白测定

临床常规测定的尿特定蛋白包括清蛋白、转铁蛋白、IgG、β_2-M、α_1-M、RBP 和 Tamm-Horsfall 蛋白等,这些尿蛋白均需利用其各自特异的抗体,采用免疫化学法测定。测定方法主要有放射免疫法、免疫比浊法、免疫化学发光法和酶联免疫吸附法等,测定灵敏度一般为 mg/L 级。

β_2-微球蛋白在酸性尿中稳定性较差,极易分解破坏,应及时测定。此外尿中的细菌以及庆大霉素对其有降解作用,β_2-M 在无菌、pH>6 的尿液中较稳定,如需贮存批量检测,应将酸性尿调至 pH 7.0 左右,同时加庆大霉素以外的抗生素,冷冻保存。尿 α_1-M 在 pH 4.0~6.0 范围内比较稳定,不受 pH 影响。Tamm-Horsfall 蛋白在酸性尿液中放置 24 h 后含量明显降低,可能因该蛋白聚合成团沉淀引起,所以,测定前须将尿液混合均匀。

(侯茗贺)

第十四章　心脏疾病检验

心血管疾病是威胁人类健康的最常见疾病,是美国等发达国家的第一位死因,在我国是城市人口的前三位死因,而其死亡率逐年上升,20世纪初期全球心血管疾病死亡率占总死亡率的10%以下,21世纪初期已占发达国家总死亡率的50%,发展中国家的25%。心脏疾病的诊断技术除常用的心电图外,还有X-线片、超声心动图、电子计算机断层扫描(CT)、磁共振显像(MRI)、正电子体层摄影(PET)、心导管术、心血管造影术等。这些检查对心脏病的诊断具有重要意义,但有的价格昂贵不适合动态监测,有的检查手段对于严重的心脏病患者可能发生危险,如心导管术及造影术导致脑卒中、心肌梗死或死亡等并发症的几率大约为1/1 000。近年来发展起来的临床生物化学指标为心脏疾病特别是缺血性心脏病的诊断提供了重要依据,而且能通过动态监测进一步评估病情严重程度,判断患者预后,甚至用于指导治疗。

心血管疾病种类繁多,病因复杂,但其主要的病理组织学基础都是动脉硬化。急性缺血性心脏病和心力衰竭是两种最常见的心脏病变,目前临床实验室所采用的生化标志物主要跟它们相关。因此,本章主要讲述这两种心脏病变的临床生物化学检验。

一、概述

(一)心脏的解剖与生理

1. 心脏解剖

心脏是人体最重要的器官之一,是由心肌构成的中空圆锥体器官。心脏壁有三层结构,即最外层的心外膜、中间层的心肌和最里层的心内膜。心脏有四腔,分别是心脏上部的左右心房和下部的左右心室。心脏和血管组成人体的血液循环系统(体循环和肺循环)。在心脏外壁有供心脏能量和氧的血管,称为冠状动脉。由于冠状动脉血液灌注的特点是从心外膜开始到心内膜,心内膜是最晚得到血液供应的部分,因此其对缺血的刺激最敏感。

心肌主要由心肌纤维细胞构成,心肌纤维又由许多蛋白微丝组成。在电镜下,肌原纤维呈明暗交替的图案,分为I带和A带,有M线和Z线。两条Z线之间为一个肌小节,即一个收缩单位。每一个肌小节粗细肌丝、肌联蛋白和星云状小体组成,这些肌丝按一定规律排列,其模式如图14-1所示。其中粗肌丝由肌球蛋白分子组成,细肌丝包含了肌动蛋白、原肌球蛋白两种收缩蛋白和调节心肌纤维收缩的肌钙蛋白。

构成肌原纤维的蛋白按其作用又可分为功能性蛋白与结构性蛋白,功能性蛋白又进一步分为主导功能蛋白(如肌球蛋白)、调节蛋白(如肌钙蛋白)、附着性功能蛋白(如磷酸肌酸激酶)等,结构性蛋白可分成细胞骨架蛋白如α-辅肌动蛋白、肌联蛋白和间质蛋白等。心肌富含的这些蛋白质以及与能量代谢有关的酶都可作为心肌损伤的标志物。心肌肌钙蛋白(cardiac troponin,cTn)的两种亚基心肌肌钙蛋白I(cardiac troponin I,cTnI)和心肌肌钙蛋白T(cardiac t roponin T,cTnT)已经成为心肌受损的决定性生化标志物。

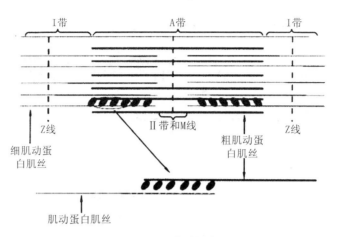

图 14-1　心肌纤维结构图

2.心脏生理

心脏有节律地收缩和舒张,推动血液在心脏和血管中单向循环流动,通过毛细血管与组织进行物质交换。心脏的一次收缩和舒张,构成心脏的心动周期。心动周期是由心脏的传导系统严格控制的,它发出的电冲动通过特殊的传导系统到达心肌层。心电图(ECG)是记录由心肌兴奋产生的电位变化,并描记这种电位变化的图形。临床上,心电图常用来确定心肌组织的(解剖学的)、代谢的、离子的和血液动力学的变化。

心脏除循环功能外,还具有内分泌功能。利钠肽是哺乳动物心脏分泌的激素,利钠肽家族包括由心房分泌的心房利钠肽(artrial natriuretic peptide,ANP),由心室肌和脑分泌的脑钠肽(brain natriureticpeptide,BNP),由内皮细胞分泌的 C 型利钠肽(C-type natriuretic peptide,CNP),还有 D 型利钠肽。利钠肽的主要生理功能是利尿排钠、抑制肾素—血管紧张素—醛固酮系统、扩张血管和抑制血管平滑肌细胞增殖等。除利钠肽外,从哺乳动物的心肌组织中还分离出某些生物活性多肽,如肾素—血管紧张素、抗心律失常肽和内源性洋地黄素等。

(二)心脏病理

心脏疾病非常复杂,涉及心内膜、心肌、心外膜和心脏血管的广泛病理改变,与临床实验室关系密切的疾病主要是缺血性心脏病、心力衰竭和心肌疾病。

1.缺血性心脏病

由于冠脉循环改变引起冠脉血流和心肌需求之间不平衡导致的心肌缺血、缺氧或坏死而引起的心脏疾病称为缺血性心脏病(ischemic heart disease,IHD)。IHD 最主要、最常见的病因是冠状动脉粥样硬化引起的管腔狭窄或闭塞,因此 IHD 以冠状动脉性心脏病(coronary artery heart disease,CHD)为主,约占 90%。

IHD 主要症状为发作性胸痛,典型表现为阵发性胸骨后或左前胸强烈压榨或绞痛感,可放射至左肩,持续数分钟。发作时的其他可能症状有眩晕、气促、出汗、寒战、恶心及昏厥,严重患者可能发生心力衰竭而死亡。IHD 的病理基础是冠状动脉粥样硬化,其致病因素是多方面的,目前认为主要与血脂异常、高血压、糖尿病、肥胖、吸烟、缺少活动、遗传因素等有关。流行病学调查显示,IHD 多发生于 40 岁以上人群,男性多于女性,脑力劳动者多于体力劳动者,欧美国家发病率高于我国。在美国尽管 IHD 死亡率较 30 年前有所下降,但仍居死因之首。与发达国家相比,我国属 IHD 低发国家,但 20 世纪 80 年代以来,该病在我国的发病率和死亡率呈逐年上升趋势。

世界卫生组织将 IHD 分为五类:无症状性心肌缺血、心绞痛(又分为稳定型心绞痛和不稳定型心绞痛)、心肌梗死、缺血性心力衰竭和猝死。近年来临床医学家倾向于将本病分为急性冠脉综合征(acutecoronary syndrome,ACS)和慢性缺血综合征(chronic ischemic syndrome,CIS)。ACS 包括从没有细胞坏死的不稳定型心绞痛(unstable angina,UA)到有细胞坏死的心肌梗死(myocardial infarction,MI)。CIS 包括稳定型心绞痛(stable angina,SA)、无症状性心肌缺血和缺血性心力衰竭。IHD 最严重的一种形式是急性心肌梗死(acute myocardial infarction,AMI),即冠状动脉急性狭窄或闭塞,供血持续减少或终止,所产生的心肌严重缺血和坏死。

心肌胞坏死时释放到循环中的心肌肌钙蛋白、肌酸激酶及其同工酶、肌红蛋白等蛋白质在血中的浓度升高,是临床实验室诊断心肌损伤的物质基础。反过来,这些蛋白质持续的正常浓度也为临床医生提供了患者的症状与心脏损伤无关的有力证据。因此,这些敏感标志物的生物化学检验在 IHD 的诊断中具有重要作用。

2.心力衰竭

心力衰竭(heart failure,HF)是指各种心脏结构或功能性疾病导致心室充盈及(或)射血能力受损而引起的临床综合征。临床上以心排血量不足、组织的血液灌注减少以及肺循环或体循环静脉系统淤血为特征。患者出现典型临床症状和体征,如体液潴留、呼吸困难、乏力(特别是运动时)等。绝大多数 HF 的发生都是由于心肌收缩性能的原发性或继发性减弱所致。心肌收缩性能减弱的机制之一是心肌细胞和收缩蛋白的丧失。各种原因如心肌缺血、缺氧、感染和中毒等导致大量心肌细胞和收缩蛋白变性、坏死时,由于破坏了心肌收缩的物质基础,结果必然使心肌收缩性能降低。从而导致心排血量减少,出现 HF。

从病理生理的角度看,HF 大致上可分为由原发性心肌损伤(缺血性心肌损伤、心肌炎和心肌病、心肌代谢障碍性疾病)和心脏长期容量/压力负荷过重,导致心脏功能由代偿最终发展为失代偿,是缺血性心脏病、高血压、心肌肥厚、特发性扩张性心肌病、慢性心脏瓣膜病或先天性心脏病等心脏疾病的终末阶段。HF 的发病机制复杂,包括机体神经激素的激活、心脏重构(cardiac remodeling)、氧化应激和自由基的产生、细胞因子的激活和心脏重构。持续的心脏重构最终将导致 HF,并且是临床上患者心律失常和猝死的重要原因。

按 HF 发生部位分为左心衰、右心衰、全心衰,通常先发生左心衰,其后并发继发性右心衰,从而发展成为全心衰。临床上常见的多数为全心衰。按 HF 发生速度分类如下。①急性心力衰竭:所谓"急性"并无严格的时间期限,主要指 HF 发病急骤,心输出量骤然降低,机体往往来不及进行有效代偿就迅速出现肺水肿和心源性休克。急性心力衰竭绝大多数为左心衰,常见于 AMI、急性肺栓塞、高血压危象、急性心脏排血或充盈受限等。②慢性心力衰竭:发生缓慢、病程长,往往有代偿性改变出现,如心腔扩张、心肌肥厚、循环血量增多等。这些代偿机制可使心输出量恢复或接近正常,故休克表现不明显,但淤血症状则表现极为显著。常见于高血压、冠状动脉疾病和心肌梗死患者。HF 按症状有无可分为无症状性(asymptomatic)心力衰竭和充血性心力衰竭(congestive heart failure,CHF)。

HF 的患病率和死亡率有明显的种族、性别、地域差异。据美国国家心脏、肺和血液协会(NHLBI)估计,在美国每年有约 40 万新增 HF 病例,HF 是 65 岁以上患者住院的首要原因。慢性心力衰竭患病率随着人群年龄的增长显著上升:在男性,50～59 岁的发病率为 3‰,而 80～89 岁的发病率则上升到 27‰;在女性,50～59 岁的发病率为 2‰,而 80～89 岁的发病率为 22‰。由中国医学科学院心血管病研究所主持的中国心血管健康多中心合作研究显示,中国慢性 HF 患病率为 9‰,其中:北方为 14‰,南方为 5‰;城市为 11‰,农村为 8‰。HF 预后很差,早期 HF 患者 5 年死亡率约 10%,中期 HF 5 年死亡率为 20%～30%,到疾病的最后阶段则上升到 80%。

临床生物化学检验对 HF 的诊断非常重要,关键的实验是测定心肌释放出来的 B 型利钠肽(即脑钠肽,BNP)或者利钠肽前体的降解产物 B 型利钠肽原 N-端肽(N-terminal pro-BNP,NT-proBNP)。与心肌肌钙蛋白不同,心肌肌钙蛋白是一类细胞内蛋白,它只有在细胞死亡或严重损害时才能释放出来,而 BNP 是在心肌壁受到牵张、刺激后分泌入血的一种神经激素,其血清水平与心室扩张和压力负荷成正比。血浆中 BNP 和 NT-proBNP 的检测已经作为 HF 最敏感和特异的客观指标被欧洲心脏协会(ESC)和美国心脏学会(ACC)纳入 HF 的诊断标准。

3.心肌疾病

心肌疾病是指以心肌病变为主要表现的一组疾病,除缺血性心肌疾病外,还包括心肌的感染性炎性病变（由细菌、病毒等病原体所致）和非感染性炎性病变（过敏、变态反应、药物等因素所致）、原发性或特发性心肌病（扩张型心肌病、肥厚型心肌病）和继发性或特异性心肌病（酒精性心肌病、围产期心肌病、药物性心肌病、克山病）。心肌功能障碍是这组疾病共同和重要的病理生理特点。其中病毒性心肌炎近年来发病率显著增高，生化标志物对其诊断价值很大，除能采用免疫学方法检测病原体的抗原和抗体外，血中心肌肌钙蛋白、肌酸激酶、肌红蛋白和高敏 CRP 等浓度的升高也有助于诊断。

二、心脏疾病的常用临床生物化学检验

自 1954 年将天冬氨酸氨基转移酶（aspartic transaminase，AST）作为首个心脏标志物应用于临床以来，不断有新的标志物被发现和应用。心脏标志物为临床提供了方便快捷、非创伤性的诊断依据，还可用于评估病情严重程度、危险分层、指导治疗，在某些情况下还能作为治疗靶标。目前在临床应用的心脏标志物有三类：第一类是反映心肌损伤的标志物，第二类是评估心脏功能的标志物，第三类是心血管疾病的炎症标志物。

（一）心肌损伤的生物化学标志物

心肌损伤的生物化学标志物大多数是心肌酶和心肌蛋白，当心肌细胞受损时释放到血液中，最后从血循环中清除，但它们在心肌细胞中的定位、损伤后释放的动力学及经血循环清除的方式和速率等方面却不尽相同。心肌损伤的生物化学标志物可分为酶类标志物和蛋白质类标志物。酶类标志物是早期建立起来的心肌损伤（主要是 AMI）标志物。最早应用 AST 诊断 AMI，但 AST 在肝脏、骨骼肌、肾脏、心肌中含量丰富，缺乏组织特异性，故其诊断心肌坏死的价值低，目前已趋于淘汰。1955 年发现了乳酸脱氢酶（lactate dehydrogenase，LDH），LDH 是无氧酵解中调节丙酮酸转化为乳酸的重要酶，广泛分布于肝脏、心脏、骨骼肌等组织细胞的胞浆和线粒体中，其相对分子质量较大（135 000），在组织中有五种同工酶，按电泳速度的快慢命名为 LDH1（H4）、LDH2（MH3）、LDH3（M2H2）、LDH4（M3H）和 LDH5（M4），心肌细胞中主要为 LDH1，电泳分析 LDH1 可提高诊断心肌损伤的特异性。1963 年又发现肌酸激酶（creatinekinase，CK）在 AMI 患者血中升高早于前两种酶，且特异性更高。20 世纪 70 年代，发现肌酸激酶同工酶MB（CK-MB）诊断 AMI 的特异性比相应的总酶活性更高，因此 CK-MB 在很长一段时间内成为公认的诊断 AMI 的"金标准"。近年来发展起来的蛋白类标志物，主要包括心肌肌钙蛋白、肌酸激酶同工酶质量（CK-MB mass）和肌红蛋白（myoglobin，Mb）。在与临床的相关性研究中发现，除了 CK-MB，其他酶类标志物的特异性较差，而蛋白类标志物不但特异性和灵敏度高，而且由于相对分子质量小可较早出现在血中，具有早期诊断价值。

1. 心肌肌钙蛋白

肌钙蛋白（troponin，Tn）是肌肉组织收缩的调节蛋白，主要存在于骨骼肌和心肌中。参与由 Ca^{2+} 介导的肌肉收缩活动的调节。肌钙蛋白复合体由钙结合亚单位（calcium binding component，C）、原肌球蛋白结合亚单位（tropomyosin binding component，T）和抑制亚单位（inhibitory component，I）组成，在 Ca^{2+} 作用下，肌钙蛋白通过构型变化调节肌动蛋白和肌球蛋白之间的活动。当运动神经冲动到达末梢，肌浆内 Ca^{2+} 释放，TnC 与 Ca^{2+} 结合，使肌钙蛋白分子构型改变，TnI 与肌动蛋白和原肌球蛋白之间的结合被解除，原肌球蛋白与 TnT 结合从而发生位置改变，原来被掩盖的肌动蛋白位点暴露，迅速与构成粗肌丝的肌球蛋白接触，粗、细肌丝相对滑动，肌肉收缩。当肌浆中 Ca^{2+} 浓度降低时，Ca^{2+} 与 TnC 分离，TnI 与肌动蛋白及原肌球蛋白上的位点结合，阻止肌动蛋白与肌球蛋白结合，于是肌肉舒张（图 14-2）。肌钙蛋白主要以结合形式存在于肌原纤维（占 94%～97%），少量（3%～6%）以游离形式存在于细胞质。

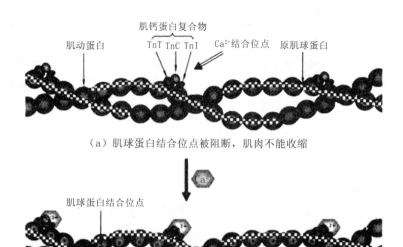

（a）肌球蛋白结合位点被阻断，肌肉不能收缩

（b）肌球蛋白结合位点暴露，肌肉能收缩

图 14-2　钙离子参与下肌钙蛋白对肌肉运动的调节

心肌和骨骼肌的 TnC 结构相同，相对分子质量为 18 000，是 Ca^{2+} 结合亚基，每个分子结合 2 个 Ca^{2+}。TnI 有三种亚型：快骨骼肌亚型（fast skeletal troponin I，fsTnI）、慢骨骼肌亚型（slow skeletal troponin I，ssTnI）和心肌肌钙蛋白 I（cardiac troponin I，cTnI）。人的两种骨骼肌肌钙蛋白 I（skeletal troponin I，sTnI）具有相似的相对分子质量（20 000），但二者分子结构不同；cTnI 与 sTnI 的氨基酸序列有 40% 差异，cTnI 氨基末端比 sTnI 多 31 个氨基酸残基，这段特异的氨基酸序列使 cTnI 具有较高的心肌特异性，有助于制备相应的单克隆抗体。TnT 也有三种亚型，心肌 TnT（cardiac troponin T，cTnT）在骨骼肌 TnT（sTnT）氨基末端加上了 11 个氨基酸残基，赋予了其特异性。因此，cTnI 和 cTnT 是心肌细胞特有的标志物，对心肌坏死或损伤有高度的敏感性和特异性，能早期发现心肌损伤，并能用于 ACS 危险分层，评估溶栓治疗后血液再灌注，判断再发心肌梗死，成为目前心肌损伤最理想的标志物。

当心肌损伤时，cTn 以多种形式出现在心脏组织和血液中，这些形式包括三聚体 cTnI-C-T 复合物、二聚体 cTnI-C（在 AMI 患者血中 90% 以上是 cTnI-C 复合物形式）和 cTnI-T 复合物、游离 cTnI 和 cTnT 及它们的氧化态、还原态、磷酸化和去磷酸化形式，以及 C-末端或 N-末端脱氨基结构。临床实验室采用的免疫分析技术通过识别这些分子中稳定区域的抗原表位来测定其浓度。

1）心肌肌钙蛋白：心肌肌钙蛋白 I 是一种小分子蛋白质，含 210 个氨基酸残基，相对分子质量为 22 000，3% 分布于心肌细胞质，为游离的胞质蛋白，97% 与心肌结构蛋白结合，当心肌细胞因缺血缺氧等因素遭到破坏时，游离型 cTnI 首先迅速释放到血液中，随后结合型 cTnI 逐渐分解。缓慢释放进入血循环，故 cTnI 能早期出现并在血中维持较长时间。人和动物在胚胎发育期、正常和病变骨骼肌中均不表达 cTnI，证明 cTnI 具有高度的特异性。

（1）测定方法：1987 年 Cummins 和他的合作者首先采用分子筛和色谱分析法从心肌组织中提取 cTnI 结合、羊注射后制备抗体，并用核素 125I 标记，以放射免疫法（RIA）定量测定 cTnI，方法灵敏度为 10 μg/L，与骨骼肌交叉反应率为 2%。之后，大量的以单克隆抗体为基础的免疫分析方法相继建立。Bodor 等对 Cummins 法进行了改良。用小鼠 cTnI 单克隆抗体建立了酶联免疫法，灵敏度提高到 0.5 μg/L，与骨骼肌 cTnI 交叉反应率不到 0.1%。1992 年唐新等用亲和层析法分离 cTnI，继之用其免疫新西兰家兔获得特异性抗血清，制备125I 标记的 cTnI 抗体，建立了 cTnI 双抗体 RIA，提高了方法的灵敏度和特异性，但放射性物质对人体和环境的危害限制了其推广应用。后来又相继建立了荧光和酶免疫法。Stratus 检测法是一种双位点荧光酶免疫定量检测法，使用两种 cTnI 单克隆抗体，特异性高，灵敏度为 0.35 μg/L，以 1.5 μg/L 为 AMI 诊断界值（cutoff 值）时，不精密度（CV）≤10%，检测时间为 10 min。

AxSYM检测法的基本原理与Stratus法相似,是以特异性cTnI单克隆抗体为捕获抗体,以cTnI多克隆抗体为酶标记抗体的两步夹心酶免疫法,可检测游离cTnI和结合cTnI。该方法灵敏度为(0.14±0.05)μg/L,ROC曲线所确定的AMIcutoff值为2.0μg/L,总不精密度为6.3%~10.2%,检测时间为15~20 min。RxL-HM检测法是以两个特异性的单克隆抗体为基础的一步酶免疫检测法,检测时间为17 min,灵敏度为0.1μg/L,方法简便。目前临床上测定cTnI的方法为双抗体夹心法和化学发光微粒子免疫分析法,达到了特异和快速分析的目的。

但是,各种分析方法的检测能力和检测结果存在差异。cTnI大部分序列均具有抗原性,尤以氨基端和羧基端抗原性最强,但氨基端和羧基端氨基酸很容易被水解,中心区域可能受cTnC保护较为稳定。由于不同分析方法和试剂所使用的抗体不同,检测结果存在差异是难免的。

(2)参考区间:(化学发光免疫分析法)<0.03μg/L,诊断AMI的cutoff值为0.5μg/L。

因患者人群、地理位置、饮食和环境因素不同,各实验室应建立自己的参考区间。一般采用肝素抗凝血浆为样本,cTnI或cTnT最大浓度超过健康人群的第99百分位值,即可诊断阳性。

(3)临床意义:①cTnI用于急性冠脉综合征的临床诊断、预后估计和危险分层。cTnI是一个十分敏感和特异的心肌损伤标志物。当心肌缺血、缺氧时释放到血中,主要存在形式为cTnI-C复合物(占90%),少量的cTnT-I-C复合物和游离cTnI,首先是胞质内少量的游离cTnI快速释放,3~6 h可检测到cTnI升高,峰值在14~36 h,血中维持升高时间为5~10 d,部分病例可达14天。由于cTnI消失慢,可作为心肌梗死后期标志物。cTnI诊断AMI的敏感性为97%,特异性为98%。②cTnI可以敏感地反映微小心肌损伤,因此能用于不稳定型心绞痛和非病理Q波AMI。不稳定型心绞痛患者血中cTnI阳性率为20%~40%,此类患者发展到AMI的风险度很高,必须及时采取溶栓治疗或经皮冠状动脉成形术治疗。③cTnI还能用来估计心肌梗死面积。判断有无梗死区扩大或再发心肌梗死。实验和临床研究发现,AMI发生72 h内cTnI浓度与梗死面积有相关性;再发心肌梗死的AMI患者血清cTnI浓度明显高于初次发生心肌梗死时的测定值,因此,cTnI可以用来判断AMI有无再发或梗死区扩展。

2)心肌肌钙蛋白T:心肌肌钙蛋白T(cardiac troponin T,cTnT)是原肌球蛋白结合亚基,相对分子质量为37 000。cTnT大部分(占92%~94%)以cTnC-T-I的复合物形式存在于细肌丝上,6%~8%以游离形式存在于心肌细胞质中。与cTnI一样,当心肌细胞损伤时游离cTnT和结合cTnT依次释放入血,使cTnT在血中出现早并维持较长的"窗口期"(即在血中能维持较长时间的高浓度)。cTnT在人类胚胎发育过程中、新生鼠骨骼肌和病理状态下的人骨骼肌中有微量表达,因此其特异性较cTnI稍差。

(1)测定方法:正常情况下,cTnT在血中含量很低,因此测定方法需有很低的检测限和较高的灵敏度。cTnT的定量测定采用高度敏感的酶联免疫法(ELISA)。最初建立的ELISA法采用亲和层析法分离的一种多克隆抗体和一种单克隆抗体,特异性不高。1989年研制出更敏感特异的ELISA分析试剂盒,采用两种单抗:cTnT特异性抗体M7为捕获抗体,IB10为标记抗体,二者与标本中的cTnT形成双抗体夹心。检测范围为0.1~15μg/L,但与骨骼肌交叉反应阳性率为0.5%,对骨骼肌损伤的患者会产生一定的假阳性。整个反应在90 min完成,但对于发生AMI的急诊患者,需要快速cTnT检测法。以便及时诊断。后来使用高度心肌特异性抗体M11.7取代与骨骼肌有交叉反应的IB10,不但提高了心肌诊断的特异性,而且分析时间降到了45 min。最新一代的ELISA分析法在增加特异性和敏感性的同时,测定的线性范围上限达25μg/L,分析时间缩短到20 min。目前采用的化学发光免疫是一种敏感心肌钙蛋白T(high sensitivitycTnT,hs-cTnT)分析法,其线性范围为0.003~10μg/L,参考区间的第99百分位值为0.01μg/L,变异系数(CV)<10%。

(2)参考区间:(化学发光免疫分析法)<10.01μg/L,诊断AMI的cutoff值为0.1μg/L。

各实验室应针对受试者人群、地理位置、饮食和环境因素及所选用的检测系统建立自己的参考区间。

(3)临床意义:①cTnT对于检测ACS患者心肌缺血及危险分级具有重要意义,目前与cTnI一起已成为诊断心肌梗死的首选标志物。AMI发生后4~6 h血清cTnT升高,10~24 h达峰值,10~15 d恢复正常。cTnT在判断微小心肌损伤方面有重要价值,可用于判断不稳定型心绞痛患者发生的微小心肌损伤。cTnT 还是独立于心电图之外可用于判断梗死面积及预后的重要生化指标。同时,其浓度也可用于评判不稳定型心绞痛罹患心肌梗死和心源性猝死的危险度。②cTnT 在评估溶栓治疗效果方面具有重要作用。近年来常用静脉注入溶栓药物的方法治疗 AMI,临床医生需要判断治疗后是否出现再灌注。如果溶栓治疗成功,cTnT 应呈双峰:第一天梗塞部位的血流通畅后,血液进入病变部位,将 cTnT 冲洗入血液而出现第 1 个峰;在第四天可观察到第 2 个较小的峰。这两个峰值的比值有助于判断是否出现再灌注:如第 1 峰值大于第 2 峰值,即比值>1.0,往往说明病变部位出现了再灌注。③cTnT 还能用于心肌炎的诊断。有研究报道,84%的心肌炎患者 cTnT 升高。与 CK-MB 相比,心肌炎患者 cTnT 具有相对较高的测定值和较长的窗口期而具有更高的诊断价值。因此,血清 cTnT 可作为急性心肌炎的诊断指标。

此外,cTnT 在肌营养不良、多肌炎、皮肌炎和终末期肾病患者血中也呈不同程度的增高。

3)心肌肌钙蛋白的应用评价:心肌肌钙蛋白有特异性高和诊断窗口期较长的优势。cTnT 相对分子质量大于 cTnI,故在 AMI 发生后,cTnT 释放入血时间比 cTnI 延迟,但在 AMI 的诊断方面,cTnI 和 cTnT 无显著差异,相对而言,cTnI 显示出较低的初始灵敏度和较高的特异性,在不稳定型心绞痛患者中 cTnI 上升的频度比 cTnT 高。就上升的相对值而言,cTnT 高于 cTnI,cTnT 与梗死面积的相关性大于 cTnI,在发生 AMI 后 30 天死亡率的预报方面,cTnT 优于 cTnI。

作为心肌损伤的早期标志物,以参考区间的第 99 百分位值作为心肌肌钙蛋白阳性判断值,cTnI 和 cTnT 在胸痛发作 4~6 h 诊断 AMI 的敏感性为 50%~75%,在 4~7d 内诊断 AMI 的敏感性大于 90%。因此,与 CK-MB 不同,在发病 4 h 以后心肌肌钙蛋白可以作为诊断 AMI 的充分条件,而不需要同时测定 Mb。

心肌肌钙蛋白高度特异的诊断价值必须以高质量的检测方法为前提。美国心脏病学会(ACC)强调了对分析精密度的要求,即 CV<10%。在实际应用中,有几个障碍制约了不同心肌肌钙蛋白检测系统之间的比对:①没有原始参考品可用于这些分析方法的标准化。②不同的单克隆抗体识别不同的抗原表位而使分析结果不一致。③心肌肌钙蛋白在血液循环中以多种形式存在。因此,不同的分析方法可能产生不同的结果。在使用某分析系统前一定要正确理解其分析特性。2011 年,在美国临床化学学会(American Association for Clinical Chemistry,AACC)的努力下,建立了一个 cTnT-I-C 三聚体参考品,使分析试剂有了溯源性。

2.肌酸激酶及其同工酶

肌酸激酶(creatine kinase,CK)是心肌中重要的能量调节酶,由 ATP 供能,催化肌酸生成磷酸肌酸和 ADP。CK 存在于需要大量供能的组织,除骨骼肌细胞和心肌细胞外,还常见于肾脏、脑组织。CK 同工酶包括存在于胞质中的肌酸激酶和存在于线粒体的肌酸激酶同工酶(CK-Mt),也被称为 CK-4。胞质同工酶是由脑型(brain,B)和肌型(muscle,M)两种亚基组成的二聚体。两个亚基 M 和 B 的不同组合形式,将胞质中的 CK 分为 CK-BB、CK-MB、CK-MM 三种同工酶。CK-BB 主要存在于大脑和平滑肌中,CK-MM 和 CK-MB 主要存在于心肌和骨骼肌中。在心肌中 CK-MB 占 CK 总酶活性的 10%~20%,而在骨骼肌中 98%是 CK-MM,CK-MB 只占 2%(有报道不同部位的骨骼肌 CK-MB 含量有差异,最高可达 5%~7%)。通过高分辨率的电泳分析,发现 CK-MM 至少有 3 种亚型,CK-MB 至少有 4 种亚型。

(1)测定方法:目前临床实验室对 CK-MB 的测定有酶活性测定和质量测定两种。①CK-MB 酶活性测定:检测 CK-MB 的方法很多,早期使用的是离子交换色谱法和电泳法,其操作复杂,现在常用免疫抑制法,降低了检测限而提高了灵敏度。免疫抑制法的原理:生理情况下人体内 CK-BB 的含量极低,可以忽略不计,用抗 M 亚基抗体封闭抑制 M 亚基活性,通过测定 B 亚基活性(结果×2)计算出 CK-MB 的酶活性。但在脑外伤、癫痫、脑缺氧、恶性肿瘤、平滑肌瘤等疾病时,CK-BB 明显升高,会导致 CK-MB 活性假性升高。另外,酶活性的高低受脂血、黄疸和标本采集时间的影响较大,为防止溶血的影响,要尽快分离血清或血浆。②CK-MB 质量(CK-MB mass)测定:酶质量测定比酶活性测定更能准确反映血清 CK-MB 的水平。目前推荐用免疫法测定 CK-MB 的蛋白质量,此法检测限为 1 μg/L,测定范围宽,能准确测定酶活性从 100 U/L 到 10 000 U/L 相应的 CK-MB 质量,而且不受其他蛋白质的干扰。美国临床化学学会(AACC)

CK-MB 标准化分委会已成功开发了 CK-MB 的参考物质,以统一各试剂商之间 CK-MB 的参考标准。

(2)参考区间:CK 酶活性:男性为 80～200 U/L,女性为 60～140 U/L。CK-MB 酶活性<25 U/L。CK-MB 质量:<5 μg/L。

CK-MB 诊断 AMI 的 cutoff 值定为健康人群参考区间的第 99 百分位值,但 CK-MB 有年龄、性别和种族差异,男性比女性高 1.2～1.6 倍,非裔美国人 CK-MB 的浓度比白种人高 2.7 倍,这些数据表明临床实验室必须根据不同地区、不同人种、不同性别建立不同的参考区间和 AMI 的诊断界值。

(3)临床意义:早在 1963 年发现 CK、1972 年发现 CK-MB 以来,CK 在 AMI 的诊断中就担当了重要的角色,曾一度成为诊断 AMI 的"金标准"。近年来,尽管 CK-MB 的优势地位正被 cTnT 及 cTnI 取代,但因某些患者 CK-MB 升高稍早于 cTn,目前仍被临床选择性地使用。

CK-MB 相对分子质量不大(为 86 000)且大量存在于心肌细胞质中,在发生 AMI 时,它较早进入血液,4～6 h 可高于参考区间的上限。约 24 h 达到峰值,48～72 h 恢复正常(CK-MB 半衰期为10～12 h)。CK-MB 可以用于估计梗死面积和判断再发心肌梗死,对于心电图不易发现的心内膜下梗死合并传导阻滞、多发性小灶性坏死及再发性梗死,CK-MB 浓度往往会升高。

由于骨骼肌中含有 CK-MB,由创伤或手术造成的严重骨骼肌损伤会导致血清 CK-MB 活性超过参考区间上限,因此临床上采用 CK-MB/CK 值提高对心肌梗死患者诊断的特异性。当测定的是 CK-MB 质量时,CK-MB/CK 值称为百分比相对指数(percent relative index,%RI),如果测定的是 CK-MB 酶活性,CK-MB/CK 值称为百分 CK-MB(%CK-MB)。

$$百分比相对指数 = \frac{CK\text{-}MB\ 质量}{总\ CK\ 活性} \times 100\% \quad 百分\ CK\text{-}MB = \frac{CK\text{-}MB\ 酶活性}{总\ CK\ 活性} \times 100\%$$

当总 CK 活性超过参考区间上限,百分比相对指数超过 3%,可以判断血浆中的 CK-MB 主要来源于心脏。如果骨骼肌的损伤和 AMI 同时发生,则不能用百分比相对指数解释,因为此时 CK-MB 比例已经由于骨骼肌中释放的大量 CK-MB 而改变,CK-MB 就失去了组织的特异性。

(4)评价:CK-MB 酶活性可用自动生化分析仪检测,其检测成本低、速度快,因而目前在许多医院被普遍应用。但由于 CK-MB 酶活性是用免疫抑制法测定的,其原理是使用 M 亚基抗体抑制 CK-MM 和 CK-MB 中的 M 亚基酶活性,然后测定 B 亚基酶活性,再乘以 2 即为 CK-MB 的实际酶活性。这种测定方法是在假定血清中不含 CK-BB 的情况下建立的,因为正常状态血清中 CK-BB 含量极低。但当脑部疾病和手术产生脑组织损伤会使 CK-BB 和巨 CK 含量升高,导致 CK-MB 酶活性测定结果失真。

CK-MB 质量测定优于活性测定。酶促反应受许多因素的影响,当血中存在酶的激活剂或抑制剂时,酶活性测定将受到明显干扰。免疫学方法不受上述因素的干扰,还可以测出失活的酶蛋白量,因而提高了 CK-MB 诊断 AMI 的准确性和敏感性。但免疫学方法也有自身的局限性,各种检测方法使用不同的抗体,使实验室间测定结果难以比对。

CK-MB 测定不可避免地受到骨骼肌病变和损伤的影响,因而其特异性较差,CK-MB 诊断 AMI 时,假阳性率为 10%～15%。血清中持续升高的总 CK 和 CK-MB 还可以来源于肌肉萎缩症、晚期肾病、多肌炎患者和常规锻炼或者极限运动之后的健康人,所以正确判断血清中总 CK 及 CK-MB 的升高对于临床医生是一个挑战,在做心肌损伤的诊断时要注意排除上述情况,排除的方法是同时测定 cTnI 或cTnT,如果其测定值正常则可以排除心肌损伤。欧洲心脏病学会/美国心脏病学院(ESC/ACC)在 AMI 定义中建议,如果 CK-MB 在梗死发生后 6～9 h 不增高,可排除 AMI。

CK-MB 在体内的半衰期较短,发生 AMI 后 CK-MB 急剧升高,并很快(48～72 h)恢复正常,因此不能用于 AMI 患者的中晚期诊断。

通过对由主动脉瓣狭窄引起的左心室肥大患者组、未出现左心室肥大的冠心病患者组和主动脉狭窄引起的左心室肥大冠心病患者组的酶活性研究发现,三组患者心肌组织中 CK-MB/CK 值从 15% 逐渐增高到 24%,而在左心室心肌组织正常的对照组,该值不到 2%,说明从心肌肥大到心肌出现损伤,CK-MB 有一个动态变化的过程,其浓度随心肌病理变化的严重程度而升高。

3.肌红蛋白

肌红蛋白(myoglobin,Mb)是横纹肌组织特有的色素蛋白,分子结构和血红蛋白的亚基相似,由一条多肽链和1个血红素分子构成,能可逆地与氧结合,在肌细胞内有储存和运输氧的功能。Mb存在于骨骼肌和心肌细胞的胞质中,相对分子质量为17 800。正常人血清中Mb含量甚微,主要经肾脏代谢排出,部分经网状内皮细胞代谢。

心肌Mb与骨骼肌Mb分子结构没有差异,骨骼肌轻微损伤可引起血清Mb明显升高,所以血清Mb升高不能区分是心肌还是骨骼肌的损伤。但因为其分子量小和存在于细胞质中,在肌肉(心肌和骨骼肌)损伤时迅速释放到血液中,其升高比CK-MB和cTn迅速。到目前为止,Mb是AMI发生后最早可测到的心肌损伤标志物之一,是诊断AMI的早期标志物。

(1)测定方法:血清Mb测定方法有很多,由于分光光度法、电泳法及层析法不能测定低于μg水平的Mb,且灵敏度低、方法复杂、检测时间长,用于AMI的诊断其诊断效能远远不够,现已不使用。近年来随着单克隆技术的发展,建立了荧光免疫法、化学发光免疫法、胶乳增强透射免疫比浊法等多种免疫学方法,大大提高了灵敏度和特异性,使Mb应用于AMI的早期诊断成为可能。目前,胶乳增强透射免疫比浊法灵敏度高,特异性好,测定速度快,适用于各型自动生化分析仪,已在临床上普遍采用。

需注意标本质量对测定结果的影响。全血Mb稳定时间为1 h,采血后应尽快分离血清或血浆。溶血标本使Mb结果偏高,脂血使结果偏低。

(2)参考区间:化学发光免疫分析法:男性28～72 μg/L,女性25～58 μg/L。

人血清Mb参考区间随着年龄、种族和性别而不同。一般来说,血清Mb随着年龄增长而升高,男性高于女性,黑人高于白人。Mb诊断AMI的cutoff值为参考区间的第97.5百分位值。

(3)临床意义:①用于AMI的诊断及排除诊断:Mb是目前诊断AMI的早期标志物之一,在AMI发生后1 h内血中Mb浓度可升高,2～12 h达到峰值,12 h后在肾脏清除而开始下降,24～36 h恢复至正常水平。因此,Mb可用于AMI的早期诊断,且AMI患者血清Mb的升高幅度和持续时间与梗死面积和心肌坏死程度呈明显正相关。在发病0～4 h内测定Mb意义重大,此时CK-MB和cTn尚在参考区间内,超过4 h则CK-MB和cTn开始升高,Mb失去了早期发现心肌损伤的意义。Mb的阴性预测价值为100%,4 h后测定Mb可用于排除诊断,如果胸痛发作2～12 h Mb不升高基本排除AMI。②用于AMI再梗死观察和溶栓效果监测:AMI发生后血中Mb很快从肾脏清除,因而是判断再梗死的良好指标。AMI发病24～36 h内Mb可完全恢复正常,如果血清Mb持续不降或反而升高,或下降后又异常升高,说明梗死继续扩大、心肌坏死加重或发生新梗死,故Mb测定有助于观察心肌有无再梗死及梗死区有无再扩展。溶栓治疗成功者,Mb浓度可在溶栓后2 h明显下降。③其他:心脏外科手术后、肾衰竭、肌炎及重症肌无力、长期休克、低钾血症、甲状腺功能减退症、摄入毒物及某些药物,血中Mb均会升高。

(4)评价:标志物在血中出现早晚与分子大小及其在细胞中存在的部位有关。标志物相对分子质量越小,越容易透过组织间隙进入血液,细胞质内高浓度物质比核内或线粒体内物质及结构蛋白更早在血中出现。Mb分子很小,又位于细胞质中,在细胞损伤时能迅速释放到血液中,在AMI发作12 h内诊断的敏感性很高,有利于早期诊断。但是Mb诊断的窗口期短,12 h达峰值后迅速下降,在AMI发生16 h后测定常出现假阴性;再者,Mb既存在于心肌又存在于骨骼肌,并通过肾脏排泄来清除,当骨骼肌损伤或肾排泄功能障碍时可引起血清Mb升高,造成对心肌损伤的假阳性判断,因此Mb的组织特异性差,特别是在早期心电图和其他标志物都未变化时,单凭Mb决定是否使用溶栓疗法有一定的风险,一般结合cTn检测更有诊断价值。

(二)心力衰竭的生物化学标志物

长期以来,力衰竭(heart failure,HF)的诊断主要依靠临床症状和体征,以及X线胸片和超声心动图等影像学检查。在过去的一段时间里,生化标志物逐渐在HF的诊断和治疗中得到应用。与HF相关的生化标志物种类很多,大致可分为心肌负荷标志物(如利钠肽)、炎症标志物(如C-反应蛋白)、心肌损伤标志物(如cTn)、心肌细胞间质重构标志物(如Ⅰ型和Ⅲ型前胶原氨基端肽)、神经激素(如去甲肾上腺素)。近年来还不断有新的标志物出现,例如尿素是一种可用于替代神经激素的标志物,半乳凝素-3是巨噬细胞活化后产生的一种蛋白,被认为是一种可独立预测 HF 的生化标志物,但这些标志物的准确性、敏感性和临床应用都有待进一步探索和研究。目前,与 HF 相关性最明确的标志物是利钠肽。

利钠肽家族包括由心房分泌的心房利钠肽(也叫 A 型利钠肽),由心室肌和脑分泌的脑钠肽(也叫 B 型利钠肽),由内皮细胞分泌的 C 型利钠肽(CNP)和从树眼镜蛇毒液中分离出来的 D 型利钠肽(DNP)。利钠肽前体改变多肽链的空间构象后,最终形成具有生物活性的利钠肽。在活性利钠肽的结构中,全部都有一个由二硫键连接 2 个半胱氨酸残基的 17 个氨基酸组成的环状结构,这个环状结构是活性利钠肽与受体结合的必需空间结构。目前已发现 3 种利钠肽受体(natriuretic peptide receptors,NPR):NPRA、NPRB、NPRC。前两型参与利钠肽的生物学功能,C 型受体参与利钠肽的清除。利钠肽的主要生理功能是利尿排钠、抑制肾素—血管紧张素—醛固酮系统、扩张血管和抑制血管平滑肌细胞增殖等。在心脏房、室壁的压力增加时,ANP 和 BNP 大量分泌;升高的血管紧张素-Ⅱ 和内皮素-I 也能刺激 ANP 和 BNP 的分泌;年龄、性别、肾功能等因素也可以影响到 ANP 和 BNP 的分泌。其中 BNP 和 B 型利钠肽原 N-端肽(N-terminal proBNP,NT-proBNP)水平随心功能不全患者的充血压力加大而增高,已被证明对确诊或排除 HF 诊断特别有用,也被用于 HF 的危险分层。

1. 脑钠肽与 B 型利钠肽原 N-端肽

1988 年日本学者 Sudoh 等从猪脑内分离出一种新的肽类物质,具有利钠和利尿作用,因而命名为"脑利钠肽",即脑钠肽(BNP),但后来发现其主要的合成部位是心室肌,且以左心室合成为主。BNP 是一种由山 32 个氨基酸残基组成的相对分子质量为 4 000 的多肽片段,具有生物学活性,其功能域是一个由二硫键形成的环状结构,BNP 通过此构象与其相应的受体结合,在病理、生理过程中发挥作用。BNP 有多种心脏功能,是对心肌细胞压力负荷特别是心肌细胞牵拉的负调节激素,BNP 在心脏容量负荷变化和心功能变化时有明显改变,是心室生理功能变化的敏感标志物。B 型利钠肽原 N-端肽(NT-proBNP)为一种由 76 个氨基酸残基组成的无活性片段,相对分子质量为 10 000。在正常状态下,BNP 和 NT-proBNP 的储存很少,当心室允盈压增高、心室肌细胞受到牵拉时,心肌细胞合成前 BNP 前体(pre-proBNP)增加,进而 BNP 和 NT-proBNP 增高。

BNP 的具体产生过程:心肌细胞首先合成 134 个氨基酸的前 BNP 前体(pre-proBNP),在细胞内水解成 26 个氨基酸的信号肽和 108 个氨基酸的 BNP 前体(proBNP)。心肌细胞受到刺激后(如心肌细胞拉伸或管壁张力增高),pr-BNP 在蛋白酶作用下裂解为 NT-proBNP 和生物活性激素 BNP,NT-proBNP 和 BNP 两种多肽等摩尔释放进入血循环(图 14-3)。

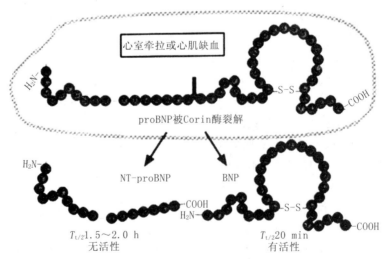

图 14-3 BNP 和 NT-proBNP 的生成过程

BNP 的清除方式有 NPRC 介导的降解和中性内肽酶催化的降解,还有少量通过肾脏清除;NT-proB-NP 则主要通过肾脏清除。BNP 的半衰期是 22 min,NT-proBNP 的半衰期是 90～120 min,因此,虽然二者初生成时为等摩尔浓度,但由于 BNP 降解较快,血液中实际浓度 NT-proBNP 更高(约为 BNP 的 6 倍)。在肾功能不全时。由于容量负荷增加,合并高血压、心功能不全、心肌缺血等因素,BNP 和 NT-proBNP 都可以升高。同时,由于肾功能对 NT-proBNP 清除的影响远远大于 BNP,在肾功能障碍患者血中 NT-proBNP 升高更明显。

1)测定方法:BNP 和 NT-proBNP 的测定采用免疫学方法,包括酶联免疫法(ELISA)、荧光免疫法和电化学荧光法。ELISA 采用双抗体夹心法,特异性好,灵敏度高,线性范围宽,但耗时较长,难以实现自动化。荧光免疫分析技术检测范围可达 5～1 300 ng/L,准确度和精密度进一步提高,能在自动化分析仪上使用,大大缩短了分析时间,仅需数分钟,更适用于临床实验室使用。现在 BNP 的测定方法已经比较成熟,但是 NT-proBNP 与其他利钠肽家族成分的交叉反应还有待解决。

目前国际上还没有建立 BNP 或 NT-proBNP 测定的参考物,所以测定的标准化工作还有待进一步完善。有关利钠肽家族其他组分是否在 BNP 和 NT-proBNP 的测定方法中也会被检测出还有待进一步研究确定。

BNP 在标本中的稳定性依赖于测定方法所使用的抗体。使用抗体识别 N-端 BNP 比识别 C-端 BNP 的方法在室温下测定结果稳定性差(≤24 h)。在疾病发生 4～8 h,对用玻璃管收集的全血标本和用塑料管、硅化管收集的全血标本中 BNP 稳定性的比较研究发现,用玻璃管收集的全血标本 BNP 的免疫活性会降低 30%～80%,而 NT-proBNP 稳定性要好于 BNP。

2)参考区间:化学发光免疫法:①BNP<100 Pg/L。②NT-proBNP:75 岁以下,<125 pg/L;75 岁以上,<450 pg/L。

商业化的检测试剂(盒)因为所使用的抗体来自于不同的抗原表位,导致不同检测方法结果不一致。一般公司都把 100 pg/L。作为 BNP 的阳性诊断值。关于 BNP 和 NT-proBNP 参考区间的确立需要考虑以下几个问题:首先,参考区间的变化依赖于使用的方法和参考人群的特性;其次,许多因素影响着 BNP 和 NT-proBNP 的浓度,最重要的因素有年龄、性别、肥胖和肾脏功能。NT-proBNP 随着年龄的增长而升高女性高于男性。目前美国 FDA 批准使用的试剂,和欧洲采用的试剂盒测定 NT-proBNP 都是根据年龄和性别设置不同的参考区间。所以,每个实验室应该依据自己所选用的检测系统建立针对不同人群的合适的参考区间。

3)临床意义。

(1)BNP 和 NT-ProBNP 是诊断 HF 的生化标志物。因为 HF 许多症状不具特异性,且早期临床表现不明显,实验室指标能提供早期而客观的证据。结合临床病史和体征,BNP 和 NT-proBNP 诊断心衰的敏感性和特异性较高。在急诊情况下,测定血浆 BNP 浓度有助于鉴别呼吸困难的原因是 HF 还是肺部疾病。在一些欧美国家,测定 BNP 浓度已经成为对急诊患者预测 HF 的重要指标。BNP 和 NT-proBNP 还能用于评估病情的严重程度。研究发现,血浆中二者浓度增高程度与 HF 的严重程度正相关,严重 HF 患者 BNP 水平明显高于轻度 HF 患者。同时,二者有良好的阴性预测价值,即 BNP 和 NT-proBNP 不升高可以排除心衰的诊断,从而减少临床对心衰的误诊,而它们的高敏感性又决定了其对于心衰的诊断不容易出现漏诊。

(2)BNP 和 NT-proBNP 可用于 HF 和 ACS 的危险分层。BNP 和 NT-proBNP 是 HF 患者发生死亡、心血管事件的独立预测因素,尤其对 cTnT 正常的患者更有价值。BNP 浓度升高并伴随 ST 段抬高往往与以下几种情况相关:①左心室功能障碍加重。②有害的心室重建。③HF 死亡风险增加。在发生 AMI 的 5 天内 BNP 和 NT-proBNP 浓度的升高与患者心源性死亡风险相关。BNP 还能用于心衰患者疗效观察,并对某些治疗决策提供参考依据。

(3)AMI 和高血压患者 BNP 和 NT-proBNP 也升高。AMI 患者发病早期(6～24 h)血浆 BNP 即显著升高,一周后达高峰。AMI 早期 BNP 升高可能是神经体液调节的一种代偿反应。左室结构和功能的评价可预测高血压患者心血管病的危险性。左室肥厚的高血压患者,其血浆 BNP 水平显著高于血压正常者,并且 BNP 水平与左室质量指数及相关室壁厚度密切相关。

4)评价:BNP 是心脏功能的客观反映,不但在心衰时(C、D 期)升高,在心脏发生实质性损害(B 期)甚至在高危因素存在的时候(A 期)就可以升高,因此,BNP 是心脏功能标志物。

BNP 和 NT-proBNP 不是独立的诊断指标,它的应用必须与临床表现和影像学检查相结合,并且要考虑患者的年龄、性别、体重和肾脏功能等因素。BNP 与 HF 患者体重指数(body mass index,BMI)和肾功能相关。血液透析会影响 BNP 和 NT-proBNP 列 HF 的诊断,因此晚期肾病患者需要提高 HF 的 cutoff 值。除 HF 外,其他能产生水钠潴留、血容量增多的病症,亦可导致二者的升高,如原发性醛固酮增多症、肾衰竭、肝硬化等。

另外,药物也是影响血浆 BNP 浓度的重要因素,中性内肽酶抑制剂和血管肽酶抑制剂可减少血浆 BNP 的清除,使循环中 BNP 水平增高,而 β 受体阻滞剂和血管紧张素转换酶抑制剂可降低 BNP 浓度。

2.A 型利钠肽与 A 型利钠肽原 N-端肽

A 型利钠肽(A-type natriuretic peptide,ANP)是由 28 个氨基酸构成的环状多肽,主要由心房肌细胞分泌,在大脑与脊髓组织中也有分布。心房肌细胞首先合成 151 个氨基酸的前 ANP 前体(pre-proBNP),然后切除 25 个氨基酸的信号肽,产生 126 个氨基酸的 ANP 前体(proANP),储存在心房肌细胞颗粒中,在分泌进入血液的过程中被心肌细胞的跨膜酶 corin 作用裂解为 98 个氨基酸的 A 型利钠肽原 N-端肽(N-terminal pro-ANP,NT-proANP)和等物质的量的具有生物活性的 ANP,两片段均存在于血浆中。ANP 是一种循环激素,具有强大利尿、利钠、舒张血管和抑制肾素—血管紧张素—醛固酮系统功能的作用,从而维持体内水、电解质平衡。ANP 的基因表达呈持续性,正常情况下血浆中有一定浓度的 ANP 存在;而 BNP 在正常个体中表达水平很低,血浆 BNP 浓度亦很低。

ANP 经水解和特异受体作用被迅速从循环中清除,NT-proANP 具有更长半衰期,并且检测更稳定。因此,目前临床一般不检测 ANP 而检测 NT-proANP。

(1)测定方法:第一代检测 NT-proANP 的方法主要是放射免疫分析法(RIA),影响因素较多。由于该法所需样品量大(≥1 mL 血浆),检测前通常需要先萃取,萃取的回收率只有 80%～90%,降低了检测的准确度。第二代检测方法为免疫放射分析(IRMA)和 ELISA,采用双抗体夹心法,所需样本量少,抗体特异性高,其灵敏度、精密度和特异性比 RIA 要好,但耗时较长且难以适用于自动化。第三代检测方法主要是酶免疫分析法(EIA)和化学发光免疫分析法(CLIA),能在自动化分析仪上使用,检测仅需几分钟完成,更适用于临床常规分析。

(2)参考区间:NT-proANP(化学发光免疫分析法)18.4～164.0 pmol/L。参考区间与性别无关,但与年龄有关,如果年龄大于 55 岁,则参考区间要提高。此外,由于检测系统未标准化,各实验室需要建立自己的参考区间。

(3)临床意义:虽然 ANP 的发现早于 BNP,但由于其半衰期短。因而在血液中稳定性很差,临床应用研究进展缓慢。后来建立了检测稳定性较好的 NT-proANP 的方法,才推动了相关的临床研究。目前尚未有研究明确表明可利用 NT-proANP 对 HF 进行特异性诊断。因为许多具有相似症状的疾病 NT-proANP 都会升高,如支气管哮喘、慢性阻塞性肺炎等,但 NT-proANP 在临测病程和疗效、评估预后方面有一定价值。NT-proANP 水平与左心房压力密切相关,在心衰和心脏容量超负荷时,NT-proANP 分泌增多,临床常用来作为充血性心力衰竭(CHF)和高血压心肌肥厚的疗效判断,急性心肌损伤后的预后评价,以及 ACS 危险分级。

(4)评价:除个别的试剂能检测 NT-proANP 1～96 位全部的氨基酸残基外,目前大部分分析方法是检测 NT-proANP 的裂解产物 NT-proANP 26～55 位氨基酸残基,NT-proANP 31～67 位氨基酸残基或 NT-proANP 1～25 位氨基酸残基,虽然对临床评估没有影响,但影响了不同检测结果之间的相互比对。

样本采集前受试者应休息 10 min,因为 NT-proANP 受运动的影响很大。某些药物如糖皮质激素、甲状腺素、β-受体阻滞剂、利尿药、血管紧张素转换酶抑制剂、肾上腺素激动剂等也会影响 NT-proANP 水平。饮食习惯(钠的摄入)不同、妊娠后期、临产前以及肾脏功能不全时。NT-proANP 浓度可变化。

（三）其他心脏标志物

研究还发现，大量其他有用的心脏标志物，在心肌缺血、缺氧等病理过程中发生显著改变，对心脏疾病具有重要价值，但它们在心血管疾病的诊断中特异性还不确定，大多数需进一步深入研究和建立完善的分析方法。

1.C-反应蛋白

C-反应蛋白(C-reactive protein,CRP)由 5 个相同的多肽链亚单位非共价地结合成盘形多聚体，相对分子质量约 120 000，最早是由 Tillet 和 Francis 于 1930 年在一些急性病患者的血清中发现。CRP 是由炎性淋巴因子白介素-6、白介素-1 和肿瘤坏死因子刺激肝脏上皮细胞合成的，因能和肺炎链球菌的荚膜C-多糖起沉淀反应而得名。CRP 是一种急性时相反应蛋白，在创伤和感染时急剧升高，是人体非特异性炎症反应主要的、最敏感的标志物之一。近年来发现，心血管病变中存在低水平炎症过程，和严重感染时的 CRP 不同，冠心病等心血管疾病 CRP 仅轻度升高，用常规检测技术不能发现 CRP 的改变，后来临床上采用较敏感的方法测出较低浓度的血清 CRP，称为超敏 C-反应蛋白(high-sensitivity C-reactive protein,hs-CRP)，使 CRP 成为应用到心血管事件的新的生化标志物。Hs-CRP 检测低限为 0.10 mg/L，在低浓度（如 0.15～10 mg/L）测定范围内有很高的准确度。hs-CRP 水平是心血管疾病的指标，《中国高血压防治指南》(修订版,2005 年)把 hs-CRP>3 mg/L 作为心血管疾病的危险因素。

(1)测定方法：颗粒增强免疫比浊法、酶联免疫法等。

(2)参考区间：免疫透射比浊法：hs-CRP<2 mg/L。

(3)临床意义：①炎症和组织损伤的非特异性标志物：主要在细菌感染、创伤和风湿等炎性疾病中大幅度升高。在机体受细菌感染后 6～8 h，CRP 开始升高，24～48 h 达到高峰，比正常值高几百倍甚至上千倍。②心血管疾病的独立危险因子：对健康人群来说 hs-CRP 的参考区间应<2.0 mg/L，hs-CRP>3 mg/L时，心血管疾病的危险性大大增加，其升高幅度与冠状动脉疾病严重程度相关。在心肌损伤发生的早期 hs-CRP 即增高，且"窗口期"较短，对心肌损伤的早期诊断和预后评估有较好的临床价值。③用于心血管疾病危险性评估：个体 hs-CRP 的基础水平和未来心血管疾病的发病关系密切。一般认为，hs-CRP<1.0 mg/L 为低危险性，1.0～3.0 mg/L 为中度危险性，>3 mg/L 为高度危险性。有研究报道hs-CRP>3.0 mg/L 预测心脏意外发生的敏感性为 90%，特异性为 82%。s-CRP 可能是比 LDL 更有效的独立的心血管疾病预测指标。

(4)评价：血清 hs-CRP 是一个敏感性很高但特异性较差的生化标志物，在很多病理状态如恶性淋巴瘤、白血病、变态反应性疾病及自身免疫性疾病(风湿热、SLE、类风湿等)的活动期、传染病、败血症、胶原病及其他恶性肿瘤等均可增高。另外，CRP 由肝脏合成，当这些患者同时有肝功能严重损害时升高不明显。因此，当其应用到心血管系统时必须排除机体其他方面的影响。

血清 hs-CRP 在血液中的浓度比较稳定，没有年龄、性别和生物节律的变异，不受进食和化疗、放疗、皮质激素治疗的影响。

2.缺血修饰性清蛋白

缺血修饰性清蛋白(ischemia modified albumin,IMA)是指因组织缺血而发生了改变的清蛋白，这种清蛋白的氨基末端序列由于受到缺血产生的自由基等的修饰，而与某些过渡金属的结合能力减低。

人血清清蛋白(human serum albumin,HSA)氨基末端序列为人类所特有，是过渡金属包括铜、钴和镍离子主要的结合位点，这些结合位点与其他动物的清蛋白相比容易被生物化学因素降解而破坏。1990年，Bar-Or 等观察到不稳定型心绞痛和心肌梗死患者早期 HSA 分子的 N-末端部分显著改变或缺失，使HsA 在体外结合外源性钴离子(CO^{2+})的能力降低。这种 N-末端受损的 HSA 称为 IMA。IMA 与外源性 CO^{2+} 结合能力减弱，其机制主要包括细胞外缺血缺氧、酸中毒和自由基损伤等。当各种原因引起缺血时，HSA 受羟自由基(·OH)损害，使 N-末端第 2～4 个氨基酸(Asp-Ala-Lys-His)发生 N-乙酰化或缺失，形成 IMA。

(1)测定方法：IMA 的测定采用清蛋白-钴结合实验(albumin cobalt binding assay，ACB)，利用 IMA 结合过渡金属 CO^{2+} 的能力减弱的性质进行测定。最早建立的手工法测定原理如下：正常对照的血清标本中清蛋白以活性形式存在，加入 CO^{2+} 溶液后，CO^{2+} 即可与清蛋白 N-末端结合，溶液中存在的游离 CO^{2+} 浓度较低；而缺血患者的血清标本中含有较多 IMA，加入同样浓度的 CO^{2+} 溶液后，由于 IMA 与 CO^{2+} 的结合能力弱，溶液中存在较高浓度的游离 CO^{2+}。然后用二硫苏糖醇(DTT)与游离 CO^{2+} 结合发生颜色反应，采用分光光度法在 500 nm 处检测其吸光度即可定量测定 IMA，结果以吸光度单位(absorbance units，ABSU)报告。该方法已通过美国国家药品和食品管理局(FDA)认证，是 FDA 批准的第一个用来评价心肌缺血的试验。近年来建立了自动分析法，测定的是单位体积血清失去结合 CO^{2+} 的能力，结果以 U/mL 表示(1 U/mL：1 mL 血清失去结合 6.892 μg CO^{2+} 的能力为 1 U)。

(2)参考区间(ACB 法)：>76.1 U/mL。

需根据不同人群和检测系统确定各实验室自己的参考区间。

(3)临床意义：IMA 是心肌缺血的良好指标。不论是否发生心肌细胞坏死，IMA 均能在心肌缺血的早期(6 h 内)检出，且升高的水平与心肌损伤的程度成正比，可用于急性冠脉综合征的早期诊断。IMA 在骨骼肌急性缺血或外伤时不会升高，证实 IMA 可能是心肌缺血的特异性标志物。研究发现，IMA 可以极好区分心肌缺血和非缺血，但 IMA 用来区分心肌缺血和心肌坏死则效果较差，说明 IMA 是心肌缺血而非心肌梗死的特异性标记物。ACB 法简单、快捷，由于不需要抗体或核素标记试剂，费用较低。

常用心脏标志物 cTnI、cTnT、Mb、CK-MB 等均反映心肌损伤和坏死，但在心肌缺血时无明显增高，而且要在心肌破坏数小时后才能检测到。而 IMA 是一个反映心肌缺血的敏感标志物，存在心肌缺血早期即明显升高，具有高度敏感性但相对较差的特异性。由于 IMA 对急性心肌缺血诊断的敏感性和阴性预测值高，FDA 于 2003 年批准 IMA 用于 ACS 的排除诊断。

三、心脏标志物在心脏疾病中的应用

心脏疾病种类繁多，包括心力衰竭、心律失常、冠心病、心脏瓣膜病、心肌病、心包炎、感染性心内膜炎等等。本节主要讲述心脏标志物在急性冠脉综合征和充血性心力衰竭中的应用。

(一)急性冠脉综合征的实验诊断

急性冠脉综合征(acute coronary syndrome，ACS)是一组由急性心肌缺血引起的临床综合征，包含了各种形式的不稳定缺血性心脏疾病，如 AMI 和 UA，其中最严重的疾病是 ST 段抬高型心肌梗死(ST-segment elevation AMI，STEMI)，在心电图上显示有 ST 段的抬高。在 STEMI 患者的心电图上可看到形成坏死性 Q 波，因此又称为 Q 波型心肌梗死。如果冠状动脉部分灌注不足，严重时也可导致心肌坏死，但通常细胞死亡的范围小，心电图不显示 ST 段抬高，这种情况常称为非 ST 段抬高型 AMI(non-ST-segment elevation AMI，NSTEMI)，这些患者大多数不会出现坏死性 Q 波，但有心脏损伤的生化标志物(cTnI/cTnT)升高。那些有不稳定性心肌缺血但又未发展到心肌细胞坏死的患者，称为 UA，部分 UA 患者也能检测到 cTnI/cTnT 浓度升高。

1. ACS 的病因病理及治疗

发生 ACS 最根本的原因是动脉粥样硬化引起的动脉管腔狭窄，而且动脉粥样硬化的斑块易于在管腔脱落形成血栓，进一步阻塞或完全中断血流的供应。心肌的局部缺血和随之而来的心肌坏死通常从心内膜开始蔓延至心外膜。心肌损伤的程度与下列因素有关：①梗死范围的大小。②梗死区域的代谢需求。③冠状动脉供血和该区域组织代谢需求之间失衡的持续时间。

许多 AMI 患者的发病都没有确定的诱因。研究显示下列患者发生 AMI 时他们的活动状态：①重体力劳动，占 13%。②适中或一般活动，占 18%。③手术过程中，占 6%。④休息时，占 51%。⑤睡觉时占 8%。说明 AMI 发病与患者的活动强度没有明显相关性。

除了冠状动脉硬化、狭窄引起的心肌缺血坏死外，还有另外一些原因也能引起心肌细胞坏死，血中肌钙蛋白升高(表 14-1)，不能和心肌梗死相混淆。

　　ACS 的发生大多是由于冠状动脉支配的区域供血受阻所致的急性心脏缺血事件,如果阻塞严重和持续,通常随后发生坏死。坏死的发生需要一定的时间,动物实验发现,当冠状动脉完全阻塞 15～20 min 即造成不可逆的心肌损伤。完全坏死大多数发生在最初的 2～3 h 内。因此阻塞的冠状动脉及时再通,往往能阻止心肌组织严重坏死的发生,故对 ACS 患者需要积极采取治疗措施。在最初的 60～90 min 恢复冠脉血流可使心肌组织得到最大的挽救,且血流恢复持续 4～6 h 对增加患者的生存机会是有益的。对于 STEMI 患者,早期的溶栓治疗和(或)经皮冠脉介入治疗(PCI)常能挽救生命。PCI 和其他的介入治疗相比,有相对较高的冠脉疏通率和较低的出血问题。然而,许多医院不能每天 24 h 提供紧急 PCI 手术,因此,使用药物溶栓仍占治疗中的主导地位。此外,急性侵入性的血管再通也有益于那些 NSTEMI 患者。目前临床上应用的许多治疗方法,如使用新一代的抗凝剂、抗血小板和抗炎药物结合 PCI 和其他冠状动脉重建术,均能有效治疗这类患者。

表 14-1　没有缺血性心脏疾病时血中肌钙蛋白升高的情况

- 心脏的创伤(挫伤、消融手术、起搏、复律和其他)
- 充血性心力衰竭—急性和慢性
- 大动脉疾病和明显左心室肥大的肥厚性心肌病
- 高血压
- 低血压伴心律失常
- 非心脏手术患者的手术恢复期
- 肾衰竭
- 危急患者,特别是伴有糖尿病和呼吸衰竭等
- 药物中毒,如阿霉素、氟尿嘧啶、赫塞丁、蛇毒等
- 甲状腺功能减退
- 冠状动脉痉挛,包括心尖球形综合征
- 炎性疾病(如心肌炎、川崎病、肉瘤、接种天花疫苗)
- PCI 手术后期患者
- 肺栓塞、严重的肺动脉高压
- 败血症
- 烧伤,面积＞30％以上
- 浸润性疾病(如淀粉样变、血色素沉着病、肉状瘤病、硬皮病)
- 急性神经系统疾病包括心血管意外事件、蛛网膜下隙出血
- 伴随心肌损伤的横纹肌溶解症
- 移植血管病变
- 重要器官衰竭

2.临床病史在 ACS 诊断中的作用

　　临床病史在 ACS 的确诊中具有重要价值。ACS 患者一般有胸痛或胸部不适的临床表现,大多数患者疼痛剧烈但还没到难以忍受的地步,也有少数患者疼痛轻微或者未感觉疼痛。疼痛的性质常是压榨性的,疼痛部位常位于胸骨后,频繁向胸腔两边放射,尤其以向左胸前区和左上肢放射为主。有时 AMI 引起的疼痛从上腹部开始,刺激引起腹部不适,可能会被误诊为消化系统疾病。一些患者 AMI 的不适感也可放射至肩部、上肢、颈部、下颌,也同样是以左边为主。既往有心绞痛病史的患者,梗死时疼痛的性质和部位与心绞痛一样,但一般会更剧烈,持续的时间也更长(＞30 s 以上),休息和使用硝酸甘油不能缓解。

　　ACS 的这些症状虽然典型但并不特异,而且并不是所有人都会出现典型的疼痛,如高龄、女性或有糖尿病的患者更容易表现出非典型、无疼痛或非特异的临床症状。再者,这些临床症状出现的时间也不同,调查发现大约 1/3 的患者在住院前 1～4 周可表现出一些临床症状,其余的 2/3 入院前一周或不到一周才出现症状,后者中又有 1/3 到入院前 24 h 内才有临床症状。因此,仅凭临床病史诊断 ACS 有一定的局限性。

3.心肌标志物在 ACS 中的应用

大多数心肌标志物通常用于心肌坏死和心肌损伤的检测,当患者没有出现有诊断意义的 ECG 表现时,生化标志物的诊断价值尤为重要。从临床应用的角度,理想的心脏标志物应该具备以下特点:①在心肌细胞中高浓度存在而在非心肌组织中不存在,即高特异性。②心肌损伤发生后能快速释放到血中,以便在损伤早期获得高灵敏度的检测。③在血中能维持较长时间的高浓度,即有一定的诊断窗口期,为就诊较晚的患者提供诊断依据。④低浓度时也能被快速和有效地分析,对实验室 cTn 等心脏标志物检验周期 (turnaround time,TAT)要求不超过 1 h,但目前在大多数医院难以实现。目前的诸多标志物中,只有 cTn 可以满足上述所有条件。

(1)心肌损伤标志物的诊断特性:用于心肌完整性评价的指标虽然很多,但 AST、LDH 因为组织特异性差,相对分子质量大,释放较晚,临床上已经不再用于心肌坏死的诊断,而普遍采用 cTnI、cTnT 和 CK-MB。Mb 虽然特异性差,但具有早期出现和灵敏度高的特性,对早期就诊的患者(发病最初的 4 h 内)有辅助诊断价值。

cTnT 和 cTnI 在正常血清中含量极微,在 AMI 时二者明显增高,且增高倍数一般都高于总 CK 和 CK-MB 的变化。cTnT 和 cTnI 由于相对分子质量小,发病后游离的 cTn 从心肌细胞质内迅速释放入血,使血中浓度迅速升高,其时间和 CK-MB 相当或稍早。虽然肌钙蛋白半衰期很短(cTnT 的半衰期为 2 h,游离 cTnI 的半衰期据报道为 2 h～5 d 不等),但其从肌原纤维上降解持续很长时间,可在血中保持较长时间的升高,故它兼有 CK-MB 升高较早和 LDH 1 诊断窗口期长的优点。在所有的心肌标志物中,由于 cTnT 和 cTnI 与骨骼肌亚型由不同基因编码,有不同的氨基酸序列和独特的抗原性,故它们的特异性要明显优于 CK-MB,心肌以外的肌肉组织出现损伤或疾病时,CK 和 CK-MB 可能会升高,而 cTnT 和 cTnI 则不会超过其临界值。因此目前 cTn 已有逐渐取代酶学指标的趋势。反映心肌坏死的生化标志物按其优先顺序排列分别是 cTnI/cTnT＞CK-MB 质量＞CK-MB 活性＞CK 总活性。

虽然 cTnI 和 cTnT 有很高的特异性,但考虑到目前检测方法有一定的局限性,临床上常同时检测 CK-MB 以增加诊断的准确性。而且,要求至少 2 次采集患者的血液标本,且 2 次采样时间间隔大于 6 h,准确性更高。如果缺乏 cTnI/cTnT 分析系统,总 CK 值大于参考区间上限的 2 倍即可诊断阳性。

正确设立 cTn 的阳性判断标准是非常重要的,1999 年国际临床化学协会(IFCC)和美国临床化学学会(NACB)认为 cTn 应选择 2 个临界值(双临界值),即判断心肌损伤的临界值(参考区间的第 97.5 百分位值)和 AMI 临界值(符合 WHO 有关 AMI 诊断标准的测定值)。2000 年,欧洲心脏病学会和美国心脏病学会(ESC/ACC)对这个判断标准重新定义,认为应使用参考区间的第 99 百分位值作为单一的临界点,其目标是为了降低心肌损伤的假阳性率。

IMA 是诊断心肌缺血的标志物,在心肌缺血的早期即可检出,对患者进行筛查可以阻止心肌坏死的发生,但目前 IMA 主要用于排除心肌缺血,能否作为诊断指标尚需进一步的临床研究。CRP 是预测心血管疾病的独立危险因子,其灵敏度很高,但因为特异性较差,临床不能用作诊断指标。

(2)心脏标志物在 ACS 中应用:心肌损伤标志物很早就在 AMI 中得到应用。AMI 作为 ACS 中最严重的类型,因为存在心肌坏死,心肌损伤标志物的浓度会显著升高。心肌损伤标志物很早就已经纳入 AMI 的诊断标准。最初由 WHO 建立的 AMI 诊断标准如下:①既往有胸痛史。②心电图的相关表现。③一系列的心脏标志物升高。2000 年,ACC/ESC 修订了生化标志物(特别是 cTnI 和 cTnT)的作用,认为事实上患者的临床表现和 ECG 都没有足够的敏感性和特异性,主张诊断 AMI 一定要有心肌损伤的血清标志物浓度的升高,同时指出并非单纯的生化标志物升高就能确诊 AMI,只有出现与之相符的临床症状、体征和心电图表现时才具有诊断意义。因此将上述 WHO 诊断标准修订如下:①心肌坏死标志物 cTn 明显升高后缓慢下降或 CK-MB 急剧升高和下降。②至少满足以下条件中的一条:心肌缺血症状、ECG 出现坏死性 Q 波或 ECG 提示心肌缺血的改变(ST 段抬高后降低)。

在 AMI 患者有无梗死区扩大或再发心肌梗死的监测方面,早期临床医学家认为只有 CK-MB 和 Mb 有价值。CK-MB 和 Mb 在 AMI 发生后很快恢复正常,如果二者再次出现浓度升高即可判断再发心肌损伤,而 cTn 可以持续升高 14 d 人们认为即使连续监测 cTn 也不能明确患者是否有新的梗死灶的发生,但近期对再发心肌梗死的 AMI 患者血清 cTnI 浓度动态测定的研究中,发现再发心肌梗死前后 cTnI 浓度明显改变,在 AMI 发生 72 h 内,cTn 浓度与梗死面积有相关性,且 cTnT 与梗死面积的相关性大于 cTnI。

cTn 不仅是心肌梗死的标志物,而且是心肌缺血缺氧的敏感标志物。对于未出现心肌坏死的 ACS(如不稳定型心绞痛)患者,检测 IMA 可用于排除诊断,而确诊标志物仍然是 cTn。对于心肌缺血患者,在出现心肌缺血症状 12～24 h 内两次采血均检测到 cTnI 或 cTnT 增高,就可以明确诊断 ACS。如果要根据 cTnI 和 cTnT 为阴性来排除心肌损伤的诊断,应保证采集血液样品的时间至少在症状出现后 6～9 h。

虽然 cTnT 和 cTnI 具有独特的优越性,但不推荐使用单一的标志物进行诊断。多标志物联合应用可以为 ACS 的诊断和治疗提供独立的和互为补充的信息,如采用 cTnI、BNP 和 hs-CRP 对 ACS 患者的 30 天死亡率进行评估,如果仅有一个标志物升高死亡率增加 2 倍,两个标志物升高死亡率增加 5 倍,三个标志物均增高则死亡率增加 13 倍。国外对怀疑 AMI 的患者,早期做 cTnI、Mb 和 CK-MB 三项检测,Mb 作为过筛试验,cTnI 阳性和 CK-MB 阴性者为高危患者;cTnI 和 CK-MB 均阴性,临床症状可疑者,需做 3 h、6 h、9 h 和 12 h 血 cTnI 动态观察。

但需要注意的是,心肌损伤标志物的升高提示心肌损伤,但不能肯定是心肌缺血造成的损伤,如经历心脏手术治疗(心肌损伤)的患者,没有任何心脏标志物能将其与 AMI 造成的心肌损伤鉴别开来。如果排除了缺血机制造成的损伤,应追踪心脏损伤的其他原因。

（二）充血性心力衰竭的实验诊断

充血性心力衰竭(congestive heart failure,CHF)是指在有适量静脉血回流的情况下,由于心脏收缩和(或)舒张功能障碍,心排血量不足以维持组织代谢需要的一种病理状态。CHF 的定义包含了以下临床表现:①既往有心脏泵血功能受损史,如发生在严重的 AMI 之后。②心脏硬度增加,致心脏的压力增加,收缩和舒张障碍,静水压增加。③外周循环需求量过多致高输出量心衰(被定义为心脏不能增加心输出量来满足体循环的需要)。

1.CHF 的病因及分级

CHF 主要是由于各种原因的心肌损伤(如心肌梗死、心肌病、血流动力学负荷过重、炎症等)引起心肌结构和功能的变化,最后导致心室泵血和(或)充盈功能低下,与此同时神经—内分泌系统激活,表现为交感神经系统(SNS)、肾素—血管紧张素—醛固酮系统(RAAS)和细胞因子激活,同时由于左室舒张末期压力增加,ANP/NT-proANP 和 BNP/NT-proBNP 分泌增加,对于外周阻力和容量负荷起一定的调节作用。

CHF 的临床表现常常多变且许多表现是非特异性的,受诸多因素的影响,包括:①临床患者的特征。②心脏表现异常的频率和范围。③心脏疾病的病因。④合并症。⑤心功能异常的部位。受损的严重程度可从轻度(活动增加时才表现出临床症状)进展到需要特殊干预治疗才能维持生命的地步。美国纽约心脏病学会(NYHA)按诱发 CHF 的活动程度将心功能的受损程度分为四级。①Ⅰ级:患者有心脏病,但日常活动量不受限,一般的体力活动不引起过度疲劳、心悸、呼吸困难或心绞痛。②Ⅱ级:患者有心脏病,体力活动稍受限。休息时感觉舒适,但一般的体力活动会引起过度疲劳、心悸、呼吸困难或心绞痛。③Ⅲ级:患者有心脏病,体力活动显著受限。休息时感觉舒适,但一般较轻的体力活动就会引起过度疲劳、心悸、呼吸困难或心绞痛。④Ⅳ级:患者有心脏病,体力活动能力完全丧失。休息时仍可存在心衰症状或心绞痛,进行任何体力活动都会使症状加重。

2.CHF 的临床诊断

临床实验室在 CHF 诊断方面主要集中在以下几个目标:①确定临床症状的原因。②评价 CHF 严重程度。③评估病程的发展及风险。④筛选临床症状不明显的患者。以往 CHF 的诊断主要依据患者的症状和临床表现,由于心衰的症状和体征是非特异性的,通过临床检查诊断中度和重度的心衰较容易,但要诊断轻度的心衰却很困难,心衰生化检测指标的作用就显得极其重要。目前已将血浆 NT-proANP、BNP 和 NT-proBNP 浓度检测纳入诊断体系。监测急诊患者血浆利钠肽水平有助于尽早诊断 CHF,减少等待时间和治疗费用。北美和欧洲在一项有关呼吸不畅患者的调查研究中发现,超出 40％的急诊医师表示如果没有 BNP 的检测结果他们无法对呼吸困难患者进行区分和确诊。

正常情况下血浆 ANP(NT-proANP)浓度是 BNP(NT-proBNP)浓度的 50～100 倍,当发生 CHF 时 BNP 浓度升高较 ANP 明显,为 ANP 的 10～50 倍。当心脏容量负荷增加时往往首先出现 ANP 水平的升高,而 BNP 浓度的升高则需要相对较长时间。快速静脉注射盐水和改变体位等影响心房压力的因素均可导致血浆 ANP(NT-proANP)浓度升高,但不会影响血浆 BNP 浓度,而长时间的摄盐量增加则会导致血浆 BNP(NT-proBNP)浓度增高。ANP 水平变化反映心房和心室压力负荷的即刻变化,BNP 水平变化则能够反映心房和心室内压力的持续变化,因此应将血浆 ANP 和 BNP 水平作为一个整体来评价心功能状态。

理想的 CHF 标志物应随着心衰严重程度的增加而升高,还能被快速地检测。目前 BNP 和 NT-proB-NP 具备这样的特性。心衰患者无论有无症状,BNP/NT-proBNP 水平均明显升高,并且与心衰的严重程度相关。现在普遍认为需要检测血浆 BNP/NT-proBNP 的情况有以下方面:①在 CHF 诊断中,如果怀疑 CHF 但临床症状不明显,或与其他疾病如慢性阻塞性肺病(chronic obstructive pulmonary disease, COPD)有共同的病理学特征。②帮助排除 CHF(当利钠肽水平正常时)。血浆 BNP 浓度已经成为预示 CHF 的独立因素,将 100 pg/mL 作为 BNP 诊断界值可以得到 90% 的灵敏度和 76% 的特异性,大大提高了 CHF 临床诊断的准确性。50 岁以下的成人血浆 NT-proBNP 浓度为 150 ng/L,50 岁以上的浓度为 900 ng/L 诊断急性心衰的敏感性和特异性分别为 98% 和 76%。采用 BNP 判断心衰能够将临床的误诊率由原来的 43% 降到 11%。

BNP/NT-proBNP 在估计疗效和判断预后方面也具有一定价值。研究发现,治疗后利钠肽水平降低的 CHF 患者发病率和死亡率也降低。对一组失代偿 CHF 患者在住院期间常规检测 BNP 浓度并采用常规方法治疗,调查 BNP 水平与患者 30 天内死亡或再次入院的相关性,非常大。连续监测 20 名失代偿 CHF 患者血浆 BNP 浓度,比较其浓度变化,治疗有效的患者 BNP 下降幅度(55%)明显高于治疗无效的患者(8%),因此 BNP 可用于评估疗效。

但是,对 BNP 和 NT-proBNP 的应用一定要谨慎,因为二者有较大的生物学变异,受年龄、体重和肾功能的影响。随着年龄的增长 BNP 水平升高,诊断心衰的特异性降低;女性高于男性;肾功能不全时升高;肥胖者 BNP 水平较低,如果在治疗 CHF 过程中降低体重指数,BNP 和 NT-proBNP 水平会降低。故在 CHF 的疗效判断上,需要连续监测治疗过程中二者的变化趋势,并排除生物学变异带来的测定值的改变。

（侯茗贺）

第十五章 内分泌疾病检验

内分泌系统通过精细的调节机制来维护机体各系统的功能协调和内环境的稳定,任何偏离都会造成复杂的功能紊乱而引发疾病。内分泌疾病发病的复杂性在临床医学中是比较突出的。实验室检测结果对于内分泌疾病的诊断、随访和疗效监测等各方面都有十分重要的意义。

一、概述

内分泌系统通过所分泌的激素发挥其调节作用,本节叙述激素的概念及其分泌调节,内分泌疾病的实验诊断方法。

（一）激素的概念及作用机制

1.激素的概念和分类

激素是由内分泌腺或内分泌细胞合成和分泌的信息分子,经血液循环运送到全身,对特定的靶器官、靶细胞产生特定的生物学效应。

根据化学本质,可将激素分为以下四类:①氨基酸衍生物类,如甲状腺激素;②肽及蛋白质类,如促甲状腺激素,胰岛素;③类固醇类,如皮质醇;④脂肪酸衍生物类,如前列腺素等。

2.激素的作用机制

激素可以作用于相应的靶细胞,是因为靶细胞含有能与激素特异结合的受体。受体可将激素的信号转化成为启动细胞内一系列化学反应的信号,最终表现出激素的生物学效应,激素与受体的结合特点为高度特异性和高度亲和性。

根据受体在细胞的定位不同,可将激素的作用机制分为以下两种。

（1）通过细胞膜受体起作用:肽和蛋白类、氨基酸衍生物类激素。

（2）通过细胞内受体起作用:主要为类固醇类激素、甲状腺激素等。

（二）激素分泌的调节

体内大多数激素的分泌,在一定水平上保持相对稳定,称为基础分泌。基础分泌水平的过高或过低,都会使一些基本生理功能发生紊乱而导致疾病。

体内激素的合成和分泌受神经系统直接或间接支配,下丘脑—垂体—内分泌腺（内分泌细胞）调节轴,进行的多种反馈调节,是激素调控的最重要机制,包括下丘脑—垂体—甲状腺轴、下丘脑—垂体—肾上腺皮质轴和下丘脑—垂体—性腺轴等。下丘脑激素促进腺垂体合成和分泌激素,腺垂体激素促进内分泌腺合成和分泌激素,而后者可负反馈抑制腺垂体和下丘脑激素的分泌。该系统任一环节异常,均可导致体内激素水平紊乱,产生相应的内分泌疾病（图 15-1）。

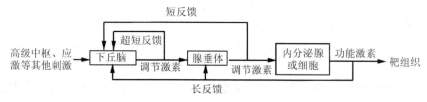

图 15-1　激素的分泌调节

（三）内分泌疾病的实验诊断方法

内分泌疾病的实验诊断目的很明确,第一是要确定患者是否具有某一内分泌功能紊乱;第二则是如果存在紊乱,要进一步确定病变的部位和性质。

1.内分泌疾病检测的常用方法

有关内分泌疾病的临床生化诊断方法主要有以下三类。

(1)激素所调节的生理生化过程的检测:如甲状腺功能紊乱时,检测基础代谢率,甲状旁腺功能紊乱时测定血钙等。

(2)直接检测:直接检测体液中某激素的浓度,或代谢产物浓度,较普遍应用。

(3)动态功能试验:对调节系统的某一环节施用刺激性或抑制性药物,分别测定用药前后相应靶激素水平的动态变化,对确定导致内分泌紊乱的病变部位(环节)很有价值。

另外,值得注意的是,对于激素的检测,连续动态观察比一次测定结果的可靠性要高得多;多项指标的联合检查比单项检查可获得较高的阳性率。但所选指标应不相关,一般选择配对激素或调节激素。但是,随着检出率的增加,假阳性率也随之增加。因此,应慎重选择检测指标的配伍。

2.内分泌疾病检测的影响因素

(1)生物节律性变化:某些激素的分泌具有明显的节律性,如生长激素、肾上腺皮质激素和垂体促甲状腺激素等都有分泌的节律性,生育年龄妇女的垂体促性腺激素和卵巢分泌的甾体类激素随月经周期变化,这些对临床上收集标本时间和结果判断都有十分重要的意义。

(2)年龄影响:不同年龄的人群其激素分泌水平不同。如甲状腺激素、垂体激素、甾体激素等,这对于青春期、老年期和绝经期的妇女尤其重要,会直接影响疾病的诊断与治疗。

(3)体位影响:有些激素受体位的影响很大,如肾素和血管紧张素,在立位与卧位有很大差别。

(4)药物影响:一些药物对激素分泌有明显影响,如口服避孕药对甾体激素的影响,抗精神、神经病药物可导致某些垂体激素分泌改变等。

(5)妊娠影响:妊娠期胎盘是一个巨大的内分泌器官,孕妇体内的内分泌环境有很大变化,妊娠期各种内分泌激素的正常范围和临界值也与非妊娠妇女不同。

另外,应用免疫学方法进行检测,其结果代表被测物质的免疫学活性,而不是生物学活性。在多数情况下,这二者是平行的,但在一些生理或病理情况下,二者并不一致。如绝经期妇女的垂体促性腺激素就有类似情况。

二、下丘脑－垂体内分泌功能紊乱的生物化学诊断

下丘脑、腺垂体分泌多种调节内分泌腺的激素,也分泌一些功能性激素,本节叙述下丘脑－垂体内分泌功能及调节,以及生长激素和催乳素紊乱的生物化学诊断。

（一）下丘脑－垂体内分泌功能及调节

1.垂体分泌的激素

垂体在组织学上分为神经垂体和腺垂体,分泌的激素相应为神经垂体激素和腺垂体激素,这些激素均为肽或糖蛋白。表 15-1 概括了重要的垂体激素及主要生理功能。

2.下丘脑激素

下丘脑一些特化神经细胞可分泌多种控制腺垂体激素释放的调节性激素,均是多肽,其种类、功能见表 15-2,从表中可见下丘脑激素的名称已经显示其作用,但也存在某些交叉。

（二）生长激素及其功能紊乱的生物化学诊断

1.生长激素

生长激素(growth hormone,GH)是由腺垂体嗜酸细胞分泌的有 191 个氨基酸残基组成的直链多肽类激素。每日 GH 分泌存在昼夜节律性波动,主要在夜间熟睡后 1 h 左右分泌,呈脉冲式进行。释放入血液中的 GH 以游离形式运送到全身各靶器官起作用。GH 最主要的生理作用是在成年前对长骨生长的促

进。同时,GH 也参与代谢调节,如加强蛋白质的同化作用,使机体呈正氮平衡,促进体内脂肪分解,血中游离脂肪酸升高,促进肝糖原分解,升高血糖。GH 对维持正常性发育也有重要作用。下丘脑分泌的 GHRH 和 GHIH 是调节 GH 分泌的最主要因素。

表 15-1 下丘脑分泌的主要调节激素

	激素名称	主要生理作用
腺垂体激素	生长激素(GH)	促进生长发育
	催乳素(PRL)	刺激乳房发育和泌乳
	促肾上腺皮质激素(ACTH)	促进肾上腺皮质激素合成和释放
	促甲状腺激素(TSH)	促进甲状腺激素合成和释放
	卵泡刺激素(FSH)	促进卵泡或精子生成
	黄体生成素(LH)	促进排卵和黄体生成
	黑色细胞刺激素(MSH)	刺激黑色细胞合成黑色素
神经垂体激素	抗利尿激素(ADH)催产素(OT)	收缩血管,促进集和管对水重吸收促进子宫收缩,乳房泌乳

GH 可促进肝脏等组织产生生长调节素(somatomedin,SM),又称为生长激素依赖性胰岛素样生长因子(IGF)。SM 是一类多肽,现已确定至少有 A、B、C 三种类型,它们与软骨内胶原、核酸、硫酸软骨素等其他蛋白的合成有关。

表 15-2 下丘脑分泌的主要调节激素

激素名称	调节的腺垂体激素
生长激素释放激素(GHRH)	GH
生长激素释放激素(GHIH)	GH(主要)、TSH、ACTH、PRL
催乳素释放激素(PRRH)	PRL
催乳素释放抑制激素(PRIH)	PRL
促甲状腺激素释放激素(TRH)	TSH(主要)、GH、FSH、PRL
促肾上腺皮质激素释放激素(CRH)	ACTH
促性腺激素释放激素(GnRH)	FSH、PRL
黑色细胞刺激素释放激素(MRH)	MSH
黑色细胞刺激素释放激素(MRH)	MSH

2.生长激素功能紊乱

(1)巨人症和肢端肥大症:幼年 GH 分泌过多,因骨髓尚未融合,可使骺端发育异常,使身材异常高大,成为巨人症;成年后 GH 分泌过多,因骨骺融合,骨骼纵向生长已不可能,因此向宽厚方向发展,尤以肢端及头部为明显,形成肢端肥大症。

(2)生长激素缺乏症:又称垂体性侏儒,是各种原因导致生长发育期 GH 分泌不足或功能障碍,产生的儿童及青少年生长发育障碍。患儿生长发育迟缓,身材特别矮小,但智力多数正常。大多数垂体性侏儒症病人除缺乏 GH 外,常有促性腺激素、TSH、ACTH 缺乏,临床表现为第二性征缺乏。

3.生长激素功能紊乱的生物化学诊断

(1)血清 GH:GH 增高见于垂体肿瘤所致巨人症或肢端肥大症;创伤、麻醉、糖尿病、肾功能不全、低血糖也可引起 GH 升高。GH 降低见于垂体性侏儒症,遗传性 GH 缺乏症、继发性 GH 缺乏症等。正常情况下,血清 GH 值很低,单次检测意义有限,应进行 GH 兴奋试验才能肯定。

GH 测定方法多采用化学发光免疫分析(CLIA)。GH 分泌具有昼夜时间节律性,并具脉冲式分泌特点,半寿期只有 20~30 min,采血时间应在午夜 12 h。多同时进行动态功能试验如生长激素运动兴奋试验。

(2)GH 运动兴奋实验:剧烈运动及可能存在的血糖水平偏低均可刺激垂体释放 GH,故在空腹取血之后,使患者剧烈运动 20~30 min,运动结束后 20~30 min 取血,检测二次血标本中的 GH 含量并作对比。血浆 GH 值较对照组明显升高或 ≥20 mU/L 可排除 GH 缺乏,但低于 20 mU/L 不能确诊 GH 缺乏,应做进一步检查。

(三)催乳素功能紊乱的生物化学诊断

1. 催乳素

催乳素(prolacfin,PRL)又称泌乳素,由垂体嗜酸细胞分泌,是 198 个氨基酸残基组成的单链多肽。PRL 的分泌也有昼夜节律变化,一般晚 11 h 至次晨 5 h 达高峰。人血浆 PRL 的半衰期约为 15~20 min。PRL 分泌的调节主要是受下丘脑 PIH 的控制,是唯一的在正常生理条件下处于抑制状态的腺垂体激素。PRRH、GHRH、TRH、雌激素以及吸吮、应激与睡眠等因素均可通过不同途径促进 PRL 的分泌。

2. 催乳素功能紊乱及生物化学诊断

催乳素瘤是功能性垂体腺瘤中常见肿瘤,可表现为溢乳—闭经综合征,女性表现为泌乳,闭经;男性表现为性功能减退、阳痿、不育,偶见泌乳。多数患者血浆中 PRL 水平明显高于正常参考值。

血清 PRL 测定主要用于垂体肿瘤和闭经—溢乳综合征的诊断。约 1/3 垂体肿瘤可见血清 PRL 升高,特别是对垂体催乳素瘤的诊断和疗效观察有较高的价值。约 10% 闭经病人可伴有高催乳素血症,其中多为闭经—溢乳综合征。某些生理情况下,如应激状态、妊娠、哺乳,以及服用雌激素、奋乃近和利舍平等药物时也可见血清中 PRL 增高。

PRL 测定方法主要采用 CLIA,也可用 ELISA 测定。

三、甲状腺功能紊乱的生物化学诊断

(一)甲状腺激素

1. 合成与分泌

甲状腺分泌的激素包括甲状腺素(thyroxine,T_4)和少量三碘甲腺原氨酸(triiodothyronine,T_3),它们都是含碘的氨基酸衍生物。

甲状腺滤泡上皮细胞可通过细胞膜上的“碘泵”主动摄取血浆中的碘。经细胞中过氧化氢酶和过氧化物酶的作用,碘可转变生成形式尚不清楚的“活性碘”。临床利用抑制过氧化物酶的药物如硫氧嘧啶、他巴唑等治疗甲状腺功能亢进。“活性碘”与存在于甲状腺滤泡上皮细胞内的甲状腺球蛋白上的酪氨酸残基结合(碘化),逐步缩合生成 T_4、T_3。含有 T_4 和 T_3 的甲状腺球蛋白(thyroglobulin,Tg)随分泌泡进入滤泡腔中储存。在垂体分泌的促甲状腺激素(thyrotropin,thyroxin stimulating hormone,TSH)作用下,Tg 被蛋白酶水解,释放出 T_4、T_3,扩散入血。

2. 运输与代谢

血浆中的甲状腺激素 T_4,T_3 绝大部分与甲状腺激素结合球蛋白(thyroxin binding globulin,TBG)结合而运输,有小部分和清蛋白、前清蛋白结合;仅有占血浆中总量 0.1%~0.3% 的 T_3 和 0.02%~0.05% 的 T_4 为游离的,但只有游离的甲状腺激素才具有生物学活性。T_3 的生理活性比 T_4 大的多,正常甲状腺激素总活性的 2/3 是由 T_3 体现的。血液中的 T_3 近 80% 来自 T_4 外周脱碘。游离 T_3 比例高,是 T_3 较 T_4 作用迅速强大的原因之一。如果 T_4 在 5 位上脱碘,则生成反 T_3(reverse T_3,$r T_3$),$r T_3$ 基本没有甲状腺激素的生理活性,但在甲状腺疾病和许多非甲状腺疾病时其血浆中浓度有病理意义的变化。

甲状腺激素对机体的生理作用广泛而强烈。它能促进生长、发育和组织分化,促进糖、脂、蛋白质的氧化分解,增大耗氧和产热效应,增加机体基础代谢率,对中枢神经系统、神经—肌肉系统、循环系统及造血过程等都有显著作用。体内甲状腺激素的增多或减少都会引起疾病。

(二)甲状腺疾病的生物化学指标

1. 血清 T_4 和 T_3

是临床常用的检测甲状腺疾病的指标。

(1)总 T_4 和总 T_3:血清总 T_4(total T_4,TT_4)、血清总 T_3(total T_3,TT_3)的增加见于甲亢和 TBG 增

加;TT_4,TT_3的降低见于甲减、TBG 减少、甲状腺炎、药物影响(如服用糖皮质激素等)。TT_4 对诊断 T_3 型甲亢的病人有特殊意义;这类甲亢病人血清 TT_4 浓度不高但 TT_3 却显著增高。TT_4 和 TT_3 的测定结果受到血清 TBG 含量的影响。

(2)游离 T_4、游离 T_3:总的来说,F T_4(free T_4,F T_4)和 F T_3(free T_3,F T_3)的临床意义与 TT_4 和 TT_3 相同,但因其不受血清 TBG 含量的影响,因而具有更重要的临床价值。大多数口服 T_4 治疗的病人,在服药后 1~6 h 血液 F T_4 浓度达到高峰;怀孕等生理和病理情况下血中 TBG 明显增加,因此 F T_4、F T_3 的测定较 TT_4、TT_3 更为准确。

2.血清促甲状腺激素

TSH 是垂体前叶嗜碱细胞释放的一种糖蛋白,可促进甲状腺腺体增大及合成分泌 T_4、T_3 增加。下丘脑分泌的促甲状腺激素释放激素(thyrotropin releasing hormone,TRH)可促进垂体释放 TSH。血清 TSH 是甲状腺功能紊乱的常用检测指标。TSH 水平不受血清 TBG 浓度影响,单独测定 TSH 或配合甲状腺激素测定,对甲状腺功能紊乱诊断及病变部位判断很有价值。甲亢和甲减的病变部位不同,TSH 变化情况不同,据此可以判断出甲状腺疾病是原发或为继发。目前 TSH 已作为新生儿甲状腺功能筛查的实验室指标。

可引起 TSH 分泌下降的因素还有:活动性甲状腺炎、急性创伤、皮质醇增多症、应用大量皮质激素、慢性抑郁症、慢性危重疾病等。引起 TSH 分泌增多的因素有长期应用含碘药剂、居住在缺碘地区等。

TSH 分泌有昼夜节律性,清晨为其分泌峰值,下午为分泌谷值,临床取标本时应予以注意。血清 TSH 水平在不同的年龄及生理状况有所不同。

如以超灵敏的免疫放射法(IRMA)测定 TSH,称超敏 TSH(s-TSH)。该法使用高特异单克隆抗体。

3.血清 rT_3

rT_3、与 T_3 在化学结构上属异构体,但 T_3 是参与机体代谢的重要激素,是耗氧的,而 r,T_3 则几乎无生理学活性。rT_3 增加,T_3 减少,可以降低机体氧和能量的消耗,可能是机体的一种保护性机制。血清 rT_3 水平有助于了解甲状腺激素的代谢,有助于疗效评价及疾病诊断。甲亢时血清 rT_3 与血清 T_4、T_3 的变化基本一致,部分甲亢患者初期或复发早期仅有 rT_3 的升高。甲减时血清 rT_3 降低。

rT_3 是鉴别甲减与甲状腺激素异常的非甲状腺疾病的重要指标之一。非甲状腺疾病,如心肌梗死、肝硬化、糖尿病、尿毒症、脑血管意外和一些癌症病人,外周血 T_4 转变为 rT_3 增加,转变为 T_3 减少,此时血清 T_4 正常而 T_3 减少,血清中 rT_3 增加,T_3/rT_3 比值降低,这一指标对上述疾病的严重程度判断、疗效观察及预后估计均有重要意义,即所谓的低 T_3 综合征。

羊水中 rT_3 浓度可作为胎儿成熟的指标。如羊水中 rT_3 低下,有助于先天性甲减的宫内诊断。

4.抗甲状腺自身抗体

包括血清抗甲状腺球蛋白抗体(thyroglobin antibody,TG-Ab)和抗甲状腺微粒体抗体(thyroid mitochondria antibody,TM-Ab);现也检测血清抗过氧化物酶抗体(TPO)和 TSH 受体抗体(thyrotropin-receptor antibodies,TRAb),过氧化物酶是微粒体中的一种成分。TRAb 为一组抗甲状腺细胞膜上 TSH 受体的自身抗体,包括可产生 TSH 样作用的长效甲状腺刺激素(long-acting thyroid stimulator,LATS)、甲状腺刺激免疫球蛋白(thyroid-stimulating immunoglobulin,TSI)等。其中 TSI 在 95% 的 Graves 病人中可检出,有助于 Graves 病诊断及预后评估。

抗体检测在临床主要应用于自身免疫性甲状腺疾病的诊断,如慢性淋巴性甲状腺炎(桥本病)。约1/4 的甲状腺癌病人 TG-Ab 和(或)TM-Ab 阳性。在非甲状腺疾病中,如红斑狼疮、恶性贫血、重症肌无力、糖尿病等,TG-Ab 和 TM-Ab)也可呈阳性。

5.血清甲状腺素结合球蛋白

血清中的 T_4 和 T_3 99% 以上与血浆蛋白结合,以 TBG 为主。TBG 的含量可影响 TT_4 和 TT_3 的血清浓度。在非甲状腺疾病中如妊娠、应用雌激素或避孕药、急性肝炎、6 周内新生儿等血清 TBG 增高时,TT_4、TT_3 也增高。在应用雄激素、糖皮质激素、水杨酸、苯妥英钠等药物治疗,以及重症营养不良、严重感染、重症糖尿病、恶性肿瘤、急性肾衰竭、呼吸衰竭、肢端肥大症,还有肝硬化、肾病综合征等低蛋白血症时,血清 TBG 浓度降低,TT_4、TT_3 也降低。

甲亢患者,血清 TBG 可能降低;甲减时则相反。

6.血清甲状腺球蛋白(Tg)

Tg 是存在于甲状腺滤泡腔内的一种糖蛋白,其分子中酪氨酸残基可被碘化缩合生成 T_3、T_4。血中 Tg 仅为少量。

甲状腺腺癌时,血清 Tg 明显升高,尤其对治疗效果追踪及甲状腺癌转移的监测有重要意义。血清 Tg 的增高是判断亚急性甲状腺炎活动度的参考指标,炎症控制后 Tg 降至正常。初发甲亢、甲亢复发或治疗未缓解者血清 Tg 升高;如治疗后 Tg 水平不下降,则复发的可能性很大。

7.甲状腺功能动态试验

(1)甲状腺激素抑制试验:先测定 $^{125}I-T_3$ 摄取率,连续一周给予 $^{125}I-T_3$,再次测定 $^{125}I-T_3$ 摄取率。正常时,甲状腺激素对下丘脑—垂体—甲状腺轴有敏感的负反馈作用,摄碘率将被抑制达 50% 以上;而甲亢患者,因长期处于高甲状腺激素水平的作用,故抑制率变化不大,可 <50%。

(2)TRH 兴奋试验:试验时,先取血后于静脉注射 TRH,之后取血 4 次。分别测定 5 次血样中的 TSH 值。正常注射后 15~30 min,血 TSH 达峰值水平,可达 (29.5 ± 12.2) mU/L;注射后 120 min 恢复至基础水平。可反映 TSH 贮存能力,是鉴别病变部位很有价值的检测项目。垂体病变时,TSH 基础值低,对 TRH 无反应;而下丘脑病变时,TSH 基础值低,但对 TRH 有延迟性反应。甲状腺性甲亢病人不但 TSH 基础值低,而且垂体 TSH 贮存少,注射 TRH 后血清 TSH 无明显升高。

(三)甲状腺疾病的生物化学诊断

甲状腺功能紊乱常见疾病有甲状腺功能亢进、甲状腺功能减退、甲状腺炎和甲状腺肿大。

1.甲状腺功能亢进

简称甲亢,是指各种原因引起的甲状腺功能异常升高产生的内分泌疾病,病因复杂多样,以弥漫性甲状腺肿伴甲亢即 Graves 病为常见。甲亢的临床表现有:①高代谢综合征,出现食多,消瘦,怕热多汗,基础代谢率明显增高等;②神经兴奋性明显增高,如烦躁,易激动,肌颤等;③心率加快,心律失常;④突眼症及甲状腺肿大等。

甲亢的生物化学诊断指标变化:①T_3 和 T_4 增高:T_3 是诊断甲亢的敏感指标,FT_4、FT_3,因其不受血清 TBG 含量的影响,诊断甲亢均较 TT_4、TT_3 灵敏;对治疗中甲亢病人的观察,FT_4、FT_3 的价值更大。②TSH:可进一步鉴别病变的部位,如 T_3、T_4 增高,TSH 降低,则为原发性甲亢,T_3、T_4 增高,TSH 也增高,则为继发性甲亢。③rT_3 增高:rT_3 增加主要见于甲亢。甲亢时血清 rT_3 与血清 T_4、T_3 的变化基本一致,部分甲亢患者初期或复发早期仅有 rT_3 的升高。在治疗后,T_3 下降较快而 rT_3 的下降较慢。④甲状腺激素抑制试验:抑制率可 <50%。

2.甲状腺功能减退

简称甲减,是多种原因引起的甲状腺激素合成、分泌不足或致生物学效应低下的一组内分泌疾病。甲减的临床表现取决于起病时间。成人主要表现为对代谢的影响,如基础代谢率降低,精神迟钝,情绪低下,乏力,性腺及肾上腺皮质功能减退等。起病于胎儿及新生儿的甲减,除全身代谢减低外,骨骼和神经系统生长发育受到影响,出现体格及智力发育障碍等,故称呆小病或克汀病,严重时可出现黏液性水肿。

甲减的生物化学诊断指标变化:①T_3 和 T_4 降低:T_4 是诊断甲减的敏感指标,FT_4、FT_3 因其不受血清 TBG 含量的影响,均较 TT_4、TT_3 灵敏。②TSH 增高:原发性甲减时,T_3、T_4 降低而 TSH 增高,主要病变在甲状腺;继发性甲减时,T_3、T_4 降低而 TSH 也降低,主要病变在垂体或下丘脑。③TRH 兴奋试验变化:垂体病变时,TSH 基础值低,对 TRH 无反应;而下丘脑病变时,TSH 基础值低,但对 TRH 有延迟性反应。④rT_3 降低:rT_3 是鉴别甲减与非甲状腺疾病功能异常的重要指标之一,后者血清中 T_3 减少而 rT_3 增加。

3.甲状腺炎

甲状腺炎可分为急性甲状腺炎、亚急性甲状腺炎和慢性甲状腺炎,其病因各不相同。临床上急性甲状腺炎少见,亚急性和慢性甲状腺炎比较多见。

(1)亚急性甲状腺炎:亚急性甲状腺炎又称 de Quervain 甲状腺炎、肉芽肿性甲状腺炎或巨细胞性甲状腺炎,一般认为系病毒感染所致。其典型的病程分为四期。第一期:由于贮存的甲状腺激素突然释放入血,而引起甲亢的表现。此时,血清中 T_3、T_4 增高,而 TG-Ab 和 TM-Ab 不高。第二期:甲状腺功能转为正常。第三期:发病 1~3 个月后出现甲低的表现,血清中 T_3、T_4 降低,而 TSH 升高并对 TRH 刺激表现过强的反应。第四期:血清中 T_3、T_4 和 TSH 恢复正常,并很少遗留长期并发症。

(2)慢性甲状腺炎:包括慢性淋巴性甲状腺炎和慢性侵袭纤维性甲状腺炎两类,后者临床上少见。慢性淋巴性甲状腺炎又称桥本甲状腺炎,或桥本病。本病为自身免疫性疾病,多数为中年女性或儿童。桥本病起病缓慢,有中等程度的甲状腺肿,多为对称性,并伴有锥体叶的肿大。起病初期甲状腺功能正常,约20%~30%病人表现为甲亢,后期则表现为甲低。TG-Ab 和 TM-Ab 的检测对本病的诊断具有重要意义,阳性率高达 80%~90%。

4.甲状腺肿大

弥漫性甲状腺肿大可能是为克服甲状腺激素合成减少的代偿性反应,尤其在缺碘地区是最主要的原因。此时,甲状腺功能测定多为正常。对多发性结节性甲状腺肿,应结合甲状腺扫描或活体组织检查,以确定或排除甲状腺肿瘤。在疑有桥本病时 TG-Ab 和 TM-Ab 的检测有助于诊断。

(四)甲状腺疾病生化指标的检测方法

测定 T_4、T_3、rT_3 及 TSH 可采用各种免疫化学方法,包括放射免疫分析(RIA)、酶联免疫吸附分析(ELISA)、化学发光免疫分析(CLIA)及荧光免疫分析(fluoreimmunoassay,FIA)等,其中以 RIA 和 CLIA 较多用;CLIA 又包括化学发光、酶化学发光和电化学发光免疫分析(electrochemiluminescence Immuno-assay,ECLIA)。不同的免疫化学方法测定的结果可能不完全相同。

过去临床上常用的 RIA 法是将放射性核素示踪技术的高灵敏度和免疫反应的高特异性结合的微量测定方法,但有放射性污染。CLIA 近十年来得到了很大发展,其灵敏度高、检测速度快、操作简便、所用试剂对人体无危害,成为非放射性免疫分析技术中最具有发展前途的方法之一。其原理是用化学发光剂直接标记抗原或抗体,常用于标记的化学发光物质为吖啶酯类化合物。化学发光酶免疫分析以酶标记抗原或抗体,进行免疫反应,免疫反应复合物上的酶再作用于发光底物,用发光信号测定仪进行发光测定。ECLIA 的反应是在电极表面进行的。发光底物为三联吡啶钌[$Ru(byp)_3^{2+}$],反应参与物三丙胺(TPA)在电极表面失去电子而被氧化,氧化的三丙胺失去一个 H^+ 而成为强还原剂,将氧化型的三价钌还原为激发态的二价钌,随即释放光子而恢复为基态的发光底物,这一过程在电极的表面周而复始地进行,产生高效、稳定的持续发光,从而保持底物浓度的恒定。

TG-Ab、TM-Ab 和 TBG 的测定均 iT 采用 CLIA;Tg 可采用 RIA、ELISA 及 CLIA 的方法进行测定。

四、肾上腺功能紊乱的生物化学诊断

(一)肾上腺髓质激素与嗜铬细胞瘤

肾上腺髓质主要分泌肾上腺素(epinephrine,E)、去甲肾上腺素(norepinephrine,NE)(约占10%~30%)及微量的多巴胺(dopamine,DA)。这三种具有生物学活性的物质在化学结构中均含有儿茶酚(邻苯二酚)及连接其上的乙胺侧链,且生理功能也有许多共同点,故统称为儿茶酚胺。

1.肾上腺髓质激素的代谢及生理功能

儿茶酚胺激素的合成原料是酪氨酸,肾上腺素和去甲肾上腺素的代谢终产物是 3-甲氧基-4-羟苦杏仁酸,又称香草扁桃酸(vanillymandelic acid,VMA),多巴胺的代谢终产物为 3-甲氧-4-羟基乙酸(即高香草酸,HVA)。大部分 VMA 和 HVA 与葡萄糖醛酸或硫酸结合后,随尿排出体外。

儿茶酚胺既是肾上腺髓质分泌的激素,又是肾上腺素能神经元释放的神经递质,所以儿茶酚胺的生理功能广泛而复杂。肾上腺素和去甲肾上腺素都可直接作用于心脏,使心缩力增强,心跳加快,心搏量增加;去甲肾上腺素对血管的收缩作用较为广泛;多巴胺在增加内脏和肾血流量同时,使血压下降。肾上腺素对代谢的影响比去甲肾上腺素明显,它可促进肝脏糖原的分解及糖异生作用,使血糖增加,加速脂肪动员,加强能量的利用和产热,使机体处于能量的动员状态。

2.儿茶酚胺激素紊乱的检测指标

(1)血清肾上腺素和去甲肾上腺素:两者明显升高主要见于嗜铬细胞瘤。如肾上腺素升高较去甲肾上腺素显著,则提示可能为肾上腺髓质嗜铬细胞瘤。原发性高血压、甲减等也可升高。降低见于甲亢、Addison病等。

(2)尿肾上腺素和去甲肾上腺素:激素随血浆在肾小球滤过,因血浆中99%的水分被重吸收,许多成分包括激素被浓缩,故24 h终尿中激素浓度高于血浆,能更好地反映体内肾上腺素和去甲肾上腺素的增高情况。

(3)尿VMA:尿中代谢产物排出量往往较高,所以24 h尿VMA排出量也是反映体内肾上腺素和去甲肾上腺素水平的较好指标。

3.嗜铬细胞瘤的生物化学诊断

嗜铬细胞是能合成儿茶酚胺的细胞,存存于肾上腺髓质和交感神经节等部位,因细胞内的嗜铬颗粒遇重嗜酸盐被染成褐色而得名。嗜铬细胞瘤约有90%发生于肾上腺髓质,其次可发生在交感神经节,一般为良性。临床表现主要为高血压综合征,可为阵发性或持续性的高血压。病程长者可有左心室肥大、心力衰竭、冠状动脉硬化、肾小动脉硬化、脑出血、血栓形成等。患者基础代谢率增高,产热增多,体温升高。另外,肾上腺素可拮抗胰岛素的作用,可致血糖过高或糖尿,乳酸增多,OGTT呈糖尿病样曲线。

嗜铬细胞瘤的早期诊断十分重要,应对阵发性高血压或持续性高血压伴阵发加剧的患者做血、尿儿茶酚胺及VMA测定,这是确诊的重要依据。血、尿儿茶酚胺及尿VMA在高血压持续性及阵发性发作时明显高于正常,可达正常参考值的2倍以上,尿儿茶酚胺升高更敏感;而非发作时只轻度升高。

对应用B超、CT扫描等方法不能确定嗜铬细胞瘤位置者,可作静脉导管术,在不同部位采血测儿茶酚胺,根据其浓度差别,可大致对肿瘤进行定位。

4.肾上腺髓质激素及其产物的测定

(1)血、尿儿茶酚胺:多采用高灵敏度的HPLC-电化学检测法,可分离并测定肾上腺素、去甲肾上腺素和多巴胺。血、尿标本都需前处理,在碱性条件下用活性氧化铝吸附儿茶酚胺,再采用高氯酸将儿茶酚胺抽提出来,并同时沉淀和去除蛋白质干扰,含有儿茶酚胺的上清液即可进入层析柱中被分离并检测。

(2)尿VMA:采用比色法测定,包括香草醛直接显色法和重氮化对硝基苯胺显色法。后者的原理是:用醋酸乙酯从酸化尿液中提取VMA,再用碳酸钾溶液提取有机相中VMA,并与重氮化对硝基苯胺反应,生成偶氮复合物;再用三氯甲烷抽提,然后用氢氧化钠溶液提取红色重氮化合物进行比色测定。尿液中有大量化合物尤其是苯酚类、酸性酚和芳香环化合物的代谢物能干扰比色法,所以要采取多步提取来部分纯化分析物。试验期前后数日停止食用香蕉、咖啡、茶、巧克力及其他含香草的食品,可部分避免假阳性。该法操作步骤复杂,重复性较差,但一般实验室均能开展,若不能采用HPLC法,也不失为一种可用的方法。

(二)肾上腺皮质激素与疾病

1.肾上腺皮质激素的化学结构及性质

肾上腺皮质由球状带、束状带和网状带构成,球状带合成盐皮质激素以醛固酮(aldosterone,Ald)为主,束状带合成糖皮质激素(glucocorticoide,GC)以皮质醇为主,网状带合成性激素,包括雄激素和雌激素。这三类激素都是胆固醇的衍生物,故称为类固醇激素。释放入血的糖皮质激素主要与血浆中的皮质素结合球蛋白(corticosteroid-binding globulin,CBG)可逆结合而运输。糖皮质激素作用十分广泛,体内大多数组织的各种物质代谢都受它的调节。盐皮质激素可促进肾脏保钠排钾,增加细胞外液容量,在维持机体水和电解质平衡等方面起重要作用。

肾上腺皮质激素(主要是GC)的合成和分泌主要受下丘脑和垂体调节轴的控制。下丘脑促肾上腺皮质激素释放激素(corticotropin releasing hormone,CRH)为下丘脑合成释放的含 41 个氨基酸残基多肽,可选择性地促进腺垂体合成和分泌垂体促肾上腺皮质激素(adrenocorticotropic hormone,ACTH)。ACTH 为 39 肽激素,作用于肾上腺皮质束状带和网状带细胞膜上的受体,促进细胞增殖,合成和分泌 GC 及性激素增多。血中游离 GC,主要是皮质醇水平的变化,负反馈地分别影响 CRH 和 ACTH 的释放。肾上腺皮质激素的代谢产物主要有 17-羟皮质类固醇(17-hydroxycorticosteroids,17-OHCS)及 17-酮类固醇(17-ketosteroids,17-KS)。

2.肾上腺皮质疾病的检测指标

1)血、尿皮质醇:增高主要见于肾上腺皮质功能亢进,以及应激、妊娠、口服避孕药、长期服用糖皮质激素药物等;降低主要见于肾上腺皮质功能减退。

血皮质醇包括与血浆蛋白结合及游离的总皮质醇浓度,不能排除 CBG 浓度的影响。正常人皮质醇的分泌存在昼夜节律,皮质醇增多症时此节律消失,为诊断依据之一。

尿皮质醇是血皮质醇经肾小球滤过而来,其含量与血中具有生理活性的游离皮质醇浓度变化成正相关。通常认为 24 h 尿皮质醇测定不受昼夜节律的影响,能可靠地反映皮质醇的浓度,是皮质醇增多症诊断的金标准。

2)尿中类固醇激素代谢产物。

(1)尿 17-羟皮质类固醇:包括皮质醇及其代谢产物去氢皮质醇,还有二者的二氢、四氢、六氢代谢产物。分子结构特点是 C_{17} 上有羟基,C_{20} 上有酮基,C_{21} 上有醇基。

17-OHCS 主要反映肾上腺皮质分泌功能。当肾上腺皮质功能亢进时,17-OHCS 增高;甲亢、应激、肥胖病、胰腺炎等也可见升高。17-OHCS 含量减少见于肾上腺皮质功能减退。在肾上腺皮质功能紊乱诊断上,其灵敏度、特异性均不如直接检测皮质醇。

(2)尿 17-酮类固醇:类固醇激素及其代谢产物中,凡在 C_{17} 上没有侧链而仅有一个酮基者,即为 17-酮类固醇,包括睾丸和肾上腺皮质产生的雄性激素(不包括睾酮)及其代谢产物。此外少量皮质醇可在 C_{17} 发生羟基的脱氢、氧化生成 17-KS。成年男性 1/3 的 17-KS 来自睾丸,2/3 来自肾上腺皮质;女性 17-KS 几乎全部来自肾上腺皮质。实际测定中,17-KS 包括雄酮、异雄酮、脱氢异雄酮等及其代谢物。

尿 17-Ks 增多见于肾上腺皮质功能亢进、睾丸间质细胞瘤、甲亢以及应用 ACTH、雄性激素和皮质激素等药物之后。尿 17-KS 减少见于肾上腺皮质功能减退、睾丸功能减退和甲减等。尿 17-KS 比 17-OHCS 的诊断特异性更差。

3)血清促肾上腺皮质激素:血浆 ACTH 升高或降低,昼夜节律消失,提示存在肾上腺皮质功能紊乱。但血清 ACTH 测定一般不作筛查首选项目,多配合皮质醇测定用于诊断肾上腺皮质功能紊乱的种类及病变部位。ACTH 及皮质醇均升高,提示为下丘脑、垂体病变(库欣病)或异源性 ACTH 综合征所致的肾上腺皮质功能亢进。皮质醇升高而 ACTH 降低,应考虑为原发性肾上腺皮质功能亢进,但也可见于单纯性肥胖症,二者的鉴别可用下述地塞米松抑制试验。皮质醇降低而 ACTH 升高,见于原发性肾上腺皮质功能减退,提示为下丘脑、垂体病变所致的继发性肾上腺皮质功能减退。

正常 ACTH 分泌存在着与皮质醇相同的昼夜节律,在肾上腺皮质功能紊乱时,ACTH 的分泌节律也大多消失。

4)ACTH 兴奋试验:ACTH 可刺激肾上腺皮质合成、释放皮质醇。试验时,肌内或静脉注射 ACTH,分别在注射前和注射后 0.5、1 h 采血,测定并观察血浆皮质醇的浓度变化。正常人注射 ACTH 后,峰值在 0.5 h 出现,血皮质醇较注射前的基础值至少增加 157 nmol/L(7 μg/dL)以上。在艾迪生病,皮质醇基础值低,对 ACTH 刺激无反应;继发性肾上腺皮质功能低下者,皮质醇基础值也低,但对 ACTH 可有延迟性反应;肾上腺肿瘤时,皮质醇基础值升高,但对 ACTH 刺激多无反应;下丘脑、垂体性皮质醇增多症则出现强阳性反应。

5)地塞米松抑制试验:地塞米松是人工合成的强效糖皮质激素类药物,对下丘脑—垂体—肾上腺皮质轴可产生强烈的皮质醇样的抑制作用,主要是抑制腺垂体释放 ACTH,进而抑制肾上腺皮质激素的合成和释放,用于判断病变部位。

具体实施方案很多,现在多采用 48 h 小剂量地塞米松抑制试验。即先收集 24 h 尿 2 d,测定17-OHCS 浓度,取两天之均值作为基础对照,第 3 日开始口服地塞米松 0.5 mg/6 h,连续 2 d,并分别收集这两天的 24 h 尿,分别测定尿 17-OHCS 含量。

凡肾上腺皮质功能正常者,服药日的 24 h 尿 17-OHCS 排泄量由服药前的基数值降至50%以下。如肾上腺皮质功能亢进者则不被抑制,服药后 2 d 的 24 h 尿 17-OHCS 浓度可观察抑制的恢复情况或是否有延迟反应存在。

较长时间服用对某些肝酶有诱导作用的药物,如苯妥英钠、苯巴比妥、利福平等,可加速地塞米松的代谢灭活,产生假阴性。近期较长时间使用糖皮质激素类药物者,显然不宜进行本项试验。另外,若机体处于任何原因引起的应激状态时,也会干扰试验结果。

6)醛固酮:醛固酮的分泌受肾素—血管紧张素、垂体 ACTH 和心钠素的影响和调节。血浆醛固酮增高见于原发性醛固酮增多症、肾上腺癌、肾素分泌性肿瘤等,妊娠期血中醛固酮的浓度也增高;血浆醛固酮降低见于 Addison 病、18-羟化酶缺乏、Ross 综合征、LiddLe 综合征、以及 3 β-羟类固醇脱氢酶缺乏等。

醛固酮常与肾素—血管紧张素联合测定可以对高血压病进行鉴别诊断。

3.肾上腺皮质功能紊乱的生物化学诊断

(1)皮质醇增多症:又称库欣综合征(Cushing syndrome,CS),库欣病是糖皮质激素分泌过多而产生的症状的统称。病因可分为 ACTH 过多或肾上腺增生性病变,临床大量使用药物可致医源性的皮质醇增多症。

库欣综合征患者产生一些共同的临床表现,出现代谢障碍,抵抗力下降,及其他表现如向心性肥胖、高血压、骨质疏松、肌萎缩、皮下微血管显露呈对称性紫纹等、水肿、性功能紊乱,易发生真菌和细菌感染并可发展成菌血症、败血症等。一些病人可出现烦躁、情绪不稳定等精神症状。

生物化学诊断指标变化:①血皮质醇持续增高:不受生物节律影响,可分 3 次测定血皮质醇。第 1 次在 8～10 am,第 2 次在 4 am～8 pm,当天午夜服地塞米松 1 mg,次日 8 am 第 3 次测血皮质醇。如第 1 次 >276 nmol/L,第 2 次 >414 nmol/L,第 3 次 >276 nmol/L 时,可诊断为 CS。②血清 ACTH:可鉴别 CS 的病因。垂体性 CS 时,ACTH 增高,昼夜节律消失。③尿游离皮质醇、17-OHCS 和 17-KS 在 CS 时都可有增高。④地塞米松抑制试验可显示出患者有肾上腺皮质功能亢进。

常规临床生物化学检查可见血糖升高,葡萄糖耐量降低,血 Na^+ 升高,血 K^+、Ca^+ 降低,甚至低钾性代谢性碱中毒的血气分析指标改变,血尿素、肌酐显著升高的负氮平衡表现。高浓度的糖皮质激素还可影响造血功能。

(2)肾上腺皮质功能减退症:指慢性肾上腺皮质分泌糖皮质激素不足产生的综合征,原发性者称为艾迪生病。各种因素引起的肾上腺损伤如结核、手术、肿瘤等可致病。临床可见心血管系统、消化系统、神经系统、生殖系统等功能低下。生物化学指标变化可见血皮质醇下降、ACTH 增高、尿游离皮质醇和17-OHCH下降,以及低血糖、低血钠、高血钾、高血钙等。

(3)原发性醛固酮增多症:简称为原醛,是由于肾上腺皮质增生或肿瘤引起醛固酮分泌增多,导致水钠潴留,体液容量扩张,表现为高血压、低血钾及相应的症状。依病因可分为醛固酮性腺瘤和特发性醛固酮增多症二种主要类型。

生物化学指标变化:60%原醛病人血钾低于正常;血、尿醛固酮增高可达正常人 3～4 倍;血浆肾素水平降低,是由于醛固酮大量分泌后通过负反馈机制造成。

4.肾上腺皮质激素及代谢产物的测定

1)血、尿皮质醇测定:方法有荧光光度法、化学发光免疫法、HPLC 法、放免法、酶免法等。目前以电化学发光免疫分析法较常用,此法快速,简便,灵敏,结果准确,重复性好。

肾上腺皮质激素分泌有很强的昼夜节律性,故标本采集时间十分重要。皮质醇测定一般取早上 8 h 和下午 4 h 两次血样进行分析。亦有测定早 8 h 和夜间零时的血标本。24 h 尿皮质醇测定不受昼夜节律影响,但取样本时要准确记录尿量。

2)尿中类固醇激素代谢产物的测定:使用分光光度法。

(1)尿 17-羟皮质类固醇:先加酸将结合型 17-OHCS 转变为游离型,以三氯甲烷:正丁醇抽提后,在硫酸溶液中与苯肼反应生成黄色的苯腙,此为 Porter-Silber 反应,410 nm 比色测定 17-OHCS 含量。该法所需条件简单,但特异性较差,会受泼尼松、地塞米松等药物及有色饮料、肝肾功能等影响。

(2)尿 17-酮类固醇:尿中 17-KS 多以葡萄糖醛酸酯或硫酸酯的结合形式存在,加酸水解,释放游离的 17-KS;提取后,在碱性介质中其结构中的酮-亚甲基(-CO-CH$_2$—)与间-二硝基苯作用,生成紫色的化合物,此为 Zimmermann 反应,于 520 nm 处比色测定。该方法有较好的精密度,但不够灵敏,操作较费时。

其他如 ACTH 常用化学发光免疫法测定;醛固酮可用放免法及化学发光免疫法测定等。

五、性腺功能紊乱及其诊断

(一)性激素的化学性质

性激素可分为雄性激素和雌性激素两大类,后者又包括雌激素和孕激素。

睾酮(testosterone,T)在雄激素中活性最高,是由男性睾丸间质细胞合成分泌的,肾上腺皮质也可合成少量。血浆中 90% 睾酮是与性激素结合球蛋白(sex hormone binding globulin,SHBG)结合。睾酮在肝脏中代谢,睾酮除促进男性性器官发育和维持副性征之外,对全身代谢也有明显作用,如促进蛋白质合成,促进骨骼生长,刺激红细胞生成等。

雌激素中,雌二醇(estradiol,E$_2$)的活性最高。卵巢、睾丸和肾上腺皮质都有合成雌激素的能力,以卵巢中成熟卵泡和黄体的分泌为主。在血中主要也是与 SHBG 结合,降解的主要器官是肝脏,雌三醇是主要降解产物。雌二醇除促进女性性器官发育、维持女性副性征外,还可以促进蛋白质合成,降低血胆固醇水平,降低血管渗透性和脆性,促进肾脏对水、钠重吸收。人体内主要的孕激素是孕酮(progesterone,P),主要由卵巢的黄体分泌;肾上腺和睾丸及胎盘也可分泌孕酮。孕酮入血后主要与皮质醇结合球蛋白结合,主要在肝脏灭活。孕激素总的生理功用在于保证受精卵着床和维持妊娠,对组织代谢也有影响,如促进周围组织蛋白质分解、拮抗盐皮质激素作用等。

性激素的分泌受垂体卵泡刺激素(follicular stimulating hormone 或 follitropin,FSH)和黄体生成素(luteinizing hormone 或 lutropin,LH)的调节。在女性,FSH 刺激卵巢滤泡生长和成熟,成熟的滤泡产生雌激素并作用于子宫内膜维持其生长。在滤泡后期,LH 在 FSH 协同下,激发滤泡最后成熟,诱发排卵并使颗粒细胞黄体化,最后形成黄体。黄体的维持和分泌孕酮受 LH 的控制。FSH 和 LH 同时也受卵巢甾体激素的反馈调节。在男性,FSH 引起精小管的生长并维持精子发生,LH 可促进睾丸间质细胞发育,并分泌睾酮,而精子的成熟则还需要雄性激素的存在。育龄女性每月雌激素、孕激素以及 FSH、LH 的分泌具有周期性,并由此导致子宫内膜的周期性改变而形成月经。

(二)性腺功能紊乱的检测指标

1.睾酮

血清睾酮升高见于性早熟、睾丸良性间质细胞瘤,以及肾上腺皮质增生、多囊性卵巢综合征、多发性子宫内膜癌、女性多毛症等。血清睾酮降低见于原发性睾丸发育不全,以及垂体前叶功能减退、皮质醇增多症、部分男性乳房发育等。妊娠中期羊水睾酮检测有助于判定胎儿性别。

2.雌二醇

血清雌二醇增高主要见于妊娠、性早熟、卵巢癌,其次可见于肝硬化、心肌梗死、红斑狼疮等。血清雌二醇降低见于无排卵性月经、原发性或继发性卵巢功能减退、垂体卵巢性闭经、皮质醇增多症等。女性 40 岁以后,卵巢功能逐渐减退,血清雌二醇浓度逐渐降低,可表现出更年期综合征和绝经后多种反应。

3.孕酮

血清孕酮增高见于妊娠、排卵、卵巢肿瘤等。血清孕酮降低见于黄体功能不良、胎盘功能低下、胎儿宫内发育迟缓、流产或胎儿死亡等。由于妊娠期血清中孕酮水平的个体差异很大,而且胎盘又有很强的代偿能力,因此孕酮不是判断胎盘功能的理想指标。

4.卵泡刺激素和黄体生成素

血清 FSH 测定可用于青春期延迟或由于垂体—性腺轴疾病导致的性早熟的诊断,睾丸衰竭的诊断等,FSH 升高见于原发性性腺衰竭,而 FSH 降低则主要见于下丘脑或垂体功能衰竭。对于排卵期的预测,FSH 意义不如 LH 重要。评价垂体—性腺轴功能,需同时测定 FSH、LH 以及甾体激素。血或尿 LH测定对预测排卵时间有特殊的意义。

应注意的是,FSH 与 LH 的分泌是脉冲式的,而且个体差异很大。因此,有人主张在 30 min 内分别取血 3 次,混合后再进行测定。对生育年龄妇女则应在月经周期中不同时相进行连续测定,单次的测定结果没有临床价值。

(三)性腺功能紊乱疾病的生物化学诊断

1.性发育异常

包括性早熟,青春期延迟及性幼稚症。

(1)性早熟:是指青春期提前出现,女性较男性多见。一般认为女性在 9 岁以前出现性发育、10 岁以前月经来潮,男性在 10 岁前出现性发育,即为性早熟。由于各种原因引起的下丘脑—垂体—性腺轴功能提前发动者,称为真性性早熟;不依赖于下丘脑—垂体—性腺轴功能的性早熟称为假性性早熟,常见于睾丸、卵巢、肾上腺肿瘤导致性腺激素大量分泌。医源性及食用性激素保健品或饮料所致的性早熟亦属于后者。性早熟者,血中性激素水平远远超出同龄同性别正常参考值。

(2)青春期延迟及性幼稚症:是指已进入青春期年龄,仍无性发育者。一般规定男性到 18 岁、女性到17 岁后才出现性发育者为青春期延迟,是指发育延迟;性幼稚症则是指由于下丘脑—垂体—性腺轴中任何环节病变,所引起的男性 20 岁、女性 19 岁后性器官及第二性征仍未发育或发育不全者,多为先天发育异常、遗传缺陷或后天病损所致的原发或继发的性腺功能低下。

青春期延迟者有关性激素及 LH、FSH 测定,均显示低于同龄同性别的正常值;原发性性幼稚症者,其下丘脑、垂体功能正常,故表现为性激素水平明显降低,但可负反馈地促进 LH 及 FSH 释放增多。故血清LH、FSH 水平远远高出同龄同性别正常水平。继发性性幼稚症者,为性激素及促性腺激素 LH、FSH 水平均低下。

2.性功能减退

一般是指男性睾丸功能不全或衰竭,并伴有性征或性器官发育障碍,可原发于睾丸疾病或其他疾病。女性则为继发性闭经,是指曾有过正常月经,而又停经 3 个月以上者。妊娠和哺乳属生理性闭经,不在此列。正常的月经周期是下丘脑—垂体—卵巢—子宫之间正常生理功能的体现,任何一个环节发生障碍都可能造成月经紊乱甚至闭经。闭经病人通过检测血清雌激素、孕激素及 LH、FSH 水平,对明确闭经原因和病变部位具有十分重要的意义。

(四)性腺功能检测指标的检测方法

雌二醇、孕酮、睾酮、FSH 和 LH 的检测方法包括 RIA、ELISA、CLIA 和 HPLC 法等。

因性腺激素分泌有时间节律性,清晨高于下午,故早 8 h 抽血以便于比较。另外,尿液和羊水也可作为检测标本。育龄妇女血清中性激素水平有周期性变化,应根据不同疾病及不同要求在合适的日期采血;连续动态观察较单次测定更有意义,孕酮的测定应在月经的后半期进行。判断更年期等卵巢功能下降,通常在月经第 3 d 采血。

(孙启玉)

第十六章　胃肠胰疾病检验

胃肠胰等消化器官精致的结构与功能和独特的生物化学过程，为各种外源性食物的消化、吸收提供了有利条件，其整体功能的协调统一依赖于神经体液的调节。胃肠胰既是内分泌器官，又是其他激素作用的靶器官。

一、概述

胃、肠和胰腺是人体的重要消化器官。人体所需的各种营养成分，绝大部分是通过消化器官对食物进行消化、吸收而获取。胃、肠、胰腺等消化器官的组织结构特殊，能够产生独特的生物化学物质参与代谢，为外源性食物消化、吸收提供了基础。人体的消化系统主要是通过神经—体液调节，使消化器官对食物的消化吸收与机体的能量利用达到协调和平衡。

（一）胃的结构与功能

1. 胃的结构

胃是消化道最膨大的部分，上连食管，下连十二指肠。成年人胃的容量约 1 500 mL。胃的形状依据充盈程度、体位、体型、年龄等因素而不同。解剖学上通常将胃分为 4 部分：贲门、胃底、胃体和幽门部。在胃黏膜还有 3 种主要的腺体即贲门腺、胃腺和幽门腺，此外还有多种内分泌细胞。

2. 胃的生理功能

胃具有运动、分泌、消化、吸收、排泄和杀菌等多种生理功能。胃通过平滑肌有规律的交替、收缩和舒张，将食物与胃液充分混合形成食糜，然后逐步排至十二指肠进一步消化。在胃黏膜的贲门腺和幽门腺能分泌碱性黏液，胃腺的壁细胞、主细胞和黏液细胞分别分泌盐酸（hydrochloric acid，HCl）、胃蛋白酶原和黏液。胃液即由这 3 种腺体及胃黏膜上皮细胞的分泌液构成，其生理功能见表 16-1。此外胃黏膜内还有 G 细胞、D 细胞和肥大细胞，它们分别分泌促胃泌素、生长抑素和组胺等。

胃液分泌的量受摄取食物、神经和体液的调节。刺激胃酸分泌的内源性物质主要有乙酰胆碱、胃泌素和组胺。上述三种促分泌物既可以单独作用于壁细胞，又可相互协同。

表 16-1　胃液的生成及生理功能

名称	合成细胞	生化成分	生理功能
胃酸	壁细胞	HCl	杀灭胃液中细菌；激活胃蛋白酶原；进入小肠的胃酸可以引起胰泌素的释放，促进胰、胆和小肠的分泌；有助于小肠形成酸性环境，促进对铁和钙的吸收；分泌过多可增加对胃和十二指肠黏膜的侵蚀作用
胃蛋白酶	主细胞	蛋白质	将食物中的蛋白质水解为蛋白、蛋白胨及少量多肽和氨基酸
碱性黏液	黏膜上皮黏蛋白细胞、腺体细胞	HCO_3^-	具有黏稠性，能够覆盖于胃黏膜表面，形成凝胶保护层，润滑食物以防对胃黏膜的机械损伤；构成胃黏膜表面的黏液－HCO_3^- 屏障，保护胃黏膜免受胃酸的化学侵蚀
内因子	壁细胞	糖蛋白	与维生素 B_{12} 结合形成复合物，保护维生素 B_{12} 在小肠不被破坏；与回肠细胞刷状缘特异受体结合，介导维生素 B_{12} 的结合、摄取过程

（二）肠的结构和功能

1. 小肠

小肠是食物消化吸收的主要场所，它分十二指肠、空肠和回肠。在小肠内，食糜中的糖（淀粉）、蛋白质、脂肪和核酸等物质受到胰液、胆汁和小肠液的化学消化及小肠运动的机械消化。许多营养物质也都在小肠内被吸收。食物通过小肠后,消化过程基本完成,未被消化和吸收的物质则从小肠进入大肠。食物在小肠内停留的时间随食物的性质不同而异,一般为 3～8 h。

2.大肠

大肠分盲肠、结肠和直肠三部分,人的大肠内没有重要的消化活动,其主要功能是吸收水分、无机盐及由大肠内细菌合成维生素 K 等物质,为消化后的残渣提供暂时储存的场所。食物摄取后直至其消化残渣大部分被排出约需 72 h。

(三)胰腺的结构和功能

胰腺分成头、颈、体、尾四部分,其间无明显界限,它是重要的消化腺体,具有内分泌功能和外分泌功能。胰腺外分泌功能是通过腺泡细胞和小导管的管壁细胞产生、分泌具有消化作用的胰液而发挥作用。胰腺的内分泌功能依靠分布于胰腺的腺泡细胞组织之间的细胞群,该细胞群呈岛状,称为胰岛,其分泌的肽类激素在糖类、脂类、蛋白质代谢调节及维持正常血糖平衡中发挥重要的作用,见表 16-2。

表 16-2 胰腺内分泌激素的特性与生理功能

激素名称	分泌细胞	生化成分	作用
胰岛素	胰岛 β 细胞	A 链 21	促进组织摄取、储存和利用葡萄糖;促进脂肪的合成,促进蛋白质的合成和储存
		B 链 30	
胰高血糖素	胰岛 α 细胞	单链 29	促进肝糖原分解,糖异生;促进脂肪分解,酮体生成;减少蛋白质合成
生长激素释放抑制素	胰岛 δ 细胞	单链 14	抑制生长激素及全部消化道激素的分泌;抑制消化腺外分泌;促进肠系膜血管收缩
血管活性肠肽	胰岛 D_1 细胞	单链 28	扩张血管,增强心肌收缩力;扩张支气管和肺血管,增加肺通气量;使消化管肌张力降低,抑制胃酸分泌
胰多肽	PP 细胞	单链 36	调节胃液和胰液的分泌

二、胃肠胰疾病的常用临床生物化学检验

一般情况下,人体所需的各种营养成分均通过消化道对食物进行消化吸收获取。胃肠胰等消化器官精致的结构与功能和独特的生物化学过程,为各种外源性食物消化和吸收得以利用提供了条件。消化器官与机体的这种局部与整体功能的协调统一依赖于神经和体液的调节,尤其是现已发现胃、肠、胰广泛存在内分泌细胞,它既是内分泌器官,又是局部或他处释放的各种激素作用的靶器官。这些激素在完成这种局部与整体的协调中发挥了极其重要的作用。

(一)胃酸

胃酸即壁细胞分泌的 HCL 胃液中的胃酸有两种形式:游离酸和与蛋白结合的盐酸蛋白盐(结合酸),在纯胃液中,绝大部分胃酸是游离酸,基础胃酸分泌量、最大胃酸分泌量和高峰胃酸分泌量测定法如下。

1.测定方法

先将晨间空腹残余胃液抽空弃去。连续抽取 1 h 胃液后,一次皮下注射五肽胃泌素 6 μg/kg 体重。注射后每 15 min 收集一次胃液标本,连续 4 次,分别测定每份胃液标本量和氢离子浓度。计算:

(1)基础胃酸分泌量(basic acid output,BAO):注射胃泌素前 1 h 胃液总量与胃酸浓度的乘积(胃酸量)即为 BAO(mmol/h)。

(2)最大胃酸分泌量(maximum acid output,MAO):注射五肽胃泌素后,每隔 15 min 连续收集 4 次胃液,分别计算其胃液量和胃酸浓度的乘积(胃酸量),4 份标本胃酸量之和即为 MAO(mmol/h)。

(3)高峰胃酸分泌量(peak acid output,PAO):取 MAO 测定中最高分泌量之和乘以 2 的胃酸分泌量,即为 PAO(mmol/h)。

2.参考区间

BAO:2～5 mmol/h。MAO:15～20 mmol/h。

3.临床意义

(1)胃酸增高可见于十二指肠球部溃疡、胃泌素瘤、幽门梗阻、慢性胆囊炎等。

（2）胃酸减低可见于胃癌、萎缩性胃炎、继发性缺铁性贫血、口腔化脓感染、胃扩张、甲状腺功能亢进和少数正常人。

（3）胃酸缺乏是指注射五肽胃泌素后仍无盐酸分泌，常见于胃癌、恶性贫血及慢性萎缩性胃炎。

4.评价

（1）胃酸分泌量测定是胃酸分泌功能的主要客观评价指标，胃酸测定有助于胃内疾病的诊断。

（2）在胃酸分泌量试验中有许多方法，以五肽胃泌素刺激法最佳。在测定的胃酸分泌量中，PAL 比 MAO 更有价值，这是因为有的患者在刺激后 1 h 才出现最大分泌。

（3）BAO 随生理节律变化。其全天分泌高峰在 14：00—23：00。

（4）影响胃液分泌量有多种原因，如药物、患者精神状态、神经反射、烟酒嗜好、便秘及采集方法等，因此，解释实验结果时应综合分析。

（二）胃泌素

胃泌素（gastrin，GAS）按其氨基酸残基组成数目可分为大胃泌素（G-34）、小胃泌素（G-17）、微胃泌素（G-14）三类，它们分别是胃窦和十二指肠黏膜 G 细胞分泌的多肽类激素，2/3 的 G 细胞分布在胃窦黏膜腺体的颈部和基底之间，产生的胃泌素约 90% 是 G-17。胃泌素几乎对整个胃肠道均有作用：它可促进胃肠道的分泌功能；促进胃窦、胃体收缩，增加胃肠道的运动，同时促进幽门括约肌舒张，故其净作用是促进胃排空；促进胃及上部肠道黏膜细胞的分裂增殖；促进胰岛素和降钙素的释放。胃泌素还能刺激胃泌酸腺区黏膜和十二指肠黏膜的 DNA、RNA 和蛋白质合成，从而促进其生长。

1.测定方法

血清胃泌素常用放射免疫、ELISA 等测定法检测。

2.参考区间

血清胃泌素（空腹）15～150 ng/L。

3.临床意义

（1）高胃酸性高胃泌素血症为胃泌素瘤（卓－艾综合征）的诊断指标。卓－艾综合征是胰腺最常见的内分泌肿瘤，由胰岛中分泌胃泌素的 D 细胞增生而发病，分泌大量胃泌素，使壁细胞极度增加，主要发生在胃、十二指肠。卓艾综合征具有下列三联征：高胃泌素血症，可高达 1 000 pg/mL；高胃酸排出量，基础胃酸＞15 mmol/h，可达正常人的 6 倍；伴有反复发作的胃、十二指肠多处溃疡，且多为难治性溃疡，伴慢性腹泻。除胃泌素瘤外。高胃酸性高胃泌素血症还见于胃窦黏膜过度形成、残留旷置胃窦、慢性肾衰竭等。

（2）低胃酸性或无酸性高胃泌素血症见于胃溃疡、A 型萎缩性胃炎、迷走神经切除术后和甲状腺功能亢进等。

（3）低胃泌素血症见于 B 型萎缩性胃炎、胃食管反流等。

4.评价

（1）多数检测药盒用于使用合成的 G-17 定标，因为 G-34 难以获得纯品。

（2）溶血标本会影响实验结果，多数试剂可能与胆囊收缩素发生交叉反应。

（3）胃泌素不很稳定，在 4℃ 时 48 h 内失去 50% 的活性，在 -20 ℃ 时只能保存几天，更长时间的保存需要 -70 ℃ 的条件。

（4）抗酸剂、抗副交感药物和 H_2 受体拮抗剂等药物应在采集标本前 24 h 停用，否则会影响结果。

（三）胃蛋白酶原Ⅰ、Ⅱ

胃蛋白酶原（pepsinogen，PG）是胃蛋白酶的前体，分泌进入胃腔的 PG 在胃液的酸性环境中转化为有活性的胃蛋白酶，发挥其消化蛋白质的作用。人胃蛋白酶原可根据生化和免疫活性特征分为两种不同的胃蛋白酶原亚群：胃蛋白酶原Ⅰ（pepsinogenⅠ，PGⅠ）和胃蛋白酶原Ⅱ（pepsinogenⅡ，PGⅡ），它们均为相对分子质量为 42 000 的单链多肽。PGⅠ和 PGⅡ均由分布于胃底腺的主细胞及颈黏液细胞分泌，PGⅡ还由胃安黏液细胞及近端十二指肠的 Brunner 腺等合成。大部分 PG 经细胞分泌后直接进入消化道，约

1‰经胃黏膜毛细血管进入血液,除血清外,PG 还可在胃液和 24 h 尿液中测定,但血清最为方便快捷,应用最广泛。PGⅠ是检测胃泌酸腺细胞功能的指标,PGⅡ与胃底黏膜病变的相关性较大。PGⅠ和 PGⅡ没有日内变化和季节变化,不受饮食的影响,个体有较稳定的值。

1.测定方法

血清 PG 可用放射免疫测定法、酶免疫测定法、时间分辨荧光免疫分析法和乳胶增强免疫比浊法等检测。

2.参考区间

酶免疫测定法:血清 PGⅠ<15 pg/mL 且 PGR(PGⅠ/PGⅡ)>3。

3.临床意义

(1)早期胃癌的筛查指标及进行胃癌的预防干预计划:日本 Kitahara 等早在 1999 年用放射免疫测定法检测血清 PG 联合胃镜活检普查 5 113 例,确定 PG 筛查胃癌的最佳界值为 PGⅠ≤70 pg/L 和 PGR≤3,其灵敏度和特异度分别为 84.6% 和 73.5%,这一筛查界值在日本得到广泛应用。有学者采用时间分辨荧光免疫分析法检测 720 例接受胃镜检查的居民血清 PG 水平,从灵敏度和特异度综合分析,认为 PGⅠ≤60 pg/L、PGR≤6 是中国胃癌高发区居民胃癌和慢性萎缩性胃炎筛查较为合适的界值。有学者应用乳胶增强免疫比浊法进行测定,确定以 PGⅠ≤70 pg/L 和 PGR≤4 为胃癌筛查界值(灵敏度为 69.09%,特异度为 70.65%)。

(2)幽门螺杆菌根除治疗效果的评价指标:幽门螺杆菌感染与血清 PG 水平间存在相关性:感染者初期,血清 PGⅠ和 PGⅡ均高于非感染患者(尤其是 PGⅡ),PGR 下降;除菌后则显著下降,PGR 变化率(治疗前/治疗后)在治疗结束后即升高,且持续时间长。

(3)消化性溃疡复发的指标:胃溃疡初发患者 PGⅠ升高明显,复发者 PGⅡ升高明显;十二指肠溃疡复发患者 PGⅠ、PGⅡ均显著升高。

(4)胃癌切除术后复发的判定指标:胃癌切除术后患者的血清 PG 水平显著低于术前,胃癌复发者 PGⅠ、PGⅡ升高,未复发者无明显改变。

4.评价

(1)与胃镜检查比较,PG 检测是一种经济、快捷的胃癌高危人群大规模筛查方法,曾称为血清学的胃活检,对于其筛查阳性的人群,应进一步行胃镜等检查,明确最终诊断,实现胃癌早诊断、早治疗。

(2)PG 检测如能够与其他胃癌特异性标志物联合检测,可能会获得胃癌筛查更高的敏感性与特异性,提高其应用价值。

(3)PGⅠ/PGⅡ受质子泵抑制剂、H_2 受体抑制剂的影响,故检测时有必要确认有无上述药物服用史。

(4)胃切除患者会引起胃蛋白酶原呈阳性,所以不适合做此检查。

(四)淀粉酶

淀粉酶(amylase,AMY)主要由唾液腺和胰腺分泌,属水解酶类,可催进化淀粉及糖原水解。血清中的淀粉酶主要有两种同工酶,即同工酶 P(来源于胰腺)和同工酶 S(来源于唾液腺和其他组织);另有一些少量的同工酶为两者的表型或翻译后的修饰物。同工酶用以提高淀粉酶诊断胰腺炎的特异性。

1.测定方法

亚乙基-4-NP 麦庚糖苷法。

2.参考区间

血清淀粉酶(37 ℃)≤220 U/L;尿液淀粉酶(37 ℃)≤1 200 U/L。

3.临床意义

(1)急性胰腺炎、流行性腮腺炎:血和尿中淀粉酶均显著升高。一般认为,在急性胰腺炎发病的 2 h 血清淀粉酶开始升高,可为参考区间上限的 5～10 倍,12～24 h 达高峰,可为参考值上限的 20 倍,2～5 天下降至正常。如超过 500 U 即有诊断意义,达 350 U 时应怀疑此病。尿淀粉酶在发病后 12～24 h 开始升高,达峰值时间较血清慢,当血清淀粉酶恢复正常后,尿淀粉酶可持续升高 5～7 天,故在急性胰腺炎后期测尿淀粉酶更有价值。

（2）慢性胰腺炎时淀粉酶活性多表现为一过性,日间变化范围较大。收集尿液测定淀粉酶活性能够避免血清淀粉酶波动明显的影响,测定饭后 2 h 尿液淀粉酶具有重要意义。随着胰腺细胞的损害增多,逐渐发展为胰腺萎缩、胰腺硬化时,淀粉酶活性减低,此时应注意动态分析淀粉酶活性的变化。

（3）胰腺癌、胰腺外伤、胆石症、胆囊炎、胆总管阻塞、急性阑尾炎、肠梗阻和溃疡病穿孔、腹部手术、休克、外伤、使用麻醉剂和注射吗啡后,淀粉酶均可升高,但常低于 500 U。

（4）当肾功能严重障碍时,血清淀粉酶可增高,而尿淀粉酶降低。

（5）正常人血清中的淀粉酶主要由肝脏产生,故血清及尿中的淀粉酶同时减少见于肝病。

4.评价

血清、尿淀粉酶总活性测定用于急性胰腺炎等疾病的诊断已有很长的历史,但由于淀粉酶组织来源较广,故该指标在诊断中特异性稍差。现在认为测定 P 型淀粉酶的活性及其占淀粉酶总活性的比例是诊断急性胰腺炎的可靠指标。

（五）脂肪酶

脂肪酶（lipase,LPS）相对分子质量约为 38 000,是一群低度专一性的酶,主要来源于胰腺,其次为胃及小肠,能水解多种含长链（8～18 碳链）脂肪酸的甘油酯。

1.测定方法

测定脂肪酶的方法目前有多种,如偶联法、色原底物法等。

2.参考区间

偶联法：1～54 U/L。色原底物法：13～63 U/L。

3.临床意义

（1）血清脂肪酶增高常见于急性胰腺炎及胰腺癌,偶见于慢性胰腺炎。急性胰腺炎时脂肪酶和淀粉酶均可增高,但血清淀粉酶增高的时间较短,而脂肪酶增高可持续 10～15 天,其增高的程度高于淀粉酶,而且特异性高,因此,脂肪酶对急性胰腺炎的诊断更优于淀粉酶。

（2）胆总管结石、胆总管癌、胆管炎、肠梗阻、十二指肠溃疡穿孔、急性胆囊炎、脂肪组织破坏（如骨折、软组织损伤、手术或乳腺癌）、肝炎、肝硬化时亦可见增高。

（3）测定十二指肠液中脂肪酶有助于诊断儿童囊性纤维化,十二指肠液中脂肪酶水平过低提示此病的存在。

4.评价

（1）由于早期测定脂肪酶的方法缺乏准确性、重复性,曾限制了其在临床上的广泛应用。1986 年,Hoffmann 等首先将游离脂肪酸的酶法测定原理用来测定脂肪酶,使脂肪酶的测定方法有了较大的改进,其准确性、重复性以及实用性得到了很大的提高。近年来,许多研究者报道脂肪酶测定对急性胰腺炎诊断的特异性和灵敏性已高于淀粉酶。

（2）由于血清脂肪酶的检测原理、试剂和测定方法不同,各种方法测定结果相差悬殊,临床应用上需予以注意。

（六）血管活性肠肽

血管活性肠肽（vasoactive intestinal peptide,VIP）为从小肠黏膜提取的一种直链肽,由 28 个氨基酸残基组成,其序列的一部分与胰高血糖素和胰泌素相同。具有可使血管舒张降低血压的作用,从肝动脉开始,对内脏血管具有较强的作用能力,但对股动脉则全无作用。对肠液的分泌具有很强的促进作用。但对胰腺的分泌其促进作用很弱,对胃液的分泌可起抑制作用;对消化道平滑肌的收缩产生抑制作用。对血糖的增高作用较弱。其详细的生理作用尚不十分清楚。

1.测定方法

放射免疫法、ELISA 或其他免疫标记法等。

2.参考区间

放射免疫法:0～100 pg/mL。

3.临床意义

(1)增高:见于严重的肝病、器官功能衰竭、脑出血、胃癌、结肠癌。

(2)降低:见于慢性萎缩性胃炎。

4.评价

(1)VIP 的检测主用于 VIP 瘤的诊断和治疗监测,注意与其他肠道疾病的鉴别,如 VIP 瘤患者,VIP 显著增高达 200～10 000 pg/mL,多数在 500 pg/mL 以上,其他原因的腹泻一般不超过 150 pg/mL。在对 VIP 瘤的治疗监测中,如手术后次日应该降到正常水平,如术后持续升高,腹泻不缓解,应考虑肿瘤为多发性或胰岛残存肿瘤,或有肝转移。

(2)血管活性肠肽的临床研究较多,但结果尚有争论,如有的学者研究表明胃癌、结肠癌患者,血清中的 VIP 浓度明显增加,而相反有的专家认为浓度会降低,因此在用该指标对胃癌、结肠癌的诊断时要注意其他的辅助检查和临床体征等。

(七)胆囊收缩素

胆囊收缩素(cholecystokinin,CCK)是由小肠黏膜 I 细胞释放的一种肽类激素。其主要作用是促进胰腺腺泡分泌各种消化酶,促进胆囊收缩,排出胆汁对水和 HCO_3^- 的促分泌作用较弱。CCK 还可作用于迷走神经传入纤维,通过迷走—迷走反射刺激胰酶分泌。CCK 通过激活磷脂酰基醇系统,在 Ca^{2+} 介导下对胰腺起作用。CCK 与胰泌素具有协同作用。

1.测定方法

放射免疫法、ELISA 法或其他免疫标记法等。

2.参考区间

放射免疫法:7～18.8 pg/mL。

3.临床意义

CCK 增高主要见于急性胰腺炎、慢性胰腺炎、阻塞性黄疸、肝硬化、脑卒中、脑梗死等。

4.评价

对急性胰腺炎患者,由于胰腺外分泌减低,十二指肠内胰酶活性特别是胰蛋白酶活性减低,引起负反馈作用使 CCK 分泌增多,从而加重胰腺炎的严重程度,因此在临床上通过 CCK 的检测,对高浓度的患者可采用 CCK 受体阻断药物或拮抗药物进行治疗。

(八)胰泌素

胰泌素是由十二指肠黏膜 S 细胞和分散在空肠(主要是上端)的 S 细胞释放的消化道激素(又称促胰液素、胰液素),胰泌素为一碱性多肽,由 27 个氨基酸残基组成,与抑胃肽、血管活性肠肽及胰高血糖素的氨基酸序列完全相同。提示它们由同一激素祖先演化而来,故把这四个肽归为一族,称为胰泌素族。胰泌素主要由肾脏消除。胃酸是刺激胰液素释放的生理作用最强的因素。刺激其释放的 pH 阈值为 4.5,其他如胆汁、胆酸钠和脂肪、钙离子、酒精等均刺激胰液素升高。胰泌素具有如下生理作用:①强烈刺激胰脏外分泌腺分泌水和碳酸氢钠。②刺激胆汁分泌。③抑制胃泌素释放和胃酸分泌,抑制生长抑素的局部释放。④抑制胃肠蠕动,并延缓胃液和固体食物的排空,增强胆囊收缩素的胆囊收缩作用。

1.测定方法

放射免疫法、ELISA 法或其他免疫标记法等。

2.参考区间

放射免疫法:4.4±0.38 μg/L。

3.临床意义

(1)高胰泌素血症:胃酸分泌增多的十二指肠溃疡、卓—艾综合征以及晚期肾衰竭这三种情况胰泌素水平明显增高。胃酸分泌增多者胰泌素浓度为 6.9±0.64 pg/mL,卓—艾综合征患者空腹血浆胰泌素水平可高于 15 pg/mL。

(2)饮酒者(包括一般的饮量)可导致免疫活性的胰泌素的释放增加。

(3)胰泌素分泌不足,导致强碱性胰液不足以中和进入十二指肠的胃酸,形成溃疡。故部分十二指肠溃疡患者,胰泌素分泌量少于正常。

(4)乳糜泻和"小肠黏膜结肠化"肠炎患者,空肠指状绒毛消失,表面黏膜萎缩,肠黏膜中内分泌细胞功能减退,血中胰泌素水平降低,不能刺激胰腺分泌大量的碳酸氢盐,不能中和进入十二指肠的胃酸,故常伴十二指肠溃疡。

三、常见胃肠胰疾病的实验诊断

(一)胃病

所谓胃病,俗称胃痛。实际上是胃的许多病症的统称。它们有相似的症状,如上腹部胃部不适、疼痛、饭后饱胀、嗳气、反酸,甚至恶心、呕吐等。临床上常见的胃病有急性胃炎、慢性胃炎、胃溃疡、十二指肠溃疡、胃十二指肠复合溃疡、胃息肉、胃结石、胃的良恶性肿瘤,还有胃黏膜脱垂症、急性胃扩张、幽门梗阻等。

1.慢性胃炎

(1)病史:多数患者症状轻或饱胀、嗳气、反酸、烧心、食欲减退、恶心、腹泻等;胃窦部胃炎极似消化性溃疡;上消化道反复出血、呕吐咖啡样物质,黑便。

(2)实验室检查:①通过胃液涂片培养寻找幽门螺杆菌,多为阳性。②胃液分析:慢性浅表性、肥厚性胃炎胃酸浓度正常或偏高,少数稍低。慢性萎缩性胃炎 A 型患者五肽胃泌素试验无酸或低酸;B 型患者高峰酸分泌量(PAO)在正常范围偏低,少数患者低于正常值。③血清胃泌素及血清壁细胞抗体测定:慢性萎缩性胃炎 A 型患者,血清胃泌素常明显增高,血清中含壁细胞抗体。B 型患者,血清胃泌素大部正常,血清中不含壁细胞抗体。此外,临床上常利用纤维胃镜检查对浅表性胃炎和萎缩性胃炎进行鉴别诊断。

2.消化性溃疡

消化性溃疡,主要指发生于胃和十二指肠的慢性溃疡。是一种多发病、常见病。临床表现为长期性、周期性、节律性的腹疼,伴有唾液分泌增多、烧心、反胃、嗳酸、嗳气、恶心、呕吐等其他胃肠道症状。消化性溃疡患者要避免精神刺激、过度劳累、生活无规律、饮食不调、吸烟与酗酒。

(1)临床表现:①上腹部疼痛:其特征常为慢性反复性、节律性和周期性。起病多缓慢,病程长达数年或数十年。多局限于上腹部。胃溃疡常在剑突下或偏左,十二指肠溃疡多在剑突下偏右。胃溃疡疼痛多在餐后 0.5～2 h 发作,经 1～2 h 胃排窒后缓解,其规律是进食→疼痛→缓解。十二指肠溃疡多在空腹时疼痛,一般在餐后 3～4 h 发作,进食后缓解,其规律是进食→缓解→疼痛;晚间或清晨疼痛也常见于十二指肠溃疡。消化性溃疡的疼痛呈周期性发作,持续几天或几周,继而缓解。发作与季节有关,秋末冬初最多。疼痛与饮食、精神刺激、疲劳、治疗反应等有关。腹痛性质多呈钝痛、灼痛或饥饿样痛。特殊类型溃疡如幽门管溃疡、球后溃疡、胃底贲门区溃疡、巨大溃疡、多发性溃疡、复合性溃疡或有并发症时,疼痛可不典型。②其他症状:有便秘、流涎、嗳气、反酸、恶心、呕吐等,食欲改变常不明显。

(2)体征:在发作期上腹部可有(固定)压痛,胃溃疡的压痛常在中上腹或偏左处,十二指肠溃疡常在偏右处,后壁穿透性溃疡在背部第 11～12 胸椎两旁。

(3)实验室检查:①胃酸测定:对于胃十二指肠溃疡的诊断和治疗方式的选择都有帮助。BAO >5 mmol/h,可能为十二指肠溃疡;BAO＞7.5 mmol/h,则应手术治疗,BAO＞20 mmol/h, MAO＞60 mmol/h,或 BAO/MAO＞0.6 者可能为胃泌素瘤,应进一步行胃泌素测定。②血清胃泌素及血清钙测定:血清胃泌素的测定可以帮助排除或诊断胃泌素瘤,血清胃泌素＞200 pg/mL 则考虑有胃泌素瘤可能;当胃泌素＞1 000 pg/mL,并伴有相应的临床症状者,则可以肯定为胃泌素瘤。甲状旁腺功能亢进患者易并发消化性溃疡,因此血清钙的测定亦有一定的帮助。③大便隐血试验:胃溃疡活动期,粪隐血试验可为阳性,经积极治疗多在 1～2 周内阴转,如果持续阳性,应怀疑有胃恶性病变。④与胃溃疡合并出血的相关检查:包括血红蛋白、血细胞比容、网织红细胞计数、出血和凝血时间。⑤幽门螺杆菌检查:此检查虽不是溃疡病的诊断依据,但消化性溃疡绝大多数与幽门螺杆菌感染有关,结果阳性者,应进行抗幽门螺杆菌感染治疗。诊断幽门螺杆菌感染,胃镜下黏膜活检是最可靠的方法。血清抗幽门螺杆菌 IgG 抗体枪测结合^{13}C 或^{14}C 尿素呼气试验结果,也可进行幽门螺杆菌感染的诊断。抗幽门螺杆菌感染治疗后,检测患者治疗后幽门螺杆菌是否根除,也可采用上述方法进行复查。

（二）肠道疾病

肠道足消化器官中最长的管道,它包括十二指肠、空肠、叫肠、盲肠、结肠和直肠,全长约 7 m 左右,各种消化液在小肠中将食糜分解成葡萄糖、氨基酸,使食物消化吸收后,剩余的残渣形成粪便,储存于左半结肠之后排出体外。一旦肠道有病,就有会引起消化吸收障碍,以及一系列相关症状。

1.吸收不良综合征

吸收不良综合征为临床上较为常见的肠道疾病,是指各种原因引起的小肠消化、吸收功能障碍,造成营养物质不能正常吸收而从粪便中排泄,引起营养物质缺乏的临床综合征。吸收不良综合征的病因很多,主要病因如下:肝、胆、胰疾病导致的胆盐及胰消化酶缺乏;胃大部切除术后、短肠综合征、消化道 pH 值改变及小肠疾病或肠系膜疾病等影响小肠的吸收功能和消化功能的疾病;全身性疾病及部分免疫性缺陷所致的消化吸收功能不全,如麦胶性肠病和热带口炎性腹泻等。

（1）诊断依据:①腹泻及其他胃肠道症状:腹泻为主要症状,每天排便 3～4 次或更多,粪量多不成形,色淡,有油脂样光泽或泡沫,有恶臭,也可为水样泻。少数轻症或不典型病例可无腹泻,伴有腹鸣、腹胀、腹部不适,但很少有腹痛。部分患者可有食欲不振及恶心、呕吐。②营养缺乏症状:腹泻发生后由于蛋白质丢失及热能供应不足,患者逐渐感乏力消瘦,体重减轻,可出现贫血、下肢水肿、低蛋白血症。③维生素及电解质缺乏症状:可出现不同程度的各种维生素缺乏或电孵质不足的症状。如维生素 D 及钙的吸收障碍可有骨痛、手足搐搦,甚至病理性骨折;B 族维生素吸收不良可出现舌炎、口角炎、周围神经炎等;维生素 B、叶酸及铁吸收不良可引起贫血;钾离子补充不足可加重无力软弱、生理少尿、夜尿等。④继发性吸收不良综合征除上述吸收不良表现外还具有原发病表现。

（2）实验室标志物检查:①血液检查:贫血常见,多为大细胞性贫血。也有正常细胞性贫血,血浆白蛋白减低,低钾、钠、钙、磷、镁,低胆固醇,碱性磷酸酶增高,凝血酶原时间延长。严重者血清、叶酸、胡萝卜素和维生素 B_{12} 水平亦降低。②粪便常规检查:应注意性状、红白细胞、未消化食物、寄生虫（卵）,苏丹Ⅲ染色检查脂肪球。

2.慢性腹泻

慢性腹泻属于功能性腹泻,指的是肠功能紊乱引起的腹泻,包括结肠过敏、情绪性、消化不良引起的腹泻。症状表现有腹痛胀气,排气排便后疼痛或消失,稀便与硬便交替出现。中医将伴有腹部觉冷,四肢不热,不耐寒冷刺激以及天亮时即腹痛而泻的称作脾肾虚寒腹泻;将伴有胃口不好,消化不良,腹胀并有下垂感。四肢沉重无力的称作脾胃气虚腹泻;将精神郁怒即痛泻,泻后疼痛减轻的称作肝旺克脾腹泻。慢性腹泻病程迁延,反复发作,可达数月、数年不愈。

（1）诊断依据:慢性腹泻是临床上常见症状。表现为大便次数增多,便稀,甚至带黏液、脓血,持续两个月以上。小肠病变引起腹泻的特点是腹部不适,多位于脐周,并于餐后或便前加剧,无里急后重,大便量多,色浅,次数可多可少;结肠病变引起腹泻的特点是腹部不适,位于腹部两侧或下腹,常于便后缓解或减轻,排便次数多且急,粪便量少,常含有血及黏液;直肠病变引起者常伴有里急后重。

（2）实验室检查:①粪便检查:出血、脓细胞、原虫、虫卵、脂肪滴等。②小肠吸收功能测定:显示肠道吸收不良。

（三）急性胰腺炎

急性胰腺炎（acute pancreatitis,AP）是指由多种病因引起的胰酶激活,继以胰腺局部炎症反应为主要特征,伴或不伴有其他器官功能改变的疾病。临床上,大多数患者的病程呈自限性;20％～30％的患者临床经过凶险。总体病死率为 5％～10％。临床上表现为急性、持续性腹痛（偶无腹痛）,血清淀粉酶活性增高不小于正常值上限的 3 倍,少数病例血清淀粉酶活性正常或轻度增高。

1.诊断依据

(1)临床表现:患者常有腹痛、腹胀、恶心、呕吐、发热等症状,严重者常出现休克症状。

(2)放射影像学检查,如腹部 B 超、增强 CT 扫描等可作为辅助性诊断指标。

(3)实验室指标的变化。

2.实验室检查

(1)淀粉酶:血清淀粉酶测定具有重要的临床意义,尿淀粉酶变化仅作参考,血清淀粉酶活性高低与病情不呈相关性。急性胰腺炎发病 8~12 h 血清淀粉酶开始升高,可为参考值上限的 5~10 倍,12~24 h 达高峰,可为参考值上限的 20 倍,2~5 天下降至正常。如超过 500 U 即有诊断意义。尿淀粉酶在发病后 12~24 h开始升高,达峰值时间较血清慢,当血清淀粉酶恢复正常后,尿淀粉酶可持续升高 5~7 天,急性胰腺炎的后期测尿淀粉酶更有价值。

(2)脂肪酶:血清脂肪酶活性测定也具有重要的临床意义,尤其当血清淀粉酶活性已经下降至正常,或其他原因引起血清淀粉酶活性增高,血清脂肪酶活性测定有互补作用。同样,血清脂肪酶活性与疾病严重程度不呈正相关。

(3)其他项目:包括白细胞、血糖、肝功能、血钙、血气分析及 DIC 等。暂时性血糖升高(>10 mmol/L)反映胰腺坏死,预示预后严重。

（孙启玉）

第十七章 体液和酸碱平衡的检验

体液是指机体内存在的液体,包括水和溶解于其中的物质。正常情况下,人体通过精细的调控系统,使内环境与外环境之间以及内环境各部分之间不断地进行物质交换,以保持体液容量、电解质、渗透压和酸碱度的相对稳定,为细胞、组织及器官维持正常的生理状态及发挥正常的生理功能提供了重要条件。在病理情况下,当各种致病因素的作用超过机体的调控能力时,将引起体液容量、组成和酸碱度发生改变,造成水、电解质和酸碱平衡紊乱,从而影响组织器官的正常生理功能,甚至危及患者生命。因此,水、电解质和酸碱平衡的生物化学检验已成为临床许多疾病诊断、治疗评估和预后判断的重要依据。

第一节 体液平衡

体液的主要成分是水、电解质。水、电解质是维持生命活动的重要物质,生命活动中,水、电解质和酸碱度的动态平衡总会因外部因素或内部因素而受到干扰。正常情况下,机体通过缓冲体系、肺、肾脏的代偿功能维持人体的水、电解质和酸碱度的动态平衡。平衡出现紊乱,可导致疾病的产生,甚至危及生命。人体内体液以细胞膜为界,分为细胞内液(intracellular fluid,ICF)和细胞外液(extracellular fluid,ECF),内、外液之间具有相对稳定的酸碱度,其稳定状态为人体正常新陈代谢所必需。细胞外液又分为组织液(约占细胞外液的 3/4)、血管内液和其他体液,组织液和血管内液之间通过血管内皮分开,其他体液有脑脊液、胸水、腹水和尿液等。

一、水平衡

水是维持生命的重要物质之一,婴儿出生时水约占总体重的 70%,一岁以后至中年逐渐降至 60%,其后男性降至 50%,同样年龄的女性脂肪比男性高,所以体内含水量比男性少 5%。人体细胞内、外的各种生命活动均是在水溶液中进行的,包括运输、排泄、交换、体温调节和各种生物化学反应等新陈代谢过程。

（一）水在体内的分布

人体总体水(total body water,TBW)的分布,主要是指细胞内液和细胞外液的分布状况。根据正常人体液的分析,水的含量介于总体重的 45%～75%,该比值在很大程度上取决于个体的脂肪组织,女性及肥胖者含水量较少。人体内的总水量有 2/3 分布在细胞内液,1/3 存在于细胞外液,细胞外液又被毛细血管内皮分隔为 3/4 的组织液和 1/4 的血管内液。不同性别和年龄,这些间隙的相对容量有一定的差别(见表 17-1)。

表 17-1 体内水的分布情况(占体重的百分比)

人群组	体内总水量	细胞内液	细胞外液	
			血浆	组织液
婴儿	75	45	4	25
成年男性	60	40	3	15
成年女性	50	35	4	11

（二）水的来源与排出

人体内的水主要来源于饮食和组织代谢等，主要通过肺部、皮肤蒸发及出汗、大小便等途径排出体外，正常人非工作条件下每天水的出入量见表 17-2。

表 17-2 正常人非工作条件下每天水的出入量

	出水量/mL			入水量/mL
	尿	粪	非显性失水	
婴儿	200~500	20~40	75~300	330~1 000
儿童	500~800	40~100	300~600	1 000~1 800
成人（60 kg）	800~1 000	100~150	600~1 000	1 800~2 500

（三）水的交换

体内水的交换包括血浆与组织液、细胞外液与细胞内液之间的交换。前者交换的动力是血浆胶体渗透压与静水压（血压）之差，其中胶体渗透压不仅在血浆与细胞间液之间起主要作用，同时还可以影响细胞外液的总量。细胞外液与细胞内液之间的交换主要靠渗透压，水总是向渗透压高的一侧移动。正常体液的分布、组成及容量在神经体液等因素的调节下保持动态平衡，以保证机体各生理活动的正常进行。

（四）水的生理作用

水有调节体温、促进和参与物质代谢、参与物质运输以及润滑作用。

二、电解质平衡

电解质是指体液中的离子、无机物和部分以离子形式存在的有机物。其中主要阳离子有钠（Na^+）、钾（K^+）、钙（Ca^{2+}）和镁（M^{2+}），主要阴离子包括氯离子（Cl^-）、碳酸氢根（HCO_3^-）、磷酸根（HPO_4^{2-}），$H_2PO_4^-$、硫酸根（SO_4^{2-}）等，各部分体液中阳离子总数和阴离子总数相当，保持电中性，电解质在人体内主要参与体内酸碱平衡的调节、维持神经肌肉的应激性、保持细胞内外渗透压的平衡和维持心肌细胞正常功能等。正常人不同体液中的离子浓度与分布情况见表 17-3。

表 17-3 体液中各种电解质的浓度均值

单位：mmol/L

电解质	细胞内液	组织液	血浆
阳离子			
Na^+	15	147	142
K^+	150	4	5
Ca^{2+}	2	2.5	2.5
Mg^{2+}	27	2.0	2
微量元素	—	—	1.0
阳离子总量	—	—	155.0
阴离子			
Cl^-	1	114	103
HCO_3^-	10	30	27
$H_2PO_4^-$	100	2.0	2.0
HPO_4^{2-}	—	—	2.0
SO_4^{2-}	20	1.0	1.0
阴离子蛋白	55	—	16
有机酸	—	—	5.0
阴离子总量	—	—	156.0

（一）钾的生理功能

钾在不同组织、器官中的含量不一,它的生理功能主要是维持细胞的新陈代谢、调节渗透压、维持酸碱平衡和保持细胞的应激功能等。

影响血钾浓度的主要因素:①某种原因引起细胞内、外钾的移动。②细胞外液稀释时血钾降低,浓缩时血钾增高。③体内钾总量过多,往往血钾过高.钾总量缺乏则常伴有低血钾。④体液酸碱平衡紊乱时,影响钾在细胞内、外液的分布及肾排钾量的变化。

（二）钠的生理功能

钠的主要功能在于保持细胞外液的容量,维持渗透压及酸碱平衡,并具有维持肌肉、神经正常应激性的作用。

（侯茗贺）

第二节　水、电解质平衡紊乱

水、电解质代谢紊乱既可引起疾病,又是疾病的一种并发症。机体任何疾病均可并发水和电解质代谢紊乱,及时诊断和防治并发症的发生,是临床疾病治疗的重要措施。

一、水平衡紊乱

（一）脱水

机体总体水量减少称为脱水,包括水来源减少或水排出过多两种主要机制。临床上常见的失水原因如下:①消化道丢失,如呕吐、腹泻等丢失大量体液。②肾脏丢失,如尿崩症、肾小管疾病、糖尿病等增加尿液排出量。③肺脏丢失,如呼吸道、神经系统疾病造成的呼吸加快、加深,从而排出水分增多。④皮肤丢失,如高热、剧烈运动时大量出汗,排出水分增加,烧伤、烫伤、电击伤等造成大范围皮肤受损,使水分从创面渗出丢失。⑤各种原因造成的水摄入不足。

脱水是指体液容量的明显减少。脱水按细胞外液的渗透压不同可分为三种类型:以失水为主,称为高渗（原发）性脱水;以失钠为主,称为低渗（继发）性脱水;水、钠各按其在血浆中的含量成比例丢失则称为等渗性脱水。三者的比较见表17-4。

表 17-4　三种脱水类型的比较

脱水类型	高渗性脱水	低渗性脱水	等渗性脱水
发病原理	水摄入不足,丧失过多	体液丧失而单纯补水	水和钠等比例丧失而未补充
发病原因	细胞外液高渗,以细胞内液丧失为主	细胞外液低渗.以细胞外液丧失为主	细胞外液等渗.以后高渗,细胞内、外液均有丧失
临床表现	口渴、尿少、脑细胞水肿	脱水体征、休克、脑细胞水肿	口渴、尿少、脱水体征、休克
血清钠浓度/(mmol/L)	150 以上	130 以下	130～150

（二）水中毒

正常人摄入较多的水时,由于神经—内分泌系统和肾脏的调节作用,可将体内多余的水很快经由肾脏排出,故不致发生水潴留.更不会发生水中毒。但给 ADH 分泌过多或肾脏排水功能低下的患者输入过多的水分时,则可引起水在体内潴留,并伴有包括低钠血症在内的一系列症状和体征,即出现所谓的水中毒。原因主要有 ADH 分泌过多、肾功能不全以及在低渗性脱水晚期细胞外液向细胞内转移。

二、电解质平衡紊乱

（一）钾平衡紊乱

钾是人类细胞内液中最重要的阳离子,其浓度为 140～160 mmol/L,细胞内液中的钾离子占总钾量的90％。其余的钾分别分布在骨骼、细胞质以及细胞外液中。在血浆中,钾的浓度为3.5～5.5 mmol/L。由于在血液凝固过程中,血小板和一些血细胞可以释放一定量的钾,故血清钾比血浆中要高0.5 mmol/L左右。

1.高钾血症

实验室检查血清钾高于5.5 mmol/L时为高钾血症,主要由以下原因引起。

(1)钾的摄入过多:一般情况下见于静脉输钾过快或浓度过高,而高钾食物则通常不会造成高钾血症。

(2)钾的排泄障碍:因为钾的排泄90％集中在肾脏,故在某些肾脏疾病(如急性肾衰竭的少尿期、慢性肾衰竭的末期)以及某些情况导致机体血压下降时,肾小球滤过率降低,阻碍钾的排出,使血钾升高。

(3)钾的跨细胞分布异常:在酸中毒时,尤其是高氯性代酸时,H^+往细胞内转移,使钾向细胞外移增多;胰岛素降低时可导致钾离子外移,使血钾升高。另外,某些药物(如洋地黄类、肌肉松弛剂等)也可造成高钾血症。

高钾血症的症状主要体现在神经肌肉方面,主要是各种心律失常,导致心肌的兴奋性升高、传导性下降、自律性降低等,严重者还可导致心脏停搏、心室纤颤甚至危及生命。同时,高钾血症还可导致骨骼肌麻痹,诱发代谢性酸中毒等症,故临床应给予高度重视。

2.低钾血症

实验室检查血清钾低于3.5 mmol/L时为低钾血症,主要由以下原因引起。

(1)钾的摄入不足:常见于神经性厌食患者、患有慢性消耗性疾病患者,也可见于节食减肥的正常人,这些人群因为进食不足导致低钾血症。

(2)钾的排泄增加:可分为肾性过度丢失和肾外过度丢失,通常利尿剂的应用、肾小管性酸中毒、盐皮质激素过多和镁的缺失可导致肾排钾增多,引起低钾血症,而腹泻、呕吐、胃肠减压、肠瘘、大量出汗等也可导致不同程度的钾丢失。

(3)钾的跨细胞分布异常:碱中毒、静脉输入葡萄糖和胰岛素、应用肾上腺素等药物和钡等食物中毒时,可使血钾降低,造成低钾血症。低钾血症在临床上常引起心肌的兴奋性降低、传导性下降、收缩性降低等,并且可以导致机体对洋地黄类药物毒性的敏感性增加。同时,它还可以损伤肌细胞,破坏肾髓质集合小管。低钾血症还可诱发代谢性碱中毒。

(二)钠平衡紊乱

钠是细胞外液中主要的阳离子,机体中的钠有50％集中在细胞外液中,10％集中在细胞内液,其余的钠结合于骨骼的基质。钠对维持细胞内外液容量、调节酸碱平衡、维持正常渗透压和细胞生理功能有重要意义。水、钠的代谢障碍往往同时发生,并且相互影响,故临床上通常将它们同时考虑。

1.高钠血症

血清钠高于150 mmol/L称为高钠血症。根据细胞外液量的变化可将高钠血症分为低容量性、高容量性和等容量性高钠血症。其原因如下:

(1)在某些情况下,水摄入减少或者因呕吐、尿崩症、出汗过多等疾病而导致水丢失过多等可引起低容量性高钠血症。

(2)在医源性盐摄入过多或因某种疾病导致醛固酮分泌过多时可引起血容量和血钠同时增加,导致高容量性高钠血症。

2.低钠血症

临床上血清钠低于130 mmol/L,称为低钠血症,可分为低容量性低钠血症、高容量性低钠血症、等容量性低钠血症,其原因如下:

(1)肾性丢失:通常见于肾实质性疾病,肾髓质正常间质的破坏,从而使肾功能受损,导致排钠增多。另外,肾小管酸中毒、肾上腺皮质功能不全、长期连续使用利尿剂等可造成钠排出过多,引起低钠血症。

(2)非肾性丢失:因呕吐、腹泻、大量胸腹水等可导致钠的丢失。另外,大量出汗、大面积烧伤均能导致钠和水的丢失。如果机体水分摄入过多,则会引起高容量性低钠血症,ADH 分泌异常也可导致血钠降低。

（三）氯平衡紊乱

氯（chlorine,Cl）主要来源于食物中的 NaCl,而肾脏是氯的主要排出途径。氯在体内的变化基本与钠一致,但血清氯水平多与碳酸氢盐水平呈相反关系,Cl⁻ 是 ECF 中最多的阴离子。在酸碱平衡正常的情况下,总的来说血浆中 Cl⁻ 的浓度和 Na⁺ 的浓度有密切关系。然而,血浆中 Cl⁻ 浓度的水平对于酸碱平衡紊乱的区别诊断是很有帮助的,并且它是计算阴离子间隙所必需的。血清或血浆中的 Cl⁻ 浓度波动基本上没有临床意义,但是却是潜在的水、酸碱平衡紊乱的重要标志,并且有助于区分紊乱的原因。

正常血清氯为 96～108 mmol/L。血清氯增高见于高钠血症、高氯性代谢性酸中毒、过量注射生理盐水等;而血清氯降低在临床上较为多见,常见原因为氯化钠摄入不足或丢失增加。

（侯茗贺）

第三节　体液电解质的测定

电解质的检测方法有多种,离子选择电极法（ion selective electrode,ISE）、原子吸收分光光度法（atomic absorption spectrophotometry,AAS）、火焰发射分光光度法（flame emission spectrophotometry,FES）、分光光度法、汞滴定法、库仑电量分析法等,其中离子选择电极法是最常用的方法,可用于血清钾、钠、氯离子的测定。此外,血清钾、钠离子还可以用火焰光度法测定,氯离子还可用汞滴定法、库仑电量分析法测定,其他铁、镁、钙、磷等离子常用分光光度法测定。目前血清（血浆）钾、钠、氯测定是临床常见的组合检测项目之一,有助于水、电解质平衡和酸碱平衡紊乱的判断,但血清与血浆之间,动脉血与静脉血之间的参考区间有一定差异。

一、血清钠测定

机体内的钠主要来源于食物中的食盐,经肠道吸收进入血液,其中 47% 存在于骨骼中。约 10% 的钠存在于细胞内液,44% 存在于细胞外液。钠是细胞外液中含量最多的阳离子,多以氯化钠的形式存在,机体内 95% 的钠盐经肾排出体外。钠的主要功能在于保持细胞外液容量,维持渗透压及酸碱平衡,并具有维持肌肉、神经正常应激性的作用。

（一）测定方法

血清钠测定的方法主要有离子选择电极法、火焰发射分光光度法、酶动力学法、原子吸收分光光度法和紫外可见分光光度法等,但临床实验室常用的是 ISE 法。

离子选择电极法的基本原理:利用电极电位和离子活度的关系来测定离子活度的一种电化学技术,其核心是采用对被测离子选择性响应的敏感膜,通过检测电极表面电位的改变,比较测定选择电极与参比电极表面电位变化的差值大小来估计样本中被测定物质的含量。钠电极离子交换膜的主要成分是硅酸锂,对 Na⁺ 选择性比 K⁺ 高数千倍。

（二）参考区间

离子选择电极法:135.0～145.0 mmol/L。

（三）临床意义

1.增高

见于:①摄入过多:食物、输液等。②水分摄入不足。③水分丢失过多:大量出汗、尿崩症、水样便等。④内分泌疾病:如垂体瘤,抗利尿剂激素分泌增加,排钠减少,醛固酮增多症,肾小管排钾保钠等。

2.降低

见于:①丢失过多:呕吐、腹泻、烧伤、出汗（离子多于水）。②摄入不足:饥饿、营养不良。③细胞外液稀释:慢性。肾功能不全、肝硬化失代偿等。

二、血清钾测定

人体内的钾主要来源于食物,食物中的钾90%以上短时间内在肠道被吸收,吸收入血液的钾在4 h内即有90%从肾排出体外。钾离子大部分(98%)存在于细胞内液,少量存在于细胞外液,且浓度恒定。组织细胞中平均含K^+ 150 mmol/L,红细胞内含K^+约105 mmol/L,血清中含K^+ 4~5 mmol/L。体内的钾离子经常不断地在细胞内与体液之间相互交换,以保持动态平衡。钾是维持细胞生理活动的主要阳离子,在保持机体的正常渗透压及酸碱平衡、参与糖及蛋白质代谢、保证神经肌肉的正常功能等方面具有重要作用。

(一)测定方法

与血清钠测定方法相同。

(二)参考区间

离子选择电极法:3.5~5.5 mmol/L。

(三)临床意义

1.增高

见于:①摄入过多:高钾食物;静脉输入钾盐、库存血。②排出减少:见于肾脏疾病尤其肾衰较为明显。③内钾外移现象增强(溶血)。④家族性高钾性周期性麻痹。⑤细胞和组织的损伤和破坏:见于血管内溶血、组织挤压综合征等。

2.降低

见于:①摄入不足:低钾食物、禁食、厌食、饥饿、营养不良、吸收障碍。②丢失过多:呕吐、腹泻,使用排钾利尿剂,肾上腺皮质功能亢进、醛固酮增多症钾随尿丢失等。

三、血清氯测定

氯是人体细胞外液中主要的阴离子,在调节人体酸碱平衡、渗透压和水分布方面起重要作用。血清氯的主要生理功能与钠相同,维持体内的电解质、酸碱平衡和渗透压平衡。

(一)测定方法

血清氯测定的主要方法有ISE法、硫氰酸汞比色法、硝酸汞滴定法、电量分析法、同位素稀释质谱法等。其中同位素稀释质谱法是氯测定的决定性方法,但临床常用的检测方法为ISE法。

(二)参考区间

离子选择电极法:96~108 mmol/L。

(三)临床意义

血氯增高或减少的原因分析见"氯平衡紊乱"。

四、阴离子间隙

阴离子间隙(anion gap,AG)是指细胞外液中所测定的阳离子总数和阴离子总数之差,计算式为:$AG=([Na^+]+[K^+])-([Cl^-]+[HCO_3^-])$。AG可增高或减低,但是增高的临床意义较大。在疾病过程中,酸性代谢物增多导致的酸中毒表现为AG增加。

(五)临床意义

AG升高多见于:①肾功能不全导致的氮质血症或尿毒症时引起的磷酸盐和硫酸盐的潴留。②严重低氧血症、休克、组织缺氧等引起的乳酸堆积。③饥饿时或糖尿病患者,由于脂肪动员分解增加、酮体堆积,形成酮血症或酮尿症。

(六)电解质测定评价

(1)电解质测定的方法有多种,目前临床上常用的是ISE法。

(2)血清、血浆和其他体液均可作为钠、钾、氯测定的标本。但血浆钾比血清低0.2~0.5 mmol/L,因为血液凝固时,血小板破裂会释放出一部分 K^+。脂血标本采用离子选择电极方法测定,将造成假性低钠血症,可高速离心分离后测定。

(3)测定血钾标本在采血和处理过程中应避免溶血,溶血后红细胞内 K^+ 释放造成测定结果假性增高。同时血清或血浆标本应及时分离,因全血标本放置时间过长,体外红细胞能量代谢受到抑制,能量不足导致红细胞膜上 $Na^+ - K^+ - ATP$ 酶不能正常运转,从而不能将红细胞内逸出的钾转运到胞内,造成血清钾升高,使测定结果出现假性增高。

(4)测定血钠时,血清、血浆标本可以在 2 ℃~4 ℃或冰冻存放,红细胞中钠的含量仅为血浆中的 1/10,即使溶血,它对钠浓度测定影响也不会太大。

(5)离子选择电极只对水相中活化离子产生选择性响应,与标本中脂肪、蛋白质所占体积无关。血浆中固体物质部分(血脂和蛋白质)约占总体血浆的 7%,而水相占 93%,电解质都存在于水相中。间接 ISE 法需要稀释液来稀释样本,对于高脂样本,由于脂蛋白占有大量体积,从而使测定结果出现假性降低。直接 ISE 法不需要样本稀释,因而测定结果不受高脂样本的影响,临床实际工作中以间接 ISE 法为主。

(6)离子选择电极法测定电解质,具有简便、快速、准确等优点,临床上常将 K^+、Na^+、Cl^-、pH 值、CO_2 等电极组合在一起,研制出不同档次的电解质分析仪,或将所有电极组合在生化分析仪上,使电解质与常规化学项目一起测定,操作更为方便。

(7)实验室应与临床一起严格制定钾、钠的危急值浓度、报告制度和报告程序。

(侯茗贺)

第四节　血液气体分析

一、血液中的气体

血液中的气体主要是指血液中的 O_2 和 CO_2。有机体与外界环境进行气体交换的过程称为呼吸,在呼吸过程中有机体从外界环境摄取氧气,并将代谢过程中产生的 CO_2 排出体外。血液的功能是将肺吸入的 O_2 运至组织,同时将代谢过程中产生的 CO_2 运至肺部而排出体外。

(一)血液中氧气的存在形式及其运输

1.血液中氧气的存在形式及其运输

氧(O_2)以物理溶解和化学结合两种形式存在于血液中。正常情况下,血液中 98.5% 的 O_2 与红细胞内的血红蛋白(hemoglobin,Hb)结合形成氧合血红蛋白(HbO_2),称为化学结合;仅 1.5% 的 O_2 是直接溶解于血浆中的,称为物理溶解。因此,O_2 运输的主要形式是氧合血红蛋白。但物理溶解状态的 O_2 是 O_2 进出红细胞的必经形式,血浆中氧分压(PO_2)也是由物理溶解的 O_2 形成的。

2.氧解离曲线

氧解离曲线又称氧合血红蛋白解离曲线,是表示血液 PO_2 与血红蛋白氧饱和度关系的曲线(图 17-1)。该曲线既表示在不同 PO_2 下 O_2 与血红蛋白的解离情况,同样也反映在不同 PO_2 时 O_2 与血红蛋白的结合情况。

1)氧合血红蛋白解离曲线的特点:氧合血红蛋白解离曲线的上段相当于 PO_2 在 8~13.3 kPa(60~100 mmHg)之间时血红蛋白的氧饱和度,可以认为是反映血红蛋白与 O_2 结合的部分。这段曲线的特点是比较平坦,表明在这个范围内 PO_2 的变化对血红蛋白氧饱和度影响不大。氧合血红蛋白解离曲线的中段较陡,相当于 PO_2 在 5.3~8 kPa(40~60 mmHg)之间的血红蛋白氧饱和度,是反映氧合血红蛋白释放 O_2 的部分。氧合血红蛋白解离曲线的下段相当于 PO_2 在 2~5.3 kPa(15~40 mmHg)之间时血红蛋白的氧饱和度,可以认为是反映氧合血红蛋白与 O_2 解离的部分。该段曲线也可反映血液中 O_2 的储备。

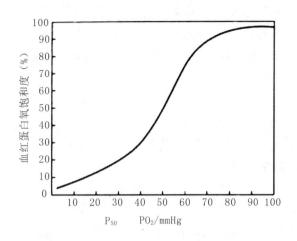

图 17-1　氧解离曲线

2)影响氧解离曲线的因素:血红蛋白与 O_2 的结合或解离可受多种因素影响,使氧解离曲线的位置发生偏移,使血红蛋白对 O_2 的亲和力发生变化。通常用 P_{50} 是使血红蛋白氧饱和度达 50% 时的 PO_2,正常为 3.53 kPa(26.5 mmHg)。P_{50} 增大,表明血红蛋白对 O_2 的亲和力降低,需更高的 PO_2 才能使血红蛋白氧饱和度达 50%,曲线右移;P_{50} 降低,表示血红蛋白对 O_2 的亲和力增加,血红蛋白氧饱和度达 50% 所需 PO_2 降低,曲线左移。影响血红蛋白与 O_2 的亲和力或 P_{50} 的因素有血液的酸碱度、PCO_2、温度和有机磷化合物等(图 17-2)。

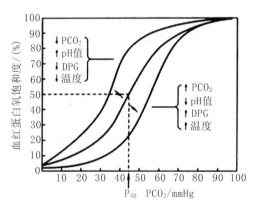

图 17-2　影响氧解离曲线的主要因素

(1)酸碱度和 PCO_2 的影响:pH 值降低或 PCO_2 升高时,血红蛋白对 O_2 的亲和力降低,P_{50} 增大,曲线右移;pH 值升高或 PCO_2 降低时,血红蛋白对 O_2 的亲和力增加,P_{50} 降低,曲线左移。酸度对血红蛋白氧亲和力的这种影响称为波尔效应。波尔效应的发生机制主要与 pH 改变时血红蛋白的构型变化有关。

(2)温度的影响:温度升高时,氧解离曲线右移,促进 O_2 的释放;温度降低时,曲线左移,不利于 O_2 的释放。温度对氧解离曲线的影响可能与温度变化时会影响 H^+ 的活度有关。温度升高时,H^+ 的活度增加,可降低血红蛋白对 O_2 的亲和力。

(3)2,3-二磷酸甘油酸(2,3-diphosphoglycerate,2,3-DPG):红细胞中含有很多有机磷化物,特别是 2,3-DPG 在调节血红蛋白与 O_2 的亲和力中起着重要的作用。2,3-DPG 浓度升高时,血红蛋白对 O_2 的亲和力降低,氧解离曲线右移;2,3-DPG 浓度降低时,血红蛋白对 O_2 的亲和力增加,氧解离曲线左移。

(4)其他因素:血红蛋白与 O_2 的结合还受其自身性质的影响。如果血红蛋白分子中的 Fe^{2+} 氧化成 Fe^{3+},血红蛋白便失去运 O_2 的能力;胎儿的血红蛋白与 O_2 的亲和力较高,有助于胎儿血液流经胎盘时从母体摄取 O_2;异常血红蛋白运输 O_2 功能也降低。CO 可与血红蛋白结合,占据了血红蛋白分子中 O_2 的结合位点,因此使血液中氧合血红蛋白的含量减少。CO 与血红蛋白的亲和力是 O_2 的 250 倍,这就意味

着在极低的 PCO_2 条件下，CO 也能从氧合血红蛋白中取代 O_2。此外，CO 还有一个极为有害的效应，即当 CO 与血红蛋白分子中一个血红素结合后，将增加其余三个血红素对 O_2 的亲和力，使氧解离曲线左移，妨碍 O_2 的解离。所以 CO 中毒既妨碍血红蛋白与 O_2 的结合，又妨碍 O_2 的解离，其危害极大。

（二）血液中 CO_2 的存在形式及其运输

血液中的二氧化碳（CO_2）也以物理溶解和化学结合两种形式运输。血液中物理溶解的 CO_2 约占 CO_2 总运输量的 5%，化学结合的占 95%。化学结合的形式又有两种，即碳酸氢盐和氨基甲酰血红蛋白（carbaminohemoglobin，HHbNH-COOH），碳酸氢盐形式占 CO_2 总运输量的 88%，氨基甲酰血红蛋白形式占 7%。CO_2 从组织进入血液后的变化过程：从组织扩散进入血液的 CO_2，大部分进入红细胞内与水反应生成 H_2CO_3，H_2CO_3 解离成 HCO_3^- 和 H^+，反应极为迅速并且可逆。红细胞内含有较高浓度的碳酸酐酶，在其催化下，上述反应可加快 5000 倍，不到一秒即达到平衡。在此反应过程中，红细胞内 HCO_3^- 的浓度不断增加，HCO_3^- 便顺着浓度梯度通过红细胞膜扩散进入血浆。红细胞内负离子的减少须伴有相应量的正离子向外扩散，才能维持电荷平衡。但是，正离子不能自由通过红细胞膜，小的负离子则可以通过，于是 Cl^- 便由血浆扩散进入红细胞，这一现象称为氯转移。在红细胞膜上有特异的 HCO_3^--Cl^- 交换载体，运载这两种离子进行跨膜交换。这样，HCO_3^- 便不会在红细胞内堆积，从而有利于 CO_2 的运输。

二、Henderson-Hasselbalch 方程

Henderson-Hasselbalch 方程简称 H-H 公式，在血液气体分析中的应用主要是利用某些参数来计算血液中的 PH 值。

（一）化学反应基础

$$CO_2 + H_2O \underset{}{\overset{K_1}{\rightleftharpoons}} H_2CO_3 \underset{}{\overset{K_2}{\rightleftharpoons}} HCO_3^- + H^+$$

水合反应常数 $K_2 = 2.29 \times 10^{-3}$，$pK_1 = 2.64$。

电离常数 $K_2 = 2.04 \times 10^{-4}$，$pK_2 = 3.69$。

$Ka = K_1 \times K_2 = 4.68 \times 10^{-2}$，$pKa = pK_1 + pK_2 = 6.33$。

（二）H-H 公式

$$pH = pK_a + \lg \frac{[HCO_3^-]}{\alpha \cdot PCO_2}$$

人体生理状态下血液中相关指标的均值：

$$PCO_2 - 41 \text{ mmHg}, \alpha = 0.0306 \text{ mmol/(L} \cdot \text{mmHg)}$$
$$[HCO_3^-] = 25 \text{ mmol/L}, pK_a = 6.1, [HCO_3^-]/[H_2CO_3] = 20/1。$$

代入上述公式计算，得 pH = 7.40。

（三）H-H 公式临床意义

人体对 pH 的变化非常敏感，pH 范围正常调节控制在 $7.35 \sim 7.45$ 范围内。这种调节机制使 $[HCO_3^-]/\alpha \cdot PCO_2$ 恒定为 20:1，这样 pH 值也就恒定了。任何原因引起的 $[HCO_3^-]$ 或 PCO_2 的变化，都可导致 $\lg[HCO_3^-]/\alpha \cdot PCO_2$ 的变化、pH 的改变，当达到一定程度时，酸碱中毒（图 17-3）。

三、血液气体分析

血液气体分析简称血气分析，是临床急救和监护患者的一组重要生化指标，对呼吸衰竭和酸碱平衡紊乱患者的诊断和治疗起着关键的作用。利用血气分析仪可测定血液氧分压（PO_2）、二氧化碳分压（PCO_2）和 pH 值三个主要指标，并由这三个指标计算其他酸碱平衡的相关诊断指标。

（一）标本采集、运送

（1）采血部位：血气分析的最佳标本是动脉血，它能真实地反映体内的氧化代谢和酸碱平衡状态，常取部位是肱动脉、股动脉、前臂动脉等，也可用动脉化毛细血管血，只是 PO_2 低于动脉血；静脉血也可供作血

气测定,但与动脉血差别较大。

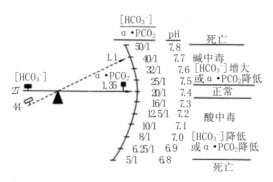

图 17-3　血液中[HCO_3^-]/α · PCO_2 变化支点图

(2)抗凝剂的选择:因需测定全血血气,所以必须抗凝,一般用肝素抗凝(最适用肝素锂,浓度为 500～1 000 U/mL)。

(3)注意防止血标本与空气接触,应处于隔绝空气的状态。与空气接触后可使 PO_2 升高,PCO_2 降低,并污染血标本。

(4)标本放置时间:宜在 30 min 之内检测,否则,会因为全血中有活性的红细胞代谢,不断地消耗 O_2,并产生 CO_2,而影响结果的准确性。如 30 min 内不能检测,应将标本置于冰水中保存,最多不超过 2 h。

(5)采血前应让患者处于安静状态,采集后应尽快送检。

(二)血液 PH 值、PCO_2 和 PO_2 测定

血液和细胞外液的氢离子浓度约为 40 mmol/L,与之对应的 pH 值为 7.40。血液 pH 值主要取决于[HCO_3^-]/[H_2CO_3]缓冲对,据 H-H 公式:

$$pH = pK_a + 1 g [HCO_3^-]/α · PCO_2$$

式中:pKa 为 6.1(37 ℃),α(CO_2 溶解常数)为 0.03 mmol/(L · mmHg)(37 ℃)。

反映机体酸碱平衡紊乱的指标很多,其中酸度、PCO_2 和 PO_2 为测定指标,测定方法为电极法,其他指标均为计算结果,反映机体酸碱度最基本的检测指标是血液 pH 值。

1. 血液 pH 值的检测

1)测定方法:采用电位法。

2)参考区间:动脉血 pH 值 7.35～7.45,相当于[H^+]为 35～45 mmol/L。

3)临床意义。

(1)pH 值在参考区间:①正常酸碱平衡。②有酸碱平衡紊乱,完全代偿。③同时存在强度相等的酸中毒和碱中毒(pH 值正常不代表机体没有发生酸碱平衡紊乱)。

(2)血液 pH 值超出参考区间:①pH<7.35 为酸中毒。②pH>7.45 为碱中毒。

2. 二氧化碳分压

二氧化碳分压(partial pressure of carbon dioxide,PCO_2)是指物理溶解在血液中的 CO_2 所产生的压力。PCO_2 是反映呼吸性酸、碱中毒的重要指标。

1)测定方法:采用电位法。

2)参考区间:动脉血 PCO_2,35～45 mmHg(4.66～5.99 kPa)。

3)临床意义。

(1)PCO_2<35 mmHg 时为低碳酸血症,提示肺通气过度,发生在呼吸性碱中毒或代谢性酸中毒的代偿期。

(2)PCO_2>45 mmHg 时为高碳酸血症,提示肺通气不足,见于呼吸性酸中毒或代谢性碱中毒代偿期。新生儿常由于胎儿宫内窘迫或新生儿窒息造成一过性高碳酸血症,脐动脉 PCO_2 可高达 58 mmHg,一般数小时即可恢复,但早产儿恢复较慢。

3. 氧分压

氧分压(partial pressure of oxygen,PO_2)是指血浆中物理溶解的 O_2 所产生的压力。PO_2 是判断机体是否缺氧的重要指标。

(1)测定方法:采用电位法。

(2)参考区间:动脉血 PO_2 为 $75\sim100$ mmHg($9.98\sim13.3$ kPa)。

(3)临床意义:PO_2 可判断缺氧程度及呼吸功能,$PO_2 < 55$ mmHg 时,提示呼吸功能衰竭;$PO_2 < 30$ mmHg可危及生命。

(三)其他参数的计算及其意义

1. 氧饱和度

氧饱和度(oxygen saturation,SO_2)是指血液在一定的 PO_2 下,氧合血红蛋白(HbO_2)占全部血红蛋白的百分比。

(1)参考区间:$95\%\sim98\%$。

(2)临床意义:判断 Hb 与 O_2 的亲和力,氧饱和度降低时表明 Hb 与 O_2 亲和力下降。PO_2、PCO_2 和 2,3-DPG 对 SO_2 有影响。

2. 实际碳酸氢盐和标准碳酸氢盐

1)实际碳酸氢盐(actual bicarbonate,AB):血浆中 HCO_3^- 的实际浓度。动脉血 AB 虽为代谢性酸、碱中毒的指标,但也受呼吸因素影响而发生继发性改变。

参考区间:$22\sim27$ mmol/L。

2)标准碳酸氢盐(standard bicarbonate,SB):在标准条件下(37 ℃,经 PCO_2 为 40 mmHg,PO_2 为 100 mmHg 的混合气体平衡后)测得的血浆 HCO_3^- 的浓度。

(1)参考区间:$22\sim27$ mmol/L。

(2)临床意义:AB>SB 为呼吸性酸中毒;AB<SB 为呼吸性碱中毒;AB 增高和 SB 增高为代偿性碱中毒;AB 降低和 SB 降低为代偿性酸中毒。

3. 缓冲碱

缓冲碱(buffer base,BB)是指全血中具有缓冲作用的阴离子的总和,包括 HCO_3^-、Hb、血浆蛋白及少量的有机酸盐和无机磷酸盐。由于 BB 受 Hb、血浆蛋白、电解质及呼吸因素的影响,因此,一般认为它不能确切地反映代谢性酸碱平衡状态。BB 有全血缓冲碱(BBb)和血浆缓冲碱(BBp)两种。

(1)参考区间:全血缓冲碱为 $45\sim54$ mmol,/L,血浆缓冲碱为 $41\sim43$ mmol/L。

(2)临床意义:BB 增高为代谢性碱中毒或呼吸性酸中毒,BB 降低为代谢性酸中毒或呼吸性碱中毒。

4. 碱剩余

碱剩余(base excess,BE)是指在 37 ℃和 PCO_2 为 40 mmHg 时,将 1 L 全血的 pH 值调整到 7.4 时所需加入的酸量或碱量。当需要加入酸时,BE 为正值,表示碱过量;若需要加入碱时,BE 为负值,表示酸过量。BE 是诊断代谢性酸、碱中毒平衡紊乱的指标。

(1)参考区间:$-3\sim+3$ mmol/L。

(2)临床意义:BE 为正值表示代谢性碱中毒;BE 为负值表示代谢性酸中毒。

5. 阴离子间隙

阴离子间隙(anion gap,AG)是指细胞外液中所测定的阳离子总数和阴离子总数之差。

(1)参考区间:$8\sim16$ mmol/L。

(2)临床意义:AG 可增高或减低,增高的临床意义较大。在疾病过程中,酸性代谢物增多导致的酸中毒表现为 AG 增加。AG 升高多见于:①肾功能不全导致的氮质血症或尿毒症时引起的磷酸盐和硫酸盐潴留。②严重低氧血症、休克、组织缺氧等引起的乳酸堆积。③饥饿时或糖尿病患者,由于脂肪动员分解增加、酮体堆积而形成的酮血症或酮尿症。

6.肺泡－动脉氧分压差

肺泡－动脉氧分压差(alveolar-arterial PO_2 difference，$A-aDO_2/P_{A_a}O_2$)是指肺泡气氧分压与动脉血氧分压之间的差值，是判断肺换气功能的一个指标。在心肺复苏中，又是反映预后的一项重要指标。$A-aDO_2$不是直接测定的数据，而是依据测得的PO_2、PCO_2及吸入氧浓度(FiO_2)计算而来的。

(1)参考区间：儿童期为 5 mmHg(0.66 kPa)，青年期为 8 mmHg(1.06 kPa)，60 岁以上人群为24 mmHg(3.2 kPa)。

(2)临床意义：$A-aDO_2$升高表明存在肺换气障碍。

7.二氧化碳总量

二氧化碳总量(total carbon dioxide，TCO_2)是指血浆中各种形式存在的CO_2总量。它包括三部分，即HCO_3^-、物理溶解的CO_2及H_2CO_3。TCO_2是代谢性酸碱中毒的指标之一，但受体内呼吸及代谢两方面因素的影响。

(1)参考区间：23～28 mmol/L。

(2)临床意义：TCO_2增高见于代谢性碱中毒或呼吸性酸中毒；TCO_2降低见于代谢性酸中毒或呼吸性碱中毒。

8.渗透压

渗透压是指高浓度溶液所具有的吸引和保留水分子的能力，其大小与溶液中所含溶质颗粒数目成正比，与溶质的相对分子质量等特性无关。血浆渗透压约为 313 mmol/L。血浆的渗透压主要来自溶解于其中的晶体物质，特别是电解质，另一部分来自蛋白质。由晶体物质所形成的渗透压称为晶体渗透压，晶体渗透压的80%来自于Na^+和Cl^-，与组织液中的晶体渗透压基本相等。由蛋白质所形成的渗透压称为胶体渗透压，血浆胶体渗透压主要来自于清蛋白。血浆胶体渗透压对于维持血管内外的水平衡极为重要。

(1)参考区间：血浆渗透压参考区间为 275～300 mOsm/kg(水)。

(2)临床意义：根据血浆渗透压的变化，结合患者的病史和临床资料，可判断患者是否有电解质及水平衡紊乱，并能分析其紊乱的性质。

(四)血气分析总体评价

(1)血气分析标本的采集及处理：血气分析标本为全血，采血部位可选用桡动脉、肱动脉、股动脉和足背动脉，以桡动脉最常用，静脉血一般在动脉血采集困难时才使用。血气分析时，动脉血与静脉血的PO_2有明显的差异。静脉血因O_2已被组织所利用，PO_2较低，PCO_2要高 2 ～ 8 mmHg，pH 值要低0.02～0.05。

(2)采集血气标本时，患者应处于安静状态30 min 后采血。

(3)血气标本收集采用无菌的含肝素的1～5 mL 注射器，推荐使用玻璃注射器，避免塑料注射器通过管壁进行气体互换。要保证抗凝剂的量(每毫升血 0.05 mg 肝素)，可以用足够的液体肝素(500 U/mL 或5 mg/mL)吸入注射器，尽可能湿润注射器整个内表面，然后排出液体肝素，只留下注射器死角区的肝素(约 0.1 mL)即可。

(4)收集标本时应避免血液与大气接触：大气中的PCO_2大约为 0.25 mmHg，比血液中(40 mmHg)少得多，血液暴露在空气中会降低CO_2含量和PCO_2，PH 值会升高。大气中的PO_2(155 mmHg)要比动脉血高 60 mmHg，比静脉血高 120 mmHg。标本暴露到空气中，PO_2会升高，而当患者以氧治疗时，可能会使实际PO_2降低。

(5)全血采集后，因血细胞继续进行代谢，O_2不断被消耗，CO_2不断产生，故应尽可能在短时间内测定，不宜存放。如果血标本采集后 30 min 内不能检测，应将标本放入冰水中保存，使其温度降至0 ℃～4 ℃，但最多不能超过 2 h。

四、血气分析仪

(一)血气分析仪的发展概况

测定血气的仪器主要由专门的气敏电极分别测出 O_2、CO_2 和酸度三个数据,再推算出一系列参数,其结构组成基本一致,一般包括电极(酸度、PO_2、PCO_2)、进样室、CO_2 空气混合器、气路系统、溶液系统、泵体、放大器元件、数字运算显示器和打印机等部件。20 世纪 50 年代末丹麦的 Poul Astrup 研制出第一台血气分析仪,如今,血气分析技术一直在急性呼吸衰竭诊疗、外科手术、抢救与监护过程中发挥着至关重要的作用。随着科学技术的迅猛发展,血气分析仪的各项性能也得到极大的提高。根据血气分析的时代特点,大致可将其分为三个发展阶段。

(1)20 世纪五六十年代:这一时期血气分析仪发展和应用起步不久,仪器结构笨重(100 kg),所需样品量大(约为 2 mL),可测定项目仅有 pH 值、PCO_2、PO_2。以丹麦 Radiometer 公司生产的 AME-1 型为代表。

(2)20 世纪七八十年代:计算机和电子技术的应用导致血气分析仪进入全自动时代,由于采用了集成电路,仪器结构得到重要改进,重量降至 30 kg 左右。传感器探头小型化使得所需样品量降至几十微升,工作菜单日趋简单,操作可在提示下进行,可测量和计算的参数也不断增多。各公司生产的仪器均实现了自动定标、自动进样、自动清洗、自动检测仪器故障和电极状态,并自动报警,电极的使用寿命和稳定性不断提高,仪器的预热和测量时间也逐步缩短。丹麦 Radiometer 公司的 ABL 系列、美国 IL 公司的 1300 系列、瑞士 AVL 公司的 AVL 系列、美国 CORING 的 16 和 17 系列都属于该类产品。

(3)20 世纪九十年代以来:计算机技术进一步渗透到血气分析领域,先进的界面帮助模式、图标模式使操作更为直观,许多厂家把血气和电解质等分析结合在一起,生产出了血气电解质分析仪。软件和硬件的进步使现代血气分析仪具有超级数据处理、维护、储存和专家诊断功能。为满足日益增长的即时检验(POCT)的需要,血气分析仪正朝着便携式、免维护、易操作的方向发展。

(二)血气分析仪的临床应用

POCT 代表的是当今医院在患者护理和成本管理方面的一种富有成效的方法,它的运用使得一部分原来由中心实验室承担的检测项目转移到需要的临床科室、患者床边进行。对于血气分析技术,POCT 更原来由中心实验室承担的检测项目转移到需要的临床科室、患者床边进行。对于血气分析技术,POCT 更显示出极大的优越性。由于检测参数的特殊性,血气分析要求样本在采出的最短时间内得到测定,以保证获得的数据有较高的可信度,从而帮助临床医生进行快速准确的诊断。血气分析仪的应用越来越受到临床的关注。

1.心血管外科

心血管外科围手术期间,患者呼吸受呼吸机控制,体外循环期间心肺功能被人工心肺机所代替,血气酸碱稳态人为调控,加之低温的使用也深刻影响血气和酸碱稳态。因此,血气和酸碱稳态管理对保证心血管手术的安全有特殊意义。应用 POCT 血气分析仪进行动态监护血气和酸碱稳态,可准确、综合地反映机体心肺功能和组织代谢状况,对手术方案的制定、实施和修正有重要意义。

2.麻醉患者

麻醉患者由于疾病、麻醉、手术以及术中出血和输血、输液的影响,很容易出现血气变化和酸碱失衡,而发生在麻醉中和麻醉恢复期间的心跳骤停约有 60% 与低氧血症和高碳酸血症有关,这期间 POCT 血气分析仪的应用能全面了解患者的呼吸功能,及时发现和准确诊断低氧血症与高碳酸血症,为正确处理麻醉患者所出现的血气变化和酸碱失衡提供依据,从而可以避免由此造成的麻醉意外的发生,保证患者在麻醉和手术中的安全,降低手术风险,减少术中和术后并发症的发生。

思者所出现的血气变化和酸碱失衡提供依据,从而可以避免由此造成的麻醉意外的发生,保证患者在麻醉和手术中的安全,降低手术风险,减少术中和术后并发症的发生。

3. ICU

ICU中的危重患者因机体内环境紊乱,常伴有多脏器功能损害,特别是肺和肾功能障碍,极易并发动脉血气异常和酸碱平衡紊乱,严重的酸碱平衡紊乱又可影响重要脏器的功能,有时往往成为患者致死的直接原因,因此正确地识别病因是挽救危重患者生命的关键因素之一。抢救危重患者时不但应争分夺秒,而且在救治过程中动态监测动脉血气变化更是具有重要指导作用。

(侯茗贺)

第五节 酸碱平衡及紊乱

细胞发挥正常生理功能有赖于适宜的内在环境,如pH值、渗透压、电解质等条件必须相对稳定,以保证不同酶系发挥催化作用和物质代谢的正常进行。机体通过各种调节机制将体液酸碱度维持在一定范围内,称为酸碱平衡。pH值超出正常范围,就是酸碱平衡处于紊乱状态,这时会出现酸中毒或碱中毒。

一、酸碱平衡的调节机制

人体摄入的糖、脂肪和蛋白质经机体利用、代谢后,最终产生二氧化碳。二氧化碳与水结合生成碳酸,碳酸可释放出H^+,这是体内产生最多的酸性物质,称为挥发酸。而蛋白质分解过程中产生的尿酸、硫酸、磷酸,糖酵解生成的乳酸、甘油酸、丙酮酸,脂肪代谢产生的乙酰乙酸等构成了固定酸,也是体内酸性物质的重要来源。人体内碱性物质的来源主要是氨基酸脱氨基产生的氨。在正常情况下,人体血浆pH值平均为7.4,变动范围很小(pH 7.35~7.45),而机体每日代谢产酸量很大,如非挥发酸可达50~100 mmol,CO_2可达400 L,这些酸性物质必须及时处理,否则血浆pH值就不能保持正常,这主要靠机体的调节机制来完成。

(一)血液的缓冲作用

1. 血浆碳酸氢盐缓冲系统

$[NaHCO_3]/[H_2CO_3]=20/1$。由于H_2CO_3的血浆浓度受肺的呼吸运动控制,二氧化碳分压(PCO_2)与肺泡通气量呈负相关,因此把PCO_2(H_2CO_3)称为酸碱平衡的呼吸性因素;肾脏在排出非挥发性酸中的H^+的同时必须回收HCO_3^-,由于血浆HCO_3^-浓度主要受固定酸生成和排出的影响,故称它为酸碱平衡的代谢性因素。

2. 磷酸盐缓冲对

$HPO_4^{2-}/H_2PO_4^-$。存在于细胞内、外,主要在细胞内发挥作用,在血浆中的缓冲作用较碳酸氢盐系统要小得多。

3. 血浆蛋白系统缓冲对

Pr^-/HPr。主要在血液中起缓冲作用,占全血缓冲能力的7%。

4. 血红蛋白缓冲对

由Hb^-/HHb、$HbO_2^-/HHbO_2$组成,为红细胞独有的缓冲对,在缓冲挥发酸中发挥主要作用。

(二)肺的调节作用

在代谢过程中产生的大量CO_2必须由肺排出以维持体内的酸碱平衡。肺通过呼吸运动的频率和幅度来改变CO_2的排出量,通过调节血浆H_2CO_3的浓度以维持血浆pH值的相对恒定。呼吸运动受到中枢和外周化学感受器的调节。当pH值下降、PCO_2上升、PO_2降低时,通过颈动脉窦、主动脉弓等感受器刺激呼吸中枢,促使呼吸加深、加快,排出更多的CO_2,降低血液中酸的含量。当pH值上升、PCO_2下降时,减少CO_2排出可升高血液中酸的含量。

(三)肾的调节作用

肾脏主要通过排出过多的酸或碱来调节血浆中的$NaHCO_3$含量维持血中正常的pH值。在正常膳食条件下,随尿排出的固定酸量比较多,尿液的 pH 值为 6.0 左右。根据体内酸碱平衡的实际情况,尿液的 pH 值可降至 4.4 或升至 8.2。肾脏调节体内酸碱平衡主要是通过如下三方面的机制进行的。①H^+ 主动分泌和碳酸氢盐重吸收:近端和远端肾小管具有泌氢和重吸收 $NaHCO_3$ 的功能。②磷酸盐的酸化:正常人血浆中 Na_2HPO_4 与 NaH_2PO_4 的比值为 4:1,近曲小管管腔中的比值与此相同。随着 H^+ 的排泌,Na_2HPO_4 转变为酸性较强的 NaH_2PO_4 使这一缓冲系统的比值发生变化,甚至可变为 1:99,尿液 PH 值可降至 4.8 左右,管腔中 H^+ 浓度比管壁细胞中大 1 000 倍,这是肾脏排泌 H^+ 的一个重要方式。③近曲肾小管上皮细胞的泌 NH_3 作用。此外,细胞内、外的离子交换(如 H^+-K^+、H^+-Na^+ 交换)对酸碱平衡的调节也有较大的推动作用。

二、单纯性酸碱平衡紊乱

单纯性酸碱平衡紊乱分为四种:代谢性酸中毒、代谢性碱中毒、呼吸性酸中毒及呼吸性碱中毒。其主要生化指标变化的共同特征是 pH 值与酸中毒或碱中毒一致,PCO_2 和 $[HCO_3^-]$ 呈同向变化,原发指标改变更明显。

1.代谢性酸中毒

原发性 $[HCO_3^-]$ 降低,$[HCO_3^-]/[H_2CO_3]$ 降低,血液 pH 值下降。

(1)病因:①固定酸的产生或摄入增加,超过了肾脏排泄酸的能力。如糖尿病酮症酸中毒、乳酸性酸中毒、缺氧、休克、摄入过多的酸性物质或药物等。②酸性物质产生正常,但排泌减少,如肾衰竭、醛固酮缺乏等。③体内碱丢失过多,使 $[HCO_3^-]/[H_2CO_3]$ 降低,如腹泻丢失过多的 HCO_3^- 等。

(2)相关指标变化:①血液 PH 值可正常(完全代偿)或降低(代偿不全或失代偿)。②HCO_3^- 浓度原发性下降。③PCO_2 代偿性下降。④K^+ 由细胞内转移至细胞外而增高,当固定酸增多时,阴离子间隙增高;如 HCO_3^- 丢失过多时,AG 正常,K^+ 浓度下降(由于 K^+ 丢失)而 Cl^- 浓度增高。

(3)代偿机制:①呼吸调节:H^+ 浓度增加刺激呼吸中枢,加大通气量,通过深而快的呼吸使 CO_2 排出,维持 $[HCO_3^-]/[H_2CO_3]$ 接近正常,使 pH 值恢复到正常范围。②肾脏的调节:在非肾病所致的酸中毒时,肾才能发挥调节作用。肾可通过 H^+-Na^+ 交换,分泌有机酸以及排泄 NH_4^+,调节和恢复血浆 HCO_3^- 浓度及 pH 值,同时使尿液酸化。肾代偿调节较慢,需数小时到几天。

2.代谢性碱中毒

原发性 $[HCO_3^-]$ 升高,$[HCO_3^-]/[H_2CO_3]$ 升高,血液 pH 值升高。

(1)病因:①酸性物质大量丢失,如呕吐、胃肠减压等胃液的大量丢失,肠液 HCO_3^- 因未被胃酸中和而吸收增加,导致 $[HCO_3^-]/[H_2CO_3]$ 升高。②摄入过多的碱,如治疗溃疡时碱性药物服用过多。③胃液丢失,Cl^- 大量丢失,肾小管细胞的 Cl^- 减少,导致肾近曲小管对 HCO_3^- 重吸收增加;排钾性利尿剂也可使排 Cl^- 多于排钠,均造成低氯性碱中毒。④低钾患者由于肾小管 K^+-Na^+ 交换减弱,H^+-Na^+ 交换增强,使 $NaHCO_3$ 重吸收增多,导致碱中毒。

(2)相关指标变化:①血液 PH 值可正常(完全代偿)或升高(代偿不全或失代偿)。②$[HCO_3^-]$ 原发性升高。③PCO_2 代偿性上升。

(3)代偿机制:①缓冲作用:血液中增加的 HCO_3^- 由来自磷酸盐、细胞内液及蛋白质中的 H^+ 中和 ($HCO_3^- + H^+ \rightarrow CO_2 + H_2O$),维持 pH 值在正常的范围。②呼吸调节:pH 值增加将抑制呼吸中枢,使 CO_2 潴留,PCO_2 升高,$[HCO_3^-]/[H_2CO_3]$ 趋向正常,pH 值趋向稳定。③肾脏调节:肾脏通过使尿中 HCO_3^- 排出增多,改善碱中毒的程度。

3.呼吸性酸中毒

原发性 CO_2 潴留增多,使 H_2CO_3 水平增高,$[HCO_3^-]/[H_2CO_3]$ 降低,血液 PH 值下降。

(1)病因:①呼吸中枢抑制,如中枢神经系统(CNS)药物损伤(麻醉药和巴比妥类药等)、创伤、肿瘤、感染等。②肺和胸廓疾病,如肺部感染、异物阻塞、气胸、肿瘤压迫、慢性梗阻性肺病、肺纤维化、哮喘(严重)、呼吸窘迫综合征等。

(2)相关指标变化:①血液 pH 值可正常(完全代偿)或下降(代偿不全或失代偿)。②血浆 PCO_2 原发性升高。③HCO_3^- 浓度代偿性升高。

(3)代偿机制:①血液缓冲作用:急性期在 $10\sim15$ min 内即出现 HCO_3^- 血浆浓度明显升高,维持 PH 值在正常的范围内。②呼吸调节:高碳酸血症可以刺激呼吸中枢,使呼吸加快加深,加速 CO_2 排出。③肾脏调节:主要表现为肾小管加强排 H^+ 保 Na^+ 作用,增加 HCO_3^- 的重吸收,使血浆中 HCO_3^- 增多。

4.呼吸性碱中毒

原发性 CO_2 排出增多,使 H_2CO_3 水平降低,$[HCO_3^-]/[H_2CO_3]$ 增高,血液 pH 值升高。

(1)病因:①非肺部性因素刺激呼吸中枢致呼吸加深、加快,如代谢性脑病(如由肝脏疾病引起)、中枢神经系统感染(如脑膜炎、脑炎)、脑血管意外、颅内手术、缺氧(如严重贫血、高原反应)、甲状腺功能亢进、精神紧张、水杨酸中毒等。②肺部功能紊乱致呼吸过度,如肺炎、哮喘、肺栓塞等。③其他,如呼吸设备引起通气过度、癔症等。

(2)相关指标变化:①血液 pH 值可正常(完全代偿)或升高(代偿不全或失代偿)。②PCO_2 原发性下降。③HCO_3^- 浓度代偿性下降。

(3)代偿机制:①血液缓冲作用:在急性期由红细胞内 Hb 和组织中缓冲对提供 H^+,消耗 HCO_3^-,使 HCO_3^- 浓度降低。②肾脏调节:主要由肾小管减少 H^+ 的分泌,使 H^+-Na^+ 交换减少,肾小管对 HCO_3^- 的重吸收减少,从而增加 HCO_3^- 排出。

三、混合性酸碱平衡紊乱

当机体同时存在 $2\sim3$ 种单纯性酸碱平衡紊乱时,称为混合性酸碱平衡紊乱。

1.加重型二重酸碱平衡紊乱

本类型是指两种性质的酸中毒或碱中毒同时存在,pH 值变化明显,PCO_2 和 $[HCO_3^-]$ 呈反向变化。

(1)代谢性酸中毒合并呼吸性酸中毒:此型有明显的 pH 值降低,可见于严重肺水肿、甲醇中毒、心搏骤停和严重肺心病等。由于代谢性酸中毒为 $[HCO_3^-]$ 原发性降低,PCO_2 代偿减少;呼吸性酸中毒为 PCO_2 原发增高,$[HCO_3^-]$ 经代偿升高,因此两者可能相互抵消而增、减不明显。一般情况下,原发变化比继发变化显著,AG 可增高,血浆 K^+ 多增高,若有低 K^+ 则表示严重 K^+ 缺乏。

(2)代谢性碱中毒合并呼吸性碱中毒:此型 pH 值明显升高,常见于临终前的患者,也可见于严重肝病伴呕吐或利尿失钾者,或见于败血症、中枢神经系统疾病伴呕吐或明显利尿者。由于代谢性碱中毒为原发性 $[HCO_3^-]$ 增高,经代偿可出现 PCO_2 增高,而呼吸性碱中毒则为原发性 PCO_2 降低。代偿使 $[HCO_3^-]$ 减少,所以两型碱中毒合并存在时,$[HCO_3^-]$ 与 PCO_2 的变化因相互抵消而出现反向变化,即 $[HCO_3^-]$ 升高,而 PCO_2 降低,或者 $[HCO_3^-]$ 下降,而 PCO_2 升高。

2.相反型二重酸碱平衡紊乱

本类型是指某型酸中毒伴有某型碱中毒,包括以下三种情况。

(1)代谢性酸中毒伴呼吸性碱中毒:常见于水杨酸中毒、肾衰竭或糖尿病酮症伴有离热呼吸过度、严重肝病或败血症者。该型紊乱的 pH 值可高可低或正常,这取决于两种紊乱的不同程度,而 $[HCO_3^-]$ 与 PCO_2 都明显降低,表现为同向显著降低。

(2)呼吸性酸中毒伴代谢性碱中毒:常见于慢性肺功能不全患者及呕吐、利尿剂使用患者。呼吸性酸中毒由于 CO_2 潴留而 $[HCO_3^-]$ 代偿升高,代谢性碱中毒通过呼吸抑制使 PCO_2 继发增高,结果 $[HCO_3^-]$ 与 PCO_2 增高,表现为同向明显升高,而 PH 变化不明显。

(3)代谢性酸中毒伴代谢性碱中毒:见于肾衰竭或糖尿病酮症酸中毒或乳酸性酸中毒患者发生呕吐、胃液引流时。患者的血液生化特征为 pH 值变化不明显,$[HCO_3^-]$ 与 PCO_2 呈相反变化。高 AG 对该型紊乱的诊断有重要意义,当患者 AG 增高但 $[HCO_3^-]$ 增高或正常或 $[HCO_3^-]$ 降低小于 AG 增高时,可能为混合性代谢性酸、碱中毒。

3.三重性酸碱平衡紊乱

三重性酸碱平衡紊乱是在呼吸性酸碱平衡紊乱基础上合并代谢性酸中毒伴代谢性碱中毒,可见于:肺功能不全致 CO_2 潴留,同时使用强利尿剂使 K^+ 排出过多,出现呼吸性酸中毒合并代谢性酸中毒伴代谢性碱中毒;严重肝病所致的呼吸性碱中毒,伴乳酸与酮症性酸中毒,同时由于呕吐所致代谢性碱中毒,表现为呼吸性碱中毒合并代谢性酸中毒伴代谢性碱中毒。

四、酸碱平衡紊乱的判断原则

酸碱平衡紊乱的判断必须结合病史,从病史中了解诱发酸碱平衡紊乱的原因。酸碱平衡紊乱实验诊断指标主要是 PH 值、PCO_2、HCO_3^- 三项。pH 值是判断酸碱度的指标,pH<7.35 为酸中毒,pH>7.45 为碱中毒,但 pH 值在正常参考区间也可能存在代偿性或混合性酸碱失衡。

根据 HCO_3^- 和 PCO_2 的变化,结合 PH 值和病史可确定是呼吸性还是代谢性酸碱失衡。

(一)分析病史

分析患者的病史对酸碱平衡紊乱的判断最为重要,对病史分析,可大致了解患者是呼吸因素还是代谢因素引起的酸碱平衡紊乱;根据患者用药情况、肾功能、肺功能状态的综合分析等,对于正确判断酸碱平衡紊乱的性质及种类发挥重要作用。

(二)测定指标分析

酸碱平衡紊乱主要看 PH 值、PCO_2、HCO_3^-(或 BE)三项指标。

(1)pH 值异常如 pH<7.35 为酸中毒,pH>7.45 为碱中毒。根据 HCO_3^- 与 PCO_2 指标变化方向并结合病史来确定酸碱平衡紊乱属于代谢性还是呼吸性。

(2)pH 值正常时需要考虑以下两种情况:①酸碱平衡紊乱发生后机体完全代偿。②可能存在混合型的酸碱平衡紊乱。具体的判断需要结合病史和其他血气分析指标及代偿情况进行综合分析。

(三)代偿预估值计算及分析

代谢性酸碱紊乱时,原发性变化指标为[HCO_3^-],PCO_2 出现代偿性变化。呼吸性酸碱紊乱时,原发性变化指标为 PCO_2,[HCO_3^-]出现代偿性变化。一般来说,代谢性酸中毒的呼吸代偿数分钟内开始,24 h 内就可达到最大代偿;代谢性碱中毒呼吸代偿需 1 天开始,3~5d 可达到最大代偿;呼吸性酸中毒的肾代偿大后开始,5~7d 达到最大代偿;呼吸性碱中毒的呼吸代偿于 6~18 h 开始,3 天可达到最大代偿。通过发病时间和代偿性指标预估值计算,可进一步判断酸碱紊乱类型。单纯性酸碱紊乱时的代偿预计值计算公式见表 17-5。

表 17-5 单纯性酸碱紊乱时的代偿预计值

紊乱类型	原发变化	代偿变化	代偿时限	预计值公式	代偿极限
代谢性酸中毒	[HCO_3^-]↓	PCO_2↓	12~24	$PCO_2 = 40-(24-[HCO_3^-]) \times 1.2 \pm 2$	10 mmHg
代谢性碱中毒	[HCO_3^-]↑	PCO_2↑	3~5	$PCO_2 = 40+([HCO_3^-]-24)0.9 \times \pm 5$	55 mmHg
急性呼吸性酸中毒	PCO_2↑	[HCO_3^-]↑	几分钟	$[HCO_3^-] = 24+(PCO_2-40) \times 0.07 \pm 1.5$	30 mmol/L
慢性呼吸性酸中毒	PCO_2↑	[HCO_3^-]↑	5~7d	$[[HCO_3^-] = 24+(PCO_2-40) \times 0.4 \pm 3$	42~45 mmol/L
急性呼吸性碱中毒	PCO_2↓	[HCO_3^-]↓	几分钟	$[HCO_3^-] = 24-(40-PCO_2) \times 0.2 \pm 2.5$	18 mmol/L
慢性呼吸性碱中毒	PCO_2↓	[HCO_3^-]↓	2~3d	$[HCO_3^-] = 24-(40-PCO_2) \times 0.5 \pm 2.5$	12~15 mmol/L

注:表中 PCO_2 单位为 mmHg;[HCO_3^-]单位为 mmol/L。

原发呼吸性酸中毒和呼吸性碱中毒分别以大于 72 h 和大于 48 h 作为选择慢性代偿公式的依据。对于代偿时间不到而达到或超过代偿范围，或代偿时间已超过而未达到或超过代偿范围的，在分析时应注意是混合性酸碱失衡的表现。此时通过代偿预估值能判断是否为合并其他酸碱平衡紊乱。

1.测定值在代偿预估值范围内

(1)单纯性酸碱紊乱：原发变化指标改变后病程已达到或超过代偿器官代偿所需的时间，可诊断为单纯性酸碱紊乱。

(2)混合性的酸碱紊乱：由于病程时间不够而尚未代偿或代偿不充分，则可认为是混合性酸碱紊乱。例如，代谢性酸中毒在[HCO_3^-]下降后病程不到 12 h，但 PCO_2 已下降到代偿预估值范围内，说明合并呼吸性碱中毒。

2.测定值在代偿预估值范围外

(1)病程时间短未达到代偿时限：①测定值(在代偿变化方向上)未能达到代偿预估值，可诊断为单纯性酸碱紊乱，部分代偿。②测定值(在代偿变化方向上)超过代偿预估值可诊断为混合性的酸碱紊乱。例如，代谢性酸中毒在[HCO_3^-]下降后病程不到 12 h，若 PCO_2 未能达到代偿预估值范围(即大于代偿预估值范围)，说明是单纯性酸碱紊乱；若 PCO_2 已下降并超过代偿预估值范围(即小于代偿预估值范围)，说明合并呼吸性碱中毒。

(2)病程达到或超过代偿所需的时间：原发指标改变后病程已达到或超过代偿器官代偿所需的时间，则可认为是混合性的酸碱紊乱。例如：代谢性酸中毒在[HCO_3^-]下降后病程超过 24 h，如 PCO_2 大于代偿预估值范围内，说明合并呼吸性酸中毒；如 PCO_2 小于代偿预估值范围内，说明合并呼吸性碱中毒。

(四)三重性酸碱平衡紊乱的判断

三重性酸碱平衡紊乱的判断需根据 pH 值、PCO_2、HCO_3^- 以及 AG 值、代偿预估值、潜在[HCO_3^-]、电解质和病史综合判断。由于呼吸性酸中毒和呼吸性碱中毒不可能同时存在，故判断三重性酸碱平衡紊乱的关键是代谢性酸中毒与代谢性碱中毒共存时的鉴别。判断参考方法如下。①按照前述第 1 步和第 2 步确定呼吸性酸碱平衡紊乱的类型，并计算其代偿预估值。②根据高 AG 值确定代谢性酸中毒的存在。③计算潜在[HCO_3^-]，如潜在[HCO_3^-]大于代偿预估值，则说明同时有代谢性碱中毒存在。

三重性酸碱平衡紊乱的代谢性酸中毒既可以是高 AG 代谢性酸中毒，也可以是高氯(正常 AG)性代谢性酸中毒。高 AG 代谢性酸中毒与呼吸性酸中毒、呼吸性碱中毒及代谢性碱中毒并存时，其增高的 AG 值不变，因而可作为判断高 AG 代谢性酸中毒的理论依据。但高氯性代谢性酸中毒与其他单纯的酸碱失衡并存时。其肌酐浓度[Cr]可受它们的影响而改变，即 AG 与[HCO_3^-]呈等量单向变化的关系，故用[Cr]增高来诊断高氯性三重性酸碱平衡紊乱不可靠。目前临床上仅能对高 AG 代谢性酸中毒做出判断，而对高氯性代谢性酸中毒尚缺乏有效的判断手段。

(侯茗贺)

第十八章 自身免疫性疾病与检验

第一节 概 述

自身免疫病(autoimmune disease,AID)是指由于过度而持久的自身免疫反应导致组织、器官损伤并引起相应器官病变或临床症状的一类疾病。

正常情况下,免疫系统对自身的组织和细胞不产生或仅产生微弱的免疫应答,此现象称为自身免疫耐受。自身免疫耐受是机体维持免疫平衡的重要因素,其机制与胚胎期的免疫接触有关。根据 Burnet 的克隆选择学说,在胚胎期或新生期免疫系统尚未发育成熟时,抗原刺激不会引起免疫应答,只引起相应的淋巴细胞克隆抑制,被抑制的细胞群称为禁忌克隆。通常胚胎期免疫系统能够接触到的抗原都是自身物质。另一方面,几乎所有可暴露的自身抗原都在胚胎期接触过免疫系统,因此出生后免疫系统对自身抗原表现为天然免疫耐受。

当某些原因使自身免疫耐受遭到破坏时,免疫系统就会对自身组织成分发生免疫应答,产生针对自身成分的自身抗体或自身反应性 T 淋巴细胞,此现象称为自身免疫。自身免疫属于正常的生理现象,在健康人体内都有一定量的自身抗体和自身反应性 T 细胞的存在,它们在维持免疫自身稳定中发挥重要作用,大多数自身抗体的效价较低,不足以引起自身组织的损伤,但可协助清除衰老蜕变的自身成分,故亦称为"生理性自身抗体"。

一、自身免疫病的基本特征

自身免疫病种类繁多,但都具有如下一些共同特征:

(1)多数病因不明,往往女性高发,且具有遗传倾向性。

(2)患者体内可检出高效价的自身抗体和(或)自身反应性 T 淋巴细胞。

(3)一般病程较长,多呈反复发作和慢性迁延不愈,疾病转归与自身免疫应答的强度密切相关。

(4)肾上腺皮质激素等免疫抑制治疗可缓解症状。

(5)常有其他自身免疫病同时存在。

(6)可在体外复制出相关动物病理模型。

二、自身免疫病的分类

目前自身免疫病尚无统一的分类标准,多以受累组织、器官的范围、解剖系统及发病原因等方法进行分类。

(一)按自身抗原的分布范围分类

按自身抗原的分布范围分类,可分为器官特异性自身免疫病和非器官特异性自身免疫病两大类(表 18-1)。

1. 器官特异性自身免疫病

指病变局限于某一特定器官或组织,其自身抗原为该器官组织的特定成分。

2. 非器官特异性自身免疫病

又称"全身性或系统性自身免疫病",是指侵犯多种器官、组织的自身免疫病,其自身抗原为多种器官、组织所共有的成分,如细胞核成分、线粒体等,由于其常累及结缔组织,故又称"结缔组织病"或"胶原病"。

通常,器官特异性自身免疫病的预后较好,而非器官特异性自身免疫病的病变广泛,预后不良。

（二）按发病部位的解剖系统分类

按发病部位的解剖系统分类,可分为结缔组织（系统性红斑狼疮、类风湿关节炎、干燥综合征、混合性结缔组织病等）、内分泌系统（桥本甲状腺炎、Graves 病、Addison 病、胰岛素依赖性糖尿病等）、消化系统（萎缩性胃炎、溃疡性结肠炎、原发性胆汁性肝硬化等）、血液系统（恶性贫血、自身免疫性溶血性贫血、特发性血小板减少性紫癜、特发性白细胞减少症等）等自身免疫病。

表 18-1　常见的自身免疫病

类别	疾病名称	自身抗原
器官特异性	桥本甲状腺炎	甲状腺球蛋白和甲状腺微粒体
	Graves 病	甲状腺细胞 TSH 受体
	原发性肾上腺皮质功能减退症	肾上腺皮质细胞、ACTH 受体
	溃疡性结肠炎	肠黏膜细胞
	重症肌无力	乙酰胆碱受
	交感性眼炎	眼晶状体蛋白
	青少年型胰岛素依赖性糖尿病	胰岛 B 细胞 GAD(酪氨酸磷酸酶)
	胰岛素抵抗性糖尿病	胰岛素受体
	原发性胆汁性肝硬化	小胆管上皮细胞
	自身免疫性溶血性贫血	红细胞膜表面分子
	特发性血小板减少性紫癜	血小板膜蛋白
	特发性白细胞减少症	白细胞
非器官特异性	系统性红斑狼疮	核抗原(DNA、组蛋白、核糖核蛋白等)细胞浆成分(线粒体、微粒体)
	类风湿关节炎	变性 IgG、中间丝相关蛋白、纤维蛋白
	混合性结蹄组织病	核糖核蛋白(RNP)
	多发性肌炎	肌肉抗原、氨酰 tRNA 合成酶
	系统性血管炎	中性粒细胞

（三）按发病先后分类

1. 原发性自身免疫病

大多数自身免疫病的发生与遗传因素密切相关,原发病因不明,称为"原发性自身免疫病"。此类疾病可以是器官特异性的,也可以是非器官特异性的。

2. 继发性自身免疫病

某些自身免疫病由特定的外因所致,如药物、外伤、感染等,而与遗传无关,一般愈后良好,称为"继发性自身免疫病",如慢性活动性肝炎、交感性眼炎等。此类疾病多属器官特异性自身免疫病。

（王玉洁）

第二节 自身免疫病发生的相关因素

大部分自身免疫病的发病原因和发病机制尚不清楚。但无论何种原因使机体产生了针对自身抗原的自身抗体和(或)自身反应性 T 细胞,都可以通过各种途径导致免疫炎症,使机体发生组织损伤或器官功能障碍,表现出相应的临床症状。

一、自身抗原因素

1.隐蔽抗原的释放

隐蔽抗原是指在解剖位置上体内某些与免疫系统在解剖位置上隔绝的组织成分,如精子、眼内容物、脑等。正常情况下,其终身不与免疫系统接触,机体对这些组织、细胞的抗原成分无免疫耐受性。在手术、外伤、感染等情况下,隐蔽抗原得以释放,与免疫活性细胞接触进而诱导相应的自身免疫应答,导致自身免疫病的发生。例如:因眼外伤使眼晶状体蛋白和眼葡萄膜色素隔离抗原释放,刺激机体产生特异性的CTL,CTL 可对健侧眼睛的细胞发动攻击,引发交感性眼炎。临床上常见的还有甲状腺球蛋白抗原释放后,可引起桥本甲状腺炎;精子抗原释放可引起男性不育;脑脊髓和神经髓鞘蛋白抗原释放可引起脱髓鞘脑脊髓炎和外周神经炎等。

2.自身抗原的改变

生物因素(如细菌、病毒、寄生虫等)、物理因素(如冷、热、电离辐射等)、化学因素(如药物等)均可影响自身细胞抗原的性质,诱导自身免疫应答,导致自身免疫病。如:多种药物可改变血细胞的抗原性引起自身免疫性溶血性贫血和血小板减少性紫癜等;变性的自身 IgG 可刺激机体产生抗变性 IgG 的自身抗体,这类抗体又称为类风湿因子(rheumatoid factor,RF)。RF 与变性 IgG 结合形成的免疫复合物可导致类风湿关节炎。

3.共同抗原的存在

感染是诱发自身免疫的重要因素。某些病原微生物具有与宿主正常细胞或细胞外基质相似的抗原表位,宿主针对该病原微生物产生的免疫效应产物能与其共同抗原发生交叉反应,引起炎症和组织破坏,导致自身免疫病。例如:A 群溶血性链球菌与人的。肾小球基底膜或心肌组织具有共同抗原表位,因此链球菌感染后容易发生肾小球肾炎或心肌炎;大肠埃希菌和结肠黏膜具有共同抗原表位,可以引发溃疡性结肠炎。

4.表位扩展

一个抗原分子可存在有优势表位和隐蔽表位。正常情况下,优势表位是众多表位中首先激发免疫应答的表位,隐蔽表位并不引起免疫应答。在异常情况时,免疫系统在针对一个优势表位发生免疫应答后,可能对隐蔽表位相继引发免疫应答,此种现象称为表位扩展。随着疾病的进程,机体的免疫系统不断扩大所识别自身抗原表位的范围,因而使自身抗原不断受到新的免疫攻击,使疾病迁延不愈并不断加重。表位扩展与类风湿关节炎、系统性红斑狼疮、多发性硬化症、胰岛素依赖性糖尿病的发病相关。

二、免疫调节机制紊乱因素

1.多克隆刺激剂的旁路活化

在某些情况下,机体对自身抗原的免疫耐受是由于 T 淋巴细胞对这些自身抗原处于耐受状态所致,B 细胞仍然保持着对自身抗原的免疫应答性。多克隆刺激剂(如 EB 病毒、细菌内毒素等)和超抗原(金黄色葡萄球菌外毒素 TSST-1、肠毒素 SEA 等)可直接激活处于耐受状态的 T 细胞,辅助刺激自身反应性B 细胞活化产生自身抗体,引发自身免疫病(图 18-1)。

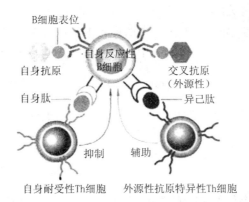

图 18-1　Th 细胞旁路激活 B 细胞

2. Th₁ 和 Th₂ 细胞的功能失衡

不同的病原微生物感染或组织损伤等因素所产生的炎症反应,能通过分泌细胞因子而影响 Th₀ 细胞向 Th₁ 或 Th₂ 细胞分化。Th₁ 和 Th₂ 细胞的比例失调和功能失衡与自身免疫病的发生相关。Th₁ 细胞功能亢进,可促进某些器官特异性自身免疫病的发生,如胰岛素依赖性糖尿病。Th₂ 细胞的功能亢进,可促进抗体介导的全身性自身免疫病的发生,如系统性红斑狼疮。

3. MHC-Ⅱ 类抗原的表达异常

在正常情况下,大多数组织、细胞仅表达 MHC-Ⅰ 类抗原,而不表达 MHC-Ⅱ 类抗原。在某些因素(如 IFN-1)作用下,组织细胞表面可异常表达 MHC-Ⅱ 类抗原,从而可能将自身抗原提呈给 Th 细胞,启动自身免疫应答,导致自身免疫病。已发现原发性胆汁性肝硬化的胆管上皮和糖尿病的胰岛 B 细胞表面均表达 MHC-Ⅱ 类抗原。

4. 自身反应性淋巴细胞逃避"克隆丢失"

自身反应性淋巴细胞在胸腺(或骨髓)内的分化成熟过程中,通过识别基质细胞所提呈的自身抗原肽-MHC 分子而发生凋亡,此即阴性选择。由于胸腺(或骨髓)功能障碍或微环境发生改变,某些自身反应性淋巴细胞可能逃避阴性选择,该克隆细胞进入外周血即可对相应自身抗原产生应答,引发自身免疫病。

5. 淋巴细胞的突变

由于理化因素、生物因素或某些原发因素的影响,可能导致淋巴细胞突变,其抗原识别能力异常,对自身抗原产生免疫应答,从而引发自身免疫病。

6. Fas/FasL 表达的异常

Fas 属 TNFR/NGFR 家族成员,又称 CD95,普遍表达于多种细胞包括淋巴细胞表面。其配体 FasL 通常出现于活化的 T 细胞,如 CTL 和 NK 细胞膜上,又可以分泌脱落至细胞外。无论是膜结合型或游离型的 Fas L,与细胞膜上的 Fas 结合后均可诱导细胞凋亡。Fas(CD95)/FasL(CD95 配体)基因缺陷的患者,因为激活诱导的自身应答性淋巴细胞的凋亡机制受损,易发生多种自身免疫病。凋亡调节蛋白的过度表达,也与自身免疫病的发生相关。正常胰岛细胞不表达 Fas,在 IDDM 发病的过程中,局部 APC 和 CTL 相互作用所产生的 IL-1β 和 NO 可选择性地使 β 细胞表达 Fas,激活的 CTL 表达 FasL,进而通过细胞间的相互作用或释放可溶性 FasL 使表达 Fas 的 β 细胞遭到破坏。多发性硬化症、桥本甲状腺炎等多种自身免疫病的发生也与 Fas/FasL 表达异常有关。

三、生理因素

1. 自身免疫病发病率随年龄的增长而升高

临床上,老年人自身抗体的检出率较高,可能是老年人胸腺功能低下或衰老导致免疫系统功能紊乱的缘故所致。

2.某些自身免疫病与性别有关

某些自身免疫病好发于女性,如类风湿关节炎的患者中女性与男性之比为 4：1。女性发生系统性红斑狼疮和多发性硬化症(MS)的可能性比男性大 10～20 倍。有些自身免疫病好发于男性,如患强直性脊柱炎的男性约为女性的 3 倍。

3.某些自身免疫病与性激素变化有关

系统性红斑狼疮患者的雌激素水平普遍升高。实验显示,给系统性红斑狼疮小鼠应用雌激素可加重其病程。

四、遗传因素

许多自身免疫病的发生与个体的 MHC 基因型有关。不同型的 MHC 分子结合提呈抗原的能力不同。有些个体的 MHC 分子适合提呈某些自身成分的抗原肽,因此易患某些自身免疫病。例如,携带 HLA-DR3 的个体易患系统性红斑狼疮、重症肌无力、胰岛素依赖性糖尿病;HLA-DR4 与类风湿关节炎有关;强直性脊柱炎患者中 90％以上为 HLA-B27 阳性。

（王玉洁）

第三节　自身免疫病的免疫损伤机制

引起自身免疫病的原因和机制是多种多样的,自身免疫病实际上是由自身抗体、自身反应性 T 淋巴细胞,或二者共同引起的针对自身抗原的超敏反应性疾病。其自身组织损伤的机制类似于 Ⅱ 型、Ⅲ 型、Ⅳ 型超敏反应。针对自身抗原引起的免疫应答,可通过一种或几种方式共同作用导致免疫损伤,继而引发自身性免疫病。

一、自身抗体引起的免疫损伤

在这种自身免疫病的发生过程中,由针对自身细胞表面或细胞外基质抗原物质的 IgG 类和 IgM 类自身抗体启动细胞和组织的损伤。

1.抗细胞表面抗原的自身抗体引起的免疫损伤

自身抗体直接与靶抗原结合,通过激活补体、吸引中性粒细胞和单核细胞、促进吞噬作用及局部释放炎症介质等,导致细胞和组织损伤。例如:某些药物可吸附在红细胞、血小板或中性粒细胞等血细胞的表面并改变细胞的抗原性,进而刺激机体产生抗红细胞、血小板或中性粒细胞等血细胞的自身抗体,自身抗体与血细胞结合并激活补体系统,可直接导致靶细胞的裂解。临床常见的有药物引起的溶血性贫血、自身免疫性血小板减少性紫癜、中性粒细胞减少症等疾病。

2.抗细胞表面受体的自身抗体引起的细胞和组织功能障碍

自身抗体与细胞表面特异性受体结合后,可通过以下机制导致该受体功能障碍。

(1)模拟配体作用:自身抗体与受体结合,模拟其配体的作用,刺激靶细胞功能亢进。例如:Graves 病患者血清中存在抗促甲状腺激素受体(thyroid stimulating hormone receptor,TSHR)的自身 IgG 类抗体,此抗体与 TSHR 结合,可模拟促甲状腺激素的作用,刺激甲状腺细胞分泌过量甲状腺激素,导致甲状腺功能亢进;某些低血糖症患者体内产生抗胰岛素受体(激动剂样)的自身抗体,此类抗体与胰岛素受体结合,可发挥类似于胰岛素样的效应,引起低血糖症。

(2)竞争性阻断效应:自身抗体与受体结合,可阻断天然配体与受体结合,或改变受体结构,从而抑制受体功能。例如:某些胰岛素耐受性糖尿病患者体内产生抗胰岛素受体(拮抗剂样)的自身抗体,此类抗体可竞争性抑制胰岛素与受体结合,引发糖尿病。

（3）介导受体内化与降解：自身抗体与受体结合后，介导受体内化并降解，或通过激活补体系统而引发细胞损伤。例如：重症肌无力（myasthenia gravis，MG）患者体内存在抗神经－肌肉接头部位乙酰胆碱受体的自身抗体，该抗体可竞争性抑制乙酰胆碱与受体结合，并促使乙酰胆碱受体内化、降解，从而降低骨骼肌细胞对运动神经元所释放乙酰胆碱的反应性，出现以骨骼肌无力为特征的临床表现。

二、免疫复合物引起的免疫损伤

可溶性自身抗原与相应抗体结合可形成循环免疫复合物，随血流抵达某些组织部位并沉积下来，激活补体，促进炎性细胞浸润，造成组织损伤，干扰相应器官的正常生理功能，此类疾病属于Ⅲ型超敏反应引起的自身免疫病。系统性红斑狼疮乃为此类疾病的代表，患者体内持续产生针对自身细胞核抗原的自身IgG类抗体，形成大量循环免疫复合物，沉积在肾小球、关节、皮肤及其他器官的毛细血管，进而引起肾小球肾炎、关节炎、皮肤红斑及多部位脉管炎等多器官、多系统病变，最终导致广泛而严重的小血管炎性损伤。其他的免疫损伤机制也可参与系统性红斑狼疮的发病。

三、自身反应性 T 细胞引起的免疫损伤

自身反应性 T 细胞在多种自身免疫病（尤其是器官特异性自身免疫病）的免疫损伤中起重要作用。$CD8^+$ CTL 和 $CD4^+$ Th_1 细胞均可介导自身组织、细胞损伤，其机制为Ⅳ型超敏反应，主要引起淋巴细胞和单核细胞浸润为主的炎性病变。在胰岛素依赖性糖尿病（IDDM）发病中，$CD8^+$ 和 $C1M^+$ T 细胞浸润胰岛组织，CTL 特异性杀伤胰岛 B 细胞，Th_1 细胞产生细胞因子引起炎症反应损伤胰岛细胞，致使胰岛素的分泌严重不足。在实验性自身免疫性脑脊髓炎（EAE）发病中，髓鞘碱性蛋白（MBP）特异性 Th_1 细胞介导中枢神经系统损害，过继转移 MBP 特异性 Th_1 细胞克隆给正常动物，可成功诱发 EAE。此外，自身反应性 T 细胞在慢性淋巴细胞性甲状腺炎、恶性贫血及自身免疫性心肌炎等自身免疫病的发病中也起重要作用。

（王玉洁）

第四节 常见的自身免疫病

自身免疫病种类繁杂，各种不同的自身免疫病所累及的器官、组织和部位也不尽相同。

一、系统性红斑狼疮

系统性红斑狼疮（systemic lupus erythematosus，SLE）是最常殃及年轻妇女的多系统疾病。多发生在 20～30 岁的女性，男女的发病比例约为 1：10。疾病的严重性往往随病程呈复发与缓解交替起伏，该病高死亡率主要由肾病引起，治疗原则主要是延长存活期。

SLE 病因不清，发病机制复杂，但是患者体内存在有多种抗核抗体，如抗核抗体、抗 DNA 抗体、抗 Sm 抗体等，也可产生抗红细胞、血小板、白细胞和凝血因子等自体抗体。这些自身抗体和抗原形成的大量免疫复合物，可沉积在皮肤、肾小球、关节、脑或其他部位的血管基底膜，激活补体及 ADCC，造成组织、细胞免疫损伤，引起肾小球肾炎、关节炎、皮肤红斑等多种脏器损害。被损伤的细胞释放的核抗原又刺激 B 细胞产生更多的自身抗体，进一步加重病理损伤。不同的自身抗体致病机制各异，但多数尚待阐明。

SLE 依据美国风湿病学会（ACR）1997 年制定的分类标准进行诊断，诊断标准有 11 项：①抗核抗体阳性。②面颊红斑。③盘状红斑。④光过敏。⑤口鼻溃疡。⑥非侵蚀性关节炎。⑦胸膜炎或心包炎。⑧肾小球肾炎。⑨神经、精神病变。⑩血细胞减少。⑪其他 SLE 血清学特征性自身抗体（抗 Sm、抗 dsDNA、抗心磷脂、狼疮抗凝物、RPR 假阳性）。满足 4 项可诊断为 SLE，其中两项标准是血清学指标：抗核抗体阳性和检测到 SLE 特征性自身抗体。

二、类风湿关节炎

类风湿关节炎(rheumatic arthritis,RA)是一种以关节组织慢性炎症病变为主要表现的全身性疾病,呈世界性分布,男女患者比例为 1:3,任何年龄均可发病,但高发期在 40 多岁。其发病机制是患者体内 IgG 分子发生了变性,从而刺激机体产生抗变性 IgG 的自身抗体。这种自身抗体以 IgM 为主,也可以是 IgG 或 IgA 类抗体,临床称之为类风湿因子(rheumatoidfactor,RF)。RF 与自身变性 IgG 结合形成的免疫复合物,沉积于关节滑膜,引起类风湿关节炎。RA 病程与 SLE 相似,可时缓时重甚至痊愈,但是炎症常持续加重。RA 的病变主要发生在手与足的对称性小关节,晚期常导致进行性关节破坏、变形。患者除关节疼痛和活动障碍,还常产生系统性病症,如皮下结节、贫血、胸膜炎、心包炎、间质性肺炎、血管炎等。

美国风湿病学会 1987 年的 RA 分类诊断标准有 7 项:①关节晨僵。②至少三个关节部位有关节炎。③手关节性关节炎。④对称性关节炎。⑤类风湿结节。⑥血清类风湿因子含量增高。⑦关节放射性改变。标准①～④至少持续 6 周,至少符合 4 个标准可诊断为 RA。类风湿因子虽然作为 RA 诊断标准之一,在 RA 患者中检出阳性率和滴度高,但是它不是特异性指标。

三、Graves 病

Graves 病是一种病因未明的自身免疫病,患者血清中出现针对促甲状腺激素受体(thyroid stimulating hormone receptor,TSHR)的抗体,它与 TSHR 结合能持续刺激甲状腺细胞分泌过量的甲状腺素,从而引发患者出现甲状腺功能亢进。由于它的效应与促甲状腺激素(TSH)相似,但作用时间较长,故又称为长效甲状腺刺激抗体(long-activating thyroid-stimulating antibody,LATSA),属于 IgG 类抗体。LATSA 还可通过胎盘转移导致新生儿甲状腺功能亢进,但此症状可随来自母亲的 IgG 抗体水平下降而逐渐消失。此类抗体结合 TSHR 的部位及其作用机制均与 TSH 相同,即激活 TSHR 的腺苷酸环化酶,使胞内 cAMP 水平上升,从而导致甲状腺素合成和分泌增加。LATSA 与多种组织细胞(如脂肪细胞)存在明显交叉反应,可使眼眶内脂肪细胞增生而致突眼症状。此外,也有人从甲状腺组织中检出 IgM 和 IgE 类自身抗体,提示本病可能还涉及其他体液免疫应答机制。

Graves 病多发生于 30～40 岁人群,男女比例为 7:1。LATSA 几乎只存在于 Graves 病患者中,检出阳性率及滴度最高,在其他甲状腺疾病中常为阴性。

四、系统性血管炎

血管炎是指发生于血管壁及其血管周围的炎症性疾病,可发生于大动脉、小动脉、静脉等血管床,病谱可从急性坏死性血管炎到慢性血管炎,患者多伴有倦怠、发热、体重减轻等症状。累及小血管,多表现为明显紫癜、多神经炎、巩膜外层炎、溶血或镜下血尿;累及中等大小血管,则可导致心脏、肾脏、肠道、肢端甚至脑组织的梗死;累及大血管,可表现为主动脉弓综合征或者是血栓性静脉闭塞。检测抗中性粒细胞胞浆抗体对某些小血管炎有一定诊断价值。

(王玉洁)

第五节　自身免疫抗体检验

自身免疫疾病种类多,其中有些至今尚无有效的治疗方法,对人类健康及生命有很大威胁,临床上十分重视这一类疾病的诊断及治疗。由于血清自身抗体是自身免疫病的重要标志,因此,临床上把对自身抗体的检测作为诊断自身免疫病的重要依据。

一、类风湿因子测定

类风湿因子(RF)是抗变性 IgG 的自身抗体,无种属特异性。它能与人或动物的变性 IgG 结合,而不与正常 IgG 发生凝集反应。RF 主要出现在类风湿性关节炎患者,70%～90%的血清中和约 60%的滑膜液中可检出 IgG 类 RF,这很可能是自身 IgG 变性所引起的一种自身免疫应答的表现。

RF 有 IgG、IgA、IgM 等多种 Ig 类型,以 IgM 类型多见。检测 RF 的方法很多,目前,最常用的是致敏乳胶凝集试验和免疫比浊法。

(一)胶乳凝集试验测定 RF

1.原理

该法测定的原理是纯化的人 IgG 加热聚合后与羧化的聚苯乙烯胶乳共价交联制成抗原胶乳,此致敏胶乳颗粒在与待测血清中的 RF 相遇时,于一定时间内发生肉眼可见的凝集。

2.试剂

(1)10 g/L 聚苯乙烯 RF 测定胶乳,可购买成套的商品试剂。

(2)阳性对照血清:可用 WHO RF 参考品,也可收集 RF 阳性血清混合,与参考品溯源后用作对照。

3.操作

(1)定性试验:按试剂盒说明书操作。试剂自冰箱取出后恢复至室温(18 ℃～25℃);轻轻混匀胶乳试剂,并核对阴性和阳性对照;在反应板孔中依次加 1 滴待测血清和 1 滴胶乳试剂;轻轻摇动混匀,2 min 后于直射光下观察结果。阴性和阳性对照同上法操作。

(2)半定量实验:定性试验阳性时,将待测血清 100 μL 在反应板孔中用 100 μL 8.5 g/LNaCl 连续进行倍比稀释(1∶2～1∶16),各稀释度血清 20 μL 加胶乳试剂 20 μL,混匀,2 min 后观察结果。

4.结果判定

2 min 出现肉眼可见凝集者为阳性(≥20 U/mL),无凝集者为阴性(<20 U/mL)。半定量试验 1∶2 稀释血清出现凝集者为 40 U/mL;1∶4 稀释血清出现凝集者为 80 U/mL;1∶8 稀释血清出现凝集者为 160 U/mL;1∶16 稀释血清出现凝集者为 320 U/mL。

(二)免疫比浊法测定 RF

1.原理

反应试剂中有一定浓度的变性 IgG(人、兔或羊 IgG)加入含 RF 的待测血清后,RF 与试剂中变性 IgG 结合,形成变性 IgG-抗变性 IgG 自身抗体(RF)免疫复合物,引起溶液中浊度变化。用透射比浊或散射比浊法即可测定出检样中 RF 的浓度。

2.试剂

购买与仪器配套的商品试剂。

3.操作

按仪器与试剂盒说明书操作。

4.计算

用 RF 标准品制备校正曲线,待测血清中 RF 浓度可根据校正曲线得出。通常由仪器自动打印报告。

5.参考值

正常人血清 RF<20 U/mL。

RF 在类风湿性关节炎患者中的检出率很高,RF 阳性支持早期 RA 的倾向性诊断,如对年轻女性应进行 RA 和风湿热间的鉴别;而对非活动期 RA 的诊断,需参考病史。但 RF 也像 ANA 一样,并不是 RA 独有的特异性抗体。在 SLE 患者均有 50%RF 阳性,在其他结缔组织病如 SS、硬皮病、慢性活动性肝炎及老年人中均可有不同程度的阳性率。

二、抗核抗体测定

抗核抗体(ANA)是指对真核细胞的核的不同成分,作为抗原所产生的各种自身抗体的总称,大约有

20 多种。检测 ANA 的方法甚多,但最广泛应用的是间接免疫荧光素标记抗体法。最近报道用免疫金银法检测 ANA 的敏感性优于荧光法,而且易于观察。该法抗原片可用鼠的肝、肾或组织冷冻切片,压印片或匀浆涂片,亦可用传代细胞,如人咽癌上皮细胞(HEP-2)等代替器官或组织。

(一)操作

(1)金黄色葡萄球菌 A 蛋白(SPA)交联金溶液(SPA-G)的制备:10 g/L 枸橼酸钠 4 mL,0.1 mol/L K_2CO_3 0.2 mL,10 g/L 鞣酸 0.7 mL 及重蒸馏水 15.1 mL,混匀后为 A 液;取 10 g/L 氯化金 1 mL,加重蒸馏水 79 mL,混匀为 B 液。A、B 液分别加热至 60℃,边搅拌边迅速地将 A 液倾入 B 液。数秒钟内溶液由蓝色变为稳定的紫红色,即形成直径 5 mm 的胶体金颗粒。然后继续加热,并补加入双蒸馏水至 100 mL。于室温下冷却后,将 pH 调至 6.0,搅拌下加 SPA1.2 mL,作用 5 min 后,加入 50 g/L 的牛血清清蛋白(BSA),使其最终浓度为 10 g/L。将用 SPA 交联的金溶液浓缩后,过 SephadexG-200 层析柱,收集清澈透明的深红色组分,分装后于 4℃下保存备用。

(2)银染色液:20 g/L 明胶 6 mL,pH3.5 枸橼酸缓冲液 1 mL,57 g/L 的对苯二酚 3 mL 和 25.9 g/L 硝酸银溶液 0.2 mL,临用前混合。

(3)用鼠肝匀浆制成抗原片。

(4)被检血清用 pH7.4,0.02 mol/L Tris-HCl 缓冲液稀释 10 倍滴加于抗原片上,37℃下温育 30 min 后,用流水冲洗,再用缓冲液浸洗 3 次,每次 5 min。

(5)加 10 g/L 的 BSA 液在 37℃下封闭 15 min,甩去 BSA 液,用滤纸将抗原片吸干。

(6)吸入适宜浓度(预先滴定)的 SPA-G,在 37℃下保温 30 min,按上法洗涤和吸干。

(7)滴加新配制的银染色液,于室温下在暗处染色 10 min,用流水冲洗,晾干后镜检。

(二)结果判断

ANA 阳性者,核显黑色,其周边出现均质的斑点及核小体等的形态。阴性者核不着色,状如空泡。

正常人一般为阴性,老年人的阳性率可达 2%～4%。

ANA 阳性对 SLE 等自身免疫性疾病有重要的诊断价值,此外,在硬皮病、类风湿性关节炎、舍格伦综合征(干燥综合征)等病中,ANA 的阳性率也较高。其他 ANA 阳性的疾病还有结缔组织病(如盘状红斑狼疮和皮肌炎等)、消化道疾病(如慢性活动性肝炎等)、造血系统疾病(如巨球蛋白血症和恶性贫血等),以及恶性肿瘤、重症肌无力、淋巴细胞性甲状腺炎等。

三、抗双链 DNA 抗体测定

抗 DNA 抗体至少有两类,但抗 DNA 抗体检测主要是对抗双链 DNA(ds-DNA)抗体的检测。它是诊断 SLE 的特异性指标。强阳性抗 DNA 抗体几乎仅见于 SLE 患者,且与 SLE 患者病情变化密切相关。活动期的阳性率一般在 90% 以上,而在非活动期的阳性率一般在 10% 以下。此外,在狼疮肾炎恶化时抗 DNA 抗体上升,病情缓解时抗 DNA 抗体也随之下降,因此,抗 DNA 抗体检测对 SLE 等疾病的诊断治疗及病情观察都有重要意义。

检测抗 DNA 抗体的方法很多,这里主要介绍生物素－亲和素－酶复合物免疫斑点法。具体操作如下。

(一)操作

1.载体

根据需要将硝基纤维素膜裁成小片。

2.点样

将 DNA 抗原(100 mg/L)2 μL 点在膜上。

3.封闭

用 20 g/L 浓度的牛血清清蛋白溶液封闭硝基膜 10～15 min 后取出,用缓冲液洗膜 1 次,用滤纸吸干,吹干。

4.反应

将硝基膜放于 1∶8 稀释的被检血清中,在 37℃下浸泡 20 min(同时做阳性血清和阴性血清对照)后,用 pH7.4 ,0.01 mol/LPBST 冲洗 3 次,每次 3 min,最后用滤纸吸干。

5.第 2 步反应

将膜浸入生物素化抗人 IgG 溶液中,于 37℃下放置 20 min 后取出,用 pH7.4 的含 Triton 的 PBST 洗 3 次,吸干。

6.第 3 步反应

将膜浸入 ABC(亲和素-生物素-酶复合物)溶液中,根据产品的不同作不同的稀释度,于 37℃下放置 20 min 后取出,洗 3 次,吹干。

7.显色

将膜浸于 3,3-二氨基联苯胺溶液中,室温下避光显色 15 min 后,用水冲洗并吸干,目测结果。

(二)结果判断

凡硝基膜片上呈现棕褐色斑点为阳性,阴性对照不显色。

四、抗 ENA 抗体测定

抗 ENA 抗体是指对核内可提取性核抗原(ENA)的自身抗体。ENA 是用等渗盐溶液从细胞核碎片提取的可溶性核蛋白。迄今,已发现了 20 多种 ENA 及其相应抗体,其中最主要的是 Sm 抗体和 RNP 抗体。前者主要见于 SLE 及其重叠综合征患者,后者多见于各种风湿病、SLE、混合性结缔组织病等。因此,ENA 抗体检测有助于结缔组织病的诊断。目前,多用对流电泳法同时测定 Sm 抗体和 RNP 抗体。近来,有人在纯化抗原的基础上,用 ELISA 法对抗体进行分别测定,敏感性优于对流电泳法,具体方法如下。

(一)操作

1.包被

将 ENA 抗原稀释成 1∶25 mg/mL 后,加到聚苯乙烯板(100 μL/孔),并于 4℃下放置过夜。

2.洗板及加入样品

次日,洗板后,用 pH7.4 的 PBS 将待测血清稀释 80 倍,按 100 μL/孔加到洗涤后的板上,同时作阴性和阳性血清对照,置 37℃湿环境中孵育 1.5 h。

3.加入结合物

甩去血清和洗板按工作浓度加入酶标记的抗人 IgG(100 μL/孔),于 37℃下保温 1 h。

4.显色

依次甩去结合物、洗板后加入底物溶液显色和测定。

(二)结果判断

吸光值高于阴性对照 2 倍以上者判为阳性。

五、抗线粒体抗体测定

抗线粒体抗体(AMA)是以细胞浆中的线粒体为抗原的一种自身抗体。这种抗体无种属及器官特异性。在原发性胆汁性肝硬化患者血清中阳性率较高,在其他肝病中也有不同程度的阳性率。目前,AMA 的测定仍以间接免疫荧光素标记抗体法为主。

(一)操作

1.抗原片的制备

用大鼠肾冷冻切片,厚 4～6 μm,贴于无荧光的清洁载玻片,吹干、密封并于 -20℃保存。

2.滴加标本

待测血清用 0.01 mol/L pH7.4 的 PBS 作 1∶10 稀释后滴于底物片上,在室温湿盒内反应 30 min,用 PBS 冲洗 3 次,吹干。

3.滴加荧光素标记抗体

滴加最适宜浓度的荧光素标记抗体,(荧光素标记的抗人 IgG 或抗人 IgM 等),放置在室温盒内反应 30 min 后,按上述方法冲洗和吹干。

(二)结果判定

用无荧光的缓冲甘油封片后,于荧光显微镜下镜检。在鼠肾切片中,AMA 的特异荧光出现于富含线粒体的肾小管上皮细胞的胞浆中。

六、抗中性粒细胞胞浆抗体测定

1985 年,Van Der Woude 等在 Wegener 肉芽肿患者血清中发现了一种能与中性粒细胞胞浆特异性结合的抗体(ACPA)。此抗体对 Wegener 肉芽肿有明显的特异性,阳性率为 $52.3\% \sim 58.6\%$,活动期 Wegener 肉芽肿可达 80%。检测此抗体可用常规间接免疫荧光法,以健康人抗凝血分离的粒细胞洗涤后,调整细胞浓度后制成涂片作抗原片,在空气中干燥,用无水乙醇在 $4℃$ 中固定 15 min,晾干后置 $4℃$暗处保存备用。待测血清 $1:8$ 稀释,与待测血清反应后,加入荧光素标记的兔抗人 IgG 抗体,最终在荧光显微镜下观察结果。阳性结果时,抗原片中的中性粒细胞胞浆呈现特异性亮绿色荧光,阴性不发光。

七、抗乙酰胆碱受体抗体测定

抗乙酰胆碱受体抗体(AchR-Ab)是重症肌无力症患者血清中存在的一种自身抗体,特别是合并胸腺瘤患者阳性率更高,可达 $93\% \sim 100\%$,未合并胸腺瘤者阳性率较低,为 $17.2\% \sim 88.7\%$。抗 AchR 抗体是重症肌无力症发生发展的重要因素之一。检测方法有免疫沉淀法、ConA-Sepharose 法和 ELISA 法。三种方法都需要 α-银环蛇毒素(α-BT)。免疫沉淀法的原理是用 ^{125}I 标记的 α-BT 与 AchR 和待测血清中抗 AchR 抗体形成免疫复合物,在加入抗人 IgG 后使复合物沉淀,通过沉淀中 ^{125}I 的放射性来判断抗 AchR 抗体的存在和水平高低。ConA-Sepharose法的原理是检测待测血清中抗 AchR 抗体是否阻断 ^{125}I-αBT 与 AchR 的结合或阻断 ^{125}I-αBT-AchR 复合物与 ConA-Sepharose 的结合。当有抗 AchR 抗体存在时,ConA-Sepharose上吸附的放射性减少。ELISA 方法较简单适用,故将其介绍如下。

(一)操作

1.包被

用包被液将 α-BT 稀释后(稀释量预试验测定)包被聚苯乙烯板上每孔 200 μL,$4℃$下放置过夜。次日甩去包被液,用 PBST 液洗涤 3 次,每次 3 min。

2.第 1 次孵育

将适当稀释的 AchR 液加到聚苯乙烯板上,每孔 200 μL,$37℃$下保温 1 h,按上法洗涤。

3.第 2 次孵育

加待测血清(或做适当稀释)每孔 200 μL,$37℃$下保温 30 min,按上法洗涤。

4.第 3 次孵育

加适当稀释度的 HRP-抗人 IgG 抗体,每孔 200 μL,$37℃$下保温 30 min,按上述方法洗涤。

5.显色

加底物显色,测 OD 值。

(二)计算

以阳性混合血清作标准血清,制作校正曲线,算出待测血清中抗 AchR 抗体的含量。

(三)参考值

正常人血清中 AchR 抗体为阴性。

八、抗核小体抗体测定

（一）检测方法

ELISA法。原理：用纯化的抗体包被微孔板，制成固相抗体，往包被单抗的微孔中依次加入 AnuA-IgG 抗原、生物素化的抗人 AnuA-IgG 抗体、HRP 标记的亲和素，经过彻底洗涤后用底物 TMB 显色。TMB 在过氧化物酶的催化下转化成蓝色，并在酸的作用下转化成最终的黄色。颜色的深浅和样品中的 AnuA-IgG 呈正相关，用酶标仪在 450 nm 波长下测定吸光度（OD 值），计算样品浓度。

（二）参考值

定性检测时，以 P/N<2.1 为阴性。

定量检测时，<25 RU/mL。各实验室应建立自己的参考值。

（三）临床意义

近年来抗核小体抗体已成为 SLE（系统性红斑狼疮）的标志抗体，对 SLE 诊断有越来越重要的意义。AnuA 对 SLE 的敏感性为 60%～80%，特异性为 97%～99%。此抗体几乎在 100% 的 SLE 活动期以及狼疮性肾炎患者和 62% 的 SLE 非活动期患者（此时抗 dsDNA 抗体的检出率只有 3.3%）中检测到。因此，测定 AnuA 尤其对抗 dsDNA、抗 Sm 抗体阴性的 SLE 有较高诊断价值。

九、抗心磷脂抗体与抗 β_2-GP$_1$ 抗体测定

（一）检测方法

ELISA法。原理与一般 ELISA 间接法相同。用牛心提取纯化的纯心磷脂或重组的 β_2-GP$_1$ 包被聚苯乙烯反应板，封闭后加入稀释的待测血清，如存在 ACA 或 β_2-GP$_1$ 则可与相应的抗原结合。洗后加入酶标记抗人 IgG、IgA、IgM 多价或单价抗体时可在固相上形成抗原-抗体-酶标记抗抗体复合物，洗去无关物质后加入酶底物/色原溶液，即可产生呈色反应。呈色反应反映 ACA 或抗 β_2-GP$_1$ 抗体水平。

（二）参考值

正常人血清 ACA、抗 β_2-GP$_1$ 抗体为阴性。

（三）临床意义

（1）ACA 主要存在于各种自身免疫病（如 SLE、RA、干燥综合征、皮肌炎、硬皮病、白塞综合征等）患者中，在某些恶性肿瘤、药物诱发性和感染性疾病中也多见，如梅毒、麻风、AIDS、疟疾感染者及淋巴细胞增生障碍性疾病。在抗磷脂抗体综合征（ACA 敏感性 86%，特异性 75%）、复发性动静脉血栓形成、反复自然流产、血小板减少症及中枢神经系统疾病患者中，ACA 均有较高的阳性检出率，且高滴度的 ACA 可作为预测流产发生及血栓形成的一种较为敏感的指标。脑血栓患者以 IgG 型 ACA 阳性率最高，且与临床密切相关；约 70% 未经治疗的 ACA 阳性孕妇可发生自然流产和宫内死胎，尤其是 IgM ACA 可作为自然流产或死胎的前瞻性指标；血小板减少症则以 IgG 型 ACA 多见，且与血小板减少程度呈正相关。

（2）抗 β_2-GP1 抗体主要见于抗磷脂抗体综合征（敏感性 30%～60%，特异性 98%）和 SLE 患者。同时测定抗 β_2-GP$_1$ 和 ACA，可使抗磷脂抗体综合征的诊断率达 95%。

十、抗核周因子与抗角蛋白抗体（AKA）测定

（一）检测方法

间接免疫荧光法。原理：用人口腔颊黏膜细胞（用于 APF 测定）、大鼠食管中段组织冷冻切片（用于 AKA 测定）制备抗原片，滴加待测血清后 APF 或 AKA 即可与细胞中相应抗原结合，洗去未反应物后滴加荧光素标记的抗人 IgG，即可在抗原片上形成抗原-抗体-荧光素标记抗抗体复合物。洗去未结合荧光抗体，用荧光显微镜观察，抗体与抗原结合处出现典型荧光。

（二）参考值

正常人血清中 APF 和 AKA 为阴性。

（三）临床意义

APF、AKA 与抗 CCP 抗体临床意义类似,在 RA 以外的风湿病患者很少阳性。对 RA 诊断的敏感性 APF 为 61.4%,AKA 为 63.6%(抗 CCP 为 88.6%);特异性 APF 为 91.2%,AKA 为 94.7%(抗 CCP 为 96.0%)。APF 与 AKA 水平不仅与 RA 疾病的活动程度相关,而且在一定程度上可弥补 RF 对 RA 诊断的不足,特别是对 RA 早期患者和 RF 阴性的 RA 患者有较高的诊断价值。

十一、抗环胍氨酸肽抗体测定

（一）检测方法

ELISA 法。原理:包被抗原为人工合成的环瓜氨酸肽,与待测血清中的抗 CCP 抗体结合。以辣根过氧化物酶标记的抗人 IgG 作为第二抗体,在固相上形成 CCP-抗 CCP(人 IgG)-酶标记抗人 IgG 复合物,洗去未反应物,加入酶底物/色原产生呈色反应,其颜色深浅与抗 CCP 抗体水平成正比。

（二）参考值

定性试验:正常人血清抗 CCP 抗体 P/N 值<2.1。

定量试验:抗 CCP 抗体参考值待确定,<2 RU/mL 供参考。应建立自己实验室的参考值。

（三）临床意义

抗 CCP 抗体的检测对类风湿性关节炎(RA)的诊断有高度的特异性,并可用于 RA 的早期诊断。目前认为抗 CCP 抗体对 RA 诊断敏感性为 50%~78%,特异性为 96%,早期患者阳性率可达 80%。抗 CCP 抗体阳性患者比抗体阴性的患者易发展成为影像学能检测到的骨关节损害。

（王玉洁）

第十九章 免疫缺陷病与检验

第一节 概 述

一、免疫缺陷病的分类

免疫缺陷病按其发病原因可分为两大类:原发性免疫缺陷病和继发性免疫缺陷病。

1.原发性免疫缺陷病

原发性免疫缺陷病(primary immunodeficency disease,PIDD)是免疫系统的遗传缺陷或先天发育不全所致的临床综合征。在人群中总的发病率约为0.01%,种类较多,迄今文献报道的已达90余种。按其累及的免疫成分不同,又可分为原发性B细胞免疫缺陷病(体液免疫缺陷)、原发性T细胞免疫缺陷病(细胞免疫缺陷)、原发性联合免疫缺陷病(T、B细胞缺陷)、原发性吞噬细胞缺陷病和原发性补体系统缺陷病。各型所占比例分别为:原发性B细胞免疫缺陷病占50%、原发性T细胞免疫缺陷病占18%、原发性联合免疫缺陷病占20%、原发性吞噬细胞缺陷病占10%、原发性补体系统缺陷病占2%。

2.继发性免疫缺陷病

继发性免疫缺陷病(secondary immunodeficency disease,SIDD)是免疫系统受到后天因国临床免疫性疾病及检验素,如感染、肿瘤、营养不良、代谢性疾病和其他疾病作用引起免疫功能低下所致的临床综合征。按其免疫功能受损类型可分为继发性T细胞功能缺陷、继发性低丙种球蛋白血症、继发性吞噬细胞缺陷和继发性补体缺陷。

二、免疫缺陷病的特征

不同类型免疫缺陷病的临床表现各异,与其缺陷的成分、程度、范围有关,但是均具有以下共同临床特征。

1.易感染

免疫缺陷病患者对病原体的易感性增加,易发生反复感染,且病情迁延不愈、难以控制,是导致患者死亡的主要原因。感染的性质和严重程度主要取决于免疫缺陷的类型及程度。一般而言,以抗体缺陷为主者,易发生化脓性感染;以T细胞缺陷为主者,易发生病毒、胞内寄生菌感染、真菌和原虫感染;T、B细胞联合免疫缺陷对各种病原体易感,机会性感染是其重要特点;补体成分缺陷者,易发生奈瑟菌属感染;中性粒细胞功能缺陷者,易感染金黄色葡萄球菌(表19-1)。

表 19-1 各类免疫缺陷病感染特点体液免疫缺陷

免疫缺陷病	易感病原体类别	感染类型
体液免疫缺陷	以化脓性感染为主	败血症、化脓性脑膜炎、肺炎、气管炎、中耳炎等
细胞免疫缺陷	以细胞内寄生病原体感染为主	重症病毒感染、真菌感染、布氏菌病、结核病等
联合免疫缺陷	以化脓菌感染为主,合并胞内寄生病原体感染	全身重症细菌及病毒感染,顽固性腹泻或脓皮病
吞噬细胞缺陷和补体缺陷	以化脓菌感染为主,补体缺陷常见脑膜炎链球菌和淋球菌感染	肺炎、化脓性淋巴结炎、脓皮病、全身性肉芽肿

2.易伴发恶性肿瘤

免疫缺陷病患者易发生恶性肿瘤,尤其是 T 细胞缺陷患者恶性肿瘤发生率比正常人高 100～300 倍,多为病毒所致肿瘤和淋巴系统肿瘤。

3.易伴发自身免疫病

免疫缺陷病患者有高发自身免疫病倾向,其自身免疫病发生率高达 14%,而正常人群仅为0.001%～0.01%,以 SLE、类风湿关节炎和恶性贫血等多见。

(庞　艳)

第二节　原发性免疫缺陷病

一、原发性 B 细胞缺陷病

原发性 B 细胞缺陷是由于 B 细胞发育、分化受阻,或 B 细胞不能接受 Th 细胞传递的信号,导致抗体合成或分泌障碍。患者体内 Ig 水平降低或缺陷,外周血 B 细胞数量减少或缺陷,T 细胞数量正常。根据 Ig 缺陷程度的不同,可分为低丙种球蛋白血症和无丙种球蛋白血症。主要临床表现为反复化脓性感染、肠道病毒感染等。

1.性联无丙种球蛋白血症

性联无丙种球蛋白血症(X-linked agammaglobulinemia,XLA)是一种典型的先天性 B 细胞缺陷病,1952 年由 Bruton 首次报道,又称 Bruton 综合征。该病的发生与 Bruton 酪氨酸蛋白激酶(Bruton tyrosin kinase,Btk)缺乏有关。编码 Btk 的基因位于 Xq 22 染色体上,当该基因缺陷或发生突变时,使得 B 细胞发育过程中的信号传导受阻,导致 B 细胞发育停滞于前 B 细胞阶段,影响 B 细胞分化成熟。该病属 X 连锁隐性遗传,一条染色体带有缺陷基因但表型正常的母亲如将缺陷基因遗传给儿子,可致其发病;遗传给女儿,可使其为携带者。

患儿多在出生 6 个月后发生反复化脓性细菌感染,包括中耳炎、鼻窦炎、支气管炎、肺炎、皮肤感染、败血症等。常见的易感病原体有葡萄球菌、肺炎球菌、溶血性链球菌、流行性感冒杆菌等。患者细胞免疫功能正常,对水痘、麻疹等病毒,以及胞内感染仍有较强的抵抗力。其免疫学主要特征为:血清中各类 Ig 含量明显降低(IgG<2 g/L,总 Ig<2.5 g/L),外周血成熟 B 细胞和浆细胞几乎为零,淋巴结无生发中心,患者接种抗原后不产生抗体应答,但 T 细胞数量和功能正常。

2.性联高 IgM 综合征

性联高 IgM 综合征(X-linked high IgM syndrome,XLHM)是一种罕见的原发性 B 细胞缺陷病,为 X 性联隐性遗传。其发病机制是 X-染色体上 CD40L 基因突变,使 T 细胞表达 CD40L 缺陷,与 B 细胞上 CD40 的相互作用受阻,导致 B 细胞活化增生和进行抗体类别转换障碍,只能分泌 IgM,不能产生其他类别的 Ig。

患儿多于 1～2 岁发病,临床表现为反复化脓性感染,尤其是呼吸道感染。血清 IgM 水平升高,IgG、IgA、IgE 水平低下,IgD 水平正常或增高。外周血成熟 B 细胞(表达 mIgM 和 mIgD)数量正常,但几乎没有表达 mIgG 和 mIgA 的 B 细胞。

3.选择性 IgA 缺陷

选择性 IgA 缺陷(selective IgA deficiency)是最常见的体液免疫缺陷病,发病率约为 1‰,为常染色体显性或隐性遗传。患者表达 mIgA 的 B 细胞发育障碍,不能分化成为分泌 IgA 的浆细胞,但确切机制尚不清楚。

大多数患者无明显症状,或仅表现为易患呼吸道、消化道、泌尿道感染,少数患者可出现严重感染,超敏反应、自身免疫病发生率增加。免疫学主要特征为:血清 IgA<50 mg/L,分泌型 IgA 缺陷,其他 Ig 水平正常。

二、原发性 T 细胞缺陷病

原发性 T 细胞缺陷是由于 T 细胞的发生、分化受阻而导致的 T 细胞功能障碍。T 细胞缺陷不仅使细胞免疫功能受损,而且由于 T 细胞对 B 细胞产生抗体有辅助调节作用,也会在一定程度上影响体液免疫功能。虽然某些患者血清 Ig 水平正常,但对抗原刺激却不产生特异性抗体。

1.先天性胸腺发育不全

本病亦称为 DiGeorge 综合征,是典型的 T 细胞缺陷性疾病。其发病是由于妊娠早期胚胎第三、四咽囊发育障碍,导致起源于该部位的器官,如胸腺、甲状旁腺、主动脉弓、唇、耳等发育不全。该病属非遗传性疾病,但 90% 以上的患者染色体 22q11.2 区域有缺失。据报道,母体酒精中毒与 DiGeorge 综合征有关。

患儿表现有特殊面容,表现为:眼距增宽,双耳下移,"鱼形"嘴(人中短),颌小畸形等,并常伴有心脏和大血管畸形。由于甲状旁腺发育不全,患儿出生后 24 h 内可发生低钙性手足抽搐。临床表现为易发生病毒、真菌、胞内寄生菌等反复感染,接种卡介苗、麻疹疫苗等可发生严重不良反应。免疫学特征表现为:外周血 T 细胞显著减少,细胞免疫功能严重受损,B 细胞数量正常,但对 TD 抗原刺激不产生特异性抗体。

2.T 细胞活化和功能缺陷

T 细胞膜表面分子或胞内信号转导分子表达异常可导致 T 细胞活化或功能受损。如 TCR 通过 CD3 复合分子(γ-链、δ-链、ε-链、ξ-链)和 ZAP-70 等向胞内转导活化信号。TCR 和 CD3 复合分子基因变异可使 T 细胞识别抗原及将抗原信号传入胞内受阻,从而严重影响细胞免疫功能;ZAP-70 基因变异,导致 TCR 信号向胞内下游传导障碍,T 细胞不能增生分化为效应细胞。

三、原发性联合免疫缺陷病

联合免疫缺陷病(combined immunodeficiency disease,CID)是指 T 细胞和 B 细胞均有分化发育障碍,导致细胞免疫和体液免疫联合缺陷所致的疾病。其发病机制涉及多种,共同特征是:患者全身淋巴组织发育不良,淋巴细胞减少;易发生严重和持续性的细菌、病毒和真菌感染,且常为机会性感染;接种某些减毒活疫苗可引起严重的全身感染,甚至死亡。一般免疫治疗很难有效,骨髓移植治疗有一定效果,但可能发生移植物抗宿主反应。

1.重症联合免疫缺陷病

重症联合免疫缺陷病(severe combined immunodeficiency disease,SCID)较为罕见,是性联或常染色体隐性遗传病,发病率约 1/10 万。患儿在出生后 6 个月即表现为严重的细胞和体液免疫功能缺陷,对各种病原体、机会菌易感,常因严重感染死亡。

(1)性联重症联合免疫缺陷病(X-linked SCID,XLSCID):约占 SCID 的 50%,属 X 连锁隐性遗传。其发病机制是 IL-2 受体 γ 链(IL-2Rγ)基因突变。IL-2Rγ 链是多种细胞因子受体(IL-2R、IL-4R、IL-7R、IL-9R、IL-15R)共有的亚单位,它参与多种细胞因子的信号转导并调控 T 细胞、B 细胞的分化发育和成熟,γ 链突变使 T 细胞发育停滞于祖 T(pro-T)细胞阶段,从而发生 SCID。患者成熟 T 细胞和 NK 细胞缺乏或严重减少,B 细胞数量正常但功能受损,血清 Ig 水平降低,对特异性抗原应答能力下降。

(2)腺苷脱氨酶缺陷症:腺苷脱氨酶(adenosine deaminase,ADA)缺陷症是一种常染色体隐性遗传病,约占 SCID 的 20%。其发病机制是由于定位于第 20 对染色体的 ADA 基因突变导致 ADA 缺乏,使腺苷和脱氧腺苷分解障碍,造成核苷酸代谢产物 dATP 和 dGTP 在细胞内大量累积,对发育早期 T、B 细胞有毒性作用而影响其发育成熟,造成 T 细胞和 B 细胞缺陷。

2.毛细血管扩张性共济失调综合征

毛细血管扩张性共济失调综合征(ataxia telangiectasia syndrome,ATS)也是一种常染色体隐性遗传病,以进行性共济失调,皮肤和球结膜的毛细血管扩张为特征。免疫学改变可见胸腺发育不全或缺失,扁桃体、淋巴结和脾脏中淋巴组织减少,网状细胞增生。患者周围血中淋巴细胞减少,对皮肤致敏抗原的延迟性变态反应减弱。

四、原发性吞噬细胞缺陷病

吞噬细胞缺陷主要涉及单核—巨噬细胞和中性粒细胞,表现为吞噬细胞数量减少和功能障碍,包括趋化作用、吞噬作用等。患者易患各种化脓性感染,重者可危及生命。

1. 原发性中性粒细胞缺陷

按照中性粒细胞缺陷的程度,临床上分为粒细胞减少症和粒细胞缺乏症。前者外周血中性粒细胞数低于 $1.5×10^9/L$,而后者外周血几乎没有中性粒细胞。其发病机制是由于粒细胞集落刺激因子(G-CSF)基因突变使粒细胞分化受阻所致。患者多在出生 1 个月内即开始发生各种细菌的反复感染。

2. 白细胞黏附缺陷

白细胞黏附缺陷(1eukocyte adhesion deficiency,LAD)为常染色体隐性遗传,可分为 LAD-1 和 LAD-2 两型。LAD-1 型是由于整合素 $β_2$ 亚单位(CD18)基因突变,使得中性粒细胞、巨噬细胞、T 细胞、NK 细胞表面整合素家族成员表达缺陷,导致中性粒细胞不能与内皮细胞黏附、移行并穿过血管壁到达感染部位。LAD-2 型为一种岩藻糖基因突变,使得白细胞和内皮细胞表面缺乏能与选择素家族成员结合的寡糖配体 Sialyl-Lewis(Sle),导致白细胞与内皮细胞间黏附障碍。患者主要表现为反复化脓性细菌感染。

3. 慢性肉芽肿病

慢性肉芽肿病(chronic granulomatous disease,CGD)多属性联隐性遗传,少数为常染色体隐性遗传。其发病机制是由于编码还原型辅酶Ⅱ(NADPH)氧化酶系统的基因缺陷,使吞噬细胞呼吸爆发受阻,不能产生足量的有氧杀菌物质,如超氧离子、过氧化氢、单态氧离子等,使得吞入细胞内的微生物,尤其是能产生过氧化氢酶的微生物非但不能被杀死,反而得以继续存活、繁殖,并随吞噬细胞游走播散,造成反复的慢性感染。持续的感染可刺激 $CD4^+$ T 细胞增生形成肉芽肿。患者表现为反复的化脓性细菌感染,淋巴结、皮肤、肝、肺、骨髓等器官有慢性化脓性肉芽肿或伴有瘘管形成。

五、原发性补体系统缺陷病

原发性补体系统缺陷属最少见的原发性免疫缺陷病,大多为常染色体隐性遗传,少数为常染色体显性遗传。缺陷可发生在补体系统中几乎所有的成分,包括补体固有成分、补体调控蛋白和补体受体。临床表现为反复化脓性细菌感染及自身免疫病。

1. 补体固有成分缺陷

补体两条激活途径的固有成分均可发生遗传性缺陷。C_3 缺陷可导致严重的甚至是致命的化脓性细菌感染;C_4 和 C_2 缺陷使经典途径激活受阻,常引发 SLE、肾小球肾炎等免疫复合物病;$C_5 \sim C_9$ 缺陷可引起奈瑟菌属感染;P 因子、D 因子缺陷使旁路途径激活受阻,易致反复化脓性细菌感染。

2. 补体调控蛋白缺陷

(1)遗传性血管神经性水肿:是最常见的补体缺陷病,为常染色体显性遗传。其发病是由于 C1 抑制因子(C1 inhibitor,C_1 INH)基因缺陷所致。由于 C_1 INH 缺乏,不能控制 C_1 酯酶活性,使 C_2 的裂解过多,产生过多的 C_{2a},使血管通透性增高,引起遗传性血管神经性水肿。临床表现为反复发作的皮肤、黏膜水肿,如发生在咽喉可致窒息死亡。

(2)阵发性夜间血红蛋白尿:阵发性夜间血红蛋白尿(paroxysmal nocturnal hemoglobinuria,PNH)是由于编码,N-乙酰葡糖胺转移酶的 PIG-A 基因突变,导致 GPI 合成障碍,红细胞不能与补体调节成分 DAF 和 MAC 抑制因子(MIRL)结合,从而使红细胞对补体介导的溶血敏感。

3. 补体受体缺陷

补体受体主要存在于红细胞和吞噬细胞表面,其表达缺陷可致循环免疫复合物清除障碍,从而发生 SLE 等自身免疫病。

(庞　艳)

第三节 继发性免疫缺陷病

继发性免疫缺陷病(SIDD)可涉及免疫系统的各个方面,临床表现和免疫特征与相应的原发性免疫缺陷病相似,发病率高于原发性免疫缺陷病。SIDD种类多种多样,多数是暂时性的,消除病因后可恢复。少数 SIDD 难以恢复,如由人类免疫缺陷病毒引起的获得性免疫缺陷综合征,又称艾滋病。

一、继发性免疫缺陷病的常见原因

1. 感染

许多病毒、细菌、真菌、原虫感染常可引起机体免疫功能低下,其中以人类免疫缺陷病毒感染所致的艾滋病最为严重。

2. 肿瘤

恶性肿瘤尤其是淋巴系统的恶性肿瘤,如白血病、淋巴肉瘤、骨髓瘤、胸腺瘤等常可进行性抑制患者的免疫功能,加上肿瘤患者放疗、化疗,以及营养不良、消耗等因素,致使恶性肿瘤患者常伴有免疫功能缺陷。

3. 营养不良

是引起 SIDD 最常见的原因。蛋白质、脂肪、糖类、维生素和微量元素摄入不足,均可影响免疫细胞的发育和成熟,导致不同程度的免疫功能降低。

4. 药物

长期使用免疫抑制剂、抗肿瘤药物、大剂量抗生素等均可降低免疫功能。

5. 其他

脾切除、胸腺切除、阑尾切除、其他外科大手术、创伤、电离辐射、中毒、妊娠等均可降低机体免疫功能。

二、获得性免疫缺陷综合征

获得性免疫缺陷综合征(acquired immunodeficiency syndrome,AIDS)又称艾滋病,是由人类免疫缺陷病毒(human immunodeficiency virus,HIV)感染引起的继发性免疫缺陷病。其特点是:患者以 $CD4^+$ T细胞减少、细胞免疫功能严重缺陷为主要特征,临床表现为反复机会性感染、伴发恶性肿瘤及中枢神经系统退行性病变。自 1981 年在美国首次报道该病以来,全球感染人数不断上升,蔓延范围越来越广。我国自 1985 年发现第一例患者至今,感染人数也在不断增加。目前尚无有效治疗方法,AIDS 已成为人类最棘手的疾病之一。

1. 病原学

1983 年,法国病毒学家 Montagnier 等从 AIDS 患者体内首次分离出一种 RNA 逆转录病毒,WHO 于 1987 年将该病毒正式命名为 HIV。HIV 属逆转录病毒科慢病毒属,可分为 HIV-1 和 HIV-2 两型。目前,全球流行的 AIDS 主要由 HIV-1 所致,约占 95%;HIV-2 主要在西非流行。两者的基因结构相似,但核苷酸和氨基酸序列有区别,对抗体的反应也有不同。

成熟的病毒颗粒直径为 $100\sim120$ nm,由病毒核心和外膜组成。病毒内部为 20 面体对称的核衣壳,核心为圆柱状,含有病毒 RNA、逆转录酶和核心蛋白(p24,P17)。包膜上嵌有病毒编码的刺突状结构的糖蛋白,其中 gp120 和 gp41 与 HIV 入侵宿主细胞有关。HIV 在体内增生速度很快,每天可产生 $10^9\sim10^{10}$ 个病毒颗粒,且易发生变异(突变率约为 3×10^{-5}),因此容易逃避宿主免疫系统的作用。

2. 致病机制

HIV 的传染源主要是 HIV 携带者和 AIDS 患者。HIV 存在于血液、精液、阴道分泌物、乳汁、唾液和脑脊液中。传播方式主要有:①性传播;②血液传播,输入 HIV 感染者的血液或被 HIV 污染的血制品,以及静脉毒瘾者共用 HIV 污染的注射器和针头等,均可造成传播;③垂直传播,HIV 可经胎盘或分娩时母亲血液传播,产后可通过乳汁传播。

进入机体的 HIV 主要侵犯 CD4$^+$T 细胞,此外,表达 CD4 分子的单核-巨噬细胞、树突状细胞、神经胶质细胞等也是其侵犯的重要细胞。HIV 通过其包膜上 gp120 与靶细胞表面 CD4 分子高亲和性结合,同时也与表达在靶细胞表面的趋化因子受体 CXCR4 和 CCR5 结合,再由 gp41 插入细胞膜,介导病毒包膜与靶细胞膜融合,使病毒的核衣壳进入靶细胞。HIV 感染靶细胞后,病毒 RNA 逆转录产生的 DNA 可与宿主细胞 DNA 整合,形成潜伏感染,潜伏期可达数月甚至数年。当宿主受到微生物感染、细胞因子等刺激时,受感染的靶细胞转录因子 NF-KB 和 SP1 被激活,启动病毒复制,HIV 在细胞内大量复制,最终导致靶细胞死亡。此外,HIV 感染细胞表面表达的 gp120 分子可与未感染细胞表面的 CD4 分子结合,导致细胞融合形成多核巨细胞,加上抗 HIV 抗体和特异性 CTL 对靶细胞的攻击,使 CD4$^+$T 细胞进行性减少,从而导致患者全身性、渐进性细胞免疫功能下降。

3.临床特点

多数 HIV 感染者初期无症状或仅表现为流感样症状,潜伏期一般为 6 个月至 4~5 年,随后可出现 AIDS 相关综合征,患者表现为持续发热、体重减轻、腹泻、全身淋巴结肿大等,进一步发展为典型的 AIDS,常出现三大典型症状:①机会性感染,常见病原体是卡氏肺囊虫和白色念珠菌,其他有巨细胞病毒、带状疱疹病毒、隐球菌和鼠弓形虫等,是 AIDS 死亡的主要原因;②恶性肿瘤,AIDS 患者易伴发 Kaposi 肉瘤和恶性淋巴瘤,也是 AIDS 死亡的常见原因;③神经系统损害,大约 60% 的 AIDS 患者会伴有 AIDS 痴呆症。

4.免疫学特征

AIDS 的主要免疫学特征是:①CD4$^+$T 细胞数量明显减少,CD4/CD8 细胞比例倒置,常低于 0.5。②T 细胞功能严重障碍,细胞激活和应答能力降低。Th$_1$ 和 Th$_2$ 细胞平衡失调,潜伏期患者 Th$_1$ 细胞占优势,分泌 IL-2 刺激 CD4$^+$T 细胞增生;至 AIDS 期患者 Th$_2$ 细胞占优势,分泌 IL-4 和 IL-10 抑制 Th$_1$ 功能,同时减弱 CTL 的细胞毒效应。③抗原提呈细胞功能降低。HIV 侵犯巨噬细胞和树突状细胞后,可损伤其趋化、杀菌和处理抗原能力,同时引起细胞表面 MHC-Ⅱ类分子表达降低,抗原提呈能力下降。此外,感染 HIV 的巨噬细胞和树突状细胞不能有效杀死 HIV,反而成为其庇护所,成为晚期 AIDS 患者血中高水平病毒的主要来源。④B 细胞功能异常,表现为多克隆激活、高 Ig 血症并可产生多种自身抗体。这是由于 gp120 属超抗原,加上 HIV 感染者易合并 EBV 感染,造成多克隆 B 细胞被激活所致。

(庞 艳)

第四节 免疫缺陷病的免疫学检测

免疫缺陷病的病因和临床表现多种多样,其缺陷涉及免疫系统的多种成分,因此检测也是多方面、综合性的。实验室检测的内容主要包括体液免疫、细胞免疫、补体和吞噬细胞等方面,如 T 细胞、B 细胞、吞噬细胞数量和功能的测定,免疫球蛋白、补体、细胞因子含量的测定等。检测方法主要采用免疫学方法和分子生物学方法。此外,一些常规和特殊的检测手段,如血液检查、胸腺、皮肤、淋巴结活检等对确诊和明确分型也十分重要。

一、B 细胞缺陷病的检测

B 细胞缺陷病主要表现为 B 细胞数量减少或缺陷导致体内 Ig 水平降低,以及抗体产生功能障碍。因此,其检测主要包括 B 细胞数量和功能的检测,体内 Ig 水平的检测等。

1.B 细胞数量的检测

(1)B 细胞表面 SmIg 的检测:SmIg 是 B 细胞最具特征的表面标志。检测 SmIg 不仅可以测算 B 细胞的数量,还可以根据 SmIg 的类别判断 B 细胞的成熟情况。所有体液免疫缺陷患者都有不同程度的 B 细胞数量和成熟比例的异常。其检测方法常采用免疫荧光法和流式细胞分析法。

（2）B细胞表面CD抗原的检测：B细胞表面存在着CD10、CD19、CD20、CD22等抗原。CD10只出现于前B细胞，CD19和CD20在不同成熟度B细胞表面均存在，CD22只在成熟B细胞表面表达。检测B细胞表面CD抗原可了解B细胞的数量、亚型、分化成熟情况。其检测方法主要采用流式细胞术。

2.血清Ig的测定

（1）血清各类Ig的测定：Ig测定的方法很多，IgG、IgM和IgA多采用免疫浊度法，缺乏仪器设备的条件下也可采用单向免疫扩散法；IgD和IgE由于含量低，多采用RIA或ELISA等技术测定；IgG亚类可用ELISA和免疫电泳法测定。B细胞缺陷患者均存在着不同程度的Ig水平降低。Ig缺陷有两种，即：所有Ig都缺陷和选择性Ig缺陷。前者血清中IgG、IgM、IgA、IgE均降低，而IgD可正常。后者最常见的是选择性IgA缺陷，其血清中IgA<0.05 g/L，外分泌液中测不出IgA，IgG和IgM正常或偏高。

判断体液免疫缺陷病时应注意：①血清中Ig总量的生理范围较宽，不同测定方法检测的结果差异较大，对Ig水平低于正常值下限者，应在一段时间内反复测定，才能判断有无体液免疫缺陷；②患者多为婴幼儿，应注意其正常生理水平及变化规律。

（2）同种血型凝集素的测定：同种血型凝集素，即ABO血型抗体（抗A抗体和抗B抗体）。已知它不是先天产生的，而是出生后针对红细胞表面A物质和B物质应答产生的抗体，因此，检测其滴度是判定机体体液免疫功能简单而有效的方法。通常，除婴儿和AB型血外，其他体液免疫功能正常的人，均含有1∶8（抗A）或1∶4（抗B）或更高滴度的天然抗体。这种天然抗体属IgM类，可帮助诊断Bruton症、SCID、选择性IgM缺陷症等。

3.抗体产生能力的测定

（1）特异性抗体产生能力的测定：正常人接种某种疫苗或菌苗后5～7天可产生特异性抗体（IgM类），若再次接种会产生更高效价的抗体（IgG类）。因此，接种疫苗后检测特异性抗体产生情况可判断机体是否存在体液免疫缺陷。常用的抗原为伤寒疫苗和白喉类毒素，可在接种后2～4周测定相应抗体。接种伤寒疫苗常用直接凝集试验测定抗体效价，接种白喉类毒素常用锡克试验检测相应抗体。

（2）噬菌体试验：人体清除噬菌体的能力被认为是目前观察抗体应答能力最敏感的指标之一。正常人甚至新生儿，均可在注射噬菌体后5天内将其全部清除。抗体产生缺陷者，清除噬菌体的时间明显延长。

二、T细胞缺陷病的检测

T细胞缺陷病主要表现为T细胞数量减少和功能缺陷，导致机体细胞免疫功能缺陷，并影响机体体液免疫功能。因此，其检测主要包括T细胞数量和功能的检测。

1.T细胞数量的检测

（1）T细胞总数的测定：T细胞在外周血中占60%～80%，当T细胞总数低于$1.2×10^9$/L时，提示可能存在细胞免疫缺陷。通常采用免疫荧光技术或流式细胞术检测T细胞标志CD3以反应外周血中T细胞总数。

（2）T细胞亚群的测定：T细胞按其功能不同分为许多亚群，如$CD4^+$T细胞、$CD8^+$T细胞等，可通过检测CD3/CD4和CD3/CD8对其亚群进行检测，并观察$CD4^+$T细胞/$CD8^+$T细胞比例。正常情况下，外周血中$CD4^+$T细胞约占70%，$CD8^+$T细胞约占30%。

2.T细胞功能的检测

（1）皮肤试验：皮肤试验可检测体内T细胞的迟发性超敏反应能力，从而反应受试者的细胞免疫功能。常用于皮试的抗原是在自然界中易于接触而使机体致敏的物质，包括结核菌素、白色念珠菌素、毛发菌素、链激酶一链道酶（SK-SD）、腮腺炎病毒等。为避免个体差异、接触某种抗原的有无或多少以及试剂的质量和操作误差等因素影响，试验常用几种抗原同时进行。凡三种以上抗原皮试阳性者为细胞免疫功能正常，两种或少于两种阳性或在48 h反应直径小于10 nm，提示细胞免疫功能缺陷或低下。但2岁以下儿童可能因未曾致敏而出现阴性反应，只需对一种抗原反应阳性，即可判定细胞免疫功能正常。

（2）T细胞增生试验：是体外检测T细胞功能的常用技术，用非特异性刺激剂或特异性抗原（最常采用的是PHA）刺激淋巴细胞，通过观察淋巴细胞增生和转化能力来反映机体的细胞免疫功能。T细胞缺陷患者会表现增生应答能力降低，且增生低下程度与免疫受损程度一致。新生儿出生后不久即可表现出对PHA的反应性，因而，出生1周以后的新生儿若出现对PHA的刺激反应，即可排除严重细胞免疫缺陷的可能。

三、吞噬细胞缺陷病的检测

吞噬细胞包括单核细胞、巨噬细胞和中性粒细胞，其缺陷可表现为细胞数量减少和功能缺陷，包括细胞吞噬能力、胞内杀菌作用、趋化运动等减弱或消失。

1.白细胞计数

外周血中性粒细胞计数，当成人$<1.8×10^9/L$，儿童$<1.5×10^9/L$，婴儿$<1.0×10^9/L$时，可认为是中性粒细胞减少。在排除其他外来因素的情况下，应考虑是遗传因素的作用。

2.趋化功能检测

趋化运动是吞噬细胞发挥功能的前提。常采用滤膜渗透法（Boyden小室法），用微孔滤膜将趋化因子和白细胞分开，观察白细胞穿越滤膜的能力，从而判断其趋化功能。对于懒白细胞病、家族性白细胞趋化缺陷症等有诊断价值。

3.吞噬和杀伤试验

吞噬和杀伤试验是检测吞噬细胞功能的经典试验。可将白细胞与一定量的细菌悬液混合孵育，取样涂片、染色、镜检，观察白细胞对细菌的吞噬和杀伤情况，用吞噬率和杀伤率表示。慢性肉芽肿患者由于吞噬细胞缺少过氧化物酶而无法杀菌，表现为吞噬率正常，但杀菌率显著降低。

4.NBT还原试验

NBT还原试验是一种检测吞噬细胞还原杀伤能力的定性试验。吞噬细胞杀菌时，能量消耗剧增，耗氧量也随之增加，氢离子的传递使添加的淡黄色NBT被还原成蓝黑色甲䐶颗粒，沉积于胞质中，称NBT阳性细胞。正常值为$7\%～15\%$，低于5%表明杀菌能力降低，可用于检测慢性肉芽肿病和6-磷酸葡萄糖脱氢酶缺乏症。

四、补体系统缺陷病的检测

补体系统的检测包括总补体活性和补体单个成分的测定。补体溶血试验可反应补体系统总的活性，单个补体成分常检测C_3、C_{1q}、C_4、B因子、C_1酯酶抑制物等含量。由于补体缺陷涉及成分多，又有多条激活途径，对补体系统缺陷病的分析较为困难。原发性补体缺陷的发病率较低，注意与自身免疫病相鉴别。测定C_1酯酶抑制物可协助诊断遗传性血管神经性水肿。

五、基因检测

采用分子生物学手段，对一些原性免疫缺陷病的染色体DNA进行序列分析，检测是否存在与缺陷相关的基因突变或缺损的部位。常见的原发性免疫缺陷病的基因突变位点见表19-2。

表19-2　常见的原发性免疫缺陷病基因突变位点

疾病	突变基因
X-SCID	Xq13.1～13.3
XLA	Xq21.3
XLHM	Xq26.3～27.1
ADA缺乏	20q13.2～13.11
PNP缺乏	14 q13.1
X-CGD	Xp21.1

六、AIDS 的检测

1.病原学检测

病原学检测是指直接从 HIV 感染者体内分离出病毒或检测出 HIV 组分。但病毒分离培养和鉴定需要时间较长,对实验技术和条件要求较高,目前多采用分子生物学技术从患者外周血单个核细胞、骨髓细胞或血浆中检测 HIV-cDNA、HIV-RNA 等。

2.免疫学检测

主要包括针对 HIV 感染后产生抗原、抗体的检测和 T 淋巴细胞的检测。

(1)抗原的检测:感染 HIV 后,血液中最先出现 HIV-p24 抗原,持续 4～6 周后消失。检测常采用 ELISA 抗原捕获法,以确定是否为 HIV 急性感染。

(2)抗体的检测:HIV 感染 2～3 个月后可出现抗体,并可持续终身,是 HIV 感染的重要标志。HIV 抗体检测分为初筛试验和确认试验。初筛试验常采用 ELISA 法,敏感性高,特异性不够强。其检测试剂必须是 HIV-1/2 混合型的,并经卫生部批准或注册,批批鉴定合格的产品,进口试剂还必须提供进口许可证和中国生物制品检定所检定合格证书。确认试验主要用免疫印迹法,敏感性和特异性均很高。HIV 抗体初筛试验通常需要在经过鉴定并取得资格的 HIV 抗体初筛实验室和(或)确认实验室进行,HIV 抗体的确认和检测阳性报告必须由取得资格的确认实验室进行。我国的判定标准为:①HIV 抗体阳性:至少出现 2 条包膜蛋白带(gp41/gp120/gp160)或出现 1 条包膜蛋白带和 1 条 p24 带;②HIV 抗体阴性:无 HIV 特异性条带出现;③HIV 抗体可疑:出现 HIV 特异性条带,但带型不足以确认阳性者。

(3)淋巴细胞的检测:AIDS 患者淋巴细胞总数减少,常 $<1.5\times10^{9}$/L;CD4$^+$ T 细胞数绝对值下降,$<0.5\times10^{9}$/L 易发生机会感染,$<0.2\times10^{9}$/L 则发生典型 AIDS;CD/CD8 比值下降,常 <0.5,比值越低,细胞免疫功能受损越严重。

3.其他检测

主要是指不直接针对病原体 HIV,但与其感染及 AIDS 病情进展相关的非特异性检测项目,如其他相关微生物检查、Ig 检测、T 细胞增生反应、皮肤迟发型超敏反应、红细胞计数、血沉等。

(庞　艳)

第二十章 免疫增殖病与检验

第一节 概 述

一、免疫增生病的概念与分类

免疫增生病(immunoproliferative disease,IPD)是指免疫器官、免疫组织或免疫细胞(包括淋巴细胞、浆细胞、单核-巨噬细胞)异常增生(包括良性或恶性)引起机体病理损伤的一组疾病。这类疾病的表现有免疫功能异常及免疫球蛋白质和量的变化。

过去,IPD多依据增生细胞的形成和疾病的临床表现分类,现在主要是按增生细胞的表面标志进行分类,可分为T细胞、B细胞、裸细胞、组织-单核细胞和其他(表20-1)。

表 20-1　按细胞表面标志不同对免疫增生病的分类

增生细胞	疾病
T 细胞	急性淋巴细胞白血病(20%)
	淋巴母细胞瘤
	部分非霍奇金淋巴瘤
T 细胞	Sezary 综合征
	蕈样真菌病
B 细胞	慢性淋巴细胞性白血病
	原发性巨球蛋白血症
	多发性骨髓瘤
	重链病和轻链病
	传染性单核细胞增多症
	Burkitt 淋巴瘤及其他大多数淋巴细胞淋巴瘤
裸细胞	急性淋巴细胞白血病(80%)
	部分非霍奇金淋巴瘤
组织－单核细胞	急性单核细胞白血病
	急性组织细胞增多症
其他(分类不一)	霍奇金淋巴瘤
	毛细胞白血病

二、免疫球蛋白病的概念与分类

表20-1所列血细胞异常增生的疾病主要属于血液病学的研究领域,与免疫学检验关系最为密切的是浆细胞异常增生所引起的免疫球蛋白异常增加,称为免疫球蛋白病。由于免疫球蛋白电泳位置多在丙种球蛋白区域,故亦称丙种球蛋白病。严格地讲,这并不是一种疾病,而是一组复杂的病理现象,主要表现为

单克隆免疫球蛋白血症或其多肽链亚单位异常增多即高免疫球蛋白血症,使血清蛋白总量超过 100 g/L 以上。这些超常增多的免疫球蛋白多数没有正常的生物学活性,只会增加血液的黏滞度,发生高黏滞综合征,而正常的免疫球蛋白水平降低。

按照异常增加的免疫球蛋白的性质,可将丙种球蛋白病分为多克隆丙种球蛋白病和单克隆丙种球蛋白病。多克隆丙种球蛋白病是两个克隆以上的浆细胞同时增生,血清中多种免疫球蛋白异常增多和(或)尿中出现游离轻链或重链的病理现象,多为良性反应性增生或继发于与免疫球蛋白产生有关的疾病,如肝病、结缔组织病、感染性疾病等,是机体受某些抗原物质长期刺激而出现的一种免疫应答状态。单克隆丙种球蛋白病是以单株浆细胞过度增生为特征的免疫增生病,单克隆丙种球蛋白增生多呈恶性发展趋势,故免疫球蛋白异常增生性疾病多专指单克隆丙种球蛋白异常增生的疾病。按其病因和病因性质分为原发性和继发性两类,原发性又有良性和恶性之分(表 20-2)。

表 20-2　单克隆丙种球蛋白按病因及病情分类

病因及病情	疾病名称
原发性恶性单克隆丙种球蛋白病	多发性骨髓瘤
	原发性巨球蛋白血症
	孤立性浆细胞瘤
	淀粉样变性
	重链病
	半分子病
	轻链病
原发性恶性单克隆丙种球蛋白病	恶性淋巴瘤
	慢性淋巴细胞白血病
原发性良性单克隆丙种球蛋白病	一过性单克隆丙种球蛋白病
	持续性单克隆丙种球蛋白病
继发性单克隆丙种球蛋白病	非淋巴网状系统肿瘤
	单核细胞白血病
	风湿病
	慢性炎症
	冷球蛋白血症
	原发性巨球蛋白血症性紫癜
	丘疹性黏蛋白沉积症
	家族性脾性贫血

（曹佳伟）

第二节　免疫增生病的免疫损伤机制

免疫细胞异常增生主要造成免疫系统的直接损害或通过其分泌有关物质进一步损伤正常的免疫细胞和其他正常组织,引起疾病。

一、浆细胞异常增生

浆细胞异常增生是指单克隆浆细胞异常增生并伴有单克隆免疫球蛋白或其多肽链亚单位合成异常。其增生的原因与其他血液病及肿瘤相似,是内因和外因两大因素相互作用的结果。内因包括遗传、

HLA 抗原和染色体变异等,外因则包含物理、化学及生物等因素。

二、正常体液免疫抑制

正常的体液免疫是 B 细胞增生、分化产生效应的过程,一系列细胞因子将有序地启动上述过程,IL-4 可启动休止期的 B 细胞进入 DNA 合成期;IL-5 促进 B 细胞继续增生;IL-6 促使 B 细胞分化为浆细胞,正常条件下 IL-6 可以反馈抑制 IL-4 控制 B 细胞的增生、分化过程。上述过程构成了一个生物信息调节回路,恰到好处地控制体液免疫应答过程的有序进行。如 IL-6 异常增高,直接效应是抑制了 IL-4 的正常产生,抑制了体液免疫反应的过程而致病。而临床检测表明骨髓瘤患者血清 IL-6 确有异常升高。因此,高水平的 IL-6 是浆细胞瘤的原因之一。

三、异常免疫球蛋白增生所造成的病理损伤及相关临床表现

单克隆的浆细胞异常增生产生大量无正常免疫活性和功能的单克隆免疫球蛋白(M 蛋白)或免疫球蛋白片段,如重链或轻链。大量的异常免疫球蛋白沉积在机体的组织上导致组织变性和淋巴细胞浸润,从而使相应器官发生功能障碍,产生一系列的临床表现(表 20-3)。

表 20-3　异常免疫球蛋白增生所造成的病理损伤及相关临床表现

病理损伤	临床表现
轻链的沉积-淀粉样变性	巨舌,唾液腺肿大,吸收不良,充血性心力衰竭,肾衰竭,神经功能紊乱
轻链蛋白尿,高钙血症与高尿酸血症,淀粉样变性,浆细胞浸润→肾性尿毒症	氮质血症,成人范科尼综合征(糖尿,氨基酸尿,肾小管性中毒)
单克隆蛋白浓度过高→血液黏稠度过高	视力障碍,脑血管意外
纤维球蛋白聚合的障碍,M 蛋白包裹血小板→血液凝固障碍	紫癜,鼻出血,其他出血现象
正常球蛋白减少迟发变态反应降低→感染	肺炎球菌与葡萄球菌导致的肺炎,流感杆菌菌血症,革兰氏阴性菌脓毒症,带状疱疹

四、溶骨性病变

目前认为浆细胞瘤的溶骨性病变并不是完全由肿瘤细胞浸润生长引起,而是因瘤细胞分泌破骨细胞活化因子(osteoclast activating factor,OAF)使破骨细胞激活,在骨髓瘤浸润病灶的附近刺激局部骨吸收。同时也是由于成骨细胞和破骨细胞活性失衡所致。成骨细胞,可能还有浆细胞表达 RANKL(核因子 KB 配体的受体)增加,并伴有骨生成素水平的降低。这导致 RANKL/OPG 比率增高,从而引起破骨细胞激活和骨吸收。此外,由骨髓基质细胞产生的巨噬细胞炎性蛋白-1α、IL-3 和 IL-6 水平的升高促进破骨细胞的过度活化。同时骨髓基质分泌 IL-3、IL-7、DKK1 增加抑制成骨细胞的分化。这些变化导致破骨细胞的活化和骨吸收,而成骨细胞无任何修复活性。

(曹佳伟)

第三节　常见的单克隆丙种球蛋白病

单克隆丙种球蛋白病是指患者血清和尿中出现理化性质均一、异常增多的单克隆蛋白(monoclonal protein,MP,M 蛋白)。M 蛋白是一类免疫球蛋白或免疫球蛋白一种轻链的异常增多,但多无免疫活性。若 κ 或 λ 轻链的合成超过重链时,则轻链游离于血清中,由于分子量较小,容易通过肾小球从尿中排出,而这种在尿中检出的免疫球蛋白的轻链由 Bence Jones 于 1987 年测知,故称为本周蛋白(Bence Jonce protein,B-J 蛋白)。

一、多发性骨髓瘤

多发性骨髓瘤(multiple myeloma,MM)也称为浆细胞骨髓瘤(plasmocytoma),是浆细胞异常增生的恶性肿瘤。1873 年由 Butzky 首先发现并命名。目前其发病率已超过白血病,仅次于淋巴瘤,是血液系统第二大常见恶性肿瘤。

1.主要临床特征

(1)骨痛:是本病最常见的症状,发生率占 70%～80%,腰背部和肋骨痛为最多。此因骨髓瘤细胞分泌细胞因子(白细胞介素-1)、淋巴细胞毒素、肿瘤坏死因子激活破骨细胞,造成骨质疏松病理性骨折而引起。骨骼 X 线一般表现为弥漫性骨质疏松,基质出现穿凿样溶骨性病变,以颅骨最为典型。

(2)肾脏损害:特点为不伴高血压,90% 的患者可出现蛋白尿,几乎全为轻链,仅含少量清蛋白,免疫电泳或免疫固定电泳检测本周蛋白尿的阳性率为 80%。

(3)M 蛋白:大量的 M 蛋白导致血液黏度增高,形成高黏滞综合征,或沉积于肾小管中,肾小管上皮细胞淀粉样变性,发生肾病综合征。

(4)全血和血小板减少。

(5)神经系统症状:骨髓瘤细胞浸润骨髓可引起感觉功能障碍甚至瘫痪;高黏滞度导致头痛、视力障碍及视网膜病变。

(6)免疫缺陷:正常多克隆免疫球蛋白减少及中性粒细胞减少,易发生感染。

(7)多发于老年人。肾衰竭和感染常为本病的死因。

2.主要免疫学特征

(1)血清中出现大量的 M 蛋白:IgG>3.5×10^3 g/L,或 IgA>2.0×10^3 g/L,或尿中本周蛋白>1 g/24 h。

(2)血清中正常免疫球蛋白减少 50% 以上:IgM<0.5 g/L,IgA<1 g/L,或 IgG<6 g/L。

(3)骨髓中不成熟浆细胞增多或组织活检证实有浆细胞瘤。

(4)原发性溶骨损害或广泛性骨质疏松。

3.分型

结合免疫固定电泳,根据血清中 M 蛋白的类别不同,MM 可以分为 IgG 型、IgA 型、IgD 型、IgE 型、IgM 型,其中 IgG 型最为常见,IgA 型次之,IgD 型少见,而 IgM 型和 IgE 型则罕见(表 20-4)。

表 20-4　不同类型的多发性骨髓瘤

类型	发生率	本周蛋白尿阳性率(%)	临床特点
IgG	50～60	50～70	典型症状
IgA	20～25	50～70	高黏滞综合征多见
IgD	1～2	90	骨髓外病变、溶骨病变多见、44%淀粉样变
IgE	0.01	少见	
IgM	<1	90	高黏滞综合征最常见
非分泌型	1～5	无	溶骨病变较少,神经系统损害较多见

少数骨髓瘤患者由两个克隆的浆细胞同时恶变,可出现双 M 蛋白。例如两个 IgM 类 M 蛋白并存或 IgG 与 IgM 类 M 蛋白并存,这种双 M 蛋白血症患者在临床上多表现为巨球蛋白血症或淋巴瘤。还有一部分患者由于恶变的浆细胞合成功能不全,只合成与分泌某类免疫球蛋白分子的部分片段,如轻链或重链,从而表现为轻链病或者重链病。轻链病是多发性骨髓瘤的一个重要亚型(20%)。在血中和尿中有本周蛋白。还有一种类型是由于恶变的浆细胞分泌功能缺陷而在血和尿中均无 M 蛋白所以称为非分泌型骨髓瘤。浆细胞白血病是 MM 变异型,其恶性浆细胞不仅在骨髓中可见,在血液中也可见,由此可与一般的骨髓瘤相鉴别。

二、原发性巨球蛋白血症

原发性巨球蛋白血症是一种起源于能分化为成熟浆细胞的 B 淋巴细胞的恶性增生性疾病,主要表现为骨髓中有浆细胞样淋巴细胞浸润,并合成单克隆 IgM。1944 年由 Waldenstrem 首先报道故又称为 Waldenstrem 巨球蛋白病(WM)。与欧美国家淋巴瘤及世界卫生组织分类系统修订后所定义的淋巴浆细胞样淋巴瘤同属一种疾病。

1. 主要临床特征

(1)发病年龄较大,平均 63 岁,男性稍多于女性。

(2)病情进展时,多以肝、脾、淋巴结肿大为突出的特征。

(3)疾病进展前数年可出现雷诺现象及周围神经症状。

(4)大分子球蛋白 IgM 浓度过高导致血液高黏滞综合征。

(5)贫血,血沉增快及出血倾向。

(6)溶骨性病变与肾脏损害都较少见。

2. 主要免疫学特征

(1)血清中单克隆 IgM 明显增高,主要为 19S 五聚体,含量一般大于 10 g/L。

(2)尿中有本周蛋白,常为 κ。

(3)血清中黏度增加>4,发生高黏滞综合征。

(4)正细胞正色素性贫血,ESR 增快。

(5)血清呈胶胨状难以分离,电泳时血清有时难以泳动,集中于原点是该病的电泳特征。

(6)骨髓中浆细胞样淋巴细胞浸润。

3. 鉴别诊断

本病主要与良性单克隆球蛋白病相鉴别。后者观察数年,血清中 M 成分浓度无明显升高,患者亦无淋巴结肿大,无肝、脾肿大或骨髓异常。

三、重链病

重链病(heavy chain diseases,HCD)是突变的浆细胞所产生的重链异常增多或质量异常不能与轻链装配,导致血清重链过剩,致使血清和尿中出现大量游离的无免疫功能的免疫球蛋白重链所引起的疾病。HCD 最早由 Franklin(1964 年)报道,故又名 Franklin 病。后来相继发现 α、μ、δ 重链病,证实重链病其实是一组异质性的 B 细胞克隆增生性疾病,而 Franklin 病仅指 γ 重链病。

1. 病因

尚不清楚,可能与慢性抗原刺激和免疫球蛋白分子缺陷有关。

2. 分型

按重链抗原不同,可将本病分为 γ、α、μ、δ 重链病,ε 重链病尚未见报道。

3. 诊断标准

本病临床表现缺乏特异性,国内外学者均将 HCD 蛋白的存在作为诊断 HCD 的唯一条件。国内对各型 HCD 的诊断标准如下。

(1)γ-HCD:乏力、发热、贫血、软腭红斑及红肿,肝、脾、淋巴结肿大,骨质破坏罕见。轻度红细胞、白细胞和血小板减少,外周血及骨髓中嗜酸粒细胞增多,并可见不典型淋巴样浆细胞。血清及尿液免疫电泳仅见单克隆 γ 重链,而轻链缺如,尿中出现重链片段。

(2)α-HCD:本病是 HCD 中最常见的类型。慢性腹泻、吸收不良和进行性消耗。外周血及骨髓可见异常淋巴细胞或浆细胞。血清、浓缩尿、空肠液免疫电泳仅有单克隆 α 重链,轻链缺如。

(3)μ-HCD:多伴发于慢性淋巴细胞白血病或恶性淋巴细胞疾病。肝、脾肿大,而浅表淋巴结肿大常不明显。血清蛋白免疫电泳仅见 μ 重链,而轻链缺如。

在上述诊断标准中,患者临床表现、血象和骨髓象仅能提供疑诊 HCD 的线索,HCD 蛋白鉴定是确诊 HCD 的关键。HCD 患者血清、尿液中 HCD 蛋白量往往较低,有时蛋白电泳和免疫电泳无法检测。对于可疑患者,常需结合更敏感的免疫固定电泳进行鉴定。有时临床高度怀疑 HCD,而用免疫固定电泳也无法检测到患者血清、尿液或者其他体液中 HCD 蛋白,此时需要采用免疫荧光或者免疫组化技术,检测淋巴结或骨髓中浸润的淋巴细胞或浆细胞是否仅合成 HCD 蛋白而无轻链,以免漏诊。

四、轻链病

轻链病(lightchain disease,LCD)是由于浆细胞发生突变和异常增生,产生大量的异常轻链,致血浆中轻链异常增多,经肾脏从尿中排出,部分过多的轻链蛋白沉积于肾脏和其他内脏组织,引起淀粉样变性而导致的疾病。

1. 主要临床特征

发病年龄轻;以发热、贫血、严重的肾功能损害为主要症状;多数患者溶骨性损害严重。

2. 主要免疫学特征

(1)血清中免疫球蛋白水平轻度降低或处于正常水平低限,但免疫球蛋白 κ/λ 型比值明显异常。

(2)血清蛋白电泳几乎无 M 带,但尿蛋白电泳显示 M 带,位于 β-γ 区间。

(3)血清和尿中可同时检测出同类型的免疫球蛋白轻链片段。

(4)尿中可检测出本周蛋白。

3. 分型

根据轻链蛋白类型可分为 λ 型和 κ 型,λ 型肾毒性较强,肾衰竭是本病致死的重要原因之一。

五、良性单克隆免疫球蛋白病

良性单克隆免疫球蛋白病(benign monoclonal immunoglobulinopathy,BMG)是指血清中出现 M 蛋白,但不伴有浆细胞恶性增生的疾病。一般无临床症状,往往因为其他疾病就诊时发现 M 蛋白,不呈进行性增加;血清 M 蛋白水平一般较低,血中抗体水平及活性正常,骨髓中浆细胞<10%,多为良性,极少数会转变为恶性的多发性骨髓瘤。但当血中或尿中出现本周蛋白时,很可能是个危险信号(表 20-5)。

表 20-5　恶性与良性单克隆丙种球蛋白病的鉴别诊断

鉴别要点	恶性单克隆丙种球蛋白病	良性单克隆丙种球蛋白病
症状	骨髓瘤或淋巴瘤的症状	无症状或原有基础疾病的症状
贫血	几乎都出现	一般无,但可因其他疾病而伴发
骨损害	溶骨性损害很普遍	除转移性骨疾病外,不常见
骨髓象	浆细胞>10%	浆细胞<10%,形态一般正常
M 蛋白	常高于 2×10^3 g/L,随病情而增高	低于 2×10^3 g/L,保持稳定
正常 Ig	降低	增高或正常
游离轻链	常出现在血清和尿中	一般呈阴性

六、其他丙种球蛋白病

1. 冷球蛋白血症

冷球蛋白是指血浆温度降至 4 ℃～20 ℃时发生沉淀或胶胨状,温度回升 37 ℃时又溶解的一类球蛋白,如冷免疫球蛋白、冷纤维蛋白原及 C-反应蛋白等。最初是 Wintrobe 等在多发性骨髓瘤患者血清中发现此蛋白,1947 年 Lerner 等认为发现血清冷球蛋白增高者常伴有肾小球病变。正常血清仅含微量冷球蛋白,当血清冷球蛋白浓度超过 0.1 g/L 时,称为冷球蛋白血症(cryoglobulinemia)。根据是否伴有原发病,可以将冷球蛋白血症分为原发性冷球蛋白血症和继发性冷球蛋白血症。

(1)免疫学分型:1974 年 Brouet 等根据免疫化学特性,将冷球蛋白血症分为以下三种类型。

Ⅰ型:即单克隆型冷球蛋白血症。免疫球蛋白中以 IgM 为最多见,依次为 IgG、IgA 及轻链蛋白。常见于多发性骨髓瘤及原发性巨球蛋白血症(占 50%),其他淋巴细胞增生性疾病及少数自身免疫病占 25%,原发性约占 25%。

Ⅱ型:即单克隆-多克隆型冷球蛋白血症。血清中含有一种单克隆免疫球蛋白,具有抗多克隆免疫球蛋白的活性,此种单克隆免疫球蛋白多为 IgM,其次为 IgG 及 IgA,故构成 IgM-IgG 型、IgG-IgG 型及 IgA-IgG 型免疫复合物。多见于多发性骨髓瘤、原发性巨球蛋白血症及其他淋巴细胞增生性疾病(60%~70%),自身免疫病占 30%,原发性者占 10%。

Ⅲ型:即多克隆型冷球蛋白血症。血清中含有两种或两种以上的单克隆免疫球蛋白,构成 IgM-IgG 及 IgM-IgG-IgA 等复合物。多见于慢性感染及自身免疫病(30%~50%),淋巴细胞增生性疾病占 10%~15%,原发性者占 40%。

就冷球蛋白本身而言,Ⅱ型及Ⅲ型冷球蛋白血症易并发肾损害。

(2)临床特征:①紫癜为最常见的皮肤症状,其他如寒冷性荨麻疹、雷诺现象、肢端发绀和网状青斑,皮肤坏死和溃疡。②关节痛是混合性冷球蛋白血症患者的常见症状,常发生在手、膝关节,为多关节痛,对称或不对称,偶有关节红肿。③肾损害可表现为急性和慢性肾炎,也可为肾病综合征、肾衰。④神经系统主要为周围神经病变。其他如肝、脾肿大、严重腹痛、心包炎和全身淋巴结肿大等。⑤实验室检查 90% 以上Ⅰ型和 80% 以上Ⅱ型患者血中冷球蛋白含量>1 g/L,80% 以上Ⅲ型患者则<1 g/L。

2.淀粉样变性

淀粉样变性是一种少见的新陈代谢紊乱疾病,由不同病因所致的淀粉样蛋白纤维以不可溶的形式在细胞外沉积,导致多器官、组织结构与功能损害的全身性疾病。17 世纪 Bonet 首先报道淀粉样变性。1854 年 Virchow 首先描述了在本病组织中沉积的物质并根据其对碘及硫酸的显色反应与淀粉相似而命名为"淀粉样变性"。近代的研究证实,此类物质是组织细胞所合成与分泌的多种蛋白质而非淀粉样糖类,但仍然沿用"淀粉样变性"这一传统命名。

(1)病因:病因不明。可能为蛋白质代谢紊乱所致。部分患者有家族遗传史。也有认为淀粉样蛋白的产生是由于在抗原刺激下,浆细胞功能紊乱,释放出免疫球蛋白所致。但也有认为本病的发生与长期慢性炎症刺激有关。

(2)分型:本病分原发性、继发性、家族性三种类型。①原发性淀粉样变性:又可分为局限型和系统型。局限型多累及上、下肢伸侧和背部皮肤,呈密集丘疹,融合或苔藓样斑片。伴剧烈瘙痒,病程迁延经过缓慢,间可自行消退,但易复发。系统型则内脏及皮肤、黏膜均可受累,无明显痒感。眼睑、鼻、口等皮肤、黏膜均好发。心肌、骨骼均可受损,可伴有多发性骨髓瘤、骨痛、自发性骨折。②继发性淀粉样变性:常继发于长期慢性传染病或伴有严重组织分解破坏的感染之后,如结核、结缔组织病。恶性肿瘤也可引起,如霍奇金病、多发性骨髓瘤等。淀粉样蛋白主要沉积于肝、脾、肾等实质器官。③家族性淀粉样变性:以周围感觉、运动神经(常是自主神经)和心血管及肾脏淀粉样变性为特征,常存在腕管综合征和玻璃体不正常。

(3)临床表现:多见于 50 岁以上患者,男性多于女性。症状和体征是非特异性的,由所受累的器官和系统所决定,常被原发疾病所掩盖,肾脏系统是表现最强烈的,早期仅有轻度的蛋白尿,可发展至全身水肿、低蛋白血症和大量的蛋白尿。舌炎、巨舌常为本病早期症状,约占原发性系统型 40% 以上。牙龈黏膜常见淀粉样浸润,故牙龈活检在诊断全身性淀粉样变时有较高的阳性率。

(曹佳伟)

第四节　单克隆免疫球蛋白病的免疫学检验

单克隆丙种球蛋白病的实验室诊断主要依靠血液学和免疫学手段,其中免疫学检测尤为重要。对免疫球蛋白异常增生的检测,其目的是早期发现疾病、监控病情和判断预后。常用的免疫学方法有血清蛋白区带电泳、免疫电泳、免疫固定电泳和免疫球蛋白定量测定等。

一、血清蛋白区带电泳

血清蛋白区带电泳是测定 M 蛋白的一种定性实验,乙酸纤维薄膜和琼脂糖凝胶是目前最常采用的两大介质。蛋白质在碱性条件下带不同量的负电荷,在电场中由阴极向阳极泳动。由于等电点的差异,电泳后由正极到负极可分为:清蛋白、α-球蛋白、α_2-球蛋白、β_1-球蛋白、β_2-球蛋白和 γ-球蛋白五个区带。根据形成的不同区带以及与正常的电泳图谱相比较,可了解血清中的各种蛋白质的组分。将这些区带电泳图谱扫描,还可计算出各种蛋白的含量和百分比。

正常在人血清 γ 区带较宽而且着色较浅,扫描图显示一低矮蛋白峰。γ-球蛋白区域主要由 IgG 免疫球蛋白组成。在低丙种球蛋白血症和丙种球蛋白缺乏症中,γ-球蛋白区带降低。γ-球蛋白水平升高的疾病包括霍奇金病、肉芽肿病、结缔组织病、肝病、多发性骨髓瘤、Waldenstrom 巨球蛋白血症及淀粉样变性。单克隆丙种球蛋白增高时常在 γ 区(有时在 β 区或 α 区),呈现浓密狭窄的蛋白带,经扫描显示为高尖蛋白峰(高:宽>2:1),这是由于 M 蛋白的化学结构高度均一,因而其电泳迁移率十分一致。而多克隆丙种球蛋白增高时,如肝病、慢性感染和自身免疫病等,γ 区带宽而浓密,扫描图显示为宽大的蛋白峰。

在某些情况下还可以出现假的狭区带,易与 M 蛋白混淆,应注意区别。例如溶血标本中血红蛋白形成的 β 位区带,陈旧血清中聚合 IgG 形成的近原位窄区带,以及由类风湿因子形成的位于 γ 区中间的细区带都易与 M 区带相混淆,遇到这些可疑情况时,应进一步做免疫电泳等分析加以区别。

二、免疫电泳

免疫电泳是琼脂平板电泳和双相免疫扩散两种方法的结合。将抗原样品在琼脂平板上先进行电泳,使其中的各种成分因电泳迁移率的不同而彼此分开,然后加入抗体做双相免疫扩散,把已分离的各抗原成分与抗体在琼脂中扩散而相遇,在二者比例适当的地方,形成肉眼可见的沉淀弧。该方法可用来研究:①抗原和抗体的相对应性;②测定样品的各成分以及它们的电泳迁移率;③根据蛋白质的电泳迁移率、免疫特性及其他特性,可以确定该复合物中含有某种蛋白质;④鉴定抗原或抗体的纯度。

匀质性的物质具有明确的迁移率,能生成曲度较大的沉淀弧;反之,有较宽迁移范围的物质,其沉淀弧曲度较小。因此,正常人血清与上述抗体进行免疫电泳时出现的沉淀线是均匀的弧形,而 M 蛋白所形成的沉淀线或沉淀弧较宽,呈凸现出的弓形或船形。

免疫电泳分析是一项经典的定性实验,但由于影响沉淀线形态的因素较多,扩散时所需抗血清量较大,结果判断需有丰富的实验室经验,现已逐渐被免疫固定电泳替代。

三、免疫固定电泳

免疫固定电泳是血清区带电泳和免疫沉淀反应两个过程结合的一项定性实验。血清蛋白质在琼脂糖凝胶介质上经电泳分离后,应用固定剂和各型免疫球蛋白及轻链抗血清,加于凝胶表面的泳道上,经孵育让固定剂和抗血清在凝胶内渗透并扩散后,若有对应的抗原存在,则在适当位置形成抗原—抗体复合物。漂洗,将未沉淀的蛋白质去除,已被沉淀的蛋白质贮留在凝胶内。经染色后蛋白质电泳参考泳道和抗原、抗体沉淀区带被氨基黑着色,根据电泳移动距离分离出单克隆组分,可对各类免疫球蛋白及其轻链进行分型。为了精确识别单克隆区带,样品同时在六条泳道上进行测试。经电泳后,ELP 作为参考泳道以显示电泳后的蛋白质,其余五条泳道用于鉴定单克隆成分,通过它们与抗血清、γ(IgG)、α(IgA)、μ(IgM)重链和 κ、λ 轻链(游离和非游离)反应与否进行鉴别。M 蛋白在免疫固定电泳上显示狭窄而界限分明的区带,而多克隆增生或正常血清则显示为宽大、弥散而深染的区带。

该技术的最大优势是敏感性达 0.5～1.5 g/L,操作周期短,仅需数小时,分辨率高,结果易于分析。目前已经取代了传统的免疫电泳技术,成为单克隆蛋白(M 蛋白)鉴定和分型的首要方法。

四、血清免疫球蛋白定量

免疫球蛋白定量测定较常用的方法有单向扩散法与免疫浊度法,前者较为简便,后者更为准确、迅速。恶性单克隆丙种球蛋白病常呈现某一类丙种球蛋白的显著增高,大多在 30 g/L 以上;而正常的免疫球蛋白,包括与 M 蛋白同类的丙种球蛋白的含量则显著降低。在良性丙种球蛋白病的血清标本中,M 蛋白的升高幅度一般没有恶性单克隆丙种球蛋白病那么高,多在 20 g/L 以下;M 蛋白以外的免疫球蛋白含量一般仍在正常范围之内。如在单向扩散试验中出现双圈状沉淀环,则标本中可能存在某种免疫球蛋白片段的 M 蛋白。多克隆丙种球蛋白病患者的血清中常有多种类型的免疫球蛋白水平同时升高,每种类型上升的幅度不太大,但总的丙种球蛋白水平增高比较明显。

免疫球蛋白的定量检测,有时会由于不同实验室所用抗血清特异性的差异,而造成 M 蛋白定量结果的不同,特别在使用某一株 M 蛋白制备的抗血清检测其他患者的 M 蛋白时。如能配合作用区带电泳光密度扫描,常可纠正这种误差。

进行免疫球蛋白的定量检测,不仅有助于丙种球蛋白病的诊断,并对丙种球蛋白病的良、恶性鉴别具有一定的帮助。如做动态观察,对丙种球蛋白病的病情和疗效的判断有一定的价值。M 蛋白含量的多少常可反映病情的轻重,尤其对同一患者,M 蛋白含量明显增高常提示病情恶化;经有效治疗后,M 蛋白含量逐渐下降,而正常免疫球蛋白的含量则由降低趋向正常。

五、本周蛋白的检测

本周蛋白即尿中游离的免疫球蛋白轻链,其检测对轻链病的诊断是必不可少的项目,并对多发性骨髓瘤、原发性巨球蛋白病、重链病等疾病的诊断、鉴别和预后判断均有一定帮助。

本周蛋白在 pH 5.0 的条件下,加热至 50 ℃～60 ℃时出现沉淀,继续加热至 90 ℃后又重新溶解。根据这种理化性质,又将其称为凝溶蛋白,故可根据这一特点,用化学方法进行检测。这种加热沉淀法简便易行,但敏感度较低,也不能确定轻链的型别。

对怀疑为本周蛋白阳性的标本应该做进一步的确证实验,可以对尿中 κ 链和入链用定量检测方法进行分析,也可以将尿液透析浓缩 50 倍后做免疫固定电泳分析。

轻链病患者尿中可测得本周蛋白,但由于其分子量较小,易迅速自肾排出,故血中反而呈阴性,检测时应该注意。

本周蛋白检测的临床意义:确定 Kappa 轻链、Lamda 轻链及游离轻链,主要诊断多发性骨髓瘤。一般认为,当浆细胞恶性增生时,可能有过多的轻链产生或重链的合成被抑制,致使过多的轻链通过尿液排出;约 50％的多发性骨髓瘤患者及约 15％的巨球蛋白血症患者,其尿液中可出现本周蛋白;肾淀粉样变、慢性肾盂肾炎及恶性淋巴瘤等患者尿中亦可出现本周蛋白。

六、冷球蛋白的检测

冷球蛋白是血清中的一种特殊蛋白质,在 4 ℃时自发沉淀,加温至 37 ℃时又可溶解,故常利用这种可逆性冷沉淀的特性对其进行测定。取患者外周血,分离出血清置 4 ℃冰箱中,一般在 24～72 h 出现沉淀,若 1 周仍不出现沉淀者方可判断为阴性。如形成沉淀,再置 37 ℃温育使其复溶,也可将冷沉淀物离心、洗涤后做定性与定量分析。

进行冷球蛋白研究和检测时,必须注意以下事项:部分单克隆冷球蛋白可在低于 10 ℃时发生沉淀,故标本采集时必须将注射器和容器预温,离心及整个操作过程中也都要注意保温;部分冷球蛋白在冷的条件下可迅速沉淀,但有一些则需数天,因此,这些血清需在 4 ℃下放置 1 周;大部分正常人血清也含有多克隆冷球蛋白,但通常在是 0.08 g/L 以下;冷纤维蛋白原、C-反应蛋白－清蛋白复合物和肝素沉淀蛋白等也具有冷沉淀特性,实验时应加以区别。

七、应用原则

当临床上怀疑有浆细胞疾病时,应按下列检验程序进行检测:①初筛试验:血清蛋白区带电泳分析、免疫球蛋白定量检测或尿本周蛋白定性检测。②对于阳性者要做定量分析及免疫球蛋白分类鉴定:免疫电泳或免疫固定电泳、免疫球蛋白亚型定量和血清及尿中轻链定量及比值计算。③鉴别良性还是恶性增生:最大的区别是——良性者轻链与重链增高比为 1∶1,比值无明显异常;恶性者轻链与重链比值不是1∶1,可发生明显增高改变。④临床诊断还要结合相关实验室资料,如骨髓检查、影像学及病理学结果等综合考虑作出正确诊断。

(曹佳伟)

第二十一章 超敏反应性疾病及其检验

第一节 Ⅰ型超敏反应性疾病与免疫学检验

Ⅰ型超敏反应由 IgE 类抗体介导,肥大细胞和嗜碱粒细胞释放的活性介质引起生理功能紊乱或组织损伤。Ⅰ型超敏反应发生速度快,一般在再次接触抗原后数分钟内出现反应,故又称速发型超敏反应。

Ⅰ型超敏反应又称变态反应或变态反应,其所致疾病称为特应症。人群中有些个体对变应原具有产生高水平 IgE 类抗体的遗传倾向,称为特应性个体。

一、Ⅰ型超敏反应的发生机制

(一)抗原

能引起Ⅰ型超敏反应的抗原性物质称为变应原。变应原的种类繁多,可通过不同途径进入机体。通过呼吸道吸入的变应原有花粉、动物皮屑或羽毛、真菌孢子和菌丝、尘螨等,其中豚草为强变应原,主要见于欧美国家,我国以蒿属花粉较常见;通过消化道摄入的变应原为牛奶、鸡蛋、鱼、虾、蟹、果仁、食品添加剂等;某些药物或化学物质如青霉素、阿司匹林和有机碘等通过肌肉或静脉进入机体;昆虫毒液通过皮肤或血液进入机体。

(二)抗体

引起Ⅰ型超敏反应的抗体主要是 IgE 类抗体,扁桃体、支气管和胃肠黏膜等固有层浆细胞产生,超敏反应的部位。亦称变应素。IgE 主要由鼻咽、这些部位也是变应原易于侵入并引发Ⅰ型 IgE 的产生和调节是产生Ⅰ型超敏反应的关键因素。正常人血清 IgE 含量很低,特应性个体血清 IgE 含量明显增高;Th 细胞分泌的 IL-4、IL-5、IL-13 能促进 IgE 合成,而 IFN-γ 能抑制 IgE 合成。

IgE 具有亲细胞特性,能与肥大细胞、嗜碱粒细胞表面的 IgE 高亲和力受体(FcεR Ⅰ)结合,使机体处于致敏状态。

(三)参与Ⅰ型超敏反应的细胞

参与Ⅰ型超敏反应的细胞主要有肥大细胞、嗜碱粒细胞和嗜酸粒细胞等。

1.肥大细胞和嗜碱粒细胞

肥大细胞和嗜碱粒细胞均来源于髓样干细胞,肥大细胞主要分布于皮肤、黏膜下层结缔组织中的微血管周围。嗜碱粒细胞主要分布于血液中,在细胞因子和其他炎性介质的作用下,可迁移至变态反应部位发挥作用。肥大细胞和嗜碱粒细胞形态类似,胞质内含有相似的嗜碱颗粒,当被变应原激活后释放的生物活性介质也大致相同。

肥大细胞和嗜碱粒细胞表面均具有高亲和性的 FcεR Ⅰ,故可与 IgE 的 Fc 段结合。FcεR 由一条 α 链、一条 β 链和两条 γ 链组成。其中,α 链与 IgE 结合,β 链和 γ 链胞浆内 C 端含有免疫受体酪氨酸活化基序(ITAM),可介导信号转导(图 21-1)。

2.嗜酸粒细胞

嗜酸粒细胞主要分布于呼吸道、消化道和泌尿生殖道黏膜组织中,血液循环中仅有少量存在。在静息状态下,嗜酸粒细胞不表达 FcεR Ⅰ,具有较高的脱颗粒阈值。在肥大细胞释放的 IL-3、IL-5、GM-CSF 等细胞因子作用下,嗜酸粒细胞可被招募至炎症局部并被活化,上调 FcεR Ⅰ 的表达,导致细胞脱颗粒,释放生物活性介质。

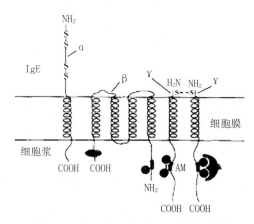

图 21-1　高亲和性 FcεR Ⅰ 结构示意图

嗜酸粒细胞具有双重生物学效应:①嗜酸粒细胞可合成和释放多种炎症介质和毒性蛋白如白三烯(leukotrienes,LTs)、血小板活化因子(platelet activating factor,PAF)、嗜酸粒细胞阳离子蛋白(eosinophil cationic protein,ECP)、嗜酸粒细胞过氧化物酶(eosinophil peroxidase,EPO)、主要碱性蛋白(major basic protein,MBP)和神经毒素等,参与 Ⅰ 型超敏反应的迟发相反应。②嗜酸粒细胞通过直接吞噬肥大细胞释放的颗粒,或通过释放组胺酶、芳基硫酸酯酶、磷脂酶 D 分别灭活组胺、白三烯和血小板活化因子(PAF),在 Ⅰ 型超敏反应中发挥负反馈调节作用。

(四)参与 Ⅰ 型超敏反应的介质

参与 Ⅰ 型超敏反应的介质主要包括肥大细胞和嗜碱粒细胞细胞颗粒内预存的介质和受刺激后新合成的介质。

1.颗粒内预存的介质

(1)组胺:组胺释放速度快,在数分钟内发挥作用,维持时间短,是引起 Ⅰ 型超敏反应速发相反应的主要介质。其主要作用是使血管扩张和通透性增加;刺激支气管、胃肠道平滑肌收缩;促进黏膜腺体分泌;刺激皮肤中感觉神经末梢,引起瘙痒。

(2)激肽原酶:激肽原酶作用于激肽原使之生成激肽。其中缓激肽的主要作用是使血管扩张和通透性增加;刺激平滑肌收缩,使支气管痉挛;刺激痛觉神经纤维,引起疼痛。

(3)嗜酸粒细胞趋化因子(eosinophil chemotactic factor,ECF)和中性粒细胞趋化因子(neutrophil chemotactic factor,NCF):分别使嗜酸粒细胞、中性粒细胞趋化至炎症部位。

2.新合成的介质

主要是细胞膜磷脂代谢产物。

(1)白三烯(LTs):是花生四烯酸经脂氧合酶途径形成的介质,包括 LTC4、LTD4、LTB4。白三烯释放和发挥作用较缓慢,效应持续久,是引起 Ⅰ 型超敏反应迟发相反应的主要介质。其主要作用是使支气管平滑肌强烈而持久地收缩;使毛细血管扩张和通透性增加;促进黏膜腺体分泌。

(2)前列腺素 D_2(prostaglandin D_2,PGD_2):是花生四烯酸经环氧合酶途径形成的介质,其主要作用是刺激支气管平滑肌收缩;使血管扩张和通透性增加。

(3)血小板活化因子(PAF):是羟基化磷脂在磷脂酶 A_2(phospholipase A_2,PLA_2)和乙酰转移酶作用下形成的产物,主要参与 Ⅰ 型超敏反应迟发相反应。其主要作用是凝聚和活化血小板,使之释放组胺、5-羟色胺等血管活性物质,引起血管扩张和通透性增加。

(4)细胞因子:肥大细胞、嗜碱粒细胞可分泌 TNF-α、IL-1、IL-4、IL-5、IL-6、CSF 等细胞因子,既可直接参与炎症反应，亦能招募中性粒细胞、嗜酸粒细胞等炎症细胞至炎症局部，在迟发相反应中起重要作用。

（五）Ⅰ型超敏反应的发生过程

Ⅰ型超敏反应的发生可分为两个阶段，即：致敏阶段和效应阶段。

1.致敏阶段

抗原初次进入机体，诱发能合成 IgE 的 B 细胞产生 IgE 类抗体。IgE 的 Fc 段与肥大细胞、嗜碱粒细胞膜表面的 FcεRⅠ结合，使机体处于致敏状态。

2.效应阶段

相同抗原再次进入机体时，与肥大细胞、嗜碱粒细胞膜表面的 IgE Fab 段结合，使FcεRⅠ交联。所产生的信号通过 FcεRⅠγ链转导，激活信号转导级联反应，使肥大细胞、嗜碱粒细胞活化。活化的细胞脱颗粒及合成新的活性介质。颗粒中生物活性介质和新合成的活性及至作用于相应的效应器官，引起效应器官病理改变。

（1）肥大细胞（嗜碱粒细胞）的活化：肥大细胞、嗜碱粒细胞脱颗粒和合成释放活性介质的机制主要有：①FcεRⅠ交联聚集，通过其胞浆内 γ 链 ITAM 的磷酸化作用，使胞内蛋白酪氨酸激酶（protein tyrosine kinase，FTK）活化，活化的 PTK 激活磷脂酰肌醇特异性磷脂酶 Cγ（phospholipase Cγ，PLCγ），PLCγ 催化磷脂酰肌醇二磷酸（phosphatidylinositol 4,5-bisphosphate，PIP_2）水解产生三磷酸肌醇 1,4,5-trisphosphate，IP_3）和甘油二酯（diacylglycerol，DAG）。IP3 可激发胞内钙库（内质网）开放，使胞浆内 Ca^{2+} 浓度升高；DAG 和 Ca^{2+} 协同作用使蛋白激酶 C（protein kinase C，PKC）活化。活化的 PKC 使胞浆肌球蛋白磷酸化，颗粒与胞膜融合，从而导致脱颗粒，释放组胺等预存介质。②FcεRⅠ交联聚集，使丝裂原激活的蛋白激酶活化，活化的 MAP 激酶与 Ca^{2+} 协同作用使磷脂酶 A_2（PLA_2）活化。活化的 PLA_2 使膜磷脂酰胆碱（phosphatidylcholine，PC）分解产生花生四烯酸，进而通过环氧合酶、脂氧合酶途径合成前列腺素 D_2（PGD_2）和 LTs；活化的 PLA_2 使羟基化磷脂分解生成 LYSO-PAF，后者经乙酰转移酶作用生成 PAF。③FcεRⅠ交联聚集，使 MAP 激酶活化。活化的 MAP 激酶使 NFAT、NF-KB、AP-1 活化，这些转录因子刺激 IL-4、IL-5、IL-6、TNF 等细胞因子的转录，合成细胞因子。

（2）生物活性介质对效应器官的作用：肥大细胞和嗜碱粒细胞的生物学效应基本相同，按发生的时间顺序分为速发相和迟发相反应。速发相反应在接触变应原后几秒钟至几分钟内发生。机体接触变应原后立即产生的症状由速发相反应引起。该种反应最早由组胺介导，5～30 min 后 LTs 和 PGD_2 介入，其主要特点是毛细血管扩张和通透性增强、平滑肌收缩、腺体分泌增加等，一般不引起明显的组织损伤。迟发相反应在接触变应原 4～6 h 后发生，可持续 1～2 天。机体接触变应原后几小时产生的症状由迟发相反应引起。该种反应主要由 Th_2 型细胞因子、趋化性细胞因子、脂类介质引起。其特点是嗜酸粒细胞和中性粒细胞浸润。嗜酸粒细胞脱颗粒并合成释放炎症介质和毒性蛋白如 LTs、ECP、MBP、神经毒素等，中性粒细胞产生 LTs、PAF 和溶酶体酶，引起炎症反应和组织损伤。

二、常见的Ⅰ型超敏反应性疾病

变应原进入机体的途径不同，可与 IgE 类抗体在不同部位结合和释放介质，在临床上表现出不同的症状。可表现为全身性超敏反应及局部超敏反应性疾病，多表现为生理功能的紊乱，可以没有严重的组织细胞损伤。

1.过敏性休克

过敏性休克是对变应原的急性、全身性变态反应，是一种最严重的Ⅰ型超敏反应性疾病。其发病机制是：大量变应原通过血液进入机体，使全身结缔组织中的肥大细胞和血液中的嗜碱粒细胞同时释放大量组胺，瞬间发生全身小血管扩张和通透性增强，血浆渗出。因有效血容量急剧下降而导致血压下降，造成休克。同时伴有皮肤红斑、呕吐、腹绞痛、腹泻和呼吸困难。支气管缩窄引起呼吸困难，喉头水肿造成窒息。如果不及时治疗，可导致患者迅速死亡。

（1）药物过敏性休克：以青霉素过敏性休克最常见，头孢菌素、链霉素、普鲁卡因等也可引起过敏性休克。其发病机制是：青霉素的分子量较小，通常无免疫原性，但其降解产物青霉噻唑醛酸或青霉烯酸与体内组织蛋白结合后，可刺激机体产生特异性 IgE 类抗体，使肥大细胞、嗜碱粒细胞致敏。当青霉素再次进入机体时，就可与肥大细胞、嗜碱粒细胞表面的特异性 IgE 结合，导致过敏性休克。

临床发现少数人初次注射青霉素也可发生过敏性休克，这可能与患者曾经接触过青霉素样物质有关，如曾经使用过青霉素污染的注射器或其他器材、曾经吸入过空气中的青霉素降解产物或青霉菌孢子等。

(2)血清过敏性休克：临床上应用动物免疫血清如破伤风抗毒素、白喉抗毒素进行治疗或紧急预防时，有些患者因曾经注射过同种动物的血清制剂而发生过敏性休克。

2.呼吸道变态反应

吸入花粉、尘螨、真菌、动物羽毛或皮屑等均可引起呼吸道变态反应。常见的表现为支气管哮喘和过敏性鼻炎。

(1)支气管哮喘：支气管哮喘是由于支气管平滑肌痉挛而引起的哮喘和呼吸困难。其发病机制是：变应原进入下呼吸道，使支气管平滑肌收缩、黏膜血管扩张和血浆渗出以及腺体分泌增加，引起支气管管腔变窄、呼吸困难。支气管哮喘有速发相反应和迟发相反应两种类型，前者发生快，消失也快；后者发生慢，持续时间长，同时局部出现以嗜酸粒细胞和中性粒细胞浸润为主的炎症。

(2)过敏性鼻炎：过敏性鼻炎又称花粉症或枯草热，具有明显的季节性和地区性特点。其发病机制是：致敏个体再次吸入变应原后，变应原与鼻腔和眼结膜中肥大细胞表面的特异性 IgE 结合，引起肥大细胞脱颗粒，释放组胺等活性介质。组胺可使鼻黏膜血管扩张、通透性增强、黏膜分泌增加，产生鼻塞、流涕、喷嚏等症状。组胺作用于眼睑和睑结膜的血管，产生流泪、眼睑肿胀、畏光等症状。

3.皮肤变态反应

药物、花粉、动物羽毛或皮屑及冷热刺激等均可引起皮肤变态反应，主要表现为特应性皮炎、湿疹、荨麻疹等。

特应性皮炎患者有家族史倾向，大多数患者血清 IgE 水平升高。其发病机制是：皮肤中的肥大细胞对变应原反应，局部血管扩张、通透性增强，引起肘窝、腘窝、颈部和面部出现皮疹和剧烈瘙痒。婴儿的特应性皮炎也称婴儿湿疹。

4.消化道变态反应

消化道变态反应可由鱼、虾、蟹、鸡蛋、牛奶、坚果或药物等引起，表现为恶心、呕吐、腹痛、腹泻。其发病机制是：变应原使消化道黏膜内肥大细胞释放活性介质，使胃肠道腺体分泌、上皮下液体渗出和平滑肌收缩，引起恶心、呕吐、腹痛、腹泻。

三、Ⅰ型超敏反应性疾病的免疫学检验

Ⅰ型超敏反应性疾病的免疫学检验主要是速发型超敏反应皮肤试验和血清 IgE 测定。

1.速发型超敏反应皮肤试验

过敏者皮下组织中有特异性 IgE。变应原与皮下组织中肥大细胞上的 IgE 结合，使肥大细胞脱颗粒，释放各种活性介质，引起局部小血管扩张，使局部皮肤充血、水肿、渗出，形成丘疹及瘙痒，在丘疹周围出现红晕。阳性者表明受试者对该变应原过敏，反应强度与过敏程度呈正比。该试验对过敏性鼻炎、支气管哮喘及特应性皮炎的应用价值较大。对患者首次注射某批号的青霉素、链霉素、普鲁卡因或其他易过敏药物之前，必须做皮肤试验。如果呈阳性反应或可疑阳性，应换用其他药物；注射异种抗血清如破伤风抗血清、狂犬病抗血清等前也必须做皮肤试验，如果呈阳性反应，则应换用精制抗体或进行脱敏治疗。

根据变应原进入方法的不同，速发型超敏反应皮肤试验分为皮内试验和点刺试验等。

(1)皮内试验：皮内试验是我国目前应用最为广泛的一种试验方法。现已有标准化皮试液供应，并有规范化操作方法和评定标准，在国际上已广泛应用，国内也逐步推广。进行皮内试验时选择浓度合适的皮试液，小剂量(0.02 mL)注射，反应需观察 15～20 min，根据风团、红晕大小判定结果(表 21-1)。

皮内试验应设置阳性和阴性对照。前者使用 0.01 mg/mL 的磷酸组胺，后者可使用变应原溶媒或生

理盐水。

(2)点刺试验:进行点刺试验时将点刺抗原液滴于受试者前臂内侧皮肤上,然后用点刺针穿过抗原液滴,刺入皮肤(以不出血为度),1 min后拭去抗原液,15 min后观察结果。北欧超敏反应学会标准化委员会推荐使用一次性点刺针并推荐以5 mg/mL磷酸组胺作为阳性对照,按照表21-2的分级标准判定结果。

表21-1　速发型超敏反应皮肤试验的分级标准

反应程度级别	风团直径(mm)	红晕直径(mm)
—	<5	<5
+	5~10	10~20
++	10~15	20~30
+++	15~20	30~40
++++	>20	>40

注:风团直径为分级的主要依据,红晕大小仅做参考;风团若有伪足,其结果判定可向上调一级,但最高为++++级。

表21-2　点刺试验的分级标准

反应程度级别	风团反应
—	无风团反应
+	风团反应为阳性对照的1/3
++	风团反应为阳性对照的2/3
+++	风团反应和阳性对照相同
++++	风团反应大于阳性对照

皮肤试验操作简便,但由于影响因素较多,假阳性和假阴性结果时有发生,试验结果与主观诱因的符合率还存在着一定的差距。因此,在进行皮肤试验进行诊断时,还必须结合病史、发病时间、地点、患者工作或职业特点、客观体征等,做综合而全面的分析调查,方能作出比较正确的结论。

2.黏膜激发试验

激发试验:是指模拟自然途径,使变应原进入体内,引起一次轻微的发作,从而判定是否过敏。根据患者发病部位的不同,可以进行不同器官的激发试验。

(1)支气管黏膜激发试验:分为非特异性支气管黏膜激发试验和特异性支气管黏膜激发试验两种类型。非特异性支气管黏膜激发试验是用特异性物质刺激,测定气道反应性;特异性支气管黏膜激发试验是用特异性变应原刺激,用以检测哮喘的变应原。其原理是将各种可疑变应原雾化,受试者吸入后,能激起支气管收缩,肺通气量下降,出现哮喘症状。20 min再测定其肺通气量,如下降明显(20%),则可认为所吸物质为患者的变应原。阳性者说明该患者可能对该变应原过敏。该试验用于临床病史不清或临床病史明确但皮试阴性者。

(2)鼻黏膜激发试验:将变应原直接吸入(粉剂)或滴入(液体)鼻腔,15~20 min后,出现黏膜水肿和苍白、分泌物增多、流涕、打喷嚏及鼻塞等症状,即可判定为阳性反应。阳性者表明患者对该变应原过敏。该试验用于诊断过敏性鼻炎,评价免疫治疗效果,检测职业过敏症。

(3)结膜激发试验:将变应原浸液滴入患者眼结膜,15~20 min,出现结膜充血、水肿、分泌增加、有痒感,甚至出现眼睑红肿等现象,即为阳性反应。阳性者表明患者对该变应原过敏。该试验主要用于眼部变态反应性疾病的变应原检查。

(4)口服激发试验:目前公认口服激发试验中的双盲安慰剂对照食物激发试验(double blind placebo control food challenge,DBPCFC)是诊断食物过敏的金标准,其阳性和阴性预测值的准确性均>95%。检测时将外观和口味相同的安慰剂或(和)可疑食物装入胶囊中,其初次量10~50 mg,无反应则按每30 min

加倍量,直至最大剂量为10g。当出现临床症状(包括呼吸道、消化道和皮肤)时即可判定阳性。但此法需在激发试验前1周内回避可疑食物,试验前16h停用抗组胺药。该试验需数小时且费用高,在激发试验时会使患者出现超敏症状,甚至发生危及生命的严重休克反应。

3.血清总IgE的测定

(1)方法类型:总IgE是指针对各种变应原的IgE的总和。测定血清总IgE的方法如下:①放射免疫吸附试验(radioimmunosorbent test,RIST):采用双抗体夹心模式。其原理是将抗IgE抗体偶联到滤纸上,使其与待测血清和IgE参考标准反应,再与^{125}I标记的抗人IgE抗体反应,形成双抗体夹心复合物,最后测定滤纸片的放射活性。其放射活性与血清IgE含量呈正相关。利用标准曲线可得出待测血清总IgE的含量。该法敏感性较高,但需要特殊仪器(γ-计数仪)且存在放射性核素污染。②ELISA:采用双抗体夹心模式。其原理是包被在固相载体上的抗IgE抗体首先与待测血清和IgE参考标准品反应,再与酶标记的抗IgE抗体反应形成双抗体夹心复合物。最后利用酶催化底物显色,根据吸光度变化和标准曲线可确定IgE含量。该方法操作简便,敏感度与放射免疫吸附试验相近似,但不存在放射性核素污染,因此临床较常用。③化学发光免疫分析采用双抗体夹心模式。其原理是包被抗IgE抗体的磁颗粒首先与待测血清和IgE参考标准品反应,再与吖啶酯标记的抗IgE抗体反应形成双抗体夹心复合物。最后根据化学发光强度和标准曲线,仪器可以自动计算出IgE含量。此法敏感性高、特异性强、稳定性好、测定自动化,操作简便。

(2)临床意义:成人参考区间为:男性31～5 500 μg/L或(631±128)U/mL,女性31～2 000 μg/L或337±60 U/mL(1 U=2.4 ng)。IgE含量与人种、地域、环境、年龄、性别和检测方法有关,所以各实验室的参考区间不同。

IgE升高常见于Ⅰ型超敏反应性疾病,如支气管哮喘、过敏性鼻炎、特应性皮炎等,IgE含量与病情发作及缓解呈平行关系。部分非超敏反应性疾病IgE水平也可升高,如寄生虫感染、天疱疮、胸腺发育不良病、骨髓瘤、高IgE综合征等。免疫功能缺陷者可能测不出IgE。

4.血清特异性IgE的测定

(1)方法类型特异性IgE:是指针对某一变应原的IgE。测定血清特异性IgE的方法如下:①放射变应原吸附试验(radioallegosorbent test,RAST):1967年由Wide建立,其原理是吸附于固相载体的变应原与待测血清和IgE参考标准品反应,再与放射性核素标记的抗IgE反应,最后测定固相载体的放射活性。其放射活性与血清IgE含量呈正相关。利用标准曲线可得出待测血清中特异性IgE的含量。该方法敏感性高、特异性强,其结果与皮肤试验、支气管激发试验的符合率高达80%,且安全性好,但不能完全代替后两种试验,因后两种试验更能反映机体的整体情况。缺点是需要特殊仪器(γ-计数仪),有放射性核素污染的可能,待测血清存在相同特异性IgG时会对结果产生干扰。②ELISA:其原理是吸附于固相载体的变应原与待测血清和IgE参考标准品反应,再与酶标二抗反应,形成变应原-IgE-酶标二抗复合物,最后利用酶催化底物生成有色产物,根据显色程度和标准曲线确定IgE含量。该法操作简便,无需特殊设备,无放射性核素污染,国内应用较多。③荧光酶免疫测定:该方法采用内含多孔弹性纤维素粒的帽状新型载体结合变应原,与待测血清和IgE参考标准品反应,然后再与β-半乳糖苷酶标记的抗人IgE反应。β-半乳糖苷酶作用于荧光底物4-甲基伞桂-β-半乳糖苷产生荧光。荧光强度与IgE含量呈线性关系。根据标准曲线可得出待测血清中特异性IgE的含量。该方法敏感性高、特异性强、测定自动化,操作简便、迅速,是目前公认的检测特异性IgE的金标准。

(2)临床意义:特异性检测对Ⅰ型超敏反应疾病的诊断有重要价值,可以确定变应原的种类。其试验的敏感度和特异度都很高,特别是对花粉、螨类、动物毛皮屑、牛奶、鸡蛋、坚果等变应原的特异性IgE测定,敏感度和特异度都可在90%以上,有的甚至可接近100%。应该注意的是:变应原具有明显的地域性和同属不同种现象;此外,某些小分子变应原(半抗原)特异性IgE测定敏感度不高,如青霉素降解产物,对这些变应原,如测不出特异性IgE并不排除超敏的可能。

5.吸入变应原过筛试验

吸入变应原过筛试验是将空气中90％以上最为常见的多种变应原吸附到1个CAP上,患者血清中只要有针对其中一种变应原的特异性IgE,即可呈阳性反应。该试验阳性表明患者对吸入变应原过敏,阴性则表明对大部分吸入变应原不过敏。该法敏感度为88％,特异度为97％,阳性预测值为97％,阴性预测值为87％,是一种很好的变应原过筛试验。

6.嗜酸粒细胞计数

(1)外周血中嗜酸粒细胞计数:可采用外周血中嗜酸粒细胞分类计数法和直接计数法,目前多用后者。直接计数法又分为两种:一种是手工显微镜直接计数法,其原理是嗜酸粒细胞的胞浆颗粒内富含碱性氨基酸和碱性蛋白,易与阴离子染料结合而着色,故常用2％伊红-丙酮染色液。该染色液为低渗溶液,能破坏红细胞和大部分其他白细胞,使嗜酸粒细胞易于区别。另一种是五分类血细胞计数仪自动测定法,该法快速、准确,不受主观因素影响,在临床已推广应用。

外周血嗜酸粒细胞正常参考区间为$(0.05\sim0.5)\times10^9/L$。嗜酸粒细胞增高是超敏性炎症的特征,见于过敏性疾病。此外,某些寄生虫病、传染病及血液病时,嗜酸粒细胞也会增高。

(2)局部体液中嗜酸粒细胞计数:局部体液中嗜酸粒细胞增高可作为过敏性疾病诊断的直接证据。标本采集是局部体液中嗜酸粒细胞计数的关键,可采集鼻分泌物、皮疱液、支气管肺泡液、眼分泌物、中耳分泌物或痰液,经涂片、染色及显微镜下进行嗜酸粒细胞计数。

7.嗜酸粒细胞阳离子蛋白的测定

常用荧光酶免疫测定法检测嗜酸粒细胞阳离子蛋白(ECP),其原理是CAP中包被抗ECP抗体,与血清中ECP结合后,加入酶标记抗ECP抗体,三者形成双抗体夹心结构的复合物。酶标记抗体作用于底物,发射荧光,测定荧光强度,根据标准曲线计算出ECP含量。

嗜酸粒细胞阳离子蛋白(ECP)是嗜酸粒细胞释放的毒性蛋白,其含量反映嗜酸粒细胞活化的程度及其分泌毒性蛋白的能力,是反映气道炎症的重要指标。其值的高低与哮喘病情轻重密切相关。因此,ECP可作为监测气道炎症、指导哮喘治疗的指标。

8.嗜碱粒细胞计数

嗜碱粒细胞计数可采用外周血中嗜碱粒细胞分类计数法和直接计数法,常用后者。直接计数法又分为两种:一种是手工显微镜直接计数法,其原理是嗜碱粒细胞胞浆颗粒含有肝素,肝素的硫酸根易与阳离子染料结合而着色,故常用阿利新蓝染色液染色。该染色液能使红细胞和大部分其他白细胞溶解,使嗜碱粒细胞易于区别;另一种是用五分类血细胞计数仪自动测定法,该法快速、准确,不受主观因素影响,在临床已推广应用。

嗜碱粒细胞正常参考区间为$(0.02\sim0.06)\times10^9/L$。嗜碱粒细胞计数可作为Ⅰ型超敏反应性疾病的过筛试验,也可作为疗效考核的辅助指标。

9.人嗜碱粒细胞脱颗粒试验

人嗜碱粒细胞脱颗粒试验(human basophile degranulation test,HBDT)是受试者从外周血中分离嗜碱粒细胞,由于嗜碱粒细胞胞浆内含有较多硫酸肝素颗粒,可被碱性染液(阿利新蓝)染色而被识别。当加入变应原后与结合在嗜碱粒细胞上的IgE结合形成桥联,导致胞浆内颗粒脱出,此时不再被染色。与对照(不加变应原)比较,当脱颗粒嗜碱粒细胞数减少30％以上即为阳性,从而可推断受试者是否对该变应原过敏。

HBDT简单、经济,与皮肤试验和RAST的符合率在80％以上,可作为寻找特异性变应原的有效手段之一。但需显微镜目测,影响精确性,若能借助仪器自动计数可克服此弊病。

HBDT主要应用于Ⅰ型超敏反应性疾病的体外检测方法,可作为脱敏免疫治疗选择方案的依据;HBDT可直观反映嗜碱粒细胞颗粒释放能力,从细胞水平阐明Ⅰ型超敏反应性疾病的发病机制,评估脱敏治疗、免疫治疗的疗效;用于寻找变应原和判断脱敏治疗的效果。

(丁　萌)

第二节 Ⅱ型超敏反应性疾病与免疫学检验

Ⅱ型超敏反应由抗细胞表面抗原的 IgG 或 IgM 类抗体介导,补体活化、抗体和补体的调理作用及 ADCC 造成细胞损伤,因此,又称细胞溶解型或细胞毒型超敏反应。

一、Ⅱ型超敏反应的发生机制

1. 抗原

诱发Ⅱ型超敏反应的抗原主要有:①细胞表面的同种异型抗原,如 ABO 血型抗原、Rh 抗原和 HLA 等。②正常组织细胞上的同外源性抗原相同的共同抗原,如链球菌与人肾小球基底膜、心瓣膜之间的共同抗原。③由于感染、理化因素改变了的自身抗原。④吸附于组织细胞上的外来抗原、半抗原或抗原-抗体复合物,如药物半抗原,可结合于血液有形成分的表面成为完全抗原。

2. 抗体

介导Ⅱ型超敏反应的抗体主要是 IgG 和 IgM 类抗体,这些抗体的来源包括免疫性抗体、被动转移性抗体、自身抗体等。

3. 效应机制

抗体与细胞膜表面的相应抗原结合后,可通过以下途径杀伤靶细胞或导致靶细胞功能紊乱。

(1)补体介导的细胞毒作用:IgM 或 IgG 类抗体与靶细胞表面抗原特异性结合后,通过激活补体经典途径,形成膜攻击复合物,直接引起膜损伤,使靶细胞溶解死亡。

(2)免疫调理作用:抗体与靶细胞表面抗原特异性结合后,通过其 Fc 段与吞噬细胞表面的 Fc 受体结合,发挥抗体的调理作用,促进吞噬细胞吞噬破坏靶细胞;或激活补体产生 C_{3b},通过与吞噬细胞表面 C_{3b} 受体结合,发挥补体的调理作用,促进吞噬细胞吞噬破坏靶细胞。

(3)ADCC 作用:抗体与靶细胞表面抗原特异性结合后,通过其 Fc 段与 NK 细胞、Mφ 中性粒细胞表面 Fc 受体结合,溶解破坏靶细胞。

(4)刺激或阻断靶细胞受体功能:某些抗细胞表面受体的自身抗体与相应受体结合后,并不引起靶细胞破坏,而是刺激或阻断受体功能,导致靶细胞功能紊乱。

二、常见的Ⅱ型超敏反应性疾病

1. 输血反应

多发生于 ABO 血型不符的输血。其发生机制为:A 和 B 血型抗原主要表达于红细胞表面。血型为 A 者体内存在针对 B 的 IgM 天然抗体,血型为 B 者体内存在针对 A 的 IgM 天然抗体,O 型个体体内存在针对 A 和 B 的 IgM 天然抗体。如果 A 型供血者的血误输给 B 型受血者,由于 A 型血红细胞表面有 A 抗原,B 型血清中含抗 A 抗体,两者结合后激活补体,可使红细胞溶解破坏,引起溶血反应。

输血反应也可发生其他血型不合的输血中,由于其他血型系统多为 IgG,故反应程度低于 ABO 血型系统。

2. 新生儿溶血症

新生儿溶血症(hemolytic disease of the newborn,HDNB)可因母子间 Rh 血型不符引起。Rh 血型抗原中 RhD 抗原最重要。母亲为 RhD 阴性,由于输血、流产或分娩等原因接受了 RhD 阳性红细胞表面 RhD 抗原刺激后,可产生 RhD 抗体。此类抗体为 IgG 类抗体,可通过胎盘。当体内产生有 Rh 抗体的母亲妊娠或再次妊娠时,母体内的 RhD 抗体便可通过胎盘进入胎儿体内,如胎儿血型为 RhD 阳性时,RhD 抗体与其红细胞结合,使之溶解破坏,引起流产或发生新生儿溶血症。如果对初产妇分娩后 72 h 内注射 RhD 抗体,及时清除进入母体内的 RhD 阳性红细胞,可有效预防再次妊娠时发生新生儿溶血症。

母子间 ABO 血型不符引起的新生儿溶血症发生率较高,但症状较轻。其原因是:母子间 ABO 血型不符引起的新生儿溶血症多发生于母亲为 O 型,胎儿为 A 型、B 型或 AB 型。中国人多为 ABO 血型系统,ABO 血型系统中红细胞抗原产生的抗体以 IgM 为主,IgM 不能通过胎盘进入胎儿。

3.药物过敏性血细胞减少症

青霉素、磺胺、安替比林、奎尼丁和非那西汀等药物半抗原,能与血细胞膜蛋白或血浆蛋白结合获得免疫原性,从而刺激机体产生抗药物特异性抗体。这种抗体与药物结合的红细胞、粒细胞或血小板作用,或与药物结合形成复合物后再与具有 Fc 受体和补体 C_{3b} 受体的红细胞、粒细胞或血小板结合,可引起药物性溶血性贫血、粒细胞减少症和血小板减少性紫癜。

4.自身免疫性溶血性贫血

自身免疫性溶血性贫血可能与遗传因素有关,或因病毒、药物或酶作用于红细胞,使红细胞膜表面抗原发生改变,从而刺激机体产生抗红细胞自身抗体(主要为 IgG 类)。这种抗体与自身改变的红细胞特异性结合,导致红细胞溶解,引起自身免疫性溶血性贫血。例如,甲基多巴类药物具有强氧化作用,能使红细胞膜表面抗原变性,刺激机体产生抗红细胞自身抗体,引起自身免疫性溶血性贫血。引起红细胞溶解的自身抗体有温抗体和冷抗体两类,它们分别在 37 ℃ 和 20 ℃ 发挥作用。

5.肾小球肾炎

乙型溶血性链球菌与人类肾小球基底膜具有相似抗原成分,链球菌感染后产生的抗链球菌抗体可与肾小球基底膜结合,激活补体,导致肾小球肾炎。此型肾小球肾炎发生率约占链球菌感染后肾小球肾炎的 15%。

6.急性风湿热

A 族链球菌的蛋白质抗原与心肌细胞有共同抗原,链球菌感染后产生的抗链球菌抗体可与心肌细胞发生交叉反应,引起心内膜炎和心肌炎。

7.肺出血－肾炎综合征

肺出血－肾炎综合征又称 Goodpasture 综合征,是由自身抗体(抗 Ⅳ 型胶原抗体)引起的以肺出血和肾小球肾炎为特征的疾病。临床表现为蛋白尿、血尿、肾衰竭、肺出血或尿毒症。其发病机制为:抗 Ⅳ 型胶原抗体与肺泡和肾小球毛细血管基底膜中第 Ⅳ 型胶原结合,并在局部激活补体和中性粒细胞,造成基底膜损伤。显微镜下可见坏死、中性粒细胞浸润及抗体和补体沿基底膜呈线性沉积。

8.Graves 病

Graves 病属刺激型超敏反应。患者产生抗甲状腺刺激素(thyroid stimulating hormone,TSH)受体的自身抗体,此抗体能高亲和力结合甲状腺细胞表面的 TSH 受体,并持续激活 TSH 受体,使甲状腺细胞产生大量甲状腺素,出现甲状腺功能亢进。

9.重症肌无力

重症肌无力属抑制型超敏反应。患者体内产生抗乙酰胆碱受体的自身抗体,该抗体与乙酰胆碱受体结合后,由于受体的内吞和胞内的降解,受体数目减少,阻断了乙酰胆碱介导的神经-肌肉信号传导,引起进行性肌肉萎缩,导致肌无力。

10.胰岛素抗性糖尿病

有些对胰岛素无反应的糖尿病患者产生抗胰岛素受体的自身抗体,该抗体与受体结合后,胰岛素不能与其受体结合。

三、Ⅱ型超敏反应性疾病的免疫学检验

Ⅱ型超敏反应的免疫学检验主要涉及血液系统疾病和自身免疫病,相应的检测主要针对抗血细胞抗体、抗肾小球基底膜抗体及抗 TSH 受体抗体等,其检测方法主要有抗球蛋白试验、荧光免疫技术等。

（丁　萌）

第三节 Ⅲ型超敏反应性疾病与免疫学检验

Ⅲ型超敏反应由免疫复合物(immune complex,IC)介导,补体活化、中性粒细胞释放溶酶体酶和血小板活化导致血管性炎症和组织损伤,因此又称免疫复合物型或血管炎型超敏反应。

一、Ⅲ型超敏反应的发生机制

1.抗原

引起Ⅲ型超敏反应的抗原种类很多,根据其来源分为两类:①内源性抗原,如类风湿关节炎的变性IgG、系统性红斑狼疮的核抗原、肿瘤抗原等。②外源性抗原,如微生物及其代谢产物、异种血清、药物等。

2.抗体

介导Ⅲ型超敏反应的抗体主要是 IgG 和 IgM 类抗体。

3.免疫复合物的形成和沉积

血液循环中的可溶性抗原与相应抗体结合,形成可溶性抗原-抗体复合物即免疫复合物。免疫复合物的形成是免疫应答常见的现象,大多被免疫系统清除,无致病作用。只有在特定的情况下,免疫复合物才沉积于毛细血管基底膜,引起炎症反应和组织损伤。形成和沉积是Ⅲ型超敏反应的始动环节,受诸多因素的影响。

(1)免疫复合物的数量:长期反复感、长期用药、长期接触外源性抗原,期存在于体内,均可形成较大量免疫复合物,不易完全被清除。免疫复合物的或自身抗原长

(2)免疫复合物的性质:免疫复合物的大小、电荷、亲和力等均可影响免疫复合物的沉积。抗原与相应抗体结合时,当抗原、抗体比例相当时,形成大分子免疫复合物,它易被吞噬细胞捕获、吞噬、清除;当抗体远多于抗原时,易形成小分子可溶性免疫复合物,能通过肾小球滤膜被排出体外。这两种复合物对机体均无致病作用。当抗原略多于抗体时,可形成中等大小的可溶性免疫复合物(19 S),它既不容易从肾排出,又不容易被吞噬细胞清除,长期存在于血液循环中,又称循环免疫复合物(circulating immune complex,CIC)。它容易沉积于毛细血管基底膜;带正电荷的抗原和抗体容易沉积于带负电荷的肾小球基底膜上;有些组织对某些抗原具有特别的亲和力,例如肾小球基底膜的胶原蛋白对 DNA 亲和力较强,因此细胞分解后释出的胞核 DNA 可与肾小球基底膜结合,并在基底膜处与抗核抗体结合形成免疫复合物。

(3)毛细血管通透性:毛细血管通透性是免疫复合物沉积的首要条件。免疫复合物可通过以下两方面使血管通透性增加,有利于免疫复合物沉积:①免疫复合物可通过激活补体产生过敏毒素 C_{3a} 和 C_{5a},使肥大细胞、嗜碱粒细胞活化,释放组胺等血管活性介质。②免疫复合物通过与血小板表面 IgG Fc 受体结合使血小板活化,释放组胺等血管活性物质。由于这些血管活性介质使毛细血管通透性增加,内皮间隙加大,有利于免疫复合物沉积和嵌入间隙之中。

(4)局部血流动力学因素的作用:免疫复合物容易沉积在血管静水压高、血管迂曲、产生血流漩涡的组织,例如肾小球基底膜和关节滑膜等处毛细血管迂回曲折,血流缓慢,易产生涡流,而且该处毛细血管内血压较一般毛细血管内血压高,因此有利于循环免疫复合物沉积和嵌入到血管内皮细胞间隙之中。

(5)机体清除免疫复合物的能力:免疫复合物在组织中的沉积与机体清除它们的能力呈反比。免疫复合物的清除由单核-吞噬系统和补体的功能决定。吞噬细胞和补体的缺陷均可促进免疫复合物持续存在,继而在组织中沉积。

4.免疫复合物引起组织损伤的机制

免疫复合物通过以下机制引起组织损伤。

(1)补体的作用:免疫复合物通过经典途径激活补体系统,产生 C_{3a} 和 C_{5a} 等活性片段。C_{3a} 和 C_{5a} 能与

嗜碱粒细胞、肥大细胞上的 C_{3a} 和 C_{5a} 受体结合,使其释放组胺等炎性介质,导致局部毛细血管通透性增加,渗出增多,出现水肿。

(2)中性粒细胞的作用:补体系统活化产生的 C_{3a}、C_{5a} 是趋化因子,能吸引中性粒细胞浸润至免疫复合物沉积部位。中性粒细胞在吞噬免疫复合物的过程中可释放多种酶类如蛋白水解酶、胶原酶、弹性纤维酶等,使血管基底膜和周围组织细胞损伤。局部造成以中性粒细胞浸润为主的炎症是Ⅲ型超敏反应的特征。

(3)血小板的作用:免疫复合物通过与血小板的 IgG Fc 受体结合,使血小板聚集、活化并释放 5-羟色胺等血管活性物质,引起血管扩张、血管通透性增加,导致渗出和水肿;血小板聚集能激活凝血系统,形成微血栓,造成局部组织缺血、出血、坏死。

二、常见的Ⅲ型超敏反应性疾病

1.局部免疫复合物病

(1)Arthus 反应:1903 年,Aahus 发现用马血清皮内反复免疫家兔数周后,若再次注射相同血清,注射局部可出现水肿、出血、坏死等剧烈炎症反应,此即 Arthus 反应。其发生机制是:前几次注射的异种血清刺激家兔产生了大量特异性抗体,抗体通过血管弥散到局部皮内。当再次注射相同抗原时,两者相遇于局部,形成的免疫复合物沉积于血管基底膜上,激活补体,吸引中性粒细胞和血小板聚集于该处,血管通透性增加,出现炎症。

(2)吸入性Ⅲ型超敏反应:吸入性抗原与相应抗体形成的免疫复合物在肺泡基底膜上沉积可引起肺炎或肺泡炎。因吸入霉草中嗜热放线菌引起的肺炎称为农民肺,因吸入鸽粪中的蛋白引起的疾病称为养鸽者病。

2.全身性免疫复合物病

(1)血清病:通常发生在一次大量注射抗毒素(马血清)1 周后,其主要症状是发热、皮疹、淋巴结肿大、关节肿痛和一过性蛋白尿等。由于该病主要因注射异种动物血清所致,故称为血清病。其发病机制是:患者体内已产生抗抗毒素的抗体,而抗毒素尚未完全清除,二者结合形成中等大小的可溶性免疫复合物。免疫复合物随血流运行并沉积于全身血管中,特别是在肾、关节和皮肤中沉积,引起炎症反应和组织损伤。血清病具有自限性,停止注射抗毒素后症状可自行消退。有时应用大剂量青霉素、磺胺等药物也可引起类似的血清病样反应。

用实验的方法给家兔注射外源血清,5 天后就会出现抗外源血清的抗体,由于此后形成的抗原－抗体复合物沉积,家兔出现肾炎和动脉炎的症状。10～15 天以后才又出现游离的抗外源血清的抗体,此即实验性血清病。

(2)链球菌感染后肾小球肾炎(免疫复合物型肾炎):A 族溶血性链球菌感染后 2～3 周,此时体内已产生抗链球菌抗体,该抗体与链球菌可溶性抗原结合形成循环免疫复合物,沉积在肾小球基底膜上,引起基底膜损伤,导致免疫复合物型肾炎。80% 以上的肾小球肾炎属于Ⅲ型超敏反应。免疫复合物引起的肾炎也可在其他病原微生物如葡萄球菌、肺炎双球菌、乙型肝炎病毒或疟原虫感染后发生。

(3)系统性红斑狼疮:系统性红斑狼疮(systemic lupus erythematosus,SLE)病因复杂,其发病机制是患者体内可产生多种自身抗体,引起多个脏器损害。

(4)类风湿关节炎:类风湿关节炎(rheumatoid arthritis,RA)病因尚未完全清楚。

三、Ⅲ型超敏反应性疾病的免疫学检验

Ⅲ型超敏反应性疾病的免疫学检验主要是检测免疫复合物。免疫复合物的检测包括循环免疫复合物和组织固定免疫复合物的检测。

(一)循环免疫复合物的检测

随血液循环的免疫复合物称为循环免疫复合物(CIC)。CIC 的检测技术可分为抗原特异性和非抗原特异性检测技术两类。前者通过区别游离的抗原和与抗体结合的抗原,选择性测定含有某种特定抗原的

免疫复合物,如 DNA-抗-DNA、HBsAg-抗-HBs 等。检测免疫复合物中抗原特异性比较困难,目前还没有建立常规、实用的检测方法。后者则不考虑免疫复合物中抗原的性质,而是根据免疫球蛋白分子在结合抗原以后发生的物理学和生物学特性的改变进行检测。由于体内形成的循环免疫复合物涉及多种抗原-抗体系统,所以临床多检测非抗原特异性免疫复合物。

1.非抗原特异性循环免疫复合物的检测方法

非抗原特异性循环免疫复合物的检测方法种类繁多,根据其原理不同可分为:①根据免疫复合物的理化性质而设计的理化技术,例如:聚乙二醇(polyethylene glycol,PEG)沉淀法、冷沉淀法、选择性超滤法、超速离心法等。②根据免疫复合物能与某些活性分子上的补体和 Fc 受体结合原理而设计的分子受体法,例如:C_{1q} 结合试验、抗补体试验、胶固素结合试验等。③根据某些细胞上具有补体受体和(或)Fc 受体能与免疫复合物结合原理而设计的细胞受体法,例如:Raji 细胞法、巨噬细胞法、血小板凝聚试验等。④根据免疫复合物能与抗球蛋白结合而设计的抗球蛋白技术,如抗球蛋白试验、mRF 固相抑制试验、mRF 凝胶扩散试验等。常用的方法如下。

(1)PEG 沉淀法 PEG 是一种无电荷的直链大分子多糖,可非特异性沉淀蛋白质。沉淀具有可逆性,对蛋白质的生物活性无影响。在 pH 值、离子强度等条件固定时,蛋白质分子量越大,用以沉淀的 PEG 浓度越小。分离血清免疫复合物一般采用最终浓度为 3%~4%PEG。PEG6000 对蛋白质沉淀具有良好的选择性,所以在测定中采用 PEG6000。PEG 使免疫复合物沉淀的机制可能是使免疫复合物自液相中空间排斥而析出;此外,PEG 还可控制循环免疫复合物解离,促进循环免疫复合物进一步聚合成更大的凝聚物而被沉淀。利用透光率比浊或散射比浊法可测出循环免疫复合物的存在与含量。参考值为 4.3 ± 2.0,以≥8.3 为阳性,或以不同浓度热聚和人 IgG(heat agglutination human IgG,HAHG)按以上方法操作制备校正曲线,也可得出免疫复合物含量(相当于 HAHG 的 mg/L)。PEG 沉淀法检测循环免疫复合物敏感度达 20 mg/LHAHG,方法简便易行,国内已广泛使用,但不能反映小分子循环免疫复合物的情况,而且结果易受多种大分子蛋白质的干扰,因而特异性较差。

(2)固相 C_{1q} 结合试验该法利用循环免疫复合物具有与 C_{1q} 结合的特性,包被 C_{1q} 于固相载体,加入待测血清,免疫复合物与 C_{1q} 结合,再用放射性核素或酶标记的抗人 IgG 检测免疫复合物中 IgG。根据其放射活性或酶活性判断免疫复合物含量。固相 C_{1q} 结合试验敏感度较高,可达 0.1 mg/LHAHG,重复性好,但 C_{1q} 制品不易精制而且纯品不稳定,使结果稳定性受影响。

(3)抗补体试验将抗 C_3 抗体包被固相载体,循环免疫复合物在体内已结合了 C_3,通过 C_3 介导循环免疫复合物与固相抗 C_3 连接,加酶标记抗人 IgG 检测复合物中 IgG,加底物显色,根据颜色深浅判断免疫复合物含量。抗补体试验敏感度较高,达 0.1 mg/LHAHG,重复性好,操作比固相 C_{1q} 结合试验简便,但有些免疫复合物上未固定补体,或补体性质不稳定,故这部分循环免疫复合物测不出来。反之,血清中补体含量过多,游离的 C_3 分子结合固相抗体,则循环免疫复合物结合不上,影响其结果。故待测血清尽量去除游离补体。

(4)Raji 细胞法:Raji 细胞是从 Burkitt 淋巴瘤患者血液中分离建立的 B 细胞株,可在体外长期传代。其表面有大量 C_{1q}、C_{3b} 和 C_{3d} 受体,故能吸附已结合补体的循环免疫复合物。将待测血清与 Raji 细胞反应,再与放射性核素标记的抗人 IgG 反应,最后测定沉淀细胞的放射活性。以热聚合 IgG 作为参考标准绘制标准曲线,根据标准曲线可得出待测血清中免疫复合物的含量。Raji 细胞试验敏感性较高,达 6~12 mg/L HAHG,但 Raji 细胞培养操作繁琐;此外,Raji 细胞表面具有 Fc 受体,待测血清中游离的 IgG 也可通过 Fc 段与 Raji 细胞结合,造成假阳性。

(5)mRF 固相抑制试验:该法利用类风湿因子(RF)与变性 IgG、热聚合 IgG、免疫复合物具有较强亲和力的特性,将单克隆 RF(mRF)吸附于固相载体,加入待测血清,再加入放射性核素标记的热聚合 IgG。如果待测血清中含有免疫复合物,则与固相 mRF 结合,从而抑制放射性核素标记的热聚合 IgG 与 mRF 的结合。固相载体的放射活性与免疫复合物的含量呈负相关。mRF 固相抑制试验敏感性较高,但 mRF 需从特发性冷球蛋白血症的血清中提取,来源困难,因此方法较难常规应用。

目前尚无一种对所有种类的循环免疫复合物均能有效检测的方法,各种方法只能检测某一类或某个范围的免疫复合物。例如,PEG 沉淀法不能反映小分子循环免疫复合物的情况,补体参与技术不能检测出 IgA、IgE 和 IgD 类抗体形成的循环免疫复合物(不能激活补体)。而且,不同方法检测原理各异,其检测结果有时不相关。因此,在检测非抗原特异性循环免疫复合物时,最好用几种方法同时进行,以提高阳性检出率。

2.非抗原特异性循环免疫复合物检测的临床意义

免疫复合物的检测对于疾病的诊断、病情演变、发病机制的探讨、疗效观察和预后判断等具有重要意义。某些自身免疫病如 SLE、RA、链球菌感染后肾小球肾炎、慢性活动性肝炎及血管炎等患者血清中都可检出循环免疫复合物。

(二)组织固定免疫复合物的检测

组织固定免疫复合物可利用免疫组化法检测。首先从适当的病理部位采取组织标本制备切片,然后用荧光标记的抗人 IgG 或抗人 C_3 染色,在荧光显微镜下见到相应部位出现荧光为阳性反应;也可用酶标记的抗人 IgG 或抗人 C_3 染色,再用酶底物显色,用普通光学显微镜观察相应部位的显色情况。

测定组织同定免疫复合物对一些免疫复合物病如 SLE、肾小球肾炎等的诊断有帮助。

(丁　萌)

第四节　Ⅳ型超敏反应性疾病与免疫学检验

Ⅳ型超敏反应由 TDTH 细胞介导,T 细胞和巨噬细胞浸润、活化及产生的细胞因子引起炎症反应和组织损伤。此型反应发生较慢,一般在接触抗原 24 h 后才出现反应,故又称迟发型超敏反应(delayed type hypersensitivity,DTH)。

一、Ⅳ型超敏反应的发生机制

(一)抗原

引起Ⅳ型超敏反应的抗原有:①胞内寄生菌、病毒、寄生虫。②化学物质:重金属、有毒植物、化妆品、染料、油漆等。③细胞抗原:肿瘤细胞、移植组织细胞。其中,胞内寄生菌(如分枝杆菌属)是最常见引起Ⅳ型超敏反应的抗原。

(二)细胞

Ⅳ型超敏反应由 T 细胞介导,主要是 $CD4^+$ Th_1 细胞和 $CD8^+$ CTL 细胞。$CD4^+$ Th_1 也称为迟发型超敏反应 T 细胞,简称 TDTH 细胞。此外,Mφ 和中性粒细胞也参与介导Ⅳ型超敏反应中的组织损伤。

(三)Ⅳ型超敏反应的发生过程

Ⅳ型超敏反应的发生过程分为两个阶段,即:致敏阶段和效应阶段。

1.致敏阶段

抗原经抗原提呈细胞(APC)摄取、加工处理成抗原肽-MHC 分子复合物并表达于 APC 表面,经 T 细胞表面的 TCR 识别后,T 细胞活化、增生分化为致敏 T 细胞。

2.效应阶段

当致敏 T 细胞再次与相应抗原接触时,可迅速增生分化为效应 T 细胞,即 $CD4^+$ Th_1 细胞(T_{DTH} 细胞)和 $CD8^+$ CTL。

(1)TDTH 细胞介导的炎症反应和组织损伤　TDTH 细胞再次与 APC 表面相应抗原作用后,可释放 IFN-γ、TNF-β、IL-3、GM-CSF、MCP-1 和 IL-2 等细胞因子,吸引和活化 MCP,在局部产生以 T 细胞和 MCP 浸润为主的炎症反应。其中,IFN-γ 可活化 Mφ,使之产生 TNF-α、IL-1、IL-6 和 IL-8。IFN-γ、

TNF-β、TNF-α 和 IL-1 能上调血管内皮细胞黏附分子的表达,使中性粒细胞和单核细胞从血管渗出,进入抗原入侵部位,导致炎症反应;IL-8 可趋化中性粒细胞和 T 细胞至抗原入侵部位;TNF-β 可直接破坏靶细胞;IL-3 和 GM-CSF 可促进局部粒细胞和单核细胞的增生和分化;MCP-1 可趋化单核细胞和 T 细胞到达抗原入侵部位。

(2)CD8$^+$CTL:介导的细胞毒作用:CD8$^+$CTL 与靶细胞表面相应抗原结合作用后,通过释放穿孔素和颗粒酶等介质,使靶细胞溶解破坏或凋亡;致敏 CD8$^+$CTL 细胞活化后也表达 FasL,与靶细胞表面表达的 Fas 分子结合,诱导靶细胞发生凋亡。

二、常见的Ⅳ型超敏反应性疾病

(一)感染性迟发型超敏反应性疾病

多由胞内寄生菌、病毒和某些真菌感染引起。其发病机制是机体对胞内寄生病原体感染主要产生细胞免疫应答,但在清除病原体抵御感染的同时,又可因产生 DTH 而造成组织的炎性损伤。例如,胞内感染有结核杆菌的 Mφ 在 Th₁ 细胞释放的 IFN-γ 作用下被活化,可将结核分枝杆菌杀死。如果胞内寄生病原体不能被清除灭活,就会持续存在于 Mφ 内。Mφ 由于受到 TDTH 细胞分泌的细胞因子的持续刺激,处于慢性活化状态,可分化为上皮样细胞并分泌更多的细胞因子(如 TNF-α),损伤组织被纤维组织替代。上皮样细胞相互融合,形成多核巨细胞。以上皮样细胞和多核巨细胞为核心,外周包绕 T 细胞、Mφ 和胶原纤维,即形成临床所见的肉芽肿。

发生传染性超敏反应的个体往往代表机体已获得对特定病原体的细胞免疫力。例如,结核菌素试验阳性者,表示已感染过结核杆菌,出现了传染性超敏反应,对再次感染结核杆菌具有免疫力。肺部再次感染结核杆菌时,形成的病灶范围比初次感染局限,这是细胞免疫的作用;而结核患者肺空洞形成、干酪样坏死和麻风患者皮肤肉芽肿形成,以及结核菌素皮肤试验引起的局部组织损伤则归之于超敏反应的结果。

(二)接触性皮炎接触性皮炎

常因接触金属、有毒植物、化妆品、染料、油漆等引起,急性皮损表现为红肿和水疱,严重者可发生剥脱性皮炎,慢性表现为丘疹和鳞屑。

(三)移植排斥反应

在同种移植排斥反应中,受者的免疫系统首先被供体的组织抗原所致敏。致敏 T 细胞到达靶器官,识别移植的异体抗原,导致淋巴细胞和单个核细胞局部浸润等炎症反应,甚至造成移植器官的坏死。

(四)自身免疫病

很多器官特异性自身免疫病是由自身反应性 T 细胞引起的,如胰岛素依赖性糖尿病、甲状腺炎和脑脊髓炎等。胰岛素依赖性糖尿病患者胰岛周围有淋巴细胞和 Mφ 浸润,导致胰岛细胞被破坏。

三、Ⅳ型超敏反应性疾病的免疫学检验

Ⅳ型超敏反应性疾病的免疫学检验主要检测 T 细胞的功能,分体内检测法和体外检测法。

(一)体内检测法

迟发型超敏反应体内检测法即迟发型超敏反应皮肤试验,其原理是当机体被一些细菌、病毒或真菌等感染或接触一些小分子物质时,机体就会产生针对这些抗原物质的特异性致敏 T 细胞。当有相应抗原再次进入机体,局部的致敏 T 细胞会释放多种细胞因子,经过 24～72 h 后导致以淋巴细胞和单核一吞噬细胞浸润为主的炎症,表现为局部皮肤出现红肿和硬结。

根据抗原进入的方法不同,迟发型超敏反应皮肤试验分为皮内试验和斑贴试验。

(1)皮内试验皮内试验:是用一些抗原如旧结核菌素(old tuberculin,OT)、纯蛋白衍生物(purified protein derivative,PPD)、链道酶-链激酶(SD-SK)、二硝基氯苯(DNCB)、二硝基氟苯(DNFB)、PHA 等皮内注射,经 24～48 h 观察结果。主要用于检测细胞免疫功能,亦可用于传染病的诊断。

结核菌素试验是典型的迟发型超敏反应,其原理是接种过卡介苗(BCG)的正常人体内及结核杆菌感

染者体内已有致敏的 T 细胞,注人皮内的结核菌素与这些 T 细胞特异性结合,T 细胞被活化,进而分泌细胞因子,引发炎症反应和组织损伤,24 h 后在注射局部出现红肿、硬结等改变。

该试验用于细胞免疫功能检测。结核菌素试验阳性表明体内存在Ⅳ型超敏反应,亦即有正常的细胞免疫反应。阳性强度越大,表明机体细胞免疫功能越强。正常人反应为"＋"～"＋＋"。强阳性提示可能有结核杆菌感染。未接触过结核杆菌和细胞免疫功能低下者常呈阴性反应。

(2)斑贴试验:目前国内已有斑贴试剂盒出售,但也可直接用可疑物进行试验,如染发剂、化妆品等均可采用这种方法检测。斑贴试验应观察 48 h 以上。斑贴试验分级见表 21-3。

斑贴试验主要用于接触性皮炎的检测,阳性者表明该抗原是引起接触性皮炎的病因。

表 21-3　迟发型超敏反应皮肤试验的分级标准

反应成都分级	皮内试验	斑贴试验
－	无反应	无反应
＋	仅有红肿(5～10 mm)	轻度红肿、微氧
＋＋	红肿伴硬结(11～20 mm)	明显红肿、时有红斑、巨氧
＋＋＋	红肿、硬结、水疱(>20 mm)	红肿伴丘疹、水疱
＋＋＋＋	水疱或溃烂	红肿、水疱、溃烂

(二)体外检测法

Ⅳ型超敏反应体外检测法主要有淋巴细胞增生试验、淋巴细胞度试验等。

(丁　萌)

第二十二章 感染性疾病与免疫学检验

第一节 感染的类型与免疫特点

人类的发展史也是人类与传染病做斗争的历史,因此抗感染免疫研究是免疫学研究中的一个永恒的主题。随着抗感染防御和治疗措施的不断发展和完善,社会文明的进步,卫生条件持续改善,经济和生活水平不断提高,现在大规模的烈性传染病的发生已基本控制甚至消灭,但是抗感染的形势依然严峻,新的传染病不断发生(如艾滋病、SARS、禽流感等),旧的传染病又卷土重来(如结核病、白喉、登革热、霍乱、鼠疫、疟疾、狂犬病等),给人类和社会造成了严重的灾难,故对感染性疾病的预防、诊断和治疗是预防医学和临床医学面临的主要任务之一。免疫学检验作为发现传染病最快捷的检测技术,从免疫学检测技术建立之初就用于传染病的诊断,在传染病的防治中起着极为重要的作用。本章节主要介绍感染的类型与免疫特点、免疫学检测的方法应用和常见感染性疾病的检测。

一、感染的类型与免疫特点

导致感染的病原体有细菌、病毒、真菌和寄生虫等。各类病原体在结构、生物学特性、致病力等方面各有特点,因此它们的感染特征、机体的免疫学防御机制及检测应用也不尽相同,但有一定规律可寻。

二、机体对微生物免疫应答的一般特性

虽然机体抗微生物感染的应答机制和类型复杂,但是抗微生物免疫有一些共同的特征。

(一)免疫防御由固有和适应性免疫共同介导

固有免疫系统提供了早期抗微生物防御机制,适应性免疫为后续应答提供了更强大、更持久的防御效应。许多病原微生物有逃避和抵抗固有免疫的作用,如抗吞噬作用、抗吞噬细胞胞内杀灭作用、胞内寄生作用等,针对这样的微生物的防御保护作用关键依赖于适应性免疫。因为适应性免疫能增强固有免疫的防御功能,诱导效应细胞清除微生物,并形成记忆细胞,以保护个体防止再感染。

(二)免疫系统能最有效地对不同类型微生物进行选择性应答

不同微生物侵袭和在宿主中的定植方式不同,机体能采用不同的防御机制对不同微生物进行应答,例如体液免疫应答在抗胞外微生物感染中起极重要作用,细胞免疫在抗胞内微生物感染中更有效。

(三)微生物在宿主体内的存活和致病性主要与微生物的侵袭能力或抗免疫效应机制有关

微生物感染是否能在宿主体内存活和致病,取决于微生物与机体免疫应答斗争的结果,主要与微生物的侵袭力、逃避和抗免疫效应机制有关。例如,细菌的荚膜、侵袭性酶类有助于感染的扩散;病毒在胞内定位,甚至隐藏在免疫不易发挥作用的神经组织中,或与宿主 DNA 整合,对微生物有保护作用;有些微生物能破坏机体防御机制,或通过抗原变异逃避已建立的适应性效应机制。

(四)抗感染免疫应答本身也可引起组织损伤和疾病

免疫防御机制对于保护机体抗感染是必需的,但是在某种情况下也可引起免疫性疾病或组织损

伤,例如链球菌感染后的肾小球肾炎、乙型肝炎病毒引起的肝组织损伤、HIV 感染等均可引起免疫机制受损。

三、微生物感染类型与免疫学检测

感染类型可根据病原微生物在宿主体内胞内、外的定位分为胞内微生物感染和胞外微生物感染;也可根据机体感染后不同时段病原微生物的可检测水平或感染模式常将微生物感染分为三类:急性感染、慢性感染和潜伏感染。不同微生物感染类型与免疫学检测对象的选择、技术应用及结果分析密切相关。

(一)细胞内和细胞外感染与免疫学检测

不同类型的微生物在宿主胞内、外感染的定位不同,机体抗感染的效应机制也有较大差异,主要表现在抗胞外感染主要是由体液免疫介导,抗胞内感染主要是以细胞免疫为主。因此这两类感染免疫学检测的对象有较大差别,除了检测抗原外,在诊断感染疾病中前者的重要检测对象还包括抗体,后者可辅助细胞免疫技术进行检测。

胞内感染的微生物包括专性胞内微生物和兼性胞内微生物。专性胞内微生物是指不能在宿主细胞外生存,只能在宿主细胞内存活和增生的微生物,包括病毒、衣原体、立克次体。兼性胞内微生物既可在细胞内寄生,也可在细胞外生存和繁殖,包括分枝杆菌、单核细胞增生性李斯特菌、嗜肺军团菌、布鲁菌、土拉菌、沙门菌等。抗真菌感染的适应性免疫也主要是细胞免疫。此外,有些真菌如深部感染性真菌新生隐球菌、荚膜组织胞浆菌等也是兼性胞内微生物。寄生虫分为原虫和蠕虫,前者为单细胞性寄生虫,后者为多细胞性寄生虫。通常原虫在胞内寄生,清除感染的机制类似于其他胞内微生物感染,蠕虫是胞外感染,消除感染的机制常依赖于特异性抗体应答,但是机体抗寄生虫感染免疫能力相对较弱,因此寄生虫常引起慢性感染。

(二)微生物感染的模式与免疫学检测

1.急性感染与免疫学检测

急性感染的免疫学特点是急性感染后病原微生物被宿主免疫完全清除。大多数胞外细菌、病毒感染属于这一类型。对急性感染检测病原微生物抗原及特异性 IgM 类抗体有较大的诊断价值。抗原检测对急性感染有确诊价值,但是应注意检测标本应尽早采取,到疾病晚期检出率会因病原抗原被清除而降低或消失。特异性 IgM 应答是短暂的,由脾脏和引流至淋巴结生发中心的浆细胞产生,在感染后 2 周达到高峰,随后维持 2~4 周后降低,因此高水平特异性 IgM 除有诊断价值外,还表示感染在病程中或晚期或正在痊愈中。实际工作中也可采用双血清标本检测特异性抗体水平,第一份血清标本应尽早在发病初采集,第二份标本应在此后 2~3 周采集,若第二份血清标本特异性抗体滴度高于第一份血清标本 4 倍以上,对急性感染病有较大的诊断价值。

2.慢性感染与免疫学检测

慢性感染的特点是感染的微生物在宿主体内较长期或终身存在,通常发生于宿主免疫防御未能在急性感染期完全将病原体清除的情况下。常见于衣原体、真菌、寄生虫、胞内寄生菌、HIV、HBV、HCV 等。抗原检测在急性期检出率高,在慢性期检出率低甚至阴性。检测特异性抗体类型及其水平对慢性感染的诊断、病情分析有较大的价值。

3.隐伏感染与免疫学检测

隐伏感染的特点是在急性感染后伴潜伏性感染,在潜伏期无症状,也很难检出感染的微生物抗原,但是有抗体持续存在,因此检测抗原应在发作期检测。引起典型隐伏感染的病原主要是疱疹病毒科成员 HSV、VZV 和 EBV;此外,衣原体也可引起隐伏感染。

(丁　萌)

第二节 免疫学检测的应用

感染性疾病的诊断包括病原学诊断、免疫学诊断、分子生物学诊断等,由于免疫学检测具有特异性高、敏感性高和便捷等特点,故在临床感染性疾病的诊断中应用广泛。

一、微生物抗原的检测

无论是显性感染、隐性感染还是带菌、带毒状态,从机体检出微生物抗原就标志着有感染;再者,一般具有交叉反应性抗原微生物的重叠感染是非常罕见的,所以检测微生物抗原有确诊价值。免疫学检测微生物抗原常用定性检测方法,主要用于两个方面:菌种鉴定和直接检测标本中的抗原。

鉴定菌种最可靠、便捷的方法是血清学反应,也可用于细菌的分群和分型,尤其在肠道细菌检查中应用十分广泛。常采用玻片凝集的方法进行鉴定。

直接检测标本中微生物抗原的基本原则是尽量选择最敏感又特异的检测方法,免疫标记技术应用最广。微生物特异性抗体的检测

病原微生物感染之后可产生多种抗体,在免疫应答中所起的作用也不尽相同。例如某些肠道杆菌感染后机体会产生菌体抗体、鞭毛抗体、表面抗体、菌毛抗体等;病毒感染后机体也会产生多种抗体,如 HBV 感染机体可产生抗 HBsAg、HBcAg、HBeAg 等抗体,流感病毒感染会产生抗表面抗原血凝素(HA)和神经氨酸酶(NA)、核心蛋白、基质蛋白等抗体。此外,微生物的分泌代谢产物如毒素、酶等,也刺激机体产生抗体。有些抗原成分刺激机体产生 IgM 类抗体(如革兰氏阴性杆菌的菌体抗原、许多细菌的荚膜抗原),有的刺激产生 IgG 类抗体(如鞭毛、菌毛抗原),有的产生中和抗体(如中和毒素或病毒的抗体),有的刺激产生补体结合抗体等。因此,检测抗体有三个基本原则:①应注意选择不同的诊断抗原和实验方法。②检测抗体要采用定量检测法。③检测结果通常仅有辅助诊断价值。

二、抗体检测

对微生物感染的诊断仅有辅助诊断价值,这是因为感染后机体内产生的抗体尤其是 IgG 可长期存留,微生物之间交叉反应又较普遍,甚至会出现非特异性刺激"回忆反应"。因此,只能应用定量测定法进行检测,通过特异性抗体水平的增高情况进行辅助诊断。检测结果应结合病史、临床表现、传染病流行情况、相关微生物学知识等进行综合分析。尤其是有些试验用的诊断抗原采用的是非特异性交叉反应性抗原,如检测某些立克次体病的外-斐试验、检测梅毒感染的反应素检测试验,在分析结果时更应注意。

此外,也应注意不同抗体产生的动力学特点,及不同抗体所表达的临床意义。IgM 抗体产生早,维持时间短,检测特异性 IgM 类抗体对某些急性传染病及先天性感染诊断价值较大,尤其是对甲型肝炎、风疹病毒、巨细胞病毒、单纯疱疹病毒、梅毒螺旋体、弓形虫等。急性感染过程中抗体水平提高 4 倍以上诊断价值更大。中和抗体水平提高有抗感染保护作用。如果抗 HBcAg 抗体与 HBsAg 较长时间同时检出常表示感染在向慢性感染转化。

三、细胞免疫功能的检测

由于抗胞内微生物感染的免疫应答以细胞免疫为主,因此检测细胞免疫水平对这些传染病的诊断有一定意义。常用的特异性免疫检测技术主要有皮肤试验和肽-MHC 四聚体检测。

皮肤试验是利用迟发型超敏反应原理进行测定,如对细菌的结核菌素试验、麻风菌素试验,对真菌的荚膜组织胞浆素(菌丝期荚膜组织胞浆菌抗原提取物)试验等。由于成人普遍感染过结核杆菌、真菌,因此假阳性率较高,应注意结合临床仔细分析。皮肤试验在临床诊断中应用较少。

此外,在急性感染中特异性 T 数量会增高数千倍以上,也可用肽-MHC 四聚体技术检测特异性 $CD4^+$ 和 $CD8^+$ T 细胞数量,对急性感染性疾病进行诊断,但是检测试剂和所需仪器昂贵,较难开展。

免疫学检测除用于感染性疾病的诊断外,也可用于病情分析、预后、疗效观测或流行病学调查等。

(丁　萌)

第三节　常见感染性疾病的免疫学检验

一、常见细菌性感染疾病的免疫学检测

临床上除对病原菌进行培养鉴定外,还利用免疫学检验手段进行感染性疾病的诊断与疗效观察。

（一）链球菌感染的免疫学检测

链球菌溶血素 O 是 A 族溶血性链球菌的重要代谢产物之一,对所有真核细胞的细胞膜、细胞质和细胞器都有毒性,故又称溶细胞素。它能刺激机体产生对应的抗体,称为抗链球菌溶血素 O(anti-streptoly-sin O,ASO)。该抗体能特异性抑制溶血素 O 的溶红细胞活性,因此临床上测定溶血素 O 抗体的含量,能辅助诊断链球菌感染后引起的相关免疫性疾病,如感染性心内膜炎、扁桃体炎、风湿热以及链球菌感染后肾小球肾炎等。该试验的原理是一个中和试验的原理。

溶血性链球菌感染 1 周后,ASO 即开始升高,4～6 周达高峰。由于 ASO 可持续几个月或几年,因此 ASO 阳性不一定是近期感染的指标,应多次动态观察。

（二）伤寒和副伤寒沙门菌感染的血清学检测

沙门菌属感染中以伤寒、副伤寒沙门菌和鼠伤寒沙门菌引起的疾病最为常见,前者主要引起伤寒,后者则以食物中毒或败血症为主要临床表现。伤寒、副伤寒沙门菌感染常用肥达试验作为协助诊断。

伤寒杆菌属于沙门菌属中的 D 群,副伤寒甲、乙、丙沙门菌分别属于沙门菌属中的 A、B 和 C 群。用伤寒杆菌 O 抗原和副伤寒杆菌甲(A)、乙(B)、丙(C)的 H 抗原作为诊断抗原,检测机体中的相应抗体水平,协助伤寒、副伤寒的诊断。

机体感染伤寒杆菌、副伤寒杆菌 1 周后,能逐渐产生菌体 O 抗原和鞭毛 H 抗原的抗体。将定量伤寒、副伤寒杆菌的诊断菌液分别与患者用生理盐水系列倍比稀释的血清进行凝集反应,根据凝集效价判定结果。正常时伤寒 O 凝集效价＜1：80,伤寒 H 凝集效价＜1：160;副伤寒 A、B、C 凝集效价＜1：80。

O 抗原刺激机体产生 IgM 类抗体,产生早,消退快;而 H 抗原刺激机体产生 IgG 类抗体,出现晚,维持时间长。肥达试验作为伤寒、副伤寒的辅助诊断,应结合临床表现、病史、病程及流行病学综合判断。

(1)O 升高,H 正常:伤寒发病早期或沙门菌属中其他菌种引起的交叉反应。

(2)O 正常,H 升高:可能为疾病晚期或以往患过伤寒、副伤寒或菌苗接种后的回忆反应。

(3)O 和 H 均升高:伤寒可能性大。

(4)O 和 H 均升高,另 A、B、C 任何一项升高:可能分别为副伤寒甲、乙、丙。另外,应注意肥达反应单次效价增高,判断的可靠性差,必要时进行动态观察。若双份血清抗体效价增高＞4 倍,则诊断价值较大。早期使用抗生素和肾上腺皮质激素以及免疫功能低下的伤寒患者,肥达反应可出现阴性。

（三）结核分枝杆菌感染的检测

随着对结核病研究的不断深入以及现代免疫学技术的应用,结核病的免疫学诊断方法不断推出,诊断价值越来越受到重视。血清免疫学试验包括结核杆菌抗原、抗体和特异性免疫复合物的检测。但由于实验方法的局限以及其他因素的影响,其诊断仍然要和临床结合,综合判断。

结核分枝杆菌抗原、抗体检测的标本除了血清外,还可采用痰液、脑脊液以及胸、腹腔积液等。其临床意义为:

（1）结核杆菌抗原阳性有助于临床诊断。

（2）分枝杆菌 IgG 水平协助诊断活动性结核病。结核分枝杆菌感染机体后，可刺激机体产生 IgM、IgG、IgA 类抗体。一般认为，抗体的产生并不能保护受染宿主抵御感染，因为结核分枝杆菌常寄生于单核－吞噬细胞内。活动性肺结核患者结核 IgG 抗体水平明显增高并与病变活动程度存在平行关系。

（3）特异性免疫复合物对活动性结核的诊断具有一定意义。活动性结核病患者体液中特异性 IgG 类免疫复合物会明显增加，故检测各种体液中的特异性免疫复合物优于特异性 IgG 的检测。

二、常见病毒性感染疾病的免疫学检测

（一）临床常见的病毒感染和免疫学检测

临床常见的病毒感染包括肝炎病毒、呼吸道病毒（流行性感冒病毒、副流感病毒、呼吸道合胞病毒等）、EB 病毒、肠道病毒（脊髓灰质炎病毒、柯萨奇病毒 A 组和 B 组病毒、人类轮状病毒以及其他新型肠道病毒等）、登革病毒（dengue virus，DV）和流行性出血热（epidemic hemorrhagic fever，EHF）病毒感染等。应用分子生物学技术，可以直接检测病毒的 DNA 或 RNA 及其变异结构，但因为条件因素的影响，限制了在临床诊断中的应用。而通过免疫学技术可以检测不同标本中的病毒抗原或抗体，对于流行病学调查和临床诊疗具有重要的意义。

（二）病毒性肝炎的免疫学检测

病毒性肝炎是由肝炎病毒引起的传染性疾病，目前已经确定的有甲型、乙型、丙型、丁型和戊型五种病毒，有待阐明的有庚型肝炎病毒、TTV 及 SEN-V 等。病毒性肝炎血清标志物包括病毒本身、病毒抗原成分和抗病毒抗体等。临床上通过各种肝炎病毒血清标志物检测，能准确地进行病毒性肝炎的诊断。

1.甲型肝炎病毒血清标志物测定

甲型肝炎病毒（hepatitis A virus，HAV）属于小 RNA 病毒科肝病毒属，是一种无包膜的具有单链正股 RNA 的小 RNA 病毒。HAV 是甲型病毒性肝炎的病原体，主要经消化道途径感染。目前只发现一种血清型。

HAV 感染人体后可以产生抗-HAV IgM、IgG、IgA、IgE 等各种类型抗体，目前主要通过粪便中病毒抗原的检测和用 ELISA 法或固相放射免疫法检测血清中抗-HAV IgM 或抗-HAV 总抗体。其临床意义如下：①血清中抗-HAV IgM 出现于甲型肝炎感染的早期，发病后数日滴度很快升至峰值，持续时间较短（2～4 周），发病后 1～2 个月滴度和阳性率下降，于 3～6 个月消失。因此，抗-HAV IgM 阳性，常表明急性 HAV 感染或复发。②血清中抗-HAV IgG 的出现较抗-HAV IgM 晚，于 2～3 个月达高峰，然后缓慢下降持续多年或终身。单份抗-HAV IgG 阳性表示受过 HAV 感染，但不能区分是否为新近感染，主要适用于流行病学调查和疫苗效果评价等。如果经双份血清（初发期与恢复期）检测，抗-HAV IgG 滴度有 4 倍以上增长，可作为诊断甲型肝炎的依据。③应用固相放射免疫法检测 HAV Ag，起病前 2 周粪便中即可测到，发病后 1 周阳性率为 45％，2 周则降至 12％。提示甲型肝炎急性期或无症状感染者，可用于甲型肝炎患者粪中排毒规律或传染期的观察。

2.乙型肝炎病毒标志物测定

乙型肝炎病毒（hepatitis B virus，HBV）为 DNA 病毒科成员。完整的 HBV 颗粒直径 42 nm，亦称 Dane 颗粒，结构分为两部分，即：包膜（含 HBsAg）和核心（HBcAg、双链 DNA、DNA 聚合酶和 HBeAg）。临床上 HBV 感染的免疫学诊断以 HBV 感染的血清标志物的免疫学测定为主，包括：HBsAg、抗-HBs、HBeAg、抗-HBe、抗-HBc、PreS1、抗-PreS1、PreS2 和抗-PreS2 等。

（1）乙型肝炎病毒表面抗原（HBsAg）测定 HBsAg 是检测 HBV 感染的主要标志，位于 HBV 颗粒的外壳层，是一种糖蛋白。HBsAg 有不同亚型，各亚型均含有共同的抗原决定簇 a，及两组相互排斥的亚型抗原决定簇 d/y 和 w/r，构成 HBsAg 的四个基本亚型 adr、adw、ayw 和 ayr。各亚型有明显的地理分布差

异,并与种族、遗传有关。我国主要的亚型为 adr,新疆、内蒙古、西藏等少数民族地区则以 ayw 为多见。近年来,HBV 基因组序列研究发现,其血清型并不能反映基因组的异质性,因为不同的血清型可属同一基因型,而同一血清型又可分布于不同基因型,并提示人类感染 HBV 病毒基因型的类别可能与疾病的感染谱及疾病的进展有一定的相关性。

HBsAg 主要在感染 HBV 后 1~2 个月在血清中出现,可维持数周、数月至数年,也可能长期存在。血清 HBsAg 阳性提示 HBV 感染,可见于下列多种群体:①乙型肝炎潜伏期和急性期。②慢性迁延性肝炎、慢性活动性肝炎、肝硬化、肝癌。③HBsAg 携带者。HBsAg 也可从许多乙肝患者体液和分泌物中测出,如唾液、精液、乳汁、阴道分泌物等。

HBsAg 阴性的 HBV 感染已有报道(≤3%),可能与 S 基因变异导致其抗原性和免疫原性的改变有关。另外,有报道在 HBsAg 阴性,HBV DNA 阳性的患者中发现其 124 位的半胱氨基缺失,结果导致 HBsAg 的分泌障碍。目前,临床检测发现 HBsAg 和抗-HBs 同时阳性的检出率亦有增高趋势,可能是由于试剂敏感度特别是抗-HBs 的检测率提高所致,其临床意义在于提示有免疫复合物形成、HBV 多种亚型的交叉感染以及机体免疫功能紊乱等。

(2)抗乙型肝炎病毒表面抗原抗体(抗-HBs)测定抗-HBs 是机体针对 HBsAg 产生的中和抗体,它是一种保护性抗体,能清除病毒,防止 HBV 感染,在急性乙肝中最晚出现(发病后 3 个月),常提示疾病恢复开始,抗体可持续多年,其滴度与特异性保护作用相平行。

抗-HBs 阳性:①表示既往曾感染过 HBV,现已恢复,且对 HBV 有一定免疫力。②是乙肝疫苗接种效果的评价指标。③如以与 HBsAg 形成免疫复合物的形式出现,提示可能参与肝细胞的免疫病理损伤。

(3)乙型肝炎病毒 e 抗原(HBeAg)测定 HBeAg 位于 Dane 颗粒的核心部分,为一种可溶性抗原,实际上只是 HBcAg 肽链的一部分,其合成受 HBV 遗传基因调控,HBeAg 的出现为 HBV 复制的指标之一。HBeAg 较 HBsAg 稍后出现。

HBeAg 阳性:①提示病毒在复制,且有较强的传染性。②可作为抗病毒药物疗效考核指标之一。③HBeAg 持续阳性,可发展为慢性乙肝。④孕妇 HBeAg 阳性,造成母婴垂直传播率可高达 90%。

(4)抗乙型肝炎病毒 e 抗原抗体(抗-HBe)测定抗-HBe 是 HBeAg 的对应抗体,但它不是中和抗体,无保护作用。

抗-HBe 阳性可能为:①急性乙肝患者中抗-HBe 的出现表示病情恢复,病毒复制减少或终止。②慢性乙肝患者抗-HBe 的出现显示病毒复制减少,并不意味着疾病的恢复,且易发生 HBV DNA 整合现象。③抗-HBe 阴性,而 HBV DNA 检出阳性(50%左右)的慢性乙肝,提示前 C 区变异株可能。

(5)抗乙型肝炎病毒核心抗原抗体(抗-HBc)测定 HBcAg 主要存在于 HBV 颗粒中,少数游离的也与高滴度抗-HBc 作用形成免疫复合物,所以一般方法在血清中检测不到。需经去垢剂处理使 HBcAg 暴露后再检测,HBcAg 阳性是 HBV 复制的标志,患者具有传染性。抗-HBc 是 HBcAg 的对应抗体,它不是中和抗体,包括有 IgG、IgA 和 IgM 三型,目前临床检测的主要是总抗-HBc 和抗-HBc IgM。

高滴度的抗-HBc 阳性,表明肝内 HBV 在复制,低滴度则表示既往感染,如果检出抗-HBc IgM 则表示感染早期,意味着有特异性肝损伤,是急性乙肝诊断的主要指标;慢性乙肝活动期可呈阳性,缓解期可消失。

(6)乙型肝炎病毒前 S1 蛋白和抗前 S1(PreS1 和抗-PreS1)测定 PreS1 是 HBV 外膜蛋白的成分,由 108~110 个氨基酸组成,通常连接在 PreS2 的氨基末端。PreS1 蛋白的 21~47 位的肽段是 HBV 与肝细胞的结合位点,与 HBV 侵入肝细胞有关。因而,PreS1 的检测在临床上对判断 HBV 的复制和疾病预后具有重要参考价值,抗-PreS1 则是 PreS1 的对应抗体。

PreS1 阳性提示 HBV 复制活跃,具有较强的传染性。抗-PreS1 是 HBV 的中和抗体,能阻止 HBV 入侵肝细胞,抗-PreS1 在急性期和恢复早期出现,预示病毒正在或已被清除,疾病预后良好。

(7)乙型肝炎病毒前 S2 蛋白和抗前 S2 蛋白(PreS2 和抗-PreS2)测定 PreS2 也是 HBV 外膜蛋白成

分,含 55 个氨基酸,其 C 末端直接与 HBsAg 的 N 末端相连。PreS2 N 端 109~133 位肽段为聚合人血清清蛋白受体(PHSA-R),可与 PHSA 结合,而人肝细胞膜上也有 PHSA-R,也可与 PHSA 结合。推测,HBV 入侵肝细胞有可能通过病毒受体-PHSA-肝细胞膜受体的途径入侵肝细胞。PreS2 具强免疫原性,可诱发机体产生抗-PreS2。其阳性结果的临床意义如上述 PreS1 和抗-PreS1。

(8)观察乙型肝炎血清标志物的常见变化和联合检测,在临床对乙肝的诊断、疗效、愈后判断均具有重要的参考价值。

3.丙型肝炎病毒标志物测定

丙型肝炎病毒(hepatitis C virus,HCV)属黄病毒科,球形颗粒,直径30~60 nm,由核心和包膜两部分组成。核心部分的基因组约 10 kb,为单股正链 RNA,包膜部分由结构蛋白和非结构蛋白区域组成,非结构蛋白区域易发生变异。HCV 为丙型病毒型肝炎的病原体,主要通过血液传播,是引起输血后肝炎的病原体之一。临床上诊断 HCV 感染的主要依据为抗-HCV IgM、抗-HCV IgG 及 HCV-RNA 的测定,健康人检测结果为阴性。

抗-HCV 测定常用 ELISA 法,根据包被抗原不同,目前已发展到第三代试剂(第一代的抗原为 C100-3;第二代的为第一代加 NS3 和 NS4;第三代则在第二代基础上又加上 NS5)。随着试剂代数的增加,其特异性和灵敏度也随之增加。

抗-HCV 为一种非保护性抗体,测定结果阳性是诊断 HCV 感染的重要依据。

(1)抗-HCV IgG 于发病后 1~3 个月呈阳性,其检出对丙型肝炎感染的诊断有意义,但对患者的病情和疾病转归无价值,因为病愈后其抗-HCV IgG 仍可持续达数年之久。

(2)抗-HCV IgM 阳性常见于:①急性 HCV 感染,是诊断丙型肝炎的早期敏感指标。②是 HCV 活动的指标,在慢性 HCV 感染时,若抗-HCV IgM 阳性只表示病毒活动,常伴有 ALT 增高。③是判断 HCV 传染性的指标。

(3)血清抗-HCV IgG 和 IgM 的检测不能对丙型肝炎患者有无传染性及病毒复制作出确切判断,何况从 HCV 感染到血清抗体出现有一段"窗口期"。此外,HCV 可在病毒血症很低时,甚至在血清抗体呈阳性状况下仍处于复制状态。HCV RNA 的检测不仅能直接反映病毒复制与否,而且还能区分有无传染性等。

4.丁型肝炎病毒标志物测定

丁型肝炎病毒(hepatitis D virus,HDV)是一种缺陷性 RNA 病毒,需要有乙型肝炎病毒作为辅助病毒。即患者只有在感染 HBV 后,才会感染 HDV,因此,临床上常见为乙肝与丁肝病毒同时感染或重叠感染。

HDV Ag 存在于肝细胞内,游离于血清中往往被 HBsAg 包裹,所以常规不易检出。如用去垢剂处理再检,检出率低。临床上检测抗-HDV 多见。阳性时其临床意义包括:

(1)抗-HDV 总抗体,一般在急性感染后 3~8 周检出(≥90%),但滴度不高(<1:100)。抗-HDV 不是中和抗体,高滴度时提示感染持续存在,一旦 HDV 感染终止,抗-HDV 滴度下降或转阴。

(2)如用捕获 ELISA 法检出抗-HDV IgM,对急性 HDV 感染有价值,并有助于区分与 HBV 是混合感染还是重叠感染。前者,抗-HDV IgM 呈一过性,随之出现或不出现抗-HDVIgG;后者则表现为低水平或波动性抗-HDV IgM,抗-HDV IgG 则为高滴度。

5.戊型肝炎病毒标志物测定

戊型肝炎病毒(hepatitis E vires,HEV)属嵌杯病毒科,是一种单股 RNA 病毒,近球形二十面体颗粒,无包膜,直径 27~38 nm,基因组全长为 7.6 kb。HEV 的传播方式及临床表现与甲型肝炎相似。病毒感染后,机体可产生抗-HEV IgM 和抗-HEV IgG 抗体,因此临床上以这两种抗体的检测作为近期感染的标志物。健康人测得结果为阴性。

用间接 ELISA 法检测抗-HEV IgG 或 IgM 是目前常用的诊断方法。抗-HEV IgM 是急性期感染标志,消失快(2~4 周),易漏检。抗-HEV IgG 一次阳性有时不能作为近期感染的诊断指标,当其呈动态增高趋势具有诊断意义。

6.其他肝炎病毒标志物测定

除已知能引起病毒性肝炎的肝炎病毒外,目前尚认为有新的病毒存在,如庚型肝炎病毒(HGV)、TTV 以及 SEN-V 等。目前对这些病毒的生物学特性等了解不多,但这些病毒对肝炎的关系越来越引起人们关注。有关研究采用的手段为分子生物学相关技术。

三、TORCH 感染的免疫学检测

优生优育筛选检测部分致畸因素被综合称为 TORCH。其中"T"代表弓形虫,"R"代表风疹病毒、"C"代表巨细胞病毒、"H"代表单纯疱疹病毒、"O"指其他相关病原体,如梅毒螺旋体、柯萨奇病毒、衣原体或支原体等的感染。这组病原体可通过宫内感染直接影响胎儿发育,并引起相似临床症状和体征,如围产期感染、流产、死胎、早产、先天性畸形和智力障碍等,值得深入关注。

1. TORCH 感染

(1)弓形虫感染:弓形虫(toxoplasma gondii,TOX)是猫科动物的肠道球虫,亦称刚地弓形体,因其滋养体呈弓形而得名,亦称弓形体。弓形虫可引起人畜共患的弓形虫病,尤其在宿主免疫功能低下时,可造成严重后果,往往是致死性的。

(2)人类巨细胞病毒感染:人类巨细胞病毒(HCMV)或称人疱疹病毒 5 型,与人疱疹病毒 6 型、7 型同属 B 疱疹病毒亚科,是一种双链 DNA 病毒。HCMV 是围生期感染最常见的病原,病毒结构复杂,对宿主或组织细胞培养具有高度种属特异性。

HCMV 感染时对免疫功能低下的高危人群如孕妇、器官移植者可造成严重危害,并且与动脉粥样硬化、冠心病以及潜在性致癌有一定关联,故日益受到人们的重视。

(3)风疹病毒感染:风疹病毒(rubella virus,RV)属被膜病毒科。病毒颗粒直径为 60 nm,含单股正链RNA,仅有一种抗原型。风疹病毒感染引起风疹,其临床表现绝大多数为隐性感染,少数显性感染者症状较轻,以躯体出疹,尤以枕后淋巴结肿胀较为突出。风疹病毒亦可通过母婴垂直传播途径,导致先天性风疹综合征,临床表现为先天性白内障、先天性心脏病、神经性耳聋、小头畸形和智力障碍等。

(4)单纯疱疹病毒感染:单纯性疱疹病毒(herps simplex virus,HSV)属疱疹病毒科,有包膜双链 DNA病毒,病毒颗粒直径 150～200 nm。病毒包膜蛋白与病毒吸附、入侵和刺激机体免疫反应有关。病毒的包膜蛋白至少有 11 种,gC 与补体成分 C3b 结合,gE 和 gI 与 IgG Fc 部分相互作用,gG 和 gC 则是型特异性蛋白,诱导产生的抗体可将单纯疱疹病毒区分为单纯疱疹病毒-Ⅰ(gC)和Ⅱ型(gG),gH 和 gL 形成复合物,与病毒入侵细胞有关。此外,gD 还诱导产生中和抗体。

HSV 主要引起疱疹性口腔炎、疱疹性角膜炎、疱疹性脑膜炎、疱疹性外阴阴道炎、湿疹性疱疹、新生儿疱疹等。非生殖器官感染的 HSV 多为 HSV-Ⅰ型(占 95%),而生殖器官 HSV 感染主要由 HSV-Ⅱ型所致(占 78%)。怀孕早期感染 HSV 可导致流产,妊娠中、晚期感染者则可引起胎儿和新生儿发病。

2.免疫学检测内容和方法

TORCH 感染免疫学检测包括特异性抗体(IgG、IgA 和 IgM)以及病毒抗原。常用的检测方法为ELISA、直接或间接荧光素染色或酶标记抗体酶等免疫组化技术。常用的检测标本多为孕妇、婴儿的血清、脐带血和羊水穿刺液等。

病毒特异性抗体(IgG、IgM、IgA 等)的定性或定量检测,对临床感染的分期诊断,鉴别先天性或获得性感染以及急性或既往感染有重要意义。在结果分析时应注意以下几个方面:①IgM 抗体阳性一般代表近期感染或继发活动感染。IgM 分子不能通过胎盘,故一旦脐血中特异性 IgM 抗体阳性,可诊断为新生儿先天性感染和胎儿宫内感染。②IgM 抗体阳性或 IgG 抗体由阴性转为阳性提示原发感染,若 IgG 抗体滴度呈 4 倍以上增高亦可以提示复发性感染或潜伏病毒的激活感染。③来自母亲 IgG 抗体一般于出生后逐渐消失。如果抗体效价持续高水平或呈上升趋势,提示是新生儿自身产生的抗体。④由于 IgM 抗体出现早、消失快,如检测到 IgG 抗体一般只提示既往感染,除非其恢复期血清中抗体效价较急性期升高

>14 倍,方有诊断价值。⑤风疹病毒的原发感染时,如风疹病毒抗体 IgG 或 IgM 由阴性转为阳性者,尤其是早孕(孕周≤15 周),可能导致胎儿先天性风疹综合征,造成畸形、死胎、流产或出生后死亡。⑥抗风疹病毒 IgM 阳性,代表患者有近期感染。风疹病毒再感染者也能测到 IgM 抗体,但滴度低,持续时间短。IgG 抗体与 IgM 抗体应答反应几乎同时出现,IgG 抗体持续时间可达数十年。对育龄妇女检测 IgG 抗体,一方面有助于判断是否原发感染,另一方面可了解对风疹的免疫状况。病毒抗原检测的常用方法有酶免疫检测、免疫荧光法和免疫组化方法等。

3.项目的选择与临床应用

优生优育筛选试验的对象是孕妇,特别是早孕妇女。其目的在于早发现、早处理。值得注意的是,由于孕妇机体的免疫状况及检测时间的差别,单一的结果仍难以判断的病例,尚需借助其他检测方法来确诊,如 PCR、抗原检测以及羊水穿刺检测等。

一般认为孕妇中上述病原体为原发性感染时,对胎儿的影响远大于激活感染组;而激活感染在孕晚期对胎儿的影响由于胎盘屏障作用的逐渐完善而减弱。目前临床上对 TORCH 感染的治疗尚无有效措施,建议早期筛选确诊。再孕者往往需要经过治疗,IgM 型抗体转阴后应定期监测。

四、性传播疾病的免疫学检测

性传播疾病(sexually transmitted diseases,STDs)是国际上通用的病名,我国简称为性病,是一组以性行为为主要传播途径的传染病。以往性病只包括梅毒、淋病、软下疳、性病淋巴肉芽肿和腹股沟肉芽肿。目前,除上述五种经典性病外,WHO 将艾滋病、非淋球菌尿道炎、尖锐性湿疣、生殖器疱疹、生殖器念珠菌病、滴虫病、细菌性阴道炎等 20 余种也列入其中。引起性病的病原体种类繁多,包括病毒、衣原体、支原体、细菌、螺旋体、真菌和原虫等。

1.人类免疫缺陷病毒感染及检测

人类免疫缺陷病毒(human immunodeficiency virus,HIV)是获得性免疫缺陷综合征(acquired immunodeficiency syndrome,AIDS/艾滋病)的病原体。HIV 是一种逆转录病毒,病毒颗粒呈球形,直径为100~200 nm,包膜上含有糖蛋白 gp120 和跨膜蛋白 gp41。HIV 的基因由两条相同的单链 RNA 组成,还有核蛋白 P24 和逆转录酶。

HIV 感染至发病的潜伏期长短不一,一般为 3 个月以上至数年或 10 余年,甚至长期感染而免疫功能仍正常,即所谓的长期无进展感染。HIV 感染者的临床进展分为三个阶段,即:急性原发性感染期、无症状持续感染期和有症状艾滋病期。一旦进入艾滋病期其主要临床表现为机体免疫功能受损,易患各种机会性感染及某些罕见的肿瘤。

HIV 有两种血清型,即:HIV-1 和 HIV-2。HIV-1 为常见,通常指的 HIV 主要为该型,HIV-2 在某些地区(西非)分离。两者的基因结构相似,核苷酸序列略有不同,而免疫原性以及免疫反应性也有不同。所以,临床上往往同时检测两型。

HIV 感染的血清标志物包括病毒标志、免疫标志和相关标志三大类:①病毒标志:指直接从 HIV 感染者体内分离出病毒或检出病毒组分,如 HIV DNA 阳性或 HIV 病毒颗粒分离培养细胞阳性。②免疫标志:指 HIV 感染后,HIV 抗原物质(P24、gp120、gp41)以及针对抗原刺激产生的相应抗体、T 细胞功能的检查。③相关标志:指与 HIV 感染、AIDS 病情进展密切相关的某些检测内容,如红细胞计数下降、血沉增加,其他微生物的伴随感染等。

(1)特异性抗体的测定:HIV 抗体检测一般采用 EHSA 方法检测,待检标本为血清或血浆,可用于HIV 感染的流行病学调查和现患者的诊断。HIV 抗体阳性有以下几种可能:①处在 HIV 感染的潜伏期。②HIV 隐陆感染期。③艾滋病相关综合征或艾滋病。EHSA 法是标准的 HIV 抗体筛选方法,初试阳性者应重新取样进行双孔复试,复试阳性者应按"全国 HIV 检测管理规范"送有关实验室做免疫印迹确证实验。

免疫印迹试验是将 HIV 特异性蛋白抗原先做电泳分离,然后将电泳后的蛋白区带转印到硝酸纤维素膜上,再覆盖以待检血清,血清中 HIV 抗体与膜上的 HIV 抗原结合,经酶标二抗检出,能明确 HIV 某些抗原分子的抗体,如抗 gp120、抗 gp41 和抗 p24 的确定,特异性强。阳性可以确定 HIV 感染的诊断。

(2)特异性抗原的测定:病毒感染到其抗体的检出具有一个"窗口期"。由于各检测方法的灵敏度不同,"窗口期"长短亦不一。病毒感染后抗原的出现早于血清抗体,HIV p24 抗原的检出可以作为早期诊断指标。

(3)T 细胞检查及相关标志物的测定:AIDS 患者可发现 T 淋巴细胞总数减少($<1.5×10^9/L$),CD4 细胞绝对值下降$≤(2\sim4)×10^8/L$,CD4/CD8 比值下降$≤2:1$。如果比值<1.0,提示免疫状况不佳。此外,反映细胞免疫功能的指标均呈下降趋势,如皮试、淋巴细胞对各种有丝分裂原的增生反应性等。

(4)检测项目的选择和临床应用:HIV 感染的感染过程分为三个阶段,整个过程完成随个体差异长短不一。所以,通过流行病学资料分析和免疫功能测定,可了解患者的免疫功能状态,但最终的诊断必须依靠病原学包括抗原、核酸以及相应抗体的测定等。

2.沙眼衣原体感染及检测

衣原体是一类专性细胞内寄生的原核细胞型微生物。根据生物学特性将其分为三种,即:沙眼衣原体(C. trachomatis,CT)、鹦鹉热衣原体和肺炎衣原体。这三种衣原体的宿主范畴不同,所致疾病也不同。沙眼衣原体又分为三个生物变种,其中沙眼衣原体变种专性寄生人类,无动物储存宿主,易感部位是黏膜的鳞状、柱状上皮细胞。临床表现为沙眼、结膜炎、泌尿生殖道感染等。

沙眼衣原体感染的实验室诊断方法主要有病原体分离、血清学试验及分子生物学技术。在免疫学诊断方面主要是检测其抗原和特异性抗体。

(1)沙眼衣原体抗原的测定:以病变部位刮取的上皮细胞或受感染组织细胞作为样本,用荧光素标记抗体进行检测,观察组织细胞中是否存在沙眼衣原体抗原。

(2)抗沙眼衣原体抗体的测定:目前抗沙眼衣原体血清抗体检测的意义尚未得到肯定,其原因是不易获得沙眼衣原体感染者的双份血清,即急性期和恢复期血清。

(3)检测项目的选择和临床应用:沙眼衣原体为细胞内寄生性,其分离培养比较困难。而细胞涂片,用荧光素标记抗体去检测其相应抗原,操作简便,适用于大规模的筛选,但结果的判断受主观因素影响大。免疫层析法简便易行,结果判断客观,特异性高,是目前临床上使用最广的一种方法。连接酶反应(ligasechainreaction,LCR)是集改良的 PCR 法和磁珠酶免疫检测法为一体的方法,敏感、特异、安全(除非污染),且适用于非损伤性标本的检测(晨尿),只是成本较为昂贵。

3.梅毒螺旋体感染及检测

梅毒螺旋体是对人有致病性的密螺旋体中最主要的一种,为梅毒的病原体。梅毒作为一种性传播疾病,具有较强的传染性,病程迁延复杂,晚期梅毒可累及全身所有系统的组织和脏器,导致功能失常,组织破坏。梅毒螺旋体可通过胎盘进入胎儿血液,扩散至肝、脾及肾上腺等脏器中并大量繁殖。引起胎儿全身性感染,导致流产、早产、死胎或先天性梅毒儿。引起梅毒的梅毒螺旋体不易体外人工培养,目前临床梅毒的实验室诊断方法仍以免疫学检测为主,可分为非特异性的类脂抗原试验和特异性密螺旋体抗体试验两大类。

(1)类脂抗原试验:类脂抗原试验又称血清反应素试验,属非特异性试验。试验的原理是利用正常牛心肌的脂质作为抗原,检测血清中与其结合反应的物质反应素,作为梅毒诊断的筛选试验,常用的方法有以下几种:①性病研究实验室试验(venereal disease research laboratory,VDRL):本实验是用从牛心肌中提取的心类脂,加入一定量的卵磷脂和胆固醇作为抗原,简称 VDRL 抗原。实验时,将加热处理的待检血清加 1 滴于玻片上,再加等量抗原悬液并振荡混合,观察凝集颗粒。可作为定性和定量试验检测患者血清中的反应素。②不加热血清反应素试验(unheated serum reagin,USR):为一种改良的 VDRL 法,优点在于采用的抗原统一配制且保持稳定,待检血清标本不必加热灭活,简化操作,结果判定如同 VDRL 法。③快速血浆反应素试验(rapid plasma reagin,RPR):在 USR 抗原基础上添加活性炭颗粒成为 RPR 法用抗原,反应在特别的白色纸卡片上进行,阳性结果呈现为白色底板上有黑色的凝集颗粒,结果明显、易判断,易被广泛接受与推广。

上述类脂质抗原试验对一期梅毒的阳性反应出现较早,且有简便、快速等特点,可用于大规模普查筛选,但不可能作为唯一的筛选实验。因为这类方法的特异性不高,常有假阳性反应,如麻风、结核、红斑狼疮、类风湿关节炎、回归热以及一些发热性疾病和免疫接种等都可能出现假阳性。此外,妊娠、老年人以及吸毒者亦会出现假阳性。

(2)密螺旋体抗体试验:用梅毒螺旋体经超声波粉碎后作为抗原,来检测患者血清中的相应抗体,特异性高,可作为梅毒的确诊试验。①荧光密螺旋体吸收试验:是一种间接荧光抗体法。测试前,先用 Reiter 螺旋体(一种由梅毒螺旋体 Nichols 株经实验室多次传代获取的灭毒株)超声波裂解物对待检血清标本做吸收试验,目的是除去可能存在的具有交叉反应的抗体以增加结果的特异性。当吸收过的血清与固相已知梅毒抗原结合,经荧光素标记二抗染色后在荧光显微镜下呈现特异性荧光,可判为阳性。②梅毒螺旋体血凝试验(treponemal pallidum hemagglutination test,TPHA):是一种间接凝集试验。先以梅毒螺旋体抗原与红细胞结合形成致敏红细胞,当与待检血清标本中特异性抗体相遇,结合呈现红细胞凝集,其滴度≥1∶80 判为阳性。用梅毒螺旋体抗原致敏于明胶颗粒,替代上述致敏红细胞,便形成了目前临床上常用的 TPPA 法,解决了醛化红细胞的不稳定性。③酶联免疫吸附试验(ELISA):ELISA 法的应用可以将患者血清中特异性抗体分型(IgG 或 IgM 型)。抗梅毒螺旋体 IgM 可存在于梅毒患者的不同期,即早期、潜伏期和晚期,但 IgM 不能通过胎盘或健全的血胎屏障,因此,可作为先天性梅毒或活动性神经梅毒的诊断指标。④免疫印迹法:将梅毒螺旋体菌株细胞经 SDS 破碎,先进行 SDS-PAGE 电泳,然后在电转移到硝酸纤维素膜上,最后检测患者血清中针对梅毒螺旋体的特异性抗体,适用于二、三期梅毒和神经性梅毒的确诊,但不适用于先天性梅毒的诊断。

以上各种方法无论对早期梅毒还是晚期梅毒都有很高的敏感性和特异性,且阳性出现时间早,已成为梅毒诊断的证实实验。但是,患者经药物治疗后临床症状改善,其反应仍不会转阴,故不能用作疗效的评价。

(3)检测项目的选择和临床应用:梅毒根据其传播方式不同可分为获得性梅毒和先天性梅毒;而梅毒患者由于机体反应性的差异,其临床病程又可分为三个不同期。所以,免疫学检测在梅毒的诊断上至关重要。类脂抗原试验对一期梅毒的阳性反应出现较早,具有简便、快速等优点,可用于低危人群的大规模筛选。但由于非特异性抗原的假阳性干扰,不可作为唯一的筛选指标,配合梅毒螺旋体特异性抗体的检测可提高其诊断的特异性。现通常用 TPHA 或 TPPA 法与 PRP 或 VDRL 法结合起来,作为梅毒的筛选实验,并通过抗体滴度测定诊断疾病和观察疗效。

4.淋病奈瑟菌感染及检测

淋球菌属于奈瑟菌属,称为淋病奈瑟菌或淋球菌。淋病奈瑟菌所致的泌尿生殖系统化脓性疾病简称淋病。主要通过性接触或直接接触感染,也可通过血行传播。淋病是目前世界上发患者数较多的性传播疾病之一。

淋病奈瑟菌是典型的黏膜表面感染微生物,淋球菌感染后可诱导机体发生体液免疫和细胞免疫应答。由于感染宿主的免疫功能影响,其临床表现颇为复杂。目前,培养检查淋球菌为最可靠的确诊手段,检测患者抗体用于淋病诊断尚未成功,主要是因为淋球菌抗原的异质性,以及与其他奈瑟菌存在交叉抗原。但采用抗淋病奈瑟菌的单克隆抗体建立的直接免疫荧光试验或 ELISA 法来检测、鉴定淋病奈瑟菌已初露端倪。

五、寄生虫感染的免疫学检测

人体寄生虫主要为原虫和蠕虫。由寄生虫引起的寄生虫病在感染性疾病中也占有相当重要的地位。寄生虫病的病原学诊断虽具有确诊的价值,但由于敏感性较差,易造成漏诊。免疫学诊断方法敏感,结合生物化学等相关检验,其特异性诊断的价值亦有显著提高。

1.原虫感染的免疫学检测

(1)疟原虫感染的检测疟原虫:是疟疾的病原体,经雌性按蚊传播。一般的病原学检查方法对原虫血症密度较低的疟疾患者或带虫者的诊断比较困难,近年来借助免疫学技术,建立的免疫学方法不仅满足疾病诊断的需要,而且将该病的流行病学研究推向深入。其检测方法包括下列两种:①疟原虫抗原的测定:利用固相放射免疫抑制试验和酶联免疫吸附试验(ELISA)抑制法或双抗体夹心法,即用已知抗体检测红细胞内疟原虫抗原。若使用单克隆抗体,则特异性明显提高。②抗疟原虫抗体的测定:常用间接荧光抗体试验、酶联免疫吸附试验及斑点免疫结合试验或间接血凝试验。其中间接荧光抗体试验为国内外广泛采用。一般认为受检血清稀释度在1∶20以上时才有意义,而间接血凝抗体效价≥1∶6时才有价值。

(2)卡氏肺孢子虫感染的检测:卡氏肺孢子虫(pneumocystis carinii,PC)简称肺孢子虫,广泛存在于人和其他哺乳动物的肺组织内,可引起肺孢子虫肺炎,或称卡氏肺孢子虫病(pneumocystis carinii pneumonia,PCP)。它是一种肺部机会感染的病原体,主要侵犯对象为婴幼儿、体质虚弱及免疫功能低下者(尤其艾滋病患者)。

鉴于大多数正常人都曾患有肺孢子虫隐性感染,血清中可存有特异性抗体,而免疫功能低下时导致的肺孢子虫肺炎患者常常表现为血清特异性抗体水平下降或消失。故检测血清抗体对该病诊断价值不大。采用各种特异性抗体检测患者血清中的特异性抗原包括循环抗原、卡氏肺孢子虫包囊或前包囊等,有较高的敏感性和特异性,但费用较高,其诊断价值亦尚在探讨中。

(3)贾第鞭毛虫感染的检测:贾第虫病是由蓝氏贾第鞭毛虫引起的腹痛、腹泻和吸收不良等症状的一种常见的肠道原虫病。水源感染是造成疾病发生、流行的重要原因,所以在旅游者中发病率较高,故又称旅游者腹泻。其检测方法包括下列两种:①贾第虫抗原的测定:利用对流免疫电泳技术来检测贾第虫抗原,既可早期诊断又可用于药物疗效的考核。其敏感性略低于ELISA或间接荧光抗体法,但该方法快速、准确、简便且不需要大型仪器、特殊试剂。②抗贾第虫抗体的测定:ELISA法、间接荧光抗体法或间接血凝试验均可用于贾第虫抗体的检测,其中IgG型抗体阳性有意义,因为正常人血清中几乎不出现阳性反应,与其他寄生虫病偶有交叉反应。但对无症状的包囊携带者,其阳性检出率及重复性均欠理想。

(4)隐孢子虫感染的检测:人体的隐孢子虫感染主要由小隐孢子虫引起,临床表现以难治性腹泻为特征,是一种人畜共患性疾病。宿主的免疫功能与营养状况是本病发病的重要因素,也是临床症状轻重程度的决定因素。婴幼儿或免疫功能缺陷者如艾滋病患者感染本虫,则可出现持续性水样腹泻,并可致死。

隐孢子虫感染的诊断迄今仍以粪便直接涂片染色为检测手段,一旦查到卵囊即可确诊。隐孢子虫病的免疫学诊断即利用特异性单克隆抗体检查粪便中隐孢子虫卵囊,其敏感性较涂片染色法好。血清中特异性抗体的检测,则有助于隐孢子虫病易感性的判断。因为免疫功能正常者表现为高滴度抗体,而异常患者则呈低滴度。

(5)阿米巴感染的检测:阿米巴病是由溶组织内阿米巴(简称痢疾阿米巴)引起的以肠阿米巴病为主的一种寄生虫病。临床上根据虫体入侵部位不同,分为肠内阿米巴和肠外阿米巴两型。肠内阿米巴病以肠炎为主要特征,表现为发热、腹痛、腹泻;肠外阿米巴病则以阿米巴肝脓肿为主要特征,临床表现为发热、腹痛,但不伴有腹泻。

目前临床上阿米巴病的诊断主要以查到病原体为确诊依据。应用阿米巴纯抗原可做多种免疫血清诊断试验,在体内有侵袭性病变时,抗体检出率较高,但仅作为临床辅助诊断。

2.蠕虫感染的检测

蠕虫为多细胞的无脊椎动物,成虫虫体两侧对称,无体腔或仅有假体腔,人体寄生的蠕虫主要有血吸虫、绦虫和丝虫等。

(1)血吸虫感染的检测:在人体寄生的血吸虫主要有五种,即:日本血吸虫、曼氏血吸虫、埃及血吸虫、湄公血吸虫和间插血吸虫。在我国流行的是日本血吸虫病。

血吸虫病的确诊有赖于病原学诊断,即从患者粪便或组织内查出虫卵或毛蚴。病原学诊断的敏感性较差,易发生漏诊。利用免疫学检测可弥补其不足之处。临床常用的检测方法有下列三种:①环卵沉淀试验(COPT):COPT 是一种抗原抗体反应,虫卵抗原与患者血清中相应抗体能特异性结合,一旦虫卵与抗体结合,虫卵周围形成泡状、指状或条状并有明显折光性的沉淀物。COPT 的操作简便,成本不高,敏感性较高,沿用至今;但反应所需时间长,会有漏检现象。②间接红细胞凝集试验(IHA):将血吸虫虫卵或成虫抗原吸附"O"型人红细胞,检测受检者血清中的相应抗体。IHA 的敏感性较高,操作简便,结果直观,是目前国内应用仍较广泛的一种血清学诊断法。但有假阳性,尤其与肺吸虫、肝吸虫等有交叉反应;另外,由于抗原致敏红细胞的稳定性不同,可产生批间误差。③酶联免疫吸附试验(ELISA):固相包被已知抗原或抗体,可用于检测受检标本中相应的抗体或抗原,通过酶标记抗体和底物的显色反应结果来进行半定量。以后又逐步进行改良,出现斑点 ELISA、快速 ELISA 以及免疫酶染法或酶联免疫印迹试验等。这些改良方法较一般的血清学方法,在保持其高度特异性的前提下,提高了检出率并可缩短检测时间,具有强劲的发展趋势。

(2)包虫病检测:亦称棘球蚴病,由棘球绦虫感染所致。人体感染棘球绦虫主要是由于误食其虫卵所致。

临床诊断时对病史可疑者应采用 X 线、B 超、CT 及核素扫描,综合分析后诊断。ELISA 血清免疫学诊断技术的应用,进一步推进了该病诊断的特异性和灵敏度。另一优点是方法的安全性,因为临床上不提倡诊断性穿刺来确诊该病原体,由于囊液的外溢会诱发超敏反应,而原头蚴的渗漏亦会导致继发性感染。

(3)囊虫感染检测囊虫病:是由绦虫囊尾蚴寄生于人体心脏、脑、眼及肌肉等组织、器官所致的疾病。感染的途径多数为误食含囊尾蚴的肉制品(生的或半生的)。囊虫侵犯、寄生部位虫量增多可形成虫体结节,引起局部压迫症、水肿以及功能障碍等。

囊虫病的病原学诊断较困难,免疫学检测具有较高的辅助诊断价值。常采用的方法有:ELISA、间接血凝试验或单克隆抗体检测循环抗原等。其中间接血凝法成本低,操作简便但敏感性逊色于 ELISA。ELISA 法特异、敏感,且适宜批量检测。单抗查循环抗原法可用于确定有无现症感染及疗效评价。

(4)丝虫感染检测丝虫病:是由丝虫经吸血节肢动物传播的一类寄生性线虫病。已知寄生人体的丝虫有八种,我国仅有两种,即:班氏丝虫和马来丝虫。

丝虫病的实验诊断主要依赖血象改变以及微丝蚴的检出(夜间采血查找微丝蚴),免疫学检验只作为辅助诊断,包括用特异性丝虫抗原来检测待检血清中相应抗体,阳性符合率较高($\geq 90\%$);亦可用已知单抗来检测患者体内循环抗原的存在与否,其中尿液中循环抗原的检出率较高。

除上述病原体以外,临床上导致感染的微生物种类繁多,所致疾病也复杂多样,临床检测项目也较多,现将临床常见的其他微生物感染检测归纳如下(表 22-1)。由于方法学不同或反应条件差异,检验的结果判定及其意义需要综合分析,综合判断。

表 22-1　其他微生物感染的免疫学检测

病原体	所致疾病	检测方法	临床意义
肺炎支原体	原发性非典型性肺炎	补体结合试验(1:8 以下)	单份血清抗体效价>1:64 时有意义。双份血清呈 4 倍增高有意义
		间接 ELISA	检测 IgM 抗体(早期诊断)
		冷凝集试验	非特异实验效价≥ 1:(64~128)有意义
肺炎衣原体	肺炎衣原体肺炎	免疫荧光试验	选择 IgM 抗体的检测,用作早期诊断
解脲脲原体	非淋球菌性泌尿生殖道炎	代谢抑制试验(MIT)	新生儿测得高效价 IgM 型抗体,示宫内感染临床以分离病原体为主要诊断依据
人型支原体	泌尿生值系炎症	MIT	血清抗体滴度 1:128 为阳性
伯氏螺旋体	莱姆病	免疫荧光试验、ELISA(IgM 捕获法)	检测 IgM 抗体阳性,早期诊断参考;IgG 抗体呈 4 倍以上增高有意义
立克次体	斑疹伤寒	外-斐试验(<1:16)	血清滴度>1:160 为阳性,且在病程中有 4 倍增高,才有诊断意义
		补体结合试验(1:8 以下)	需双份血清呈 4 倍增高有意义
		免疫荧光试验(<1:16)	单份血清抗体滴度≥ 1:128 有意义。双份血清呈 4 倍增高有意义

(丁　萌)

第二十三章　肿瘤免疫与免疫学检验

第一节　肿瘤抗原

肿瘤抗原是指细胞在癌变过程中出现的新抗原及过度表达的抗原物质的总称。关于肿瘤抗原产生的分子机制,目前认为有以下几个方面:①细胞转化和癌变的过程中产生的新的蛋白质分子;②由于糖基化等原因产生了异常细胞蛋白质的独特降解产物;③由于突变等原因使正常蛋白质分子的结构发生改变;④隐蔽状态抗原表位的暴露;⑤多种膜蛋白分子的异常聚集;⑥胚胎性抗原或分化抗原的异常表达;⑦某些蛋白质的翻译后修饰障碍等。

目前,人们已在动物及人类肿瘤细胞表面发现了多种肿瘤抗原。肿瘤抗原的分类方法也有多种,但被普遍接受的有两类,即:按肿瘤抗原的特异性分类和按肿瘤抗原的产生机制进行分类。

一、根据肿瘤抗原特异性分类

根据肿瘤抗原的特异性可将肿瘤抗原分为肿瘤特异性抗原和肿瘤相关抗原。

1.肿瘤特异性抗原

肿瘤特异性抗原(tumor specific antigen,TSA)是指仅表达于某种肿瘤细胞表面而不存在于正常细胞的新抗原。目前,已应用单克隆抗体在人类黑色素瘤、乳腺癌、结肠癌等肿瘤细胞表面检测出 TSA。

TSA 大多为突变基因的产物,此类抗原一般是通过动物肿瘤移植排斥实验所证实,故又称为肿瘤特异性移植抗原(tumor specific transplantation antigen,TSTA)或肿瘤排斥抗原(tumor rejection antigen,TRA)。研究发现,应用化学致癌剂甲基胆蒽可诱导近交系小鼠产生肿瘤,当肿瘤长至一定大小时切除肿瘤,将分离的肿瘤细胞移植给正常纯系小鼠后可发生肿瘤;但是,若将此肿瘤细胞回输给原来经手术切除肿瘤的同系小鼠,或者移植给预先用放射线灭活的此肿瘤细胞免疫过的同系小鼠,则会产生肿瘤的特异性排斥反应,即不发生肿瘤。实验结果表明:肿瘤细胞可表达特异性抗原,并诱导机体产生抗肿瘤的排斥反应。随着分子生物学和细胞生物学技术的发展,应用肿瘤致敏细胞毒性 T 细胞(CTL)能够寻找并确认肿瘤特异性抗原基因存在,为肿瘤特异性抗原的研究提供一种新方法。

2.肿瘤相关抗原

肿瘤相关抗原(tumor associated antigen,TAA)是指非肿瘤细胞所特有的,既存在于肿瘤组织或细胞,也存在于正常组织或细胞的抗原物质,只是其在肿瘤细胞的表达量远远超过正常细胞,此类抗原只表现出量的变化而无严格的肿瘤特异性。检测 TAA,对某些肿瘤的诊断、预后判断及治疗有一定价值。

(1)胚胎抗原:是在胚胎发育阶段由胚胎组织产生的正常成分,在胚胎后期减少,出生后逐渐消失或仅存极微量。但当有细胞癌变时,此类抗原可重新合成。胚胎抗原之所以在成人肿瘤细胞表面获得表达,据认为是相应编码基因脱抑制的结果。该抗原可表达于肿瘤细胞表面,也可分泌或脱落到体液中,成为诊断肿瘤的重要标志物。由于此类抗原曾在胚胎期出现过,宿主对其已形成免疫耐受。因此,宿主对这类抗原一般不产生免疫应答,但它在异种动物体内具有很强的免疫原性,可以用此抗原免疫动物,制备特异性抗血清,用于检测肿瘤患者血清中的胚胎性抗原。在人类肿瘤中已发现多种胚胎性抗原(表 23-1),其中研究最多的是甲胎蛋白和癌胚抗原。

表 23-1　与人类肿瘤有关的胚胎性抗原

抗原	相关肿瘤
甲胎蛋白(AFP)	原发性肝癌、畸胎瘤、肺癌、胃癌
癌胚抗原(CEA)	结肠癌等消化道肿瘤、肺癌、乳腺癌、胰腺癌
胚胎硫糖蛋白抗原(FSA)	胃癌
α_2-H 铁蛋白	小儿崎胎瘤、肝癌、淋巴瘤、神经母细胞瘤、肾母细胞瘤
异型(或丙种)胎儿蛋白(γ-FP)	结肠、卵巢、肾、肌肉、骨、神经等的实体瘤
BS 胎蛋白	肝癌、胆管癌、胃癌、白血病、淋巴肉瘤
S2 肉瘤抗原	肉瘤、巨细胞瘤、乳腺癌、肺癌、卵巢癌、消化道肿瘤、黑色素瘤
胎盘碱性磷酸酶	肿瘤组织
胰癌胎儿抗原(胰腺癌胚抗原,POA)	胰腺癌(孕妇血清中也可出现)
β s 胎蛋白	肝癌、胆管癌、胃癌、白血病、淋巴瘤等
时相专一性胚胎抗原(SSEA-1)	多种人体肿瘤(正常人除粒细胞和单核细胞外,皆不表达)
Tenns Gen 抗原	肿瘤患者血清含量增高(正常人$<5.0\ \mu g/mL$)

(2)分化抗原:又称组织特异性抗原,是组织细胞在分化、发育的不同阶段表达或消失的正常分子。恶性肿瘤细胞通常停留在细胞发育的某个幼稚阶段,其形态和功能均类似于未分化的胚胎细胞,这一特点称为肿瘤细胞的去分化。来源于特定组织的肿瘤可表达该组织的分化抗原,如前列腺癌细胞表达前列腺特异性抗原。某些恶性肿瘤细胞可表达其他正常组织细胞特异的分化抗原,如在某些人胃癌细胞中可表达ABO 血型抗原。某些恶性肿瘤细胞可表达未分化的或幼稚细胞的分化抗原,如某些 T 细胞白血病细胞中可检出胸腺白血病抗原(TL 抗原)。由于这些抗原是正常细胞的成分,因此不能刺激机体产生免疫应答,但可作为免疫治疗的靶分子和肿瘤组织来源的诊断标志,典型的例子是各种类型的白细胞分化抗原可作为白血病的诊断标志。表达于某些肿瘤的组织特异性抗原见表 23-2。

表 23-2　某些组织特异性肿瘤抗原

细胞组织来源	肿瘤	抗原
B 细胞	B 细胞自血病和淋巴瘤	CD10、Ig
T 细胞	T 细胞白血病和淋巴瘤	IL-2 R、TCR、CD 45 R、CD4/CD8、TL 抗原
前列腺	前列腺癌	前列腺特异性抗原、前列腺酸性磷酸酶
上皮细胞	多种癌	细胞角蛋白
神经嵴	黑色素瘤	S-100 等黑色素瘤相关抗原

(3)其他 TAA:除上述常见的两类 TAA 外,糖链抗原(carbohydrate antigen,CA)、组织多肽抗原(tissuepolypeptide antigen,TPA)、免疫抑制酸性蛋白、铁蛋白(FER)、唾液酸(Sialic acid,SA)、β_2-微球蛋白(β_2-microglobulin,β_2m)等在一些肿瘤患者中也可升高,故可作为相应肿瘤的诊断指标,甚至是早期诊断的指标。

二、根据肿瘤抗原产生机制分类

根据肿瘤抗原产生机制分类,肿瘤抗原包括理化因素诱发的肿瘤抗原、病毒诱发的肿瘤抗原、自发性肿瘤的抗原、癌基因和突变型抑癌基因表达的肿瘤抗原以及前面提到的胚胎性抗原和分化抗原等。

1.理化因素诱发的肿瘤抗原

机体受到化学致癌物(如甲基胆蒽、氨基偶氮染料、二乙基亚硝胺)或物理因素(如紫外线、X 射线、放射性粉尘等)的作用,细胞 DNA 受到损伤,导致某些基因发生突变、染色体断裂和异常重排,细胞均可表达新抗原。诱发的肿瘤抗原特异性强,但免疫原性弱,常表现出明显的个体特异性,即用同一化学致癌物或同一物理方法诱发的肿瘤,在不同的宿主体内,甚至在同一宿主的不同部位,其肿瘤抗原特异性和免疫原性也有差异。由于不同或相同理化因素诱导的肿瘤抗原问很少有交叉成分,故难以用免疫学技术诊断和治疗此类肿瘤。人类很少暴露于这种强化学、物理的诱发环境中,因此,大多数的人类肿瘤抗原不属于这类抗原。

2.生物因素诱发的肿瘤抗原

病毒基因的导入可诱发细胞发生转化,表达出可为免疫系统所识别的新的病毒相关抗原。人类某些肿瘤与病毒感染密切相关,包括 DNA 病毒和 RNA 病毒,尤其是反转录病毒。致癌病毒的 DNA 或 RNA 可整合到宿主细胞基因组 DNA 中,使宿主细胞表达病毒基因编码的蛋白,这种蛋白质经处理后形成病毒肽-MHC-Ⅰ类分子复合物,并表达在肿瘤细胞表面,刺激机体产生针对肿瘤的特异性免疫应答。

目前已发现 600 余种动物病毒,与人类肿瘤相关的病毒见表 23-3。在这些肿瘤细胞中可检出相应的病毒基因和抗原,在患者血清中能检测到较高效价的相关病毒抗体。

近来,肿瘤相关的生物因素清单中又增加了细菌,如引起胃癌的幽门螺杆菌(Helicobacter pylori,Hp)。不像致癌病毒,Hp 并非细胞内病原体,不能直接转化细胞。因此,病原体、上皮细胞的相互关系很可能是引起转化的靶子,宿主应答和其他遗传及饮食因素亦较为复杂。

表 23-3　与人类肿瘤相关的病毒

肿瘤	病毒
人类原发性肝癌	乙型肝炎病毒(HBV)、丙型肝炎病毒(HCV)
人类宫颈癌	人乳头瘤病毒(HPV)、单纯疱疹病毒(HSV)
人 T 细胞白血病	Ⅰ和Ⅱ型人类嗜 T 细胞白血病病毒
人鼻咽癌和 Burkitt 淋巴瘤	EB 病毒(EBV)

3.自发性肿瘤的抗原

自发性肿瘤是指一些无明确诱因的肿瘤,人类大多数肿瘤属于这一类。自发性肿瘤细胞表面具有肿瘤特异性抗原。某些自发性肿瘤类似于理化因素诱发的肿瘤,具有各自独特的抗原性,彼此间很少或几乎完全没有交叉反应;另一些自发的肿瘤则类似于病毒诱发的肿瘤,具有共同的抗原性。

4.正常细胞成分的异常表达

在不同致癌因素作用下,原癌基因(如 ras 等)可被激活,抑癌基因(如 p53 等)可发生突变,由此出现的异常表达产物可导致正常细胞癌变。如突变的 ras 基因能编码一种分子质量为 21 000、含有 189 个氨基酸残基的蛋白质,称为 P21;抑癌基因 p53 能编码一种分子质量为 53 000、含有 393 个氨基酸残基的蛋白质,称为 P53。

此外,前面述及的分化抗原和胚胎抗原等也属此类。

(陈京杰)

第二节　机体抗肿瘤的免疫效应机制

机体的免疫功能与肿瘤的发生、发展存在密切关系,当宿主免疫功能低下或受抑制时,临床免疫性疾病及检验肿瘤发生率增高,而在肿瘤进行性生长时,肿瘤患者免疫功能受到抑制,两者互为因果,双方各因素对肿瘤的发展均起重要的作用。

目前认为机体抗肿瘤的免疫功能主要由细胞免疫所介导。发挥效应的细胞主要有 T 细胞、NK 细胞、巨噬细胞等,抗体参与的体液免疫不是抗肿瘤免疫的主要成分,体液免疫在某些情况下起协同作用,有时甚至促进肿瘤生长。机体的免疫系统对抗原性不同的肿瘤的效应机制不完全相同,对于大多数免疫原性较强的肿瘤,特异性免疫应答起主要作用;对于免疫原性较弱的肿瘤,非特异性免疫应答可能具有更重要的意义。由于肿瘤是一种全身性疾病,因此,机体抗肿瘤免疫应答不仅取决于肿瘤的抗原性、宿主的免疫功能,还受他因素影响。

一、细胞免疫

1. T细胞

T细胞介导的免疫应答在对抗原性较强的肿瘤所产生的免疫应答中起主要作用。参与抗肿瘤免疫效应的T细胞包括多个亚群。

(1)$CD4^+$ T细胞:瘤细胞表面脱落的抗原,被抗原递呈细胞(APC)摄取、加工成多肽分子,以肿瘤抗原肽-MHC-Ⅱ分子复合物的形式表达在APC表面。肿瘤抗原特异性$CD4^+$ T细胞识别该复合物并通过双信号的产生而被激活,分泌多种细胞因子如IL-2、IFN-γ和TNF等,激活B细胞、单核-巨噬细胞、NK细胞,并增强$CD8^+$细胞毒T细胞(cytotoxic T lymphocyte,CTL)的杀伤功能,进而发挥抗肿瘤作用。某些细胞因子(如IFN-γ、TNF等)本身具有直接或间接的杀瘤活性。近期还发现,体内存在一类$CD4^+$ CTL,也具有直接杀伤肿瘤细胞的作用,其杀伤效应受MHC-Ⅱ类分子活化机制限制。

(2)$CD8^+$ T细胞:$CD8^+$ CTL是抗肿瘤免疫的主要效应细胞。$CD8^+$ T细胞可通过识别肿瘤细胞表面的MHC-Ⅰ类分子—肿瘤抗原肽复合物而被激活,然后分化成为具有特异性杀伤活性的$CD8^+$ CTL。$CD8^+$ CTL对肿瘤细胞的杀伤作用方式主要有两种:①CTL与靶细胞接触产生脱颗粒作用,释放穿孔素和颗粒酶。穿孔素插入细胞膜上,并使其形成通道,而颗粒酶循穿孔素在靶细胞膜上形成的孔道进入胞内后,可使DNA断裂,引起程序性细胞死亡(programmed cell death,PCD)。②CTL激活后表达Fas L(Fas配体),可与靶细胞表面的Fas分子结合,启动肿瘤细胞的死亡信号转导途径,活化靶细胞内的DNA降解酶,引起靶细胞凋亡。

(3)$\gamma\delta^+$ T细胞:$\gamma\delta^+$ T细胞与CTL细胞相似,可直接杀伤肿瘤细胞,但不受MHC限制。此类细胞还可分泌IL-2、IL-4、IL-5、GM-CSF和TNF-α等细胞因子,发挥抗肿瘤作用。此外,在IL-2作用下,$\gamma\delta^+$ T细胞可以TIL(tumor infiltrating lymphocyte)和LAK(lym-phokine activating killer)的形式杀伤靶细胞。

2. NK细胞

NK细胞不依赖抗体或补体、不需预先活化即可直接杀伤肿瘤细胞,且不受MHC限制,故NK细胞被视为机体抗肿瘤的第一道防线,在早期抗肿瘤免疫机制中起重要作用。其杀伤靶细胞的机制可能是:①释放穿孔素和颗粒酶引起肿瘤细胞坏死或凋亡;②释放NK细胞毒因子(NK cytotoxicity factor,NKCF)和TNF等可溶性介质,通过与肿瘤细胞表面相应受体结合而杀伤之;③通过Fas L途径诱导肿瘤细胞凋亡;④NK细胞表面的FcγR可与覆盖在瘤细胞表面的抗体的Fc段结合,通过ADCC作用而杀伤肿瘤细胞;⑤释放IL-1、IL-2和IFN-γ等细胞因子,加强或扩大其抗瘤作用。

3. 巨噬细胞

巨噬细胞(macrophage,Mφ)也是机体抗肿瘤免疫的主要效应细胞。已发现,肿瘤灶中浸润的巨噬细胞与肿瘤的转移率呈负相关,即肿瘤组织周围有明显的Mφ浸润者,肿瘤扩散转移的发生率较低,预后较好;反之,则肿瘤扩散、转移率高,预后差。

Mφ介导的抗肿瘤机制为:①ADCC作用;②活化的Mφ可分泌TNF、蛋白水解酶、一氧化氮、IFN和氧自由基等细胞毒性分子,直接杀伤肿瘤细胞;③肿瘤抗原激活T细胞,T细胞释放特异性巨噬细胞武装因子(SMAF),激活Mφ特异性杀伤肿瘤;④通过非特异性吞噬作用杀伤肿瘤细胞;⑤借助其非特异性膜受体直接与瘤细胞结合,发挥杀瘤效应;⑥巨噬细胞的抗原递呈作用参与T、B细胞的特异性抗肿瘤免疫应答。

4. 树突状细胞

树突状细胞(dendritic cell,DC)可高表达MHC-Ⅰ、MHC-Ⅱ、B_7和ICAM-1等免疫相关分子,参与肿瘤抗原的提呈,在体内外具有激发针对肿瘤的初次应答和再次T细胞应答的功能。

此外,抗肿瘤的细胞免疫还涉及NKT细胞、中性粒细胞和多种细胞因子如γ-干扰素(γ-IFN)、穿孔素

(perforin)、Fas L 和肿瘤坏死因子相关凋亡诱导配体(TRAIL)等效应分子的作用。

二、体液免疫

免疫系统针对肿瘤抗原产生免疫应答,产生抗肿瘤抗原的特异性抗体,并发挥其抗肿瘤作用,但此效应并非机体抗肿瘤的重要机制。

1.补体依赖的细胞毒作用

补体依赖的细胞毒作用(complement dependent cytotoxicity,CDC)。特异性抗体与肿瘤细胞表面抗原结合,通过激活补体经典途径而形成膜攻击复合物(MAC),溶解肿瘤细胞。

2.抗体依赖的细胞介导的细胞毒作用(ADCC)

抗肿瘤抗体(IgG)能与多种效应细胞如巨噬细胞、NK 细胞、中性粒细胞等的 Fc γ R 结合,发挥ADCC效应,使肿瘤细胞溶解。

3.抗体的免疫调理作用

抗肿瘤抗体(IgG 类)与吞噬细胞表面 FcγR 结合,增强吞噬细胞对肿瘤细胞的吞噬作用。此外,抗肿瘤抗体与肿瘤抗原结合能活化补体,借助所产生的 C_{3b} 与吞噬细胞表面 CR1 结合,促进其吞噬作用。

4.抗体的封闭作用

抗体可通过封闭肿瘤细胞表面某些受体而影响肿瘤细胞的生物学行为,如转铁蛋白可促进某些肿瘤细胞生长,抗转铁蛋白及其受体可阻断转铁蛋白与瘤细胞表面转铁蛋白受体结合,抑制肿瘤细胞生长。

5.抗体干扰肿瘤细胞的黏附作用

某些抗肿瘤抗体与肿瘤细胞表面抗原结合后,可阻断瘤细胞与血管内皮细胞表面黏附分子之间的相互作用,使肿瘤细胞黏附特性发生改变甚至丧失,从而有助于控制肿瘤细胞的生长、黏附和转移。

综上所述,机体抗肿瘤的免疫学效应机制十分复杂,其中特异性和非特异性抗肿瘤机制相互交错,体液免疫与细胞免疫机制相互协调和补充,从而共同执行免疫监视功能。

(陈京杰)

第三节　肿瘤的免疫逃逸机制

尽管机体内具有一系列的免疫监视机制,但仍难以阻止肿瘤的发生、发展和转移。这是由于免疫监视具有一定的限度,肿瘤细胞也可通过多种机制逃避免疫攻击。肿瘤细胞的免疫逃逸机制十分复杂,在肿瘤发生、发展的不同阶段,发挥作用的主要机制可能各异。对此,目前尚未完全阐明,但总体上可从肿瘤细胞本身因素及宿主免疫状态两方面来解释。

一、与肿瘤细胞有关的因素

1.肿瘤细胞的抗原缺失和抗原调变

肿瘤细胞不表达与正常抗原有质或量差别的抗原,故无法诱发机体抗肿瘤免疫应答。抗原调变(antigen modulation)是指由于宿主免疫系统攻击肿瘤细胞,致使其表面抗原表位减少、较弱或丢失,从而逃逸免疫系统的识别和杀伤。

2.肿瘤细胞表面"抗原覆盖"或被"封闭"

肿瘤细胞表面抗原可能被某些物质覆盖,由于肿瘤细胞可表达高水平包括唾液酸在内的黏多糖或其他肿瘤激活的凝聚系统,这些成分均可覆盖肿瘤抗原,从而干扰宿主淋巴细胞对肿瘤细胞的识别和杀伤作用。例如:有些人胶质细胞瘤合成和分泌糖蛋白,这些糖蛋白分布于肿瘤细胞表面,可阻止 CTL 对肿瘤细胞的识别与杀伤。血清中存在的封闭因子,包括封闭抗体、可溶性肿瘤抗原、肿瘤抗原-抗体复合物等可封闭肿瘤细胞表面的抗原决定簇或效应细胞的抗原识别受体,从而使肿瘤细胞逃脱效应细胞的识别和攻击。

3.肿瘤细胞 MHC-Ⅰ类分子表达异常

某些肿瘤细胞表面 MHC-Ⅰ类分子表达降低或缺失,其特异性 CTL 不能识别肿瘤细胞表面的抗原,使得肿瘤细胞得以逃避宿主免疫系统的攻击。同时,某些肿瘤细胞表面可异常表达非经典 MHC-Ⅰ类分子(如 HLA-G、HLA-E 等),NK 细胞表面 KIR 可识别此类分子,从而启动抑制性信号,抑制 NK 细胞的细胞毒作用。

4.肿瘤细胞的"漏逸"

肿瘤细胞的"漏逸"是指肿瘤细胞由于生长迅速,超越了机体抗肿瘤免疫效应的发生,致使宿主不能有效地清除大量生长的肿瘤细胞。少量肿瘤细胞不能引起宿主足够的免疫应答,反而可能刺激瘤细胞不断生长,称为"免疫刺激"。

5.肿瘤细胞协同刺激分子表达异常

协同刺激分子的缺乏和异常表达也是肿瘤逃逸的原因。T 细胞表面的多种黏附分子如 CD28、LFA-1、LFA-2 等分别可与肿瘤靶细胞表面对应的配体 B_7、ICAM-1、LFA-3 等结合,提供 T 细胞活化的第二共刺激信号。某些肿瘤细胞不表达或很少表达协同刺激分子如 B_7、ICAM-1、LFA-3 和 VCAM-1等,导致协同刺激信号的缺乏,T 细胞无法激活。因此,不能诱导机体产生有效的免疫应答,从而使肿瘤细胞逃避 T 细胞的免疫攻击。

6.肿瘤细胞表达 FasL,诱导免疫细胞凋亡

T 细胞表面均表达 Fas 分子,某些肿瘤细胞高表达 FasL,其与浸润到肿瘤周围的特异性 T 细胞上表达的 Fas 结合,诱导肿瘤特异性 T 细胞凋亡。肿瘤患者 Fas/FasL 系统的改变影响机体抗肿瘤免疫效应,而 Fas/FasL 的反击作为肿瘤逃避免疫系统攻击这一机制的阐明,为肿瘤的免疫治疗提供了新策略。

7.肿瘤细胞导致免疫抑制

肿瘤细胞能直接侵犯免疫器官而引起免疫抑制作用,也可通过产生、释放一系列抑制性因子如 TGF-β、IL-10、VEGF 和 PGE2 等直接抑制机体产生抗肿瘤免疫应答。这些抑制物积累、聚集在肿瘤局部,形成一个较强的免疫抑制区,使进入其内的免疫细胞失活。

二、与宿主免疫系统有关的因素

肿瘤细胞来源于宿主,宿主免疫系统具有识别、杀伤并及时清除体内突变细胞,防止肿瘤发生的功能,称为免疫监视功能。免疫监视是免疫系统最基本的功能之一。当宿主处于免疫功能低下状态或免疫耐受状态,或者宿主的抗原提呈细胞功能低下或缺陷等,均会帮助肿瘤细胞逃逸宿主免疫系统的攻击。

综上所述,宿主免疫的功能状态与肿瘤发生、发展有着密切的关系,一方面,机体抗肿瘤免疫机制极为复杂并可受多种因素干扰;另一方面,肿瘤细胞也可能通过多种机制逃避机体的免疫攻击。因此,肿瘤发生与否及其转归,取决于上述两方面作用的综合效应。同时,在肿瘤发生、发展的不同阶段,发挥作用的主要机制可能各异。

（陈京杰）

第四节 肿瘤的免疫学检验

一、甲胎蛋白（AFP）

AFP 是胎儿蛋白，也是一种糖蛋白。对于恶性肿瘤来说是一种相关的抗原。分子量为 70 000。其主要合成于卵黄囊、胚胎肝和胎儿胃肠道。妊娠 4 周后的胎儿血清中就可检测到 AFP，并在 12～16 周时血清 AFP 水平达到高峰。以后逐渐下降，胎儿出生数月至一年后体内的 AFP 水平接近成人。

（一）检验方法与原理

1. 方法

化学发光法。

2. 原理

采用双抗体夹心法原理，整个过程 18 min 完成。

第 1 步：10 μL 标本、生物素化的抗 AFP 单克隆抗体和钌（Ru）标记的抗 AFP 单克隆抗体混匀，形成夹心复合物。

第 2 步：加入链霉亲和素包被的微粒，让上述形成的复合物通过生物素与链霉亲和素间的反应结合到微粒上。

第 3 步：反应混和液吸到测量池中，微粒通过磁铁吸附到电极上，未结合的物质被清洗液洗去，电极加电压后产生化学发光，通过光电倍增管进行测定。检测结果由机器自动从标准曲线上查出。此曲线由仪器通过 2 点定标校正，由从试剂条形码扫描入仪器的原版标准曲线而得。

（二）标本要求

血清：按标准常规方法采集。

血浆：肝素、EDTA-K_3 或枸橼酸钠抗凝。标本在 2 ℃～8 ℃ 可稳定 7 d，−20 ℃ 可稳定 3 个月。

（三）参考区间

<20 ng/mL。

（四）临床意义

（1）原发性肝细胞癌患者血清中 AFP 明显升高，约有 80％的患者 AFP>400 ng/mL。但也有 20％的癌症患者 AFP 不升高。

（2）病毒性肝炎、肝硬化患者 AFP 有不同程度的升高，但绝大部分其水平<400 ng/mL。

事实上，大部分<100 ng/mLAFP 低度升高的患者，其原因主要是由于受损伤的肝细胞再生而幼稚化时，肝细胞重新具有产生 AFP 的能力，随着受损肝细胞的修复，AFP 逐渐恢复正常。

（3）内胚层癌、畸胎瘤、睾丸癌、卵巢癌、胃癌与其伴肝转移者血清 AFP 也可升高。

（4）妇女妊娠 3 个月后，血清 AFP 开始升高，7～8 个月时达到高峰，一般在 400 ng/mL 以下，分娩后 3 周恢复正常。孕妇血清中 AFP 异常升高，应考虑有胎儿神经管缺损或畸形的可能性。

二、癌胚抗原（CEA）

CEA 是由 Gold 和 Freedmen 于 1965 年从结肠癌患者血清中发现的，是一种具有人类胚胎抗原特性的酸性糖蛋白。分子量约为 $200×10^3$，存在于内胚层细胞分化而来的癌肿细胞表面，是细胞膜的结构蛋白。在 36 个月的胎儿消化道可找到，到胚胎发育后期及出生后，在血中很快消失，当有恶性肿瘤时血中的 CEA 明显升高。最初从成人结肠腺癌或胎儿消化道组织中提取 CEA，被认为是结／直肠癌的特异性肿瘤标志。CEA 在消化道以外的肿瘤如肺癌、乳腺癌、甲状腺癌、胰腺癌等也存在，CEA 值也可明显升高。

（一）检验方法与原理

1. 方法

化学发光法。

2. 原理

采用双抗体夹心法原理,整个过程 18 min 完成。

第 1 步:10 μL 标本、生物素化的抗 CEA 单克隆抗体和钌(Ru)标记的抗 CEA 单克隆抗体混匀,形成夹心复合物。

第 2 步:加入链霉亲和素包被的微粒,让上述形成的复合物通过生物素与链霉亲和素间的反应结合到微粒上。

第 3 步:反应混和液吸到测量池中,微粒通过磁铁吸附到电极上,未结合的物质被清洗液洗去,电极加电压后产生化学发光,通过光电倍增管进行测定。检测结果由机器自动从标准曲线上查出。此曲线由仪器通过 2 点定标校正,由从试剂条形码扫描入仪器的原版标准曲线而得。

（二）标本要求

血清:按标准常规方法采集。

血浆:肝素、EDTA-K$_3$ 或枸橼酸钠抗凝。标本在 2 ℃~8 ℃ 可稳定 7 d,−20 ℃ 可稳定 3 个月。

（三）参考区间

阴性(定性);<15 μg/L(定量)。

（四）临床意义

(1)血清 CEA 升高主要见于结/直肠癌胃癌肝癌肺癌胰腺癌乳腺癌卵巢癌子宫及子宫颈癌泌尿系肿瘤等,其他恶性肿瘤也有不同程度的阳性率。

(2)肝硬化、肝炎、肺气肿、肠道憩室直肠息肉结肠炎等某些良性疾病 CEA 可升高。

(3)CEA 的浓度与癌症的早中晚期有关,越到晚期 CEA 值越升高,但阳性率不是很高。

(4)CEA 的浓度与肿瘤体积大小亦有关,随体积增大而升高,但到底在癌细胞分裂多少个时 CEA 才升高,目前还缺乏这方面的研究。

(5)CEA 的浓度与肿瘤转移有关,当转移后,CEA 的浓度也升高。

(6)CEA 的浓度与癌症的组织类型有关,腺癌最敏感,其次是鳞癌和低分化癌,这说明 CEA 是一种分化性抗原,分化程度越高阳性率也就越高。

(7)正常人吸烟者 CEA 可升高。

(8)癌症患者的胸腹水消化液分泌物中的 CEA 常升高。

三、糖类抗原 19-9(CA19-9)

CA19-9 是由 Koprowski 于 1979 年用结肠癌细胞株 SW1116 免疫而得到的一株肿瘤特异性单克隆抗体 1116-NS-19-9。它所识别的糖类抗原称为 CA19-9。CA19-9 的决定簇是在糖蛋白或糖脂分子上的一个含唾液酸的五糖链,分子量>5 000×10^3,是 Lewis A 血型抗原的类似物。胚胎期间胎儿的胰腺、胆囊、肝脏、肠等组织也存在这种抗原,但正常人体组织中含量甚微。消化道恶性肿瘤,特别是胰腺癌、胆囊癌患者血清 CA19-9 含量明显升高。目前认为检测血清 CA19-9 可作为胰腺癌、胆囊癌等恶性肿瘤的辅助诊断指标,对检测病情变化和复发有很大价值。

（一）检验方法与原理

1. 方法

化学发光法。

2. 原理

采用双抗体夹心法原理,整个过程 18 min 完成。

第 1 步:10 μL 标本、生物素化的抗 CA19-9 单克隆抗体和钌(Ru)标记的抗 CA19-9 单克隆抗体混匀,形成夹心复合物。

第2步:加入链霉亲和素包被的微粒,让上述形成的复合物通过生物素与链霉亲和素间的反应结合到微粒上。

第3步:反应混和液吸到测量池中,微粒通过磁铁吸附到电极上,未结合的物质被清洗液洗去,电极加电压后产生化学发光,通过光电倍增管进行测定。检测结果由机器自动从标准曲线上查出。此曲线由仪器通过2点定标校正,由从试剂条形码扫描入仪器的原版标准曲线而得。

(二)标本要求

血清:按标准常规方法采集。

血浆:肝素、EDTA-K$_3$或枸橼酸钠抗凝。标本在2 ℃~8 ℃可稳定7 d,−20 ℃可稳定3个月。

(三)参考区间

<27 U/mL。

(四)临床意义

(1)胰腺癌、胆囊癌、胆管壶腹癌时,血清CA19-9水平明显升高,尤其是胰腺癌晚期患者,阳性率可达75%,是重要的辅助诊断指标,但早期诊断价值不大。

(2)胃癌的阳性率为50%,结/直肠癌的阳性率为60%,肝癌的阳性率为65%。

(3)其他恶性肿瘤如乳腺癌、卵巢癌及肺癌等也有一定的阳性率。

(4)某些消化道炎症,如急性胰腺炎、胆囊炎、胆汁淤积性胆管炎、肝炎、肝硬化等疾病,CA19-9也有不同程度的升高,但一般升幅较低。

(5)CA19-9的检测对上述肿瘤的疗效观察,预后判断,复发和转移的诊断均有重要意义。

四、糖类抗原125(CA125)

CA125是由Bast等人于1983年用卵巢浆液性乳突状囊腺癌细胞免疫小鼠,并与骨髓瘤杂交得到一株单克隆抗体,取名为OC125。该抗体所识别的抗原称为CA125。CA125是一种不稳定的糖蛋白,分子量为200~1 000×10^3,是一种与卵巢癌相关的抗原,存在于上皮性卵巢癌组织和患者血清中,主要用于辅助诊断恶性浆液性卵巢癌,上皮性卵巢癌,同时也是手术切除化疗后疗效观察的指标,有较大的临床价值。但卵巢囊肿、子宫内膜异位症、肺癌、良性和恶性胸腹水中也可见到阳性反应。

(一)检验方法与原理

1.方法

化学发光法。

2.原理

采用双抗体夹心法原理,整个过程18 min完成。

第1步:10 μL标本、生物素化的抗CA125单克隆抗体和钌(Ru)标记的抗CA125单克隆抗体混匀,形成夹心复合物。

第2步:加入链霉亲和素包被的微粒,让上述形成的复合物通过生物素与链霉亲和素间的反应结合到微粒上。

第3步:反应混和液吸到测量池中,微粒通过磁铁吸附到电极上,未结合的物质被清洗液洗去,电极加电压后产生化学发光,通过光电倍增管进行测定。检测结果由机器自动从标准曲线上查出。此曲线由仪器通过2点定标校正,由从试剂条形码扫描入仪器的原版标准曲线而得。

(二)标本要求

血清:按标准常规方法采集。

血浆:肝素、EDTA-K$_3$或枸橼酸钠抗凝。标本在2 ℃~8 ℃可稳定7 d,−20 ℃可稳定3个月。

(三)参考区间

<35 U/mL。

（四）临床意义

（1）卵巢癌血清 CA125 升高，阳性率为 61.4%。治疗有效者 CA125 水平很快下降。若有复发时，CA125 升高可先于临床症状出现之前。因此是观察疗效判断有无复发的良好指标。

（2）其他非卵巢恶性肿瘤也有一定阳性率。宫颈癌宫体癌子宫内膜癌等的阳性率 43%，胰腺癌 50%，肺癌 41%，胃癌 47%，结直肠癌 34%，乳腺癌 40%。

（3）某些非恶性肿瘤，如子宫内膜异位症盆腔炎卵巢囊肿胰腺炎肝炎肝硬化等疾病也有不同程度的升高，但阳性率较低。

（4）在许多良性和恶性胸腹水中发现有 CA125 升高。羊水中也能检出较高浓度的 CA125。早期妊娠者，也有 CA125 升高的可能。

五、糖类抗原 153（CA153）

CA153 是由 Tobias 等人于 20 世纪 80 年代中期应用杂交瘤技术而得到的识别这种大分子糖蛋白的单克隆抗体，分子量超过 400×10^3。对乳腺癌的诊断和治疗随访检测有一定的价值。但在乳腺癌的早期敏感性较低是其不足。

（一）检验方法与原理

1. 方法

化学发光法。

2. 原理

采用双抗体夹心法原理，整个过程 18 min 完成。

第 1 步：10 μL 标本、生物素化的抗 CA153 单克隆抗体和钌（Ru）标记的抗 CA153 单克隆抗体混匀，形成夹心复合物。

第 2 步：加入链霉亲和素包被的微粒，让上述形成的复合物通过生物素与链霉亲和素间的反应结合到微粒上。

第 3 步：反应混和液吸到测量池中，微粒通过磁铁吸附到电极上，未结合的物质被清洗液洗去，电极加电压后产生化学发光，通过光电倍增管进行测定。检测结果由机器自动从标准曲线上查出。此曲线由仪器通过 2 点定标校正，由从试剂条形码扫描入仪器的原版标准曲线而得。

（二）标本要求

血清：按标准常规方法采集。

血浆：肝素、EDTA-K$_3$ 或枸橼酸钠抗凝。标本在 2 ℃ ～8 ℃ 可稳定 7 d，−20 ℃ 可稳定 3 个月。

（三）参考区间

<25 U/L。

（四）临床意义

（1）乳腺癌患者 CA153 升高，但在乳腺癌的初期敏感性较低约为 60%，晚期可达 80%。目前对 CA153 的测定主要作为对乳腺癌的辅助诊断指标，对疗效观察，预后判断，复发和转移的诊断也均有重要价值。

（2）其他恶性肿瘤，如肺癌结肠癌胰腺癌卵巢癌子宫颈癌原发性肝癌等，也有不同程度的阳性率。

（3）肝脏胃肠道肺乳腺卵巢等非恶性肿瘤性疾病，阳性率一般低于 10%。

六、糖类抗原 242（CA242）

CA242 是一种新的黏蛋白肿瘤相关标志物，即一类唾液酸化的鞘糖脂类抗原通过单抗原技术获得的，具有识别 CA242 的抗原。血清中 CA242 在非鳞状组织中比鳞癌水平高，且在小细胞肺癌中的分布与疾病状态相关。与疗效相关。对腺癌的检出率 CA242 优于 CEA，二者联合检测会提高肿瘤检测的敏感性。

（一）检验方法与原理

1.方法

化学发光法。

2.原理

采用双抗体夹心法原理,整个过程 18 min 完成。

第 1 步:10 μL 标本、生物素化的抗 CA242 单克隆抗体和钌(Ru)标记的抗 CA242 单克隆抗体混匀,形成夹心复合物。

第 2 步:加入链霉亲和素包被的微粒,让上述形成的复合物通过生物素与链霉亲和素间的反应结合到微粒上。

第 3 步:反应混和液吸到测量池中,微粒通过磁铁吸附到电极上,未结合的物质被清洗液洗去,电极加电压后产生化学发光,通过光电倍增管进行测定。检测结果由机器自动从标准曲线上查出。此曲线由仪器通过 2 点定标校正,由从试剂条形码扫描入仪器的原版标准曲线而得。

（二）标本要求

血清:按标准常规方法采集。

血浆:肝素、EDTA-K$_3$ 或枸橼酸钠抗凝。标本在 2 ℃～8 ℃ 可稳定 7 d,−20 ℃ 可稳定 3 个月。

（三）参考区间

＜20 kU/L。

（四）临床意义

(1)胰腺癌胆管癌时血清 CA242 升高,阳性率高达 88％～100％。

(2)肺腺癌阳性率为 76％,直肠腺癌为 79％,食管和乳腺癌为 62％。而肺小细胞肺癌为 50％,而肺鳞癌只有 9％的阳性率。

(3)假阳性率较低,只有 5％。

七、糖类抗原 724(CA724)

CA724 是由美国国立癌症研究所(National Cancer Institute,NCI)于 1981 年从乳腺癌的肝转移灶中发现的肿瘤相关糖蛋白,分子量大于 1 000×10^3,属于黏蛋白类癌胚胎抗原。组织化学研究证明,它存在于 50％的乳腺癌组织和 85％～95％的结肠胰腺胃肺及卵巢的肿瘤中。

（一）检验方法与原理

1.方法

化学发光法。

2.原理

采用双抗体夹心法原理,整个过程 18 min 完成。

第 1 步:10 μL 标本、生物素化的抗 CA724 单克隆抗体和钌(Ru)标记的抗 CA724 单克隆抗体混匀,形成夹心复合物。

第 2 步:加入链霉亲和素包被的微粒,让上述形成的复合物通过生物素与链霉亲和素间的反应结合到微粒上。

第 3 步:反应混和液吸到测量池中,微粒通过磁铁吸附到电极上,未结合的物质被清洗液洗去,电极加电压后产生化学发光,通过光电倍增管进行测定。检测结果由机器自动从标准曲线上查出。此曲线由仪器通过 2 点定标校正,由从试剂条形码扫描入仪器的原版标准曲线而得。

（二）标本要求

血清:按标准常规方法采集。

血浆:肝素、EDTA-K$_3$ 或枸橼酸钠抗凝。标本在 2 ℃～8 ℃ 可稳定 7 d,−20 ℃ 可稳定 3 个月。

（三）参考区间

<6 kU/L。

（四）临床意义

CA724升高可见下列情况：3.5％的健康人、6.7％的胃肠道病、40％的胃肠道癌、36％的肺癌和24％的卵巢癌。CA724的敏感性不高，但它和CEA在诊断肿瘤时有互补作用，两者同时使用可提高诊断胃癌的敏感性和特异性。有人研究，如果癌瘤完全切除，CA724在23.3 d内降至正常，故人们认为CA724是疾病分期和判断胃、肠道癌症患者是否有残存肿瘤的良好指标。

八、糖类抗原50(CA50)

CA50是由Lindholm等于1983年从大肠癌培养细胞株COLO205中发现的一种糖类抗原，主要分布于糖酯及高分子糖蛋白中，遍布于结直肠胃肠道胰腺肺脏胆囊膀胱子宫和肝脏等很多器官的肿瘤组织中。它的抗原决定簇与CA199相似。在许多恶性肿瘤时明显增高，是一种广谱肿瘤标志物，其增高机制可能与癌基因的活化有关。

（一）检验方法与原理

1. 方法

化学发光法。

2. 原理

采用双抗体夹心法原理，整个过程18 min完成。

第1步：10 μL标本、生物素化的抗CA150单克隆抗体和钌(Ru)标记的抗CA150单克隆抗体混匀，形成夹心复合物。

第2步：加入链霉亲和素包被的微粒，让上述形成的复合物通过生物素与链霉亲和素间的反应结合到微粒上。

第3步：反应混和液吸到测量池中，微粒通过磁铁吸附到电极上，未结合的物质被清洗液洗去，电极加电压后产生化学发光，通过光电倍增管进行测定。检测结果由机器自动从标准曲线上查出。此曲线由仪器通过2点定标校正，由从试剂条形码扫描入仪器的原版标准曲线而得。

（二）标本要求

血清：按标准常规方法采集。

血浆：肝素、EDTA-K$_3$或枸橼酸钠抗凝。标本在2 ℃～8 ℃可稳定7 d，−20 ℃可稳定3个月。

（三）参考区间

10～20 kU/L。

（四）临床意义

CA50升高最多见于消化道癌症，其阳性率如下：食管癌41％～71％，胃癌41％～71％，胆管癌58％～70％，肝癌14％～78％。CA50诊断胰腺癌阳性率最高达80％～97％，诊断直肠癌阳性率依病情轻重而不同，Duke's A级19％～43％，B级30％～59％，C级和D级均为53％～73％。有人认为CA199和CA50有互补作用，同时测定可以提高检测的特异性和敏感性。CA50在消化系统的良性病变如胰腺炎、胆管病、肝病中也有一定的阳性率。

九、前列腺特异抗原(PSA)

PSA是由Li和Beling于1973年从人精浆中分离出来的。它是由前列腺上皮细胞组成的糖蛋白，分子量为$(33～34)\times10^3$，存在于胞浆中。正常人精液中PSA浓度为0.52 ng/mL，有35个异构体，以非活性的前体形式存在。在离开前列腺腺腔前列腺细胞之前经胰蛋白酶样蛋白酶降解，转变成具有活性的PSA。PSA有类似糜蛋白酶的一些特性，在精液中可迅速水解射精后产生的精液凝块，释放活性精子的功能。在血液中的半衰期为2.5～3.5 d。

（一）总前列腺特异抗原（PSA-T）测定

1.检验方法与原理

（1）方法：微粒子酶免分析法（MEIA）。

（2）原理：标本（含 PSA）、抗 PSA 单克隆抗体包被的微粒子共同孵育，产生抗原抗体反应，形成微粒子-抗体-抗原（PSA）复合物。将反应液移到纤维杯内，微粒子与玻璃纤维不可逆结合，加入纤维杯洗液洗去未结合物质。当加入碱性磷酸酶标记的抗 PSA 单克隆抗体，再次产生抗原抗体反应，形成玻璃纤维-微粒子-抗体-抗原-抗体-碱性磷酸酶复合物，纤维杯洗液洗去未反应的第二抗体和其他非需要成分。加入底物液，即 4-甲基磷酸伞型酮（MUP），碱性磷酸酶分解 MUP，脱磷酸，生成荧光产物 4-甲基伞型酮（MU）。测定 MU 荧光强度，从而确定被测物 PSA-T 的浓度。

2.参考区间

＜4.0 ng/mL。

3.临床意义

前列腺特异性抗原（PSA）是具有糜蛋白酶样活性的丝氨酸蛋白酶，属激肽释放酶基因家族。成熟的 PSA 是由 237 个氨基酸组成的单链糖蛋白，分子量为 30 000。PSA 主要由前列腺的腺上皮细胞产生并分泌入精液。PSA 的主要功能是分解精液中胶状蛋白质，使胶状的精液液化，增强精子的活动性。少量的 PSA 可从前列腺渗漏入血。但是，血清中 PSA 的升高则见于前列腺的病理状态，如前列腺炎、良性前列腺增生、前列腺癌。PSA 在血中有三种主要存在形式，其中二种可用免疫学方法测定，即结合型的 PSA-和游离的 PSA。结合型的 PSA 与丝氨酸蛋白酶抑制剂（α_1-糜蛋白酶）结合，检测到的 PSA 主要为此型。游离的 PSA 在血清中大部分是没有活性的，不能与丝氨酸蛋白酶抑制剂结合，它们或是以酶原形式存在，或是以断裂的形式存在。第三种形式是与 α_2-巨球蛋白结合的 PSA，此种 PSA 不能用免疫学方法测定，其原因是巨球蛋白遮盖了 PSA 的抗原表位。前列腺癌早期缺乏症状，不易诊断。传统的检验方法是直肠指诊（DRE），但有时不能发现局限于前列腺内的小肿瘤。Cooner 等 1990 年发表了有关临床应用前列腺超声检验和检测血清中的 PSA 诊断早期前列腺癌的研究结果，发现 DRE 和 PSA 均异常可显著提高对前列腺癌的预测性。因此，联合检验 DRE 和 PSA 可以提高早期前列腺癌的诊断率。检测血清中的 PSA 不仅是除超声检验和直肠指诊外的又一种有价值的前列腺癌的诊断方法，而且是三者中最准确的检验方法。此项检验易被患者接受，其结果量化、客观，不受操作者技术的影响。对于接受过外科手术或其他治疗的前列腺癌患者，检测 PSA 对发现肿瘤转移、复发也非常有意义。治疗后，如患者有持续性的 PSA 升高或又重新升高，提示肿瘤残存或复发。血清 PSA 浓度的增高，不能直接作为有无前列腺癌的明确证据。前列腺病理活检是前列腺癌的确诊依据。其他一些因素也可影响血清中 PSA 的水平，如患者血清中含有异嗜性抗体，偶尔会使 PSA 增高。前列腺按摩、超声检验和穿刺活检均可造成 PSA 水平明显升高，故应在前列腺检验之前采血。射精后 PSA 升高。激素治疗可能影响 PSA 的表达，使 PSA 降低，因而可能会掩盖疾病复发的指征。

（二）游离前列腺特异抗原（PSA-F）检测

1.检验方法与原理

（1）方法：微粒子酶免分析法（MEIA）。

（2）原理：标本（含 PSA）、抗 PSA 单克隆抗体包被的微粒子共同孵育，产生抗原抗体反应，形成微粒子—抗体—抗原（PSA）复合物。将反应液移到纤维杯内，微粒子与玻璃纤维不可逆结合，纤维杯洗液洗去未结合物质。当加入碱性磷酸酶标记的抗 Free-PSA 单克隆抗体，再次发生抗原抗体反应，形成玻璃纤维—微粒子—抗体—抗原—抗体—碱性磷酸酶复合物，纤维杯洗液洗去未反应的第二抗体和其他非需要成分。加入底物液，4-甲基磷酸伞型酮（MUP），碱性磷酸酶分解 MUP，脱磷酸，生成荧光产物 4-甲基伞型酮（MU）。测定 MU 荧光强度，从而确定被测物 PSA-F 的浓度。

2.参考值

＜0.934 ng/mL。

3.临床意义

前列腺特异性抗原(PSA)是具有糜蛋白酶样活性的丝氨酸蛋白酶,属激肽释放酶基因家族。成熟的PSA是由237个氨基酸组成的单链糖蛋白,分子量为30 000。PSA主要由前列腺的腺上皮细胞产生并分泌入精液。PSA也出现在血液和尿液中。PSA的主要功能是分解精液中胶状的蛋白质,使胶状的精液液化,增强精子的活动性。少量的PSA可从前列腺渗漏入血。但是,血清中PSA的升高则见于前列腺的病理状态,如前列腺炎、良性前列腺增生、前列腺癌。

PSA在血中有三种主要存在形式,其中二种可用免疫学方法测定,即结合型的PSA和游离的PSA。结合型的PSA与丝氨酸蛋白酶抑制剂(α-抗糜蛋白酶)结合,检测到的PSA主要为此型(PSA-ACT)。游离的PSA在血清中大部分是没有活性的,不能与丝氨酸蛋白酶抑制剂结合,它们或是以酶原形式存在,或是以断裂的形式存在。第三种形式是与α_2-巨球蛋白结合的PSA,此种PSA不能用免疫学方法测定,其原因是巨球蛋白遮盖了PSA的抗原表位。

免疫学方法可测定游离PSA、结合型PSA和总PSA。在良性前列腺增生患者的血清中,游离PSA成分显著高于前列腺癌患者。可用游离PSA与总PSA的浓度之比确定前列腺癌的比率。此方法可用于良性前列腺增生和前列腺癌的鉴别诊断,特别是对总PSA处于临界水平的患者的鉴别。

研究显示,患前列腺癌的可能性随着PSA-F/PSA-T比值的减少而增加,详下表23-4。

表23-4 患前列腺癌的可能性与PSA-F/PSA-T比值的关系

F-PSA/T-PSA比值(%)	患前列腺癌的可能性(%)
≤10	70.1
>11~5	45.7
>15~20	33.5
>20~24	23.1
>26	9.7

检测游离PSA或F-PSA/T-PSA比值不是确诊恶性肿瘤的检验。应结合临床资料和其他检验(直肠指诊、超声检验)综合考虑,前列腺病理活检是前列腺癌的确诊依据。

其他一些因素也可影响血清中PSA的水平,如患者血清中含有异嗜性抗体,偶尔会使PSA增高。直肠指诊可造成游离PSA、F-PSA/T-PSA比值明显改变。前列腺按摩、超声检验,穿刺活检和膀胱镜检验均可造成PSA水平明显升高,故应在前列腺检验之前采血。射精后PSA升高。激素治疗可能影响PSA的表达,使PSA降低,因而可能会掩盖疾病复发的指征。

十、鳞癌相关抗原(SCC)

SCC-Ag是一种分子量为45×10^3的蛋白质,它是TA-4的亚成分,而TA-4肿瘤相关抗原首先由Kato和Torigoe于1977年从子宫颈鳞状细胞癌中获得的。

(一)检验方法与原理

1.方法

化学发光法。

2.原理

采用双抗体夹心法原理,整个过程18 min完成。

第1步:10 μL标本、生物素化的抗SCC单克隆抗体和钌(Ru)标记的抗SCC单克隆抗体混匀,形成夹心复合物。

第2步:加入链霉亲和素包被的微粒,让上述形成的复合物通过生物素与链霉亲和素间的反应结合到微粒上。

第3步:反应混和液吸到测量池中,微粒通过磁铁吸附到电极上,未结合的物质被清洗液洗去,电极加电压后产生化学发光,通过光电倍增管进行测定。检测结果由机器自动从标准曲线上查出。此曲线由仪器通过 2 点定标校正,由从试剂条形码扫描入仪器的原版标准曲线而得。

(二)标本要求

血清:按标准常规方法采集。

血浆:肝素、EDTA-K₃或枸橼酸钠抗凝。标本在 2 ℃~8 ℃ 可稳定 7 d,−20 ℃ 可稳定 3 个月。

(三)参考区间

<2.5 μg/L。

(四)临床意义

SCC 主要用于监测宫颈、肺、食管、肛门和头颈部区域鳞状细胞癌患者的治疗效果和病程。SCC 并不是鳞状细胞癌的特异性肿瘤标志物。由于缺乏临床敏感度和特异性,SCC 不适合于疾病的筛选。

十一、细胞角蛋白 19 片段 CYFRA21-1

细胞角蛋白(CK)是上皮细胞中间丝的主要成分,在正常及恶性上皮细胞中起支架作用。角蛋白可有 20 多种,其中的细胞角质蛋白 19(CK19)是一种酸性多肽,主要分布在单层上皮上,如肠上皮、胰管、胆囊、子宫内膜和肺泡上皮,这些细胞癌变时 CK19 含量增加。细胞角蛋白 19 片段(CYFRA21-1)是角蛋白 CK19 的一种,是肺癌诊断的重要指标。

(一)检验方法与原理

1.方法

化学发光法。

2.原理

采用双抗体夹心法原理,整个过程 18 min 完成。

第 1 步:10 μL 标本、生物素化的抗 CYFRA21-1 单克隆抗体和钌(Ru)标记的抗 CYFRA21-1 单克隆抗体混匀,形成夹心复合物。

第 2 步:加入链霉亲和素包被的微粒,让上述形成的复合物通过生物素与链霉亲和素间的反应结合到微粒上。

第 3 步:反应混和液吸到测量池中,微粒通过磁铁吸附到电极上,未结合的物质被清洗液洗去,电极加电压后产生化学发光,通过光电倍增管进行测定。检测结果由机器自动从标准曲线上查出。此曲线由仪器通过 2 点定标校正,由从试剂条形码扫描入仪器的原版标准曲线而得。

(二)标本要求

血清:按标准常规方法采集。

血浆:肝素、EDTA-K₃或枸橼酸钠抗凝。标本在 2 ℃~8 ℃ 可稳定 7 d,−20 ℃ 可稳定 3 个月。

(三)参考区间

EIA、RIA:<2.0 μg/L。

(四)临床意义

(1)细胞角蛋白 19 片段对肺癌,特别是对非小细胞肺癌有较高诊断价值,是非小细胞肺癌的首选标志物,敏感性达 80%。它既能早期诊断又与肿块生长有关,可作为随访、观察疗效和判断预后的重要指标。

(2)另外,其对膀胱癌、胰腺癌,胆囊癌也有较高的阳性率;宫颈癌、结肠癌、胃癌也可增高。非肿瘤性疾病一般不升高。

(3)唾液污染标本会引起假阳性结果。

十二、神经元特异性烯醇化酶(NSE)

NSE 是由 3 个亚基(α、β、γ)组成的二聚体同工酶,是参与转化酵解的酶,催化 2-磷酸甘油向磷酸烯醇丙酮转化。NSE 存在于神经元及神经来源的细胞中,分子量为 $78×10^3$,是神经母细胞瘤的肿瘤标志物,也是小细胞肺癌最敏感最特异的肿瘤标志物,而小细胞肺癌是最常表现有神经分泌性质的肿瘤。

（一）检验方法与原理

1.方法

化学发光法。

2.原理

采用双抗体夹心法原理,整个过程 18 min 完成。

第 1 步:10 μL 标本、生物素化的抗 NSE 单克隆抗体和钌(Ru)标记的抗 NSE 单克隆抗体混匀,形成夹心复合物。

第 2 步:加入链霉亲和素包被的微粒,让上述形成的复合物通过生物素与链霉亲和素间的反应结合到微粒上。

第 3 步:反应混和液吸到测量池中,微粒通过磁铁吸附到电极上,未结合的物质被清洗液洗去,电极加电压后产生化学发光,通过光电倍增管进行测定。检测结果由机器自动从标准曲线上查出。此曲线由仪器通过 2 点定标校正,由从试剂条形码扫描入仪器的原版标准曲线而得。

（二）标本要求

血清:按标准常规方法采集。

血浆:肝素、EDTA-K_3 或枸橼酸钠抗凝。标本在 2 ℃～8 ℃ 可稳定 7 d,−20 ℃ 可稳定 3 个月。

（三）参考区间

12.5～25.0 ng/mL。

（四）临床意义

(1)大多数小细胞肺癌患者血清 NSE 水平显著升高,且其水平与临床进程相平行。

(2)NSE 血清水平与肿瘤大小有很好的相关性。可用于小细胞与非小细胞的鉴别诊断,也可用于肺部良性疾病与小细胞肺癌的鉴别。

(3)同时对于黑色素瘤、甲状腺髓样癌等疾病也有一定的辅助诊断价值。

十三、人绒毛膜促性腺激素 hCG

人绒毛膜促性腺激素(human chorionic gonadotrophin,hCG)是在妊娠期由胎盘滋养细胞分泌的糖蛋白,含 28～30 个氨基酸,分子量 45 kD,半衰期 12～20 h,由 α 和 β 两个亚单位组成,α 亚单位也是其他激素如促卵泡生成素(FSH)、黄体生成素(LH)和促甲状腺素(TSH)的组成成分,β 亚单位仅存在于 hCG。βhCG 正常参考范围上限为 5.0 U/L。正常孕妇在早期 βhCG 升高,直至分娩后下降。

（一）检验方法与原理

1.方法

化学发光法

2.原理

采用双抗夹心法原理,整个过程 18 min 完成。

第 1 步:10 μL 标本、生物素化的抗 HCG 单克隆抗体和钌(Ru)标记的抗 HCG 单克隆抗体混匀,形成夹心复合物。

第 2 步:加入链霉亲和素包被的微粒,让上述形成的复合物通过生物素与链霉亲和素间的反应结合到微粒上。

第 3 步:反应混和液吸到测量池中,微粒通过磁铁吸附到电极上,未结合的物质被清洗液洗去,电极加电压后产生化学发光,通过光电倍增管进行测定。检测结果由机器自动从标准曲线上查出。此曲线由仪器通过 2 点定标校正,由从试剂条形码扫描入仪器的原版标准曲线而得。

（二）标本要求

血清：按标准常规方法采集，空腹至少 8 h 以上。

血浆：肝素、EDTA-K_3 或枸橼酸钠抗凝。标本在 2 ℃～8℃可稳定 7 d，—20℃可稳定 3 个月。

（三）参考区间

βhCG 正常参考范围上限为 5.0 U/L。正常孕妇在早期 βhCG 升高，直至分娩后下降。

（四）临床意义

肿瘤组织分泌的 hCG 多为 β 亚单位。100%滋养体瘤和绒毛膜上皮细胞癌 βhCG 异常升高，可达 100 万 U/L。βhCG 的中度升高见于精原细胞睾丸癌，70%非精原细胞性睾丸癌 βhCG 低度升高（往往和 AFP 同时升高）。部分乳腺癌、胃肠道癌、肺癌，良性疾病如肝硬化、十二指肠溃疡、炎症也可见 βhCG 轻度异常。

由于 βhCG 无法穿过血脑屏障，所以脑脊液中出现 βhCG 并且和血清中的 βhCG 比例超过1∶60，说明肿瘤脑转移。当 BhCG 用于治疗监测时，建议每周测 1 次。在肿瘤患者少见其他性激素异常的报道。

十四、抗人乳头瘤病毒抗体

人乳头瘤病毒（human papillomavirus，HPV）是乳多空病毒（乳多瘤空泡病毒）科乳头瘤病毒属的成员，为一种重要的 DNA 病毒。病毒呈球形，无囊膜，直径为 52～55 nm，20 面立体对称。衣壳内含环状双股 DNA，与蛋白构成核心。依据核酸杂交分析，已发现 HPV 有 100 多个型别，不同型别的 HPV 可引起不同部位的乳头瘤。HPV2、4、1、7、3、10 型，主要感染皮肤，引起疣和疣状表皮发育不良，HPV6 和 11 型侵犯黏膜，易引起泌尿生殖道尖锐湿疣和喉乳头瘤，称为低危型 HPV。HPV16、18、31、33、35、38 等型在生殖道感染多年后可引起生殖道上皮癌样变，称为高危型 HPV。HPV 感染范围广泛，病毒主要通过直接接触或间接接触或自身抓挠、触摸而传播。生殖道病变的 HPV 型别由性接触而感染。产妇生殖道 HPV 感染可在分娩时传给婴儿，是新生儿患喉乳头瘤的主要原因。

（一）检验方法及原理

用 ELISA 方法检测 HPV 衣壳蛋白抗体是检测 HPV 既往感染或现存感染的可选用方法。

（二）标本要求

静脉血。

（三）参考区间

阴性。

（四）临床意义

在 HPV 感染早期，体内可产生抗 HPV 抗体且抗体的持续存在及滴度高低与病毒感染数量及机体免疫反应状态密切相关，因此检测抗 HPV 抗体有助于早期发现感染者并预警相关癌症的发生。HPV 血清转换一般发生于 HPV 感染后的数个月内，许多新近感染 HPV 的患者因尚未发生血清转化而抗体检测为阴性。大多数 HPV 感染可被机体自发清除，因此，许多 HPVDNA 检测阴性的患者因为曾经有过 HPV 感染而血清学抗体检测阳性。故 HPV 血清学阳性既可代表现存 HPV 感染，也可表示既往 HPV 感染。

十五、抗 E-B 病毒抗体

EBV 的抗原检测较为困难，且在健康人及其他疾病患者中亦可检出病毒，故很少用于临床诊断。EBV 抗体检测：抗 EBV 有对 VCA、EA、EBNA 的抗体及补体结合抗体、中和抗体等。其中以抗-VCAIgM 和 IgG 较为常用，前者出现早、消失快、灵敏性与特异性高，有早期诊断价值，后者出现早、滴度较高且可持续终身，宜用于流行病学调查。

（一）检验方法与原理

1.方法

胶体金法。

2.原理

将氯金酸用还原法制成一定直径的金溶胶颗粒（胶体金），标记金黄色葡萄球菌 A 蛋白或抗体,用于免疫印迹、免疫组织化学定位或快速免疫渗滤、免疫层析试验。

（二）检验标本

静脉血。

（三）参考区间

阴性。

（四）临床意义

由 EB 病毒感染引起或与 EB 病毒感染有关疾病主要有传染性单核细胞增多症、非洲儿童淋巴瘤、鼻咽癌等。

十六、肿瘤特异性生长因子

肿瘤特异性生长因子(tumorspecificgrowthfactor,TSGF),是上世纪 80 年代由加拿大科学家发现的一种新型肿瘤标记物,是目前国内临床使用的较好的一种筛查癌证标志物。它不仅带有恶性肿瘤的特异性,而且在癌肿形成的初期就释放到血液中,并达到一定浓度,而与非肿瘤血管增生无明显关系。

（一）检验方法与原理

1.方法

比色法。

2.原理

用透射比浊仪或散射比浊仪检测可溶性抗原抗体复合物在液相中形成的浊度从而测定抗原的含量。

（二）标本要求

新鲜空腹血清(静脉血 3～5 mL,不抗凝),明显溶血、乳糜或黄疸可使测定值增高。若系组合测定,只须一份血清标本,不必另行采集。

（三）参考范围

比色法:分界值 64 U/mL。

（四）临床意义

TSGF 是一种由加拿大开发的广谱肿瘤标志物,促肿瘤血管增殖因子,无组织特异性。报道称其对恶性肿瘤诊断的敏感性为 77%～87%,特异性为 91%～96%,准确性为 84%～88%。操作简便快速,适用于人群普查。

1.恶性肿瘤阳性率

肺癌 76%～93%;胃、食管、直肠或结肠、肝、胆、胰等消化系癌 75%～92%;卵巢、子宫颈、乳腺等妇科恶性肿瘤 68%～87%;淋巴瘤 79%～89%;甲状腺、肾、鼻咽癌,脑瘤、骨髓瘤等 70%～86%。绒癌较低,有人报道 5 例,均为阴性。

2.良性疾病阳性率

良性肿瘤约 11%,急性炎症性疾病约 88%,自身免疫性疾病约 32%,健康人群小于 4%。急性炎症虽有较高的假阳性率,但炎症消退后多降到分界值水平以下,故观察动态变化对鉴别诊断很有意义。

十七、α-L-岩藻糖苷酶(AFU)

AFU 是与含有岩藻糖的糖脂,糖蛋白等的分解代谢有关的一种溶酶体酸性水解酶。广泛存在于哺乳动物各组织细胞和体液中。

（一）检验方法与原理

1.方法

比色法。

2.原理

用透射比浊仪或散射比浊仪检测可溶性抗原抗体复合物在液相中形成的浊度从而测定抗原的含量。

(二)标本要求

新鲜血清(静脉血 3～5 mL,不抗凝),0 ℃～4℃可稳定 48 h,－20℃可稳定 1 个月。若系组合测定,只须一份血清标本,不必另行采集。

(三)参考范围

比色法:(6.9±3.4)U/L。

(四)临床意义

(1)AFU 是近年来应用于临床的一项标志物。主要用于辅助诊断原发性肝癌,尤其对 AFP 阴性或浓度较低的原发性肝癌更有意义。有研究显示诊断原发性肝癌时 AFU 的特异性仅次于 AFP。其敏感性为 79.5%～81.2%。假阳性率相当较高。

(2)恶性肿瘤除原发性肝癌外,转移性肝癌子宫癌胃癌胰腺癌白血病等血清中 AFU 都可见升高。

(3)一些良性疾病血清中 AFU 也有不同程度的升高,常见于肝硬化、慢性肝炎、糖尿病等。一般临床应用时常将 AFU、AFP、GGT 等联合检测,提高其诊断的敏感性和特异性。

十八、降钙素 CT

降钙素(calcitonin,CT)是由甲状腺 C 型细胞分泌的一种由 32 个氨基酸组成单链多肽激素,分子量约为 3.5 kD,半衰期 4～12 min。它在血清钙升高时分泌,抑制钙从骨中释放,增加尿磷,降低血钙和血磷。

(一)检验方法与原理

1.方法

化学发光法。

2.原理

采用双抗体夹心法原理,整个过程 18 min 完成。

第 1 步:10 μL 标本、生物素化的抗 CT 单克隆抗体和钌(Ru)标记的抗 CT 单克隆抗体混匀,形成夹心复合物。

第 2 步:加入链霉亲和素包被的微粒,让上述形成的复合物通过生物素与链霉亲和素间的反应结合到微粒上。

第 3 步:反应混和液吸到测量池中,微粒通过磁铁吸附到电极上,未结合的物质被清洗液洗去,电极加电压后产生化学发光,通过光电倍增管进行测定。检测结果由机器自动从标准曲线上查出。此曲线由仪器通过 2 点定标校正,由从试剂条形码扫描入仪器的原版标准曲线而得。

(二)标本要求

血清:按标准常规方法采集。

血浆:肝素、EDTA-K₃ 或枸橼酸钠抗凝。标本在 2 ℃～8 ℃可稳定 7 d,－20 ℃可稳定 3 个月。

(三)参考区间

正常参考范围上限为 100 ng/L。

(四)临床意义

CT 常用于筛查甲状髓样瘤患者的无症状家族成员。由于其半衰期短,且 CT 和肿瘤大小、浸润、转移有关,临床上常把 CT 用于监测甲状腺髓样瘤的治疗。此外,肺癌患者也常见 CT 升高,乳腺癌、消化道癌症患者偶见 CT 升高。

十九、胰胚胎抗原(POA)

胰胚胎抗原是 1974 年 Banwo 等人自胎儿胰腺抽提出的抗原,1979 年被国际癌症生物学和医学会正式命名。POA 是一种糖蛋白,分子量为 40 kU,在血清中以分子量 900 kU 复合形式存在,但可降解为 40 kU。

（一）检验方法与原理

1.方法

化学发光法。

2.原理

采用双抗体夹心法原理,整个过程18 min完成。

第1步:10 μL标本、生物素化的抗POA单克隆抗体和钌(Ru)标记的抗POA单克隆抗体混匀,形成夹心复合物。

第2步:加入链霉亲和素包被的微粒,让上述形成的复合物通过生物素与链霉亲和素间的反应结合到微粒上。

第3步:反应混和液吸到测量池中,微粒通过磁铁吸附到电极上,未结合的物质被清洗液洗去,电极加电压后产生化学发光,通过光电倍增管进行测定。检测结果由机器自动从标准曲线上查出。此曲线由仪器通过2点定标校正,由从试剂条形码扫描入仪器的原版标准曲线而得。

（二）标本要求

血清:按标准常规方法采集。

血浆:肝素、EDTA-K_3或枸橼酸钠抗凝。标本在2 ℃～8 ℃可稳定7 d,−20 ℃可稳定3个月。

（三）参考区间

<7 kU/L。

（四）临床意义

胰胚胎抗原主要存在于胎儿胰腺和成人胰腺癌组织中,成人的结肠和小肠提取物中可有微量。胰腺癌的POA的阳性率为95%,其血清含量大于20kU/L,当肝癌、大肠癌、胃癌等恶性肿瘤时也会使POA升高,但阳性率较低。

二十、胃泌素前体释放肽(PROGRP)

PROGRP是最近几年推出的小细胞肺癌的标志物。初期由日本国立肿瘤研究中心细胞研究室的课题组根据小细胞肺癌的生物学研究成果开发的。PROGRP是脑肠激素的一种,是小细胞肺癌增殖因子胃泌素释放肽的前体,采用双抗体夹心酶免测定系统。临床研究资料表明,72%的小细胞肺癌(SCLC)患者血中胃泌素释放肽(GRP)增高。由于GRP在血中易降解故开发了PROGRP。它在血中呈稳定状态,在SCLC的临床应用中已证实有良好的效果。PROGRP的检测特异性较高。

（一）检验方法与原理

1.方法

化学发光法。

2.原理

采用双抗体夹心法原理,整个过程18 min完成。

第1步:10 μL标本、生物素化的抗PROGPP单克隆抗体和钌(Ru)标记的抗PROGPP单克隆抗体混匀,形成夹心复合物。

第2步:加入链霉亲和素包被的微粒,让上述形成的复合物通过生物素与链霉亲和素间的反应结合到微粒上。

第3步:反应混和液吸到测量池中,微粒通过磁铁吸附到电极上,未结合的物质被清洗液洗去,电极加电压后产生化学发光,通过光电倍增管进行测定。检测结果由机器自动从标准曲线上查出。此曲线由仪器通过2点定标校正,由从试剂条形码扫描入仪器的原版标准曲线而得。

（二）标本要求

血清:按标准常规方法采集。

血浆:肝素、EDTA-K_3或枸橼酸钠抗凝。标本在2 ℃～8 ℃可稳定7 d,−20 ℃可稳定3个月。

（三）参考区间

正常参考临界值为 46 pg/mL。

（四）临床意义

对 SCLC 诊断的特异度为 96%，灵敏度为 65%。对非小细胞肺癌（NSCLC）的检出阳性率＜3.7%。不同病理阶段的小细胞肺癌，检出的阳性率不同。小细胞肺癌的 I 期、II 期的 PROGRP 的阳性率分别为 35.5% 和 50%。因此，用于肺癌的早期诊断有一定的意义。

二十一、肿瘤细胞周期与 DNA 倍体分析

（一）生化及生理

细胞周期，有时亦称细胞增殖周期，是指细胞从上一次有丝分裂结束到下一次有丝分裂完成所经历的整个序贯过程。一个标准的细胞周期通常可以划分为四个连续的时相：G_1 期、S 期（DNA 合成期）、G_2 期和 M 期（细胞分裂期）。其中 G_1 期、S 期和 G_2 期合称为分裂间期。一个亲代细胞依次经历分裂间期和分裂期后，最终形成两个遗传物质完全相同的子代细胞，完成其增殖过程。

G_1 期是细胞周期的第一阶段。在这一时期，细胞开始合成各种蛋白质、糖类和脂肪等，形成大量的细胞器，使细胞不断生长变大，同时，为细胞进入 S 期，为 DNA 复制做准备。S 期即 DNA 合成期。细胞在 G_1 期合成了 DNA 复制所需的各种物质，DNA 合成的各项准备工作已经就绪，这样细胞顺利通过 G_1 期进入 S 期之后，严格的按照半保留复制的原则进行 DNA 合成。经过 S 期后，DNA 的含量及携带的遗传信息增加了一倍，细胞开始进入 G_2 期，为细胞分裂做准备。M 期为细胞分裂期。在 M 期细胞一分为二，遗传物质也随之分配到两个子代细胞中，整个细胞周期完成。

细胞的生长、分化、分裂等性状是由细胞核内遗传物质 DNA 所决定的。细胞生物学研究证实，细胞分裂增长最重要的物质基础是 DNA 复制。正常细胞核的 DNA 含量相当稳定，细胞的增生是以 DNA 二倍体的形式出现。细胞增殖周期的 4 个时相即 G_1 期、S 期、G_2 期、M 期和非增生状态的 G_0 期细胞，其 DNA 含量划分为 G_0/G_1、S、G_2/M 3 个范围。测定细胞核中 DNA 含量，直接反映细胞群的增生能力和增长速度。

多年来，对肿瘤的恶性程度、生物学行为和预后的研究多从病理形态学角度探讨，而病理形态学观察常受主观因素影响。细胞核 DNA 定量分析为探索客观的研究方向开辟了新途径。研究表明，肿瘤细胞 DNA 非整倍体是恶性肿瘤的特征性标志之一，细胞核 DNA 含量与倍体检测对恶性肿瘤的病理诊断、恶性程度的判定、疗效评估、生物学行为和预后的预测具有重要价值。

（二）细胞 DNA 倍体的检测

1. 测定方法

DNA 含量测量方法有显微分光光度法、显微荧光光度法、流式细胞术（FCM）和图像细胞术（ICM）。手术切除后的新鲜或冰冻标本、活检标本及石蜡包埋标本、针吸标本、脱落细胞标本等均适用于检测；血液肿瘤可直接采集血液或骨髓标本。

2. 参考范围

恶性肿瘤细胞 DNA 倍体分类依据定量指标 DNA 指数（DI）判定。DI＝1.0 ± 0.1 为二倍体；DI＝1.0 ± 0.15 为近二倍体；DI＝2.0 ± 0.1 为四倍体；DI＞2.1 为多倍体；余者为非整倍体。判定结果时，将近二倍体、四倍体、多倍体和非整倍体均划归异倍体。流式细胞仪可同时测量肿瘤细胞 S 期比例（SPF）。SPF＝$S/[(G_0+G_1)+S+(G_1+M)]100\%$。

3. FCM 测定时注意事项。

（1）取样时至少应包括瘤体的 3 个不同区域。选择与确定二倍体细胞群体对正确分析肿瘤 DNA 倍体至关重要。DNA 二倍体的样品应是同体、同源的正常组织细胞。最好的内参标准是肿瘤细胞相对应的正常组织细胞。

（2）染色时应特别注意染料的特性及剂量对染色效果的影响，且必须使所有染料浓度与底物浓度保持

恒定不变。若仅测 DNA 含量,而使用的是能同时染色 DNA 和 RNA 的染料(AO,RI,EB 等),则应加 RNAase 以消化胞浆和核内的 RNA。

（三）引发 DNA 异倍体的常见肿瘤

(1)消化系统恶性疾病:食管癌、胆管癌、胃癌、肝癌、结肠癌、直肠癌。

(2)泌尿生殖系统恶性疾病:肾癌、膀胱癌、子宫颈癌、子宫内膜癌、卵巢癌、睾丸癌。

(3)呼吸系统恶性疾病:肺癌。

(4)血液肿瘤:淋巴瘤。

(5)头颈部恶性疾病:鼻咽癌、腮腺癌、喉癌、口腔癌、甲状腺癌。

(6)乳腺恶性疾病:乳腺癌。

(7)神经系统恶性疾病:脑瘤、神经母细胞瘤。

(8)皮肤及附件恶性疾病:黑色素瘤、基底细胞癌。

(9)骨肿瘤:骨肉瘤。

二十二、肿瘤基因及其表达产物检测

分子生物学研究表明,肿瘤是一个多因素参与、多基因变异积累和多阶段演变的复杂的病理过程,这个过程可概括为始动、促进和发展三个阶段。癌基因的异常表达是肿瘤发生的起因。癌基因仅存在于细胞中,无法作为常规无创检验项目。随着检测技术的进步,临床上开始探讨血清癌基因表达蛋白作为肿瘤标志用于诊断的可能性。迄今为止,虽然已发现近 100 个基因与肿瘤的发生、发展有关,但仅有少数几种癌基因蛋白可在血清中检出。此项检测对肿瘤的诊断、病程监测、预后判断、发现复发和转移有较大临床价值。

（一）ras 基因及表达蛋白

1.概述

ras 族基因编码酪氨酸激酶,位于人类 1 号染色体短臂,它的表达产物为 188 个氨基酸组成的 P 蛋白。ras 基因由 K-ras、H-ras 和 N-ras 组成,三者均有 4 个外显子,在 DNA 水平上相互间同源性达 85%。当 ras 基因的第 12 位、第 13 位、第 61 位碱基发生点突变时,编码产物发生变化,甘氨酸变成缬氨酸,这是癌症形成的关键一步,又称启动基因。ras 基因突变后的表达产物 P21 蛋白增加,其程度与肿瘤的浸润度、转移相关。

检测标本有血浆、肺泡及胰管灌洗液。检测方法为 RFLP-PCR。

2.发生 ras 基因突变的常见肿瘤

肝细胞癌、胃癌、结肠癌、直肠癌、胆道癌、胰腺癌、肺癌、肾癌、前列腺癌、膀胱癌、乳腺癌、神经瘤、急性白血病、骨肉瘤、骨巨细胞瘤。

（二）myc 基因蛋白

1.概述

myc 基因是从白血病病毒中发现的,与转录的调节有关。myc 家族有 C-myc、N-myc、L-myc、R-myc 4 个基因。C-myc 由 3 个外显子组成,其表达蛋白是相对分子质量为 64 000 的磷酸蛋白。同时能与活化的 Bcl-2 基因协同作用,发挥凋亡抑制作用。myc 基因和 DNA 合成、细胞信号转录、细胞分化相关。目前 myc 基因的检测主要用于肿瘤的复发和转移。

2.myc 基因蛋白过度表达的常见肿瘤

淋巴瘤、肉瘤、内皮瘤、胶质瘤、肺癌、大肠癌、胆囊癌、胆管癌。

（三）erbB-2 基因蛋白

1.概述

erbB-2 基因又称 HER-2/neu 基因,属于 src 癌基因家族,和表皮生长因子受体(EG-FR)同源,在结构和功能上都和 EGFR 相似,能激活酪氨酸激酶。其表达蛋白为 p185 蛋白,分子质量为 185 000。从结构上 HER-2/neu 分为四个区域,其中包括信号肽、胞外区、**跨膜区**和胞浆区。胞外区为细胞外配体结合区,是相对分子质量为 97 000~115 000 的糖蛋白,常称 P105 蛋白,主要来自肿瘤细胞分泌或从肿瘤细胞脱落进入血液循环和组织间隙。HER-2/neu 基因通过基因扩增而激活。HER-2/neu 激活后通过一定的信号传导通路影响细胞的分化、转录、凋亡等,使细胞过度增殖,导致肿瘤的发生与发展。HER-2/neu 的检测对肿瘤的诊断、疗效观察、预测预后、判断复发及转移有较大价值。

检测方法:HER-2/neu 基因测定用 FISH。P185 蛋白测定方法有磁珠分离免疫测定、免疫组化染色法、western 印迹法、免疫电镜技术、流式细胞技术、ELISA 和 RIA 法。

2.HER-2/neu 高表达的常见肿瘤

多见于乳腺癌、肺癌、胃癌、胰腺癌、结肠癌、膀胱癌、前列腺癌、卵巢癌、宫颈癌、鼻咽癌及软骨肉瘤等。

（四）P53 抑癌基因蛋白

1.概述

P53 基因是一种抑癌基因,位于第 17 号染色体短臂。P53 基因的产物为 P53 蛋白,是由 393 个氨基酸组成的含磷蛋白。它通过控制细胞进入 S 期来控制细胞分化,监视细胞基因组的完整性,阻止具有癌变倾向的基因突变的发生。野生型的 P53 基因突变使这一控制作用消失,诱发肿瘤。P53 基因的点突变常为第 175、248、273 位的碱基对变异。近年来研究发现血清 P53 抗体与 P53 基因突变显著相关,从而开辟了检测 P53 基因突变的新途径。血清 P53 抗体是机体对突变型 P53 蛋白产生免疫应答的产物。最近国外学者应用 ELISA 技术在多种恶性肿瘤患者的血中检测到 P53 抗体,而 P53 抗体阳性率与肿瘤组织 P53 蛋白表达及 P53 基因突变有显著的相关性。检测血清 P53 抗体是一种间接判定 P53 基因突变的可靠而简便的方法。进一步研究发现,P53 抗体的生物学意义与 P53 相同,它的表达与肿瘤的诊断、化疗疗效、肿瘤复发与预后密切相关。

采集标本有组织、血液以及各种体液（肺泡灌洗液、痰液、膀胱灌洗液等）。用 ELISA、EIA 法测定 P53 抗体。

2.P53 抗体阳性的常见恶性肿瘤

肺癌、肝癌、胰腺癌、食管癌、结直肠癌、星形细胞瘤、骨肉瘤、横纹肌肉瘤、神经纤维肉瘤、乳腺癌、膀胱癌、淋巴瘤、白血病、间皮瘤。

（五）Bcl-2 基因蛋白

1.概述

Bcl-2 基因是在造血系统肿瘤中首先发现的一个癌基因,位于 18q21。Bcl-2 蛋白是由 Bcl-2 癌基因编码,相对分子质量为 26 KD 的膜结合蛋白。具有抑制细胞凋亡的功能,其高度表达可使死亡细胞减少,延长细胞生命,导致细胞数目异常增多而诱发肿瘤。除正常造血组织外,Bcl-2 基因主要分布在腺上皮、外分泌腺体的导管细胞和增殖细胞中。

检测方法有免疫组织化学染色法、RT-PCR 技术检测、SLAB 法和流式细胞仪法。

2.Bcl-2 蛋白表达阳性率增高的常见肿瘤

(1)淋巴造血系统恶性肿瘤:急慢性白血病、霍奇金淋巴瘤、非霍奇金淋巴瘤。

(2)消化系统恶性肿瘤:原发性肝癌、胆管癌、大肠癌。

(3)皮肤恶性肿瘤:鳞状细胞癌、基底细胞癌、恶性黑色素瘤。

(4)呼吸系统肿瘤:肺癌。

(5)泌尿生殖系统恶性肿瘤:睾丸癌、子宫内膜癌、小儿肾脏肿瘤。

(6)乳腺肿瘤:乳腺癌。

(7)头颈部肿瘤:甲状腺髓样癌。

（陈京杰）

第二十四章　临床细菌学检验

第一节　化脓性球菌

球菌是细菌中的一大类。对人类有致病性的病原性球菌主要引起化脓性炎症,故又称化脓性球菌。革兰氏阳性球菌有葡萄球菌属、链球菌属、肠球菌属、肺炎链球菌等;革兰氏阴性球菌有脑膜炎奈瑟菌、淋病奈瑟菌和卡他莫拉菌等。

一、葡萄球菌属

葡萄球菌属细菌是一群革兰氏阳性球菌,通常排列成不规则的葡萄串状,故名。其广泛分布于自然界、人的体表及与外界相通的腔道中,多为非致病菌,正常人体皮肤和鼻咽部也可携带致病菌株,其中医务人员带菌率可高达70%以上,是医院内交叉感染的重要来源。葡萄球菌属分为32个种、15个亚种。

（一）生物学特性

本菌呈球形或略椭圆形,直径 $0.5\sim1.5~\mu m$,革兰氏阳性,葡萄串状排列。无鞭毛、无芽孢,除少数菌株外,一般不形成荚膜。

需氧或兼性厌氧,营养要求不高,最适生长温度 35 ℃,最适 pH7.4,多数菌株耐盐性强。在普通平板上培养 $18\sim24$ h,形成直径 2 mm 左右,呈金黄色、白色或柠檬色等不同色素,凸起、表面光滑、湿润、边缘整齐的菌落。血平板上,金黄色葡萄球菌菌落周围有明显的透明溶血环（β溶血）,在肉汤培养基中呈均匀混浊生长。

葡萄球菌属的表面抗原主要有葡萄球菌 A 蛋白（staphylococcal protein A,SPA）和多糖抗原两种。SPA 是细胞壁上的表面蛋白,具有种、属特异性。SPA 具有抗吞噬作用,可与人类 IgG 的 Fc 段非特异性结合而不影响 Fab 段,故常用含 SPA 的葡萄球菌作为载体,结合特异性抗体后,开展简易、快速的协同凝集试验,用于多种微生物抗原的检测。多糖抗原存在于细胞壁上,是具有型特异性的半抗原。金黄色葡萄球菌所含的多糖抗原为核糖醇磷壁酸,检测机体磷壁酸抗体有助于对金黄色葡萄球菌感染的诊断。

葡萄球菌是抵抗力最强的无芽孢菌,耐干燥、耐盐,在 $100\sim150$ g/L 的 NaCl 培养基中能生长,对碱性染料敏感,1∶（10 万～20 万）龙胆紫能抑制其生长。近年来由于抗生素的广泛应用,耐药菌株迅速增多,尤其是耐甲氧西林金黄色葡萄球菌已成为医院感染最常见的致病菌。

（二）致病物质与所致疾病

本菌属以金黄色葡萄球菌毒力最强,可产生多种侵袭性酶及毒素,如血浆凝固酶、耐热核酸酶、溶血毒素、杀白细胞素、表皮剥脱毒素、毒性休克综合征毒素-1（toxic shock syndrome toxinl,TSST-1）等,30%～50%的金黄色葡萄球菌可产生肠毒素,耐热,100 ℃、30 min 不被破坏。可引起疖、痈、骨髓炎等侵袭性疾病和食物中毒、烫伤样皮肤综合征（staphylococcal scalded skin syndrome,SSSS）、毒性休克综合征等毒素性疾病。

凝固酶阴性葡萄球菌（coagulase-negative staphylococci,CNS）近年来已成为医院感染的主要病原菌,以表皮葡萄球菌为代表,可引起人工瓣膜性心内膜炎、尿道、中枢神经系统感染和菌血症等。

（三）微生物学检验

1.标本采集

根据感染部位不同,可采集脓液、创伤分泌物、穿刺液、血液、尿液、痰液、脑脊液、粪便等,采集时应避免病灶周围正常菌群污染。

2.直接显微镜检查

无菌取脓液、痰、渗出物及脑脊液(离心后取沉渣)涂片,革兰染色镜检,本菌属为革兰氏阳性球菌,葡萄状排列,无芽孢,无荚膜,应及时向临床初步报告"查见革兰氏阳性葡萄状排列球菌,疑为葡萄球菌",并进一步分离培养和证实。

3.分离培养

血标本应先增菌培养,脓液、尿道分泌物、脑脊液沉淀物直接接种血平板,金黄色葡萄球菌在菌落周围有透明(β)溶血环。尿标本必要时做细菌菌落计数,粪便、呕吐物应接种高盐甘露醇平板,可形成淡黄色菌落。

4.鉴定

葡萄球菌的主要特征是:革兰氏阳性球菌,不规则葡萄串状排列;菌落圆形、凸起、不透明,产生金黄色、白色或柠檬色等脂溶性色素,在含 $10\%\sim15\%$ 的 NaCl 平板中生长;触酶阳性,金黄色葡萄球菌凝固酶阳性,耐热核酸酶阳性,发酵甘露醇。

(1)血浆凝固酶试验:是鉴定致病性葡萄球菌的重要指标,有玻片法和试管法,前者检测结合型凝固酶,后者检测游离型凝固酶,以 EDTA 抗凝兔血浆为最好。玻片法即刻血浆凝固为阳性;试管法以 37 ℃水浴 $3\sim4$ h 后凝固为阳性,24 h 不凝固为阴性。

(2)耐热核酸酶试验:用于检测金黄色葡萄球菌产生的耐热核酸酶,是测定葡萄球菌有无致病性的重要指标之一。

(3)磷酸酶试验:将被检菌点种在含有硝基酚磷酸盐的 pH5.6$\sim$6.8 M-H 琼脂上,35 ℃过夜培养,菌落周围出现黄色为阳性。

(4)吡咯烷酮芳基酰胺酶试验:将被检菌 24 h 斜面培养物接种于含吡咯烷酮 β-萘基酰胺(PYR)肉汤中,35 ℃孵育 2 h,加入 N,N-二甲氧基肉桂醛试剂后 2 min 内产生桃红色为阳性。

临床上常用商品化鉴定系统如 Vitek2、Vitek AMS-3、API staph 等进行鉴定。

5.肠毒素测定

经典方法是幼猫腹腔注射食物中毒患者的高盐肉汤培养物,4 h 内动物发生呕吐、腹泻、体温升高或死亡者,提示有肠毒素存在的可能。现常用 ELISA 法或分子生物学方法检测肠毒素。

（四）药物敏感性试验

葡萄球菌属细菌药敏试验常规首选抗生素为苯唑西林和青霉素;临床常用药物是阿齐霉素、克林霉素、甲氨苄啶、万古霉素等。通过药敏试验可筛选出耐甲氧西林葡萄球菌(methicillin resistant Staphylococcus,MRS),该菌携带 mecA 基因,编码低亲和力青霉素结合蛋白,导致对甲氧西林、所有头孢菌素、碳青霉烯类、青霉素类＋青霉素酶抑制剂等抗生素耐药,是医院感染的重要病原菌,多发生于免疫缺陷患者、老弱患者及手术、烧伤后的患者,极易导致感染暴发流行,治疗困难,病死率高。

葡萄球菌是临床上常见的细菌,经涂片染色镜检观察到革兰氏阳性球菌,菌落形态典型,若触酶试验阳性,应先用凝固酶试验检查,将其分成凝固酶阳性和凝固酶阴性细菌。前者大多为金黄色葡萄球菌,应及时快速鉴定和进行药敏试验,尽快报告临床。后者如果是从输液导管、人工植入组织中分离出的细菌,应视为病原菌,须鉴定到种。若药物敏感性试验为甲氧西林耐药的菌株,则报告该菌株对所有青霉素、头孢菌素、碳青霉烯类、β-内酰胺类和 β-内酰胺酶抑制剂类抗生素均耐药,同时对氨基糖苷类,大环内酯类和四环素类抗生素也耐药。

二、链球菌属

链球菌属细菌是化脓性球菌中的常见菌,种类繁多,广泛分布于自然界、人及动物肠道和健康人鼻咽部,大多数不致病。

(一)生物学特性

链球菌革兰染色阳性,球形或椭圆形,直径 0.5～1.0 μm,链状排列,链的长短与细菌的种类和生长环境有关,在液体培养基中形成的链较固体培养基上的链长。无芽孢,无鞭毛。多数菌株在培养早期(2～4 h)形成透明质酸的荚膜。肺炎链球菌为革兰氏阳性球菌,直径 0.5～1.25 μm,菌体呈矛头状、成双排列,宽端相对,尖端向外,在脓液、痰液及肺组织病变中亦可呈单个或短链状。无鞭毛、无芽孢,在机体内或含血清的培养基中可形成荚膜。

链球菌营养要求较高,培养基中需加入血液或血清、葡萄糖、氨基酸、维生素等物质。多数菌株兼性厌氧,少数为专性厌氧。最适生长温度 35 ℃,最适 pH7.4～7.6。在液体培养基中为絮状或颗粒状沉淀生长,易形成长链。在血平板上,经培养 18～24 h 后可形成圆形、凸起、灰白色、表面光滑、边缘整齐的细小菌落,菌落周围可出现 3 种不同类型的溶血环。①甲型(α 或草绿色)溶血:菌落周围有 1～2 mm 宽的草绿色溶血环,该类菌又称草绿色链球菌;②乙型(β 或透明)溶血:菌落周围有 2～4 mm 宽的透明溶血环,该类菌又称溶血性链球菌;③丙型(γ)溶血:菌落周围无溶血环,该类菌又称不溶血性链球菌。

肺炎链球在血平板上形成灰白色、圆形、扁平的细小菌落,若培养时间过长,可因产生自溶酶而形成脐状凹陷,菌落周围有草绿色溶血环。在液体培养基中呈混浊生长。但培养时间过长,因产生自溶酶而使培养液变澄清,管底沉淀。

链球菌主要有多糖抗原、蛋白质抗原和核蛋白抗原三种。多糖抗原又称 C 抗原,有群特异性,位于细胞壁上。根据 C 抗原的不同,将链球菌分为 A、B、C、D…20 个群,对人致病的 90% 属 A 群。蛋白质抗原又称表面抗原,位于 C 抗原外层,具有型特异性,有 M、T、R、S 4 种。如 A 群链球菌根据 M 抗原不同,可分成约 100 个型;B 群分 4 个型;C 群 13 个型。M 抗原与致病性有关。核蛋白抗原又称 P 抗原,无特异性,为各种链球菌所共有,并与葡萄球菌有交叉抗原性。

肺炎链球菌根据荚膜多糖抗原的不同,分为 85 个血清型。引起疾病的有 20 多个型。其中菌体多糖抗原可被血清中的 C 反应蛋白(C reactive protein,CRP)沉淀。正常人血清中只含微量 CRP,急性炎症者含量增高,故常以测定 CRP 作为急性炎症诊断的依据。

有荚膜的肺炎链球菌经人工培养后可发生菌落由光滑型向粗糙型(S-R)的变异,同时随着荚膜的消失,毒力亦随之减弱。将 R 型菌落的菌株接种动物或在血清肉汤中培养,则又可恢复 S 型。

(二)致病物质与所致疾病

链球菌可产生多种外毒素和胞外酶,如透明质酸酶、链激酶、链道酶、链球菌溶血素 O 和溶血素 S、M 蛋白、脂磷壁酸等。而荚膜、溶血素、神经氨酸酶是肺炎链球菌重要的致病物质。

A 群链球菌也称化脓性链球菌,致病力强,引起急性呼吸道感染、丹毒、软组织感染、猩红热等,还可致急性肾小球肾炎、风湿热等变态反应性疾病。B 群链球菌又称无乳链球菌(S. agalactiae),主要引起新生儿败血症和脑膜炎。肺炎链球菌(S. pneumoniae)又称肺炎球菌(pneumococcus),主要引起大叶性肺炎、支气管炎、中耳炎、菌血症等。草绿色链球菌亦称甲型溶血性链球菌,是人体口腔、消化道、女性生殖道的正常菌群,常不致病,偶可引起亚急性细菌性心内膜炎。

(三)微生物学检验

1.标本采集

采集脓液、鼻咽拭、痰、脑脊液、血液等标本。风湿热患者取血清做抗链球菌溶血素 O 抗体测定。

2.直接显微镜检查

(1)革兰染色镜检:痰、脓液、脑脊液等直接涂片,染色镜检。见链状排列革兰氏阳性球菌的形态特征可初报。如发现革兰氏阳性矛头状双球菌,周围有较宽的透明区,经荚膜染色确认后可初报"找到肺炎链球菌"。

(2)荚膜肿胀试验:用于检查肺炎链球菌。将接种待检菌的小鼠腹腔液,置于玻片上,混入不稀释抗荚膜抗原免疫血清,加少量碱性美蓝染液,覆盖玻片,油镜检查。肺炎链球菌如遇同型免疫血清,则荚膜出现肿胀,为阳性。

3.分离培养

血液、脑脊液标本需肉汤培养基增菌培养,痰液、脓液、咽拭标本可接种于血平板。怀疑肺炎链球菌者,需置 5%～10%CO$_2$ 环境培养。阴道分泌物应置于含多黏菌素(10 μg/mL)和萘啶酸(15μ /mL)选择性培养肉汤中孵育 18～24 h,再作分离培养,观察菌落性状和溶血特性。β溶血的 A、C、G 群菌落较大,直径大于 0.5 mm,而米勒链球菌则小于 0.5 mm。β群链球菌溶血环较 A、C、G 群模糊,某些 B 群链球菌无溶血环。

4.鉴定

链球菌的主要特征是:革兰氏阳性球菌,链状排列,肺炎链球菌呈矛头状,常成双排列,有荚膜;血平板上形成灰白色、圆形凸起的细小菌落,菌株不同可呈现不同的溶血现象;触酶阴性,能分解多种糖类、蛋白质和氨基酸。肺炎链球菌培养 48 h 后菌落呈"脐状"凹陷,有草绿色溶血环,多数菌株分解菊糖,胆盐溶解试验和 optochin 敏感试验阳性,藉此可区别肺炎链球菌与草绿色链球菌。

1)β溶血性链球菌。

(1)Lancefield 群特异性抗原鉴定:B 群为无乳链球菌,F 群为米勒链球菌,A、C、G 群抗原不是种特异性抗原,还需根据菌落大小和生化反应进一步鉴定(表 24-1)。

表 24-1　β溶血链球菌鉴别

Lancefield 抗原群	菌落大小	菌种	PYR	VP	CAMP	BGUR
A	大	化脓性链球菌	+	−	−	
A	小	米勒链球菌	−	+	−	
B		无乳链球菌	−	−	+	
C	大	马链球菌	−	−	−	+
C	小	米勒链球菌	−	+	−	
F	小	米勒链球菌	−	+	−	
G	大	似马链球菌	−	−	−	+
G	小	米勒链球菌	−	+	−	
未分群	小	米勒链球菌	−	+	−	

(2)PYR 试验:化脓性链球菌产生吡咯烷酮芳基酰胺酶,可水解吡咯烷酮 β-萘基酰胺,加入试剂后产生桃红色。

(3)杆菌肽敏感试验:将 0.04 U 杆菌肽药敏纸片贴在涂布有待测菌的血平板上,35 ℃孵育过夜后,观察抑菌环以判断是否为敏感。化脓性链球菌为阳性,有别于其他 PYR 阳性的 8 溶血性细菌(猪链球菌、海豚链球菌)和 A 群小菌落 β溶血性链球菌(米勒链球菌)。此法可作为筛选试验。

(4)V-P 试验:可鉴别 A、C、G 群 β溶血的大、小两种不同菌落。

(5)CAMP 试验:无乳链球菌能产生 CAMP 因子,它可促进金黄色葡萄球菌溶血能力,使其产生显著的协同溶血作用。试验时先将金黄色葡萄球菌(ATCC25923),沿直径划线接种,再沿该线垂直方向接种无乳链球菌,两线不得相接,间隔约 3～4 mm。35 ℃孵育过夜,两种划线交界处出现箭头状溶血,即为阳性反应。本法可作为无乳链球菌的初步鉴定试验。

2)非 β溶血链球菌:包括不溶血和 α溶血 C、G 群链球菌,其生化特征见表 24-2。

表 24-2　非 β溶血链球菌鉴别

菌种	Optochin 敏感试验	胆汁溶菌试验	胆汁七叶苷试验
肺炎链球菌	S	+	−
草绿色链球菌	R	−	−
牛链球菌	R	−	+

3）草绿色链球菌：目前借助常规方法鉴定到种有一定困难，通常将其鉴定到群。根据 16 SrRNA 可分为温和链球菌群（S. mitis group）、米勒链球菌群（S. miller group）、变异链球菌群（S. mutans group）和唾液链球菌群（S. sahvdus group），各群鉴别特征见表 24-3。

表 24-3　草绿色链球菌鉴别

菌群	V-P	脲酶	精氨酸	七叶苷	甘露醇	山梨醇
温和链球菌群	−	−	−	−	−	−
变异链球菌群	+	−	−	+	+	+
唾液链球菌群	+/−	+/−	−	+	−	−
米勒链球菌群	+	−	+	+/−	+/−	−

5.血清学诊断

抗链球菌溶素 O 试验常用于风湿热的辅助诊断，活动性风湿热患者的抗体效价一般超过 400 U。

（四）药物敏感性试验

链球菌属细菌药敏试验选择抗生素：A 组为红霉素、青霉素或氨苄西林等；B 组为头孢吡肟、头孢噻肟或头孢曲松等；C 组为氧氟沙星、左氧氟沙星等。

青霉素是抗链球菌的首选药物，值得注意的是耐青霉素的肺炎链球菌（penicillin resistant Streptococous pneomonia，PRSP）和草绿色链球菌，若来源于血和脑脊液，则应检测该菌株对头孢曲松、头孢噻肟和美洛培南的 MIC，以判断敏感、中介或耐药。

无论从何种临床标本中分离出 β 溶血性链球菌及肺炎链球菌，均应及时报告临床。咽部标本中分离出化脓性链球菌应迅速报告临床并及时使用抗生素以减少并发症的发生。C、G 群大菌落的 β 溶血性链球菌是咽喉炎病原体，而米勒链球菌群尽管是正常菌群之一，但只要是在脓肿或伤口中分离出的都应视为致病菌而非污染菌。

三、肠球菌属

肠球菌属（Enterococcus）是 1984 年新命名的菌属，属于链球菌科，有 19 个种，分成 5 群。临床分离的肠球菌多属于群 2，如粪肠球菌（E. faecalis）、屎肠球菌（E. faecium）。

（一）生物学特性

本菌为革兰氏阳性球菌，直径为 $(0.6～2.0)\mu m×(0.6～2.5)\mu m$，单个、成对或短链状排列，琼脂平板上生长的细菌呈球杆状，液体培养基中呈卵圆形、链状排列。无芽孢，无荚膜，个别菌种有稀疏鞭毛。兼性厌氧，最适生长温度 35 ℃，大多数菌株在 10 ℃和 45 ℃均能生长。所有菌株在含 6.5％NaCl 肉汤中能生长，在 40％胆汁培养基中能分解七叶苷。当粪肠球菌培养于含血的培养基中，可合成细胞色素或触酶或两者皆有。含 D 群链球菌 D 抗原。

（二）致病物质与所致疾病

肠球菌属是人类肠道中的正常菌群，多见于尿路感染，与尿路器械操作、留置导尿、尿路生理结构异常有关，是重要的医院感染病原菌。也可见于腹腔和盆腔的创伤感染。近年来不断上升的肠球菌感染率和广泛使用抗生素出现的耐药性有关。肠球菌引起的菌血症常发生于有严重基础疾患的老年人、长期住院接受抗生素治疗的免疫功能低下患者。

（三）微生物学检验

1.标本采集

采集尿液、血液及脓性分泌物等。

2.直接显微镜检查

尿液及脓液等直接涂片革兰染色镜检，血液标本经增菌培养后涂片革兰染色镜检，本菌为单个、成双、或短链状排列的卵圆形革兰氏阳性球菌。

3.分离培养

血液标本先增菌培养,脓汁、尿标本直接接种于血平板。肠球菌在血平板上形成圆形、表面光滑的菌落,α溶血或不溶血,粪肠球菌的某些株在马血、兔血平板上出现β溶血。含杂菌标本接种选择性培养基如叠氮胆汁七叶苷琼脂,肠球菌形成黑色菌落。

4.鉴定

肠球菌的主要特征是:革兰氏阳性球菌,成对或短链状排列;菌落灰白色、圆形凸起,表面光滑,菌株不同可呈现不同的溶血现象;触酶阴性,多数菌种能水解吡咯烷酮-β-萘基酰胺(PYR),胆汁七叶苷阳性,在含6.5%NaCl培养基中生长。临床常见肠球菌的主要鉴定特征见表24-4。

表24-4 临床常见肠球菌的主要鉴定特征

菌种	甘露醇	山梨醇	山梨糖	精氨酸	阿拉伯糖	棉子糖	蔗糖	核糖	动力	色素	丙酮酸盐
鸟肠球菌	+	+	+	−	+	−	+	+	−	−	+
假鸟肠球菌	+	+	+	+	+	+	+	+	+	+	+
棉子糖肠球菌	+	+	+	−	+	+	+	+	−	−	+
恶臭肠球菌	+	+	+	−	+	+	+	+	−	−	+
屎肠球菌	+	−	−	+	+	−	+	+	−	−	+
卡氏黄色肠球菌	+	+	+	+	+	+	+	+	−	+	+
孟氏肠球菌	+	+	−	+	+	+	+	+	−	+	+
微黄肠球菌	+	+	+	+	+	+	+	−	+	+	+
鸡肠球菌	+	+	+	+	+	+	+	+	+	−	+
坚韧肠球菌	−	−	−	+	−	−	−	+	/	−	−
海瑞肠球菌	+	+	+	+	+	+	+	+	/	+	+
不称肠球菌	−	−	−	+	−	+	+	+	/	−	+
粪肠球菌(变异味)	−	−	−	+	−	−	−	+	/	−	+
硫黄色肠球菌	−	−	−	−	−	+	+	+	−	+	−

注:+>90%阳性;−>90%阴性

(1)PYR试验:是一种快速筛选鉴定试验,用于鉴定能产生吡咯烷酮芳基酰胺酶的细菌,如肠球菌、化脓性链球菌、草绿色气球菌和某些凝固酶阴性葡萄球菌等。

(2)胆汁-七叶苷试验:肠球菌能在含有胆盐的培养基中水解七叶苷,生成6,7-二羟基香豆素,并与培养基中的铁离子反应生成黑色的化合物,但本试验不能区别肠球菌与非肠球菌,需做盐耐受试验进一步鉴定。

(3)盐耐受试验:肠球菌能在含6.5%NaCl的心浸液肉汤中生长,本法结合胆汁-七叶苷试验可对肠球菌作出鉴定。

(四)药物敏感性试验

肠球菌药物敏感试验选择药物A组为青霉素或氨苄西林,B组为万古霉素,U组为环丙沙星、诺氟沙星等。

肠球菌的耐药分为天然耐药和获得性耐药,对一般剂量或中剂量氨基糖苷类耐药和对万古霉素低度耐药常是先天性耐药,耐药基因存在于染色体上。近年来获得性耐药菌株不断增多,表现为对氨基糖苷类高水平耐药和对万古霉素、肽可霉素高度耐药,临床实验室应对肠球菌进行抗药监测试验。临床应特别重视耐万古霉素的肠球菌,联合使用青霉素G、氨苄青霉素与氨基糖苷类抗生素是治疗的首选方法。

目前医院内感染肠球菌呈上升趋势,从重症患者分离出的肠球菌应鉴定到种。

四、奈瑟菌属和卡他莫拉菌

《伯杰鉴定细菌学手册》第9版中,奈瑟菌属和莫拉菌属均归于奈瑟菌科。奈瑟菌属中的淋病奈瑟菌(N. gonorrhoeae)、脑膜炎奈瑟菌(N. meningitidis)以及莫拉菌属中的卡他莫拉菌(M. catarrhalis)是主要的致病菌。干燥奈瑟菌(N. sicca)、浅黄奈瑟菌(N. subflava)、金黄奈瑟菌(N. flavescens)、黏膜奈瑟菌(N. mucosa)等为腐生菌。

（一）生物学特性

奈瑟菌为革兰氏阴性双球菌,直径 0.6~0.8 μm,呈肾形或咖啡豆形,凹面相对。人工培养后可呈卵圆形或球形,排列不规则,单个、成双或四个相联等。在患者脑脊液、脓液标本中常位于中性粒细胞内。但在慢性淋病患者多分布于细胞外。无芽孢,无鞭毛,新分离株多有荚膜和菌毛。卡他莫拉菌为革兰氏阴性双球菌,直径 0.5~1.5 μm,形态似奈瑟菌,有时革兰染色不易脱色。

奈瑟菌为需氧菌,营养要求高,需在含有血液、血清等培养基中才能生长。最适生长温度 35 ℃,最适 pH7.4~7.6,5% CO_2 可促进生长。脑膜炎奈瑟菌在巧克力平板上 35 ℃ 培养 18~24 h,形成直径 1~2 mm,圆形凸起、光滑湿润、半透明、边缘整齐的菌落,血平板上不溶血,卵黄双抗培养基上为光滑、湿润、扁平、边缘整齐的较大菌落。淋病奈瑟菌对营养的要求比脑膜炎奈瑟菌更高,只能在巧克力平板和专用选择培养基中生长。初次分离须供给 5% CO_2,35 ℃ 培养 24~48 h,形成圆形、凸起、灰白色,直径 0.5~1.0 mm 的光滑型菌落。根据菌落大小、色泽等可将淋病奈瑟菌的菌落分为 T1~T5 五种类型,新分离菌株属 T1、T2 型,菌落小,有菌毛。人工传代培养后,菌落可增大或呈扁平菌落,即 T3、T4 和 T5 型。菌落具有自溶性,不易保存。卡他莫拉菌能在普通培养基上生长,在血平板或巧克力平板上生长良好,35 ℃ 培养 24 h,形成直径 1~3 mm,灰白色、光滑、较干燥、不透明的菌落,菌落可特征性地被接种环像曲棍球盘(hockey puck)推球似的在培养基表面整体推移。

根据荚膜多糖抗原的不同,可将脑膜炎奈瑟菌分为 A、B、C、D、X、Y、Z、29 E、W135、H、I、K 和 L 等 13 个血清群,我国流行的菌株以 A 群为主。根据外膜蛋白抗原的不同,将淋病奈瑟菌分成 A、B、C、D、E、F、G、H、N、R、S、T、U、V、W 和 X 等 16 个血清型。

奈瑟菌属细菌抵抗力低,对冷、热、干燥及消毒剂敏感,淋病奈瑟菌在患者分泌物污染的衣裤、被褥、毛巾及厕所坐垫上,能存活 18~24 h。

（二）致病物质与所致疾病

脑膜炎奈瑟菌寄居于鼻咽部,人群携带率为 5%~10%,流行期间可高达 20%~90%。感染者以 5 岁以下儿童为主,6 个月~2 岁的婴儿发病率最高。主要致病物质是荚膜、菌毛和内毒素。引起化脓性脑脊髓膜炎。

淋病奈瑟菌的致病物质有外膜蛋白、菌毛、IgAI、蛋白水解酶、内毒素等。成人通过性交或污染的毛巾、衣裤、被褥等传播,引起性传播疾病淋病,男性可发展为前列腺炎、附睾炎等;女性可致前庭大腺炎、盆腔炎或不育。新生儿通过产道感染可引起淋菌性结膜炎。

卡他莫拉菌是最常见的与人类感染有关的莫拉菌,作为内源性的条件致病菌主要引起与呼吸道有关的感染,如中耳炎、鼻窦炎、肺炎和患有慢性阻塞性肺病的老年患者的下呼吸道感染。

（三）微生物学检验

1. 标本采集

(1)脑膜炎奈瑟菌:菌血症期取血液,有出血点或瘀斑者取瘀斑渗出液,出现脑膜刺激症状时取脑脊液。上呼吸道感染、带菌者取鼻咽分泌物等。标本采集后应立即送检,或用预温平板进行床边接种后立即置 35 ℃ 培养。

(2)淋病奈瑟菌:男性尿道炎急性期患者用无菌棉拭沾取脓性分泌物,非急性期患者用无菌细小棉拭深入尿道 2~4 cm,转动拭子后取出。女性患者先用无菌棉拭擦去宫颈口分泌物,再用另一棉拭深入宫颈内 1 cm 处旋转取出分泌物。患结膜炎的新生儿取结膜分泌物。因本菌对体外环境抵抗力极低且易自溶,故采集标本后应立即送至检验室。

（3）卡他莫拉菌：呼吸道感染患者采集合格痰标本或支气管灌洗液。

2.直接显微镜检查

（1）脑膜炎奈瑟菌：脑脊液离心，取沉淀物涂片，或取瘀斑渗出液涂片做革兰染色或美蓝染色镜检。如在中性粒细胞内、外有革兰氏阴性双球菌，可作出初步诊断。阳性率达80％左右。

（2）淋病奈瑟菌：脓性分泌物涂片，革兰染色镜检。如在中性粒细胞内发现有革兰氏阴性双球菌时，结合临床症状可初步诊断。男性尿道分泌物阳性检出率可达98％，女性较低，仅50％～70％。

（3）卡他莫拉菌：痰标本涂片革兰染色镜检，见多个中性粒细胞、柱状上皮细胞及大量的革兰氏阴性双球菌，平端相对，可怀疑本菌感染。

3.分离培养

（1）脑膜炎奈瑟菌血液或脑脊液标本先经血清肉汤培养基增菌后，再接种巧克力平板，5％CO_2培养。

（2）淋病奈瑟菌：细菌培养仍是目前世界卫生组织推荐的筛选淋病患者唯一可靠的方法。标本应接种于预温的巧克力平板，5％～10％CO_2培养。为提高阳性率，常采用含有万古霉素、多黏菌素、制霉菌素等多种抗菌药物的选择性培养基（MTM、ML）。

（3）卡他莫拉菌：痰标本接种普通培养基或巧克力平板，35℃培养。

4.鉴定

奈瑟菌的主要特征是：革兰氏阴性球菌，肾形或咖啡豆状，成双排列，凹面相对，常位于中性粒细胞内外。初次分离需要5％～10％CO_2。脑膜炎奈瑟菌在巧克力平板上形成圆形凸起的露珠状菌落，淋病奈瑟菌在巧克力平板上形成圆形凸起、灰白色的菌落。氧化酶和触酶阳性，脑膜炎奈瑟菌分解葡萄糖、麦芽糖，产酸不产气；淋病奈瑟菌只分解葡萄糖，产酸不产气。

卡他莫拉菌为革兰氏阴性双球菌，在巧克力平板上形成不透明、干燥的菌落。氧化酶和触酶阳性，不分解糖类，还原硝酸盐，DNA酶阳性。临床常见奈瑟菌及卡他莫拉菌的主要鉴别特征见表24-5。

表 24-5　临床常见奈瑟菌及卡他莫拉菌的主要鉴别特征

菌种	在巧克力平板上的菌落形态	生长试验			氧化分解产物					硝酸盐还原试验	多糖合成	NDA酶
		MTM ML NYC 培养基	血平板或巧克力平板	营养琼脂（22℃）	葡萄糖	麦芽糖	乳糖	蔗糖	果糖			
卡他布兰汉菌	浅红棕色,不透明,干燥,1~3 mm	V	+	+	-	-	-	-	-	+	-	+
脑膜炎奈瑟菌	灰褐色,半透明,光滑,1~2 mm	+	-	V	+	+	-	-	-	-	-	-
淋病奈瑟菌	同上,0.5~1.0 mm	+	-	-	+	-	-	-	-	-	-	-
解乳糖奈瑟菌	灰褐→黄,半透明,光滑,1~2 mm	+	V	-	+	+	+	-	-	-	-	-
灰色奈瑟菌	同上	V	-	-	-	-	-	-	-	-	-	-
多糖奈瑟菌	同上	V	-	-	+	+	-	-	+	-	+	-
微黄奈瑟菌	绿黄色→不透明光滑或粗糙 1~3 mm	V	+	-	-	-	V	V	+	-	V	-
干燥奈瑟菌	白色,不透明,干燥,1~3 mm	-	+	-	+	+	-	+	+	-	+	-
黏液奈瑟菌	绿黄色,光滑,1~3 mm	-	+	-	+	+	-	+	+	+	+	-
浅黄奈瑟菌	黄色,不透明,光滑,1~2 mm	-	+	-	∓	-	-	-	-	-	-	-
延长奈瑟菌	灰褐色,半透明,光滑反光,1~2 mm	-	+	+	-	-	-	-	-	+	-	-

革兰氏阴性双球菌和氧化酶阳性是奈瑟菌属的两个推测性鉴定指标。区分革兰氏阴性双球菌和革兰氏阴性球杆菌的方法是将待检菌接种于巧克力平板上，贴10 U的青霉素纸片，35℃孵育18～24 h，挑取纸片边缘生长的菌落，涂片、染色观察，若菌体延长为长索状则为革兰氏阴性球杆菌，而革兰氏阴性双球菌

则仍保持双球菌形态,某些菌体出现肿胀。

临床上常用商品化鉴定系统如 Vitek2、Vitek AMS-3、Rapid NH 等进行鉴定。检测淋病奈瑟菌目前常采用核酸杂交技术或核酸扩增技术,作为快速诊断和流行病学调查,也可做协同凝集试验、直接免疫荧光试验。

（四）药物敏感性试验

奈瑟菌药敏试验选择药物为青霉素、头孢菌素及环丙沙星等。治疗首选药物为青霉素。近年来,由于淋病奈瑟菌耐药质粒转移,由其介导的耐青霉素酶的淋病奈瑟菌临床上多见,应根据药敏试验结果指导临床合理用药。引起下呼吸道感染的卡他莫拉菌,既往对青霉素敏感,近年来报告耐药菌株日渐增多,尽管卡他莫拉菌常产生 β-内酰胺酶,但临床使用的 β-内酰胺类抗生素如含 β-内酰胺酶抑制剂的 β-内酰胺类抗生素、头孢菌素、大环内酯类抗生素、喹诺酮类抗生素和甲氧苄氨嘧啶—磺胺甲噁唑治疗其感染仍然是有效的。

淋病的早期正确诊断具有重要的医学和社会学意义,诊断报告必须慎重,对各种实验室诊断试验需掌握其敏感性和特异性的程度,必须综合分析各种试验的结果,最后确证还依赖于分离培养和鉴定。脑膜炎奈瑟菌的快速诊断能为治疗提供时机,故淤点及脑脊液的涂片染色镜检是快速简便方法。

（杜宏山）

第二节 弯曲菌属和螺旋菌属

利用分子生物学技术(DNA-rRNA 杂交、16 SrRNA 序列分析)和免疫分型技术,将弯曲菌及其他相关细菌归入一个共同的 rRNA 超家族,包括弯曲菌属(Campylobacter)、螺杆菌属(Helicobacter)、弓形虫属(Arcobacter)、沃林菌属(Wolinella)和"Flexispira"5 个菌属。

一、弯曲菌属

弯曲菌属(Campylobacter)是一类呈逗点状或 S 形的革兰氏阴性杆菌,广泛分布于动物界,其中有些可引起动物和人类的腹泻、胃肠炎和肠道外感染。目前弯曲菌共有 18 个种和亚种,对人致病主要有空肠弯曲菌(C. jejuni)、大肠弯曲菌(C. coli)及胎儿弯曲菌(C. fetus)。

（一）生物学特性

本属细菌为革兰氏阴性无芽孢的弯曲短杆菌,大小为(0.2～0.8)μm×(0.5～5)μm,不易染色,菌体弯曲呈 S 状或海鸥展翅状等,一端或两端各有一根鞭毛,运动活泼,暗视野显微镜下呈"投标样"运动。

本属细菌为微需氧菌,多氧或无氧环境下均不生长,最适生长环境是含 5% O_2、10% CO_2、85% N,的微氧环境;培养温度通常取决于所需要分离的菌株,在不同温度下培养基的选择性也不同,通常绝大多数实验室用 42 ℃作为初始分离温度,这一温度对空肠弯曲菌、大肠弯曲菌的生长有利,相反其他菌株在 37 ℃生长良好。营养要求高,普通培养基不生长,选择性培养基大多含有抗生素(主要为头孢哌酮),以抑制肠道正常菌群。常用培养基有含血的 Skirrow 培养基、头孢哌酮－万古霉素－两性霉素琼脂培养基(CVA)和不含血的碳－头孢哌酮－去氧胆酸盐(CCDA)、碳基选择性培养基(CSM)和半固体动力培养基等。弯曲菌在同一培养基上可出现两种菌落,一种为灰白、湿润、扁平边缘不整齐的蔓延生长的菌落;另一种为半透明、圆形、凸起、有光泽的小菌落,陈旧菌落可因产生色素而变红。

本菌有菌体(O)抗原、热不稳定抗原和鞭毛(H)抗原,前两种抗原是弯曲菌分型的依据。

（二）致病物质与所致疾病

弯曲菌属具有黏附定居和入侵上皮细胞的能力,通过产生的肠毒素、细胞毒素和内毒素等多种毒力因子致病,病变部位通常在空肠、回肠,也可蔓延至结肠。

弯曲菌广泛分布于动物界,常定居于人和动物的肠道内,通过粪便污染环境。传播途径主要为食物和水,传播方式多为经口传播,食用未煮熟的鸡、饮用未经处理的水和未经消毒的牛奶均可引起弯曲菌肠炎的发生。

空肠弯曲菌空肠亚种是弯曲菌属中最重要也是最常见的的致病菌(占弯曲菌腹泻的80%～90%),腹泻是空肠弯曲菌感染最常见的临床表现,先为水样便,每天3～20次,以后转为黏液脓血样便,甚至黑便或肉眼血便。除腹泻外,大多数患者有发热、腹痛、恶心和不适等症状。临床症状可在1周内消退,但多达20%的患者,其症状可持续1～3周,恢复期的患者粪便中还可带菌2周到1月。除肠炎外,近年来也出现了空肠弯曲菌继发关节炎、败血症、脑膜炎和格林巴利综合征(Guillain-barre syndrome,GBS)。格林巴利综合征是外周神经的急性脱髓鞘性疾病,血清学和培养资料表明,20%～40%的格林巴利综合征患者在其神经症状出现前1～3周都曾有过空肠弯曲菌感染。GBS患者分离到的空肠弯曲菌大都具有特殊的血清型O19,可与人体的神经组织发生交叉免疫反应而致病。

胎儿弯曲菌主要引起肠外感染,其中胎儿亚种为主要的人类致病菌,可致人类菌血症、心内膜炎、血栓性静脉炎、活动性关节炎、脑膜炎、心包炎、肺部感染、胸膜炎、腹膜炎、胆囊炎等。

(三)微生物学检验

1.标本采集

采集粪便、肛拭子及剩余食物等标本并立即送检,或将标本接种于卡－布运送培养基中送检;对于高热和脑膜炎患者,可于用药前抽取静脉血或脑脊液,注入布氏肉汤中送检。

2.直接显微镜检查

(1)悬滴法动力检查:显微镜下观察有无螺旋状或投标样运动,脑脊液标本经离心沉淀后再制成悬滴标本检查。

(2)染色标本检查:取新鲜粪便或脑脊液离心沉淀物涂片、革兰染色,查找革兰氏阴性、弯曲呈S状或螺旋状杆菌。鞭毛染色见一端或两端单根鞭毛。

3.分离培养

可将标本直接接种于选择性培养基上,也可将标本过滤后培养。将一层孔径0.45～0.65 μm的滤膜放于不含抗生素的CCDA或CSM培养基上,滴加10～15滴标本悬液于滤膜上,由于弯曲菌有动力可穿过滤膜,将平板置于37 ℃孵育1 h,除去滤膜,平板置于37 ℃微需氧环境中继续培养,必要时给予一定浓度的氢气。弯曲菌形成的菌落为灰色、扁平、表面湿润、圆形凸起、边缘不规则、常沿穿刺线蔓延生长的菌落,在血平板上不溶血。本属细菌在布氏肉汤中呈均匀混浊生长。培养时需注意气体环境和适合的温度,空肠弯曲菌最适的温度为42 ℃～43 ℃,胎儿弯曲菌在42 ℃不生长。

4.鉴定

弯曲菌属的主要特征是:革兰氏阴性小杆菌,呈弧形、S形、"海鸥形"或螺旋形,微需氧,氧化酶和触酶阳性,还原硝酸盐为亚硝酸盐,不分解和不发酵各种糖类,不分解尿素。

(四)药物敏感性试验

弯曲菌感染大多呈轻症和自限性,一般不需特异性治疗。体外试验显示,绝大多数弯曲菌对头孢菌素和青霉素耐药,环丙沙星治疗弯曲菌感染非常有效,但近年来也出现了不少耐药菌株。空肠弯曲菌和大肠弯曲菌能产生β-内酰胺酶,对阿莫西林、氨苄西林和替卡西林等β-内酰胺类抗生素耐药;对大环内酯类、喹诺酮类、氨基糖苷类、氯霉素、呋喃坦啶和四环素等药物敏感,但近年来耐喹诺酮类药物的耐药菌株在不断增加。空肠弯曲菌通常对红霉素敏感,其耐药率小于5%,用红霉素治疗空肠弯曲菌肠炎的效果较好;而80%以上的大肠弯曲菌对红霉素耐药。胎儿弯曲菌引起的全身感染可用红霉素、氨苄西林、氨基糖苷类和氯霉素治疗。

二、螺杆菌属

螺杆菌属(Helicobacter)也是一类微需氧的革兰氏阴性螺形杆菌。最早根据其形态染色、培养条件、生长特征、生活环境等归于弯曲菌,但近年来根据其超微结构(螺旋与胞周纤维)、酶活性、脂肪酸序列、生长特性等的不同,尤其是该菌属 16 SrRNA 与弯曲菌属存在的巨大区别,将其从弯曲菌属中划分出来而成立一个新的螺杆菌属。其中与人关系最密切的是幽门螺杆菌(H. pylori,Hp)。1983 年澳大利亚学者Marshall 和 Warren 首次从胃病患者的胃黏膜中分离出该菌,并随后提出该菌是人类胃炎、十二指肠溃疡和胃溃疡的重要病原菌。在发现这种细菌之前,医学界认为正常胃里细菌是不能存活的,并且认为消化性疾病是非感染性疾病,此发现使得原本慢性的、经常无药可救的胃炎、胃溃疡等可用抗生素和一些其他药物进行治疗。Marshall 和 Warren 因该发现获得 2005 年度诺贝尔医学生理学奖。

（一）生物学特性

幽门螺杆菌为革兰氏阴性,呈海鸥状、S 或弧形的螺杆状细菌。大小为 $(2.5\sim4.0)\mu m \times (0.5\sim1.0)\mu m$。运动活泼,菌体一端或两端可伸出 2～6 条带鞘的鞭毛,长约为菌体的 1.0～1.5 倍,鞭毛在运动中起推进器作用,在定居过程中起锚住作用。延长培养时间,细菌会发生圆球体样的形态变化,包括两种类型,一种较大,在透射镜下可见稀疏的细胞质,细胞体积膨大,这种类型可能是一种退化型,在传代中不能再生;另一种小圆球体,透射电镜下可见电子密度较高的细胞质,且有完整的细胞膜,在合适的培养条件下能重新生长成繁殖体。

本菌为微需氧菌,在含 5%～8% O_2、10% CO_2 和 85% N_2 的环境中稳定生长,在空气中和绝对无氧条件下均不能生长。从临床标本中分离的野生株在培养时均需要补充适当的 CO_2,同时培养环境中必须保持 95% 以上的相对湿度。幽门螺杆菌生长的最适 pH 为中性或弱碱性,最适生长温度为 37 ℃,25 ℃ 不生长,42 ℃ 少数生长,此与弯曲菌属明显不同。本菌营养要求较高,精氨酸、组氨酸、异亮氨酸、亮氨酸、甲硫氨酸、苯丙氨酸、缬氨酸是其必需氨基酸,某些菌株还需要丙氨酸或丝氨酸。缺乏葡萄糖时,幽门螺杆菌不能生长,但有适量葡萄糖和丙氨酸时能大大促进其生长,这说明葡萄糖可能仍然是幽门螺杆菌能量和碳源的重要来源之一。许多固体培养基都能用于幽门螺杆菌的分离培养,例如,哥伦比亚平板、心脑浸液平板、布氏平板和 M-H 平板等,但必须加入适量的全血(马、羊或人)或胎牛血清作为补充物。生长较为缓慢,通常需要 3～5 天甚至更长时间,其菌落呈两种形态,一为圆形孤立的小菌落,无色半透明呈露滴状,直径约 0.5～1 mm,血平板上有轻度溶血;另一种沿接种线扩散生长,融合成片,扁平,无色半透明。为了避免兼性厌氧菌和霉菌等的过度生长,常需加入万古霉素、TMP、两性霉素、多黏菌素等组合抑菌剂。

（二）致病物质与所致疾病

幽门螺杆菌的致病因素包括毒力因子、感染后引发机体的免疫反应、宿主胃环境等因素。前者包括细菌动力(鞭毛)、尿素酶(脲酶)和黏附素、细胞空泡毒素(VacA)以及细胞毒素相关基因 A 蛋白(CagA)等因子。幽门螺杆菌确切的致病机制尚不清楚,可能与下列机制有关:特殊的螺旋状和端鞭毛运动方式有助于幽门螺杆菌穿过胃黏膜表面的黏液层与胃黏膜上皮细胞接触;幽门螺杆菌具有高活性的胞外脲酶分解尿素,形成"氨云"和 CO_2,改变局部 pH,利于该菌定植于胃黏膜下层;氨的产生使黏液层离子发生变化,最后导致黏膜中的氢离子反向扩散,刺激胃泌素产生,损伤胃黏膜。

幽门螺杆菌的传播途径迄今仍不十分清楚,推测是经口感染。自然人群中幽门螺杆菌感染率是如此之高,因此人类应是幽门螺杆菌感染的主要传染源。某些猴类、鼬鼠、猫、狗等动物的胃中,亦曾分离到幽门螺杆菌,因此有人认为幽门螺杆菌感染也是动物源性传染病。

幽门螺杆菌为一高度适应于胃黏膜酸性环境的微需氧菌,定植于胃黏膜表面和黏膜层之间。自Marshall和Warren 分离出该菌以来,大量研究表明它是胃炎、消化溃疡的主要致病因素,并且与胃黏膜相关性淋巴组织(MALT)淋巴瘤、胃癌的发生密切相关,世界卫生组织国际癌症研究机构已将其纳入一类致癌因子。幽门螺杆菌感染非常普遍,在人群中的感染率为 50%～80%,感染可持续数十年甚至终生,但其中只有大约 15% 的感染者发生疾病,其原因尚不十分清楚,估计与幽门螺杆菌不同亚型的毒力以及宿主的遗传因素差异有关。

（三）微生物学检验

1.标本采集

多部位采集胃、十二指肠黏膜标本，标本要新鲜，保持湿润，置 2 mL 无菌等渗盐水中保存，在运送途中不超过 3 h，在 4 ℃下最多保存 5 h。流行病学调查和检测治疗效果时可取血清检查。

2.直接显微镜检查

（1）直接镜检：取胃、十二指肠黏膜活检标本作革兰染色或 Giemsa 染色，在油镜下查找细长弯曲或呈海鸥展翅状排列的菌体。由于涂片是在幽门螺杆菌定植部位的黏膜进行观察，阳性率很高，且对治疗后残留少量的幽门螺杆菌也可作出诊断，因此是简便、实用、准确和较快速的诊断方法。

（2）组织学检查：在对活检标本进行病理组织学观察时，可同时进行特殊染色作细菌学检查。常规组织学检查的 HE 染色因幽门螺杆菌与黏膜或胞质对比较差，阳性率低。可行 Warthin-Starry 银染色、Giemsa染色、甲苯胺蓝染色、石炭酸复红染色等。

3.分离培养

本菌的细菌学培养通常不如组织学检查的敏感率高，但若要进行药敏试验和流行病学调查，培养还是必不可少的。用选择性和非选择性培养基同时分离该菌可提高敏感性。用含 5％绵羊血的布氏平板或加入 7％马血的心脑浸液作为非选择性培养基，用改良的 Skirrow 平板（加入万古霉素 10 mg/L、两性霉素 B 10 mg/L、甲氧苄啶 5 mg/L）作为选择性培养基，在含 5％～8％ O_2、10％ CO_2、85％ N2 的微需氧环境中 37 ℃孵育 3～5 天，长出细小、灰白色、半透明、不溶血的菌落。

4.鉴定

幽门螺杆菌的主要特征是：革兰氏阴性、呈海鸥状、S 形或弧形；微需氧，35 ℃生长，43 ℃、25 ℃不生长；脲酶强阳性、氧化酶、过氧化氢酶和碱性磷酸酶阳性；对萘啶酸耐药、头孢噻吩敏感；在 1％甘油和 1％胆盐中不生长。对大多数常用于鉴定肠杆菌科细菌的经典试验不起反应。

5.血清学诊断

用 ELISA 法直接检测幽门螺杆菌的菌体抗原或血清中抗体，具有快速、简便、取材方便、无侵入性及成本低的优点，但敏感性和特异性尚有待提高。菌体抗原检测用酶抗体法将粪便中幽门螺杆菌蛋白作为抗原，对有否幽门螺杆菌感染进行检测。抗体检查主要是检测幽门螺杆菌感染后血清中存在的 IgG。常用的方法主要有酶联免疫吸附法、免疫印迹技术、胶乳凝集试验等。

6.其他诊断方法

（1）活检组织快速尿素酶试验（RUT）：取一小块新鲜活检标本置于含尿素的培养基中或试剂条内，由于幽门螺杆菌产生大量的细胞外尿素酶（相当于普通变形杆菌的 20～70 倍），可分解尿素产大量的氨，使培养基 pH 升高，指示剂变色，能在 5～30 min 内检测出幽门螺杆菌。这是一种简便实用、快速灵敏且较为准确的检测幽门螺杆菌方法，适合胃镜检查的患者。

（2）[13]C 或 [14]C 标记尿素呼气试验（UBT）：利用幽门螺杆菌产生的脲酶可分解尿素释放 CO_2 的特点，受检者服用[13]C 或 [14]C 标记的尿素，经脲酶作用产生带同位素的 CO_2，然后随血流到达肺部，并呼出。测定患者服用尿素前后呼气中带有的含同位素的 CO_2 量，就可判断是否有幽门螺杆菌感染。该方法敏感性与特异性均很好，只是[13]C 检测需要特殊的质谱仪，价格昂贵，而检测[14]C 相对幽门螺杆菌脲酶试验简单，但其又具有放射性的危害。

对幽门螺杆菌感染的诊断较为复杂，目前国内共识以下方法检查结果阳性者可诊断幽门螺杆菌现症感染：①胃黏膜组织 RUT、组织切片染色、Hp 培养三项中任一项阳性；②[13]C-或[14]C-UBT 阳性；③粪便幽门螺杆菌抗原（HpSA）检测（单克隆法）阳性；④血清幽门螺杆菌抗体检测阳性提示曾经感染，从未治疗可视为现症感染。

（四）药物敏感性试验

目前还没有法定的参照方法用于检测幽门螺杆菌的药物敏感性，但多数学者采用琼脂稀释法作为参考标准。幽门螺杆菌对多黏菌素、三甲氧苄氨嘧啶、磺胺、万古霉素和萘啶酸天然耐药。在体外药敏试验中,幽门螺杆菌对许多抗生素都很敏感,但体内用药效果并不满意,主要因为幽门螺杆菌寄生在黏液层下的胃上皮细胞表面,抗生素不能渗入胃黏膜深层。由于单用一种药物对幽门螺杆菌的疗效差,一般建议2种或3种药物合用,以提高疗效。临床上治疗幽门螺杆菌的药物有阿莫西林、甲硝唑、克拉霉素、四环素、呋喃唑酮等,具体治疗方案采用铋剂加两种抗生素,对于溃疡患者可应用质子泵抑制剂加一种抗生素或 H_2 受体拮抗剂加两种抗生素,连续治疗 2 周。由于幽门螺杆菌抗生素治疗方案的广泛应用,其耐药性问题也日益严重,因而药物的替换治疗及预防问题都值得重视和研究。

(杜宏山)

第三节 非发酵革兰氏阴性杆菌

非发酵革兰氏阴性杆菌是一群不发酵葡萄糖或仅以氧化形式利用葡萄糖的需氧或兼性厌氧、无芽孢的革兰氏阴性杆菌;在分类学上分别属于不同的科、属和种,但具有类似的表型特征,如,多为需氧菌,菌体直而细长,大小为 $(1\sim5)\mu m\times(0.5\sim1)\mu m$,绝大多数动力阳性,最适生长温度一般为 $30\sim37℃$,多为条件致病菌。近年来由该类细菌引起感染的报告日益增多,尤其在院内感染中铜绿假单胞菌、不动杆菌等占有重要地位,同时由于非发酵菌对抗生素的耐药率日渐增高,已引起临床医学及检验医学的重视。

非发酵革兰氏阴性杆菌包括的菌种较多,主要有下列菌属:假单胞菌属(Pseudomonas)、不动杆菌属(Acinetobacter)、窄食单胞菌属(Stenotrophomonas)、伯克霍尔德菌属(Burkholderia)、产碱杆菌属(Alcaligenes)、无色杆菌属(Achromobacter)、莫拉菌属(Moraxella)、金氏杆菌属(Kingella)、金色杆菌属(Chryseobacterium)、艾肯菌属(Eikenella)、土壤杆菌属(Agrobacterium)、黄单胞菌属(Xanthomonas)、丛毛单胞菌属(Comamonas)、食酸菌属(Acidocorax)等。

一、假单胞菌属

(一)概述

假单胞菌属(Pseudomonas)属于假单胞菌目的假单胞菌科,本菌属分布很广,水、土壤和植物中均有存在,多数为腐生菌,少数为动物寄生菌,对人类都为条件致病菌。本菌属目前共有 153 种细菌,临床最常见的是铜绿假单胞菌(P. aeruginosa),其他尚有荧光假单胞菌(P. fluorescence)、恶臭假单胞菌(P. putica)、斯氏假单胞菌(P. stutzeri)等,但较少见。

1.生物学特性

假单胞菌属是一类无芽孢、散在排列的革兰氏阴性杆菌,菌体直或微弯、有单鞭毛或丛鞭毛,运动活泼。

本属细菌专性需氧,生长温度范围广,最适生长温度 35℃,少数细菌可在 4℃或 42℃生长,如铜绿假单胞菌和许多非荧光假单胞菌在 42℃生长,而恶臭假单胞菌和几乎所有的荧光假单胞菌在 42℃不生长。假单胞菌属中,铜绿假单胞菌、荧光假单胞菌、恶臭假单胞菌、P. veronii 和 P. monteilii 组成已知的荧光组假单胞菌,这些细菌经培养可产生水溶性黄绿色或黄褐色的青脓素,这种色素在短波长的紫外光下可发出荧光;而斯氏假单胞菌、曼多辛假单胞菌(P. mendocina)、产碱假单胞菌(P. alcaligenes)、假产碱假单胞菌(P. pseudoalcaligenes)、浅黄假单胞菌(P. luteola)和稻皮假单胞菌(P. oryzihabitans)组成非荧光组假单胞菌。本属细菌可以生存的 pH 范围是 $5.0\sim9.0$,最适 pH 为 7.0;营养要求不高,在实验室常用培养基(如普通琼脂平板、血平板、巧克力平板、麦康凯平板等)上均可生长。

2.致病物质与所致疾病

本菌属有多种毒力因子,包括菌毛、内毒素、外毒素和侵袭性酶。

本菌属一般不是人类的正常菌群,来源于环境,通常是水、潮湿的土壤,污染的医疗器械、输液或注射等,可引起医院感染。人类非发酵菌感染中,假单胞菌占 70%～80%,主要为铜绿假单胞菌。临床常见假单胞菌的致病物质及所致疾病谱见表 24-6。

表 24-6　临床常见假单胞菌的致病物质及所致疾病

菌种	毒力因子	所致病菌
铜绿假单胞菌	外毒素 A、内毒素、蛋白水解酶、藻朊酸盐(alginate)、菌毛、对很多抗生素固有耐药	条件致病可引起社区或医院获得性感染、肺囊性纤维化患者的呼吸系统感染
荧光假单胞菌 恶臭假单胞菌 斯氏假单胞菌	未知,发生感染的患者常处在疾病状态且暴露于污染的医疗器械或溶液	较少引起感染,可引起菌血症、尿路感染、伤口感染和呼吸道感染
曼多辛假单胞菌 产碱假单胞菌 假产碱假单胞菌	未知	尚未发现引起人类疾病

3.微生物学检验

(1)标本采集:假单胞菌属感染的常见标本有血液、脑脊液、胸(腹)水、脓液、分泌液、痰液、尿液等。因该属细菌生长条件要求不高,其标本的采集与运送无特别的要求。

(2)直接显微镜检查:标本直接涂片做革兰染色检查。本菌属为革兰氏阴性杆菌,中等大小,菌体直或微弯,散在排列,无芽胞。

(3)分离培养:血液、脑脊液等无杂菌污染的标本,可经增菌后或直接接种于血平板及麦康凯平板,粪便等杂菌多的标本接种于强选择性培养基进行分离培养。

(4)鉴定假单胞菌属的主要特征是:革兰氏阴性杆菌,动力阳性;专性需氧,营养要求不高,普通培养基、麦康凯培养基上生长良好,某些菌株具有明显的菌落形态或色素。氧化酶阳性,葡萄糖氧化发酵试验(O/F 试验)通常为氧化型;可将硝酸盐转化为亚硝酸盐或氮气。但浅黄假单胞菌和稻皮假单胞菌氧化酶阴性,常不能在麦康凯培养基上生长。

在临床实际工作中,假单胞菌属细菌的鉴定常采用商品化的试剂盒或全自动或半自动的细菌鉴定系统,临床常见的假单胞菌一般都能获得满意的鉴定结果。本属细菌的诊断一般不需要采用血清学诊断技术。

4.药物敏感性试验

由于假单胞菌属的一些细菌对很多抗生素天然耐药,本属细菌抗感染药物的选择一般由临床微生物技术人员、感染科医生和药剂师等共同协商作出决定。临床治疗假单胞菌感染的抗菌药物主要有三类:β-内酰胺类、氨基糖苷类和喹诺酮类。按美国临床实验室标准化研究所(Clinical and Laboratory Standards Institute,CLSI)推荐,非发酵革兰氏阴性细菌除铜绿假单胞菌、不动杆菌属细菌、洋葱伯克霍尔德菌和嗜麦芽窄食单胞菌外,药敏试验不选用 Kirby-Bauer 法,应选用肉汤或琼脂稀释法或E-test 法。

(二)铜绿假单胞菌

铜绿假单胞菌(P. aeruginosa)是假单胞菌属的代表菌种,广泛分布于自然界、家庭和医院中,其在外界存活的重要条件是潮湿环境,在人类的皮肤和黏膜表面罕见。在临床,该菌是肠杆菌科以外的革兰氏阴性杆菌中最常见的细菌。

1.生物学特性

铜绿假单胞菌为革兰氏阴性杆菌,菌体呈细杆状,长短不一,散在排列;无芽胞,一端有单鞭毛,运动活泼,临床分离株常有菌毛。

本菌为专性需氧菌,部分菌株能在兼性厌氧环境中生长,营养要求不高,在普通培养基上生长良好,培养温度常选择 35 ℃,4 ℃不生长而 42 ℃生长是该菌的鉴别点之一。

在血平板、麦康凯平板上形成的菌落表现为:扁平湿润,锯齿状边缘,常呈融合性生长,表面常可见金属光泽;产蓝绿色、红色或褐色色素,可溶于水,有类似葡萄或煎玉米卷气味;在血平板上常呈β-溶血,来自肺囊性纤维化患者的菌株常表现为黏液型菌落。从临床标本分离的铜绿假单胞菌约有80%~90%产生色素。

铜绿假单胞菌有菌体(O)抗原、鞭毛(H)抗原、黏液(S)抗原和菌毛抗原。O抗原有两种成分:一种是外膜蛋白,为保护性抗原,免疫性强,具有属特异性;另一种为脂多糖(LPS),具有型特异性,可用于细菌分型。

铜绿假单胞菌对外界因素的抵抗力比其他无芽孢菌强,在潮湿的环境中能长期生存。对干燥、紫外线有抵抗力。但对热抵抗力不强,56 ℃、30 min可被杀死。对某些消毒剂敏感,1%石碳酸处理5 min即被杀死。临床分离菌株对多种抗生素不敏感。

2.致病物质与所致疾病

铜绿假单胞菌的致病作用与多种毒力因子有关,主要有:外毒素A,通过抑制蛋白质合成杀死宿主细胞;数种蛋白溶解酶,能溶解弹性蛋白、明胶及纤维蛋白等,与铜绿假单胞菌引起的角膜溃疡、小肠和结肠的炎性病变有关;溶血素,可破坏红细胞,导致出血病变,还能破坏覆盖于肺泡表面的卵磷脂,进而减低肺泡表面张力,导致肺不张,使肺炎病变加重;铜绿假单胞菌的菌毛可使细菌黏附到宿主细胞上。某些菌株产生藻朊酸盐(alginate)和脂多糖聚合体,可抑制吞噬细胞的吞噬作用而导致肺囊性纤维化患者的潜在感染。

完整的皮肤黏膜是天然的屏障,故铜绿假单胞菌很少成为健康人的原发病原菌,但改变或损伤宿主正常的防御机制,如烧伤导致皮肤黏膜破坏、留置导尿管、气管切开插管,或免疫机制缺损如粒细胞缺乏、低蛋白血症、各种肿瘤患者,应用激素和广谱抗生素的患者,常可导致皮肤、尿路、呼吸道等感染。烧伤焦痂、婴儿或儿童的皮肤、脐带和肠道、老年人的尿道则是较常见的原发病灶或入侵门户。如果人体抵抗力降低或细菌毒力强,数量多,就可在血中生长繁殖,发生败血症。如因污染的镜片导致眼外伤,也可引起眼部感染。

铜绿假单胞菌对外界因素的较强抵抗力及对多种抗生素固有耐药,有助于该菌在医院环境中存活而引起医院感染。铜绿假单胞菌是呼吸道、尿道、伤口、血液甚至中枢神经系统医院感染的常见病原菌,肺囊性纤维化患者的呼吸道感染、皮肤坏死出血性丘疹与糖尿病患者恶性外耳炎多由感染铜绿假单胞菌所致。

3.微生物学检验

(1)标本采集:按疾病和检查目的分别采取不同的临床标本,如痰、伤口分泌物、尿液、脓及穿刺液、血液、脑脊液、胸腹水、关节液等。

(2)直接显微镜检查:脑脊液、胸腹水离心后取沉淀物涂片,脓汁、分泌物直接涂片革兰染色镜检。为革兰氏阴性杆菌,菌体长短不一,有些菌体周围可见有荚膜。

(3)分离培养:血液和无菌体液标本可先增菌后再转种血平板和麦康凯平板,痰、脓液、分泌物、中段尿等可直接接种上述培养基。

(4)鉴定:根据培养物的菌落特征、产生水溶性蓝绿色、红色或褐色色素、特殊的气味、氧化酶试验阳性、氧化发酵试验为氧化分解葡萄糖等即可作出初步鉴定。但对色素产生不典型的铜绿假单胞菌还需要做其他生化反应(如明胶液化、精氨酸双水解试验、42 ℃生长试验等,乙酰胺酶检测试验也有一定的价值)与其他假单胞菌鉴别。铜绿假单胞菌主要生化反应结果如下:氧化酶阳性,在氧化发酵培养基上,能氧化利用葡萄糖、木糖产酸,不能发酵乳糖。精氨酸双水解酶阳性,乙酰胺酶多阳性,利用枸橼酸盐,还原硝酸盐并产生氮气。吲哚阴性,赖氨酸脱羧酶阴性(表24-7)。

表 24-7　临床常见假单胞菌的鉴定特征

菌种	42生长℃	硝酸盐还原	还原硝酸盐产气	明胶液化	精氨酸二水解硝酸盐酶	赖氨酸脱羟酶	尿素水解	氧化葡萄糖	氧化乳糖	氧化甘露醇	氧化木糖
铜绿假单胞菌	+	+	+	V	+	−	V	+	−	V	+
荧光假单胞菌	−	−	−	+	+	−	V	+	V	V	+
曼多辛假单胞菌	+	+	+	−	+	−	V	+	−	−	+
恶臭假单胞菌	−	−	−	−	+	−	V	+	V	V	+
斯氏假单胞菌	V	+	+	−	−	−	V	+	−	+	+
P. monteilii	−	−	−	−	−	−	V	−	−	−	−
P. veronii	−	+	+	V	+	ND	V	+	ND	+	+

注：ND：无数据；V：不定的；+：＞90％菌株阳性；−：＞90％菌株阴性

4.药物敏感性试验

铜绿假单胞菌呈现明显的固有耐药性，对多数抗生素不敏感，对原为敏感的抗生素也可以产生耐药，因此，初代敏感的菌株在治疗3～4天后，测试重复分离株的抗生素敏感性是必要的。目前，对假单胞菌感染多采用联合治疗，如选用一种β-内酰胺类抗生素与一种氨基糖苷类或一种喹诺酮类抗菌药物联合治疗。严重的铜绿假单胞菌感染，如败血症、骨髓炎及囊性纤维化患者应延长疗程。

标本经涂片革兰染色和分离培养后，如为革兰氏阴性小杆菌，菌落产生典型色素，具有特殊的气味、氧化酶阳性，即可初步报告"检出铜绿假单胞菌"。色素产生不典型者，经生化鉴定，如符合鉴定依据中的各条标准，才可提出报告。

对于临床标本中分离出铜绿假单胞菌的意义，必须结合患者的临床表现与标本来源进行分析。一般来说，以纯培养方式从正常无菌标本中分离出铜绿假单胞菌，要进行细菌鉴定和抗生素敏感试验，而从非无菌标本如无临床体征或无肺炎症状的患者气管内标本分离到铜绿假单胞菌，即使是优势生长，也没有必要进一步鉴定，因为使用多种抗生素治疗的患者常出现铜绿假单胞菌定植。

（三）荧光假单胞菌

1.生物学特性

荧光假单胞菌为革兰氏阴性杆菌，散在排列，一端丛毛菌，运动活泼，偶见无鞭毛无动力的菌株。专性需氧，营养要求不高，在普通培养基上可生长，在麦康凯平板上亦可生长，培养温度常选择35℃，大多数菌株在4℃生长，42℃不生长。约94％的菌株产生水溶性荧光素，在紫外线（360 nm）照射下呈黄绿色荧光，有些菌株产生蓝色色素，不扩散。

2.致病物质与所致疾病

荧光假单胞菌（P. fluorescens）存在于土壤和水等环境中，常与食物（鸡蛋、血、牛乳等）腐败有关，是人类少见的条件致病菌，可引起医院感染。由于具有嗜冷性，可在冰箱储存血液中繁殖，若输入含有此菌的血库血液，可导致患者不可逆性的休克而死亡。所以，血库血液的采集和保存，应防止荧光假单胞菌的污染。

3.微生物学检验

尿、分泌物等临床标本可直接接种在血平板上，血液标本可先增菌后再接种于血平板分离。本菌鞭毛3根以上，42℃不能生长，可与铜绿假单胞菌相区别。本菌的最低鉴定特征有：单端鞭毛3根以上，动力阳性；氧化分解葡萄糖，不分解麦芽糖，氧化酶阳性，精氨酸水解阳性，明胶液化阳性；可产生荧光素，4℃生长，42℃不生长。本菌对卡那霉素敏感。

（四）恶臭假单胞菌

1.生物学特性

恶臭假单胞菌为革兰氏阴性杆菌，有些菌株为卵圆形，单端丛毛菌，运动活泼。专性需氧，培养温度常选择 35 ℃,42 ℃不生长,4 ℃生长不定,菌落与铜绿假单胞菌相似,但只产生荧光素(青脓素),不产生绿脓素,借此可与铜绿假单胞菌相区别,其陈旧培养物有腥臭味。

2.致病物质与所致疾病

恶臭假单胞菌(P. putica)为鱼的一种致病菌,常从腐败的鱼中检出,是人类少见的条件致病菌,常引起医院感染。偶从人类尿道感染、皮肤感染和骨髓炎标本中分离出,分泌物有腥臭味。

3.微生物学检验

鉴定中注意与其他假单胞菌相区别,只产生荧光素不产生绿脓素,42 ℃不生长可与铜绿假单胞菌区别;不液化明胶,不产生卵磷脂酶,陈旧培养物上有腥臭味,有别于荧光假单胞菌。

(五)斯氏假单胞菌

1.生物学特性

斯氏假单胞菌为革兰氏阴性杆菌,一端单鞭毛,运动活泼;常选择 35 ℃进行培养,4 ℃不生长,大部分菌株在 42 ℃生长;营养要求不高,普通平板可生长,新分离菌株在培养基上可形成特征性干燥、皱缩样菌落,黏附于琼脂表面难以移动,可产生黄色色素,不产生荧光素。

2.致病物质与所致疾病

斯氏假单胞菌(P. stutizeri)存在于土壤和水中,在医院设备及各种临床标本中亦有发现,本菌引起的感染并不多见,偶可引起抵抗力低下患者伤口、泌尿道、肺部感染等。

3.微生物学检验

注意与曼多辛假单胞菌相鉴别,其特征性菌落、精氨酸双水解试验阴性、氧化分解甘露醇,有别于曼多辛假单胞菌。

二、不动杆菌属

不动杆菌属(Acinetobacter)归于假单胞菌目的莫拉菌科,根据 DNA-DNA 杂交将不动杆菌属分成 25 个DNA 同源组(DNA homology groups),或称基因种(genomospecies),至少有 19 种不动杆菌的生化反应和生长试验已被公布,但只有 16 种不动杆菌被命名。由于大部分不动杆菌不能依靠表型实验将其同其他不动杆菌区分开来,目前将不动杆菌分成两组,分解糖(氧化分解葡萄糖)的不动杆菌和不分解糖(不氧化分解葡萄糖)的不动杆菌。

(一)生物学特性

不动杆菌属为一群不发酵糖类、氧化酶阴性、硝酸盐还原阴性、不能运动的革兰氏阴性杆菌。菌体多为球杆状,常成双排列,看似双球菌,有时不易脱色,可单个存在,无芽孢、无鞭毛。细菌培养温度常选择 35 ℃,该属细菌接种在血平板和巧克力平板后,在二氧化碳或空气环境中孵育,生长良好,培养 24 h 后,血平板上表现为光滑、不透明、有些菌种呈 β-溶血菌落;可在麦康凯培养基上生长(但需在空气环境中孵育),细菌生长较血平板慢,不发酵乳糖,菌落呈无色或淡紫红色。

(二)致病物质与所致疾病

不动杆菌广泛分布于自然界和医院环境中,是长期住院患者呼吸道和皮肤菌群的一部分。在临床标本中,最常见的是鲍曼不动杆菌,它是仅次于铜绿假单胞菌而居临床分离阳性率第二位的非发酵革兰氏阴性杆菌,为条件致病菌。其致病物质目前尚不清楚,主要引起呼吸道、泌尿生殖道和血液的医院感染。该属微生物常感染较衰弱的患者,如应用医疗设备或接受多种抗生素治疗的烧伤或 ICU 患者,所致的疾病包括呼吸道感染、泌尿生殖道感染、伤口感染、软组织感染和菌血症等。

(三)微生物学检验

1.标本采集

根据临床疾病的不同采集不同的标本,常见为痰液、尿液、血液和分泌物。

2.直接显微镜检查

采集分泌物、痰液、脓液、脑脊液、尿液等标本后先做涂片,革兰染色后镜检,为革兰氏阴性球杆菌,有抵抗酒精脱色的倾向,细菌较粗壮,常成双排列,在吞噬细胞内也有存在,易误认为奈瑟菌属细菌。

3.分离培养

在血平板和麦康凯平板上经 35 ℃培养 24 h 后,可形成光滑、不透明、奶油色、凸起的菌落,菌落大小较肠杆菌科细菌小;洛菲不动杆菌菌落较小,直径为 1～1.5 mm;溶血不动杆菌在血平板上可产生 β 溶血;有些菌株苛养,在血平板上呈针尖样菌落,在营养肉汤中不生长;某些氧化葡萄糖的不动杆菌可使血平板呈独特的棕色。在麦康凯平板上形成乳糖不发酵菌落,但因菌落略带紫色而常被误认为乳糖发酵菌落,需注意。

4.鉴定

商品化的鉴定系统(如法国生物梅里埃 API 20 NE)可很好的鉴定不动杆菌。一些培养物经涂片、染色,如为革兰氏阴性成双排列的球杆菌,形态似奈瑟菌;KIA 底层及斜面均不变色、无动力;氧化酶阴性、硝酸盐还原试验阴性,可初步确定为不动杆菌属的细菌。氧化酶阴性、硝酸盐还原试验阴性、无动力的革兰氏阴性杆菌极为罕见。本菌属内种的鉴定参见表 24-8。

表 24-8　不动杆菌和嗜麦芽窄食单胞菌的主要鉴定特征

菌种	麦康凯生长	动力	氧化葡萄糖	氧化麦芽糖	七叶苷水解	赖氨酸脱羟酶	硝酸盐还原
分解糖不动杆菌	+	−	+	−	−	−	−
不分解糖不动杆菌	+	−	−	V	−	−	−
嗜麦芽窄食单胞菌	+	+	+	+	V	+	V

注:V:不定的;+:>90%菌株阳性;−:>90%菌株阴性

(四)药物敏感性试验

不动杆菌均对青霉素、氨苄西林和头孢拉啶耐药,大多数菌株对氯霉素耐药,对氨基糖苷类抗生素耐药的菌株也逐渐增多,不同菌株对二代和三代头孢菌素的耐药性不同,所以每个分离菌株均应进行药敏试验。不动杆菌可采用纸片扩散法、肉汤和琼脂稀释法进行药敏试验,抗生素敏感试验结果对指导临床用药非常重要,药物的选择:A 组药物包括头孢他啶、亚胺培南和美洛培南;B 组药物包括美洛西林、替卡西林、哌拉西林、氨苄西彬舒巴坦、哌拉西林/他唑巴坦、替卡西林/克拉维酸、头孢吡肟、头孢噻肟、头孢曲松、庆大霉素、阿米卡星、妥布霉素、四环素、多西环素、米诺环素、环丙沙星、加替沙星和左氧氟沙星;C 组药物主要是甲氧苄啶/磺胺甲噁唑。

不动杆菌对很多抗生素显示耐药,因此在临床上选择最佳的抗生素进行抗感染治疗较困难。不动杆菌引起的单纯尿路感染,选择单个药物进行治疗往往是有效的,但对于严重的感染如肺炎或菌血症,就需要采用 β-内酰胺类联合氨基糖苷类抗生素进行治疗。

三、窄食单胞菌属

窄食单胞菌属(Stenotrophomonas)属于黄单胞菌目的黄单胞菌科,目前共有 5 个种,分别是嗜麦芽窄食单孢菌(S. maltophilia)、非洲窄食单胞菌(S. afiricana,1997 年命名)、S. acidaminiphila、S. nitritireducens 和 S. rhizophila,后三种菌均是在 2002 年命名。在 1997 年以前,本属仅有一种细菌,即嗜麦芽窄食单胞菌,该菌在 1961 年根据其鞭毛特征命名为嗜麦芽假单胞菌,1983 年根据核酸同源性和细胞脂肪酸组成等归入黄单胞菌属,命名为嗜麦芽黄单胞菌。但由于其无黄单胞菌素,无植物病原性,能在 37 ℃生长等,与其他黄单胞不同,1993 年有学者提议将此菌命名为嗜麦芽窄食单胞菌,该菌也是本属中临床最常见的条件致病菌。

(一)生物学特性

窄食单胞菌属菌为革兰氏阴性杆菌,菌体直、较短或中等大小,单个或成对排列,一端丛毛菌,有动力。常选择的培养温度为 35 ℃,4 ℃不生长,近半数菌株 42 ℃生长。在空气环境中生长良好,营养要求不高,在血平板上生长良好,麦康凯平板可生长,形成乳糖不发酵菌落。在血平板上培养 24 h 后,菌落较大,表面光滑、有光泽,边缘不规则,有色素产生,使菌落呈淡紫绿色到亮紫色,菌落下部常呈绿色变色,有氨水气味。

（二）致病物质与所致疾病

本菌为条件致病菌,其致病的毒力因子尚不清楚。该菌广泛存在于自然界,包括潮湿的医院环境中,能变成长期住院患者呼吸道菌群的一部分,可因患者使用医疗器械,如静脉导管和导尿管等,导致该菌进入机体无菌部位引起感染。最常见的是医院感染,包括导管相关性感染、菌血症、伤口感染、肺炎、尿路感染和机体其他部位的各种感染等。在非发酵菌引起的感染中,仅次于铜绿假单胞菌和不动杆菌而居临床分离阳性率的第三位。

（三）微生物学检验

1.标本采集

根据临床疾病的不同采集不同的标本,血液标本先肉汤增菌,其他标本直接接种于血平板和麦康凯平板。

2.直接显微镜检查

标本涂片,革兰染色后镜检,为革兰氏阴性杆菌,菌体直、较短或中等大小,单个或成对排列。

3.分离培养

标本接种于血平板和麦康凯平板,35 ℃、空气环境中孵育 24 h 后在血平板和麦康凯平板上的菌落特征见上述生物学特性。

4.鉴定

嗜麦芽窄食单胞菌在一些商业化的鉴定系统（如法围生物梅里埃 API 20 E）中可得到很好的鉴定。嗜麦芽窄食单胞菌的主要生化反应特征有:氧化酶阴性,DNA 酶（这是将本菌与其他氧化分解葡萄糖革兰氏阴性杆菌相区别的关键因素）和赖氨酸脱羧酶阳性,葡萄糖氧化分解缓慢,可快速氧化分解麦芽糖,明胶水解试验阳性,部分菌株（约占 39%）硝酸盐还原试验阳性;分解硝酸盐产氮气阴性,精氨酸双水解酶阴性,鸟氨酸脱羧酶阴性,吲哚生成阴性,一般不分解尿素。

下列特征可用来推测性地鉴定嗜麦芽窄食单胞菌:在血平板或麦康凯平板上生长良好;动力阳性（一般鞭毛数大于 2 个）;氧化酶阴性;氧化麦芽糖产酸,但氧化葡萄糖较缓慢可产弱酸性反应;赖氨酸脱羧酶阳性、DNA 酶阳性;一些菌株产生黄色色素;对碳青霉烯类抗生素天然耐药。

（四）药物敏感性试验

本菌对大多数临床常用的抗生素如氨基糖苷类和很多 β-内酰胺类（包括对铜绿假单胞菌很有效的抗生素,如碳青霉烯类）天然耐药,主要与该菌存在一种锌离子依赖金属 β-内酰胺酶有关,但对甲氧苄氨嘧啶－磺胺甲噁唑一般均敏感。可采用纸片扩散法、肉汤或琼脂稀释法及 E-test 法检测其抗生素敏感性,抗生素敏感试验可选择的药物非常有限,主要有:A 组的甲氧苄氨嘧啶－磺胺甲噁唑,B 组的米诺环素和左氧氟沙星。

四、产碱杆菌属

产碱杆菌属（Alcaligenes）属于伯克霍尔德菌目的产碱杆菌科,在伯杰系统细菌手册原核生物分类概要（2004）中被分为 16 个种,临床常见的产碱杆菌主要有:粪产碱杆菌（A. faecalis）、木糖氧化产碱杆菌（A. xylosoxidans）、脱硝产碱杆菌（A. denitrifiCalls）,现又命名为脱硝无色杆菌（Achromobacter denitrificans）和皮氏产碱杆菌（A. piechaudii）。

（一）生物学特性

本菌为革兰氏阴性短杆菌,常成单、双或成链状排列,具有周鞭毛,无芽孢,多数菌株无荚膜。专性需氧,培养温度常选择 35%,在血平板、巧克力和麦康凯平板上生长良好,在血培养系统肉汤、普通营养肉汤（如脑－心浸液）中也生长良好。在麦康凯平板上均形成不发酵乳糖菌落,粪产碱杆菌在血平板的菌落多呈羽毛状边缘,周围有绿色变色区域环绕,菌落产生特征性的、类似苹果或草莓水果样气味;皮氏产碱杆菌在血平板上不产生色素,凸起、有光泽的菌落周围由绿褐色变色区域环绕。

（二）致病物质与所致疾病

本属中临床分离最常见的是粪产碱杆菌,主要存在于土壤和水中,包括潮湿的医院环境,在很多哺乳类动物上呼吸道中也可分离出此菌。大部分感染是条件致病,主要引起医院感染,细菌主要来自污染的医疗设备或溶液,如雾化器、呼吸机和灌洗液等。其致病物质尚不清楚,血、痰、尿、脑脊液等是常见的发现该菌部位。

（三）微生物学检验

1.标本采集

根据临床疾病不同采集不同标本,如血、尿、痰、脓汁、脑脊液等。

2.直接显微镜检查

脑脊液、尿液离心取沉淀涂片,脓液和痰液可直接涂片革兰染色镜检,本菌为革兰氏阴性短杆菌。

3.分离培养

血液、脑脊液标本需肉汤增菌后再转种同体培养基,脓液、分泌物、尿液可直接接种于血平板和麦康凯平板。经35 ℃空气环境培养24 h后,在血平板上可形成大小不等、灰白色、扁平、边缘稍薄的的湿润菌落,粪产碱杆菌有水果香味;在麦康凯上形成不发酵乳糖菌落;在液体培养基中呈均匀混浊生长,表面形成菌膜,管底有黏性沉淀。

4.鉴定

产碱杆菌属细菌的主要生化特征是:氧化酶阳性,不分解任何糖类,葡萄糖氧化发酵培养基中产碱;本属细菌除能利用柠檬酸盐和部分菌株能还原硝酸盐外,多数生化反应为阴性。

商品化鉴定系统对本属细菌的鉴定能力有限或不确定。本属细菌与产碱假单胞菌极为相似,二者主要区别在于前者为周毛菌而后者为极端单鞭毛菌。木糖氧化产碱杆菌通过氧化葡萄糖和氧化木糖产酸而很容易和其他产碱杆菌区别。粪产碱杆菌在含碳水化合物培养基上呈强烈的产碱反应,大部分菌株形成细小、边缘不规则的菌落,同时产生特征性的水果味并使血平板呈绿色,本菌的一个重要生化特征是能还原亚硝酸盐产气而不能还原硝酸盐。依据能还原硝酸盐和能在6.5% NaCl中生长可将皮氏产碱杆菌与其他产碱杆菌区别;脱硝产碱杆菌较少从临床分离到,仅该菌能还原硝酸盐为亚硝酸盐并产气。临床常见产碱杆菌的主要鉴定特征见表24-9。

表 24-9　有医学意义的 4 种产碱杆菌的主要鉴定特征

特征	脱硝产碱杆菌 n＝4	皮氏产碱杆菌 n＝5	粪产碱杆菌 n＝49	木糖氧化产碱杆菌 n＝135
动力和周鞭毛	＋	＋	＋	＋
氧化葡萄糖产酸	－	－	－	V
氧化木糖产酸	－	－	－	＋
触酶	＋	＋	＋	＋
生长：				
麦康凯琼脂	＋	＋	＋	＋
SS 琼脂	＋	＋	＋	＋
西蒙枸橼酸盐	＋	＋	＋	＋
尿素	－	－	－	－
硝酸盐还原	＋	＋	－	＋
硝酸盐产气	＋	－	－	V
亚硝酸盐还原	ND	－	＋	ND
明胶水解＊	－	－	V	－
色素：				
不溶性	－	－	－	－

特征	脱硝产碱杆菌 n＝4	皮氏产碱杆菌 n＝5	粪产碱杆菌 n＝49	木糖氧化产碱杆菌 n＝135
可溶性	V,黄色	－	V,黄色	－,棕色
生长：				
25 ℃	＋	＋	＋	＋
35 ℃	＋	＋	＋	＋
42 ℃				
精氨酸双水解	－	－	－	V
0% NaCl营养肉汤	＋	＋	＋	＋
6% NaCl营养肉汤	V	＋＋＋	＋	V

注:n,为菌株数;表中结果为孵育 2 天的结果;＋:＞90％菌株阳性;－:＞90％菌株阴性;V:11％～89％的菌株阳性;*:明胶水解试验指的是孵育 14 天后的结果;ND 不确定或无数据获得。**:孵育 48 h 轻微生长,7 天明显生长

（四）药物敏感性试验

目前尚无有效的药物敏感性试验用于本属细菌抗生素敏感性检钡 O,临床治疗这类细菌感染也无限定性的指导。

五、其他非发酵革兰氏阴性杆菌

（一）金色杆菌属

金色杆菌属(Chryseobacterium)属于黄杆菌目中的黄杆菌科(Flavobacteriaceae)主要包括 9 种细菌,分别是大比目鱼金色杆菌(C. balustinum)、黏金色杆菌(C. gleum)、产吲哚金色杆菌(C. indologenes)、脑膜败血金色杆菌(C. meningosepticum)、大菱鲆金色杆菌(C. scophthalmum)、吲哚金色杆菌(C. indoltheticum)、C. defluvii、C. joostei 和 C. miricola,后三种菌均是 2003 年以后命名的。

1. 生物学特性

本属细菌是一群中等大小、稍长的革兰氏阴性直杆菌,无鞭毛,动力阴性。营养要求不高,在血平板和巧克力平板上生长良好,可在麦康凯培养基上生长,在血培养系统肉汤、普通营养肉汤(如脑－心浸液)中也生长良好。在二氧化碳或空气环境中,经 35 ℃培养 24 h,在麦康凯培养基上形成乳糖不发酵菌落,在血平板上形成圆形、光滑、有光泽、边缘整齐的菌落(孵育 24 h 后菌落直径 1～2 mm),产亮黄色或橙色色素。

2. 致病物质与所致疾病

金色杆菌属在自然状态下存在于土壤、植物、食物和水中,在医院内主要存在于各种水环境中,不是人体的正常菌群。作为环境微生物,尚未发现特别的毒力因子与其致病有关,但它们可在含氯的自来水中生存,这种能力使其很容易在医院水环境中存活。脑膜败血金色杆菌是其中最常见的与人类感染有关的种,可产生蛋白酶和明胶酶,引起宿主细胞与组织的损伤,对早产儿具有高度致病性,可致新生儿脑炎,在婴儿室引起流行,且死亡率较高。也可引起免疫力低下成人肺炎、脑膜炎、败血症和尿路感染。产吲哚金色杆菌在临床标本中经常能分离到,多无临床意义,仅偶可引起有严重基础疾病住院患者的菌血症和与住院期间使用留置设施有关的医院感染。

3. 微生物学检验

(1)标本采集:根据临床疾病不同采集不同标本,如血、尿、痰、脓液、脑脊液等。

(2)直接显微镜检查:脑脊液、尿液离心取沉淀涂片,脓液和痰液可直接涂片革兰染色镜检,本菌为革兰氏阴性中等稍大的直杆菌,常呈现中间较细,两端较粗的"I形"。

(3)分离培养:血液、脑脊液标本需肉汤增菌后再转种固体培养基,脓液、分泌物、尿液可直接接种血平板和麦康凯平板。经 35 ℃空气环境培养 24 h 后,观察菌落特征。本属细菌均产黄色色素、氧化酶阳性、氧化分解葡萄糖。

(4)鉴定:目前商品化鉴定系统对本属细菌的鉴定能力有限且不确定。本属细菌的主要鉴定特征是:

氧化酶阳性、吲哚阳性、无动力、产黄色色素的非发酵革兰氏阴性杆菌,但通常吲哚反应较弱难以显示,应用更敏感的 Ehrlich 方法进行检测。本属细菌触酶阳性、鸟氨酸脱羧酶阴性,SS 琼脂不生长,在三糖铁培养基上 H_2S 生成阴性。产吲哚金色杆菌和黏金色杆菌的表型鉴定比较困难,但黏金色杆菌氧化木糖产酸、42 ℃可生长有助于鉴别。应该强调,试验的结果(如 DNA 酶、吲哚、尿素和淀粉水解)取决于培养基、试剂和培养时间。临床常见金色杆菌属细菌的主要特征见表 24-10。

表 24-10 临床常见金色杆菌主要鉴定特征

特征	脑膜败血金色杆菌(n＝149)	粘金色杆菌(模式菌株)	产吲哚金色杆菌(模式菌株)
动力,鞭毛	－	－	－
产酸			
葡萄糖	＋	(＋)	(＋)
木糖	－	(＋)	－
甘露醇	＋	－	－
乳糖	V	－	－
蔗糖	－	－	－
麦芽糖	＋	＋	＋
淀粉	－	－	(＋)
海藻糖	＋	(＋)	(＋)
ONPG	＋	ND	－
触酶	＋	＋	＋
氧化酶	＋	＋	＋
麦康凯上生长	＋	＋	(＋)
枸橼酸盐	－	＋	＋
尿素	－	(＋)	－
硝酸盐还原	－	＋	－
亚硝酸盐还原	V	＋	－
三糖铁斜面产酸	－	－	－
三糖铁深层产酸	－	－	－
H_2S(醋酸铅纸)	＋	＋	＋
明胶水解*	＋	＋	＋
黄色不溶性色素	－	－	＋
生长在:			
25 ℃	＋	＋	＋
35 ℃	＋	＋	＋
42 ℃	V	＋	－
七叶苷水解	＋	＋	＋
赖氨酸脱羟酶	－	ND	ND
精赖氨酸双水解酶	V	ND	ND
0％ NaCl 营养肉汤	＋	＋	＋
6％ NaCl 营养肉汤	－	－	－

注:n 为菌株数量;表中结果为孵育 2 天的结果,括号中的结果为 3 到 7 天的相应结果;＋:＞90％菌株阳性;－:＞90％菌株阴性;V:11％～89％的菌株阳性;*:明胶水解试验指的是孵育 14 天后的结果;ND:不确定或无数据

4.药物敏感性试验

目前实验室中尚无有效的金色杆菌属细菌的抗生素敏感试验,因此如果依据体外纸片扩散法的药敏结果指导临床用药会造成严重的误导。本属细菌一般对青霉素类(包括碳青霉烯类)、头孢菌素和氨基糖苷类(这类抗生素常用于其他革兰氏阴性菌感染的抗感染治疗)抗生素耐药,但对用于治疗革兰氏阳性菌感染的药物如克林霉素、利福平和万古霉素有一定的敏感性,环丙沙星和甲氧苄氨嘧啶－磺胺甲噁唑对这

类细菌也有一定的效果。

（二）莫拉菌属

《伯杰系统细菌学手册》原核生物分类概要（2004）将莫拉菌属（Moraxella）归于假单胞菌目的莫拉菌科，该属含有 18 种细菌，医学上重要的莫拉菌有腔隙莫拉菌（M. lacunate）、卡他莫拉菌（M. cartarrhalis）、非液化莫拉菌（M. nonliquefaciens）、奥斯陆莫拉菌（M. osloensis）、苯丙酮酸莫拉菌（M. phenylpyruvica）、亚特兰大莫拉菌（M. atlantae）、狗莫拉菌（M. canis）和林肯莫拉菌（M. lincolnii）等；牛莫拉菌（M. bovis）和山羊莫拉菌（M. caprae）只从健康的动物身上分离过，未有人类致病的报道。

1. 生物学特性

本菌为革兰氏阴性球杆菌或短粗的杆菌，革兰染色不易脱色，常成双或短链状排列，类似奈瑟菌。在血平板和巧克力平板上生长良好，绝大多数菌株在麦康凯琼脂上生长缓慢形成类似肠杆菌科细菌样的乳糖不发酵菌落。在二氧化碳或空气环境中经 35 ℃孵育至少 48 h。

临床最常见分离的菌种非液化莫拉菌在血平板上可形成光滑、透明或半透明的菌落，菌落直径 0.1～0.5 mm（培养 24 h 后）或 1 mm（培养 48 h 后），偶尔这些菌落可扩散并向琼脂中凹陷；腔隙莫拉菌在巧克力平板上形成周围有黑色晕轮的小菌落，菌落常向琼脂中凹陷，亚特兰大莫拉菌菌落也较小（菌落直径通常 0.5 mm 左右）常呈扩散状并向琼脂中凹陷；林肯莫托菌和奥斯陆莫拉菌的菌落类似，但很少向琼脂中凹陷；绝大多数狗莫拉菌菌落类似肠杆菌科细菌（菌落大而光滑），在含有淀粉的 MH 琼脂上生长时会产生褐色色素，但有些菌株也可产生类似肺炎克雷白菌的黏液性菌落。

2. 致病物质与所致疾病

莫拉菌是定植于人类鼻、喉和上呼吸道其他部位黏膜表面的正常菌群，较少位于泌尿生殖道（奥斯陆莫拉菌可为泌尿生殖道的正常菌群），也可定植于皮肤，是一类低毒力的条件致病菌，很少引起感染，致病因子暂不清楚。腔隙莫拉菌可引起眼部感染，如结膜炎、角膜炎等；莫拉菌引起的其他感染包括菌血症、心内膜炎、化脓性关节炎和呼吸道感染；狗莫拉菌是一个新种，主要定植于狗和猫的上呼吸道，在人类血液和狗咬伤口处曾分离过本菌。

3. 微生物学检验

（1）标本采集：根据临床疾病的不同采集不同的标本，标本在采集、运送和处理过程中无特别要求。

（2）直接显微镜检查：标本涂片革兰染色后镜检，为革兰氏阴性的球杆菌或短粗杆菌，多呈双或短链状排列。

（3）分离培养：细菌在血平板经 35 ℃培养 24～48 h 后出现针尖大小（通常菌落直径小于 0.5 mm）到直径 2 mm 之间的圆形、凸起、光滑湿润、无色不溶血的菌落。

（4）鉴定：本属细菌生化反应特征为氧化酶、触酶阳性，不能分解任何糖类，不产生吲哚和 H_2S。

商品化鉴定系统对本属细菌的鉴定能力有限或不确定。临床鉴定本属细菌主要依据其生化反应的不同而进行，根据本菌氧化酶、触酶阳性（可排除不动杆菌）、不分解任何糖类（可同大多数奈瑟菌相区别），首先确定其属，然后依靠生化反应进一步鉴定其种，确定本菌属各种之间的生化反应见表 24-11。

4. 药物敏感性试验

由于在临床上很少遇到由本属细菌引起的感染，同时也缺乏有效的体外药物敏感性试验方法，因此对于本属细菌感染的治疗临床也缺乏限定性的治疗指导。总的来说，尽管在莫拉菌中已出现产 β-内酰胺酶的菌株，但某些 β-内酰胺类抗生素对本属大部分细菌仍然是有效的。

由于本属细菌是低毒力、很少引起临床感染的微生物，因此对于从临床标本中检出本属细菌首先要考虑标本污染问题，尤其对来自与黏膜表面有接触的临床标本更需注意。但对来自鼻窦吸出物和经鼓膜穿刺术获得的中耳标本中的莫拉菌、来自机体无菌部位的莫拉菌以及标本中几乎是纯培养的莫拉菌均应进行鉴定和报告。

表 24-11　莫拉菌主要鉴别特征

特征	腔隙莫拉菌	非液化莫拉菌	狗莫拉菌	林肯莫拉菌	奥斯陆莫拉菌	苯丙酮酸莫拉菌	亚特兰大莫拉菌
氧化酶	+	+	+	+	+	+	+
触酶	+	+	+	+	+	+	+
麦康凯生长	−	−	+	−	−	+	+
动力	−	−	−	−	−	−	−
OF 葡萄糖	−	−	−	−	−	−	−
尿素酶	−	−	−	−	−	+	−
苯丙氨酸脱氨酶	−	−	−	ND	−	+	−
七叶苷水解	+	ND	−	−	−	−	−
硝酸盐还原	−	+	+	−	V	+	ND
亚硝酸盐还原	−	−	V	V	−	−	V
DNA 酶	−	−	+	−	−	−	−
溶血(羊血)	−	−	−	−	−	−	−
明胶水解	+	−	−	−	−	−	−

注:+:90%以上的菌株阳性;−:90%以上菌株阴性;V:11%～89%的菌株阳性;ND,没有资料

（杜宏山）

第四节　需氧革兰氏阳性菌属

需氧革兰氏阳性杆菌种类繁多,广泛分布于自然界的水和土壤中,多数为人和动物的正常菌群,少数细菌具有高度致病性。本章主要叙述与临床有关的较常见的芽孢杆菌属(Bacillus)、李斯特菌属(Listeria)、丹毒丝菌属(Erysipelothrix)、加特纳菌属(Gardnerella)、棒状杆菌属(Corynebacterium)和需氧放线菌(Actinomycete)。

一、芽孢杆菌属

芽孢杆菌属隶属于芽孢杆菌科(Bacillaceae),为一群革兰氏阳性杆菌,有氧条件下形成芽孢为其主要特征。包括 70 多个菌种,比较常见的有炭疽芽孢杆菌(B. anthracis)、蜡样芽孢杆菌(B. cereus)、巨大芽孢杆菌(B. megaterium)、苏云金芽孢杆菌(B. thuringiensis)、蕈状芽孢杆菌(B. mycoides)、枯草芽孢杆菌(B. subtilis)、嗜热芽孢杆菌(B. alcalophilus)等。其中大部分细菌为腐生菌,广泛分布于自然环境中,一般不致病,炭疽芽孢杆菌和蜡样芽孢杆菌对人和动物具有致病性,本节主要叙述这两个菌种。

(一)炭疽芽孢杆菌

炭疽芽孢杆菌简称炭疽杆菌,是最早发现的病原菌,也是芽孢杆菌属中致病力最强的一种,引起人、兽共患的烈性传染病——炭疽。2001 年美国 9.11 事件后恐怖分子利用含有炭疽芽孢杆菌的干燥菌粉,通过邮件传播,制造生物恐怖,造成 11 人死亡。

1. 生物学特性

本菌为目前发现的致病菌中最大的革兰氏阳性杆菌,约为 $(5\sim10)\mu m \times (1\sim3)\mu m$,菌体两端平齐,无鞭毛。新鲜标本直接涂片常见单个或短链状排列,经培养后形成长链,类似竹节状。芽孢多在有氧条件下形成,位于中央,小于菌体。有毒菌株具有明显的荚膜。

本菌需氧或兼性厌氧,生长条件要求不严格。普通平板上形成灰白色、扁平、干燥、粗糙型菌落,边缘不整呈卷发状,在低倍镜下观察更为明显。在血平板上 15 h 内无明显溶血,24 h 后轻度溶血,而其他需氧

芽孢杆菌多数溶血明显而快速。有毒株在 NaHCO₃ 血平板上,经 5% CO₂ 条件下培养 18~24 h 可产生荚膜,变为黏液型(M)菌落,用接种针挑取菌落可见拉丝现象,无毒株为粗糙型(R)菌落。在肉汤培养基中由于形成长链而呈絮状沉淀生长,在明胶培养基中可使表面液化成漏斗状,细菌沿穿刺线扩散生长,形成倒伞状生长区。

炭疽芽孢杆菌的抗原包括细菌性抗原和炭疽毒素两部分。细菌性抗原主要有:①菌体多糖抗原:与毒力无关,由 D-葡萄糖胺、D-半乳糖及乙酸组成。耐热耐腐败,在患病动物腐败脏器或毛皮中,长时间煮沸而不被破坏,仍能与相应抗血清发生环状沉淀反应,即 Ascoli 热沉淀试验,但该抗原特异性不高,与其他需氧芽孢杆菌、人 A 型血型抗原及 14 型肺炎链球菌的多糖抗原有交叉,故应用 Ascoli 试验时,应结合其他鉴定试验综合分析;②荚膜多肽抗原:由质粒 pXO2 编码,为 D-谷氨酸 γ 多肽,是该菌毒力因子和特异性抗原,以抗荚膜多肽血清作荚膜肿胀试验,对本菌有鉴定意义;③芽孢抗原:为特异抗原,具有免疫原性和血清学诊断价值。炭疽毒素由质粒 pXO1 编码,为外毒素复合物,由保护性抗原(protectiveantigen,PA)、致死因子(lethal factor,LF)和水肿因子(edema factor,EF)三种蛋白质组成,其中 PA 为结合片段,能与靶组织结合固定,LF 和 EF 为毒素效应部分,只有三种成分结合成复合物才能发挥毒素作用,引起典型的中毒症状。

本菌芽孢的抵抗力很强,干热 140 ℃ 3 h 或高压蒸汽 121.3 ℃ 15 min 才能杀灭。芽孢在干燥土壤或动物皮毛中可存活 60 年以上,一旦污染,可维持长时间的传染性。芽孢对化学消毒剂中的碘和氧化剂较敏感。

2.致病物质与所致疾病

炭疽是一种人兽共患病,四季均可发病,以羊、牛等食草动物发病多见。人感染主要是接触感染动物的皮毛、组织器官、排泄物等,也可以通过吸入气溶胶或食病畜肉而被感染,引起皮肤炭疽、肺炭疽和肠炭疽,以皮肤炭疽多见(约占 90%),肺炭疽较少见(5%),但致死率高达 85% 以上,这三型炭疽均可引起败血症,并发脑膜炎。由于该菌感染方式多样,芽孢抵抗力强,致死率高,常被恐怖分子用作生物武器威胁人类。我国卫生部于 2005 年颁布了"全国炭疽监测方案",对生物恐怖制定了预防和应对措施。

炭疽芽孢杆菌的主要致病物质是荚膜和炭疽毒素。炭疽毒素中的 EF 使毛细血管通透性增加引起水肿,LF 引起巨噬细胞释放 TNF-α、IL-1β 等炎症性细胞因子。炭疽毒素引起的肺部 DIC,纵隔肿胀,气道阻塞,是造成感染者死亡的主要原因。炭疽病愈后可获得持久免疫力。

3.微生物学检验

检验时必须严格按烈性传染病检验守则操作,检验材料应无害化处理。对检验人员加强预防措施,如戴防毒面具、防疫口罩,穿防生化衣,或给从业人员接种疫苗,谨防实验室感染。

1)标本采集:皮肤炭疽患者采取病灶深部组织或分泌物;肺炭疽患者采取痰或血液;肠炭疽患者取呕吐物或粪便;炭疽性脑膜炎取脑脊液或血液。死畜严禁宰杀、解剖,可切割耳、舌尖采集少量血液,局限病灶可采取病变组织或附近淋巴结。可疑污染物如皮革、兽毛、谷物等,同体标本取 10~20 g,液体取 50~100 mL。

2)直接显微镜检查:直接涂片或组织压片进行革兰染色,可同时做荚膜染色、荚膜肿胀试验。镜下见到革兰氏阳性大杆菌,菌体两端平截,类似竹节状,结合临床可作初步报告。

3)分离培养:临床标本一般接种血平板,污染标本接种于含有戊烷脒多黏菌素 B 的选择性平板。标本用 2% 兔血清肉汤增菌后再进行分离培养可提高检出率。

4)鉴定:炭疽芽孢杆菌的主要特征是:革兰氏阳性大杆菌,菌体两端平齐,常链状排列;芽孢位于中央,小于菌体;菌落灰白色、干燥、粗糙,边缘不整齐;分解葡萄糖、麦芽糖、蔗糖、蕈糖,不发酵乳糖等其他糖类;能分解淀粉和乳蛋白,在牛乳中生长 2~4 天后使牛乳凝固,然后缓慢融化;触酶阳性。临床常见芽孢杆菌的主要鉴定特征见表 24-12。

表 24-12　临床常见芽孢杆菌的主要鉴定特征

特性	炭疽芽孢杆菌	蜡样芽孢杆菌	枯草芽孢杆菌	苏云金芽孢杆菌	覃状芽孢杆菌	巨大芽孢杆菌
荚膜	+	−	−	−		
动力	−	+	+	+	−	+
厌氧生长	+	+	−	+	+	−
卵磷脂酶	+	+	−	+	+	−
V-P	+	+	+	+	−	−
甘露醇	−	−	+	−	−	+
青霉素抑制剂	+	−	−	−		−
噬菌体裂解	+	−	−	−		−
串珠试验	+	−	−	−		−

(1)串珠试验:将待检菌接种于含 0.05～0.5 U/mL 青霉素的培养基中 35 ℃培养 6 h 后,炭疽杆菌形态发生变化,菌体成为大而均匀的圆球状成串排列,为炭疽芽孢杆菌特有的现象。

(2)青霉素抑制试验:炭疽杆菌在 5 U/mL 的青霉素平板上可生长,在含≥10 U/mL 的青霉素平板上受到抑制不生长。

(3)重碳酸盐毒力试验:将待检菌接种于含 0.5% NaHCO₃ 和 10%马血清的平板上,置 10% CO_2 环境中 35 ℃培养 24 h,有毒株产生荚膜,形成 M 型菌落,无毒株形成 R 型菌落。

(4)植物凝集素试验:根据炭疽杆菌菌体多糖是某些植物凝集素受体的原理,可用凝集素试验检测炭疽杆菌。常用方法有荧光标记试验、酶联免疫吸附试验。

(5)噬菌体裂解试验:取待检菌新鲜肉汤培养物涂布于普通营养平板,将 AP631 噬菌体液滴加于平板,培养 12～18 h 后,出现噬菌斑为试验阳性。炭疽芽孢杆菌为阳性结果,其他芽孢杆菌为阴性。该试验已作为国家进出口商品检验局发布的"出口畜产品中炭疽杆菌检测方法"的行业标准。

(6)核酸检测:从质粒 pXO1 中提取编码 PA 的 DNA 片段,经 PCR 扩增,制备³²P 标记的核酸探针,用原位杂交技术检测标本中相应基因片段,该技术特异性强,重复性好。

4.药物敏感性试验

本菌对青霉素类、磺胺类、氨基糖苷类、四环素类、环丙沙星类抗生素均敏感,大多能抑制繁殖体和芽孢。

如果菌落、细菌形态符合炭疽芽孢杆菌特点;牛乳凝固试验、青霉素抑制、噬菌体裂解试验、串珠试验均为阳性,可报告"经检验发现炭疽芽孢杆菌"。有条件时可应用 DNA 探针,其敏感性、特异性强,其他鉴定试验作为参考指标。

(二)蜡样芽孢杆菌

蜡状芽孢杆菌广泛分布于自然界的土壤、水和尘埃中,易污染米饭、淀粉、乳及乳制品、果汁等,引起食物中毒,并可导致败血症。

1.生物学特性

本菌为革兰氏阳性大杆菌,约为(1～1.2)μm×(3～5)μm,菌体两端钝园,多数呈短链状排列。生长 6 h 后即可形成芽孢,位于菌体中心,不膨出。无荚膜。引起食物中毒的菌株多数有周鞭毛,根据鞭毛抗原可进行细菌分型。

本菌需氧或兼性厌氧,营养要求不高,在普通平板上形成的菌落较大、灰白色、不透明、表面粗糙似融蜡状,故名蜡状芽孢杆菌。在肉汤培养基中呈均匀混浊生长,形成菌膜。在血平板上形成 β 溶血。

2.致病物质与所致疾病

蜡状芽孢杆菌主要的致病物质是肠毒素,引起的食物中毒有两种类型:①呕吐型:由耐热的肠毒素(分子量小于 5 kD,110 ℃、10 min 灭活)引起,进食 1～6 h 后出现恶心、呕吐,腹泻少见,病程 10 h 左右;②腹泻型：由不耐热肠毒素（分子量 55～60 kD，55 ℃、5 min 灭活）引起，进食 8～16 h 后发生急性胃肠炎症状，以腹痛腹泻为主，病程为 24 h 左右。本菌引起的食物中毒以夏秋季多见，被污染食品大多无腐败变质现象。此菌在米饭中极易繁殖，国内由此引起的食物中毒报道较多。

3. 微生物学检验

（1）标本采集：可疑食物、患者粪便及呕吐物。

（2）直接显微镜检查：将采集的标本用无菌盐水制成悬液直接涂片染色镜检，观察细菌形态特征。

（3）分离培养：可用血平板、普通平板进行分离培养，根据菌落特征作进一步鉴定。

（4）鉴定：蜡状芽孢杆菌的主要特征是：革兰氏阳性大杆菌，芽孢位于菌体中心，不膨出。菌落较大、灰白色、不透明、表面粗糙似融蜡状；分解葡萄糖、麦芽糖、蔗糖、果糖、水杨苷，产酸不产气，V-P 试验和卵磷脂酶阳性，液化明胶，缓慢液化牛乳，多数菌株能利用枸橼酸盐。如动力阳性可排除炭疽芽孢杆菌和蕈状芽孢杆菌，卵磷脂酶阳性可与巨大芽孢杆菌鉴别。

利用 H 抗原分型血清进行分型，我国、欧美及日本等国各自研制出分型血清，尚无统一的分型标准。我国的分型血清包括 11 个型，检出的食物中毒蜡状芽孢杆菌主要为 5、3 和 1 型。

4. 药物敏感性试验

本菌对氯霉素、红霉素、庆大霉素敏感，对青霉素、磺胺类、呋喃类耐药。

暴露于空气中的食品一定程度上都受本菌污染，而且必须有大量细菌繁殖产生足够的毒素才能引起食物中毒，因此不能分离出蜡样芽孢杆菌就认为是食物中毒的病原菌。采集的标本除分离培养外还需要作活菌计数，一般认为活菌计数 $>10^5$ CFU/g 或 $>10^5$ CFU/mL 时有引起食物中毒的可能。

二、李斯特菌属

李斯特菌属（Listeria）主要包括产单核细胞李斯特菌（L. monocytogenes）、伊氏李斯特菌（L. ivanovii）、格氏李斯特菌（L. grayi）、斯氏李斯特菌（L. seeligery）、威氏李斯特菌（L. welshimeri）等，广泛分布于水、土壤以及人和动物粪便中。对人和动物有致病性的主要是产单核细胞李斯特菌，为本节重点叙述菌种。

（一）生物学特性

产单核细胞李斯特菌为革兰氏阳性短小，常呈 V 字形排列，很少有长链状，但 42.8 ℃培养下多形成长链；有鞭毛，在 25 ℃运动活泼，35 ℃动力缓慢；无芽孢；一般不形成荚膜，在血清葡萄糖蛋白胨水中可形成多糖荚膜。

兼性厌氧，营养要求不高，普通培基上即可生长。在血平板上形成圆形、光滑的灰白色菌落，有狭窄 β 溶血环。在肉汤培养基中混浊生长，表面形成菌膜。在半固体培养基中沿穿刺线向四周蔓延生长，形成倒伞状。能在 4 ℃条件下生长，可进行冷增菌。

根据菌体和鞭毛抗原不同，分为 4 个血清型和多个亚型，抗原结构与毒力无关。1 型以感染啮齿动物为主，4 型以感染反刍动物为主，各型均可感染人类，以 1a、2b、4b 亚型最为多见，4b 亚型致病力最强。本菌与葡萄球菌、链球菌和大肠埃希菌等均有共同抗原，血清学诊断缺乏特异性。

本菌耐盐（200 g/L NaCl 溶液中长期存活）、耐碱（25 g/L NaOH 溶液存活 20 min），对酸、热及常用消毒剂敏感，60 ℃～70 ℃加热 5～20 min 或 70％的乙醇 5 min 都可杀灭本菌。

（二）致病物质与所致疾病

产单核细胞李斯特菌为细胞内寄生菌，常伴随 EB 病毒感染引起传染性单核细胞增多症，也可引起脑膜炎、败血症及流产，易感者为新生儿、孕妇及免疫缺陷和免疫力低下者。传染源为健康带菌者，有报道健康人粪便中该菌携带率为 0.6％～16％，主要以粪—口途径传播，也可经胎盘、产道垂直感染，对胎儿和新生儿有一定致死率或者神经生理上造成永久性缺陷。若污染奶、肉类等食品可引起食物中毒。与病畜接触可致眼、皮肤局部感染。本菌还可引起鱼类、鸟类、哺乳动物疾病，如牛、绵羊的脑膜炎、家畜流产。致病物质主要为溶血素 O（listeriolysin O，LLO）和菌体表面成分如表面蛋白 P104、胞外蛋白 P60 等。细菌借助 P104、P60 黏附于宿主细胞上，LLO 与细菌进入单核巨噬细胞内繁殖有关。

（三）微生物学检验

1.标本采集

全身感染及脑膜炎患者采取血液、脑脊液标本，局部病灶取脓性分泌物或咽拭子，新生儿可取脐带残端、羊水、外耳道分泌物、粪便、尿液等。

2.直接显微镜检查

本菌在陈旧培养物可由革兰氏阳性转为革兰氏阴性，且两端着色深容易误认为双球菌。

3.分离培养

本菌在血平板上形成狭窄 β 溶血环；在半固体培养基中 25 ℃运动活泼，形成倒立伞状生长区，35 ℃；利用其在 4 ℃下可生长的特性，将标本先置 4 ℃冷增菌后再分离培养可提高阳性率。

4.鉴定

本菌 35 ℃培养 24 h 内可发酵多种糖类如葡萄糖、麦芽糖、果糖、蕈糖、水杨苷，产酸不产气，3～10 天分解乳糖产酸；MR、V-P、触酶、七叶苷试验阳性；硝酸盐还原、吲哚、明胶液化、脲酶阴性。产单核细胞李斯特菌主要鉴定特性见表 24-13。

表 24-13　产单核细胞李斯特菌与其他相似细菌鉴别特性

菌种	触酶	动力	胆汁七叶苷	葡萄糖	TSI 琼脂产 H2S	溶血	硝酸盐	脲酶
产单核细胞李斯特菌	+	+	+	+	−	β	−	−
棒状杆菌属	+	−	V	V	−	V	V	V
红斑丹毒丝菌	−	−	−	−	无/α	+	−	−

注："V"为 11%～89%的菌株阳性

（四）药物敏感性试验

本菌对青霉素、链霉素、四环素、氯霉素和红霉素等多种抗生素敏感；对磺胺类、杆菌肽、羧苄青霉素、多黏菌素 B 耐药，首选药物为氨苄青霉素。

三、丹毒丝菌属

丹毒丝菌属（Erysipelothrix）包括红斑丹毒丝菌（E. erysipeloides）、产单核细胞丹毒丝菌（E. monocytogenes）和扁桃体丹毒丝菌（E. tonsillarum），可从土壤、水和食物中分离到。代表菌种为红斑丹毒丝菌，也是本属目前发现的可感染人的致病菌。

（一）生物学特性

红斑丹毒丝菌为革兰氏阳性杆菌，单个或短链状排列，R 型菌落涂片染色镜下可见菌体呈长丝状或分枝状及出现断裂，与放线菌形态相似，无芽孢、无鞭毛也无荚膜。

本菌初次分离在含血清或葡萄糖的培养基上及 5% CO$_2$ 环境中生长旺盛。在血琼脂平板上因菌株毒力不同可形成 S、R 两种菌落，S 菌落小、突起有光泽，R 菌落大、表面呈颗粒状。在亚碲酸钾血平板可形成黑色菌落。在液体培养基可呈微混浊生长，底层有少量沉淀。

对湿热和常用消毒剂敏感。但对石炭酸抵抗力较强，在 5 g/L 的石炭酸中可存活 90 多天，分离本菌时可利用石炭酸处理污染标本。

（二）致病物质与所致疾病

本菌引起的疾病为一种急性传染病，主要发生于多种家畜、家禽和鱼类中，猪感染后称猪丹毒。人类多因接触患病动物及其皮革制品经皮肤伤口而被感染，发生局部红肿、疼痛，称为类丹毒，可发展为急性淋巴管炎，也可引起败血症、关节炎及心内膜炎，多发于屠宰及鱼、肉加工人员。本菌若污染奶及奶制品也可引起食物中毒。

主要致病物质为内毒素和一些酶类，如透明质酸酶使血管通透性增高，神经氨酸酶可促使 DIC 形成，导致微循环障碍,发生酸中毒、出血和休克。

（三）微生物学检验

1.标本采集

可以采取患者血液、皮疹渗出液或脓液标本进行检验。动物标本可取心血、内脏、局部组织或渗出液等。

2.直接显微镜检查

革兰染色时易被脱色而呈革兰氏阴性。血液或渗出液标本涂片染色镜检可见细菌多散在于血细胞之间,也有的被白细胞吞噬。

3.分离培养

用血平板进行分离培养,初次分离最好在5％ CO_2 环境中培养。血液标本采用含有葡萄糖或血清的肉汤进行增菌。

4.鉴定

红斑丹毒丝菌触酶、氧化酶、MR、V-P反应均为阴性。48 h内发酵葡萄糖、乳糖,6～7天发酵麦芽糖,可液化明胶,多数菌株硫化氢阳性。主要鉴定特性及与相似细菌产单核细胞李斯特菌的鉴别。

（四）药物敏感性试验

本菌对青霉素、头孢菌素、红霉素、四环素等均敏感。

四、加特纳菌属

加特纳菌属（Gardnerella）目前只包括一个菌种,即阴道加特纳菌（G. vaginalis）,为阴道正常菌群,可由于菌群失调引起细菌性阴道病。

（一）生物学特性

阴道加特纳菌为小杆菌但具多形态性,约为 $0.5~\mu m \times (1 \sim 2.5)~\mu m$,单个或成双排列,无特殊结构。革兰染色与菌株和培养条件有关,临床新鲜标本分离株或高浓度血清中生长的菌株呈革兰氏阳性,实验室保存菌株为革兰氏阴性。

多数菌株为兼性厌氧,营养要求较高,普通培养基上不生长。常用血平板在5％ CO_2 环境中培养,形成针尖状、圆形、光滑、不透明的菌落,在人和兔血平板上出现β溶血环,羊血平板上不溶血。

（二）致病物质与所致疾病

阴道乳酸杆菌大量减少,阴道加特纳菌和厌氧菌过度增殖,造成阴道正常菌群微生态平衡失调,引起非特异细菌性阴道病（bacterial vaginosis,BV）,为性传播疾病之一。BV还可导致妇产科多种严重并发症如子宫术后感染、产后子宫内膜炎等,还可引起新生儿败血症。健康妇女雌激素对阴道上皮细胞糖原含量及由糖原产生的乳酸的影响是控制阴道微生态的主要因素。

（三）微生物学检验

1.标本采集

根据临床及感染部位不同采集不同标本。疑为BV患者主要采集阴道分泌物,疑为子宫内膜感染者刮宫取内膜细胞培养,胎内感染无菌采集羊水。

2.直接显微镜检查

阴道分泌物直接涂片,革兰染色可见上皮细胞(细胞浆呈红色,细胞核为蓝紫色)被大量革兰氏阳性或染色不定小杆菌覆盖,导致细胞边缘不清,称为线索细胞。若涂片中以革兰氏阳性大杆菌(乳酸杆菌)为主,只有少量短小杆菌则提示可能为非BV患者。

3.分离培养

用含5％人血的平板置5％ CO_2 环境中培养48 h后进一步鉴定,如不能及时鉴定,可将分离菌株混悬于兔血清中低温冻存。

4.鉴定

主要生化反应为水解马尿酸、淀粉,发酵葡萄糖、麦芽糖、蔗糖等,其他生化反应不活泼。

以革兰染色找到线索细胞、阴道分泌物 pH 测定及胺试验为主要鉴定依据,一般情况下不做 GV 的分离培养和生化反应。

(1)pH 测定测定:阴道分泌物 pH,大于 4.5 为可疑 BV。

(2)胺试验:阴道分泌物滴加 10% KOH,若发出腐败鱼腥样胺臭味即为阳性。

5.药物敏感性试验

所有菌株对青霉素类、万古霉素和甲硝唑敏感;对磺胺类、萘啶酸、新霉素、多黏菌素耐药。

BV 为细菌混合感染,因阴道加特纳菌为正常菌群,因此定性检出不一定就证明感染。必要时做细菌定量计数,若每毫升阴道分泌物该菌计数呈 100～1 000 倍增加,则提示可能为感染的病原菌。

五、棒状杆菌属

棒状杆菌属归属放线菌科,是一群菌体呈棒状的革兰氏阳性杆菌,包括的细菌种类繁多,主要有白喉棒状杆菌(C. diphtheriae)、假白喉棒状杆菌(C. pseudodiphtheriticum)、干燥棒状杆菌(C. xerosis)、假结核棒状杆菌(C. pseudotuberculosis)、溶血棒状杆菌(C. haemolyticum)、化脓棒状杆菌(C. pyogenes)等。引起人类疾病的主要是白喉棒状杆菌,其他的多数为条件致病菌,形态与白喉棒状杆菌相似,统称类白喉棒状杆菌。

(一)生物学特性

白喉棒状杆菌简称白喉杆菌,为革兰氏阳性细长微弯的杆菌,一端或两端膨大呈棒状,无特殊结构。细菌排列不规则,多呈 X、L、V 等形,是由于繁殖时菌体分裂方式不同所致。用亚甲蓝、Albert 法、Neisser 法等染色可显示菌体内有浓染的异染颗粒,排列成念珠状或位于菌体两端,也称为极体,为本菌的形态鉴别特征。

需氧或兼性厌氧,营养要求高,在含有血液、血清、鸡蛋的培养基上生长。在血平板上 35 ℃培养 24 h 后形成灰白色、不透明的 S 型菌落,有狭窄的 β 溶血环。在吕氏血清斜面上生长较快,10～12 h 即形成灰白色、有光泽的菌苔,镜下形态典型,异染颗粒明显。亚碲酸钾能抑制杂菌生长,因此亚碲酸钾血平板通常用于白喉棒状杆菌的初次分离培养,亚碲酸盐离子能透过细胞膜进入白喉棒状杆菌细胞质中,还原为金属碲而沉淀,使菌落呈黑色。白喉棒状杆菌根据在亚碲酸钾血平板上生长的菌落特点分为三型:重型、轻型、中间型。该型别分类与疾病轻重无明显关系,也无特殊意义。

细菌表面具有 K 抗原,为不耐热、不耐碱的蛋白质,可激发宿主产生抗菌免疫和超敏反应。细胞壁具有耐热抗原,为阿拉伯半乳糖,是寄生于人和动物的棒状杆菌的共同抗原,与分枝杆菌和诺卡菌属有交叉。

本菌对干燥、寒冷、日光等因素较其他无芽孢菌强,对湿热和常用消毒剂敏感。

(二)致病物质与所致疾病

白喉棒状杆菌所致的疾病白喉为急性呼吸道传染病,传染源为患者和带菌者,通过飞沫或污染的物品传播。在患者咽喉部及鼻腔黏膜该菌几乎呈纯培养状态。细菌在黏膜局部定殖并产生外毒素,引起局部炎症和毒血症,黏膜上皮细胞渗出的纤维蛋白和局部细菌、炎症细胞、坏死组织凝结在一起形成灰白色膜,称为假膜,不易拭去。若假膜延伸并脱落于气管,可致患者窒息,成为早期致死的主要原因。此外在阴道、眼结膜、表浅创伤部位也可见到假膜。

主要致病物质是由白喉棒状杆菌产生的外毒素——白喉毒素,但是并非所有的菌株都能产生,只有携带有产毒素基因(tox+)β-棒状噬菌体(Corynephage β)的溶源性菌株才能产生该毒素。白喉毒素是由二硫键连接的单条多肽链,为无活性的酶原,经酶蛋白降解为 A、B 两个多肽片段后发挥生物活性,A 片段不能单独侵入细胞但有酶活性,B 片段可与易感细胞膜受体结合,携带 A 片段转运入胞质内。白喉毒素常见的易感细胞有心肌、外周神经、肝、肾、肾上腺等组织,使细胞蛋白质合成障碍,因此临床常有心肌炎和软腭麻痹症状及肝、肾等严重病变。

类白喉杆菌通常分布于人和动物鼻腔、咽喉、外耳道、外阴和皮肤,一般无致病性或与其他细菌一起引起混合感染。近年来,由于大量使用免疫抑制剂和不适当使用抗生素,尤其介入性诊疗手段的广泛应用,这些条件致病菌导致的医院内感染病例增多,如菌血症、心内膜炎、骨髓炎等。

（三）微生物学检验

1. 标本采集

从疑似假膜的边缘采集分泌物,未见假膜者采集鼻咽部或扁桃体黏膜分泌物。

2. 直接显微镜检查

将标本直接涂片,分别做革兰染色和异染颗料染色,镜检发现革兰氏阳性棒状杆菌,形态典型且有明显异染颗料,可作初步报告,为临床早期诊断提供依据。

3. 分离培养

标本分离可用亚碲酸钾血平板、血平板,纯培养用吕氏血清斜面。

4. 鉴定

白喉棒状杆菌触酶阳性;分解葡萄糖、麦芽糖、半乳糖、糊精,不分解乳糖、甘露醇,重型迟缓分解蔗糖,还原硝酸盐,不液化明胶,吲哚和脲酶试验阴性。已有商品化的试剂盒用于棒状杆菌属的鉴定如 API 快速棒状杆菌试剂条、Minitek 系统等。

白喉棒状杆菌包括无毒株和有毒株,需要通过毒力试验鉴定白喉杆菌的致病菌株,应用白喉抗毒素检测白喉杆菌毒素,确定产毒株,常用方法有 ELISA 法和 Elek 平板毒力试验。

（四）药物敏感性试验

本菌对青霉素、红霉素、氯霉素等广谱抗生素敏感,但对磺胺类耐药。

经革兰染色和异染颗粒染色,形态典型有明显异染颗粒者可作"检出形似白喉棒状杆菌"的初步报告。经亚碲酸钾血平板分离到黑色菌落,毒力试验阳性者,可报告"检出白喉棒状杆菌产毒菌株"。

六、需氧放线菌

放线菌（Actinomycete）是一类原核细胞型微生物,以分裂方式繁殖,常形成分枝状无隔营养菌丝。与医学有关的放线菌可按照细胞壁中是否含有分枝菌酸分为两类:不含分枝菌酸的主要包括放线菌属、链霉菌属和红球菌属;含有分枝菌酸的主要包括诺卡菌属、分枝杆菌属、棒状杆菌属。链霉菌属和红球菌属较少引起人类感染,放线菌属为厌氧菌,分枝杆菌属、棒状杆菌属见相关章节,本节主要介绍需氧性放线菌——诺卡菌属（Nocardia）。

诺卡菌属目前包括 11 个种,广泛分布于土壤中,多数为腐生微生物,分解有机植物,有些可产生利福霉素、蚁霉素等,与人和动物致病性有关的主要是星状诺卡菌（N. asteroides）和巴西诺卡菌（N. brasiliensis）。

（一）生物学特性

诺卡菌为革兰氏阳性杆菌,有细长的分枝菌丝。形态基本与放线菌属相似,但菌丝末端不膨大。抗酸染色弱阳性,若延长脱色时间则失去抗酸性,可与结核分枝杆菌相区别。在培养早期分枝状菌丝较少,多为球状或杆状菌体;如培养时间较长可见有丰富的菌丝形成,丝体呈粗细不等的串珠状。在患者痰、脓汁、脑脊液等直接涂片中多见纤细的分枝状菌丝。

为专性需氧菌,营养要求不高但繁殖速度较慢,在普通平板或 L-J、沙氏平板上 35 ℃下培养 5～7 天才可见到菌落,菌落表面干燥、有皱褶或呈颗粒状,可产生橙红、黄色、绿色等不同色素。在液体培养基中,由于需氧可在表面生成菌膜,下部液体澄清。

（二）致病物质与所致疾病

诺卡菌属的细菌多引起外源性感染,有毒株为兼性胞内寄生菌,可抑制吞噬体和溶酶体融合,抗吞噬细胞的有氧杀菌机制。星状诺卡菌主要通过呼吸道引起人的原发性、化脓性肺部感染,症状类似肺结核,也可经肺部转移到皮下组织,产生脓肿及多发性瘘管,或扩散到其他脏器,如引起脑脓肿、腹膜炎等。在感染的组织及脓汁内有淡黄色、红色或黑色的色素颗粒。巴西诺卡菌可因外伤侵入皮下组织,引起慢性化脓性肉芽肿,表现为脓肿及多发性瘘管,好发于足、腿部,称为足分枝菌病,本病也可以由某些真菌及马杜拉放线菌引起。

（三）微生物学检验

1.标本采集

采集组织渗出液、痰、脓液等，注意观察有无色素颗粒。

2.直接显微镜检查

如标本中有色素颗粒，取其置玻片上压碎进行革兰染色和抗酸染色，镜检可见革兰氏阳性（有时染色性不定）纤细的菌丝体和长杆菌，抗酸染色弱抗酸性，可初步确定为诺卡菌。但在脑脊液或痰中发现抗酸性的长杆菌，注意与结核分枝杆菌相鉴别。

3.分离培养

标本可接种于沙氏平板和血平板，35 ℃培养 2～4 天后可见有黄、橙或红色的菌落。星状诺卡菌最高生长温度可达 45 ℃，可用于鉴别本菌。

4.鉴定

除菌落、菌体形态鉴定外，星状诺卡菌和巴西诺卡菌主要鉴别特性见表 24-14。

表 24-14　两种诺卡菌主要鉴别特性

菌种	液化明胶	分解酪氨酸	脓化牛乳	45 ℃生长
星状诺卡菌	−	−	−	+
巴西诺卡菌	+	+	+	−

（四）药物敏感性试验

本菌属细菌对磺胺类药物敏感，对青霉素耐药。

（姜　珊）

第五节　肠杆菌科

一、概述

肠杆菌科是一大类生物学性状相似的革兰氏阴性杆菌，常寄居于人与动物肠道，与宿主共生。《伯杰系统细菌学手册》第 2 版将肠杆菌科的细菌分为 44 个属，170 余个菌种，其中常见的与医学有关的有 15 个菌属 30 余个菌种。

（一）生物学特性

肠杆菌科细菌共同特性是：革兰氏阴性杆菌，大小为 0.3～1.0 $\mu m \times 1$～6 μm，无芽孢，有菌毛，多数有周身鞭毛。需氧或兼性厌氧，营养要求不高，在普通培养基上生长良好，血平板生长为灰白、湿润、光滑的菌落，在肠道选择性培养基（MAC、EMB、SS 等）上，因乳糖分解或不分解，生长为不同特征的菌落。

生化反应活跃，发酵葡萄糖，氧化酶阴性（邻单胞菌属除外），触酶阳性（痢疾志贺菌除外），能还原硝酸盐为亚硝酸盐。肠杆菌科与其他革兰氏阴性杆菌区别见表 24-15。

表 24-15　肠杆菌科与其他革兰氏阴性杆菌区别

试验	肠杆菌科	弧菌科	非发酵菌	巴斯德菌科
葡萄糖氧化	发酵	发酵	氧化或不分解	发酵
氧化酶	−*	+	+**	+
形态	杆状	弧状、杆状	杆状	球杆状
鞭毛	周鞭毛或无	单鞭毛	单、丛、周鞭毛或无	无鞭毛

注：*邻单胞菌属除外；＊＊不动杆菌、嗜麦芽窄食单胞菌除外

根据苯丙氨酸脱氨酶和 V-P 试验可将肠杆菌科与医学有关的常见 14 个菌属分为三大类。

其中苯丙氨酸脱氨酶和 V-P 试验均为阴性的有 5 个菌属：埃希菌属、志贺菌属、沙门菌属、枸橼酸菌属和爱德华菌属；苯丙氨酸脱氨酶阴性、V-P 试验（通常 V-P 试验可与葡萄糖酸盐试验通用）阳性的有 6 个菌属：克雷白菌属、肠杆菌属、哈夫尼亚菌属、多源菌属、沙雷菌属、耶尔森菌属；苯丙氨酸脱氨酶阳性、V-P 试验阴性的有 3 个菌属：变形杆菌属、摩根菌属、普罗威登斯菌属。在三大类菌中，苯丙氨酸脱氨酶或 V-P 试验偶尔出现交叉，如变形杆菌属中有 V-P 试验阳性菌株，而多源菌属中亦可出现苯丙氨酸脱氨酶阳性菌株。

肠杆菌科抗原构成主要有菌体抗原（O 抗原）、鞭毛抗原（H 抗原）、表面抗原和菌毛抗原等。O 抗原与 H 抗原为肠杆菌科血清学分群与分型的依据；表面抗原可阻断 O 抗原与相应抗体之间的反应，加热去除表面抗原能消除这种阻断作用，菌毛抗原亦能阻断 O 抗原与相应抗体结合。

肠杆菌科细菌抵抗力不强，加热 60 ℃、30 min 即可被杀死，对干燥、化学消毒剂（漂白粉、酚类、甲醛和戊二醛等）均敏感。耐受低温及胆盐，并在一定程度上能抵抗染料的抑菌作用，此特性已被应用于制作肠道选择性培养基。

（二）致病物质与所致疾病

肠杆菌科现已发现的毒力因子主要有菌毛或菌毛样结构、荚膜或微荚膜、外膜蛋白、内毒素及外毒素等。

肠杆菌科细菌为医院感染的重要病原菌，分离率高，约占临床分离菌总数的 50% 和临床分离革兰氏阴性杆菌总数的 80%，近 50% 的败血症、70% 以上的泌尿道感染均由肠杆菌科细菌引起。肠杆菌科细菌多为肠道正常菌群，除沙门菌属、志贺菌属、埃希菌属部分菌种、耶尔森菌属等有致病作用外，其余均为条件（机会）致病菌。当某种诱因引起宿主免疫功能低下，肠道菌群寄生部位改变、数量、比例失调时，可导致各种机会感染或二重感染，感染可遍及人体全身各部位、组织、器官，引起化脓性感染。肠杆菌科中产超广谱 β-内酰胺酶（extended spectrum beta-lactamase，ESBL）的细菌、持续高产头孢菌素酶（AmpC）的细菌常引起医院感染暴发流行。

二、埃希菌属

埃希菌属（Escherichia）分为 6 个种：①大肠埃希菌（E. coli）最为常见，为本菌属模式种，是肠道菌群中的重要代表种；②蟑螂埃希菌（E. blattae）偶可从人类标本检出；③弗格森埃希菌（E. fergusonii）；④赫尔曼埃希菌（E. hermannii）；⑤伤口埃希菌（E. vulneris）；⑥E. albertii。以前归为该属的未脱胺埃希菌（E. adecarboxylata）现归为勒克菌属。由于后 5 个种少见，故本节以大肠埃希菌为代表种进行叙述。

（一）生物学特性

大肠埃希菌为直短杆状革兰氏阴性杆菌，大小为 (0.4~0.7)μm×(1.0~3.0)μm，多数有周鞭毛，能运动，有菌毛。

本菌兼性厌氧，营养要求不高，在血平板和普通平板上生长为圆形、湿润、灰白色菌落，在肠道选择培养基上发酵乳糖产酸，依培养基指示剂不同而形成不同颜色的菌落，在 MAC 上为红色菌落。

大肠埃希菌具有肠杆菌科所有的抗原结构：O 抗原、H 抗原、K 抗原，大肠埃希菌的血清型别按 O：K：H 的顺序排列，以数字表示，如 O111：K58：H2；O157：H7 等。

（二）致病物质与所致疾病

大肠埃希菌的致病物质包括侵袭力和毒素。侵袭力与 K 抗原和菌毛密切相关，K 抗原有抗吞噬及抵抗抗体和补体的作用；菌毛可黏附于宿主黏膜表面而定植，继而侵犯宿主引起感染。

内毒素能引起宿主发热、休克、弥漫性血管内凝血（DIC）等病理生理反应。肠产毒性大肠埃希菌能产生不耐热肠毒素（heat labile toxin，LT）和耐热肠毒素（heat stable toxin，ST），它们均可引起肠道细胞中 cAMP 水平升高，肠液分泌增加而导致腹泻。

大肠埃希菌是临床感染中最常见的革兰氏阴性杆菌，也是医院感染常见病原菌，可引起人体各部位感染,以尿路感染为主。本菌还可引起菌血症、肺炎、新生儿脑膜炎、胆道感染、手术后腹腔感染及灼伤创面感染等。常与厌氧菌、粪肠球菌混合感染,其脓液常有粪臭味。

引起肠道感染的大肠埃希菌亦称为致腹泻大肠埃希菌,可分成五组。

(1)肠产毒素性大肠埃希菌(enterotoxigenie E coli,ETEC):是旅游者腹泻和婴幼儿腹泻的常见病因,导致恶心、腹痛、低热和类似轻型霍乱的急性水样腹泻。ETEC致病机制主要是通过产生 LT 和 ST 肠毒素导致腹泻及中毒症状。ETEC 腹泻在卫生条件差的发展中国家发病率较高。

(2)肠致病性大肠埃希菌(enteropathogenic E. coli,EPEC):是婴儿腹泻的重要病原菌,在世界范围均有发病。可导致发热、呕吐、严重水泻,粪便中含有黏液但无血液,常引起婴儿脱水、酸中毒,病死率高。

(3)肠侵袭性大肠埃希菌(enteroinvasive E. coli,EIEC):与志贺菌有共同抗原,其发病机制与菌痢相似。EIEC 可引起类似志贺菌肠炎的症状,如发热、腹痛、水泻或典型菌痢的里急后重症状,并出现脓血黏液便。

(4)肠出血性大肠埃希菌(enterohemorrhagic E coli,EHEC):又称 Vero 毒素大肠埃希菌(verotoxi-genic E coli,VTEC),主要引起出血性结肠炎(hemorrhagic colitis,HC),其主要血清型为 O157∶H7。表现为腹痛、水泻、血便,多无发热,主要见于婴幼儿,以暴发性流行为主。O157∶H7 感染者中有 2%~7% 可发展成为溶血性尿毒综合征(hemolytic uremic syndrome,HUS),主要表现为溶血性贫血、血小板减少性紫癜和急性肾功能不全,HUS 患者死亡率达 3%~10%。

(5)肠凝聚性大肠埃希菌(enteroaggregative E. coli,EaggEC):又称肠黏附型大肠埃希菌,引起婴儿急性或慢性水样腹泻伴脱水,偶有腹痛、发热与血便。此菌黏附在 Hep-2 和 HeLa 细胞表面之后,菌体凝集呈砖块状排列,不产生 LT 或 ST,不能用 O∶H 血清分型,引起的腹泻通常较 EPEC 缓和。

(三)微生物学检验

1.标本采集

无菌方法采集各类感染标本(血液、尿液、穿刺液、呼吸道、伤口分泌物及其他标本),于无菌容器中送检,粪便标本宜采集新鲜的脓血、黏液粪便,及时送检。

2.直接显微镜检查

将痰、伤口分泌物等标本直接涂片革兰染色镜检;对脑脊液、胸腹水等标本如肉眼可见浑浊时可直接涂片行革兰染色镜检,对外观透明清亮的标本则需离心后取沉淀物涂片染色镜检,直接涂片染色镜检仅能观察有无细菌、细菌数量、形态与染色性。

3.分离培养

血液标本(胸水、腹水、脑脊液标本如无明显混浊时)肉汤增菌后接种于血平板和 MAC(或 EMB),其他肠道外感染标本可离心后或直接划线接种于血平板和 MAC(或 EMB);尿培养须定量计数;粪便标本接种于选择性培养基 SS、MAC(或 EMB)培养基。将平板置 35 ℃孵育 18~24 h 后观察菌落形态。

4.鉴定

大肠埃希菌的主要特征是:革兰氏阴性杆菌,在肠道选择培养基上形成发酵乳糖的菌落。氧化酶阴性,硝酸盐还原阳性,葡萄糖产酸产气,在克氏双糖铁琼脂(KIA)斜面与底层均产酸、产气,H_2S 阴性,脲酶阴性,动力阳性,IMViC 为++--。

1)肠道外感染大肠埃希菌鉴定:大肠埃希菌因发酵乳糖产酸在 EMB 上为紫黑色菌落,在 MAC 上为红色菌落。符合典型生化反应特征者即可鉴定为大肠埃希菌。

2)肠道感染大肠埃希菌鉴定与鉴别诊断:致腹泻大肠埃希菌 ETEC、EPEC、EIEC、EHEC 的基本生物学特性与肠道外大肠埃希菌相似,但分别具有特殊的血清型、肠毒素或毒力因子。因此,须通过不同的鉴定方式来鉴定种、型。

(1)ETEC:以往主要通过生物学方法(兔肠结扎试验,乳鼠灌胃试验、细胞培养等)测定 ST 和 LT 肠毒素来鉴定,因方法复杂,在一般医院微生物室难以进行。现用 ELISA 法或基因探针检测这些肠毒素。

(2)EPEC:本菌鉴定为大肠埃希菌后,用 EPEC 分型血清作 O∶H 分型;亦可用酶联免疫吸附试验

（ELISA）或细胞培养法检测。

（3）EIEC：本菌生化特性与志贺菌相似，如动力阴性，不发酵或迟缓发酵乳糖，赖氨酸脱羧酶阴性。与志贺菌主要鉴别试验是醋酸钠、葡萄糖铵利用和黏质酸盐产酸试验，大肠埃希菌三者均为阳性，而志贺菌为阴性。诊断 EIEC 感染可用 EIEC O：H 血清进行分型，ELISA、Hep-2 或 Hela 细胞检测以及动物毒力试验等。动物毒力试验即将被检菌液接种于豚鼠眼结膜囊内，可产生典型的角膜结膜炎症状，并在角膜上皮细胞内有大量细菌，称为 Senery 试验阳性。

（4）EHEC O157：H7 血清型多数对山梨醇不发酵或缓慢发酵。本菌在确认为大肠埃希菌后，可用 EHEC O：H 诊断血清进行分型，可用 ELISA 法、PCR 法、基因探针测定 Vero 基因。目前，美国 CDC 已将 O157：H7 血清型列为实验室常规检测项目。

（5）EaggEC：采用液体培养—凝集试验（liquid-culture clump aggregation test）检测细菌对细胞的黏附性或用 DNA 探针技术检测。

（四）药物敏感性试验

大肠埃希菌对头霉素类、碳青霉烯类及酶抑制剂（克拉维酸）敏感，对青霉素类、第 1、2、3 代头孢菌素及单环菌素耐药。其耐药性主要南该菌产生超广谱 β-内酰胺酶（ESBL）所致。ESBL 包括 TEM、SHV 和非 TEM、SHV 型，由质粒介导产生。ESBL 是目前肠杆菌科细菌（尤其是大肠埃希菌和肺炎克雷白菌）对广谱头孢菌素产生耐药性的最主要原因。

三、沙门菌属

沙门菌属可以从人体、各种动物体内及环境中分离到，是肠杆菌科中最复杂的菌属。目前沙门菌属分为两个菌：肠沙门菌（S. enterica）和本哥利沙门菌（S. bongori）。肠沙门菌又分为 6 个亚种。本哥利沙门菌以前属于肠沙门菌亚种 V。引起人类疾病的沙门菌多属于肠沙门菌亚种 I。亚种 I 包括伤寒沙门菌、猪霍乱沙门菌、副伤寒沙门菌、肠炎沙门菌、鼠伤寒沙门菌等血清型。沙门菌的血清型有 2 500 多个。

（一）生物学特性

沙门菌为革兰氏阴性杆菌，大小为（0.6～1.0）μm×（2.0～4.0）μm，多具有周鞭毛，无荚膜，无芽孢。

本菌兼性厌氧菌，营养要求不高，在普通平板和血平板上为圆形、湿润菌落。因本菌不发酵乳糖，在肠道杆菌选择性培养基上为透明、半透明菌落，与志贺菌相似，大多数菌株因产生 H_2S，在 SS 琼脂上形成黑色中心的菌落。沙门菌有三种抗原，即 O 抗原、H 抗原和表面抗原，均具有分类鉴定意义。

O 抗原共有 58 种，能耐受高热不被破坏，是沙门菌分群的依据。每个沙门菌的血清型可具有 1 种或数种 O 抗原，将具有共同抗原成分的血清型归纳为一个群，每个群以 O 加上阿拉伯数字及括号中大写的 26 个英文字母（A～Z）顺序编排，如 O2 群（A）、O4 群（B）、O50 群（Z）等。机体对 O 抗原产生的抗体以 IgM 为主，与相应的抗血清可产生颗粒状凝集反应。

H 抗原为不耐热的蛋白抗原，为沙门菌分型的依据。H 抗原分 2 个相，第一相为特异相，用小写英文字母 a、b、e、d 表示，于 z 后用 z 加阿拉伯数字表示，如 z1、z2……z65。第 2 相为沙门菌共有的非特异相，用 1、2、3、4 表示。沙门菌具有两相 H 抗原的称为双相菌，具一相 H 抗原的为单相菌。

已知沙门菌的表面抗原有 3 种（Vi、M、5），均为不稳定抗原。Vi 抗原常存在于伤寒沙门菌、丙型副伤寒沙门菌、部分都柏林沙门菌中，Vi 抗原能阻断 O 抗原与相应抗体发生凝集，加热可将其破坏，人工传代也可消失。在沙门菌血清学鉴定时应注意此点。

沙门菌属细菌易发生抗原性变异，主要有 H-O 变异、位相变异和 V-W 变异。

本菌抵抗力不强，对胆盐和煌绿等染料有抵抗力，肠道选择性培养基中含此类染料可以抑制其他细菌的生长。

（二）致病物质与所致疾病

有表面抗原（Vi）的沙门菌具有侵袭力，因为 Vi 抗原能保护被小肠上皮细胞吞噬的细菌免受破坏，细菌可继续生长繁殖，并被吞噬细胞携带到机体其他部位。沙门菌死亡时释放内毒素可导致发热、白细胞变化、中毒性休克及其他病理生理反应。某些沙门菌如鼠伤寒沙门菌能产生肠毒素,可引起食物中毒。

沙门菌主要通过污染食品及水源经口传染,引起人和动物沙门菌感染,表现为 4 种类型。

1.急性胃肠炎或食物中毒

此类最为常见,可引起轻型或暴发型腹泻,伴有低热、恶心、呕吐症状。

2.菌血症(或败血症)

多由猪霍乱或 C 组副伤寒沙门菌引起,无明显胃肠症状,高热、寒战,常伴发胆囊炎、肾盂炎、骨髓炎等局部感染,此时血培养常为阳性。

3.伤寒与副伤寒

伤寒与副伤寒也称肠热症,由伤寒、副伤寒和其他沙门菌引起,其发病机制和临床症状基本相似,但副伤寒的病情较轻,病程较短。细菌随污染的食物和饮水经口感染,穿过小肠上皮进入黏膜下组织,被吞噬细胞吞噬,随吞噬细胞到达肠系膜淋巴结,并大量繁殖,经胸导管进入血流(第一次菌血症)。此时患者在临床上出现发热等症状。细菌随血流进入肝、脾、胆囊、肾脏、骨髓中并大量繁殖,再次进入血流(第二次菌血症)并随血液扩散至全身各器官及皮肤,引起患者寒战、高热、肝脾肿大,出现全身中毒症状、皮肤玫瑰疹等。同时也可能有另一部分细菌再次侵入肠壁淋巴组织,使已致敏的组织发生超敏反应,导致局部坏死和溃疡,严重的有出血或肠穿孔等并发症。典型病程为 3～4 周,若无并发症,自第 2～3 周后病情开始好转。感染后能获得牢固免疫,极少发生再感染。

4.病菌携带者

伤寒感染临床治愈后约 3‰ 患者胆囊带菌,可持续由粪便排泄达 1 年或 1 年以上,为重要传染源。

(三)微生物学检验

1.标本采集

根据不同疾病、不同病程取不同标本,均应在抗生素使用之前采集。疑为伤寒、副伤寒可于第 1 周采取血液,第 2、3 周取粪便,第 3 周取尿液,全病程取骨髓做培养,血清学诊断应在病程不同时期分别采集 2～3 份标本。胃肠炎患者可取粪便、呕吐物和可疑食物进行培养,败血症应进行血液培养。

2.直接显微镜检查

尿液等标本涂片染色镜检为革兰氏阴性杆菌。

3.分离培养

血标本可接种增菌肉汤进行增菌培养;尿液标本定量接种于血平板和 MAC;粪便标本如量较少,可首先使用亚硒酸盐或 GN(gram negative)增菌肉汤增菌再接种分离培养基,也可直接接种。

孔雀绿琼脂适用于伤寒、副伤寒以外的沙门菌的分离,亚硫酸铋琼脂分离伤寒沙门菌效果更好。若 EMB 或 MAC 培养基上生长出无色透明菌落,或 SS 上生长黑色中心菌落,可用生化反应、血清凝集试验鉴定到种、型。

4.鉴定

沙门菌属的主要特征是:革兰氏阴性杆菌,在肠道杆菌选择性培养基上为透明、半透明不发酵乳糖菌落。生化特性除具有肠杆菌科共性(氧化酶阴性,硝酸盐还原阳性)外,发酵葡萄糖、麦芽糖和甘露醇等均产酸产气(伤寒沙门菌产酸不产气)。在克氏双糖(KIA)斜面产碱、底层产酸,产气或不产气,硫化氢大多为阳性,IMViC－＋－－或－＋－＋,不分解尿素,大多赖氨酸脱羧酶阳性。临床常见沙门菌的鉴定特征见表 24-16 和表 24-17。

沙门菌经生化鉴定后,须进一步进行血清学分型鉴定。采用沙门菌 O 多价血清和 O、H、Vi 抗原因子血清与可疑菌进行血清凝集试验。用 O 多价血清(A～F)进行分群,因 95% 以上沙门菌都属于 A～F 群,故用 AF 多价 O 血清可初步鉴定菌株为沙门菌 A～F 群;然后用单价 O 因子血清将目的菌定到群(A、B、C、D、E、F);再用 H 因子血清第一相(特异相)定型;最后用 H 因子血清第二相(非特异相)辅助定型。若细菌生化反应符合沙门菌,而 A～F 多价 O 血清与细菌不产生凝集现象,首先应考虑是否有表面抗原(Vi)存在,应加热或传代去除 Vi 抗原后再进行,A～F 多价 O 血清凝集试验,若此时凝集,应进一步

O 单价因子血清继续分群。若去除 Vi 后仍不凝集,此时应考虑是否为 A～F 以外菌群,应送至疾病控制中心鉴定。

表 24-16　沙门菌属种和亚种的主要鉴定特征

试验	肠道沙门菌						本哥利沙门菌
	肠亚种	萨拉姆亚种	亚利桑那亚种	双亚利桑那亚种	豪顿亚种	英迪卡亚种	
β 半乳糖苷酶	−	−	+	+	−	d	+
明胶水解	−	+	+	+	+	+	−
半乳糖醛酸发酵	−	+	−	+	+	+	+
KCN 生长	−	−	−	−	+	−	+
丙二酸盐利用	−	+	+	+	−	−	+
卫矛醇发酵	+	+	+	−	−	d	−
黏液酸盐发酵	+	+	+	−	−	+	+
D-酒石酸盐	+	−	−	−	−	−	−
水杨苷发酵	−	−	−	−	+	−	−
山梨酸发酵	+	+	+	+	+	−	+

注:＋表示生化反应阳性率＞90%;－表示生化反应阳性率＜10%;d 表示生化反应阳性率为 10%～90%

表 24-17　临床常见沙门菌主要生化反应

试验	非伤寒沙门菌	伤寒沙门菌	甲型副伤寒沙门菌
双糖铁(K/A)	K/AG	K/A	K/AG
H2S(K/A)	+	+W	−/+W
吲哚(IND)	−	−	−
枸橼酸盐(CTT)	+	−	−
脲酶(URE)	−	−	−
赖氨酸(LYS)	+	+	−
鸟氨酸(ORN)	+	−	+
动力(MOT)	+	+	+

注:K:产碱;A:产酸;AG:产酸产气;＋:90%～100%菌株阳性;－:90%～100%菌株阴性;＋W:弱阳性

5.血清学诊断

肥达反应(Widal test)即用已知伤寒、副伤寒沙门菌 O、H 抗原,检测受检血清中有无相应抗体及其效价的凝集试验,用来辅助诊断伤寒和副伤寒。

肥达反应结果的判断必须结合临床表现、病史、病程及地区流行病学情况。

(1)通常伤寒沙门菌 O 凝集效价≥1∶80,H 效价≥1∶160;副伤寒 A、B、C 的 H 效价≥80 有诊断意义。

(2)动态观察:单次检测效价增高不能定论,应在病程中逐周动态复查。效价递增或恢复期比初次效价≥4 倍者有诊断意义。

(3)O 抗原刺激机体产生 IgM 抗体,出现较早,而在血清中存在时间较短;H 抗原刺激抗体产生 IgG,出现较迟,但持续时间较长。一般 O、H 均升高,则伤寒、副伤寒可能性大;O 不高而 H 高可能为预防接种的回忆反应;O 高而 H 不高则可能为感染早期或与伤寒沙门菌 O 抗原有交叉反应的其他沙门菌感染,可于一周后复查,如 H 升高则可诊断。临床偶见 O 与 H 抗体均不高的患者。

如从血液、骨髓标本中培养出革兰氏阴性杆菌,其生物学特性和血清学诊断符合伤寒沙门菌,即可报告为伤寒沙门菌生长,本菌属细菌均有传染性,应及时报告并隔离患者;如培养失败而肥达反应结果为:O≥1∶80,H≥1∶160,A、B、C≥1∶80,可辅助诊断伤寒、甲、乙、丙型副伤寒;从腹泻患者粪便、呕吐物、残余食物中培养出非伤寒沙门菌或副伤寒沙门菌,可诊断为沙门菌胃肠炎或食物中毒;从无症状患者粪便或胆汁中分离出伤寒沙门菌为伤寒带菌者。

(四)药物敏感性试验

治疗伤寒沙门菌引起的感染首选头孢曲松和氟喹诺酮类抗生素。近年来,沙门菌已出现对多种抗菌药物的耐药现象,尤以鼠伤寒沙门菌最为突出,美国疾病预防与控制中心 1999 年收到的鼠伤寒沙门菌中有 46% 为多重耐药。

目前,沙门菌常出现对氯霉素、链霉素、呋喃类、磺胺类、氨苄西林和四环素耐药现象,因此,临床微生物室应动态监测沙门菌的耐药性。

四、志贺菌属

志贺菌属分为 4 个血清群,A 群为痢疾志贺菌(S. dysenteriae),B 群为福氏志贺菌(S. flexneri),C 群为鲍氏志贺菌(S. boydii),D 群为宋内志贺菌(S. sonnei)。四种志贺菌均可引起细菌性痢疾,但是疾病的严重性、死亡率及流行情况各不相同,其中以痢疾志贺菌引起的菌痢最重。我国以福氏和宋内志贺菌引起的菌痢最为多见。

(一)生物学特性

志贺菌为无芽孢,无荚膜,无鞭毛,有菌毛的革兰氏阴性杆菌。

本菌为兼性厌氧菌,营养要求不高,能在普通平板和血平板上生长为中等大小、无色半透明的光滑型菌落。因不发酵乳糖,在肠道杆菌选择性培养基上形成无色菌落。从细菌性痢疾的恢复期或慢性患者所分离的志贺菌常发生变异,菌落可由光滑型变为粗糙型,常伴有生化反应、抗原构造和致病性的变异,临床鉴定时应引起重视。

志贺菌属有 O 和 K 两种抗原,O 抗原是分类依据,分为群特异性抗原和型特异性抗原。根据 O 抗原可将志贺菌分为 4 群、40 余个血清型(含亚型)。K 抗原在分类学上无意义。

(二)致病物质与所致疾病

志贺菌有菌毛,能黏附于肠黏膜上皮细胞,并穿入上皮细胞内生长繁殖,形成感染灶,引起炎症反应,志贺菌侵入血流比较罕见。志贺菌只有侵入肠黏膜后才能致病,否则,菌量再大也不引起疾病。

志贺菌产生的强烈内毒素可作用于肠黏膜,使其通透性增高,促进其对内毒素的吸收,导致发热、神志障碍、中毒性休克等一系列中毒症状;内毒素破坏肠黏膜出现脓血黏液便;作用于肠壁自主神经系统使肠功能紊乱,出现腹痛、里急后重等典型症状。

A 群志贺菌 I 型和 II 型能产生一种外毒素称为志贺毒素(shiga toxin,ST),ST 能引起 Vero 细胞病变,故亦称 Vero 毒素(vero toxin,VT)。ST 具有 3 种生物学属性:①肠毒素性,具有类似大肠埃希菌、霍乱弧菌肠毒素的作用,可用来解释疾病早期出现的水样腹泻;②神经毒性,将毒素注射家兔或小鼠,作用于中枢神经系统,引起四肢麻痹、死亡;③细胞毒性,对人肝细胞、猴肾细胞和 HeLa 细胞均有毒性。

志贺菌的黏附、侵袭、胞内繁殖、细胞间扩散等活性编码的基因,均存在于一个 140 MD 的大质粒上,大质粒一旦丢失,有毒株即成为无毒株。

志贺菌可引起细菌性痢疾,包括急性、慢性和中毒性细菌性痢疾。

急性细菌性痢疾:分为典型菌痢、非典型菌痢和中毒性菌痢三型。典型菌痢临床表现为腹痛、发热、水样便,后转为脓血黏液便,伴里急后重;非典型菌痢症状不典型则容易漏诊。

慢性细菌性痢疾:急性菌痢治疗不彻底,或机体抵抗力低、营养不良或伴有其他慢性病时易转为慢性。病程在 2 个月以上诊断为慢性菌痢,其特点为迁延不愈或时愈时发。

中毒性菌痢:多见于小儿,发病急,常在腹痛、腹泻未出现之前,呈现严重的全身中毒症状,往往造成死亡。

部分患者可成为带菌者,因带菌者具高度传染性,故不能从事餐饮业及保育工作。

（三）微生物学检验

1.标本采集

在抗生素使用前采集新鲜粪便中脓、血、黏液部分,床边接种或立即送检,不能及时接种者可用卡—布运送培养基送检,昏迷不能排便患者可用肛拭取样。

2.直接显微镜检查

标本涂片染色镜检为革兰氏阴性杆菌。可用胶乳凝集及免疫荧光技术直接检测志贺菌抗原。

3.分离培养

将标本接种于MAC/EMB、SS,35 ℃培养18～24 h观察结果,如有无色半透明菌落生长,应作进一步检查。也可用木糖—赖氨酸—去氧胆酸盐(XLD)分离,效果更好。

4.鉴定

志贺菌的主要特征是:革兰氏阴性杆菌,无鞭毛,在肠道杆菌选择性培养基上为无色不发酵乳糖菌落。典型生化反应模式为:不发酵乳糖(除宋内志贺菌个别菌株迟缓发酵乳糖外),发酵葡萄糖产酸不产气(仅福氏6型产少量气体),不产生H_2S,即KIA:KA－－。不产生脲酶,动力阴性,IMViC为－/＋＋－－。

(1)志贺菌属各群间的鉴别:见表24-18。

表24-18 志贺菌属各群间生化反应鉴别

生化反应	A 群	B 群	C 群	D 群
β-半乳糖苷酶	－	－	－	＋
鸟氨酸脱羟酶	－	－	－	＋
甘露醇	－	＋	＋	＋
吲哚	＋/－	＋/－	＋/－	＋/－

(2)血清学鉴定:首先用志贺菌属4种多价血清做玻片凝集试验,如凝集,再进一步做血清定型鉴定。即用A群(痢疾志贺菌1型和2型)、B群(福氏志贺菌1～6型)、C群(鲍氏志贺菌1～6型)、D群(宋内志贺菌)鉴定到种、型,我国以B群最为多见。如出现生化鉴定符合志贺菌,而与4种多价血清不凝集的菌株,应考虑为K抗原的阻断作用,应制作浓菌液加热到100 ℃ 15～30 min后,重复进行凝集试验,并应考虑是否为EIEC菌株,需进一步鉴别。

(3)鉴别试验:①志贺菌与EIEC鉴别:志贺菌与EIEC血清学上有交叉反应,生化特征也相近,此时可用葡萄糖分解产酸不产气,动力试验、赖氨酸脱羧酶、醋酸钠和葡萄糖铵利用及黏液酸盐产酸试验均为阴性与EIEC鉴别。②志贺菌属与类志贺邻单胞菌鉴别:可用氧化酶、动力试验区别,志贺菌为阴性,后者为阳性。③志贺菌属与伤寒沙门菌鉴别因两菌在KIA上极其相似,可用动力、H_2S和因子血清O9相鉴别,志贺菌均为阴性,而伤寒沙门菌阳性。

（四）药物敏感性试验

治疗志贺菌感染首选氟喹诺酮类或阿奇霉素。自20世纪50年代至今,志贺菌已依次出现对磺胺类、四环素、氨苄青霉素的耐药株,近来又有报道出现对复方新诺明(SMZ-TMP)耐药株,已有报道同一株志贺菌出现对5～6种抗菌药物耐药现象,志贺菌耐药性与其胞质中带有耐药质粒(又称耐药因子,resistance factor,R因子)有关。

五、克雷白菌属

克雷白菌属(Klebsiella)包括3个种,即肺炎克雷白菌(K. pneumoniae)、产酸克雷白菌(K. oxytoca)和K. granulomatis。肺炎克雷白菌有3个亚种,分别为:肺炎克雷白菌肺炎亚种(K. pneumoniae subsp. pneumoniae)肺炎克雷白菌臭鼻亚种(K. pneumoniae subsp. azaenae)、肺炎克雷白菌鼻硬结亚种(K. pneumoniae subsp. rhinoscleromatis)。以往归属克雷白菌属的解鸟氨酸克雷白菌(K. ornithinolytica)、植生克雷白菌(K. planticola)和土生克雷白菌(K terrigena),现已划归为柔特勒菌属(Raoultella)。

（一）生物学特性

克雷白菌属为革兰氏阴性球杆菌，常成对排列，无鞭毛，无芽孢，有较厚的荚膜，多数菌株有菌毛。

需氧或兼性厌氧，营养要求不高，在普通培养基和血平板上生长的菌落较大，呈黏液状，相互融合，以接种环挑取时易拉成丝，此特征有助于鉴别。在肠道鉴别培养基上形成乳糖发酵型的菌落。

（二）致病物质与所致疾病

克雷白菌属细菌多感染免疫力低下的人群，目前由本菌属引起的感染日益增多，其中以肺炎克雷白菌的致病性较强且多见，是最重要的医院感染条件致病菌之一。肺炎克雷白菌可引起典型的原发性肺炎，也可引起各种肺外感染，包括婴儿的肠炎和脑膜炎，成人医源性泌尿道感染，以及外伤感染和菌血症；臭鼻亚种可致臭鼻症；鼻硬结亚种可使人鼻咽、喉及其他呼吸道器官发生慢性肉芽肿病变和硬结形成，导致组织坏死；产酸克雷白菌可引起呼吸道和泌尿道感染、创伤、腹泻及菌血症。

该菌属容易产生超广谱 β-内酰胺酶，可携带多重耐药的质粒，在细菌耐药性传播中有重要作用。

（三）微生物学检验

1. 标本采集

根据不同疾病于使用抗生素前以无菌方法采取血液、尿液、痰、脑脊液、胸腹水及脓液等标本送检。

2. 直接显微镜检查

标本涂片染色镜检为革兰氏阴性短杆菌，菌体边缘有明显淡染区，为有荚膜的特征。

3. 分离培养

将各类标本接种于血平板和麦康凯平板（血培养标本注入血培养瓶增菌），35 ℃孵育 18～24 h，观察菌落，进行涂片染色镜检。进一步鉴定到属和种。

4. 鉴定

肺炎克雷白菌主要特征是：革兰氏阴性卵圆或短杆菌，有荚膜；在血平板和麦康凯平板上通常生长为大而黏稠菌落，易拉起长丝；生化反应为氧化酶阴性，乳糖、葡萄糖产酸产气，动力阴性，吲哚阴性（产酸克雷白菌和解鸟氨酸克雷白菌除外），脲酶多为阳性，鸟氨酸脱羧酶阴性，IMViC 结果为－/＋－＋＋等作出鉴定，不同种间有些差异。临床常见克雷白菌的主要特定特征见表 24-19。

表 24-19　克雷白菌属和柔特勒菌属的主要鉴别特征

生化反应	肺炎克雷伯菌	产酸克雷伯菌	肺炎克雷白菌臭鼻亚种	肺炎克雷伯白菌鼻硬结亚种	解鸟氨酸柔特勒菌	植生柔特勒菌	土生柔特勒菌
吲哚产生	－	＋	－	－	＋	d	－
甲基红	－	d	＋	＋	＋	＋	d
V-P	＋	＋	－	－	d	＋	＋
枸橼酸盐	＋	＋	d	－	＋	＋	d
脲酶	＋	＋	＋	＋	＋	＋	－
鸟氨酸	－	－	－	－	－	－	d
丙二酸盐	＋	＋	－	＋	＋	＋	＋
黏多糖发酵	＋	＋	d	－	＋	＋	＋
D-葡萄糖产气	＋	＋	d	－	＋	＋	d
乳糖	＋	＋	d	－	＋	＋	＋
α-甲基-D-糖贰发酵	＋	＋	d	－	＋	＋	＋
β-半乳糖苷酶	＋	＋	d	－	＋	＋	＋

注：＋表示生化反应阳性率＞90%；－表示生化反应阳性率＜10%；d 表示生化反应阳性率为 10%～90%

肺炎克雷白菌与肠杆菌属相似，可通过鸟氨酸脱羧酶、动力阴性与后者区别，后者结果相反。

（四）药物敏感性试验

肺炎克雷白菌仅对头霉素类、碳青霉烯类及酶抑制剂敏感。对羧苄西林和氨苄西林天然耐药。易产

生超广谱 β-内酰胺酶(ESBL),近年来文献报道我国产酶率已达 30％左右,产酶株对青霉素类和第 1、2、3 代头孢菌素及单环 β-内酰胺类抗生素均产生耐药,ESBL 检测现已作为医院细菌室常规检测项目。

六、肠杆菌属

肠杆菌属(Enterobacter)包括 13 个菌种和 2 个生物型:产气肠杆菌(E. aerogenes)、阴沟肠杆菌(E. cloacae)、杰高维肠杆菌(E. gergoviae)、坂崎肠杆菌(E. sakazakii)、泰洛肠杆菌(E. taylorae)即致癌肠杆菌(E. cancerogenus)、中间肠杆菌(E. intermedius)、河生肠杆菌生物群 1(E. aminigenus biogroup1)、河生肠杆菌生物群 2(E. aminigeaus biogroup2)、阿氏肠杆菌(E. asburiae)、何氏肠杆菌(E. hormaechei)、溶解肠杆菌(E. dissolvens)和超压肠杆菌(E. nimipressualis)、克沃尼肠杆菌(E. cowanni)、考伯肠杆菌(E. kobei)、帕瑞勒肠杆菌(E. pyrinus)。

(一)生物学特性

肠杆菌属为短粗的革兰氏阴性杆菌,无芽孢,有周身鞭毛,运动活泼。

肠杆菌属为兼性厌氧菌,营养要求不高,在血平板上呈圆形、大而湿润、灰白色、黏液状、不溶血菌落。在麦康凯平板上因发酵乳糖形成红色较大的菌落。

(二)致病物质与所致疾病

肠杆菌属细菌广泛存在于水,土壤和蔬菜中,是肠道正常菌群的成员,也是主要的医院感染的病原菌。在临床标本中检出率最高的是阴沟肠杆菌和产气肠杆菌,可引起泌尿道感染、呼吸道感染、伤口感染以及败血症;日勾维肠杆菌能引起泌尿道感染,亦可从呼吸道和血液中分离到本菌;泰洛肠杆菌可从血液和脑脊液中分离得到;阿氏肠杆菌可从血液、尿液、粪便、呼吸道和伤口中分离得到;阪崎肠杆菌能引起新生儿脑膜炎和败血症,且死亡率较高,达 75％。

(三)微生物学检验

1. 标本采集

无菌方法采集血液、尿液、痰、脑脊液、胸腹水及脓液等标本立即送检。

2. 直接显微镜检查

标本涂片染色镜检为革兰氏阴性杆菌。

3. 分离培养

将各类标本接种于血平板或麦康凯平板(血培养标本注入血培养瓶增菌),35 ℃孵育 18～24 h,观察菌落,进行涂片染色镜检。进一步鉴定到属和种。

4. 鉴定

肠杆菌属细菌的主要特征是:革兰氏阴性杆菌,在肠道选择培养基上形成发酵乳糖的红色较大的菌落。通过典型菌落与菌体形态学观察,结合 KIA 斜面与底层产酸产气,$H_2S(-)$,动力阳性,IMViC 为——＋＋,鸟氨酸脱羧酶阳性基本可确认为肠杆菌属。

(四)药物敏感性试验

随着抗菌药物的广泛应用,肠杆菌属细菌常产生 AmpC 酶,尤以阴沟肠杆菌最为突。AmpC 酶为主要由染色体介导的 Bush Ⅰ型 β-内酰胺酶(亦称诱导酶或 C 类头孢菌素酶),其产酶基因已开始由染色体向质粒扩散。它是导致革兰氏阴性菌尤其是阴沟肠杆菌对 1～3 代头孢菌素、单环 β-内酰胺类、头霉素类及含酶抑制剂的复合制剂耐药的重要原因。产 AmpC 酶细菌的治疗,首选 4 代头孢(头孢吡肟)和碳青霉烯类抗生素。近年来已有质粒介导的 AmpC 酶出现,望引起广泛的关注。

七、沙雷菌属

沙雷菌属(Serratia)包括 12 个种:黏质沙雷菌黏质亚种(S. marcescenssubsp. marcescens)、黏质沙雷菌 Sakuensis 亚种(S. marcescens subsp. Sakuensis)、液化沙雷菌(S. lique faciens)、臭味沙雷菌(S. odorifera)、普城沙雷菌(S. plymuthica)、深红沙雷菌(S. rubidaea)、无花果沙雷菌(S. ficaria)、嗜虫沙雷菌(S. entomophila）、居泉沙雷菌（S. fonticola）、格里蒙沙雷菌（S. grimesii）、变形斑沙雷菌（S. proteamaculans）和食醌沙雷菌（S. quinicorans）。

（一）生物学特性

本属代表种黏质沙雷菌为短小的革兰氏阴性杆菌，有周身鞭毛，能运动。除臭味沙雷菌具有微荚膜外均无荚膜，无芽孢。黏质沙雷菌是细菌中最小者，可用于检查除菌滤器的除菌效果。

本属菌兼性厌氧，营养要求不高，在普通平板培养基上菌落不透明，白色、红色、或粉红色菌落。该属细菌产生的色素有两种，黏质沙雷菌、普城沙雷菌和深红沙雷菌的大部分菌株产生灵菌红素，为非水溶性，不扩散，不溶于水，仅使菌落全部或中心或边缘呈红色；黏质沙雷菌的某些菌株产生吡羧酸，为水溶性、能扩散的粉红色色素，使培养基呈红色，菌落微红或灰白色。在肠道鉴别培养基上因菌种不同，可形成乳糖发酵型和不发酵型的菌落。深红沙雷菌、芳香沙雷菌和居泉沙雷菌等能发酵利用乳糖，黏质沙雷菌不能发酵乳糖。

（二）致病物质与所致疾病

沙雷菌属细菌广泛存在，以往被认为对人体无害，近年来发现黏质沙雷菌可引起肺炎、泌尿道感染、败血症、脑膜炎、心内膜炎以及外科术后感染；液化沙雷菌可引起泌尿道和伤口感染；普城沙雷菌可导致社区感染的菌血症，芳香、无花果、深红沙雷菌等与呼吸道、伤口感染也有关。由于本菌属具有侵袭性并对多种抗生素产生耐药性，可导致医院感染暴发流行，已受到广泛关注。

（三）微生物学检验

1. 标本采集

根据不同疾病于使用抗生素前以无菌方法采取血液、尿液、痰、脑脊液、胸腹水及脓液等标本及时送检。

2. 直接显微镜检查

标本涂片染色镜检为革兰氏阴性杆菌。

3. 分离培养

将各类标本接种于血平板和麦康凯平板（血培养标本注入血培养瓶增菌），35 ℃孵育 18～24 h，观察菌落，进行涂片染色镜检。进一步鉴定到属和种。

4 鉴定

沙雷菌属的主要特征是：三种水解酶（即酯酶、明胶酶和 DNA 酶）均阳性，蔗糖、甘露醇、水杨苷和肌醇，产酸产气，不发酵乳糖、卫矛醇和鼠李糖，IMViC 为－－＋＋，鸟氨酸与赖氨酸脱羧酶阳性。临床常见沙雷菌的主要鉴定特征见表 24-20。

表 24-20　临床常见沙雷菌的主要鉴定特征

生化反应	黏质沙雷菌	黏质沙雷菌生物I群	液化沙雷菌	深红沙雷菌	普城沙雷菌	无花果沙雷菌	居泉沙雷菌	气味沙雷菌I群	气味沙雷菌II群	嗜虫沙雷菌
DNA 酶	+	d	d	+	+	+	-	+	+	+
酯酶	+	d	d	+	d	d	-	d	d	d
明胶酶（22 ℃）	+	d	+	+	d		-	+		
赖氨酸	+	d	+	d	-	-	+	+		
鸟氨酸	+	d								
L-阿拉伯糖	-	-	+	+	+	+	+	+		
D-阿拉伯醇	-	-			d					d
D-山梨醇	+	+	+	+	d	+	+	+		+
蔗糖	-	-	d	+	+	70				
红色色素	有	有	无	有	有	无	无	无	无	无

注：＋表示生化反应阳性率＞90％；－表示生化反应阳性率＜10％；d 表示生化反应阳性率为 10％～90％

（四）药物敏感性试验

由于该菌属细菌在使用三代头孢菌素等抗生素治疗时，可以诱导产生持续高产的 AmpC 酶，表现为对多种抗生素耐药，可导致医院感染的暴发流行，应引起重视。

八、变形杆菌属、普罗威登斯菌属、摩根菌属

变形杆菌属（Proteus）、普罗威登斯菌（Providencia）属、摩根菌属（Morganella）共同的生化反应特征为不发酵乳糖、葡萄糖酸盐阴性、苯丙氨酸脱氨酶阳性，为肠道正常菌群，是医院感染的常见条件致病菌。三属菌的生化特征见表 24-21。

表 24-21　变形杆菌属和类似菌属的鉴别

	变形杆菌属	普罗威登斯菌属	摩根菌属
迁徙生长	+	—	—
H2S	+	—	—
明胶液化	+	—	—
酯酶（玉米油）	+	—	—
西蒙枸橼酸盐	d	+	—
鸟氨酸脱羟酶	d	—	+

注：+表示 90% 以上菌株阳性；—表示 90% 以上菌株阴性；d 表示 26%～75% 阳性

（一）变形杆菌属

变形杆菌属包括普通变形杆菌（P. vulgaris）、奇异变形杆菌（P. mirabilis）、产黏变形杆菌（P. myxofacien）、潘氏变形杆菌（P. permeri）、豪氏变形杆菌（P. hauseri）和 P. inconstans 6 种。

1. 生物学特性

变形杆菌属为革兰氏阴性杆菌，呈多形性。有周身鞭毛，运动活泼，无芽孢、无荚膜。

本菌属兼性厌氧，生长温度为 10 ℃～43 ℃。在营养琼脂和血平板上普通变形杆菌和奇异变形杆菌的大多数菌株可呈波纹薄膜状生长，称之为迁徙生长。本属细菌在肠道选择鉴别培养基上可形成圆形、扁平、无色透明、乳糖不发酵的菌落，产硫化氢的菌株在 SS 上菌落中心可呈黑色，与沙门菌属十分相似。

抗原种类多样，其中以 O 抗原最为重要，在临床微生物学检验中有重要意义。某些特殊菌株（如 X19、X2、Xk 等）的 O 抗原与立克次体有共同抗原成分，可发生交叉反应，临床上以变形杆菌 X 菌株的 O 抗原与立克次体病患者血清做定量凝集试验，辅助诊断立克次体病，即外－斐试验（Weil-Felix test）。

2. 致病物质与所致疾病

奇异变形杆菌和普通变形杆菌可引起人体原发性和继发性感染，其尿素酶可分解尿素产氨，使尿液 pH 升高，碱性环境有利于本菌生长，并与泌尿道结石的形成（尿液碱化）有关。能引起食物中毒、呼吸道、伤口、褥疮感染，有些菌株尚可引起脑膜炎、腹膜炎等，还可继发于泌尿道感染引起菌血症。新生儿变形杆菌脐炎可导致菌血症和脑膜炎，死亡率高。奇异变形杆菌亦是婴儿肠炎的病原菌之一。潘氏变形杆菌偶可从临床标本中分离到。

3. 微生物学检验

（1）标本采集：采集血液、粪便、可疑食物、尿液、体液、痰、脓和分泌物等标本送检。

（2）直接显微镜检查：涂片染色镜检为革兰氏阴性杆菌，鞭毛染色可见周身鞭毛。

（3）分离培养：血液标本先用肉汤增菌培养，尿液、各种体液、痰、脓和分泌物等标本接种血平板，食物中毒患者粪便和磨碎后的可疑食物接种血平板、SS 或 MAC 平板，35 ℃孵育 18～24 h 后挑取迁徙生长的可疑菌落，再进一步鉴定到属和种。

（4）鉴定：根据典型的迁徙现象，迅速分解尿素，苯丙氨酸脱氨酶阳性，KIA 为 KA＋＋，IMViC 为－/＋＋－－，可鉴定为变形杆菌。临床常见变形杆菌的主要鉴定特征见表 24-22。

表 24-22　临床常见变形杆菌的主要鉴定特征

特征	奇异变形杆菌	产黏变形杆菌	潘氏变形杆菌	普通变形杆菌	豪氏变形杆菌
吲哚	－	－	－	＋	＋
鸟氨酸脱氢酶	＋	－	－	－	－
七叶苷水解	－	－	－	＋	－
麦芽糖发酵	－	－	－	－	－
木糖发酵	＋	－	＋	＋	＋
水杨苷水解	－	－	－	＋	－
氯霉素敏感性	S	S	R	V	S

注:S:敏感;R:耐药;V:不定

4.药物敏感性试验

变形杆菌对磺胺类、四环素、氨苄西林、羧苄西林的敏感率较低,容易产生耐药;对喹诺酮类、2代和3代头孢菌素类、氨基糖苷类敏感率较高,临床应用有效。

(二)普罗威登斯菌属

普罗威登斯菌属包括 5 个种:产碱普罗威登斯菌(P. alcalifaciens)、拉氏普罗威登斯菌(P. rustiganii)、斯氏普罗威登斯菌(P. stuartii)、雷氏普罗威登斯菌(P. rettgeri)和海氏普罗威登斯菌(P. heimbochae)。

1.生物学特性

普罗威登斯菌属形态染色、培养、生化反应特征与变形杆菌属相似,但脲酶阴性(雷氏除外),在固体琼脂平板上不出现迁徙现象。在血平板上形成中等大小、湿润、灰白菌落;在 MAC 上因不发酵乳糖而为无色透明菌落。

2.致病物质与所致疾病

本菌属以雷氏、斯氏、产碱普罗威登斯菌为临床多见,前两者可致泌尿道感染和其他的肠道外感染如烧伤、创伤、尿路感染等;后者可从粪便中分离得到。雷氏普罗威登斯菌因其有碱化尿液作用,与泌尿系统结石形成有关。

3.微生物学检验

普罗威登斯菌的主要特征是:菌落无迁徙现象,KIA 为 KA＋－或 KA－－,IMViC 为＋＋－＋。除雷氏普罗威登脲酶阳性外,其余均为阴性。本属菌与摩根菌属的区别在于枸橼酸盐阳性、鸟氨酸脱羧酶阴性,而后者结果相反。临床常见普罗威登斯菌的主要鉴定特征见表 24-23。

表 24-23　临床常见普罗威登斯菌的主要鉴定特征

生化反应	产碱普罗威登斯菌	拉氏普罗威登斯菌	斯氏普罗威登斯菌	雷氏普罗威登斯菌	海氏普罗威登斯菌
脲酶	－	－	d	＋	＋
枸橼酸盐利用	＋	－	＋	＋	－
肌醇	－	－	＋	＋	＋
侧金盏花醇	＋	－	－	＋	＋
阿拉伯糖	－	－	－	＋	＋
蕈糖	－	－	＋	－	－
半乳糖	－	＋	＋	＋	＋

注:＋表示生化反应阳性率＞90%;－表示生化反应阳性率＜10%;d 表示生化反应阳性率为 10%～90%

(三)摩根菌属

摩根菌属只有一个种,称为摩根摩根菌(M. morganii),又分为摩根亚种(M. morganiisubsp. morganii)和塞氏亚种(M. morganii subsp. sibonii)两个亚种。近年来又新增加了一个生物 1 群(biogroup 1)。

本属细菌的形态染色和生化反应特征与变形杆菌相似,但无迁徙现象。

摩根菌属与呼吸道、尿路、伤口等感染、败血症及腹泻有关,为医院感染重要病原菌之一。本菌属在 EMB 及 MAC 上因不发酵乳糖而为无色透明菌落;在 BAP 上菌落为扁平状,无明显凸起菌落。

摩根菌的基本生化反应特征为:具有肠杆菌科细菌共性,KIA:KA－－,MViC 为＋＋－－。脲酶、动力、鸟氨酸脱羧酶均阳性。与变形杆菌的鉴别为无迁徙现象且 H_2S 阴性,而后者为阳性。与普罗威登斯菌属区别为枸橼酸盐阴性,鸟氨酸脱羧酶阳性,而后者相反。

九、多源菌属及哈夫尼亚菌属

(一)多源菌属

多源菌属(Pantoea)是 1989 年建立的一个新菌属,目前这个菌属包括 8 个种,仅聚团多源菌(P. agglomerans)(即以前的聚团肠杆菌)可以从人体标本中分离到。

1.生物学特征

多源菌属为革兰氏阴性粗短杆菌,有周鞭毛,能运动,无芽孢和荚膜。

本菌属菌为兼性厌氧菌,营养要求不高,在血平板上形成黄色、不溶血较大的菌落,在肠道鉴别培养基上形成乳糖发酵型的菌落。

2.致病物质与所致疾病

多源菌属在自然环境中广泛存在,其中聚团多源菌是人类的条件致病菌,也是肠道正常菌群,可引起早产儿和新生儿、烧伤、多发性创伤、白血病及应用免疫抑制剂患者的感染,甚至可引起败血症和医院感染的暴发流行。

3.微生物学检验

无菌方法采集血液、尿液及伤口分泌物等标本送检。经显微镜检查、分离培养及生化反应进行鉴定。其主要生化特性为:KIA:AA＋－,甘露醇＋,动力＋,鸟氨酸脱羧酶、赖氨酸脱羧酶和精氨酸双水解酶均为阴性。

(二)哈夫尼菌属

哈夫尼菌属(Hafnia)只有一个种,称为蜂房哈夫尼菌(H. alvei)。

1.生物学特性

革兰氏阴性杆菌,有周身鞭毛,能运动,无芽孢,无荚膜。兼性厌氧生长,营养要求不高,在血平板和普通营养琼脂上形成光滑、湿润、边缘整齐、灰白色的菌落。在肠道鉴别培养基上形成乳糖不发酵型的菌落。

2.致病物质与所致疾病

该菌可自土壤、水、人和动物(鸟类)的粪便中分离到,也有报道从人的伤口、脓、痰、尿、血等临床感染标本中分离得到,为条件致病菌,可导致医院感染。

3.微生物学检验

无菌采集血液、尿液、痰、脑脊液、胸腹水及脓液等标本及时送检。经显微镜检查、分离培养生化反应进行鉴定。生化特性为:KIA:AA－－,甲基红试验 35 ℃时阳性,25 ℃时阴性;V-P 试验 35 ℃时阴性,25 ℃时阳性;鸟氨酸与赖氨酸脱羧酶阳性,吲哚、脲酶、DNA 酶均为阴性。

十、枸橼酸杆菌属及爱德华菌属

(一)枸橼酸杆菌属

枸橼酸杆菌属(Citrobacter)包括 11 个种,分别为:弗劳地枸橼酸杆菌(C. freundii)、布拉吉枸橼酸杆菌(C. braakii)、法玛丽枸橼酸杆菌(C. farmeri)、库斯枸橼酸杆菌(C. koseri)(即以前的差异枸橼酸杆菌)、雷登枸橼酸杆菌(C. rodentium)、塞拉克枸橼酸杆菌(C. sedLakii)、无丙二酸盐枸橼酸杆菌(C. amalonaticus)、魏克曼枸橼酸杆菌(C. werkmanii)、扬哥枸橼酸杆菌(C. youngae)、吉乐枸橼酸杆菌(C. gillenii)和穆利枸橼酸杆菌(C. murliniae)。

1. 生物学特性

革兰氏阴性杆菌,有周身鞭毛,无芽孢,无荚膜。

本菌属菌为兼性厌氧生长,营养要求不高,在普通培养基上可形成灰白色、湿润、隆起,边缘整齐的菌落。在肠道鉴别培养基上形成乳糖发酵型的菌落。弗劳地枸橼酸杆菌在 SS 平板上,因产生 H_2S 可形成黑色中心的菌落。

2. 致病物质与所致疾病

本菌属为条件致病菌,与腹泻和某些肠道外感染有关。弗劳地枸橼酸杆菌可引起胃肠道感染,能从粪便标本中分离到,也可致菌血症及组织感染;异型枸橼酸杆菌可引起新生儿脑膜炎和败血症;无丙二酸盐枸橼酸杆菌偶可分离自粪便,很少在肠道外分离到;有时枸橼酸杆菌可与革兰氏阴性无芽孢厌氧菌(产黑色素类杆菌等)合并感染。

3. 微生物学检验

枸橼酸菌属的主要特征是:枸橼酸盐阳性,赖氨酸脱羧酶试验阴性,有特征性气味,甲基红阳性,苯丙氨酸阴性,能发酵利用甘露醇、山梨醇、阿拉伯糖、麦芽糖等多种糖醇类物质。

血液、脑脊液、胸水、腹水等无菌标本中分离鉴定出枸橼酸杆菌属细菌即可诊断为菌血症或其他感染。尿液标本细菌计数 $>10^5$ CFU/mL 可诊断为尿路感染。脓液和分泌物取材时应清洁局部,避免污染,才能分离出真正的病原菌。

枸橼酸杆菌属细菌为条件致病菌,易致腹泻。粪便分离出的枸橼酸杆菌应区别是肠道感染还是定植菌,若分离出的枸橼酸杆菌为纯培养或优势生长菌,则应考虑为肠道感染,须及时向临床发出报告。

(二)爱德华菌属

爱德华菌属(Edwardsiella)有 3 个种别和 1 个生物群,即:迟钝爱德华菌(E. tarda)、保科爱德华菌(E. hoshinae)、鲶鱼爱德华菌(E. ictaluri)和迟钝爱德华菌生物群 1(E. tardabiogroupl)。

1. 生物学特性

爱德华菌属为革兰氏阴性直杆菌,大小约为 $1\mu m \times (2\sim3)\mu m$,有鞭毛,能运动(除鲶鱼爱德华菌)。迟钝爱德华菌在血平板上,37 ℃培养 24 h,菌落直径 $1\sim2$ mm,灰色,湿润,光滑,半透明,多数菌株溶血。在肠道选择性培养基上生长形成不发酵乳糖的菌落。

2. 致病物质与所致疾病

迟钝爱德华菌可由人和多种动物粪便及其生活环境中检出。临床上,属于条件致病菌,曾由脑膜炎、腹膜炎、心内膜炎、败血症、菌血症、肝脓肿、尿路感染、创伤、输液反应等的相应标本中检出。腹泻患者大便中检出本菌,其致病性尚未确定。其他爱德华菌在临床标本中少见。

3. 微生物学检验

迟钝爱德华菌特征是产生大量 H_2S,分解糖类不活泼。临床常见爱德华菌的主要鉴定特征见表 24-24。

表 24-24　爱德华菌属种间生化反应鉴别特征

生化反应	迟钝爱德华菌	迟钝爱德华菌生物群 1	保科爱德华菌	鲶鱼爱德华菌
吲哚产生	+	+	d	−
甲基红	+	+	+	−
硫化氢	+	d	d	−
丙二酸盐利用	−	−	+	−
海藻糖	−	−	+	−
蔗糖发酵	−	+	+	−
D-甘露糖	−	−	+	−
L-阿拉伯糖发酵	−	+	d	−

注:+表示生化反应阳性率>90%;−表示生化反应阳性率<10%;d 表示生化反应阳性率为 10%～90%

十一、邻单胞菌属

邻单胞菌属(Plesiomonas)只有一个菌种，即类志贺邻单胞菌(P. shigelloides)，该菌属以前归属于弧菌科，后根据基因特征认为与肠杆菌科细菌有更密切的关系，而归属于肠杆菌科。

（一）生物学特性

邻单胞菌属革兰氏阴性直杆菌，可成双或短链状排列，有 2～5 根端极丛鞭毛，运动活跃。无荚膜，无芽孢。生长温度范围广，可在 8 ℃～45 ℃生长，在 0%～5% 的 NaCl 中可生长，pH 范围为 4.0～8.0。在血平板中生长良好，可形成灰色平滑，不透明菌落，无溶血现象。在肠道鉴别培养基上可形成无色的不发酵乳糖的菌落。

（二）致病物质与所致疾病

普遍存在于水和土壤中，可寄生于淡水鱼、贝壳类、蟾蜍、蛇、家禽等。主要引起胃肠炎，感染主要与食入生的海产品有关，流行以夏季为主。症状表现为短期的水样腹泻或病程较长的痢疾样腹泻，感染人群无年龄差别。也可引起肠道外感染，多见于机体抵抗力下降的人群，主要引起败血症和脑膜炎。邻单胞脑膜炎常见于助产分娩的婴儿，偶尔也可以在伤口分泌液、胆汁、关节液、淋巴结中分离到。感染率低但死亡率很高。

（三）微生物学检验

对含菌量少的标本可先用碱性蛋白胨水或胆汁蛋白胨肉汤增菌。结合生化反应结果进行鉴定。邻单胞菌属生化反应如下：氧化酶、吲哚、精氨酸双水解酶、赖氨酸脱羧酶和肌醇阳性；DNA 酶、尿素酶、鸟氨酸脱羧酶、V-P 试验、葡萄糖产气、乳糖、蔗糖、阿拉伯糖、甘露醇、七叶苷水解和 β 溶血（羊血）阴性。对 O/129 敏感。

本菌对 10 μg 和 50 μg 的 O/129 均敏感，肌醇阳性，可与气单胞菌属鉴别；本菌在不含盐的蛋白胨水中能生长，在 TCBS 上和 6% NaCl 中不生长，可与弧菌属鉴别；本菌氧化酶阳性，动力阳性，可与志贺菌属鉴别。

本菌对绝大多数传统的抗生素如甲氧苄啶—磺胺甲噁唑、头孢菌素、氯霉素、喹诺酮类药物敏感。绝大多数菌株产生 β-内酰胺酶，对青霉素耐药，许多菌株对氨基糖苷类药物（除奈替米星）和四环素耐药。

十二、耶尔森菌属

耶尔森菌属(Yersinia)包括有 11 个菌种：鼠疫耶尔森菌(Y. pestis)、小肠结肠炎耶尔森菌(Y enterocolitica)、假结核耶尔森菌(Y. pseudotuberculosis)、奥氏耶尔森菌(Y. aldouae)、伯氏耶尔森菌(Y. bercovieri)、弗氏耶尔森菌(Y. frederiksenii)、中间耶尔森菌(Y. intermedia)、克氏耶尔森菌(Y. kristensenii)、莫氏耶尔森菌(Y. mollaretti)、罗氏耶尔森菌(Y. rohdei)和鲁氏耶尔森菌(Y. ruckeri)。小肠结肠炎耶尔森菌、假结核耶尔森菌各有 2 个生物型。其中前 3 种为人类致病菌，后 8 种均可在临床标本中分离到。

（一）鼠疫耶尔森菌

鼠疫耶尔森菌是烈性传染病鼠疫的病原菌。鼠疫是自然疫源性疾病，是我国甲类传染病。人与(啮齿类)感染动物接触或通过鼠蚤而受到感染。历史上曾发生鼠疫的三次世界性大流行，造成大批患者死亡。

1. 生物学特性

鼠疫耶尔森菌为革兰氏阴性球杆菌，两极浓染，有荚膜，无芽孢，无鞭毛。在陈旧培养基物或生长在高盐琼脂上呈多态，如球状、棒状或哑铃状等。

本菌为兼性厌氧，最适温度为 27 ℃～30 ℃，在普通培养基上可生长，但发育缓慢。在血平板上生长良好，可形成柔软、黏稠的粗糙菌落。在 MAC 上呈不发酵乳糖无色的小菌落。在肉汤培养基中开始混浊生长，24 h 后表现为沉淀生长，48 h 后逐渐形成菌膜，稍加摇动后菌膜呈钟乳石状下垂。

2. 致病物质与所致疾病

鼠疫耶尔森菌细胞壁的脂多糖成分，可导致机体发热、白细胞升高、中毒性休克等病理生理变化。

外毒素(鼠毒素)主要作用于心血管及淋巴管内皮细胞,引起炎症、坏死、出血,导致血液浓缩和致死性休克,还可引起肝、肾、心肌纤维的实质性损害。

鼠疫耶尔森菌的封套抗原、毒力抗原、色素形成能力、凝固酶、纤维蛋白因子等与鼠疫耶尔森菌的毒力有关,统称为毒力决定因子。

人对本菌的感受性没有年龄和性别的差异,而取决于受感染的方式。主要是由于带菌鼠蚤的叮咬,人与染疫动物(或人)接触所致。细菌侵入机体后出现全身中毒症状并在心血管、淋巴系统和实质器官表现出特有的出血性炎症。有3种常见的临床类型:①腺鼠疫,局部淋巴结(多为腹股沟淋巴结)的肿胀,继而发生坏死和脓肿;②败血型鼠疫,由细菌侵入血流大量繁殖所致,多继发于腺鼠疫或肺鼠疫之后,也有原发性败血性鼠疫,此型最为严重,可出现高热,体温高达 40 ℃,皮肤黏膜出现小出血点,若不及时抢救,可在2～3 天内死亡;③肺鼠疫,原发性肺鼠疫多由呼吸道传染所致,继发性肺鼠疫由腺鼠疫、败血型鼠疫转变而成,患者出现高热咳嗽,痰中带血并含有大量鼠疫耶尔森菌,死亡率极高。

3.微生物学检验

(1)标本采集:患者取淋巴结穿刺液、血液或痰标本;尸检取病变组织,如心、肝、肺和淋巴结等;对腐烂尸体可取骨髓或脑脊髓;鼠标本,应严格消毒体表,再进行采集。因鼠疫为法定甲类烈性传染病,除标本采集时要严格无菌操作与控制外,标本必须送指定的具有严格防护措施的专业实验室。

(2)直接显微镜检查:通常将标本涂片作革兰染色,直接镜检,可见革兰氏阴性球杆菌,两端极浓染,无芽孢,无鞭毛。本菌在慢性病灶或陈旧培养物内可呈多形态,在动物体内可形成荚膜。

(3)分离培养:未污染标本用血平板,污染标本可选用选择性培养基,如龙胆紫溶血亚硫酸钠琼脂。经27 ℃～30 ℃培养24～48 h 后,挑取可疑菌落作鉴定。

(4)鉴定:鼠疫耶尔森菌的主要特征是:革兰氏阴性球杆菌,两极浓染。在血平板上可形成柔软、黏稠的粗糙菌落。在 MAC 上呈不发酵乳糖无色的小菌落。在肉汤培养基中呈钟乳石状状发育。生化反应为动力阴性,赖氨酸和鸟氨酸脱羧酶、苯丙氨酸脱氨酶、脲酶、硫化氢均为阴性;不液化明胶,当穿刺培养时,培养物表面呈膜状,细菌沿穿刺线呈纵树状发育;分解葡萄糖产酸不产气,对大多数糖不分解;IMViC 为－＋－－。

根据初次分离时典型的菌落特征、菌体形态、肉汤中生长特点、生化特征,结合临床和流行病学资料综合进行分析,可初步诊断。最后鉴定依据噬菌体裂解试验、动物实验及免疫学方法判定。动物试验有助于确定鼠疫耶尔森菌的毒力,并筛除杂菌,多用皮下注射。动物一般在 3～7 天后死亡,如 7 天后仍不死亡应处死后进行检查,取材培养以肝、脾检出率为高。耶尔森菌属种间鉴别见表 24-25。

表 24-25 耶尔森菌属种间鉴别

生化反应	鼠疫耶尔森菌	小肠结肠耶尔森菌	假结核耶尔森菌	奥氏耶尔森菌	伯氏耶尔森菌	弗氏耶尔森菌	中间耶尔森菌	克氏耶尔森菌	莫氏耶尔森菌	罗氏耶尔森菌	鲁氏耶尔森菌
吲哚	−	d	−	−	−	+	+	d	−	−	−
鸟氨酸	−	+	−	d	d	+	+	+	d	d	+
蔗糖	−	+	−	−	+	+	+	+	−	+	−
鼠李糖	−	−	d	−	−	+	+	+	−	−	−
纤维二糖	−	+	d	−	+	+	+	+	−	+	−
山梨酸	d	+	−	+	+	+	+	+	+	+	d
蜜二糖	d	d	−	−	−	−	d	−	−	d	−

注:＋:90%以上菌株阳性;－:90%以上菌株阴性;d:10%～90%阳性

一旦疑为本菌,应立即向本地区疾病控制中心等部门报告,并将菌种送检验中心或专业实验室作进一步鉴定。诊断确立后除对患者进行隔离治疗外,对疫区及有关人员须采取有效的预防隔离措施,防止疫情扩散。

（二）小肠结肠炎耶尔森菌

小肠结肠炎耶尔森菌是肠道致病菌之一，近年来分离率逐渐上升，本菌天然寄居在多种动物体内，如猪、鼠、家畜和兔等，通过污染食物（牛奶、猪肉等）和水，经粪-口途径或因接触染疫动物而感染。

1.生物学特性

小肠结肠炎耶尔森菌为革兰氏阴性球杆菌，无芽孢，无荚膜，22 ℃～25 ℃培养有周鞭毛，呈翻滚螺旋运动，35 ℃时则无动力。

本菌为兼性厌氧，4 ℃～40 ℃均能生长，最适温度为20 ℃～28 ℃。在普通营养琼脂上生长良好，某些型别的菌株在血平板上可出现溶血环，在肠道培养基（如 MAC）和 NYE（新耶尔森菌选择性琼脂）呈无色、半透明、扁平较小的不发酵乳糖型菌落。在液体培养基中呈混浊生长，液体表面可形成白色菌膜或有沉淀生成。

2.致病物质与所致疾病

（1）致病物质：本菌主要通过侵袭力或产生毒素引起肠道感染，某些血清型（O3、O8、O9）的菌株能产生耐热性肠毒素，某些菌株的菌体抗原与人体组织有共同抗原，可刺激机体产生自身抗体而引起自身免疫性疾病。

（2）所致疾病：本菌为人兽共患病原菌，人类多经口感染引起小肠炎、结肠炎等肠道疾病，患者可出现发热、黏液便或水样便，易与菌痢相混淆；腹痛多在回盲部，需与阑尾炎相鉴别。亦可引起菌血症和结节性红斑、反应性关节炎等自身免疫性疾病。

3.微生物学检验

（1）标本采集：常采集粪便及食物，也可采集血液、尿液等标本。

（2）直接显微镜检查：标本直接涂片染色镜检可见革兰氏阴性球杆菌。

（3）分离培养：用 MAC 或耶尔森菌专用选择性培养基（cefsulodin-irgasan-novobiocin：CIN）的分离效果良好，在 CIN 中培养48 h后，菌落为粉红色，偶尔有一圈胆盐沉淀。通常本菌不发酵乳糖。另外还可进行冷增菌，粪便标本可用5～7 mL 1/15 M 磷酸盐缓冲液（pH7.4～7.8），如食物标本需磨碎后加10倍量1/15 M 磷酸盐缓冲液，4 ℃增菌，于7、14、21天取冷增菌培养物接种于上述培养基中，25 ℃、24～48 h取乳糖不发酵型菌落进行鉴定。

（4）鉴定：小肠结肠炎耶尔森菌的基本生化反应特征为：KIA：AA－－或 KA－－，枸橼酸盐阴性，脲酶多为阳性，鸟氨酸脱羧酶阳性，动力、V-P反应结果与孵育温度有关（22 ℃～25 ℃阳性，35 ℃～37 ℃阴性）。根据菌落特征，菌体形态染色特点、嗜冷性及典型生化结果即可初步诊断本菌。最终鉴定依靠全面生化反应和血清分型。

（三）假结核耶尔森菌

假结核耶尔森菌（Y. pseudotuberculosis）引起的疾病与小肠结肠炎耶尔森菌相似，常可从血液中分离得到，为人兽共患性病原菌，鼠类等野生动物和鸟类是该菌的天然宿主，人类感染较少见。大多数人类病例为肠道感染，有时可引起肠系膜淋巴结炎，症状类似于急性或亚急性阑尾炎。

（刘丙辉）

第六节　弧菌属和气单胞菌属

一、弧菌属

弧菌科（Vibrionaceae）包括弧菌属和发光杆菌属。弧菌科细菌是一群菌体短小、弯曲成弧形或直杆状的革兰氏阴性细菌；兼性厌氧，利用葡萄糖，大多数菌株氧化酶阳性，具有一端单鞭毛；大多菌株生长需要

2%～3%氯化钠;广泛分布于自然界,以水中最为多见;有一些种对人类致病。

弧菌属(Vibrio)隶属于弧菌科,迄今所知有 36 个种,与人类感染有关的弧菌有 O1 群霍乱弧菌 (V. cholerae O1)、O139 群霍乱弧菌(V. cholerae O139)、非 O1 群霍乱弧菌(V. cholerae non-O1)、拟态弧菌(V. minicus)、副溶血弧菌(V. parahaemolyticus)、创伤弧菌(V. vulnificus)、河弧菌(V. fluvialis)、弗尼斯弧菌(V. furnissii)、霍利斯弧菌(V. hollisae)、少女弧菌(V. damsela)、溶藻弧菌(V. alginolyticus)、麦氏弧菌(V. metschnikovii)、辛辛那提弧菌(V. cincinnatiensis)和鲨鱼弧菌(V. carchariae)等。其中以霍乱弧菌和副溶血弧菌最为重要。霍乱弧菌引起霍乱,副溶血弧菌常引起食物中毒,偶尔引起浅部创伤感染。其他弧菌可引起人类腹泻和肠道外感染如伤口感染及菌血症等。

本属细菌能利用葡萄糖,对弧菌抑制剂 O/129(2,4-二氨基-6,7-二异丙基喋啶)敏感,其中有些菌株为嗜盐菌(在无盐时不能生长),除麦氏弧菌外氧化酶均阳性。弧菌属与其他相关细菌的鉴别见表 24-26。

表 24-26　临床常见弧菌及其所致疾病

鉴别特征	弧菌属	发光杆菌属	气单胞菌属	邻单胞菌属	肠杆菌属
氧化酶	+	+	+	+	−
生长或刺激生长需 Na⁺	+	+	−	−	−
对弧菌抑制剂 O/129 敏感	+	+	+	+	−
酯酶产物	+	V	+		V
右旋甘露醇发酵	+	−	+		+
DNA 中的 G+C 含量(mol%)	38～51	40～44	57～63	51	38～60
有外鞘的端生鞭毛	+	−	−	−	−
在固体培养基中生长出周鞭毛	V	−	−	−	V

注:+:>90%阳性;V:11%～89%阳性;−:<10%阳性

(一)霍乱弧菌

1.生物学特性

霍乱弧菌(V. cholerae)系革兰氏阴性杆菌,大小为(0.5～0.8)μm×(1.5～3)μm。从患者体内新分离的细菌形态典型,呈弧形或逗点状;经人工培养后,细菌呈杆状,与肠杆菌科细菌不易区别。有菌毛,无芽孢,有些菌株有荚膜。菌体一端有单鞭毛。采患者"米泔水"样粪便或培养物做悬滴观察,细菌运动非常活泼,呈穿梭样或流星状。涂片行革兰染色镜检,可见大量革兰氏阴性弧菌,呈鱼群样排列。

霍乱弧菌有不耐热的 H 抗原和耐热的 O 抗原。H 抗原为共同抗原,特异性低;O 抗原具有群特异性和型特异性,是霍乱弧菌分群和分型的基础。根据 O 抗原的不同,霍乱弧菌现分为 155 个血清群,其中仅 O1 群霍乱弧菌和 O139 群霍乱弧菌引起霍乱。O139 群与 O1 群抗血清无交叉反应,但遗传学特征和毒力基因与 O1 群相似。除 O1 群和 O139 群以外的霍乱弧菌可引起人类的胃肠炎,无明显的季节分布,不引起霍乱流行,不被 O1 群霍乱弧菌多价血清所凝集,称为非 O1 群霍乱弧菌,以往也称不凝集弧菌或非霍乱弧菌。O1 群霍乱弧菌的 O 抗原由 A、B、C 三种抗原成分组成,其中 A 抗原是 O1 群的群特异性抗原。通过三种抗原成分的不同组合可分成三个血清型:AB 构成小川型(Ogawa),AC 构成稻叶型(Inaba),ABC 构成彦岛型(Hikojima)。常见的流行型别为小川型和稻叶型。依据生物学特性,O1 群霍乱弧菌又可分为古典生物型和 El Tor 生物型。

霍乱弧菌为兼性厌氧菌,营养要求不高,在普通琼脂上生长良好。16 ℃～44 ℃均可生长,37 ℃最为适宜。具耐碱性,在 pH6.8～10.2 范围均可生长,在 pH8.2～9.0 的碱性蛋白胨水或碱性平板上生长迅速。初次分离常选用 pH8.5 的碱性蛋白胨水进行选择性增菌,35 ℃培养 4～6 h 可在液体表面大量繁殖形成菌膜。在 TCBS(硫代硫酸盐－枸橼酸盐－胆盐－蔗糖,thiosufale-citrate-bile salts-sucrose,TCBS)选择性培养基上,发酵蔗糖产酸,菌落呈黄色。在含亚碲酸钾的选择性培养基上如 4 号琼脂和庆大霉素琼脂平板,可将碲离子还原成元素碲,形成灰褐色菌落中心。在血平板上菌落较大,El Tor 生物型还可形成

β溶血环。也可在无盐培养基上生长。O139 群霍乱弧菌在含明胶的培养基上可形成不透明的浅灰色菌落,周围有一圈不透明带,此菌落涂片观察可发现荚膜。

2.致病物质与所致疾病

霍乱弧菌是烈性传染病霍乱的病原菌。自 1817 年以来,曾在世界上引起七次大流行,死亡率很高,均由霍乱弧菌 O1 群引起,前六次为霍乱弧菌的古典生物型,第七次为 E1 Tor 生物型。1992 年 10 月,在印度、孟加拉等一些国家和地区出现了霍乱样腹泻的暴发和流行,分离的病原菌与 O1 群～O138 群霍乱弧菌诊断血清均不凝集,但从患者血清中分离到霍乱样肠毒素,经核苷酸序列同源性分析属于霍乱弧菌,故命名为霍乱弧菌 O139 血清群。O139 可能是今后主要流行的血清群。

霍乱弧菌活泼的鞭毛运动有助于细菌穿过肠黏膜表面黏液层而接近肠壁上皮细胞。细菌依靠普通菌毛定植于小肠黏膜上,只有黏附定植的霍乱弧菌方可致病。霍乱毒素(choleratoxin,CT)是一种肠毒素,是霍乱弧菌的主要致病物质,由一个 A 亚单位和五个 B 亚单位构成,A 亚单位为毒力亚单位(包括 A1 和 A2 两个组分),B 亚单位为结合亚单位,两者以非共价键形式结合。霍乱弧菌在小肠黏膜大量繁殖产生 CT 后,CT 的 B 亚单位与小肠黏膜细胞神经节苷脂受体结合,使毒素分子变构,A 亚单位脱离 B 亚单位进入细胞内,作用于腺苷酸环化酶,使细胞内 cAMP 浓度明显增加,肠黏膜细胞分泌功能亢进,肠液大量分泌,引起严重的腹泻和呕吐。另外,霍乱弧菌还可产生小带联结毒素、副霍乱毒素和溶血素,与其致病性相关。

3.微生物学检验

(1)标本采集:霍乱是烈性传染病,尽量在发病早期,使用抗生素之前采集标本。可取患者"米泔水"样便,亦可采取呕吐物或肛门拭子。标本应避免接触消毒液。采取的标本最好床边接种,不能及时接种者可用棉签挑取标本或将肛门拭子直接插入卡-布运送培养基中送检。应避免使用甘油盐水缓冲运送培养基。送检标本应装在密封且不易破碎的容器中,由专人运送。

(2)直接显微镜检查:①涂片染色镜检:取标本直接涂片 2 张。干后用甲醇或乙醇固定,革兰染色。镜检有无"鱼群"样排列的革兰氏阴性弧菌。②动力和制动试验:直接取"米泔水"样便制成悬滴(或压滴)标本,用暗视野或相差显微镜直接观察呈穿梭样运动的细菌。同法制备另一悬滴(或压滴)标本,在悬液中加入 1 滴不含防腐剂的霍乱多价诊断血清(效价≥1∶64),可见最初呈穿梭状运动的细菌停止运动并发生凝集,则为制动试验阳性。可初步推断有霍乱弧菌存在。

(3)分离培养:将标本直接接种于碱性胨水,或将运送培养基的表层接种于碱性胨水 35 ℃、6～8 h 后,接种至 TCBS 平板或 4 号琼脂平板或庆大霉素琼脂平板,35 ℃、12～18 h 观察菌落形态。在 TCBS 平板上形成黄色,4 号琼脂或庆大霉素琼脂平板上呈灰褐色中心的菌落,均为可疑菌落。应使用 O1 群和 O139 群霍乱弧菌的多价和单价抗血清进行凝集,结合菌落特征和菌体形态,作出初步报告。

(4)鉴定:霍乱弧菌的主要特征是:革兰染色阴性,动力阳性,TCBS 平板上形成黄色、4 号琼脂或庆大霉素琼脂平板上呈灰褐色中心的菌落,氧化酶阳性,发酵葡萄糖和蔗糖,赖氨酸、鸟氨酸脱羧酶阳性,精氨酸双水解酶阴性,在无盐培养基上生长,在含有高于 6%氯化钠的培养基上不能生长。依据血清学分群及分型进行最后鉴定。符合霍乱弧菌 O1 群的菌株尚需区分古典生物型和 El Tor 生物型(表 24-27)。

表 24-27　古典生物型和 El Tor 生物型的不同生物学特征

特征	古典生物型	El Tor 生物型
羊红细胞溶血	—	D
鸡红细胞凝集	—	+
V-P 试验	—	+
多黏菌素 B 敏感试验	+	—
Ⅳ组噬菌体裂解	+	—
Ⅴ组噬菌体裂解	—	+

霍乱弧菌的主要鉴别试验有：①霍乱红试验：霍乱弧菌在含硝酸盐的蛋白胨水中培养时，能分解培养基中的色氨酸产生吲哚。同时，将硝酸盐还原成为亚硝酸盐。两种产物结合生成亚硝酸吲哚，滴加浓硫酸后呈现蔷薇色，为霍乱红试验阳性。但该试验并非霍乱弧菌所特有，其他能分解色氨酸和还原硝酸盐的细菌均能发生阳性反应。②黏丝试验：将 0.5% 去氧胆酸钠水溶液与霍乱弧菌混匀成浓悬液，1 min 内悬液由混变清，并变得黏稠，以接种环挑取时有黏丝形成。弧菌属细菌除副溶血弧菌部分菌株外，均有此反应。③O/129 敏感试验：将 10 μg 及 150 μg 的 O/129 纸片贴在接种有待测菌的琼脂平板上，35 ℃、18～24 h 后，纸片周围出现任何大小的抑菌圈均为敏感。O1 群和非 O1 群霍乱弧菌均敏感。但已有对 O/129 耐药的菌株出现，用此试验作鉴定时需谨慎。④耐盐试验：霍乱弧菌能在含 0%～6% 氯化钠培养基中生长。氯化钠浓度高于 6% 则不生长。⑤鸡红细胞凝集试验：在洁净的玻片上滴加生理盐水一滴，取 18～24 h 的细菌斜面培养物与生理盐水混匀成浓厚菌悬液。加入用生理盐水洗涤三次的 2.5% 新鲜鸡红细胞盐水悬液一滴，充分混匀，1 min 内出现凝集为阳性。古典生物型阴性，El Tor 生物型阳性。⑥多黏菌素 B 敏感试验：在融化并已冷却至 50 ℃ 的普通琼脂中加入 50 U/mL 多黏菌素 B，混匀后倾注平板，凝固备用。取被测试菌株 2～3 h 的肉汤培养物，接种于平板表面，35 ℃（2、18～24 h 后观察有无细菌生长。古典生物型不生长（敏感），El Tor 生物型生长（不敏感）。⑦第Ⅳ、Ⅴ组噬菌体裂解试验第Ⅳ组噬菌体可裂解古典生物型，不能裂解 El Tor 生物型；第Ⅴ组噬菌体可裂解 El Tor 生物型，不能裂解古典生物型。⑧V-P 试验：霍乱弧菌古典生物型阴性，El Tor 生物型阳性，但有个别菌株为阴性。

直接荧光抗体染色和抗 O1 群抗原的单克隆抗体凝集试验，可快速诊断霍乱弧菌感染。

4.药物敏感性试验

霍乱弧菌在 MH 培养基上生长良好，可用 CLSI 规定的纸片扩散法进行体外抗生素药敏试验，常规测定四环素、氯霉素、SMC-TMP、呋喃唑酮。对于具有自限性的腹泻而言，体外药敏试验并非必须，但对监控弧菌的耐药性发展趋势有意义。

（二）副溶血弧菌

1.生物学特性

副溶血弧菌（V. parahaemolyticus）系革兰氏阴性菌，呈弧状、杆状、丝状等形态。菌体一端有单鞭毛，运动活泼，无荚膜，无芽孢。

副溶血弧菌兼性厌氧。营养要求不高，但具有嗜盐性，在含 3.5% NaCl、pH7.7～8.0 培养基中生长最好，最适生长温度为 30 ℃～37 ℃。当 NaCl 浓度高于 8.0% 时则不生长。在无盐蛋白胨水中生长不良或不生长。在 TCBS 平板上形成绿色或蓝绿色菌落。从腹泻患者标本中分离到的 95% 以上的菌株在含人 O 型红细胞或兔红细胞的我姜（Wagatsuma）培养基上可产生 β-溶血现象，称为神奈川现象（Kanagawa phenomenon，KP）。神奈川现象是鉴定副溶血弧菌致病菌株的一项重要指标。在 SS 平板上形成扁平、无色半透明、蜡滴状、有辛辣味的菌落。在麦康凯平板上部分菌株不生长，能生长者，菌落圆整、扁平、半透明或浑浊，略带红色。

副溶血弧菌有 13 种耐热的菌体（O）抗原，具有群特征性。有鞭毛（H）抗原，不耐热，无型特异性。此外，在菌体表面存在不耐热的表面（K）抗原。

2.致病物质与所致疾病

副溶血弧菌是一种嗜盐性细菌，主要存在于近海的海水和海产品中。该菌是我国沿海地区最常见的食物中毒病原菌。因摄入污染食物，主要是海产品如鱼类、贝类等，其次为盐腌渍品等引起食物中毒、急性肠炎。

副溶血弧菌通过菌毛的黏附，产生耐热直接溶血素（thermostable direct hemolysin，TDH）和耐热相关溶血素（thermostable related hemolysin，TRH）两种致病因子，TDH 有 2 个亚单位组成，能耐受 100%、10 min 不被破坏。动物实验表明有细胞毒性、心脏毒性和肠毒性，可致人和兔红细胞溶血，其致病性与溶血能力呈平行关系。TRH 生物学特性与 TDH 相似。

3.微生物学检验

(1)标本采集:可采集患者粪便,肛门拭子和可疑食物。标本采集后,应及时接种,或置碱性胨水或卡－布运送培养基中送检。

(2)直接显微镜检查:一般不做直接显微镜检查,必要时用分离培养的可疑菌落涂片行革兰染色观察形态,同时做悬滴法(或压滴法)检测动力。

(3)分离培养:将标本接种于含 1% NaCl 的碱性胨水或 4% NaCl 的蛋白胨水中进行选择性增菌后,接种至 TCBS 平板或嗜盐菌选择平板;也可将标本直接接种至 TCBS 平板或嗜盐菌选择平板。35 ℃、12～18 h观察菌落形态。在 TCBS 平板上形成绿色或蓝绿色、不透明、直径为 1～2 mm 的微突起的菌落,在嗜盐菌选择性平板上形成较大、中心隆起、稍混浊、半透明或不透明的无黏性的菌落,均为可疑菌落。

(4)鉴定:副溶血弧菌的主要特征是:革兰染色阴性,动力阳性,TCBS 平板上形成绿色或蓝绿色菌落,神奈川现象阳性,氧化酶阳性,对 O/129 敏感,发酵葡萄糖、麦芽糖、甘露醇产酸,吲哚试验阳性,大部分菌株脲酶阴性,V-P 试验阴性,在不含 NaCl 和含 10%NaCl 的蛋白胨水中不生长,在含 1%～8% NaCl 的蛋白胨水中生长,赖氨酸脱羧酶、鸟氨酸脱羧酶阳性,精氨酸双水解酶阴性。

(三)其他弧菌

从临床标本中分离到的弧菌都应认为具有临床意义,特别是从粪便标本中分离到霍乱弧菌 O1 群、O139 群和副溶血弧菌,或从任何临床标本分离到创伤弧菌均应及时通知临床医师,并应根据我国《传染病防治法》的有关规定及时处理。

1.拟态弧菌

过去认为该菌是不发酵蔗糖的霍乱弧菌。1981 年 Davis 首次报道了拟态弧菌,它大部分是从腹泻患者分离得到。这些腹泻患者通常进食过未煮熟的海产品,尤其是生食牡蛎。拟态弧菌引起胃肠炎的临床表现、流行病学和生态学特征和非 O1 群霍乱弧菌相似。

2.创伤弧菌

1976 年首次被认识。在致病性弧菌中,该菌引起的疾病最为严重,引起的菌血症和伤口感染的病程进展非常快而致命。感染通常发生在气温较高的季节,通过生食牡蛎等海产品,侵入肠黏膜淋巴结和门静脉侵入血流导致菌血症,死亡率约为 50%。好发于年轻人,特别是酒精性肝功能损伤或有免疫缺陷的人。另外可引起创口感染,导致蜂窝织炎,偶尔可侵入血流导致菌血症而死亡。少见引起腹泻。致病机制尚不明确,但产生的溶细胞素、蛋白酶和胶原酶可造成组织的严重损害。

3.溶藻弧菌

在海洋环境非常常见,从感染的伤口、耳朵,有时在眼睛中可以分离得到。本菌是弧菌属细菌中的最耐盐的致病菌。

4.河弧菌

该菌 1981 年首次被命名,最早从腹泻患者中分离到,全世界有引起腹泻的报道。

5.弗尼斯弧菌

该菌在 1983 年作为一个种被描述,它的致病性不确定,很少从粪便中分离到。最近,有报告从腹泻患者中分离到,提示有一定的临床意义。

6.霍利斯弧菌

该菌 1982 年首次被命名,可引起腹泻、创口感染及菌血症,通过食用海产品和接触海水而获得感染。

7.少女弧菌

该菌在 1981 年首次被 Love 描述,并从加利福尼亚海岸的小热带鱼及人类的感染伤口中分离得到。从海洋鱼类、污水、牡蛎及熊的伤 15 中可以分离得到此菌。

8.麦氏弧菌

通常可从河水、海水和海产品中分离得到。1981 年 Jeanjacques 报道此弧菌能导致胆囊炎、腹膜炎及菌血症,是氧化酶阴性的弧菌。

9.辛辛那提弧菌

该菌首次被 Brayton 报道,从菌血症患者及脑膜炎患者中分离得到,随后从人肠道、耳朵、腿部伤口,以及动物、水中均可分离得到。

10.鲨鱼弧菌

该菌在 1984 年被 Grimes 描述,从一条死鲨鱼中分离得到。1989 年 Pavia 从鲨鱼咬伤的感染伤口中分离得到鲨鱼弧菌。

二、气单胞菌属

气单胞菌属(Aeromonas)隶属于气单胞菌科,根据 DNA 杂交的结果,分为 14 个基因种(genomospecies)或 DNA 杂交群(DNA hybridization groups,HGs),气单胞菌为水中常居菌,可存在于水处理工厂、供水系统、蓄水池中的地面水和饮用水中,也存在于清洁或污染的湖水和海水中,在牛肉、猪肉、家禽肉以及奶制品中也有发现。目前认为,与人类疾病相关的气单胞菌有豚鼠气单胞菌(A. caviae)、嗜水气单胞菌(A. hydrophila)、简达气单胞菌(A. jandaei)、舒伯特气单胞菌(A. schubertii)、易损气单胞菌(A. trota)和维隆气单胞菌(A. veronii)。维隆气单胞菌包括维隆气单胞菌温和生物型(A. veronii bv. sobria)和维隆气单胞菌维隆生物型(A. veronii by. Veronii)。

(一)生物学特性

气单胞菌系革兰氏阴性短杆菌,有时呈球杆状,大小$(0.3\sim1.0)\mu m\times(1.0\sim3.5)\mu m$;除杀鲑气单胞菌外,均有动力。

气单胞菌兼性厌氧。营养要求不高,在普通平板上可以生长,形成灰白色、光滑、湿润、凸起,2 mm 大小的菌落,血平板上可有溶血现象。在无盐培养基上生长,在 TCBS 平板上不生长,部分菌株在 MacConky 平板上能生长。在 0 ℃～45 ℃范围内均可以生长,根据生长温度的不同,可分为嗜冷菌(37 ℃以上不生长)和嗜温菌(10 ℃～42 ℃之间生长)两大类。

气单胞菌抗原结构复杂,基因种的血清分型显示出血清学上的异质性。许多抗原能在多。O11、O34 和 O16 似乎在人类的感染中特别重要。易损气单胞菌和霍乱弧菌 O139 群有交叉反应。

(二)致病物质与所致疾病

气单胞菌可引起哺乳动物(如人、鸟类等)和冷廊动物(如鲑、鱼、蛇等)的感染。可引起人类的肠道内感染和肠道外感染。

气单胞菌常引起 5 岁以下儿童和成人的肠道内感染,是夏季腹泻的常见病原菌之一,与摄入被细菌污染的食物和水有关。临床症状从较温和的腹泻到严重的痢疾样腹泻(血样便),成年人表现为慢性化。其主要的致病物质为溶血毒素和细胞毒素等。

肠道外感染主要为皮肤和软组织感染,与外伤后伤口接触污染的水有关。主要由嗜水气单胞菌和维隆气单胞菌引起。气单胞菌可引起眼部感染、脑膜炎、肺炎、胸膜炎、骨髓炎、关节炎、腹膜炎、胆囊炎、下腔性静脉炎、尿道感染和败血症。

(三)微生物学检验

1.标本采集

根据不同的疾病采取粪便或肛门拭子、血液、脓液、脑脊液、尿液标本。

2.直接显微镜检查

一般不做直接显微镜检查,必要时可对脓液、脑脊液涂片,行革兰染色观察形态。

3.分离培养

粪便及脓液标本等可直接接种,初次分离常用血平板,MacConky 平板和加有 20 μg/mL 氨苄青霉素的血琼脂平板。豚鼠气单胞菌在 MacConky 平板上发酵乳糖,嗜水气单胞菌和维隆气单胞菌在血平板中有溶血现象,形成灰白色、光滑、湿润、凸起、2 mm 大小的菌落。含菌量较少的标本可用碱性陈水进行增菌培养。

4. 鉴定

气单胞菌属的主要特征是:革兰染色阴性,TCBS平板上不生长,在无盐培养基上生长,氧化酶和触酶阳性,还原硝酸盐,发酵葡萄糖和其他碳水化合物产酸或产酸产气,对O/129耐药。许多菌株在22℃时的生化反应比37℃活跃。

(四)药物敏感性试验

绝大多数气单胞菌产生β-内酰胺酶,对青霉素、氨苄西林、羧苄西林、替卡西林耐药,但对广谱的头孢菌素、氨基糖苷类抗生素、氯霉素、四环素、甲氧苄啶—磺胺甲噁唑和喹诺酮类药物敏感。绝大多数维隆气单胞菌温和生物型对头孢噻吩敏感,而嗜水气单胞菌和豚鼠气单胞菌对头孢噻吩耐药。

(刘丙辉)

第二十五章　临床病毒学检验

第一节　疱疹病毒科

　　疱疹病毒科是一组中等大小、有包膜的 DNA 病毒,广泛分布于哺乳动物和鸟类等中,现有 114 个成员,根据其生物学特点可分为 α、β、γ 三个亚科。

　　疱疹病毒的共同特点有:①形态特点:病毒体呈球形,核衣壳是由 162 个壳粒组成的二十面体立体对称结构,基因组为线性双链 DNA,存在末端重复序列和内部重复序列。核衣壳周围有一层厚薄不等的非对称性披膜。最外层是包膜,有糖蛋白刺突。有包膜的成熟病毒直径 120～300 nm。②培养特点:人疱疹病毒(EB 病毒除外)均能在二倍体细胞核内复制,产生明显的 CPE,核内出现嗜酸性包涵体。病毒可通过细胞间桥直接扩散。感染细胞同邻近未感染的细胞融合成多核巨细胞。③感染特点:病毒可表现为增殖性感染和潜伏性感染。后者病毒不增殖,其基因的表达受到抑制,稳定地存在于细胞核内,刺激因素作用后可转为增殖性感染。有部分病毒还具有整合感染作用,与细胞转化和肿瘤的发生相关。

一、单纯疱疹病毒

(一)生物学特性

　　单纯疱疹病毒(herpes simplex,HSV)呈球形,直径为 120～150 nm,由核心、衣壳、被膜及包膜组成,核心含双股 DNA,包括两个互相连接的长片段(L)和短片段(S),L 和 S 的两端有反向重复序列。衣壳呈二十面体对称,衣壳外一层被膜覆盖,厚薄不匀,最外层为典型的脂质双层包膜,上有突起。包膜表面含 gB、gC、gD、gE、gG、gH 糖蛋白,参与病毒对细胞吸附/穿入(gB、gC、gD、gE)、控制病毒从细胞核膜出芽释放(gH)及诱导细胞融合(gB、gC、gD、gH),并有诱生中和抗体(gD 最强)和细胞毒作用(HSV 糖蛋白均可)。

　　HSV 有 HSV-1 和 HSV-2 两个血清型,可用型特异性单克隆抗体作 ELISA、DNA 限制性酶切图谱分析及 DNA 杂交试验等方法区分型别。HSV 的抵抗力较弱,易被脂溶剂灭活。

(二)致病性

　　HSV 感染在人群中非常普遍,人类是其唯一的宿主。患者和健康携带者是传染源,主要通过直接密切接触和性接触传播。病毒可经口腔、呼吸道、生殖道黏膜和破损皮肤等多种途径侵入机体。常见的临床表现是黏膜或皮肤局部集聚的疱疹,也可累及机体其他器官出现严重感染,如疱疹性角膜炎、疱疹性脑炎。

　　1.原发感染

　　HSV-1 原发感染多发生在婴幼儿或儿童,常为隐性感染。感染部位主要在口咽部,还可引起唇疱疹、湿疹样疱疹、疱疹性角膜炎、疱疹性脑炎等疾病。青少年原发性 HSV-1 感染常表现为咽炎或扁桃体炎。原发感染后,HSV-1 常在三叉神经节内终身潜伏,并随时可被激活而引起复发性唇疱疹。

　　HSV-2 原发感染为生殖器疱疹,大多发生在青少年以后,伴有发热、全身不适及淋巴结炎。原发感染后,HSV-2 在骶神经节或脊髓中潜伏,随时可被激活而引起复发性生殖器疱疹。

2.潜伏感染和复发

HSV 原发感染后,少部分病毒可沿神经髓鞘到达三叉神经节(HSV-1)和骶神经节(HSV-2)细胞或周围星形神经胶质细胞内,以潜伏状态持续存在。当机体抵抗力下降后,潜伏的病毒即被激活而增殖,沿神经纤维索下行至感觉神经末梢,到达附近表皮细胞内继续增殖,引起复发性局部疱疹。

3.先天性感染

HSV-2 通过胎盘感染,易发生流产、胎儿畸形、智力低下等先天性疾病。新生儿疱疹是在母体分娩时接触 HSV-2 感染的产道所致(大约占 75%),或者出生后获得 HSV 感染,患儿病死亡率高达 50%。

4.HSV-2 感染与肿瘤

HSV-2 与子宫颈癌发生关系密切,在子宫颈癌患者组织细胞内可以检查出 HSV-2 抗原和核酸,并且患者体内存在高效价的 HSV-2 抗体。

HSV 原发感染后 1 周左右血中可出现中和抗体,3～4 周达高峰,可持续多年。这些抗体可中和游离病毒,阻止病毒在体内扩散,但不能消灭潜伏感染的病毒和阻止复发。机体抗 HSV 感染免疫以细胞免疫为主,NK 细胞可杀死 HSV 感染的靶细胞;CTL 和各种细胞因子(如干扰素等),在抗 HSV 感染中也有重要作用。

(三)微生物学检验

1.标本采集和处理

采取皮肤、角膜、生殖器等病变处标本;如疑为疱疹性脑膜炎患者可取脑脊液;播散性 HSV 感染者的淋巴细胞能直接分离病毒。肝素能干扰病毒的分离培养,故不能用作抗凝剂。以上标本经常规抗菌处理后,应尽快用特殊的病毒运输液送达实验室检查。

2.形态学检查

将宫颈黏膜、皮肤、口腔、角膜等组织细胞涂片后,Wright-Giemsa 染色镜检,如发现核内包涵体及多核巨细胞,可考虑 HSV 感染;将疱疹液进行电镜负染后观察结果。

3.病毒分离培养

病毒分离培养是确诊 HSV 感染的"金"标准。标本接种人胚肾、人羊膜或兔肾等易感细胞,也可接种于鸡胚绒毛尿囊膜、乳鼠或小白鼠脑内,均可获得较高的分离率。HSV 引起的 CPE 常在 2～3 天后出现,细胞出现肿胀、变圆、折光性增强和形成融合细胞等病变特征。HSV-1 和 HSV-2 的单克隆抗体、HSV 型特异性核酸探针等可用于鉴定和分型。

4.免疫学检测

对临床诊断意义不大。主要原因是:①HSV 特异性抗体出现较迟。②HSV 感染很普遍,大多数正常人血清中都有 HSV 抗体。③HSV 复发性感染不能导致特异性抗体效价上升。因此,血清学检查仅作为流行病学调查,常用检测方法为 ELISA。可将宫颈黏膜、皮肤、口腔、角膜等组织细胞涂片后,用特异性抗体作间接 IFA 或免疫组化染色检测病毒抗原作为快速诊断之一。

5.分子生物学检测

应用 PCR 或原位杂交技术检测标本中的 HSV-DNA,方法快速、敏感而特异,尤其是脑脊液 PCR 扩增被认为是诊断疱疹性脑炎的最佳手段。

二、水痘－带状疱疹病毒

(一)生物学特性

水痘-带状疱疹病毒(varicella-zoster virus,VZV)的生物学特性类似于 HSV,其基因组为 125 kb 的双链 DNA,具有 30 多种结构与非结构蛋白,部分与 HSV 有交叉,其中病毒糖蛋白在病毒吸附、穿入过程中发挥重要作用。VZV 能够在人胚组织细胞中缓慢增殖,出现 CPE 较 HSV 局限,可形成细胞核内嗜酸性包涵体。该病毒只有一个血清型。

（二）致病性

水痘-带状疱疹病毒可由同一种病毒引起两种不同的病症。在儿童，初次感染引起水痘，而潜伏体内的病毒受到某些刺激后复发引起带状疱疹，多见于成年人和老年人。

水痘是 VZV 的一种原发性感染，也是儿童的一种常见传染病，传染性强，2～6 岁为好发年龄，患者是主要传染源。病毒经呼吸道、口咽黏膜、结膜、皮肤等处侵入机体后，在局部黏膜组织短暂复制，经血液和淋巴液播散到单核-吞噬细胞系统，经增殖后再次进入血液（第二次病毒血症）而播散至全身各器官，特别是皮肤、黏膜组织，导致水痘。水痘的潜伏期 14～15 天，水痘的出疹突发，红色皮疹或斑疹首先表现在躯干，然后离心性播散到头部和肢体，随后发展为成串水疱、脓疱，最后结痂。病情一般较轻，但偶可并发间质性肺炎和感染后脑炎。在免疫功能不足或无免疫力的新生儿、细胞免疫缺陷、白血病、肾脏疾病及使用皮质激素、抗代谢药物的儿童，水痘是一种严重的、涉及多器官的严重感染。儿童时期患过水痘，病毒可潜伏在脊髓后根神经节或颅神经的感觉神经节等部位，当机体受到某些刺激，如外伤、传染病、发热、受冷、机械压迫、使用免疫抑制剂、X 光照射、白血病及肿瘤等细胞免疫功能损害或低下等，均可诱发带状疱疹。复发感染时，活化的病毒经感觉神经纤维轴索下行至皮肤，在其支配皮区繁殖而引起带状疱疹。一般在躯干，呈单侧性，疱疹水疱集中在单一感觉神经支配区，串联成带状，疱液含大量病毒颗粒。患水痘后机体产生特异性体液免疫和细胞免疫，但不能清除潜伏于神经节中的病毒，故不能阻止病毒激活而发生的带状疱疹。

（三）微生物学检验

根据临床症状和皮疹特点即可对水痘和带状疱疹作出诊断，但症状不典型或者特殊病例则需辅以实验诊断。临床标本主要有疱疹病损部位的涂片、皮肤刮取物、水疱液、活检组织和血清。可通过病毒分离、免疫荧光、原位杂交或 PCR 方法，检测患者组织或体液中 VZV 或其成分。

三、巨细胞病毒

（一）生物学特性

巨细胞病毒（cytomegalovirus，CMV）具有典型的疱疹病毒形态，完整的病毒颗粒直径在120～200 nm之间。本病毒对宿主或培养细胞有高度的种属特异性，人巨细胞病毒（HCMV）只能感染人，在人纤维细胞中增殖。病毒在细胞培养中增殖缓慢，初次分离培养需 30～40 天才出现 CPE，其特点是细胞肿大变圆，核变大，核内出现周围绕有一轮"空晕"的大型包涵体，形似"猫头鹰眼"状。

（二）致病性

人类 CMV 感染非常普遍，可感染任何年龄的人群，且人是 HCMV 的唯一宿主。多数人感染 CMV后为潜伏感染，潜伏部位主要在唾液腺、乳腺、肾脏、白细胞和其他腺体，可长期或间隙地排出病毒。通过口腔、生殖道、胎盘、输血或器官移植等多途径传播。随着艾滋病、放射损伤、器官移植和恶性肿瘤等的增多，CMV 感染及其引发的严重疾病日益增加，其临床表现差异很大，可从无症状感染到致命性感染。

1. 先天性感染

在先天性病毒感染中最常见，感染母体可通过胎盘传染胎儿，患儿可发生黄疸，肝脾肿大，血小板减少性紫癜及溶血性贫血，脉络膜视网膜炎和肝炎等，少数严重者造成早产、流产、死产或生后死亡。存活儿童常智力低下，神经肌肉运动障碍，耳聋和脉络视网膜炎等。

2. 产期感染

在分娩时胎儿经产道感染，多数症状轻微或无临床症状，偶有轻微呼吸障碍或肝功能损伤。

3. 儿童及成人感染

通过吸乳、接吻、性接触、输血等感染，常为亚临床型，有的也能导致嗜异性抗体阴性单核细胞增多症。由于妊娠、接受免疫抑制治疗、器官移植、肿瘤等因素激活潜伏在单核细胞、淋巴细胞中的 CMV 病毒，引起单核细胞增多症、肝炎、间质性肺炎、视网膜炎、脑炎等。

4.细胞转化以及与肿瘤的关系

CMV 和其他疱疹病毒一样,能使细胞转化,具有潜在的致癌作用。CMV 的隐性感染率较高,CMV DNA 很可能整合于宿主细胞 DNA,因而被认为在某种程度上与恶性肿瘤的发生有关。在某些肿瘤如宫颈癌、结肠癌、前列腺癌、Kaposis 肉瘤中 CMV DNA 检出率高,CMV 抗体滴度亦高于正常人。

机体的细胞免疫功能对 CMV 感染的发生和发展起重要作用,细胞免疫缺陷者,可导致严重、长期的 CMV 感染,并使机体的细胞免疫进一步受到抑制。

(三)微生物学检验

1.标本采集

收集鼻咽拭子、咽喉洗液、中段尿、外周血、脑脊液、羊膜腔液、急性期和恢复期双份血清等。

2.形态学检查

标本经离心后取沉渣涂片,Giemsa 染色镜检,观察巨大细胞及包涵体,可用于辅助诊断,但阳性率不高。

3.病毒分离培养

是诊断 CMV 感染的有效方法,人胚肺成纤维细胞最常用于 CMV 培养,在培养细胞中病毒生长很慢,需 1～2 周出现 CPE,一般需观察 4 周,如有病变即可诊断。也可采用离心培养法。

4.免疫学检测

(1)抗原检测:采用特异性免疫荧光抗体,直接检测白细胞、活检组织、组织切片、支气管肺泡洗液等临床标本中的 CMV 抗原。在外周血白细胞中测出 CMV 抗原表明有病毒血症,该法敏感、快速、特异。

(2)抗体检测:采用 EIA、IFA 等方法检测 CMV 抗体,以确定急性或活动性 CMV 感染、了解机体的免疫状况及筛选献血员和器官移植供体。IgM 抗体只需检测单份血清,用于活动性 CMV 感染的诊断。特异性 IgG 抗体需测双份血清以作临床诊断,同时了解人群感染状况。

5.分子生物学检测

(1)核酸杂交原位杂交能检测甲醛固定和石蜡包埋组织切片中的 CMV 核酸,可直接在感染组织中发现包涵体,并可作为 CMV 感染活动性诊断。

(2)PCR:在一些特殊的 CMV 感染中有着重要的价值,如 CMV 脑炎的 CFS 标本。先天性 CMV 感染患儿的尿液、羊水、脐血标本等。但 PCR 阳性很难区分感染状态,其检出也不一定与病毒血症和临床症状一致。为了减少由潜伏感染而导致的 PCR 假阳性结果,可用定量 PCR 弥补其不足,在分子水平监测 CMV 感染、区分活动性与潜伏感染。

四、EB 病毒

(一)生物学特性

EB 病毒(Epstein-Barr virus,EBV)系疱疹病毒科嗜淋巴病毒属。EBV 抗原分为 2 类:①病毒潜伏感染时表达的抗原,包括 EBV 核抗原(EB nuclear antigen,EBNA)和潜伏感染膜蛋白(latent membrane protein,LMP),这类抗原的存在表明有 EBV 基因组。②病毒增殖性感染相关的抗原,包括 EBV 早期抗原(early antigen,EA)和晚期抗原,如 EBV 衣壳抗原(viral capsid antigen,VCA)和 EBV 膜抗原(membrane antigen,MA)。EA 是病毒增殖早期诱导的非结构蛋白,EA 标志着病毒增殖活跃和感染细胞进入溶解性周期;VCA 是病毒增殖后期合成的结构蛋白,与病毒 DNA 组成核衣壳,最后出芽获得宿主的质膜装配成完整病毒体;MA 是病毒的中和性抗原,能诱导产生中和抗体。EB 病毒具有感染人和某些灵长类动物 B 细胞的专一性,并能使受感染细胞转化,无限传代达到"永生"。

(二)致病性

EB 病毒在人群中广泛感染,95% 以上的成人存在该病毒的抗体。幼儿感染后多数无明显症状,或引起轻症咽炎和上呼吸道感染。青春期发生原发感染,约有 50% 出现传染性单核细胞增多症。主要通过唾液传播,也可经输血传播。EB 病毒在口咽部上皮细胞内增殖,然后感染 B 淋巴细胞,这些细胞大量进入血液循环而造成全身性感染,并可长期潜伏在人体淋巴组织中,当机体免疫功能低下时,潜伏的病毒活化形成复发感染。由 EBV 感染引起或与 EBV 感染有关疾病主要有三种:

1. 传染性单核细胞增多症

是一种急性淋巴组织增生性疾病。多系青春期初次感染 EBV 后发病。典型症状为发热、咽炎和颈淋巴结肿大。随着疾病的发展,病毒可播散至其他淋巴结。肝、脾肿大,肝功能异常,外周血单核细胞增多,并出现异型淋巴细胞。偶尔累及中枢神经系统(如脑炎)。某些先天性免疫缺陷的患儿可呈现致死性传染性单核白细胞增多症。

2. Burldtt 淋巴瘤

多见于 5～12 岁儿童,在中非新几内亚和美洲温热带地区呈地方性流行。好发部位为颜面、腭部。所有患者血清含 EBV 抗体,其中 80% 以上滴度高于正常人。在肿瘤组织中发现 EBV 基因组,故认为 EBV 与此病关系密切。

3. 鼻咽癌

我国南方及东南亚是鼻咽癌高发区,多发生于 40 岁以上中老年人。HBV 与鼻咽癌关系密切,表现在:①所有病例的癌组织中有 EBV 基因组存在和表达。②患者血清中有高效价 EBV 抗原(主要 HCV 和 EA)的 IgG 和 IgA 抗体。③病例中仅有单一病毒株,提示病毒在肿瘤起始阶段已进入癌细胞。

人体感染 EBV 后能诱生 EBNA 抗体、EA 抗体、VCA 抗体及 MA 抗体。已证明 MA 抗体能中和 EBV。体液免疫能阻止外源性病毒感染,却不能消灭病毒的潜伏感染。一般认为细胞免疫对病毒活化的"监视"和清除转化的 B 淋巴细胞起关键作用。

(三)微生物学检验

1. 标本采集

采集唾液、咽漱液、外周血细胞和肿瘤组织等标本。

2. 病毒分离培养

上述标本接种人脐带血淋巴细胞,根据转化淋巴细胞的效率确定病毒的量。

3. 免疫学检测

(1)抗原检测:采用免疫荧光法检测病毒特异性蛋白质抗原(如病毒核蛋白 EBNA 等)。

(2)抗体检测:用免疫荧光法或免疫酶法,检测病毒 VCA-IgA 抗体或 EA-IgA 抗体,滴度 ≥1:5～1:10 或滴度持续上升者,对鼻咽癌有辅助诊断意义。传染性单核细胞增多症患者血清中 VCA IgM 抗体阳性率较高,抗体效价>1:224 有诊断意义。

4. 分子生物学检测

利用核酸杂交和 PCR 或 RT-PCR,可在病变组织内检测病毒核酸和病毒基因转录产物。但核酸杂交法的敏感性低于 PCR 法。

五、其他疱疹病毒

(一)人类疱疹病毒 6 型

人类疱疹病毒 6 型(human herpes virus-6,HHV-6)在人群中的感染十分普遍,60～90% 的儿童及成人血清中可查到 HHV-6 抗体,健康带毒者是主要的传染源,经唾液传播。HHV-6 的原发感染多见于 6 个月至 2 岁的婴儿,感染后多无症状,少数可引起幼儿丘疹或婴儿玫瑰疹。常急性发病,先有高热和上呼吸道感染症状,退热后颈部和躯干出现淡红色斑丘疹。

在脊髓移植等免疫功能低下的患者,体内潜伏的 HHV-6 常可被激活而发展为持续的急性感染,并证实与淋巴增殖性疾病、自身免疫病和免疫缺陷患者感染等有关。随着器官移植的发展和艾滋病患者的增多,HHV-6 感染变得日益重要。

病原体检查可采集早期原发感染病儿的唾液和外周血淋巴细胞标本,接种经 PHA 激活的人脐血或外周血淋巴细胞作 HHV-6 病毒分离;也可用原位杂交和 PCR 技术检测受感染细胞中的病毒 DNA。间接免疫荧光法常用于测定病毒 IgM 和 IgG 类抗体,以确定是近期感染还是既往感染。

(二)人疱疹病毒 7 型

人类疱疹病毒 7 型(human herpes virus-7,HHV-7)与 HHV-6 的同源性很小。是一种普遍存在的人类疱疹病毒,75% 健康人唾液可检出此病毒。从婴儿急性、慢性疲劳综合征和肾移植患者的外周血单核细胞中均分离出 HHV-7。绝大多数人都曾隐性感染过 HHV-7,2 岁以上的婴儿 HHV-7 抗体阳性率达 92%。HHV-7 主要潜伏在外周血单个核细胞和唾液腺中,唾液传播是其主要的传播途径。

该病毒的分离培养条件与 HHV-6 相似,特异性 PCR、DNA 分析等试验可用于病毒鉴定。因 CD4 分子是 HHV-7 的受体,抗 CIM 单克隆抗体可抑制 HHV-7 在 $CD4^+$ T 细胞中增殖。由于 HHV-7 与 HIV 的受体皆为 CD4 分子,两者之间的互相拮抗作用,将为 HIV 的研究开辟新的途径。

(三)人类疱疹病毒 8 型

人类疱疹病毒 8 型(human herpes virus-8,HHV-8),1993 年从艾滋病患者伴发的卡波济肉瘤(Kaposi sarcoma,KS)组织中发现。该病毒为双链 DNA(165 kb),主要存在于艾滋病卡波济肉瘤组织和艾滋病患者淋巴瘤组织。HHV-8 与卡波济肉瘤的发生、血管淋巴细胞增生性疾病及一些增生性皮肤疾病的发病有关。

(迟延芳)

第二节 乙型肝炎病毒

一、生物学特性

(一)形态结构

在乙型肝炎病毒(hepatitis B virus,HBV)感染患者的血液中,可见到 3 种不同形态与大小的 HBV 颗粒。

1. 大球形颗粒

又称 Dane 颗粒,是完整的感染性病毒颗粒,呈球形,直径为 42 nm,具有双层衣壳。外衣壳相当于一般病毒的包膜,由脂质双层与蛋白质组成,镶嵌有乙肝病毒表面抗原(hepatitis B surface antigen,HBsAg)和少量前 S 抗原。病毒内衣壳是直径为 27 nm 核心结构,其表面是乙肝病毒核心抗原(hepatitis B surface antigen,HBcAg),核心内部含有 DNA 及 DNA 聚合酶。用酶或去垢剂作用后,可暴露出乙肝病毒 e 抗原(hepatitis B e antigen,HBeAg)。血液中检出 Dane 颗粒标志着肝内病毒复制活跃。

2. 小球形颗粒

是乙型肝炎患者血清中常见的颗粒,其直径为 22 nm,成分为 HBsAg 和少量前 S 抗原,不含 HBV DNA 和 DNA 聚合酶,无感染性,由组装 Dane 颗粒时产生的过剩病毒衣壳装配而成。

3. 管形颗粒

成分与小球形颗粒相同,直径 22 nm,长 100~700 nm,由小球形颗粒连接而成。

(二)基因组

HBV 基因组是不完全闭合环状双链 DNA,长链即负链,完全闭合,具有固定的长度,约含 3 200 bp,其 5'端有一短肽;而短链即正链,呈半环状,长度可变,其 5'端有一寡核苷酸帽状结构,可作为合成正链 DNA 的引物。长链和短链的 5'端的黏性末端互补,使 HBV 基因组 DNA 形成部分环形结构。在正、负链的 5'端的互补区两侧有 11 个核苷酸(5'TTCACCTCTGC3')构成的直接重复序列(direct repeat,DR)DR1 和 DR2,其中 DR1 在负链,DR2 在正链。DR 区在 HBV 复制中起重要作用。

HBV DNA 长链含有 S、C、P 与 X 4 个 ORFs,包含 HBV 的全部遗传信息,且 ORF 相互重叠,无内含子。S 基因区含有 3 个不同的起始密码 S、preS1、preS2 区,分别编码小蛋白(或主蛋白)、PreS1 蛋白、

PreS2 蛋白。小蛋白是 HBsAg 的主要成分,小蛋白与 PreS2 蛋白组成中蛋白,中蛋白与 PreS1 蛋白组成大蛋白,中蛋白及大蛋白主要存在于病毒颗粒中,暴露于管形颗粒的表面。C 区可分为 C 基因和 preC 基因,分别编码核心抗原和 e 抗原。P 区基因最长,与 S、C 及 X 区均有重叠,编码病毒的 DNA 多聚酶,该酶具有依赖 DNA 的 DNA 多聚酶、依赖 RNA 的 DNA 多聚酶、逆转录酶和 RNase H 活性。X 区是最小的 ORF,编码的蛋白称为 X 蛋白(hepatitis B X antigen,HBxAg),也具有抗原性。

(三)培养特性

HBV 感染宿主具有种属特异性,局限于人、黑猩猩、恒河猴等高级灵长类动物。迄今,黑猩猩仍然是评价 HBV 疫苗预防和药物治疗效果的可靠动物模型。

HBV 的细胞培养系统包括人原代肝细胞、肝癌细胞及 HBV 转染的细胞系,尤其是 HBV 转染系统,对于抗 HBV 药物的筛选、疫苗制备及 HBV 致病机制的研究等具有重要的作用。

(四)抵抗力

HBV 对外界抵抗力相当强,能耐受低温、干燥和紫外线,70% 乙醇等一般消毒剂不能灭活。病毒在 30 ℃～32 ℃可存活至少 6 个月,在 −20 ℃可存活 15 年。能灭活 HBV 的常用方法包括:121 ℃高压灭菌 15 min,160 ℃干烤 1 h,100 ℃煮沸 10 min,以及 0.5% 过氧乙酸、3% 漂白粉溶液、5% 次氯酸钠和环氧乙烷等的直接处理。

二、致病性

HBV 是乙型病毒性肝炎的病原体。全球 HBV 感染者达 3 亿以上,其中我国占 1 亿左右,每年新感染病例 5 千万,死亡 1 百万。我国流行的 HBV 血清型主要是 adw1 和 adw2,少数为 ayw3;基因型主要为 C 型和 B 型。

HBV 主要经血和血制品、母婴、破损的皮肤黏膜及性接触侵入机体,传染源包括无症状 HBsAg 携带者和患者。乙型病毒性肝炎患者潜伏期、急性期和慢性活动期的血液均有传染性,尤其是无症状 HBsAg 携带者,不易被发现,造成传播的危害性更大。HBV 感染的潜伏期较长(6～16 周),80%～90% 的患者呈隐性感染,少数呈显性感染,其中绝大多数患者在 6 个月内清除病毒而自限,但仍有 5%～10% 的感染者成为持续感染或者慢性感染。部分 HBV 持续感染者可衍变为原发性肝癌。

HBV 的传播途径主要有三类:

(一)血液、血制品等传播

HBV 可经输血与血制品、注射、外科及牙科手术、针刺等使污染血液进入人体。医院内污染的器械(如牙科、妇产科器械)亦可导致医院内传播。

(二)接触传播

与有 HBV 传染性患者共用剃须刀、牙刷、漱口杯等均可引起 HBV 感染。通过唾液也可能传播。性行为,尤其男性同性恋也可传播 HBV。但尿液、鼻液和汗液传播的可能性很小。

(三)母婴传播

包括母体子宫内感染、围产期感染和产后密切接触感染三种,其中主要是围产期感染,即分娩前后 15 天及分娩过程中的感染。HBsAg 携带者母亲传播给胎儿的机会为 5%,通过宫内感染的胎儿存在病毒血症及肝内病毒复制,但不产生抗体。围产期新生儿感染者,由于免疫耐受,约 85%～90% 可能成为无症状 HBsAg 携带者。

三、微生物学检验

(一)标本采集

HBV 病原学检测是诊断乙型病毒性肝炎的金标准。应按照标准操作规范进行标本的采集、运送与处理。免疫学检测标本可采集血清或血浆,肝素抗凝血或严重溶血标本偶尔导致假阳性,应注意避免。标本应于 24 h 内分离血清或血浆,5 天内检测者,存于 2 ℃～8 ℃,5 天后检测者应存于 −20 ℃或 −70 ℃。核酸检测标本应在标本采集后 6 h 内处理，24 h 内检测，否则存放于－70 ℃。血清标本适合用于 PCR，如果采用血浆，其抗凝剂应为枸橼酸盐或者 EDTA，因为肝素可与 DNA 结合，从而干扰 Taq DNA 聚合酶作用，导致 PCR 假阴性。

经过处理的标本或者未分离的血液标本，如果能在 24 h 内送达，则可在室温下运送。HBV 具有高度感染性，在标本的采集和运送时务必加以充分防护。

（二）免疫学检测

由于电子显微镜检查难以在临床常规开展，故 HBV 感染一般不采用该类方法进行。免疫学方法检测 HBV 标志物是临床最常用的 HBV 感染的病原学诊断方法。HBV 具有三个抗原抗体系统，HBsAg 与抗-HBs、HBeAg 与抗-HBe、抗 HBc，由于 HBcAg 在血液中难以测出，故临床进行的免疫学检测不包括 HBcAg，抗 HBc 又分为抗-HBcIgM、抗-HBcIgG。ELISA 是临床应用最广泛的方法，常用夹心法、间接法或竞争法 ELISA。HBV 抗原与抗体的免疫学标志与临床关系较为复杂，必须对几项指标综合分析，方有助于临床诊断。

1. HBsAg 和抗-HBs

HBsAg 是 HBV 感染后第一个出现的血清学标志物，也是诊断乙型肝炎的重要指标之一。HBsAg 阳性见于急性肝炎、慢性肝炎或无症状携带者。急性肝炎恢复后，一般在 1～4 个月内 HBsAg 消失，持续 6 个月以上则认为转为慢性肝炎。无症状 HBsAg 携带者是指肝功能正常者的乙肝患者，虽然肝组织已病变但无临床症状。在急性感染恢复期可检出抗-HBs，一般是在 HBsAg 从血清消失后发生抗-HBs 血清阳转。从 HBsAg 消失到抗-HBs 出现的这段间隔期，称为核心窗口期，此期可以短至数天或长达数月。此时，抗-HBc IgM 是 HBV 感染的唯一的血清学标志物。抗-HBs 是一种中和抗体，是乙肝痊愈的一个重要标志。抗-HBs 对同型病毒的再感染具有保护作用，可持续数年。抗-HBs 出现是 HBsAg 疫苗免疫成功的标志。

2. HBeAg 和抗-HBe

HBeAg 是一种可溶性抗原，是 HBV 复制及血清具有传染性的指标，在潜伏期与 HBsAg 同时或在 HBsAg 出现稍后数天就可在血清中检出。HBeAg 持续存在时间一般不超过10周，如超过则提示感染转为慢性化。抗-HBe 出现于 HBeAg 阴转后，其出现比抗-HBs 晚但消失早。HBeAg 阴转一般表示病毒复制水平降低，传染性下降，病变趋于静止。

3. HBcAg 和抗-HBc

HBcAg 存在 HBV 的核心部分以及受染的肝细胞核内，是 HBV 存在和复制活跃的直接指标。血液中的 HBcAg 量微，不易检测到，但 HBcAg 抗原性强，在 HBV 感染早期即可刺激机体产生抗-HBc，较抗-HBs 的出现早得多，早期以 IgM 为主，随后产生 IgG 型抗体。常以抗-HBc IgM 作为急性 HBV 感染的指标，但慢性乙肝患者也可持续低效价阳性，尤其是病变活动时。急性感染恢复期和慢性持续性感染以 IgG 型抗-HBc 为主，可持续存在数年。抗-HBc 不是保护性抗体，不能中和乙肝病毒。

（三）分子生物学检测

血清中存在 HBV DNA 是诊断 HBV 感染最直接的证据，可用定性的核酸杂交法、定量分支 DNA（branched DNA，bDNA）杂交法、定性 PCR 法、荧光定量 PCR 法检测。核酸杂交技术可直接检测血清中的 HBV DNA。HBV DNA 检测可作为 HBsAg 阴性 HBV 感染者的诊断手段，也有助于 HBV 感染者传染性大小的判断、HBV 基因变异研究以及抗病毒药物临床疗效的评价等。但是 HBV DNA 阳性及其定量检测的拷贝数目多少并不与肝脏病理损害程度呈相关关系，故不能用 HBV DNA 的多少判定病情程度。

（迟延芳）

第三节　痘病毒

痘病毒可以引起人类和多种脊椎动物的自然感染。其中天花病毒和传染性软疣病毒(molluscum contagiosum virus,MCV)仅感染人类,猴痘病毒、牛痘病毒以及其他动物痘病毒也可引起人类感染。

一、生物学特性

痘病毒体积最大,呈砖形或卵形[(300~450)nm×260 nm×170 nm],有包膜,由30种以上的结构蛋白组成的蛋白衣壳呈复合对称形式,病毒核心由分子量为(85~240)×10^6 道尔顿的双股线形 DNA (130~375 kb)组成。痘病毒在感染细胞质内增殖,病毒基因组含有约185个开放读码框,可指导合成200种以上的病毒蛋白质。成熟的病毒以出芽形式释放。

二、致病性

痘病毒感染主要通过呼吸道分泌物、直接接触等途径进行传播。感染的人或动物为其传染源。人类的痘病毒感染主要包括天花、人类猴痘和传染性软疣。其中自世界卫生组织启动全球消灭天花计划以来,至1980年天花在全球范围内已经根除。

（一）传染性软疣

传染性软疣是由传染性软疣病毒引起的皮肤疣状物,主要通过皮肤接触传播,儿童多见,人是其唯一的感染宿主。该病毒也可以经过性接触传播,引起生殖器传染性软疣,在男性的阴囊、阴茎、包皮和女性的大阴唇、小阴唇外侧,损害可单发或多发,散在分布。传染性软疣损害为粟粒至黄豆大小的丘疹,圆形,随时间延长损害中央呈脐凹状。颜色为白色或灰白色,并有蜡样光泽。若挑破损害可挤出白色乳酪状物,称为软疣小体。大多数患者无自觉症状,但有少数患者可有轻微瘙痒感,若有继发感染时可有疼痛等症状。软疣可自行消退,不留瘢痕。

（二）人类猴痘

与天花的临床表现相似,最初表现类似"流感"的症状,随后主要表现为高热、局部淋巴结肿大和全身发生水疱和脓疱,结痂后留有瘢痕,并伴有出血倾向,死亡率在11%左右。主要是由于与野生动物直接接触感染猴痘病毒所致。最早见于非洲扎伊尔,近年在美国等地也有感染病例的出现。

三、微生物学检验

（一）标本采集

无菌采集皮肤病损组织(疣体组织、水疱和脓疱液),猴痘患者也可采取血清。

（二）形态学检查

1.涂片染色镜检

传染性软疣病毒检查可通过活组织或皮损刮取组织或挤出的内容物涂片,进行瑞氏-姬姆萨染色后,于镜下找软疣小体。

2.电镜检查

标本置电镜下观察病毒粒子(负染标本)。

3.组织病理检查

传染性软疣患者表皮细胞内出现软疣小体,多数软疣小体内含有胞质内包涵体,小体挤压每个受损细胞内核,使细胞核呈月牙状,位于细胞内边缘。若中心部角质层破裂,排出软疣小体,中心形成火山口状。

（三）病毒培养

猴痘皮损标本接种于鸡胚绒毛尿囊膜、来自猴、兔、牛、豚鼠、小白鼠以及人的原代、继代和传代细胞,也可皮内或脑内接种 10 日龄仔兔和 8～12 日龄小白鼠,猴痘病毒可在其中生长,并产生明显的细胞病变,感染细胞内大多含有许多圆形或椭圆形的小型嗜酸性包涵体。实验动物发生全身性感染、出疹,并大多死亡。

（四）免疫学检测

采用痘病毒抗原酶联免疫检测方法,对猴痘提供早期辅助诊断,采用痘病毒血清抗体酶联免疫检测方法提供中晚期辅助诊断。也可采用荧光抗体法和放射免疫法从感染者血清中检出猴痘病毒抗体,一般仅用于流行病学调查。

（五）分子生物学检测

采用猴痘病毒 PCR 测序方法,20～24 h 即可鉴别样品是否为痘病毒、猴痘病毒、天花病毒及相关其他痘病毒;采用荧光定量实时 PCR 检测技术,可在 4 h 内对猴痘病毒和痘病毒作出早期诊断。

（迟延芳）

第四节　腺病毒

腺病毒因 Rowe 等于 1953 年首先从腺体细胞(扁桃体)中分离出而得名,属腺病毒科哺乳动物腺病毒属,是一群分布十分广泛的 DNA 病毒,共约 100 个血清型。感染人的腺病毒有 49 个型,统称为人腺病毒,根据其生物学性状分为 A～F 6 组(或亚属),能引起人类呼吸道、胃肠道、泌尿系及眼的疾病,少数对动物有致癌作用。

一、生物学特性

（一）形态结构

腺病毒呈球形,直径 70～90 nm,核酸为双股线状 DNA,没有包膜,核衣壳 20 面体立体对称。衣壳由 252 个壳粒组成,其中位于 20 面体顶端的 12 个顶角的壳粒是五邻体,每个五邻体由基底伸出一根末端有顶球的纤维突起;其余 240 个壳粒是六邻体。五邻体和六邻体是腺病毒的重要抗原,在病毒检测和疾病诊断中具有重要意义。五邻体基底部分具有毒素样活性,能引起细胞病变,并使细胞从生长处脱落;纤维突起与病毒凝集大白鼠或恒河猴红细胞的活性有关。

（二）培养特征

人腺病毒在鸡胚中不能生长,仅能在人源组织细胞内增殖生长,人胚肾细胞最易感染,病毒增殖后引起细胞病变,细胞肿胀变圆,呈葡萄状聚集,并在核内形成嗜酸性包涵体。

（三）抵抗力

腺病毒对理化因素抵抗力较强,对酸、碱、温度耐受范围宽,4 ℃70 天或 36 ℃7 天感染力无明显下降,pH 6.0～9.5 环境中感染力也无改变,对乙醚不敏感。但紫外线照射 30 min 或 56 ℃ 30 min 可灭活。

二、致病性

腺病毒主要通过呼吸道、消化道和眼结膜等传播。在已知的 49 个血清型中,约有 1/3 与人类致病有关,同一血清型可引起不同的疾病,不同血清型也可引起同一种疾病。病毒主要感染儿童,大多无症状,成人感染少见。

病毒在咽、结膜尤其是小肠上皮细胞内增殖,偶尔波及其他脏器,隐性感染常见。疾病一般为自限性,感染后可获得长期持续的型特异性免疫力。A、B 组病毒在某些新生动物可诱发肿瘤,对人未发现致癌作用。

三、微生物学检验

(一)标本采集

根据疾病的类型采集咽拭子、鼻腔洗液、角膜拭子、肛拭子、尿液、粪便、血液等标本。

(二)形态学检查

对于可疑患者的粪便等标本可用负染电镜免疫或电镜技术直接进行形态检测,做出快速诊断。

(三)病毒分离培养

上述标本接种原代细胞(人胚肾)或传代细胞(Hep-2、HeLa 等),出现 CPE 后可用荧光或酶标记的抗体进行鉴定,或用中和试验、血凝抑制实验等鉴定病毒的型别。

(四)免疫学检测

用 ELISA、免疫荧光、中和试验、补体结合试验等检测患者双份血清中的特异性 IgG。

(五)分子生物学检测

提取标本中的病毒 DNA 后,利用 PCR、核酸杂交或限制性内切酶酶切进行技术检测,可进行快速诊断。

(迟延芳)

第五节　人乳头瘤病毒

人乳头瘤病毒(human papilloma virus,HPV)是乳多空病毒科、乳头瘤病毒属的一个种。引起人皮肤、黏膜不同程度的增生性病变,临床表现为良性疣或乳头状瘤,HPV 也是尖锐湿疣(condyloma acminatum,CA)的病原体。另外,某些型别的 HPV 可使组织发生癌变,引起子宫颈癌、口腔鳞状细胞癌、皮肤癌、肛门癌等。

一、生物学特性

(一)形态结构

病毒呈球形,直径 52～55 nm,20 面体对称,核衣壳由 72 个壳微粒组成,无包膜。

(二)基因组结构与功能

病毒基因组为双链环状 DNA,以共价闭合的超螺旋结构、开放的环状结构、线性分子 3 种形式存在。长约 8 kb,分为三个区段。

1.早期区(E 区)

大小约占 4 kb,含有 8 个 ORF,依次为 E_6、E_7、E_1、(E_8)、E_2、E_4、(E_3)、E_5。E 区与 DNA 复制、转录调节和细胞转化有关,各基因的功能分别是:E_1 参与 DNA 复制,HPV 的 DNA 复制除 E_1 外,还与 E_2、E_6、E_7 有关;E_2 涉及病毒 DNA 转录的反式激活机制;E_4 编码胞浆蛋白,可能在病毒成熟中起作用;E_5、E_6、E_7 与细胞转化有关。当 HPV DNA 整合到宿主细胞基因组中时,常使 E_2 丧失转录调节功能,引起转化蛋白 E_6、E_7 的过度表达。HPV 高危型别的 E_6、E_7 区的癌蛋白可与特异性的细胞蛋白结合,如 E_6 可与细胞内抑癌基因产物 p53 蛋白结合、E_7 可与抑癌基因产物 Rb 蛋白结合。结合后使之失活,干扰其抑制细胞分裂与增长的作用,引起细胞增殖周期紊乱,诱发突变、损伤细胞 DNA,使正常细胞转变为恶性细胞,最终导致肿瘤的产生。

2.晚期区(L 区)

约 3 kb,有 2 个 ORF,编码病毒衣壳结构蛋白,包括主要衣壳蛋白 L_1 和次要衣壳蛋白 L_2。L_1 是主要的种特异性抗原,L_2 是型特异性抗原。

3. 上游调节区(upstream regulatory region,URR 区)

又叫长控制区(long controlregion,LCR)或非编码区(noncoding region,NCR),URR 区是 HPV 基因组中变异较大的一个区段,在不同的型别之间存在差异。长约 1 kb,无编码能力,含有一系列调节因子。

（三）病毒复制

复制周期较长。HPV 的主要特点是它的宿主范围极窄,病毒的复制与上皮细胞的分化阶段相关,复制周期受细胞分化状态限制。HPV 基因组含多个启动子,在不同的感染细胞内 RNA 有不同的拼接方式。此外,HPV 基因组是断裂基因,含有内含子和外显子,在 mRNA 的转录后加工过程中,可产生多种不同的 mRNA。HPV 的复制方式独特,皮肤中只有基底层细胞可以分裂增殖,基底层细胞可以向表皮层分化为棘细胞、颗粒细胞、角质层细胞。病毒 DNA 在基底干细胞内呈静息状态,在上皮棘细胞内表达病毒的早期基因,在上皮颗粒细胞的核内表达病毒的晚期基因、合成病毒的结构蛋白、完整的 HPV 病毒体只在终末分化的角质层细胞核内生长。即 HPV DNA 的复制、衣壳蛋白的合成与装配分别在上皮不同的细胞层内进行,所以人乳头瘤病毒不能在体外细胞培养中增殖。

（四）其他

根据 HPV DNA 的同源性分为型或亚型,目前已发现 60 多个型别,仍有新型陆续发现。若 DNA 同源性小于 50%,则被认为是不同的型;若 DNA 同源性大于 50%,但限制性内切酶片段不同的称为亚型。HPV 具有高度的宿主和组织特异性,对人的皮肤和黏膜上皮细胞具有特殊的亲嗜性,在易感细胞核内增殖形成核内嗜酸性包涵体,使感染细胞转变为空泡细胞。HPV 不能在实验动物中增殖,组织培养也未成功。

二、致病性

人是 HPV 的唯一宿主,传染源主要是患者和病毒携带者。大多通过直接接触感染者的病变部位或间接接触 HPV 污染的物品而感染,而生殖器的 HPV 感染主要通过性交传播,少数也可经污染的内裤、浴盆、浴巾、便盆而间接受染。新生儿出生时,可经带病毒的产道感染而患喉部乳头瘤。病变主要发生在喉黏膜和声带,偶可延伸到气管、支气管。HPV 感染人的皮肤黏膜,主要引起各种疣状损害,无病毒血症。HPV 型别不同,引起的病变不同。跖疣和寻常疣主要由 HPV_1、HPV_2、HPV_4 型引起;HPV_7 型与屠夫寻常疣有关,病变多发生在手上;HPV_3、HPV_{10}。型主要引起皮肤扁平疣,病变常见于面部和手背;而 HPV_{16}、HPV_{18} 型主要感染子宫颈,因机体免疫力降低、局部长期慢性刺激等,病毒基因组可整合到宿主细胞染色体上,与子宫颈癌的发生有密切关系,被认为是与恶性转化有关的高危型别。另外,HPV_{33} 型、HPV_{31} 型也可引起子宫颈癌;尖锐湿疣多由 HPV_6 型、HPV_{11} 型引起,因其很少引起浸润性癌,故被认为是低危型别。其中 HPV_{11} 型多见于男性同性恋患者。此外,还发现口腔黏膜白斑与 HPV_{16} 型、HPV_{11} 型感染有关;口腔鳞状细胞癌与 HPV_{16} 型感染有关。

尖锐湿疣又名生殖器疣,是一种性传播疾病,与生殖器的增生性黏膜损害有关。近年来发病率持续增长,仅次于淋病,位居第二。其中 $HPV_{6,11,16,18}$ 型最常见,且易于复发。潜伏期数周到数月,平均约 3 个月。尖锐湿疣临床表现为生殖器、会阴和肛门部位上皮乳头瘤样增生,多发生在温暖湿润的部位。若生殖道存在其他感染,如阴道滴虫、梅毒、淋病等,则更易发生尖锐湿疣。HIV 感染或妊娠时,因机体免疫力下降,可加重 HPV 感染。尖锐湿疣形态多样,初发为淡红色小丘疹,但可迅速增大,融合成一片。由于局部湿热和慢性刺激,皮疹迅速增大,形成乳头状或菜花状增殖。一般疣体柔软,多充满血管。当疣体表面粗糙、发生破溃感染时可有恶臭。男性好发于阴茎的冠状沟、包皮系带、龟头等处。男性同性恋者常见于肛门及直肠,其肛门疣的发病率是阴茎疣的 7 倍。女性好发于阴唇、阴蒂、外阴、阴道、子宫颈等部位。

三、微生物学检验

依据典型的临床表现即可诊断。但肉眼观察的生殖道损害与组织学检查结果约有 10% 不符合。对男性患者,尖锐湿疣需与扁平湿疣、传染性软疣等鉴别;而女性宫颈组织的 HPV 感染常可导致异型性扁平疣,用醋酸白试验或阴道镜检查,特别是将两者结合起来,将有助于诊断。

（一）标本采集

根据病变部位,采集相应的病损组织用不同的方法作检测。

（二）形态学检查

1.醋酸白试验

可检测临床表现不明显或不典型的 HPV 感染。用棉拭子蘸 5％醋酸涂敷于可疑的病变皮肤上,1 min后即可观察到病变局部表皮变粗糙,并出现白色丘疹或白斑。如果是肛周皮损则变白时间要更长些,需观察 15 min 左右,使用放大镜检查会看得更清楚。醋酸白试验检测 HPV 感染较为敏感,但因这是一种非特异性检查方法,故有假阳性。

2.细胞学检查

女性宫颈 HPV 感染,可做宫颈细胞刮片,作 Papanicolaou 染色,空泡细胞、双核细胞及角化不全细胞等是 HPV 感染的特征性细胞学改变。此法简便易行。

3.组织病理学检查

所有生殖道异型性病损均应做组织病理学检查,这是确诊尖锐湿疣及排除肿瘤的最佳方法。病变组织制成切片经 HE 染色后,若发现尖锐湿疣的组织病理学改变,即可诊断。

（三）免疫学检测

临床表现不典型者除应做组织病理学检查外,也可用免疫组化方法检测病变组织中的 HPV 抗原。

（四）分子生物学检测

因 HPV 不能体外培养,目前主要采用基因检测法鉴定,是实验室最常用的检查 HPV 感染的方法,它既可对 HPV 感染进行确诊,又能对 HPV 进行分型。主要的方法有斑点杂交法（可检测 50 个 HPV 基因组拷贝）、原位杂交法（每个细胞中含 10～15 个病毒基因拷贝才可检测到）、DNA 印迹法（最可靠的诊断方法）及聚合酶链反应（PCR）。其中 PCR 法可检查 HPV DNA 片段含量很少的标本,而且标本来源不受限制,操作简便、省时,特异性高,是最敏感的检测方法,但易出现假阳性。

（迟延芳）

第六节　细小病毒

细小病毒是目前已知的最小的 DNA 病毒。细小病毒科包括两个亚科,即细小病毒亚科和浓核症病毒亚科。其中细小病毒亚科包括三个属,即细小病毒属、依赖性病毒属和红病毒属。人细小病毒 B_{19} 是红病毒属的一个种,它是 1975 年 Cossar 等在常规检测献血员血清 HBsAg 时偶然发现的,可引起传染性红斑、关节炎、再生障碍性贫血危象等疾病。

一、生物学特性

人细小病毒 B_{19} 呈小球形,直径 20～26 nm,无包膜。二十面体对称,有两种衣壳蛋白,即 VP_1、VP_2。VP_1 位于核衣壳外部,易与抗体结合;VP_2 含量多于 VP_1,占 95％左右。VP_1 与 VP_2 均含有中和位点（其中 VP_1 是主要中和抗原）,二者均可刺激机体产生中和抗体 IgG,此抗体有保护作用,可使感染局限,促进疾病的恢复。

病毒基因组为线状单股 DNA,为正链或负链,长 5.6 kb,两末端折叠形成发夹状结构。人细小病毒 B_{19} 有两个大的 ORF。左侧 ORF 与调节功能有关,编码两种非结构蛋白,即 NS_1 和 NS_2;右侧 ORF 编码结构蛋白,即衣壳蛋白 VP_1 和 VP_2。另外,还有许多小的 ORF。

人细小病毒 B_{19} 能在人骨髓细胞、人胚肝细胞、外周血细胞、脐血细胞内增殖,病毒对细胞的敏感性随细胞分化而增强。因细胞的 DNA 聚合酶和 RNA 聚合酶Ⅱ参与 B_{19} 病毒的复制过程,所以该病毒的复制依赖于宿主细胞的 DNA 复制。B_{19} 病毒对热稳定,60 ℃可存活 12 h。对冻融、干燥、去污剂稳定。

二、致病性

人细小病毒 B_{19} 通过空气、尘埃、患者分泌物、血液及血制品传播,可引起显性感染或无症状亚临床感染。儿童及与儿童接触的成人是主要的易感人群和传染源,特别是镰刀细胞性贫血的患儿更易发病。P 抗原即红细胞糖苷脂(globoside,Gb_4)是人细小病毒 B_{19} 的受体,它存在于多种细胞表面,如骨髓红系前体细胞、血小板、单核巨噬细胞、粒细胞、肝、滑膜液和胎盘内皮等。人细小病毒 B_{19} 与细胞上的 Gb_4 受体结合后进入人体,在细胞核内增殖并形成嗜酸性或嗜碱性包涵体。因病毒的直接杀伤作用和随后介导的免疫应答作用,引起感染细胞溶解,出现多种多样的临床症状。另外,有约 20％的儿童和成人感染后不出现临床症状。

(一)传染性红斑

潜伏期 1～2 周,病毒从呼吸道侵入机体,在呼吸道局部增殖后,通过血液循环扩散到骨髓。在骨髓的红系前体细胞(靶细胞)中增殖,溶解细胞,导致红细胞生成障碍。随后大量病毒进入血流形成病毒血症,这时患者出现发热、全身不适、呼吸道症状等。经过 1 周左右,随着机体特异性免疫的产生,病毒血症终止,上述症状消失,但此时因血循环中形成抗原-抗体复合物,患者可出现变态反应。首先在面颊部出现玫瑰色融合性斑丘疹,随后胸背、上肢、臀股、手足等部位出现网状、环形斑丘疹。皮疹多持续 1～2 周即消退,但疹退后数日,可因日晒、淋浴、情绪紧张等刺激使皮疹复发。传染性红斑是儿童感染人细小病毒 B_{19} 后引起的一种最常见的疾病,在学校、幼儿园中可呈暴发流行。

(二)再生障碍性贫血危象

多见于 15 岁以下儿童。因人细小病毒 B_{19} 特异性亲嗜骨髓红系前体细胞,造成该细胞大量破坏、网状细胞减少,导致红细胞生成障碍。若患者同时患有慢性溶血性贫血(如镰刀细胞性贫血、遗传性球形红细胞增多症、海洋性贫血、自身免疫性溶血性贫血),则容易发生严重的再生障碍性贫血危象。患者出现发热、苍白、乏力等症状,外周血血红蛋白可降至 40 g/L 以下,但常在 1 周内恢复至基础水平。

(三)多发性关节炎

本病多见于成年妇女。人细小病毒 B_{19} 感染后,患者先出现感冒样症状,肌肉疼痛、关节疼痛等,约经 1 周左右症状消失。但随后患者因免疫应答,而出现多发性对称性关节肿胀、疼痛,关节活动受限。症状多在 2 个月内缓解,有 10％的患者病程迁延,可演变为慢性关节炎。

(四)宫内感染

血清中人细小病毒 B_{19} IgG 抗体阴性者对该病毒易感。若血清抗体阴性的妇女在妊娠期感染该病毒,病毒可通过胎盘引起宫内感染,导致胎儿全身高度水肿,出现脑积水、心包积液、腹腔积液、严重贫血、肝脾肿大等,胎儿最终流产或死亡。

(五)免疫抑制患者的慢性贫血

免疫抑制的患者,如先天性免疫缺陷、白血病、HIV 感染者等,在输血治疗过程中,可因输入被人细小病毒 B_{19} 污染的血液、血制品而感染。因这些患者本身存在免疫缺陷,故可呈慢性持续性感染。红细胞被大量破坏,患者发生慢性贫血。

三、微生物学检验

(一)标本采集

根据不同病症,可采集患者的骨髓、血液、血清、关节滑膜、胎儿组织、羊水、脐血、呼吸道分泌物、尿液及粪便标本等。

（二）形态学检查

1.电子显微镜检查病毒颗粒

在患者的病毒血症期,用电子显微镜可直接检查血清中的病毒颗粒,人细小病毒 B_{19} 大多呈空心环状。该方法敏感性低,标本中病毒颗粒超过 $10^6/mL$ 时才能检测出。

2.光学显微镜检查包涵体

取胎儿组织(如肝、脾、骨髓等)或骨髓前体细胞中的有核红细胞,用光镜直接检查细胞核内的包涵体。这是一种非特异性的检查方法,快速,但阳性率低。

（三）免疫学检测

免疫学检测主要是检查人细小病毒 B_{19} IgM 抗体或 IgG 抗体。患者感染 B_{19} 病毒 10 天左右,病毒血症终止,患者因免疫应答出现红疹、关节疼,此时是检测人细小病毒 B_{19} IgM 抗体的最佳时机。若血清中 IgM 抗体阳性,表示患者新近感染;若血清中 IgG 抗体阳性,表示既往感染;若 IgG 抗体由阳性变为效价急剧增高,常表示急性感染发作。检测方法包括 ELISA、RIA、IFA 等。但 ELISA 特异性较低。

（四）分子生物学检测

1.核酸分子杂交技术

这是一种常用的检测核酸的方法,括原位杂交法、斑点杂交法、Southern 印迹法等方法。

2.PCR

可用于检测骨髓、关节滑膜、胎儿组织、羊水、核酸杂交法高 100～1 000 倍,但不能观察组织形态学的变化。敏感性可达 0.1 Pg。主要包脐血等标本。敏感性高,比输血传播病毒(transfusion transmitted virus,TTV)初步归类为细小 DNA 病毒科,为单负链环状 DNA 病毒,无包膜,呈球形,直径为30～50 nm。基因组长约 3.8 kb,含有 2 个 ORF,ORF1 的 N 端为富含精氨酸的高亲水区,ORF2 编码非结构蛋白。TTV 的基因具有高度变异性,根据其变异大小可将 TTV 分为不同的基因型和基因亚型。TTV 主要通过血液或血制品传播,此外可能存在消化道传播。TTV 是否引发急、慢性肝炎,是否与肝癌的发生有关,目前尚无定论。TTV 微生物检查主要是采用 PCR 检测血中 TTV DNA。

（迟延芳）

第七节　流行性感冒病毒

流行性感冒病毒简称流感病毒,属正黏病毒科,是引起人和动物流行性感冒的病原体,1933 年由 Smith 等首先从雪貂中分离出并确定为流感的病原体。由于抗原极易发生变异从而逃避人群中已存在的免疫力,故流感病毒曾多次引起世界性的大流行,如 1918－1919 年的流行导致全球至少 2 000 万人死亡。近年来发现某些动物的甲型流感病毒亚型可传染人类。1997 年中国香港 1 名儿童因禽流感病毒 H_5N_1 感染而致死,这是全世界首例禽流感病毒感染人类的报道,2003 年－2009 年间,世界多个国家都有不同规模的禽流感流行。2009 年 3 月底,墨西哥、美国几乎同时报道了由一种变异后的 A(H1N1)猪流感病毒新基因型导致人发热性呼吸系统疾病的病例,该毒株包含有猪流感、禽流感和人流感三种流感病毒的基因片段,可以在人间传播。WHO 当时将此次流感疫情称为"人感染猪流感",但随着对疫情和病毒性质的深入了解,现命名为"甲型 H1N1 流感"。该病毒传染性强,至 2009 年 7 月,仅 3 个月已涉及全球 100 个国家或地区,累计感染人数超过 13 万人;2009 年 4 月 30 日,我国将其纳入《中华人民共和国传染病防治法》规定的乙类传染病,依照甲类传染病采取预防、控制措施。

一、生物学特性

（一）形态结构

流感病毒以球形最多见,直径80～120 nm,新分离出的病毒可呈丝状或杆状;病毒核酸与衣壳组成核衣壳,有包膜,包膜表面有刺突。

（二）基因组

流感病毒核酸为分节段的单股负链 RNA,基因组全长约 13 kb。甲型、乙型由 8 个节段、丙型由 7 个节段组成,各节段长度在 890～2 341 个核苷酸不等,节段 1～6 各能编码 1 种蛋白,依次是 RNA 多聚酶（PB2、PB1、PA）、HA、NP、NA;片段 7 编码 M1、M2 二种基质蛋白（matrix protein,MP）,片段 8 编码 NS1、NS2 二种非结构蛋白。病毒核酸复制后,不同节段核酸重新装配子代病毒体时容易发生基因重组,导致新病毒株的出现,是流感病毒容易发生变异的重要原因之一。核蛋白（nucleoprotein,NP）为可溶性蛋白,抗原性稳定,具有型的特异性。每个 RNA 节段与 NP 结合构成核糖核蛋白（ribonucleoprotein,RNP）,即病毒的核衣壳,呈螺旋对称;RNP 与 RNA 多聚酶一同构成病毒的核心。

流感病毒的包膜由 2 层组成。内层为基质蛋白 M1,它增加了包膜的硬度和厚度,使包膜具有韧性,并可促进病毒装配;M1 抗原性较稳定,也具有型特异性。外层为脂质双层,来源于宿主细胞膜,基质蛋白 M2 嵌于其中形成膜离子通道,利于病毒脱壳和 HA 的产生。包膜上还镶嵌有许多突出于病毒表面呈辐射状的糖蛋白刺突,根据结构和功能的不同分为血凝素（hemagglutinin,HA）和神经氨酸酶（neuraminidase,NA）,其数量之比约为 4∶1～5∶1。HA 和 NA 抗原结构极易发生变异,是甲型流感病毒分亚型的主要依据。

1. HA

为由 3 条蛋白单体以非共价键连接而成的三聚体,呈三棱柱状插在包膜上,由病毒基因组片段 4 编码,约占病毒蛋白的 25%。HA 主要有 3 个功能:①凝集红细胞:HA 因能与人和多种脊椎动物（鸡、豚鼠等）红细胞膜上的糖蛋白受体（唾液酸）结合引起红细胞凝集而得名。②吸附宿主细胞:每个 HA 单体的前体（HAO）必须经细胞蛋白酶裂解形成以二硫键连接的 HA1 和 HA2 亚单位后病毒才具有感染性。其中 HA1 是与宿主细胞膜上的唾液酸受体结合的部位,与感染性有关;HA2 具有膜融合活性,能促进病毒包膜与宿主细胞膜融合并释放核衣壳。可见 HA 与病毒吸附和穿入宿主细胞有关。③免疫原性:HA 为保护性抗原,可刺激机体产生相应的抗体,能中和病毒。该抗体能抑制血凝现象,也称为血凝素抑制抗体。

2. NA

由病毒基因组片段 6 编码的糖蛋白四聚体,约占病毒蛋白的 5%。NA 呈蘑菇状:一端呈扁球形,含有酶的活性中心和抗原位点;另一端呈细杆状,镶嵌于包膜的脂质双层中。NA 能水解病毒感染细胞表面受体糖蛋白末端的 N-乙酰神经氨酸,使病毒从细胞膜上解离,有利于成熟病毒的释放和扩散。NA 也具有抗原性,其相应抗体能抑制酶的水解作用,但不能中和病毒。

（三）分型与变异

流感病毒按照核蛋白（NP）和基质蛋白（MP）不同分为甲（A）、乙（B）、丙（C）三型。甲型流感病毒除了感染人外还可引起禽、猪、马等动物的感染;乙型流感病毒仅感染人且致病性较低;丙型流感病毒只引起人不明显或轻微的上呼吸道感染,很少造成流行。甲型流感病毒 HA 和 NA 抗原性又分为许多亚型。

抗原性持续不断的发生变异是甲型流感病毒的最突出的特点,变异通常发生在 HA 和 NA,二者可同时或单独出现。甲型流感病毒抗原变异幅度的大小直接影响到流感流行的规模。抗原性变异有两种形式,即抗原漂移和抗原转换。

1. 抗原漂移

抗原变异幅度小,为量变,NA、HA 氨基酸改变率低于 1%。其原因是病毒基因组发生一系列点突变,使其编码的氨基酸序列发生改变,导致亚型内的变异。抗原漂移使该突变株能逃避人群中已存在的免疫抗体的作用而被选择出来在人群中传播,造成中小规模的流行。

2. 抗原转换

抗原变异幅度较大,系质变,NA、HA 氨基酸改变率大于 20%～50%,形成一个新的亚型,由于人群对其完全缺乏免疫力,常可导致大规模流行,甚至世界范围内的大流行。目前认为造成抗原转换的主要原因可能有:①突变选择或自然选择,即旧亚型经过一系列突变后经过机体自然筛选形成新的亚型。②动物来源,动物流感病毒发生突变获得对人的致病性,如近年来的人禽流感(H_5N_1)感染就可能属于该类型。③基因重组,由于流感病毒核酸是分节段的,当2种不同流感病毒感染同一宿主细胞后,二者的核酸节段发生基因重组形成新的亚型。

(四)培养特性

流感病毒可在鸡胚和培养细胞中增殖,其中最适于在鸡胚中生长。初次分离时接种鸡胚羊膜腔最佳,传代后可接种于尿囊腔。组织培养时一般选用猴肾细胞(PMK)、狗肾传代细胞(MDCK)。流感病毒在鸡胚和细胞中增殖后不引起明显的细胞病变,可用红细胞凝集试验来判断病毒的感染与增殖。

(五)抵抗力

流感病毒抵抗力较弱,不耐热,56 ℃ 30 min 即被灭活,在室温下很快丧失传染性,0 ℃~4 ℃则可存活数周;对干燥、日光、紫外线以及甲醛、乙醇等敏感。

二、致病性

流感多发生于冬季,病毒感染性较强,主要通过飞沫或气溶胶经呼吸道传播,短时间内在人群中突然发生并迅速蔓延,造成不同规模的流行,例如在1918年至1968年的50年中共暴发了4次甲型流感的世界性大流行,尤其是近几年,流感病毒变异频繁,不断出现大规模的流行。1997年,中国香港及多个国家或地区发生高致病性禽流感病毒感染人类的较大规模的流行,至2009年累计达400多例;2009年4月开始的新型 A(H1N1)流感病毒的大规模流行在短短几个月内就迅速波及全球多数国家和地区。

流感病毒进入人呼吸道后,HA与柱状黏膜上皮细胞相应受体结合,病毒包膜与宿主细胞膜融和,脱壳后在细胞内复制增殖,引起广泛的细胞空泡变性;子代病毒以出芽方式释放,使上皮细胞变性、脱落,并迅速扩散至邻近细胞,导致黏膜充血水肿。流感病毒感染后一般经1~3天潜伏期,患者突然发病,出现畏寒、发热、头痛、肌痛、咽痛、乏力、鼻塞、咳嗽、流涕等症状,一般持续1~5天,高热可达38~40 ℃。该病毒一般仅在局部繁殖,极少入血,全身症状与病毒刺激机体产生的细胞因子有关。发病初期2~3天鼻咽部分泌物中病毒含量最高,传染性最强,以后则迅速减少。流感属于自限性疾病,无并发症者通常5~7天即可恢复。婴幼儿、老年人以及抵抗力低下的人群可出现并发症,且多为细菌引起的继发性感染,常见的细菌包括肺炎链球菌、金黄色葡萄球菌、流感嗜血杆菌及肺炎克雷白菌等,严重者可危及生命。

三、微生物学检验

一般在流感流行期根据典型的症状即可作出初步诊断,但确诊及鉴别诊断、分型、监测新突变株的出现,以及流行病学调查等必须结合或依靠实验室的病毒学检验。

(一)标本采集

进行病毒的分离培养时应在发病早期采集标本,以前3天阳性率最高,随时间的延长分离率降低。可用于分离的标本包括鼻腔洗液、鼻拭子和咽漱液等,必要时可采集支气管分泌物。标本采集过程中尽量减少污染,并置于冰壶中尽快运送到实验室,如不能在48 h内接种,应置于-70 ℃保存。上述标本也可用于病毒抗原或RNA的检测。此外,采集患者的血清可用于病毒的血清学检验。

(二)形态学检查

免疫电镜观察是快速和直接的检测方法。一般用相应特异性抗体与标本或细胞培养物相互作用后,电镜下直接观察。对于拭子标本可涂片固定后与甲型、乙型流感病毒的抗体共同孵育,然后与荧光素标记的二抗染色后,在荧光显微镜下观察。

(三)病毒分离培养

取处理好的标本接种9~11天龄鸡胚羊膜腔或尿囊腔,孵育3~4天后收集羊水或尿囊液进行血凝试验,如阳性再用血凝抑制试验(hemagglutination inhibition,HI)鉴定型别。如血凝试验阴性,应盲传3次,仍为阴性,则证实无病毒生长。标本也可接种 PMK、MDCK 等培养细胞,但病毒增殖后并不出现明显的CPE,常用红细胞吸附法或免疫荧光法来检测。

（四）免疫学检测

采集患者急性期（早期 1～5 天）发病和恢复期（发病后 2～4 周）的双份血清进行 HI 检测，如抗体效价升高 4 倍或以上即有诊断意义；此外，可利用补体结合试验（CF）进行分型鉴定，利用中和试验（Nt）进行分亚型鉴定。也可用 ELISA、EIA 等方法直接检测呼吸道分泌物、脱落细胞中的病毒抗原。

（五）分子生物学检测

RT-PCR 和 Real-Time PCR 检测病毒 RNA 可用于的诊断和分型鉴定。

（迟延芳）

第八节　副黏病毒科

副黏病毒科的许多生物学性状与正黏病毒科相似，如均为负链 RNA 病毒、有包膜、核衣壳呈螺旋对称等，但也有不同之处。常见的副黏病毒科的病毒包括副流感病毒、呼吸道合胞病毒、腮腺炎病毒、麻疹病毒等。

一、麻疹病毒

麻疹病毒（measles virus，MV）属于副黏病毒科麻疹病毒属，只有 1 个血清型，是麻疹的病原体。麻疹是一种常见的儿童急性传染病，自应用疫苗接种后其发病率大幅度降低，但仍是发展中国家儿童死亡的主要原因之一。

（一）生物学特性

病毒呈球形或丝状，直径约 120～250 nm，螺旋对称，有包膜。病毒核心为不分节段的单股负链 RNA，有 6 个结构基因，依次编码核蛋白（NP）、磷酸化蛋白（phosphopeotein，P）、基质蛋白（MP）、融合蛋白（fusion protein，F）、血凝素（HA）和 RNA 依赖 RNA 聚合酶，其中 HA 和 F 蛋白是包膜表面的刺突。HA 只凝集猴红细胞，并能与细胞表面的 CD46 受体结合诱导病毒吸附；F 蛋白又称血溶素（HL），具有溶血活性，可使细胞发生融合形成多核巨细胞。麻疹病毒 SSPE 突变株的 M 蛋白和 F 蛋白基因发生突变，影响了病毒的装配、出芽和释放，故极少产生游离的病毒，也称"缺陷型麻疹病毒"，但与细胞结合能力增强。

麻疹病毒可在 HeLa、Vero 等多种原代细胞或传代细胞中增殖，引起细胞融合形成多核巨细胞，胞浆和胞内出现嗜酸性包涵体等细胞病变。病毒抵抗力弱，56 ℃ 30 min 可被灭活，对脂溶剂、一般消毒剂、日光及紫外线等敏感。

（二）致病性

人是麻疹病毒的唯一自然宿主。麻疹好发于冬春季节，人群对麻疹普遍易感，我国 6 个月～5 岁的儿童发病率最高。病毒主要通过飞沫直接传播，也可经接触污染的玩具、用具等传播。麻疹传染性极强，与患者接触后几乎全部发病。病毒侵入后潜伏期 10～14 天。黏附分子 CD46 是麻疹病毒识别的受体，凡表面有该分子的组织细胞（人体内除红细胞以外的大多数组织细胞）均可被麻疹病毒感染。病毒首先在呼吸道上皮细胞和淋巴组织内增殖，然后进入血液形成第一次病毒血症，扩散至全身淋巴组织和单核吞噬细胞系统，大量增殖后再次入血，形成第二次病毒血症，扩散到眼结膜、口腔和呼吸道黏膜、小血管、皮肤等部位并引起病变，临床表现为发热、畏光、流涕、咳嗽等结膜炎、鼻炎和上呼吸道卡他症状，此时患者的传染性最强。发病 2 天后口腔两颊内出现中央灰白色、周围有红晕的柯氏斑，有助于临床早期诊断；之后 1～3 天，按颈部、躯干、四肢的顺序皮肤先后出现特征性的红色斑丘疹，此即出疹期，病情最为严重；一般 24 h 内皮疹出齐，4 天后开始消退，有色素沉着，同时体温开始下降，症状减退。年幼体弱的患儿易继发细菌性肺炎，是导致死亡的主要原因。

除典型的麻疹症状外，免疫功能正常、未接种疫苗的少数患儿会出现急性麻疹后脑炎，导致死亡或存活后有轻重不等的后遗症;而细胞免疫功能缺陷的患儿多见麻疹包涵体脑炎。此外,大约百万分之一的麻疹患儿在恢复后会发生慢发病毒感染,经过2～14年潜伏期后出现中枢神经系统的并发症,即亚急性硬化性全脑炎(subacute sclerosing panencephalitis,SSPE),表现为大脑功能渐进性衰退,1～2年内死亡。麻疹病后人体可获得牢固的免疫力。

（三）微生物学检验

根据典型的麻疹临床症状即可确诊,对于轻型及其他不典型麻疹需进行实验室检验。

1.形态学检查

取患者发病初期的分泌物、脱落细胞等制成涂片,HE染色观察有无细胞融合、多核巨细胞,细胞核或胞质内有无嗜酸性包涵体。

2.病毒分离培养

采集患者发病早期的咽漱液、咽拭子或血液标本,接种HeLa、Vero等细胞,经过7～10天后观察有无典型的CPE,采用免疫荧光、ELISA、核酸杂交等方法鉴定。

3.免疫学检查

用ELISA、免疫荧光、中和试验、补体结合试验等检测患者血清中的特异性IgM或双份血清中的IgG;也可用荧光标记的抗体染色检查病毒的抗原。

4.分子生物学检测

提取标本中的病毒RNA后RT-PCR或核酸杂交检测可进行辅助诊断。

二、呼吸道合胞病毒

呼吸道合胞病毒(respiratory syncytial virus,RSV)简称合胞病毒,属副黏病毒科肺病毒属,因其在组织细胞培养中能导致细胞融合病变而得名。RSV在世界各地均有流行,是引起婴幼儿下呼吸道感染的重要病原体。

（一）生物学特性

病毒呈球形,较流感病毒大,直径120～200 nm。RSV核酸为不分节段的单股负链RNA;包膜上有F蛋白和G蛋白2种糖蛋白刺突,F蛋白能引起病毒包膜与宿主及培养细胞之间的细胞膜的融合,G蛋白具有对宿主细胞的吸附作用。二者均为保护性免疫应答的作用位点,但都无NA和HA的活性,也无溶血素活性。RSV可在HeLa、Hep-2等多种原代细胞或传代细胞中缓慢增殖并引起明显CPE,其特点是形成含有多个胞核的融合细胞及胞内嗜酸性包涵体。猩猩、狒狒、大鼠、小鼠、雪貂等多种动物对RSV敏感,但感染后多无症状。RSV抵抗力弱,不耐酸、热和胆汁,在pH 3的环境中或55 ℃ 5 min可被灭活。

（二）致病性

RSV主要通过飞沫传播,也可通过接触污染物传播;病毒传染性强,主要流行期在冬季和早春。RSV感染的潜伏期一般为4～5天,感染后先在鼻咽上皮细胞内增殖,然后扩散至下呼吸道,很少引起病毒血症。其致病可能是通过Ⅰ型超敏反应引起的免疫损伤所致。各年龄段人群对RSV都易感,但症状各不相同。婴幼儿(尤其是2～6个月的婴儿)对RSV非常敏感,常引起较为严重的呼吸道疾病,如细支气管炎、肺炎等,患儿常出现呼吸暂停,气管或细支气管坏死物与黏液、纤维蛋白等结集在一起,极易阻塞患儿的呼吸道,严重者造成死亡;成人多表现为普通感冒;老年人则可导致慢性支气管炎急性发作。

（三）微生物学检验

由于多种呼吸道病毒感染后引起的临床症状很相似,因此RSV的感染需依靠微生物学实验室检验才能确诊。最可靠的方法是在发病早期采集呼吸道分泌物进行病毒的分离培养,如观察到多核巨细胞或融合细胞可作出初步诊断。由于副流感病毒也可引起细胞融合,故应与进行区别:RSV增殖慢,无红细胞吸附现象,副流感病毒增殖快,有红细胞吸附现象;但最后鉴定依靠免疫荧光试验、中和试验或补体结合试验等。其他快速方法有免疫荧光试验、ELISA、放射免疫技术等直接检测病毒抗原,RT-PCR检测病毒核酸,以及检测血清中的IgM、IgA等。

三、腮腺炎病毒

腮腺炎病毒属副黏病毒科副黏病毒亚科的德国麻疹病毒属,是流行性腮腺炎的病原体。该病毒在世界范围内分布,只有一个血清型。

（一）生物学特性

病毒呈球形,直径 100～200 nm,单股负链 RNA,衣壳螺旋对称,包膜上有 HN 和 F 蛋白。腮腺炎病毒能在鸡胚羊膜腔中增殖,也可在猴肾、HeLa、Vero 等细胞中增殖,并使细胞融合,出现多核巨细胞。该病毒对乙醚、氯仿等脂溶剂以及紫外线、热等敏感。

（二）致病性

人是腮腺炎病毒唯一宿主,主要通过飞沫传播,好发于冬春季,5～14 岁儿童最易感染。病毒感染后潜伏期一般 2～3 周,先在鼻腔、上呼吸道上皮细胞和面部局部淋巴结内增殖,随后入血引起病毒血症,并扩散到唾液腺引起腮腺炎,表现为一侧或双侧腮腺肿大疼痛、发热、乏力等;病毒也可扩散到胰腺、睾丸、卵巢、肾脏和中枢神经系统等引起相应炎症。腮腺炎病后可获得牢固的免疫力。

（三）微生物学检验

临床上根据症状等很容易作出诊断,但对不典型病例需依靠实验室检查。可采集唾液、尿液、脑脊液等接种鸡胚或培养细胞,观察是否出现细胞融合及多核巨细胞等典型 CPE 以判断结果。此外,也可检测血清中的 IgM、IgG,或用 RT-PCR 检测病毒核酸。

四、副流感病毒

副流感病毒（parainfluenza virus,PIV）根据抗原构造不同分为 5 个血清型,分别属于副黏病毒科呼吸道病毒属和德国麻疹病毒属。

（一）生物学特性

副流感病毒呈球形,较流感病毒大,直径 125～250 nm;核酸为不分节段的单股负链 RNA,核蛋白呈螺旋对称;包膜上嵌有 2 种刺突:一种是血凝素/神经氨酸酶（hemagglutinin neuraminidase,HN）,兼有 NA 和 HA 的作用;另一种是 F 蛋白,具有使细胞融合和红细胞溶解作用。副流感病毒可在鸡胚及多种原代或传代细胞中培养,如猴肾或狗肾细胞等。豚鼠、地鼠、雪貂等对病毒敏感,通过鼻腔接种可引起感染。副流感病毒抵抗力弱,不耐酸、热,在 pH 3 的环境中 1 h 即可灭活,4 ℃ 2～4 h 后失去感染力,故一般保存在 −70 ℃ 以下。

（二）致病性

除人类外,许多动物也携带副流感病毒。该病毒主要通过飞沫或密切接触传播,感染后首先在鼻咽部和呼吸道上皮细胞内增殖,然后在细胞之间扩散,很少引起病毒血症。病毒可导致各年龄人群的感染,但以 5 岁以下小儿最多见,是引起小儿急性呼吸道感染的常见病因。感染的副流感病毒以 1～3 型最为多见,主要疾病包括小儿哮喘、肺炎、细支气管炎等,2%～3% 可出现严重的哮吼（急性喉支气管炎）。

（三）微生物学检验

1.病毒分离培养

标本包括鼻咽分泌物和咽漱液等,发病早期采集阳性率最高。副流感病毒生长缓慢,培养早期 CPE 不明显,可采用豚鼠红细胞吸附试验来确定病毒的存在。分离到的病毒可用红细胞吸附抑制试验、血凝抑制试验、中和试验或补体结合试验进行鉴定。

2.免疫学检测

（1）抗原检测:常用间接免疫荧光法,阳性标本可进一步用各型的单克隆抗体进行分型鉴定。此外,也可采用 ELISA、放射免疫、电镜直接检测病毒抗原。

（2）抗体检测:可收集患者早期和急性期的双份血清进行回顾性诊断,此外,检测单份血清中特异性的 IgM 可用于早期诊断。

（迟延芳）

第九节　黄病毒科

黄病毒是一大群有包膜的单股正链 RNA 病毒,因大多通过吸血的节肢动物传播曾称为虫媒病毒,又因其病毒体的形态结构、传播方式、感染后引起的临床表现等与披膜病毒科的甲病毒属相似,故曾归为披膜病毒科。近年来研究发现,黄病毒的基因结构、复制式等均与甲病毒明显不同,1984 年国际病毒命名委员会将其单独分离出来成立了黄病毒科,现科包含黄病毒属、丙型肝炎病毒属和瘟病毒属等 3 个属,在我国该科常见的人类致病病毒有乙型脑炎病毒、登革热病毒、森林脑炎病毒、黄热病毒、西尼罗病毒、丙型肝炎病毒等。

一、流行性乙型脑炎病毒

流行性乙型脑炎病毒简称乙脑病毒,属黄病毒属,是流行性乙型脑炎的病原体。该病毒首先分离于日本,故也称日本脑炎病毒(Japanese encephalitis virus,JEV)。流行性乙型脑炎流行广泛,主要通过蚊虫传播,是严重威胁人畜健康的一种急性传染病,也是我国及亚洲地区夏秋季流行的主要传染病之一。

(一)生物学特性

1.形态结构

乙脑病毒呈球形,直径约 40 nm,核酸为单股正链 RNA,与衣壳蛋白(capsid protein,C 蛋白)构成病毒的核衣壳,呈二十面体立体对称,外披一层薄的包膜。包膜表面有刺突糖蛋白 E,即病毒血凝素,能凝集雏鸡、鸽和鹅的红细胞,具有介导病毒与宿主细胞表面受体结合的功能,还能刺激机体产生特异性的中和抗体,是病毒的主要抗原;包膜内含有膜蛋白 M,主要参与病毒的装配。病毒 RNA 全长10.2 kb,在细胞浆内直接起 mRNA 作用,只有一个 ORF,编码结构蛋白 C、M、E 以及非结构蛋白$NS_1 \sim NS_5$。病毒在胞质内复制子代 RNA,在胞浆粗面内质网装配成熟,出芽或细胞溶解方式释放出成熟的子代病毒。

2.培养特性

乳鼠是乙脑病毒的最易感动物,脑内接种后病毒大量增殖,约 3～5 天后乳鼠的神经系统兴奋性亢进,表现为肢体痉挛、麻痹,最后导致死亡。该病毒可在地鼠肾、幼猪肾等原代细胞及 AP 61、C6/36 蚊传代细胞内增殖,产生明显的 CPE。

3.抵抗力

乙脑病毒对酸、乙醚和氯仿等脂溶剂敏感,不耐热,56 ℃ 30 min 或 100 ℃ 2 min 均可灭活病毒;此外,还易被苯酚等多种化学消毒剂灭活。

(二)致病性

乙脑病毒主要在蚊－动物－蚊间循环传播,我国乙脑病毒的传播媒介主要为三节喙库蚊。蚊感染后病毒在其体内复制,终身带毒并可经卵传代,成为传播媒介和贮存宿主。家畜和家禽在流行季节感染乙脑病毒一般为隐性感染,但病毒可在其体内增殖,侵入血流引起短暂的病毒血症,成为病毒的暂时贮存宿主,经蚊叮咬反复传播,成为人类的传染源。人通过被带病毒的蚊子叮咬后感染,但大多数为隐性感染,部分为顿挫感染,仅少数发生脑炎。

当带毒雌蚊叮咬人时,病毒随蚊虫唾液传入人体皮下,先在毛细血管内皮细胞及局部淋巴结等处的细胞中增殖,随后少量病毒进入血流成为第一次病毒血症,患者表现为发热、寒冷、头痛等流感样症状。少数患者体内的病毒随血循环散布到肝、脾等处的细胞中继续增殖,一般不出现或只发生轻微的前驱症状;经4～7 天潜伏期后,在体内增殖的大量病毒再次侵入血流,形成第二次病毒血症,若不再继续发展,即成为顿挫感染,表现为轻型全身感染,数日后自愈。极少数患者体内的病毒可通过血脑屏障进入脑组织增殖,引起脑膜及脑组织炎症,神经元细胞变性、坏死,毛细血管栓塞,淋巴细胞浸润,从而损伤脑实质和脑膜,临床表现为高热、意识障碍、抽搐、颅内压升高以及脑膜刺激征等严重的中枢神经系统的症状,死亡率高。病毒感染约 1 周后机体先后产生 IgM 和 IgG 中和抗体,具有保护作用,可阻止病毒血症的发生及病毒的进一步扩散;同时,机体也通过细胞免疫控制感染。乙脑病后或隐性感染都可获得牢固的免疫力,因此,免疫接种可有效的保护易感人群。

（三）微生物学检验

1.病毒分离培养

采集尸体脑组织、患者脑脊液或发病早期的血液、蚊悬液等标本,接种于 Vero 细胞、鸡胚或 C6/36 蚊细胞,病毒增殖后观察 CPE,利用鹅红细胞吸附试验、免疫荧光试验等进行鉴定。

2.免疫学检测

①抗原检测可用免疫荧光、ELISA 等技术直接检测脑脊液或血液中的乙脑病毒抗原进行早期诊断。②抗体检测:利用 ELISA 检测患者血清中乙脑病毒特异性 IgM 是目前早期诊断较为理想的方法。此外,也可采用乳胶凝集、间接免疫荧光法补体结合试验、血凝抑制试验、中和试验等检测双份血清中特异性抗病毒 IgG。

3.分子生物学检测

RT-PCR 检测病毒核酸的特异性和敏感性均较为理想,特别适合抗体检测阴性患者的早期快速诊断,近年来在临床实验室中已被广泛采用。

二、森林脑炎病毒

森林脑炎病毒简称森脑病毒,在春夏季节流行于俄罗斯及我国东北森林地带,旧称俄罗斯春夏脑炎病毒。森脑病毒由蜱传播,主要侵犯人和动物的中枢神经系统。

（一）生物学特性

森脑病毒形态结构、培养特性及抵抗力似乙脑病毒。病毒呈球形,直径 30～40 nm,核酸为单股正链 RNA,衣壳呈二十面体立体对称,外有包膜并含有糖蛋白血凝素。森脑病毒有较强的嗜神经性,接种于成年小白鼠腹腔、地鼠或豚鼠脑内易引发脑炎而致死。该病毒能在鸡胚原代和传代细胞中生长并引起 CPE。

（二）致病性

森脑病毒感染动物范围比较广,储存宿主有蜱、蝙蝠、鸟类及某些哺乳动物（刺猬、松鼠、野兔等）,这些动物受染后多为轻症感染或隐性感染,其中森林硬蜱的带毒率最高,是森脑病毒的主要传播媒介。当蜱叮咬感染的野生动物后,病毒侵入其体内增殖,在其生活周期的各个阶段（包括幼虫、成虫及卵）都能携带病毒,并经卵传给子代。人对森脑病毒普遍易感,主要通过被带病毒的蜱叮咬而感染,喝被病毒或被蜱污染的生羊奶也可传播,其致病性与乙脑病毒相似。病毒侵入机体在局部淋巴结、肝、脾及单核一吞噬细胞系统增殖,通过血流进入中枢神经系统,经 8～14 天潜伏期后发病。部分人感染后无临床症状（隐性感染）;轻型森脑表现为发热、头痛、不适;重型者病毒损伤中枢神经系统,引起脊髓炎、脑脊髓炎及脑膜脑炎,表现为肌肉麻痹、萎缩、昏迷等症状,死亡率约 20％～30％,少数痊愈者常有肌肉麻痹、精神异常等后遗症。病愈后皆血中产生中和抗体,获得持久牢固免疫力。

（三）微生物学检验

病毒的分离可采用鸡胚、猪肾等细胞,或直接接种小鼠脑内。血清中的抗体可用中和试验、补体结合试验、血凝抑制试验、ELISA 等进行检测。

三、登革热病毒

登革病毒为黄病毒科的黄病毒属的一个血清亚群,包括 4 个血清型,主要通过伊蚊传播,引起人类登革热（dengue fever,DF）、登革出血热/登革休克综合征（dengue haemorrhagic fever/dengue shock syndrome,DHF/DSS）等多种不同临床类型的传染病。登革病毒的感染广泛流行于全球的热带和亚热带地区,特别是东南亚、太平洋岛国及加勒比海地区,其中以与我国接壤的东南亚国家最为严重。近年来我国的香港、福建、广东、海南、台湾等地均曾发生过一定规模的流行,其感染范围有不断扩大的趋势。

（一）物学特性

登革病毒颗粒与乙型脑炎病毒相似,呈球状,直径 45～55 nm,核酸为单股正链 RNA,与衣壳蛋白组成核衣壳,呈二十面体立体对称。核衣壳外有由两种糖蛋白组成的包膜,包膜表面有含有糖蛋白 E 刺突,包膜内含有膜蛋白 M,分别具有型和群的特异性,可分为 4 个血清型,部分型间及与其他黄病毒有交叉反应。登革病毒可在多种哺乳动物和昆虫细胞中生长,根据病毒型别、细胞种类及传代次数不同可引起不同程度的 CPE。1～3 日龄的小鼠对登革病毒最敏感,脑内接种 1 周后可发病死亡。该病毒对低温抵抗力强,入血清中的病毒贮存于普通冰箱传染性可保持数周;不耐热,50 ℃ 30 min 或 100 ℃ 2 min 能使之灭活,不耐酸、乙醚,对紫外线、0.05%甲醛、氯仿、胆汁、高锰酸钾等亦敏感。

（二）致病性

人是登革病毒的主要自然宿主,患者和隐性感染者为主要传染源。登革病毒的靶细胞为具有 Fc 受体的单核－巨噬细胞等。病毒通过伊蚊叮咬进入人体,在单核－巨噬细胞及血管内皮细胞中增殖达到一定数量后进入血循环,引起病毒血症。初次感染后体液中产生的抗登革毒 IgG 抗体可促进再次感染的病毒在上述细胞内复制,并可与登革病毒形成免疫复合物,激活补体系统,增强病毒对细胞的损伤作用,导致血管通透性增加,同时抑制骨髓中的白细胞和血小板系统,导致白细胞、血小板减少和出血倾向,此即抗体依赖性增强作用(antibody dependent enhancement,ADE)。此外,还能活化特定 T 细胞亚群(CIM、CD8)产生 TNF、IL、IFN 因素等,导致机体出现免疫病理损伤。典型的登革热是自限性疾病,病情较轻,表现为发热、头痛、腰痛、骨或关节疼痛、皮疹及浅表淋巴结肿大等。登革出血热/登革休克综合征病情较重,开始为典型登革热,随后病情迅速发展,出血加重,伴周围循环衰竭,甚至出现休克,病情凶险,如抢救不及时可在 4～6 h 内死亡。

（三）微生物学检验

1.病毒分离

培养采集发病早期患者的血清、血浆、白细胞或尸检组织(肝脏、淋巴结等)、蚊虫标本制成悬液,接种乳鼠脑内、伊蚊胸腔或培养细胞内,在出现 CPE 后用中和试验、补体结合试验、间接免疫荧光试验等进行鉴定及分型。

2.免疫学检测

常用免疫荧光、生物素－亲和素等方法检测病毒抗原,也可采用补体结合试验、血凝抑制试验、中和试验、ELISA、蚀斑减少中和实验等检测患者血清中的 IgG 和 IgM。

3.分子生物学检测

核酸杂交、RT-PCR 等可用于病毒的早期快速诊断和分型鉴定。

（四）丙型肝炎病毒

丙型肝炎病毒(hepatitis C virus,HCV)是丙型病毒性肝炎的病原体,也是肠道外传播的非甲非乙型肝炎的主要病原体,常引起肝炎慢性化。HCV 属于黄病毒科丙型肝炎病毒属。根据基因序列的差异可将 HCV 分为 6 个基因型,我国以 1 型和 2 型最多见。

1.生物学特性

(1)形态结构:2001 年,日本的 Ishida S 等用免疫电镜和光学旋转技术首次观察到 HCV 核心颗粒的超微构造。HCV 呈球形,有包膜,直径 55～65 nm,核心二十面体立体对称;包膜来源于宿主细胞膜,嵌有病毒包膜蛋白;核酸为单股正链 RNA。

(2)基因组:HCV 基因组全长约 9.5 kb,仅有 1 个 ORF,由 9 个基因区组成,其中 NS1 区内存在 E2 基因,各区编码产物及主要特征见表25-1。HCV 各型之 ORF 长度有所差别,主要由于 E2 及 NS5 基因的插入或缺失突变所致。根据 NS5 区基因序列的同源性可将 HCV 分为6 个型 11 个亚型。

(3)培养特性:HCV 的细胞培养迄今仍很困难,黑猩猩是研究 HCV 感染的动物模型,其感染过程、急性期的表现、宿主的免疫应答等与人类 HCV 感染十分相似。

（4）抵抗力:较弱,对酸、热不稳定,对二三氯甲烷、乙醚等敏感,紫外线、甲醛、次氯酸、煮沸水等理化因素均可使其感染性丧失,60 ℃ 30 h 可完全灭活血液或血制品中的 HCV。

表 25-1 HCV 各基因区的主要特征与功能

基因区	编码产物	主要特征和功能
5'NCR		对病毒复制及病毒蛋白转译有重要的调节作用,其核苷酸序列最保守,病毒株间差异小,可用于基因诊断
C 区	核心蛋白	核心蛋白具有强的抗原性,可诱发机体产生抗-C 抗体,几乎存在于所有丙型肝炎患者血清中,且持续时间长,有助于 HCV 感染的诊断
E1 区	包膜蛋白 E1	HCV 基因中变异最大的部位,在不同分离株中核苷酸差异达 30%。包膜蛋白抗原性改变而逃避免疫细胞及免疫分子的识别,是 HCV 易引起慢性肝炎的原因之一,也是疫苗研制的主要障碍
E2/NS1 区	包膜蛋白 E2	
NS2 区	解旋酶	具有解旋酶和氨酸蛋白酶活性
NS3、NS4 区	蛋白酶	
NS5 区	RNA 聚合酶	具有 RNA 依赖的 RNA 多聚酶活性
3'NCR		可能与病毒复制有关

2.致病性

HCV 感染呈世界分布,全球至少有 2 亿感染者,其传播途径多样,包括血液传播、性接触传播、母婴传播和家庭内接触传播,但约近半数 HCV 感染者传播途径不明;目前 HCV 占输血后肝炎的 80%～90%。HCV 的致病机制与病毒的直接作用和免疫病理损伤有关。研究表明,丙型肝炎患者血清 HCV-RNA 的含量与血清丙氨酸转移酶(ALT)的水平呈正相关,提示 HCV 的复制与肝细胞损伤有关。HCV 引起的临床感染病情轻重不一,可表现为急性肝炎、慢性肝炎或无症状携带者等,且极易慢性化,而慢性丙型肝炎与原发性肝癌关系十分密切。HCV 感染后不能诱导机体产生有效的免疫保护反应。

3.微生物学检验

HCV 在宿主外周血中的含量及病毒抗原的含量非常低,常规方法很难直接检测。目前临床诊断 HCV 感染的方法有两大类:免疫学方法检测抗-HCV 及 PCR 法检测 HCV RNA。

（1）标本采集:HCV 抗体检测可采用血清或血浆;HCV RNA 的检测和定量分析,多采用血清,有时也采用血浆;血浆可采用 EDTA、枸橼酸葡萄糖、枸橼酸盐等抗凝剂。

（2）免疫学检测:丙型肝炎患者血清中 HCV 抗原水平很低,常规免疫学检测方法难以获得阳性结果,至今未用于临床。用 ELISA 检测血中抗 HCV 简单、快速、可靠,可用于丙型肝炎的诊断、献血员的筛选和流行病学调查,但目前尚有一定的假阳性率。因此,HCV ELISA 阳性反应者,特别是一些不具明显危险因素者,需用条带免疫法(strip immunoassay,SIA)等确证试验来排除假阳性反应。

（3）分子生物学检测:目前采用的主要方法有 RT-PCR、套式 RT-PCR 和 Real-timePCR 等。HCV-RNA 是 HCV 感染的直接证据,其检测有助于诊断急性 HCV 感染、ALT 正常 HCV 感染、抗 HCV 阴性 HCV 感染,尤其是在感染早期体内 HCV 特异性抗体产生之前的诊断等方面具有特殊的价值,此外还常用于评价抗 HCV 药物的病毒学疗效。

五、庚型肝炎病毒

庚型肝炎病毒(hepatitis G virus,HGV)属于黄病毒科的丙型肝炎病毒属,基因结构与 HCV 相似,为单股正链 RNA 病毒,全基因长约 9.5 kb,仅有一个 ORF,编码一个长约 2 900 aa 的蛋白前体,经病毒和宿主细胞蛋白酶水解后形成不同的结构蛋白和非结构蛋白。根据不同地区 HGV 分离株间核苷酸差异情况可将 HGV 分为 5 种基因型,其中 I 型多在西非人群中多见,Ⅲ型在亚洲人群中多见。

庚型肝炎呈世界性分布,传染源多为患者,主要经输血等非肠道途径传播,也存在母婴传播、家庭内传播及静脉注射吸毒和医源性传播等。HGV 的致病机制现在尚不清楚,其单独感染时临床症状不明显,一般不损害肝细胞;但其常与 HBV 或 HCV 合并感染,故有学者推测其为一种辅助病毒。

HGV 感染的诊断以 RT-PCR 和 ELISA 检测为主。RT-PCR 采用 5'NCR、NS3 区和 E2 区的套式引物扩增待测标本的目的基因片段,是目前检测 HGV 感染常用和有效有方法。由于 E2 抗体的出现与 HGV RNA 的消失相关,ELISA 检测血清中该抗体 HGV 感染恢复的标志。

(张水山)

第十节　SARS 冠状病毒

SARS 冠状病毒(SARS-associated coronavirus,SARS-CoV)是严重急性呼吸综合征(severe acute respiratory syndrome,SARS)的病原体。SARS 是进入 21 世纪出现的第一个严重威胁人类健康的烈性呼吸系统传染病,自 2002 年 11 月中国广东省发现了世界上第一例 SARS 病例后,该病迅速在 30 余个国家或地区蔓延,全球累计感染近 8 500 人,死亡人数超过 800 人;2003 年底至 2004 年 4 月新加坡、中国大陆及台湾又有零星 SARS 实验室感染的个例发生。2003 年 4 月 16 日,WHO 正式确认,一种在人类中从未见过的新型冠状病毒是 SARS 的致病原因,并将该病毒正式命名为 SARS 冠状病毒。

SARS-CoV 属于冠状病毒科的冠状病毒属。该属以往根据血清学分为 3 个组,1 组、2 组为哺乳类动物病毒,3 组为禽类病毒;每组病毒依其宿主范围、抗原相关性及基因组结构进一步分为不同的种。已知的人冠状病毒分别属于第 1 和第 2 组,是普通感冒的病原体。SARS-CoV 与已知的 3 组冠状病毒均无血清学关系,基因组的核酸序列分析也显示它既不同于所有已知的冠状病毒,也不是任何已知冠状病毒的突变体,因此认为 SARS-CoV 构成了冠状病毒属的第 4 组,是一个以前未知的病毒。

一、生物学特性

（一）形态结构

SARS-CoV 的形态类似其他冠状病毒,电镜下病毒颗粒呈不规则形,直径 60～130 nm。病毒核酸为单股正链 RNA,基因组全长约 29 700 bp,除 RNA 多聚酶外,还编码 NP、S、M、E 等多种结构蛋白。RNA 与核蛋白(NP)结合构成核衣壳,外被包膜。包膜表面有梅花状向外伸出的突起,形如日晕或花冠;包膜中有 E 蛋白,表面有 S 蛋白和 M 蛋白 2 种糖蛋白。S 蛋白是刺突糖蛋白,为病毒的主要抗原,可与细胞表面受体结合,使细胞融合。M 蛋白为跨膜蛋白,参与包膜的形成。在一些亚类中还 HE 糖蛋白(红细胞凝集素酯酶)。

（二）培养特征

SARS-CoV 可在 Vero 细胞及 FRhK-4 等细胞内增殖生长,并引起 CPE。

（三）抵抗力

SARS-CoV 不耐酸、热,但对热的抵抗力较其他冠状病毒强;低温下较稳定,可冻存数年而仍有感染性,56 ℃ 30 min 可将其灭活。该病毒对脂溶剂和化学消毒剂中的氧化剂敏感,氧乙酸、碘伏、含氯化合物、丙酮、甲醛、75％酒精等作用 5 min 可杀死病毒。

二、致病性

SARS-CoV 的主要传播途径有近距离飞沫传播、直接和间接接触等。传染源主要是 SARS 患者;果子狸是 SARS-CoV 的重要宿主,蛇、野猫、鹰和鼠也可能是 SARS 冠状病毒的宿主,其排泄物被认为可能也是传染源,但仍需进一步的研究确定。

SARS 的致病机制尚不清楚。研究发现 SARS 患者体内存在抗肺组织的自身抗体,可能导致肺组织免疫损害。此外,SARS-CoV 可破坏外周血中 CD4+ 和 CD8+ T 细胞,使其数量显著下降,从而导致严重的全身免疫功能缺陷,进而攻击人体的多个靶细胞。SARS 是一种全身损伤性疾病,主要靶器官为肺、免疫器官和小静脉,死亡原因主要是由于肺泡腔内充满大量脱落的肺泡上皮细胞、渗出的炎症细胞、蛋白性渗出物,肺泡腔内广泛性透明膜形成,双肺实变,有效呼吸面积急剧减少,出现呼吸紧迫、免疫功能低下及全身继发性感染。感染病毒后潜伏期一般为 2～10 天,随后患者出现高热,体温超过 38 ℃,白细胞减少,同时伴有头痛、乏力、关节痛、干咳、胸闷等,上呼吸道症状不明显。一般肺部病变进展很快,严重的病例出现呼吸困难、低氧血症,并进一步发生呼吸窘迫、休克、DIC、心律紊乱,死亡率可达 14% 以上,但多数患者可自愈。

三、微生物学检验

WHO 公布的 SARS 实验室诊断方法包括病毒核酸检测、抗体检测和细胞培养等。病毒的分离细胞培养或样本处理等操作必须在生物安全 3 级(BSL-3)实验室中按照操作规程进行。

(一)标本的采集和防护

由于 SARS-CoV 具有极强的传染性,原则上在接触患者标本时,必须按照规定戴口罩、眼镜,穿防护服,戴手套,并且按照消毒规定处理。主要标本包括呼吸道分泌物、血清或抗凝血标本、粪便标本等。

(二)分子生物学检测

RT-PCR 检测标本中 SARS-CoV RNA 是目前 SARS 最理想的快速诊断方法,WHO 公布了 SARS-CoV 的 PCR 引物,该方法特异性高,但缺乏敏感性。

(三)免疫学检测

一般在发病 12 天后抗体检出率最高,故不能用于早期诊断。目前常用 ELISA、免疫荧光试验(IFA)检测患者血清中 IgM、IgG 抗体。IgG 抗体阳性提示曾经有 SARS-CoV 的感染;急性期和恢复期抗体滴度 4 倍以上增高,或由阴性转为阳性提示为新近感染。

(四)病毒分离培养

通过将含有 SARS-CoV 的标本(包括呼吸道分泌物、血液或粪便)接种在 Veto 等细胞中增殖,将病毒分离后再进行进一步的鉴别。

(张水山)

第十一节 逆转录病毒

逆转录病毒科是一大组含有逆转录酶的 RNA 病毒。根据其致病性,ICTV 将其分为 2 个亚共科 7 个属,对人类致病的主要有正反转录病毒亚科中慢病毒属的人类免疫缺陷病毒(human immunodeficiency virus,HIV)和 8 逆转录病毒属的人类嗜 T 细胞病毒(HTLV)。

逆转录病毒的主要特征有以下几种。①病毒呈球形:有包膜,表面有刺突。②病毒基因组由 2 条相同的单正链 RNA 组成,病毒体含有逆转录酶和整合酶。③病毒 RNA 复制经过一个逆转录过程成为双链 DNA,然后整合到宿主细胞染色体 DNA 中,成为前病毒。④具有 gag、pol 和 env 3 个结构基因和多个调节基因。⑤宿主细胞受体决定病毒的组织嗜性,成熟的子代病毒以出芽的方式从宿主细胞中释放。

一、人类免疫缺陷病毒

人免疫缺陷病毒是人类获得性免疫缺陷综合征(acquired immunodeficiency syndrome,AIDS,也称艾滋病)的病原体。1983 年,法国科学家西诺西和蒙塔尼首先从艾滋病患者体内分离出 HIV,二人也因此获得 2008 年诺贝尔生理学或医学奖。AIDS 是严重危害人类健康的传染病,主要通过性接触、输血、注射、垂直感染等方式传播,病毒感染以损伤宿主机体的免疫系统为主要特征,已成为全球最重要的公共卫生问题之一。人免疫缺陷病毒包括 HIV-1 和 HIV-2 两个型,HIV-1 是引起全球艾滋病流行的主要病原体,HIV-2 仅局限于西部非洲,且毒力较弱。

（一）生物学特性

1. 形态结构

病毒颗粒呈球形,直径 100～120 nm,核心为棒状或截头圆锥状。病毒体外层为脂蛋白包膜,其中嵌有 gp120 和 gp41 两种特异的糖蛋白,前者为包膜表面刺突,后者为跨膜蛋白。病毒内部为二十面体对称的核衣壳,病毒核心含有 RNA、逆转录酶和核衣壳蛋白。

2. 基因组

HIV 基因组是由两条相同的单股正链 RNA 在 5'端通过氢键结合而形成的二聚体,基因组全长约 9.7 kb。在其 5'端有一帽结构（m^7G5PPP^5。GmpNp）,3'端有 polyA 尾。HIV 基因组中间为 gag、pol、env 3 个结构基因及 tat、rev、nef、vif 等 6 个调节基因,两端为长末端重复序列（long terminal repeat, LTR）,含有起始子、增强子、TATA 序列,对病毒基因组转录的调控起关键作用。

HIV 的 3 个结构基因编码病毒的结构蛋白和酶。gag 基因翻译时先形成前体蛋白 p55,然后在蛋白酶的作用下裂解成衣壳蛋白（p7,p24）和内膜蛋白（p17）等。Pol 基因编码病毒复制所需的酶类,包括逆转录酶（p66/p51）、蛋白水解酶（p10）和整合酶（p32）。env 基因编码糖蛋白前体 gp160,然后在蛋白酶作用下分解为 gp120 和 gp41 两种包膜糖蛋白。6 个调节基因的编码产物控制着 HIV 基因的复制与表达,在致病过程中发挥重要作用,其中 Tat 蛋白是 HIV 复制所必需的反式激活转录因子,Rev 蛋白可调节并启动病毒 mRNA 进入细胞质,也是病毒复制必需的。

3. 病毒的变异

HIV 显著特点是具有高度变异性,HIV 的逆转录酶无校正功能、错配性高是导致 HIV 基因频繁变异的重要因素。HIV 的各基因间的变异程度不一,多集中在 env 基因和 nef 基因,尤以 env 基因最易发生突变,导致其编码的包膜糖蛋白 gp120 抗原性发生变异,这是病毒逃避宿主免疫反应的主要机制,也给疫苗的研制带来困难。

4. 培养特性

HIV 感染的宿主范围和细胞范围较窄,在体外仅感染表面有 CD4 受体的 T 细胞、巨噬细胞,故实验室常用新分离的正常人的或患者自身的 T 细胞培养病毒;HIV 亦可在某些 T 细胞株（如 H9、CEM）中增殖;感染后细胞出现不同程度的病变,培养液中可检测到逆转录酶活性,培养细胞中可检测到病毒抗原。HIV-1 和 HIV-2 都有严格的宿主范围,黑猩猩和恒河猴是 HIV 感染的动物模型,但感染过程及症状与人不同。

5. 抵抗力

HIV 对理化因素的抵抗力较弱,0.1％漂白粉、70％乙醇、0.3％H_2O_2 或 0.5％来苏等对病毒均有灭活作用。56 ℃ 30 min 可被灭活,但在室温病毒活性可保持 7 天。

（二）致病性

艾滋病是由 HIV 引起的以侵犯 CD4$^+$ 细胞为主造成细胞免疫功能缺损并继发体液免疫功能缺损为基本特征的传染病。

1. 传染源与传播途径

艾滋病的传染源是 HIV 无症状携带者和艾滋病患者。HIV 主要存在于血液、精液和阴道分泌物中,传播途径主要有:①性传播,是最为常见的传播途径。②血液传播:包括输入被 HIV 污染的血液或血制品,使用被 HIV 污染的注射用具、手术器械等。③母婴传播:包括经胎盘、产道或哺乳等方式传播。

2. 致病机制

HIV 主要感染 CD4$^+$ T 淋巴细胞和单核-巨噬细胞,引起机体免疫系统的进行性损伤。HIV 对 CD4$^+$T细胞的损伤机制比较复杂,主要有:①病毒复制后期,由于病毒包膜糖蛋白插入细胞膜或病毒的出芽释放,导致细胞膜通透性增加而损伤 CD4+T 细胞。②HIV 增殖时可产生大量未整合的病毒 cDNA,干扰细胞的正常生物合成。③受染 T 细胞表面的 gp120 与非感染细胞表面 CD4 分子结合,介导细胞融合而产生大量多核巨细胞,使 CD4+T 细胞溶解死亡。④受染细胞膜上表达的包膜糖蛋白抗原,通过激活特异性 CTL,介导细胞毒作用或与特异性抗体结合,介导 ADCC 作用而破坏 CD4+T 细胞。⑤HIV 的 gp120 与细胞膜上的 MHC-Ⅱ类分子有一同源区,抗 gp120 抗体能与这类 T 细胞发生交叉反应,即病毒诱导的自身免疫使 T 细胞造成免疫病理损害或功能障碍。

单核细胞和巨噬细胞可以抵抗 HIV 的溶细胞作用,一旦感染后可长期携带 HIV,并随细胞游走而将病毒携带到肺、脑等组织器官中,而感染的单核-巨噬细胞则丧失吞噬和诱发免疫应答的能力。HIV 感染后机体 B 细胞功能常出现异常,表现为多克隆活化,出现高丙种球蛋白血症,循环血中免疫复合物及自身抗体含量增高;此外,HIV 感染还可致神经细胞、小神经胶质细胞和星形细胞等的损害或功能异常。

3.临床表现

HIV 感染后潜伏期较长,大约 10 年左右才发病。典型 AIDS 分为 4 个时期。①急性感染期:HIV 感染人体后在 CD4+T 细胞和单核-巨噬细胞中大量增殖和扩散,引起病毒血症;感染者出现发热、咽炎、淋巴结肿大、皮肤斑丘疹和黏膜溃疡等自限性症状和体征,此时其血循环中的 CD4+T 细胞数减少并出现 HIV 病毒抗原;约 70% 以上的感染者数周后转入无症状感染期。②无症状感染期:此期长达 6 个月～10 年,感染者一般不表现临床症状,外周血中 HIV 含量很低,但体内淋巴样组织中的 HIV 仍处于活跃增殖状态,并不断小量释放入血循环中,血中 HIV 抗体检测显示阳性。③艾滋病相关综合征(AIDS-related complex,ARC):随感染时间延长,机体受到各种因素的激发,病毒大量增殖,CD4+T 细胞数不断减少,免疫系统的损伤进行性加重,慢性感染迅速发展,开始出现低热、盗汗、全身倦怠、体重下降、腹泻等前驱症状,随后全身淋巴结肿大,口腔及阴道感染,反复出现疱疹或软疣,不明原因的骨髓衰竭伴贫血、白细胞及血小板减少。④艾滋病:出现中枢神经系统等多器官多系统损害,合并各种条件致病菌、寄生虫及其他病毒感染,或并发肿瘤(如 Kaposi 肉瘤)。患者血中能稳定检出高水平的 HIV,CD4+ 细胞计数低于 200 个/μL、CD4/CD8<1,HIV 抗体阳性。5 年死亡率约为 90%,多发生于临床症状出现后 2 年内。

4.机体对 HIV 感染的免疫应答

机体感染 HIV 后可产生抗 gp120 等多种抗体,但中和活性较低,主要在急性感染期降低血清中的病毒抗原量,但不能控制病情的发展。HIV 感染也可刺激机体产生细胞免疫应答,ADCC、CTL 及 NK 细胞的杀伤反应等,但同样也不能清除有 HIV 感染的细胞,这与病毒能逃逸免疫作用有关。HIV 逃逸机制主要有:①HIV 损伤 CD4+T 细胞使免疫系统功能低下甚至丧失。②病毒基因整合于宿主细胞染色体中,细胞不表达或少表达病毒结构蛋白,使宿主长期呈"无抗原"状态。③病毒包膜糖蛋白的一些区段的高变性导致不断出现新抗原而逃逸免疫系统的识别。④HIV 损害各种免疫细胞并诱导其凋亡。

(三)微生物学检验

HIV 感染的实验室检测主要用于 AIDS 的诊断、指导抗病毒药物的治疗,以及筛查和确认 HIV 感染者。根据 HIV 感染的不同时期应选择不同的检测手段:原发感染 2 周内任何方法均无法检测到病毒,2 周后出现病毒血症时可检测病毒抗原或病毒逆转录酶活性,感染 6～8 周后直到艾滋病毒出现前可检测病毒的抗体,艾滋病期可检测血清中 HIV 抗原。

1.病毒分离培养

一般分离患者的外周血单核细胞,与正常人的单核细胞进行共培养。HIV 生长缓慢,经 1～2 周后出现不同程度的细胞病变,最明显的是出现融合的多核巨细胞,此时可检测培养液中逆转录酶的活性或 p24 抗原。

2.免疫学检测。

(1)抗体检测一般在感染后 3 个月内出现抗体。核心蛋白 p24 及其前体 p55 的抗体在血清中出现最早,随后出现抗包膜糖蛋白 gp120/160 抗体,这些抗体被认为是初期感染的最稳定的指标。抗糖蛋白 gp41 的抗体常在抗 p24 抗体出现后数周出现,在临床症状明显的 AIDS 患者中,抗糖蛋白 gp41 的抗体似乎比抗 p24 的抗体更为常见。

HIV 感染的血清学检测分为初筛和确证两类。实际检测工作中,对我国普通公民初筛试验结果阴性即可排除 HIV 感染的可能性;如初筛实验阳性,需做重复实验,并做确证实验,确证实验阳性的标本方可报告为 HIV 抗体阳性。初筛试验常采用酶免疫测定法(EIA 法)、免疫荧光法(IFA)和凝集试验,确证试验则采用免疫印迹试验(Western blot,WB)或放射免疫沉淀试验。

(2)抗原检测:常用间接 ELISA 法进行检测 p24 抗原,其阳性低于 HIV 抗体检测,但由于 HIV 抗体通常在感染后 4～8 周甚至更久才出现,因此在及急性感染期检测血浆中 p24 抗原可用于早期诊断。p24 抗原出现于抗体产生之前,抗体出现后转阴,但在 HIV 感染的后期再度上升;在无症状的 HIV 感染者中,p24 抗原阳性者发展为艾滋病的可能性高于阴性者 3 倍。此外,p24 抗原还常用于细胞培养中的 HIV 检测、抗 HIV 药物疗效的检测及 HIV 感染者病情发展的动态观察。

3.分子生物学检测

采用原位杂交、RT-PCR 检测血浆中的 HIV-RNA 对 HIV 诊断有重要意义;RT-PCR 检测感染者体内的游离病毒 RNA 拷贝数(病毒载量)可用于监测病情进展、评价抗病毒治疗的效果。此外,也可用 PCR 直接检测外周血单核细胞中的前病毒 DNA,用于血清抗体出现前的急性期的诊断。

二、人类嗜 T 细胞病毒

人类嗜 T 细胞病毒(human T-cell lymphotropic virus HTLV)也称人类 T 细胞白血病病毒,是 20 世纪 80 年代发现的第一个人类逆转录病毒;当时把从 T 淋巴细胞白血病和毛细胞白血病患者外周血淋巴细胞中分离出的该病毒分别称为 HTLV-Ⅰ型和Ⅱ型;国际病毒分类学委员会(ICTV)现将人类嗜 T 细胞病毒和猴嗜 T 细胞病毒(simian T-lymphotropic virus,STLV)合并为灵长类嗜 T 细胞病毒(primate T-lymphotropic virus,PTLV),包括 HTLV-Ⅰ型～Ⅲ型和 STLV-Ⅰ型～Ⅲ型。

(一)生物学特性

HTLV 呈球形,直径约 100 nm,病毒包膜表面的刺突为糖蛋白 gp120,能与细胞表面 CD4 分子结合,与病毒的感染、侵入细胞有关;衣壳含 p18、p24 两种结构蛋白;病毒核心为 RNA 及逆转录酶。HTLV 基因组的两端为 LTR,中间从 5'端至 3'端依次排列 gag、pol、env 等 3 个结构基因和 tax、rex 2 个调节基因,结构基因的功能与 HIV 基本一致;tax 基因编码一种反式激活因子,可激活 LTR 增加病毒基因的转录,并能激活细胞的 IL-2 基因和 IL-2 受体基因,使其异常表达而促进细胞大量增长。Fex 基因编码的两种蛋白对病毒的结构蛋白和调节蛋白的表达有调节作用。HTLV-Ⅰ与 HTLV-Ⅱ基因组的同源性几近 50%。

(二)致病性

HTLV-Ⅰ和Ⅱ仅感染 CD4⁺ T 淋巴细胞并在其中生长,使受染的 T 细胞发生转化,最后发展为 T 淋巴细胞白血病。HTLV-Ⅰ和 HTLV-Ⅱ主要经输血、注射或性接触等传播,也可通过胎盘、产道或哺乳等途径垂直传播。HTLV-Ⅰ导致的成人 T 淋巴细胞白血病/淋巴瘤(adult T-cell leukemia,ATL),在加勒比海地区、南美、日本西南部及非洲等地区呈地方性流行,我国部分沿海地区也偶见。其感染通常无症状,受染者发展为成人 T 淋巴细胞白血病的几率为 1/20,主要表现为白细胞增高、全身淋巴结及肝、脾肿大、皮肤损伤等。此外,HTLV-Ⅰ还可引起热带痉挛性下肢轻瘫及 B 细胞淋巴瘤。HTLV-Ⅱ可引起多毛细胞白血病,在注射药物使用者等某些人群感染率较高。

HTLV-Ⅰ和 HTLV-Ⅱ引起细胞恶变的机制还不完全清楚,与其他 RNA 肿瘤病毒不同,其基因组均不含已知的病毒或细胞癌基因,也不能激活宿主细胞的癌基因。目前认为,病毒在复制过程中通过 tax 基因产物的反式激活作用,使 CD4⁺ T 细胞的 IL-2 基因及其受体基因异常表达,导致感染病毒的 T 细胞大量增生,但并不引起细胞破坏;由于 HTLV 前病毒 DNA 在 T 细胞染色体上的整合并无特定细胞基网的限制,可以整合于不同的细胞 DNA 上,并使细胞转化成不同的克隆,当这些细胞继续增殖时,某一克隆中个别细胞的 DNA 如发生突变,突变细胞就会演变成白血病细胞,随后由其不断增殖形成 T 细胞白血病的细胞克隆。

（三）微生物学检验

HTLV 的实验室诊断主要依靠病毒特异性抗体的检测，即采用 ELISA、间接免疫荧光法检测患者血清中 env p21 抗体进行初筛，然后用 Western Blot 确证。病毒的分离与鉴定较少用，可采集患者新鲜外周血分离淋巴细胞，经 PHA 处理后加入含有 IL-2 的营养液继续培养后，电镜观察细胞中病毒颗粒，并检查细胞培养上清液的逆转录酶活性，最后用免疫血清或单克隆抗体进行病毒鉴定。此外，还可用 PCR 或 RT-PCR 检测血浆或外周血中的病毒 RNA 或前病毒 DNA。

（张水山）

第十二节　出血热病毒

出血热不是一种疾病的名称，而是一组疾病或综合征的统称。这些疾病以发热、皮肤和黏膜出现淤点或淤斑、不同脏器的损害和出血，以及低血压和休克等为特征。引起出血热的病毒种类较多，分属于不同病毒科，目前在我国已发现的有汉坦病毒、克里米亚-刚果出血热病毒。

一、汉坦病毒

汉坦病毒又称肾综合征出血热（hemorrhagic fever with renal syndrome，HFRS）病毒，是流行性出血热的病原体，首先从韩国首尔汉坦河疫区的黑线姬鼠分离出。汉坦病毒属于布尼亚病毒科的汉坦病毒属，根据抗原性及基因结构的不同分为 6 个型，其中汉滩病毒、多布拉伐-贝尔格莱德病毒、汉城病毒和普马拉病毒是肾综合征出血热的病原体，辛诺柏病毒是汉坦病毒肺综合征（hantavirus pulmonary syndrome，HPS）的病原体。我国是目前世界上 HFRS 疫情严重的国家，发患者数占世界报道病例数的 90% 以上。

（一）生物学特性

1. 形态结构

汉坦病毒呈多形态，以圆球形、卵圆形多见，直径 75～210 nm，双层包膜，核酸为单负链 RNA，有大（L）、中（M）、小（S）3 个片段，S 片段编码衣壳蛋白（NP），其免疫原性强，可刺激机体产生体液免疫和细胞免疫；M 片段编码包膜糖蛋白（G1 和 G2），镶嵌于包膜表面，均有中和抗原和血凝素抗原决定簇；L 片段编码 RNA 多聚酶（L），在病毒复制中起重要作用。病毒在 pH 5.6～6.4 时可凝集鹅红细胞。

2. 培养特性

常用人肺传代细胞（A 549）、非洲绿猴肾细胞（Vero-E6）、人胚肺二倍体细胞以及地鼠肾细胞，但增殖速度慢，一般不引起明显的 CPE，需用免疫荧光法测定病毒抗原来证实；显微镜下可见病毒在感染细胞质内形成的包涵体，由病毒核壳蛋白构成，并含病毒 RNA。该病毒的易感动物较多，如黑线姬鼠、长爪沙鼠、大鼠、乳小鼠和金地鼠等，实验感染后除乳鼠外无明显症状，在肺、肾等组织中可检出大量病毒。

3. 病毒型别

根据抗原性及基因结构的不同，采用血清学方法、RT-PCR 和酶切分析法可将汉坦病毒分为 6 型。

4. 抵抗力

汉坦病毒抵抗力弱，对热、酸及乙醚、氯仿等脂溶剂敏感，一般消毒剂就能将其灭活，紫外线照射、60 ℃ 1 h 也可以灭活病毒。

（二）致病性

HFRS 是一种多宿主性的自然疫源性疾病，其主要宿主和传染源为啮齿类动物，主要包括姬鼠属、家鼠属、田鼠属、白足鼠属、林坪鼠等，在我国主要是黑线姬鼠和褐家鼠。HFRS 的发生和流行具有明显的季节性，这与动物的分布及活动密切相关。人对汉坦病毒普遍敏感。动物宿主通过尿、粪等排泄物和唾液等分泌物及其气溶胶而传播;人或动物经皮肤伤口、呼吸道和消化道感染。病毒感染后,一方面可直接造成所感染细胞和器官结构与功能的损害;另一方面可激发机体的免疫应答,进而导致免疫病理损伤。某些型别的汉坦病毒感染后引起肾综合征出血热,突出表现为高热、出血,肾脏损害和免疫功能紊乱;另有部分型别的汉坦病毒感染后引起以双侧肺弥漫性浸润、间质水肿并迅速发展为呼吸窘迫、衰竭为特征的汉坦病毒肺综合征,病死率高。人类感染后于发热第 2 天就可测出 IgM 抗体,7～10 天达高峰;3～4 天后可检出 IgG 抗体,10～14 天达高峰,并持续多年;病后获得稳定而持久的免疫力。

（三）微生物学检验

1.病毒分离培养

多种传代、原代及二倍体细胞对汉坦病毒敏感。采集患者急性期血液或疫区鼠肺标本,通常接种于非洲绿猴肾细胞(Vero-E6)、人胚肺二倍体细胞等细胞中培养。病毒在细胞内增殖一般不引起可见的 CPE,需用免疫荧光、ELSIA 等方法检测病毒抗原以确认。

2.免疫学检测

可采用 ELISA、免疫荧光法测定汉坦病毒抗原和抗体。目前常用捕获 ELISA 法(MacELISA)、胶体金法测定血清中的 IgM 抗体,具有早期诊断价值,而且用重组抗原检测抗体可进行血清学分型;如果检测 IgG 抗体,则需检测双份血清。用单克隆抗体可检查早期患者血液白细胞中病毒抗原。

3.分子生物学检测

用套式 RT-PCR 检测感染早期血标本中病毒的核酸具有较高敏感性及特异性,且可用于分型。

二、克里米亚－刚果出血热病毒

克里米亚－刚果出血热病毒也称克里米亚－新疆出血热病毒。1965 年,我国新疆部分地区发生了一种以发热伴严重出血为特征的出血热疫情,后将从患者样本和疫区的硬蜱中分离出的一种出血热病毒称为新疆出血热病毒,后经证实该病毒与已知的克里米亚－刚果出血热病毒相同,因此,新疆出血热实际上是克里米亚－刚果出血热病毒在新疆地区的流行。

克里米亚－刚果出血热病毒属布尼亚病毒科的内罗病毒属,其形态结构、培养特性等生物学特征与汉坦病毒相似。病毒呈球形,直径 90～120 nm,单正链 RNA,二十面体立体对称衣壳,有包膜,表面有血凝素。

克里米亚－刚果出血热是一种自然疫源性疾病,主要分布在有硬蜱活动的荒漠和牧场,宿主是子午砂鼠、塔里木鼠、长耳跳鼠等野生啮齿动物和牛、羊、马、骆驼等家畜。硬蜱(特别是亚洲璃眼蜱)既是该病毒的传播媒介,也是储存宿主。克里米亚－刚果出血热病毒的感染有明显的季节性,每年 4～5 月为流行高峰,与蜱在自然界的消长情况及牧区活动的繁忙季节相符合。人被带毒硬蜱叮咬感染后潜伏期 7 天左右,起病急,有发热、头痛、困倦乏力、呕吐等症状,患者早期面部、胸部皮肤潮红,继而在口腔黏膜及其他部位皮肤有出血点,严重患者有鼻血、呕血、血尿、蛋白尿甚至休克等。病后 6 天血清中可出现中和抗体,14 天达高峰,并可维持 5 年以上;补体结合抗体至第 2 周才出现,且上升缓慢,滴度也低。病后免疫力持久。

通常用 ELISA、免疫荧光法检测中和抗体、补体结合抗体及血凝抑制抗体等。乳鼠对此病毒高度易感,可用于病毒分离和传代,采集急性期患者的血清或血液进行颅内接种,阳性率可达 90%以上。

（张水山）

第十三节　狂犬病病毒

狂犬病病毒属于弹状病毒科的狂犬病病毒属,是人和动物狂犬病的病原,主要在动物中传播,人因被带病毒的动物咬伤或破损的皮肤黏膜接触含病毒的材料而感染。狂犬病是由动物传播的100％致死性的传染病,目前在全球范围广泛存在,估计每年造成约55 000人死亡。2007年,世界卫生组织、世界动物卫生组织等将每年的9月28日定为"世界狂犬病日"。中国是全球第二大狂犬病国家,近年来每年有超过3 000人死于狂犬病,疫情形势日益严峻,我国传染病防治法将其列为乙类传染病。

一、生物学特性

（一）形态结构

狂犬病病毒形态类似子弹状,一端圆尖,另一端平坦或稍凹,长约100～300 nm,直径为75 nm。病毒颗粒内部是螺旋对称的核衣壳,由病毒RNA、核蛋白(N蛋白)多聚酶L及蛋白P组成;核衣壳外包裹着由脂质双层包膜,包膜内层有基质蛋白(M蛋白),表面有呈六角形突起的糖蛋白(G蛋白)刺突。

（二）基因组

病毒基因组为单负链RNA,长约12 kb,编码5种结构蛋白,从3'端到5'端依次为编码核蛋白N、磷蛋白P、包膜基质蛋白M、糖蛋白G、RNA依赖性的RNA聚合酶L蛋白的基因。病毒RNA与核蛋白N紧密结合形成核糖核蛋白(RNP),可保护病毒核酸不被核酸酶降解,同时也为病毒基因的复制、转录提供结构基础;N蛋白还具有病毒属的特异性,能够以RNP的形式诱导机体产生保护性细胞免疫。L蛋白和其辅助因子蛋白P(旧称M1蛋白)是病毒基因转录、复制所必需的活性蛋白。包膜外的刺突糖蛋白G为三聚体,具有亲嗜神经细胞的特性,可识别易感细胞膜上特定的病毒受体,与病毒的血凝性、感染性和毒力有关;此外,G蛋白还有型特异性的抗原决定簇,并可诱导机体产生中和抗体。

（三）分类

近年来将狂犬病及狂犬病相关病毒分为6个血清型。血清Ⅰ型是典型病毒标准株,其余5型为狂犬病相关病毒。根据感染性强弱,狂犬病病毒还可分为野毒株和固定毒株。将从自然感染的人或动物体内直接分离的病毒称为野毒株或街毒株,将野毒株接种于动物,其潜伏期长,致病力强。野毒株在家兔脑内连续传代后对家兔感染的潜伏期逐渐缩短,50代后从最初的2～4周逐渐缩短为4～6天,再继续传代则潜伏期不再缩短,这种狂犬病病毒叫固定毒株。野毒株脑内接种的潜伏期长,能在唾液腺中繁殖,各种途径感染后均可致死;固定毒株潜伏期短,在唾液腺中不能繁殖,脑内接种可引起动物瘫痪,脑外注射不发病。因固定毒株致病力减弱,但保留了抗原性,能产生保护性抗体,故可用于制备狂犬病疫苗。

（四）培养特性

狂犬病病毒可在鸡胚细胞、地鼠肾细胞、犬肾细胞、人二倍体细胞等多种细胞中增殖。该病毒有较强的嗜神经组织性,在患病动物或人的中枢神经细胞(主要是大脑海马同的锥体细胞)中增殖时,可以胞浆内形成一个或数个、圆形或卵圆形、直径20～30 nm的嗜酸性包涵体,即内基小体,为狂犬病病毒感染所特有的,具有诊断价值。

（五）抵抗力

狂犬病病毒抵抗力不强。对紫外线、日光、干燥及热等敏感,100 ℃ 2 min或56％30 min即被灭活,但脑组织中的病毒在室温或4 ℃以下可保持感染性1～2周,冷冻干燥可存活数年。强酸、强碱、甲醛、乙醇、碘酒、氧化剂、肥皂水、去污剂等也可灭活病毒。

二、致病性

狂犬病病毒能引起多种家畜和野生动物的自然感染,如犬、猫、猪、牛、羊、狼、狐狸、松鼠等。人对该病毒普遍易感,主要通过患病或带毒动物的咬伤、抓伤和密切接触感染。在发展中国家传染源主要是患病或带病毒的犬,其次是猫和狼,而在发达国家则以野生动物为主,如狐狸、吸血蝙蝠、臭鼬、浣熊等。

狂犬病病毒属于嗜神经病毒,通过伤口或与黏膜表面直接接触进入体内,但不能穿过没有损伤的皮肤。病毒侵入后或是在非神经组织内复制,或是直接进入周围神经,并通过逆向轴浆流动到达中枢神经系统(CNS)。根据侵入的病毒量和侵入部位,潜伏期2周到6年不等(平均2~3个月);一般侵入部位越靠近中枢神经系统,潜伏期就可能越短。病毒在局部小量增殖后,沿传入神经向心扩展到脊髓前背根部神经,经脊髓入脑,主要侵犯脑干、小脑的神经细胞,在神经节与中枢大量繁殖并引起损伤,随后再沿传出神经向全身扩散,到达唾液腺、泪腺、眼角膜、鼻黏膜、心肌、肺和肝等处。患者因迷走神经核、舌咽神经核、舌下神经核受损,引起呼吸肌、舌咽肌痉挛,出现呼吸和吞咽困难;因刺激交感神经,引起唾液大量分泌和大汗;因延髓、脊髓受损导致瘫痪,最终因脑实质损伤患者出现呼吸、循环衰竭而死亡。狂犬病现在无有效的治疗方法,一旦发病,死亡率接近100%,是目前已知的传染病中病死率最高的。

狂犬病主要临床表现都与病毒引起的脑脊髓脊神经根炎有关,典型的临床经过分为前驱期、兴奋期及麻痹期3期。前驱期症状有低热、乏力、恶心、头疼等一般症状,特征性的表现是原伤口部位有麻木、疼痛、发痒、蚁走感等异样感觉。兴奋期患者神经兴奋性增高,狂燥不安、肌张力增加,多神志清楚;恐水是本病重要特点,患者饮水、见水、闻水声,甚至听到"水"字均可致咽喉肌痉挛,故又称恐水病;此外,风、光、声、触动等轻微刺激均可诱发痉挛;患者吞咽困难,无法饮水、进食,异常恐惧,心率增快、血压升高、大汗、大量流涎。麻痹期痉挛停止,出现各种瘫痪、昏迷,很快因呼吸、循环衰竭而死亡。

狂犬病暴露者是指被可疑动物咬伤、抓伤、舔舐皮肤或黏膜的所有人员。暴露后应视情节尽早开始预防措施,包括立即用水、肥皂、碘酊或酒精等彻底清洗伤口至少15 min;用狂犬病病毒灭活疫苗进行全程免疫(一般免疫后7~10天产生中和抗体,但免疫力只能维持1年左右);如果咬伤严重,则应联合使用抗狂犬患者免疫球蛋白进行被动免疫。

三、微生物学检验

人被犬或其他动物咬伤后,应检查动物是否患狂犬病。一般不宜立即杀死可疑动物,应将其捕获、隔离观察,若7~10天动物不发病,一般认为动物未患狂犬病或咬人时唾液中无狂犬病病毒;若7~10天内发病,即将其杀死,采集标本检测病毒。所有潜在感染的材料均应在BSL-2或BSL-3实验室进行,动物试验应在BSL-3实验室中进行。

(一)形态检测

显微镜直接检查死亡患者或病犬脑组织内基小体即可确诊。

(二)病毒分离培养

取患者唾液样本、泪液、脑脊液或其他生物体液样本进行细胞培养,通过检测病毒抗原做出诊断。也可将标本处理后接种新生乳鼠脑内,若其在6~10天中出现痉挛、麻痹等症状,在动物脑组织中镜检找到内基小体可确诊。此法因需时较长,不能为临床提供早期诊断,故应用受限。

(三)免疫学检测

1.抗原检查

免疫荧光法、免疫酶法或斑点免疫结合法(DIA)检测患者唾液或鼻咽洗液涂片、角膜印片、皮肤切片(含毛束)或脑组织涂片中的病毒抗原。

2.抗体检测

可用中和试验、补体结合试验、血凝抑制试验、免疫荧光技术、ELISA等方法检测抗体,其中中和试验是以灭活的病毒抗原检测狂犬病病毒中和抗体(主要是G蛋白抗体),重复性好、特异、稳定,多用于评价狂犬病疫苗的免疫效果。

(四)分子生物学检测

狂犬病病毒RNA可在唾液、脑脊液、泪液、皮肤活检样本和尿等样本中检出。由于病毒排出的间歇性,应对液体样本(如唾液和尿)进行连续检测。现多用 RT-PCR 法检测标本中狂犬病病毒 RNA 中核衣壳(N)序列。

(张水山)

第十四节　轮状病毒

人类轮状病毒(human rotavirus,HRV)属呼肠病毒科的轮状病毒属,由澳大利亚 Bishop 等人于 1973 年在急性胃肠炎儿童的十二指肠超薄切片中首先发现,因病毒颗粒形似轮状而得名。轮状病毒是婴幼儿急性胃肠炎的主要病原体,也是哺乳动物和鸟类腹泻的重要病原体。人类轮状病毒的感染是一种发病率很高的疾病,世界各地均有发生,发展中国家和地区尤为严重。

一、生物学特性

(一)形态结构

病毒颗粒呈球形,直径 60～80 nm,无包膜,双层衣壳,二十面体对称。内衣壳的壳微粒沿着病毒体边缘呈放射状排列,形同车轮辐条,故称为轮状病毒。轮状病毒有双壳颗粒与单壳颗粒 2 种形态,前者为成熟病毒颗粒,具有完整的外层多肽衣壳,又称 L 毒粒,具有传染性;后者因在自然条件下失去外壳,形成粗糙单壳颗粒,又称 D 毒粒,无传染性。

(二)基因组

病毒体核心为双股链状 RNA,全长约 18.6 kb,由 11 个不连续的节段组成,由于这些片段在聚丙烯酰胺凝胶电泳中的迁移率不同而形成特征性的电泳图谱(电泳型),据此可进行病毒的快速鉴定。每个 RNA 节段各含一个开放读码框架(ORF),分别编码 6 个结构蛋白(VP1～4,VP6,VP7)和 5 个非结构蛋白(NSP1～5)。VP6 位于内衣壳,具有组和亚组的特异性。VP4、VP7 是中和抗原,位于外衣壳,决定病毒的血清型;此外,VP4 为病毒的血凝素,与病毒吸附宿主易感细胞有关。VP1～3 位于病毒核心,分别为 RNA 聚合酶(RdRp)、转录酶成分和与帽形成有关的蛋白。非结构蛋白为病毒酶或调节蛋白,在病毒复制中起重要作用。

(三)分型

根据病毒蛋白 VP6 抗原性不同目前将轮状病毒分为 A～G 7 个组,人类轮状病毒属 A、B、C 三组,这 3 组病毒既可感染人,也可感染动物;D～G 组目前仅在动物体内发现。每组轮状病毒又可分为若干血清型,其中 A 组病毒根据 VP7 可分 15 个 G 型,根据 VP4 可分 23 个 P 型,根据 VP6 可分为 4 个亚组。

(四)培养特性

需选恒河猴胚肾细胞、非洲绿猴肾传代细胞等特殊的细胞株培养。病毒多肽 VP3 能限制病毒在细胞中的增殖,故培养前应先用胰酶处理病毒,以降解该多肽。

(五)抵抗力

RV 对理化因素有较强的抵抗力。耐酸、碱,在 pH 3.5～10.0 环境中都具有感染性;室温传染性可保持 7 个月,经乙醚、氯仿、反复冻融、超声、37 ℃ 1 h 等处理仍具有感染性。95% 的乙醇或 56 ℃ 加热 30 min 可灭活病毒。

二、致病性

轮状病毒的感染呈全球性分布,A～C 组可引起人和动物腹泻;D～G 只能引起动物腹泻。其中,人类轮状病毒感染以 A 组最为常见,是引起 6 个月～2 岁的婴幼儿严重胃肠炎的主要病原体;B 组主要发现在中国引起成人轮状病毒腹泻,也称成人腹泻轮状病毒(adult diarrhea rotavirus,ADRV);C 组引起散发腹

453

泻,偶有小规模暴发流行。轮状病毒主要通过粪一口途径传播,偶可通过呼吸道传播,传染源是患者和无症状带毒者;其感染的高峰季节随地理区域不同而有所变动,在我国多发于秋季和初冬,又称"秋季腹泻"。

RV 有非常特异的细胞趋向性,在体内仅感染小肠绒毛顶端的肠上皮细胞。病毒侵入人体后,进入小肠黏膜绒毛细胞内大量增殖,造成微绒毛萎缩、脱落和细胞溶解死亡,导致吸收功能障碍,乳糖等不能被吸收而滞留在肠内,使肠黏膜与肠腔渗透压改变,导致渗透性腹泻。受损细胞脱落至肠腔而释放大量病毒并随粪便排出。病毒非结构蛋白 P4 具有肠毒素样活性,能刺激腺窝细胞增生、分泌功能亢进,水和电解质分泌增加,妨碍钠和葡萄糖的吸收,导致严重腹泻。

轮状病毒胃肠炎病情差别较大,6～24 月龄小儿症状重,而较大儿童或成年人多为轻型或亚临床感染。病毒感染后潜伏期为 24～48 h,然后突然发病,临床表现为水样泻、呕吐,伴有轻、中度发热,严重时可导致脱水和电解质平衡紊乱,如不及时治疗可能危及生命,是导致婴幼儿死亡的主要原因之一。部分病例在出现消化道症状前常有上呼吸道感染症状;多数病例病程 3～7 天,一般为自限性,可完全恢复。

三、微生物学检验

由于轮状病毒较难培养,临床标本中病毒分离率极低,故细胞培养一般不作为常规检测手段。

（一）形态学检查

形态学检查是检测轮状病毒感染的最准确、可靠和快速的方法。采集患者水样便经磷酸钨负染在电镜下观察病毒颗粒,或用免疫电镜检查病毒一抗体复合物。

（二）免疫学检测

采用 ELISA、反向间接血凝、乳胶凝集等方法检测病毒抗原,可以定量,并可进行 P、G 分型。

（三）分子生物学检测

提取标本中的病毒 RNA,用 10% 的不连续聚丙烯酰胺凝胶电泳(PAGE)后硝酸银染色,根据 11 个节段的 dsRNA 的电泳图谱,可判断病毒的感染,但与血清型不一致。此外,也可用核酸杂交或 RT-PCR 等技术进行检测和分型鉴定。

（张水山）

第十五节 风疹病毒

风疹病毒(rubella virus,RUV)为披膜病毒科风疹病毒属的唯一成员,只有一个血清型;是风疹(也称德国麻疹)的病原体,也是第一个被证明具有致畸性的病毒。

一、生物学特性

（一）形态结构

风疹病毒呈不规则球形,直径 50～70 nm,病毒体内含一直径约为 30 nm 的核心,外被双层包膜,包膜表面嵌有具有凝血和溶血活性的刺突。

（二）基因组

病毒核酸为单股正链 RNA,全长约 9.7 kb,含 2 个 ORF。5'端的 ORF1 编码 2 个非结构蛋白,参与病毒的复制。3'端 ORF2 编码 3 种结构蛋白,分别是衣壳蛋白 C 和胞膜糖蛋白 E1、E2,均为病毒的主要蛋白抗原;E1 和 E2 共同构成病毒胞膜表面的刺突。

（三）培养特性

风疹病毒能在人羊膜细胞、兔或猴肾细胞等多种培养细胞中增殖,并在某些细胞中引起细胞病变。

（四）抵抗力

该病毒对乙醚等脂溶剂敏感,不耐热,紫外线可使其灭活。

二、致病性

人类是风疹病毒的唯一自然宿主,风疹病毒感染分为先天和后天两种。后天感染即是通常说的风疹。病毒主要通过飞沫传播。人群普遍对风疹病毒易感,但以儿童最多见。病毒经呼吸道黏膜侵入机体,在颈部淋巴结增殖,约 7 d 后入血并扩散至全身,引起风疹。主要表现为低热、咽痛,面部出现红疹并逐渐延及全身,同时伴有耳后和枕下淋巴结肿大。成人症状一般较重,除皮疹外还可出现关节炎、血小板减少性紫癜,少数严重者发生疹后脑炎或脑脊髓膜炎。

风疹病毒还可发生垂直传播,即先天感染,是常见的先天致畸病毒之一。妊娠早期孕妇感染后,风疹病毒可经过胎盘感染胎儿,特别是妊娠前 3 个月感染,胎儿感染的风险可高至 90%。病毒在胎儿的器官细胞中增殖,虽不破坏这些细胞,但能使其生长速度减慢,导致出生时器官细胞数少于正常婴儿,形成严重的畸形和功能障碍,包括血管缺陷、白内障、耳聋、先天性心脏病、智力低下等,即先天性风疹综合征(congenital rubella syndrome,CRS),亦可导致流产或死胎等。CRS 可以表现为畸形和非畸形,有即发和迟发、暂时和永久性损害的不同表现。

风疹病毒感染后机体能获得牢固的免疫力,因此对儿童和育龄妇女有计划地接种风疹疫苗,对于优生优育有重要意义。

三、微生物学检验

妊娠早期检测风疹病毒的感染对于减少畸形儿非常重要,已成为我国孕妇围产期优生检测的常规指标。

(一)病毒分离培养

采集咽拭子、外周血单核细胞、新生儿血浆或尿液,接种 Vero 细胞后,通过观察 CPE、电镜检查病毒颗粒或用抗体检测病毒抗原确证、该法可鉴定风疹病毒,但耗时长,且不敏感,故不作为诊断的常规方法。

(二)免疫学检测

目前主要采用 ELISA、血凝抑制试验、乳胶凝集试验、免疫荧光抗体实验、血凝抑制试验等检测血清中的 IgG 或 IgM 抗体,或检测胎儿绒毛膜中的病毒抗原。

(三)分子生物学检测

利用 RT-PCR、核酸杂交等方法检测羊水或绒毛尿囊膜中病毒的 RNA,其中 RT-PCR 具有快速、灵敏度高和特异性强的特点,适用于 RV 感染的快速和早期诊断,也可用于大样本的初筛。

(高　伟)

第十六节　丁型肝炎病毒

丁型肝炎病毒(hepatitis delta virus,HDV)属于 8 病毒属,是一种缺陷病毒,必须在 HBV 或其他嗜肝 DNA 病毒辅助下才能复制并组装成有感染性的病毒颗粒。

一、生物学特性

(一)形态结构

成熟的 HDV 呈球形,直径为 35~37 nm,大小介于 HBV 的 Dane 颗粒和 HBsAg 颗粒之间。病毒颗粒内部为由 HDV 病毒基因组和 δ 肝炎抗原(HDAg)所组成的核蛋白体,有包膜,但包膜蛋白(HBsAg)由 HBV 基因编码。

(二)基因组

HDV 核酸为一单股闭合环状负链 RNA,基因组长 1.7 kb,是已知动物病毒基因组中最小者。基因组共含有 9 个 ORF,其中 ORF 5 能编码特异性抗原 HDAg。HDAg 是 HDV 编码的唯一蛋白质,有 p24 和 p27 两种形式,分别称为 S-HDAg 和 L-HDAg。HDAg 刺激机体产生抗-HD,但抗-HD 不是保护性抗体,不能中和与清除病毒,若呈持续高效价存在,可作为判定慢性丁型肝炎的指标。HDV 是一种缺陷病毒,必须在嗜肝 DNA 病毒辅助下才能通过滚环的方式复制。

(三)培养特性

对 HDV 敏感的动物包括黑猩猩、美洲旱獭、东方土拨鼠,可引起鸭子的一过性感染。我国利用人胎肝细胞已成功建立 HDV、HBV 感染的体外培养系统。

二、致病性

HDV 的感染与 HBV 密切相关,可引起感染者急性或慢性肝病,也可成为无症状带毒状态。其感染途径和疾病模式各地有所差异,主要包括经输血或血制品、密切接触和母—婴传播,传染源主要为患者。

HDV 属于缺陷病毒,其组装依赖 HBsAg,故流行病学特点类似 HBV,且 HDV 感染必然伴有 HBV 感染,因而 HDV 与 HBV 感染关系决定了 HDV 感染类型与病程。根据与 HBV 感染的关系,可将 HDV 感染分为两种类型:①同步感染,与 HBV 同时或先后感染,可引起典型的急性病毒性肝炎,个别病例易发展为危及生命的重症肝炎。②重叠感染,在慢性 HBV 感染的基础上发生 HDV 感染,HDV 复制水平较高,极易导致慢性乙型肝炎患者症状加重和慢性化,与肝硬化的发生也密切相关,因此,在发现重症肝炎时应注意有无 HDV 和 HBV 的重叠感染。

在目前认为 HDV 的致病机制主要与病毒对肝细胞的直接损伤和引起机体的免疫病理反应有关。感染早期,HDAg 主要存在于肝细胞核内,随后出现 HDAg 血症。HDAg 可刺激机体产生特异性的 IgG 和 IgM 型抗体,但不是中和抗体,不能清除病毒。鉴于 HDV 病毒感染对 HBV 的依赖性,如果抑制了 HBV 的增殖则 HDV 也不能增殖,因此预防乙型肝炎的措施同样适用于丁型肝炎。

三、微生物学检验

通过检测 HDV 感染的免疫标志物以及 HDV RNA,结合 HBV 感染的检测,可作出 HDV 感染的实验室诊断。

(一)免疫学检测

1.抗原检测

直接检查血清中或肝活检组织中 HDAg 是诊断 HDV 感染的直接证据,常用去垢剂(Tween 20 或 NP40)处理去除 HDV 表面的 HBsAg,然后再用荧光免疫或 EL.ISA 法检测。HDAg 主要存在于受感染者的肝细胞核和胞质内,在 HDV 血症时血清中也可查到,但持续时间短或滴度低,不容易检测,故血清中 HDV 抗原阳性主要见于急性丁型肝炎的早期。肝细胞中 HDAg 的检测是 HDV 感染的可靠诊断指标和病毒感染活动的指标,但活检样本不易获得。

2.抗体检测

常采用捕捉法 ELISA 测原抗 HDV IgM,或 RIA、竞争 ELISA 法检测抗 HDV 总抗体。在 HDV 急性感染时抗 HDV IgM 在 2 周后出现,4~5 周达到高峰,随后迅速下降,因此该抗体具有早期诊断价值,尤其是联合感染时抗 HDV IgM 往往是唯一可检出的 HDV 感染的标志物。抗 HDIgM 阳性表示急性期或近期 HDV 感染;HDV/HBV 同时感染抗 HDIgM 多呈短暂阳性;如二者重叠感染则多呈持续阳性;如同时检测抗 HBcIgM 及抗 HBcIgG 亦可用之区别 HDV/HBV 同时感染或是重叠感染,故抗 HDIgM 检测具有重要诊断价值。在慢性 HDV 感染中,其抗 HDV 总抗体(主要是抗 HDIgG)持续保持高滴度,即使 HDV 感染终止,仍可存在数年。

(二)分子生物学检测

HDV RNA 是病毒存在的直接证据。常用 RT-PCR 和核酸杂交法进行检测,敏感性和特异性均较高。HDV RNA 阳性提示存在 HDV 感染及病毒复制。

(高 伟)

第十七节　肠道病毒

肠道病毒(enterovirus)是一群通过粪－口途径传播,经过消化道感染的病毒;虽然其感染始于肠道,但却很少引起这些部位的疾病。

一、概述

(一)分类

肠道病毒属于小 RNA 病毒科,该科中与人类疾病有关的还有鼻病毒和甲型肝炎病毒(hepatitis A virus,HAV)。肠道病毒属包括人类肠道病毒 A～D(human enterovirus A～D)、脊髓灰质炎病毒、牛肠道病毒、猪肠道病毒 A～B 和未分类肠道病毒等 8 种。

人类肠道病毒根据交叉中和试验分为 67 个血清型,包括:①脊髓灰质炎病毒 1,2,3 三型;②柯萨奇病毒,分为 A、B 二组,A 组包括 A1～22,A24 共 23 型;B 组包括 B1～6 共 6 型;③埃可病毒,1～9,11～27,29～33,共 31 型;④新型肠道病毒.为 1969 年以后分离到的肠道病毒,目前已发现 68～71 共 4 型。

(二)共同特征

肠道病毒主要有以下共同特征:

1. 形态结构

肠道病毒呈球形,直径 22～30 nm;衣壳呈二十面体立体对称,无包膜;核酸为单股正链 RNA,具有感染性。

2. 培养特点

除柯萨奇 A 组某些血清型外,均可在易感细胞中增殖,迅速产生 CPE。

3. 抵抗力

肠道病毒抵抗力强,耐酸、乙醚和去污剂,对高锰酸钾、过氧化氢等氧化剂敏感。

4. 感染特点

肠道病毒经过消化道侵入机体,在肠道细胞内增殖,但所致疾病多在肠道外,临床表现多样化,包括中枢神经、心肌损害及皮疹等;感染过程中多形成病毒血症。

(三)微生物学检验原则

人肠道病毒在自然界广泛存在且种类繁多,"一病多原、一原多症"是肠道病毒感染的重要特征,因而应对血清诊断及病原诊断的实验室结果作严格评价,必须结合临床症状及环境因素流行病学分析,以确立病毒与疾病的病原学关系。一般采取的原则为:①病毒分离阳性率远高于对照人群;②病程中有特异性抗体变化并排除其他病毒感染;③从病变组织中、标本中分离出病毒或检测到病毒核酸。

根据 2006 年卫生部制定的《人间传染的病原微生物名录》,柯萨奇病毒、埃克病毒、EV71 型和目前分类未定的其他肠道病毒均属于危害程度第三类的病原微生物。因此,对临床和现场的未知样本检测操作须在生物安全 Ⅱ 级或以上防护级别的实验室进行;操作粪便、脑脊液和血液等临床样本时要在 Ⅱ 级生物安全柜中进行标本的处理、病毒分离和病毒的鉴定、核酸的提取等,灭活后的血清抗体检测与 PCR 检测可在生物安全 1 级实验室进行。

二、脊髓灰质炎病毒

脊髓灰质炎病毒是脊髓灰质炎的病原体,是对人类危害最大的病毒之一。脊髓灰质炎俗称小儿麻痹症,曾在世界范同内广泛流行,是 WHO 推行计划免疫进行控制的重点传染病,目前通过疫苗接种已得到有效控制。

（一）生物学特性

1.形态结构

脊髓灰质炎病毒具有典型肠道病毒的特征。病毒呈球形，直径27～30 nm。核酸为单股正链 RNA，无包膜，衣壳呈二十面体立体对称，壳粒由 4 种多肽（VP1～4）组成：VP1、VP2 和 VP3 暴露于衣壳表面，带有中和抗原位点，VP1 与病毒吸附宿主细胞有关；VP4 位于衣壳内，在 VP1 与细胞表面受体结合后释放，与病毒基因组脱壳穿入有关。

2.培养特性

仅能在灵长类来源的细胞内增殖，常用的细胞有人胚肾、人胚肺、人羊膜及猴肾细胞、Hela、Vero 等，在易感细胞中增殖后引起 CPE。

3.抗原分型利用中和试验

可将脊髓灰质炎病毒分为Ⅰ、Ⅱ、Ⅲ 3 个血清型，之间无抗原交叉；目前国内外发病与流行以Ⅰ型居多。

4.抵抗力

该病毒抵抗力强，在粪便和污水中可存活数月；酸性环境中稳定，不被胃酸和胆汁灭活；耐乙醚，对高锰酸钾、过氧化氢、漂白粉等氧化剂及紫外线、干燥等敏感。

（二）致病性

人是脊髓灰质炎病毒的唯一天然宿主。该病经粪－口途径传播，病毒经肠道或咽部黏膜侵入局部淋巴组织生长繁殖，7～14 天潜伏期（此时患者多数呈隐型感染）后侵入血流形成第一次病毒血症，病毒随血扩散到肠液、唾液、全身淋巴组织及易感的神经外组织，增殖后再度入血形成第二次病毒血症，少数情况病毒可直接侵入脊髓前角灰质区，并增殖破坏运动神经元，发生神经系统感染，引起严重的症状和后果。

病毒感染后的结局取决于感染病毒株的毒力、数量、机体免疫功能状态等多种因素。约 90％以上感染为隐性感染；显性感染患者有 3 种临床表现类型：

1.轻型

为顿挫感染，约占 5％，病毒不侵入中枢神经系统，病症似流感，患者只有发热、乏力、头痛、肌痛、咽炎、扁桃腺炎及胃肠炎症状，并可迅速恢复。

2.非麻痹型

1％～2％的感染者病毒侵入中枢神经系统及脑膜，患者具有典型的无菌性脑膜炎症状，有轻度颈项强直及脑膜刺激征。

3.麻痹型

只有 0.1％～2.0％的感染者病毒侵入并破坏中枢神经系统，造成肌群松弛、萎缩，最终发展为松弛性麻痹，极少数患者可因呼吸、循环衰竭而死亡。

（三）微生物学检验

1.标本采集

根据疾病不同时期采集不同的标本可提高病毒的分离率。发病 1 周内采集咽拭子或咽漱液，1 周后可采集粪便，血和脑脊液中病毒的分离率很低。

2.病毒分离培养

将标本处理后接种至人胚肾等易感细胞中，病毒增殖后观察 CPE，并用标准血清和分型血清做中和试验，或采用免疫荧光、ELISA 等技术进行鉴定。

3.免疫学检测病毒感染机体后，最早在感染后 10～15 天即可检测到 IgM 抗体，持续约 30 天，因此在疑似脊髓灰质炎患者血液或脑脊液中查到 IgM 抗体有助于本病的诊断；常用捕捉 ELISA 法，该法简便，可用于早期诊断和分型。此外，如发病早期和恢复期双份血清 IgG 抗体滴度有 4 倍以上增长也可诊断。

4.分子生物学检测

用核酸杂交、RT-PCR 等技术检测病毒核酸可进行快速诊断。

三、柯萨奇病毒和埃可病毒

柯萨奇病毒和埃可病毒的形态结构、生物学性状、致病性及免疫过程等都与脊髓灰质炎病毒类似。埃可病毒由于分离早期与人类致病关系不明确,且对猴等实验动物不致病,故当时命名为"孤儿"病毒,后因其可导致培养细胞发生病变,最终命名为"肠道致细胞病变孤儿病毒",简称 ECHO 病毒。

（一）生物学特性

病毒体呈球形,直径 17～20 nm,核酸为单股正链 RNA,无包膜,衣壳呈二十面体立体对称。柯萨奇病毒根据对乳鼠的致病作用分为 A、B 两组,A 组能引起乳鼠骨骼肌的广泛性肌炎、松弛性麻痹,但很少侵犯中枢神经系统和内脏器官;B 组能引起灶性肌炎,可侵犯中枢神经系统和内脏器官,导致肝炎、脑炎及坏死性脂肪炎等。根据中和试验和交叉保护试验,A 组可现分为 23 个抗原型,B 组分为 6 个抗原型。埃可病毒对乳鼠无致病作用。柯萨奇病毒可在非洲绿猴肾及各种人细胞系细胞中增殖,埃可病毒最适于在猴肾细胞中生长,部分病毒也能在人羊膜细胞及 HeLa 细胞中生长。两病毒均能导致培养细胞产生 CPE。

（二）致病性

柯萨奇病毒、埃可病毒均通过粪—口途径传播,但也可经呼吸道或眼部黏膜感染。两病毒识别的受体在组织和细胞中分布广泛,包括中枢神经系统、心、肺、胰、黏膜、皮肤及其他系统,因而引起的疾病种类复杂,轻重不一,不同病毒可引起相同的临床综合征,同一病毒也可引起多种不同的疾病,即"一病多原、一原多症"。

（三）微生物学检验

1. 病毒分离

培养将标本接种到原代或传代猴肾细胞或人源细胞系,病毒增殖后观察 CPE 情况,收集病毒培养液利用中和试验、补体结合试验、血凝抑制试验等鉴定并分型。

2. 免疫学检测

可利用 ELISA 等可检测患者血清中的 IgG 和 IgM 抗体。免疫印迹试验是诊断病毒感染的确证试验。

四、新型肠道病毒

1969 年之后世界各地陆续分离出一些抗原不同于已有病毒的肠道病毒新型,原有的以组织培养和乳鼠中增殖的分类方法难以继续应用,1976 年国际病毒分类委员会决定,从肠道病毒 68 型开始新发现的肠道病毒都以数字序号表示,统称为"(新型)肠道病毒型"当时新型肠道病毒有 68～72 型 5 个型别,最近已经命名至 102 型,其中 72 型经鉴定为甲型肝炎病毒,68 型与小儿支气管炎和肺炎有关,70 型和 71 型临床比较常见。

（一）肠道病毒 70 型

肠道病毒 70 型(human enterovirus 70,EV70)的多数生物学性状与其他肠道病毒相似,不同之处在于其感染增殖的原发部位在眼结膜,不具有嗜肠道性,不易在粪便中分离到;此外,病毒增殖所需的最适温度较低,为 33 ℃,对乳鼠不致病。

肠道病毒 70 型可引起急性出血性结膜炎,主要通过污染的毛巾、手及游泳池水等传播,传染性强,常发生暴发流行,人群普遍易感,以成人多见。病毒感染后潜伏期短(24 h 左右),发病急,主要表现为急性眼结膜炎,眼睑红肿,结膜充血、流泪,并可有脓性分泌物及结膜下出血,多数在 10 天内自愈,预后良好,一般无后遗症,少数发生急性腰骶部脊髓神经根炎,可使下肢瘫痪。

在急性出血性结膜炎早期 1～3 天取患者眼分泌物,接种人源培养细胞或猴肾细胞病毒分离率可达 90％以上。利用 ELISA 检测血清中的抗体,或 RT-PCR、核酸分子杂交等检测病毒核酸可进行快速检测。

（二）肠道病毒 71 型

近年来,肠道病毒 71 型(human enterovirus 71,EV71)在世界各地包括中国大陆及周边地区的暴发流行越来越多,因此已日益受到研究人员的重视。

1.生物学性状

EV71 是一种小 RNA 病毒,可在**原代细胞中增殖**,但敏感性差,能引起乳鼠病变。耐热、耐酸,可抵抗 70%的乙醇,高温和紫外线照射很快可将其灭活。

2.致病性

肠道病毒 71 型的感染多发生于夏、秋季,10 岁以下儿童多见;主要通过粪—口途径或密切接触传播,人是其目前已知的唯一宿主。病毒在咽和肠道淋巴结增殖后进入血液扩散,进一步在单核—吞噬细胞中增殖,最终侵犯脑膜、脊髓和皮肤等靶器官。感染后多数情况下不引起明显的临床症状,但有时也可导致被感染者出现比较严重的疾病,主要包括手足口病、无菌性脑膜炎和脑炎、疱疹性咽峡炎以及类脊髓灰质炎等疾病,患者大部分预后良好,但也有部分严重者死于并发症。

手足口病(hand-foot-mouth disease,HFMD)是由多种人肠道病毒引起的一种儿童常见传染病,也是我国法定报告管理的丙类传染病,其病原体主要有 EV71、柯萨奇病毒 A 组(A5,10,16,A19),以及部分埃可病毒和柯萨奇 B 组病毒,以柯萨奇病毒 A16 和 EV71 最为常见。手足口病为全球性传染病,无明显的地域分布,全年均可发生,一般 5~7 月为发病高峰,幼儿园、学校等易感人群集中单位可发生暴发。近年来,EV71 在东南亚一带流行,引起较多的重症和死亡病例,例如 2007 年山东发生了该病暴发流行,累计报告病例近 4 万例,病原体检测发现 EV71 占 84%;随后 2008 年、2009 年全国继续出现 HFMD 的暴发流行,仍以 EV 71 为优势病毒,部分为柯萨奇病毒 A16 和 EV71 共同引起。

人对人肠道病毒普遍易感,不同年龄组均可感染发病,以 5 岁及以下儿童为主,尤以 3 岁及以下儿童发病率最高。HFMD 传染性极高,患者和隐性感染者均为本病的传染源,隐性感染者难以鉴别和发现。发病前数天,感染者咽部与粪便就可检出病毒,通常以发病后 1 周内传染性最强。大多数患者症状轻微,可自愈。临床以发热和手、足、口腔等部位的皮疹或疱疹为主要症状;少数患者可出现无菌性脑膜炎、脑炎、急性弛缓性麻痹、神经源性肺水肿和心肌炎等,个别重症患儿病情进展快,可导致死亡,病程约 1 周。感染 EV71 后,患者发病 1~2 周内可自咽部排出病毒,从粪便中排毒可持续至发病后 3~5 周。疱疹液中含大量病毒,疱疹破溃后病毒排出。

3.微生物学检验

可采集患者的粪便、脑脊液、疱疹液、咽拭子、血清进行病毒分离鉴定或抗原、抗体及核酸的检测。微量板法测定血清中 EV71 中和抗体的滴度,如急性期与恢复期血清抗体滴度 4 倍或 4 倍以上增高证明病毒感染。核酸检测可利用人肠道病毒通用引物、EV71 特异性引物分别进行 RT-PCR、Real-time PCR 进行。

(高 伟)

第十八节　甲型肝炎病毒

甲型肝炎病毒(hepatitis A virus,HAV)曾称为小 RNA 病毒科肠道病毒 72 型,后因分子生物学研究发现该病毒明显有别于肠道病毒属,故 1991 年建立了一个独立的新属—肝 RNA 病毒属,是该科中唯一的 1 个属。

一、生物学性状

（一）形态结构

甲型肝炎病毒呈球形,直径 27~32 nm,无包膜,衣壳蛋白呈二十面体立体对称。电镜下可见 2 种病毒颗粒:实心颗粒为成熟的病毒颗粒,由衣壳蛋白和 RNA 基因组构成;空心颗粒不含核酸,仅含衣壳蛋白。HAV 只有一个血清型。

（二）基因组

HAV 基因组是单股正链 RNA，全长约 7.5 kb，由 5'非编码区（5'NCR）、开放读码框架（ORF）、3'NCR 及 polyA 尾组成。5'NCR 核酸序列高度保守，是 HAV 基因组的起始区，在 HAV 基因组的翻译过程中具有重要作用。ORF 分为 P1、P2 和 P3 三个功能区：P1 编码由 VP1、VP2 和 VP3 多肽组成的衣壳蛋白，具有 HAV 抗原性，可刺激机体产生特异中和抗体；P2 和 P3 区编码多种非结构蛋白，其中 3B 蛋白为病毒基因组连接蛋白（viral genome-linkedprotein，VPg），与病毒基因组的 5'端结合，具有启动病毒 RNA 复制的作用，3C 蛋白为蛋白酶，将多聚蛋白进行剪切加工成为具有功能的结构和非结构蛋白，3D 蛋白是依赖 RNA 的 RNA 多聚酶。3'NCR 位于编码区之后，后接 poly A 尾，与病毒 RNA 的稳定性有关。

（三）培养特性

人类、黑猩猩、绒猴、猕猴、恒河猴等灵长类动物对 HAV 易感。体外分离培养细胞系统包括多种原代及传代细胞株，如 Vero 细胞、人胚肾细胞、传代猴肾细胞、人成纤维细胞和人肝癌细胞等。初代培养生长缓慢，且一般不引起细胞病变。

（四）抵抗力

本病毒抵抗力强，耐酸碱（pH 2.0～10）、耐乙醚、耐热，HAV 经 pH 1.0 作用 2 h、或 60 ℃加热 4 h 后仍具有感染性，在水源、海水及水产品中可存活数天至数月；对紫外线敏感，85 ℃加热 5 min 可完全灭活，70% 乙醇能迅速灭活。HAV 能抵抗 2%～5% 来苏和 200 ppm 的有效氯达 1 h 以上，因此处理常规饮用水和甲型病毒性肝炎患者的排泄物时应予特别重视。

二、致病性

HAV 主要通过粪-口途径传播，引起急性病毒性肝炎，传染源为患者或隐性感染者。HAV 由患者粪便排出体外，经污染食物、水源、海产品及食具等传播而引起暴发或散发流行，潜伏期 15～45 天，发病较急，一般不转为慢性，也无携带者，除重症肝炎外，多数患者预后良好。HAV 患者潜伏末期及急性期的粪便具有传染性。HAV 感染的临床表现可以从急性无黄疸型肝炎至急性重症肝炎。好发年龄段为 5～30 岁，临床表现与患者年龄、感染的病毒量有关，一般年龄越小症状越轻，3 岁以下多为隐性感染或无黄疸型肝炎，随着年龄增长症状加重，成年人多表现为急性黄疸型肝炎。HAV 感染后，机体在急性期和恢复早期出现抗 HAV IgM 抗体，在恢复后期出现抗 HAV IgG 抗体并维持终身，对 HAV 的再感染有免疫防御作用。

三、微生物学检验

HAV 虽可在培养细胞中增殖，但不引起明显的细胞病变，难以判定病毒是否增殖，故实验室诊断一般不用病原体的分离培养，而是以血清学检查、病毒的抗原和核酸检测为主。

（一）标本采集

检测粪便中 HAV 抗原应在发病前 2 周或出现症状后数天内采集，儿童粪便排病毒的时间较长。血清 4 ℃下保存 3 周或－70 ℃保存 6 个月抗体水平仍然稳定，但反复冻融可使抗体滴度下降。肝活检组织标本可用于免疫荧光或电镜检测 HAV 病毒颗粒。唾液和胆汁标本可用于检测抗 HAV 抗体。

（二）形态学检查

粪便标本中病毒含量较低且干扰因素多，直接电镜观察 HAV 难以在临床上常规开展。可采用免疫电镜检测患者潜伏后期或发病早期的粪便上清液，与高效价的 HAV 特异性抗体相互作用，观察所形成的病毒-抗体免疫聚集物。

（三）免疫学检测

1.抗体检测抗

HAV IgM 出现早、消失快，是甲型病毒性肝炎早期诊断最可靠的血清学指标，目前常用 IgM 抗体捕捉 ELISA 法检测。ELISA 或其他方法检测患者发病早期和恢复期血清中抗 HAV IgG 或总抗体的变化，有助于 HAV 感染的流行病学调查、了解个体的既往感染或 HAV 疫苗接种后的效果。

2.抗原检测

可采用 ELISA 检测 HAV 抗原,如用硝基纤维素膜作为非特异性抗原捕获的高效同相载体进行 NV-ELISA 检测,可提高检测的灵敏度。

(四)分子生物学检测

可提取标本中的 HAV RNA 进行核酸分子杂交,或采用 RT-PCR 检测病毒 RNA。

(高　伟)

第二十六章 螺旋体和支原体检验

第一节 螺旋体

螺旋体是一群细长、柔软、弯曲呈螺旋状,运动活泼的原核细胞型微生物,在自然界及动物体内广泛存在,种类很多,常见于水、土壤及腐败的有机物上,亦存在于人的口腔或动物体内,有些为正常菌群,有些则对人和动物致病。分类学上归于细菌范畴,具有与细菌相似的细胞壁,内含脂多糖和胞壁酸,以二分裂方式繁殖,无定型核(属原核型细胞),对抗生素敏感。分类的主要依据是根据螺旋数目、大小与规则程度及两螺旋间的距离等。螺旋体广泛分布在自然界和动物体内,分5个属:包柔体属(又名疏螺旋体属)密螺旋体属、钩端螺旋体属、脊螺旋体属、螺旋体属。前三属中有引起人患回归热、梅毒、钩端螺旋体病的致病菌,后两属不致病。疏螺旋体属有5~10个稀疏而不规则的螺旋,其中对人致病的有回归热疏螺旋体及奋森螺旋体,前者引起回归热,后者常与梭杆菌共生,共同引起咽峡炎、溃疡性口腔炎等。密螺旋体属有8~14个较细密而规则的螺旋,对人有致病的主要是梅毒螺旋体、雅司螺旋体、品他螺旋体,后两种亦通过接触传播,但不是性病。钩端螺旋体属的螺旋数目较多,螺旋较密,比密螺旋体更细密而规则,菌体一端或两端弯曲呈钩状,本属中有一部分能引起人及动物的钩端螺旋体病。三属螺旋体的生物学特性见表26-1。

表26-1 病原性螺旋体的特性

特征	钩端螺旋体属	疏螺旋体属	密螺旋体属
外形	螺旋细密两端呈钩状	螺旋稀疏,旋幅不一,波浪状	螺旋细密,两端尖直
轴丝数	2	15~20	1~8
常用染色法	镀银法	瑞氏或姬姆萨法	镀银法
体外培养	28℃~30℃,pH 6.8~7.5,3~4天	不佳	不佳
需气特性	需氧	微需氧	厌氧
胞壁	含胞壁酸和二氨基庚二酸	无胞壁酸和二氨基庚二酸	无胞壁酸和二氨基庚二酸
抵抗力	中性水中能活20天以上,酸性水土中很快死亡	血内室温下存活60天以上,0℃下至少活100天	自然环境下不能存活
抗原特性	稳定、有型、群、属特异性,群及属抗原间有交叉	易变,属内抗原有交叉,型株的抗原特异性高	较稳定、有种属特异性、属内抗原有交叉
已知种属	1种、20群、200型	42种,18种致病	101种,3种致病
储存宿主	野生鼠类、猪、牛、人	虱、蜱、人、动物	人
所致疾病	钩端螺旋体病	回归热、咽炎等	梅毒、雅司病等

一、钩端螺旋体属

钩端螺旋体的螺旋细密而规则,数目较多,菌体的一端或两端弯曲呈钩状。可分为致病性及腐生性钩端螺旋体两大类。致病性钩端螺旋体即问号钩端螺旋体,能引起人及动物的钩端螺旋体病,简称钩体病,是在世界各地都广泛流行的一种人兽共患病,我国绝大多数地区都有不同程度的流行,尤以南方各省最为严重,对人健康危害很大,是我国重点防治的传染病之一。腐生性钩端螺旋体即双曲钩端螺旋体,包括许多来源于环境的腐生钩端螺旋体菌株。

(一)生物学特性

钩端螺旋体为柔软的螺旋形菌,长短不等,大小为$(6\sim20)\mu m\times(0.1\sim0.2)\mu m$,螺旋盘绕细致而规则,在暗视野显微镜下观察,似小珍珠排列成的细链,一端或两端弯曲为钩状,常使菌体呈C、S或8字形,运动活泼,因折光性强而成白色。电镜下钩端螺旋体为圆柱状结构,最外层是鞘膜,由脂多糖和蛋白质组成,其内为胞壁,再内为浆膜,在胞壁与浆膜之间有一根由两条轴丝扭成的中轴,位于菌体一侧。钩端螺旋体是以整个圆柱形菌体缠绕中轴而成,其胞壁成分与革兰氏阴性杆菌相似,革兰染色为阴性,但不易被碱性染料着色,常用Fontana镀银染色法,背景为淡棕色,钩端螺旋体染成棕褐色。

钩端螺旋体是螺旋体中唯一可进行人工培养的,但营养要求复杂,常用柯氏培养基,除含基本成分外,尚需加入10%新鲜灭活兔血清或牛血清、蛋白胨和磷酸缓冲液。血清除促进钩端螺旋体生长外,尚能中和其代谢过程中产生的毒性物质。本菌为需氧菌,最适pH7.2~7.6,pH<6.5时死亡,最高能耐pH 8.4;最适生长温度为28 ℃~30 ℃,若11 ℃~13 ℃能生长,则为肺致病的双曲钩端螺旋体。钩端螺旋体在人工培养基中生长缓慢,在液体培养基中,分裂1次需6~8 h,28 ℃孵育1~2周,液体培养基呈半透明云雾状生长。在含10g/L琼脂的适宜固体培养基上,经28 ℃孵育1~3周,可形成透明、不规则直径约2 mm的扁平细小菌落。

致病性钩端螺旋体的抗原组成比较复杂,与分型有关的抗原主要有两种:一种是表面抗原(P抗原),另一种是内部抗原(S抗原);前者存在于螺旋体表面,为蛋白质多糖的复合物,具有型特异性,是钩端螺旋体分型的依据;后者存在于螺旋体内部,是类脂多糖复合物,具有属特异性,为钩端螺旋体分群的依据。目前全世界已发现的致病性螺旋体有20多个血清群,200多个血清型(其中有37个血清型由我国学者发现)。迄今,我国至少存在有致病性钩端螺旋体19个血清群、75个血清型,是发现血清型最多的国家。

钩端螺旋体对理化因素的抵抗力较其他致病螺旋体为强,在水或湿土中可存活数周至数月,这对本菌的传播有重要意义。该螺旋体对干燥、热、日光直射的抵抗力均较弱,56 ℃ 10 min即可杀死,60 ℃只需1 min,对常用消毒剂如0.5%来苏、0.1%石炭酸、1%漂白粉等敏感,对青霉素、金霉素等抗生素敏感。

(二)致病物质与所致疾病

钩端螺旋体的致病作用系有大量繁殖的病原菌及其死亡后释放的毒素、酶或其他代谢产物所引起。致病物质包括溶血素、细胞毒性因子、内毒素样物质及酶类。钩端螺旋体有较强的侵袭力,自破损的皮肤、口、鼻、眼、胃肠道黏膜侵入人体后,迅速进入血流引起钩端螺旋体血症,在血流中大量繁殖并侵入肝、肾、肺、脑膜等各种组织器官,大量繁殖的钩端螺旋体及其毒性物质和死亡钩端螺旋体引起机体中毒,此为败血症期。患者可出现畏寒、高热、全身酸痛,小腿腓肠肌酸痛尤为明显,眼结膜充血,淋巴结肿大。此后可引起皮肤、黏膜、肌肉、肺、心、肝、肾、脾等器官的出血、变性与坏死。严重者导致相应的临床症状,如黄疸、肺弥漫性出血、肝肾功能不全、脑膜脑炎等。多数患者于病后1周开始恢复健康,不留后遗症。但少数患者退热后3周~6个月发生钩端螺旋体性虹膜睫状体炎、眼葡萄膜炎、脉络膜炎及多发性栓塞性脑动脉炎,患者出现失明、失语、头痛、头昏、瘫痪等后遗症。

(三)微生物学检验

1.标本采集

患者的标本包括血液、尿液和脑脊液等。发病1周内是败血症期,血液的阳性率较高,2周后菌尿期可取尿液,有脑膜炎症状者采取脑脊液标本。

2.直接显微镜检查

取抗凝血1 000 r/min,离心10 min,除去血细胞;血浆再以10 000 r/min,离心40 min,弃上清取沉淀物暗视野显微镜检查,也可涂片后用Fontana镀银法染色镜检。此外,还可用荧光标记抗体快速检查钩端螺旋体,此法敏感性高、特异性强,对同群钩端螺旋体染色亮度强,对异群虽可出现交叉反应,但亮度较差,对其他微生物无交叉反应。

3.分离培养

将血液数滴接种于柯氏培养基(4.5～5 mL),每份标本接种 2～3 管,于室温或 30 ℃避光培养,每隔 3～5 天,用暗视野显微镜检查一次。如有钩端螺旋体生长(可见半透明云雾状混浊),再传代培养,用生长良好的菌液做鉴定。阴性者至少培养 30～40 天,仍未查到才能报告阴性。尿液标本一般需浓缩(离心)后培养,培养时需加抑菌剂如 5-氟尿嘧啶等;也可将标本接种于豚鼠腹腔进行分离培养。

4.鉴定

标本接种后,大多于 1～2 周左右生长,培养液呈云雾状混浊,即可用暗视野显微镜检查,如有钩端螺旋体生长,可传代培养,待菌株生长良好后用钩端螺旋体的群和型特异性血清做菌群、菌型鉴定或做毒力试验。半固体培养基上可形成扁平、透明、圆形的菌落,氧化酶、触酶试验阳性,动物试验阳性。

5.血清学诊断

一般在病初及发病 2～3 周各采血一次进行。目前常用显微镜凝集试验,即用标准株或当地常见菌株作抗原,分别与患者不同稀释度的血清混合,37 ℃作用 2 h,然后滴片做暗视野显微检查。若待检血清中有某型抗体存在,则在同型抗原孔中可见钩端螺旋体凝集成团,形如小蜘蛛,一般患者凝集效价在 1∶400 以上或晚期血清比早期血清效价高 4 倍以上具有诊断意义。也可采用间接凝集试验的方法,将钩端螺旋体属特异性抗原吸附于载体(绵羊红细胞、活性炭、乳胶颗粒等)上成为具有钩端螺旋体属特异性的颗粒抗原,这些抗原致敏的颗粒在玻片上与患者血清中相应的抗体作用,可出现肉眼可见的凝集。此法敏感性差,但快速简便,尤其是炭凝集及乳胶凝集试验,适于基层医疗单位作钩端螺旋体病的辅助诊断。补体结合试验、间接免疫荧光试验、ELISA 等血清学方法亦可用于诊断。

取患者血、尿标本做暗视野检查时,如见形似发亮串珠、两端呈钩状、运动活泼的密螺旋体时,可报告:"暗视野检查找到钩端螺旋体"。患者血、尿标本培养后,若培养基呈云雾状混浊,暗视野镜检有钩端螺旋体时再用钩端螺旋体的群、型特异性血清鉴定菌群、菌型后,可报告:"培养出×型钩端螺旋体"。如培养 1 个月后仍无生长者,可报告"血(尿)钩端螺旋体培养阴性"。

二、密螺旋体属

密螺旋体属现有 13 个种,对人类致病的有苍白密螺旋体和品他密螺旋体两个种,其中临床上最重要的是苍白密螺旋体,该螺旋体又分为苍白亚种、地方亚种和极细亚种。苍白螺旋体苍白亚种是梅毒的病原体,地方亚种引起地方性梅毒,极细亚种是雅司病的病原体,常见于热带地区,接触传播。以下主要讨论苍白螺旋体苍白亚种,简称梅毒螺旋体菌。

(一)生物学特性

梅毒螺旋体菌体细长,长 7～8 μm,直径 0.1～0.15 μm,两端尖直,有 8～14 个细密而规则的螺旋。一般染色不易着色,常用 Fontana 镀银染色法可将其染成棕褐色,菌体粗,易于观察或暗视野显微镜下观察,也可用荧光染色法检查。电镜下可见梅毒螺旋体细胞壁外有包膜,细胞膜内含细胞质和核质的螺旋体原生质圆柱体。圆柱体上紧绕着 3～4 根周浆鞭毛,也称轴丝或内鞭毛,与运动有关,可做移行、屈伸、滚动等方式运动,具有诊断意义。新鲜标本不用染色,在暗视野显微镜下,可观察其形态和活泼的运动方式。

梅毒螺旋体在体外不易培养,至今尚不能在无生命的培养基上生长。有毒力的 Nichols 株能在家兔睾丸和眼前房内繁殖并保持独立,但繁殖缓慢,需 30 h 以上才分裂一次,且只能维持数代;用动物组织加腹水或用细胞培养,在 3%～4%O₂(最适宜的气体环境)条件下虽能生长,但毒力和活力减低,这种毒株称为 Reiter 株。Nichols 株和 Reiter 株已广泛用作多种梅毒血清学诊断抗原。

梅毒螺旋体主要有两种抗原:一种是密螺旋体抗原即梅毒表面的特异性抗原,能刺激机体产生特异的凝集抗体、制动抗体或溶解抗体,但与引起雅司病、地方性梅毒及品他病等疾病的其他密螺旋体存在共同抗原,有交叉反应;另一种是非密螺旋体抗原即磷脂类抗原,能刺激机体产生反应素,可与正常牛心肌的心脂质、胆固醇和卵磷脂混合物发生交叉反应。用牛心肌的心脂质抗原(属异嗜性抗原)检测机体产生反应素,敏感性高,但有假阳性存在。

梅毒螺旋体对外界环境抵抗力很弱,对干燥、热、冷尤为敏感。在体外干燥环境下 1～2 h 即死亡,加热 50 ℃ 5 min 死亡,在血液中 4 ℃72 h 全部死亡,因此 4 ℃血库存放 3 天以上的血液无传染梅毒的危险。对化学消毒剂敏感,10～20 g/L 石炭酸中数分钟死亡,肥皂水能立即将其杀死,对青霉素、四环素、红霉素及庆大霉素敏感。

(二)致病物质与所致疾病

梅毒螺旋体有很强的侵袭力,其致病物质主要有黏多糖、唾液酸和透明质酸酶。梅毒螺旋体表面的黏多糖和唾液酸可黏附宿主细胞,阻止补体和吞噬细胞的杀菌作用;透明质酸酶有利于菌体扩散,破坏毛细血管,导致组织坏死、溃疡,形成梅毒特征性的病理损害。

梅毒螺旋体只感染人类,引起性传播疾病——梅毒。患病后病程漫长,危害性大,早期侵犯生殖器和皮肤,晚期侵犯全身各器官,并产生多种多样的症状和体征,病变几乎能累及全身各个脏器。梅毒分为获得性梅毒和先天性(胎传)梅毒。获得性梅毒主要通过性接触感染,极少数患者通过接吻、哺乳、接触有传染性损害患者的日常用品而感染。临床上分为三期:一期(初期)梅毒,主要表现为局部无痛性硬下疳,下疳分泌物中有大量螺旋体,传染性极强;二期梅毒(中期),主要表现为全身皮肤、黏膜的梅毒疹和淋巴结肿大,梅毒疹及淋巴结中有大量螺旋体;三期(晚期)梅毒,病灶中螺旋体数量很少,但常累及全身各脏器,尤其是中枢神经系统和心血管,因此其危害性大。先天性梅毒由梅毒螺旋体通过胎盘,从脐带血循环传给胎儿,可引起胎儿全身感染,螺旋体在胎儿内脏及组织中大量繁殖,可引起流产、早产或死胎,或出生梅毒儿,呈现马鞍鼻、锯齿性牙、间质性角膜炎、先天性耳聋等症状。

梅毒的免疫属感染性免疫(传染性免疫),有梅毒螺旋体感染时才有免疫力,一旦螺旋体被杀灭,其免疫力随之消失。机体对梅毒螺旋体感染可产生体液和细胞免疫反应。体液免疫中有两种抗体,一种梅毒特异性抗体,主要是 IgG 和 IgM。当有补体存在和在厌氧条件下,对活螺旋体的动力有制动作用,并可将螺旋体杀死或溶解,对机体再感染有保护作用。另一种是反应素,为 IgA 和 IgM 的混合物,对机体无保护作用,可供筛选梅毒螺旋体的血清学诊断用。

(三)微生物学检验

1.标本采集

主要采集初期的下疳渗出液,用无菌盐水棉球擦净病变部位,用钝刀刮破病损处表面组织,再用棉球擦干,挤压周围组织使组织液渗出,用毛细管吸取,立即送检;也可采集二期梅毒的皮疹渗出物、淋巴结或组织穿刺液等用于检查。

2.直接显微镜检查

暗视野或墨汁显影,查见有运动活泼的密螺旋体即可诊断。

3.血清学诊断

(1)非密螺旋体抗原试验:是用正常牛心肌的心类脂作为抗原,检测患者血清中的反应素。国际上常用性病研究实验室(venereal disease research laboratory,VDRL)的玻片试验法。该法是一种简单的玻片沉淀试验,试剂及对照已标准化。国内常用不加热血清反应素试验(unheated serum reagin test,USR)和快速血浆反应素环状卡片试验(rapid plasma reagin,RPR),其敏感性和特异性与 VDRL 相似。反应素在第一期梅毒病变出现后 1～2 周就可测出,第二期阳性率几乎达 100%,第三期阳性率较低。本试验所用抗原是非特异的,检测的抗体时应排除假阳性反应,结合病史,临床表现及多次的试验结果进行分析。

(2)密螺旋体抗原试验:用梅毒螺旋体抗原检测患者血清中的特异性抗体,该试验特异性高。目前常用下述两种方法。①荧光密螺旋体抗体吸收试验(FFA-ABS):为间接荧光抗体法,其敏感性及特异性均高,常用于梅毒的早期诊断。②梅毒螺旋体抗体微量血凝试验(micro hemagglutination assay for antibodies to treponemal pallidum,MHA-TP):是一种间接血凝试验,其方法简单,敏感性和特异性均高。

直接镜检适用于初期梅毒的检查。取患者病变标本直接暗视野显微镜检查,如见形态特征典型,有特殊运动方式的密螺旋体,结合临床症状及病史,可初步报告:"找到弹簧状螺旋体(疑为梅毒螺旋体)"。血清学试验可检测待检血清中的特异性抗体和血清中反应素。二期梅毒患者血清中这两类抗体的效价较高,故血清学试验阳性率也高。因此当直接镜检和血清学试验同时阳性时,可作出诊断陛报告:"检出梅毒螺旋体"。

三、疏螺旋体属

疏螺旋体属又称包柔体属,现有 20 个种,均由节肢动物携带,其中对人类致病的主要有 3 个种:回归热疏螺旋体、伯氏疏螺旋体和杜通疏螺旋体。

（一）回归热疏螺旋体

引起人类周期性反复发作回归热的病原体有两类:一是以虱为传播媒介的回归热疏螺旋体,另一类以蜱为传播媒介,其病原体多至 15 种,包括杜通疏螺旋体、赫姆疏螺旋体等。我国流行的回归热主要是虱传型。

1. 生物学特性

两类回归热病原体的形态相同,有 5～10 个不规则的螺旋,运动活泼。易着色,革兰染色阴性,Giemsa染色呈紫红色。在人工培养基上生长困难,易失去毒力,故一般用动物接种。回归热疏螺旋体抗原结构最大的特点是极易变异,不同地区分出的菌株,甚至同一患者,在两次发热期中所分离出的菌株,抗原性也有差异。此外,回归热疏螺旋体除含特异性抗原外,和其他微生物(如变形杆菌 OX 株)有部分共同抗原,用 OX 作为抗原检查虱传回归热患者血清有一定的诊断价值。

2. 致病物质与所致疾病

回归热疏螺旋体是人类回归热的病原体,以虱、蜱等节肢动物为传播媒介,体虱传播型为流行性回归热、软蜱传播型为地方性回归热。螺旋体进入人体后大量出现在血流中,患者突然高热、头痛、肝脾肿大、发热持续 1 周左右骤退,同时血中螺旋体消失,间歇 1～2 周后又再次发热,血中再次出现螺旋体,症状再现。如此反复发作 3～10 次之多。

3. 微生物学检验

主要是检查螺旋体。在患者发热期间取血液制成厚涂片,直接用暗视野显微镜检查或经姬姆萨染色后镜检。区别虱型与蜱型回归热疏螺旋体,可接种于豚鼠。豚鼠对蜱型病原体敏感,对虱型有抵抗力。

（二）伯氏疏螺旋体

伯氏疏螺旋体是莱姆病的病原体。莱姆病因 1977 年首先在美国的康涅狄格州的莱姆镇发现而得名。该病是一种全球分布的自然疫源性疾病,流行范围广。我国黑龙江、新疆、安徽等 10 多个省和自治区已证实有莱姆病存在。

1. 生物学特性

伯氏疏螺旋体是螺旋体属中最细长的螺旋体,有 3～10 个稀疏不规则的螺旋,革兰染色阴性,但不易着色,姬姆萨染色着色良好,呈紫红色。暗视野显微镜观察可见到以滚动、翻转等形式活泼运动的菌体。人工培养营养要求高,生长需长链不饱和脂肪酸、葡萄糖、氨基酸和牛血清蛋白等。感染早期患者血中有特异性 IgM 抗体,持续性感染患者 IgM 保持高水平,IgG 抗体出现时间较晚,但可持续至病程晚期。患者出现的神经系统病变和关节炎等并发症可能与抗原抗体免疫复合物的形成有关。

2. 致病物质与所致疾病

伯氏疏螺旋体引起的莱姆病,是一种自然疫源性疾病,人对该菌普遍易感。储存宿主为鼠类,主要传播媒介是硬蜱,螺旋体主要存在于蜱成虫的肠中,后移至唾液腺,人类受蜱叮咬而感染。人被疫蜱叮咬后,病原体在局部繁殖,经 3～30 天潜伏期,在叮咬部位可出现一个或数个慢性移行性红斑(erythema chronicum migrans,ECM),并伴有乏力、头痛、发热、肌痛等。未经治疗的莱姆病患者,约 80% 可发展至晚期,晚期主要表现为慢性关节炎、慢性神经系统或皮肤异常。重者可同时出现皮肤、神经系统、关节、心脏等多脏器损害,并可最终导致骨骼和软组织损伤,严重影响患者的生活及劳动能力。

3. 微生物学检验

伯氏疏螺旋体的培养和直接镜检较困难,血清学试验是主要的实验室诊断方法。即用伯氏疏螺旋体抗原以 ELISA 法或间接荧光抗体法检测患者血清中的抗体,还可用 PCR 技术检查各种标本中特异性伯氏疏螺旋体的 DNA 片段。

（高　伟）

第二节　支原体

支原体是一群没有细胞壁、介于细菌与病毒之间、能在人工培养基中生长繁殖的最小的原核细胞型微生物,形态上呈高度多形性,最小个体直径 200 μm 左右,可通过滤菌器。支原体最早从牛胸膜炎病灶的胸水滤液中分出,当时称为胸膜肺炎微生物,以后从人体、家畜和禽类标本中先后发现此类微生物。由于它们能形成有分支的长丝,1967 年正式命名为支原体。可引起人类非典型肺炎、非淋菌性尿道炎等。

支原体迄今已分离到 150 余种,因其缺乏细胞壁,归属于柔膜体纲的支原体目。下分三个科:支原体科,生长时需从外界环境摄取胆固醇;无胆甾原体科,生长时不需外源性胆固醇;螺旋原体科,虽生长需要胆固醇,其特点是生长到一定阶段呈螺旋形。支原体科中又分支原体和脲原体二个属。支原体在自然界中分布十分广泛,多为腐生不致病,少数可引起人或动物的感染,主要存在于人体和动物的腔道黏膜上。寄居人体的支原体有 16 种,对人致病的主要是肺炎支原体、人型支原体、生殖器支原体、穿透支原体和解脲脲原体。支原体还经常污染细胞培养,给实验室病毒分离、单克隆抗体制备等工作带来一定困难。支原体可依据其对葡萄糖、精氨酸和尿素等三种物质的利用情况不同进行初步分类(表 26-2)。

表 26-2　人类主要支原体生物学性状

| 支原体 | 分解葡萄糖 | 水解 | | 吸附血细胞 | 致病性 |
		精氨酸	尿素		
肺炎支原体	＋	－	－	＋	肺炎支气管炎
解脲脲原体	－	－	＋	＋	泌尿生殖道感染
人型支原体	－	＋	－		泌尿生殖道感染
生殖道支原体	＋	－	－		泌尿生殖道感染
穿透支原体	＋	＋	－	＋	多见于艾滋病

一、肺炎支原体

肺炎支原体(Mycoplasma pneumoniae,MP)是引起人类呼吸道感染的病原体之一。本病约占非细菌性肺炎的 1/3 以上,常于秋季发病。患者中儿童和青年人居多,婴儿有间质性肺炎时应考虑支原体肺炎的可能性。

（一）生物学特性

肺炎支原体无细胞壁,仅有细胞膜,呈高度多形性,常见形态为球形、杆形及长丝形,有时可见分枝与星状体。革兰染色阴性,但不易着色,常用姬姆萨染色,呈淡紫色。电镜下可见支原体的细胞膜有三层:内外层为蛋白质和多糖的复合物,中层为脂质。脂质中胆固醇占 36％,对保持膜的完整性具有一定作用,一端有一种特殊的末端结构,能使支原体黏附于呼吸道黏膜上皮细胞表面,与致病性有关。所有肺炎支原体株共同具有 P_1 蛋白和菌体蛋白,是肺炎支原体的主要特异性免疫原,是目前血清学诊断推选的主要抗原。

大多数肺炎支原体兼性厌氧,有些菌株在初分离时加入 5％CO_2 生长更好,对低渗透压敏感,营养要求高于一般细菌,需加入 20％马血清或小牛血清,多数支原体还需添加新鲜酵母浸液、组织液等。支原体繁殖较慢,在固体培养基上 35 ℃培养 2～3 天,菌落中央的核心部分较厚、向下长入培养基,周边由透明颗粒组成的薄薄的一层贴在琼脂表面,呈油煎蛋菌落。

肺炎支原体的抗原性主要来自细胞膜,胞膜外层蛋白质是支原体的主要型特异性抗原,其抗原性常用生长抑制试验(growth inhibitiontest,GIT)与代谢抑制试验(metabolism inhibition test,MIT)鉴定。GIT 是将吸有型特异性抗血清的滤纸片置于接种有支原体的固体培养基上,经孵育出现同型血清抑制该型支原体生长现象。MIT 是将支原体接种在含有抗血清的葡萄糖(酚红)培养基中,若抗体与支原体型相对应,则抑制该支原体分解葡萄糖,酚红不变色。此两种方法可将支原体分成若干血清型。

因支原体无细胞壁,对青霉素、头孢菌素等作用于细胞壁的抗生素不敏感,对脂溶剂、去垢剂和石炭酸、甲醛等常用消毒剂敏感。4 ℃放置不超过 3 天,56 ℃很快灭活。对热、干燥非常敏感,冻干能长期保存。

(二)致病物质与所致疾病

肺炎支原体是支原体肺炎的病原体,主要侵犯呼吸系统。肺炎支原体黏附于黏膜上皮细胞的受体上,吸取宿主细胞的养料生长繁殖,同时释放有毒代谢产物如过氧化氢、核酸酶等使细胞受损。主要通过呼吸道传播,青少年易感,冬秋季较多见,引起间质性肺炎和急性支气管炎,占肺炎发病率的 15%～20%,病理变化以间质性肺炎为主。

(三)微生物检验

1.标本采集

可取患者痰、咽拭子、鼻咽洗液、支气管分泌物等。因肺炎支原体有黏附细胞的作用,以拭子标本为好。支原体对热和干燥敏感,取材后应立即接种或置转运培养基中(蔗糖磷酸盐缓冲液),4 ℃能保存 72 h,－70 ℃或液氮能长期保存。

2.直接显微镜检查

革兰染色不易着色,电子显微镜观察无细胞壁,易与细菌鉴别。

3.分离培养

常用的培养基是以牛心消化液为基础,另加 20%小牛血清及新鲜酵母浸液制成的液体或固体培养基。在含 5%CO_2 气体环境下培养,初分离时,一般 10 天左右长出菌落,呈致密圆形,常不出现油煎蛋状,需经数次传代后,菌落开始典型。肺炎支原体的分离阳性率不高,对临床快速诊断意义不大,但对流行病学调查有重要意义。

4.鉴定

主要靠形态染色、菌落特征、生化反应及特异性生长试验等。支原体在固体培养基生长有陷入培养基生长的趋势,经 7～10 天培养可形成细小的菌落,观察时最好用低倍显微镜或倒置显微镜。支原体的菌落多为中心致密凸起,四周浅薄,呈典型的油煎蛋菌落。用 Diene 染色,支原体菌落中心为翠蓝色,边缘浅蓝色,且不易褪色,其他细菌菌落不着色。肺炎支原体分解葡萄糖,不分解精氨酸,在含葡萄糖的液体培养基上生长产酸,使酚红指示剂变黄,尿素试验阴性。

支原体与细菌 L 型的区别:细菌 L 型也有多形性,也对低渗敏感,也可形成油煎蛋菌落,易与本菌混淆,但细菌 L 型在无抗生素等诱导因素作用下,可返祖为原菌,染色后易褪色,以此可鉴别(表 26-3)。

表 26-3　支原体和细菌 L 型的区别

性状	支原体	细菌 L 型
形状	多形性	多形性
大小	0.2～0.3 μm	0.6～1.0 μm
细胞壁	无	无
细胞膜	含胆固醇	不含胆固醇
菌落	油煎蛋状	油煎蛋状
通过滤器	能	能
遗传性	与细胞无关	与原细菌相同
回复成细菌	不能	能
对青霉素	不敏感	不敏感
致病性	支原体肺炎	慢性感染

5.免疫学检测

肺炎支原体的非特异血清学方法有肺炎支原体冷凝集试验与 MG 链球菌凝集试验,对支原体肺炎能起辅助诊断的作用。冷凝集试验是检测患者血清中冷凝集素的一种非特异性试验,其方法是将患者的稀释血清与 O 型 Rh 阴性红细胞在 4 ℃下做凝集试验。约 50%肺炎支原体感染者为阳性(效价≥1∶64),效价越高或双份血清呈 4 倍以上升高,肺炎支原体近期感染的可能性越大。MG 链球菌凝集试验是一种非特异性凝集试验。肺炎支原体感染后,约 1/3 的患者血清中可出现能凝集甲型链球菌 MG 株的抗体,效价≥1∶20,而病毒性肺炎患者常无此抗体出现,故本试验有助于两者的鉴别。

有研究报道,肺炎支原体膜蛋白单克隆抗体和反向间接血凝法直接检测分泌物和体液中支原体抗原具有很高的特异度和灵敏度。人体感染肺炎支原体后,能产生特异性 IgM 和 IgG 类抗体。IgM 类抗体出现早,一般在感染后 1 周出现,3~4 周达高峰,以后逐渐降低。由于肺炎支原体感染的潜伏期为 2~3 周,当患者出现症状而就诊时,IgM 抗体已达到相当高的水平,因此 IgM 抗体阳性可作为急性期感染的诊断指标。如 IgM 抗体阴性,则不能否定肺炎支原体感染,需检测 IgG 抗体。IgG 较 IgM 出现晚,需动态观察,如显著升高提示近期感染,显著降低说明处于感染后期。

二、解脲脲原体

解脲脲原体(Ureaplasma urealyticum,Uu)也称溶脲脲原体,是 1954 年 Shepard 首先从非淋球菌尿道炎(NGU)患者的尿道分泌物中获得,因其菌落细小,故曾称为 T 支原体(T-my-coplasmas)。按其分解尿素的特性命名为解脲脲原体。解脲脲原体是人类泌尿生殖道最常见的寄生菌之一,它与人类的多种疾病有关。

(一)生物学特性

解脲脲原体呈高度多形性,常见形态为球形、杆形及长丝形。革兰染色阴性但不易着色,姬姆萨染色呈紫蓝色。无细胞壁,细胞膜由三层薄膜构成,内、外两层由蛋白质组成,中层为类脂质。

体外培养营养要求很高,需要供给胆固醇和酵母,常用的基础培养基为牛心消化液,在液体选择培养基中 35 ℃培养 18~24 h,因分解尿素使培养基变成红色;在固体培养基上 35 ℃培养 2~3 天,形成细小(仅 10~40 μm)、周边较窄的油煎蛋样菌落(需用低倍显微镜观察)。

解脲脲原体除脂多糖抗原和蛋白质抗原外,还有脲酶抗原,后者是解脲脲原体种特异抗原,可与其他支原体区别。解脲脲原体有 16 个血清型,其中以第 4 型引起疾病的频率最高。

解脲脲原体与其他支原体一样,无细胞壁,对渗透作用特别敏感,易被脂溶剂、清洁剂、酒精、特异抗体和补体溶解。对热抵抗力差,对青霉素等作用于细胞壁的抗生素不敏感,常用于治疗并能获效的主要是大环内脂类、四环素内、林可霉素类及喹诺酮类等抗生素。

(二)致病物质与所致疾病

解脲脲原体主要引起人体泌尿生殖系统的感染,主要传播途径为性接触传播和母婴传播,多见于年轻性旺盛时期,尤多见于不洁性交后,与女性生殖健康关系最为密切。其致病机制可能与其侵袭性酶和毒性产物有关,解脲脲原体吸附宿主细胞后,可产生磷脂酶分解细胞膜中的磷脂,影响宿主细胞生物合成。尿素酶分解尿素产生氨,对细胞有毒性作用。产生 IgA 蛋白酶,可降解 IgA 形成 Fab 和 Fc,破坏泌尿生殖道黏膜表面 IgA 的局部抗感染作用,有利于解脲脲原体黏附于泌尿生殖道黏膜的表面而致病。解脲脲原体所引起的疾病最常见的是非淋菌性尿道炎,并被认为是非淋球菌性尿道炎中仅次于衣原体(占 50%)的重要病原体。另外解脲脲原体还可致子宫内膜炎、绒毛膜羊膜炎、自然流产、围产期疾病及死亡,也可引起肾盂肾炎、阴道炎和盆腔炎。

(三)微生物检验

1.标本采集

用无菌棉拭子或无菌试管取非淋球菌性尿道炎患者的尿道分泌物,慢性前列腺炎患者经按摩后的前列腺液,原因不明不育症患者的精液,阴道炎与宫颈炎患者的炎性分泌物。

2.分离培养

应用选择鉴别培养基对解脲脲原体进行培养鉴定。将标本接种于含营养、尿素、精氨酸和酚红指示剂的培养基中(pH 6.3),标本如有解脲脲原体存在,35 ℃培养24~48 h,由于解脲脲原体生长,分解尿素产氨使培养基pH上升至7.6~8.6左右,液体培养基颜色由橙黄色转变成红色可判定有解脲脲原体生长。解脲脲原体在液体中不出现菌膜、浑浊及沉淀生长现象,如培养基出现浑浊,表明有杂菌污染,不能报告解脲脲原体阳性羊水和血液等。

3.鉴定

解脲脲原体不分解葡萄糖和精氨酸,但可利用尿素,放出氨气,能吸附豚鼠及绵羊红细胞,四氮唑还原试验阴性。

4.血清学诊断

ELISA不仅可以测定血清型别,还可测出Ig的类型(IgM、IgG),较敏感,特异性强,有早期诊断意义。

5.核酸检测

核酸检测可以部分脲酶基因的核苷酸序列为模板,合成相应的引物经体外扩增后,解脲脲原体16个血清型均见460 bp的DNA片段。通过对PCR产物的核酸杂交和序列分析,可将各种支原体鉴别分类。该法敏感率性高,但假阳性较高,故不适用于临床。

(四)药物敏感试验

配合使用鉴定、计数和药敏试验板,可同时对解脲脲原体进行鉴定、计数和多种抗生素的药敏测定。使用支原体分离培养药敏试剂盒进行支原体的分离培养及药物敏感试验时,可根据试剂盒使用说明书报告结果,但检测结果很大程度上依赖于标本的采集,所以一次阴性结果并不能确定没有感染;阳性结果指示泌尿生殖道支原体的存在,但并不能作为充分的临床诊断依据,临床的诊断需与临床症状相结合。

近年来,支原体对抗生素的耐药性问题已引起多方注意。滥用抗生素可能是导致支原体耐药的重要因素,体外药敏试验有助于指导临床合理用药,减少或防止耐药株的出现。

(高　伟)

第二十七章　衣原体和立克次体检验

第一节　衣原体

衣原体是一类能通过滤菌器、严格细胞内寄生、有独特生活周期的原核细胞型生物。衣原体属是衣原体科唯一的一个属,包括沙眼衣原体、鹦鹉热衣原体、肺炎衣原体和猫心衣原体4个种。

一、生物学特性

衣原体具有如下共同特性:①有 DNA 和 RNA 两种类型核酸。②具有 LPS 和蛋白质所组成的细胞壁。③通过独特的生活周期,二分裂方式繁殖(类似细菌)。④有核糖体。⑤有较为简单的酶系统,能进行一定的代谢活动。⑥对许多广谱抗菌素敏感。

衣原体在宿主细胞内生长繁殖,有独特的生活周期,以两种发育类型存在:①原体(elementary body,EB)是衣原体胞外存在形式,圆形(直径 $0.25\sim0.35~\mu m$),中央有一致密的拟核,有较致密而坚韧的细胞壁,是发育成熟的衣原体,Giemsa 染色呈紫色,具有高度的感染性。②网状体或称始体(initial body,IB),圆形(直径 $0.5\sim1.0~\mu m$)或不规则形,中央成纤细的网状结构,无致密拟核,Giemsa 染色呈兰色。始体为宿主细胞内的繁殖体,代谢活泼,不能在胞外存活,无感染性。

原体与易感宿主细胞表面的特异受体吸附后,通过吞噬作用进入细胞内,形成吞噬小泡,阻止吞噬溶酶体融合。原体在泡内细胞壁变软,增大形成网状体,RNA 增多。大约 8 h 后,始体二分裂增殖,在细胞膜包裹的空泡内聚集、扩增,即称为包涵体。于感染 $18\sim24$ h 后,网状体浓缩形成具有坚韧细胞壁的原体,最后细胞破裂释放原体,再感染其他细胞,开始新的发育周期。每个发育周期约需 $48\sim72$ h。

二、致病物质与所致疾病

沙眼衣原体分为沙眼、性病淋巴肉芽肿和鼠型三种生物变种。前两种生物变种自然宿主都是人,分别感染眼、生殖道、呼吸道以及淋巴结,鼠型在鼠间传播。沙眼生物变种又可分为 12 个血清型(A~K),性病淋巴肉芽肿生物变种可分为 3 个血清型(L1~L3)。沙眼衣原体引起的生殖道感染是最常见的性传播疾病之一。在女性经常引起严重的并发症,包括宫颈炎、尿道炎、子宫内膜炎、盆腔炎、异位妊娠和不孕症。在生产过程中由母亲垂直传播给新生儿可引起眼结膜炎和新生儿肺炎;男性可引起尿道炎和附睾炎。至少 40% 的非淋菌性尿道炎是由于衣原体的感染引起。在发展中国家,沙眼衣原体引起的眼结膜炎是主要致盲的原因。

鹦鹉热衣原体主要使动物感染,一般存在于动物肠道,由粪便排出污染环境,人偶尔接触被感染的动物而引起呼吸道疾病。

肺炎衣原体寄生于人类,主要引起青少年急性呼吸道感染,可引起肺炎、支气管炎咽炎和鼻窦炎等,起病缓慢,临床表现为咽痛、声音嘶哑等症状,肺炎衣原体慢性感染与急性心肌梗死和慢性冠心病的关系越来越引起人们的注意。

三、微生物学检验

(一)标本采集

沙眼和包涵体结膜炎患者,用拭子在结膜上穹窿或下穹窿用力涂擦,或取眼结膜刮片;沙眼衣原体尿道炎采样因其仅感染柱状及鳞-柱状上皮细胞,可取女性宫颈拭子,男性尿道拭子及男性尿液;性病淋巴肉芽肿患者采淋巴结脓汁,用肉汤或组织培养营养液适当稀释,以供分离。

(二)直接显微镜检查

由于衣原体在宿主细胞内出现包涵体,用光学显微镜观察有一定预诊意义,特别在眼结膜、尿道及子宫颈上皮细胞内发现典型包涵体更有参考意义。但包涵体的检出对急性、严重的新生儿包涵体性结膜炎的诊断价值大,而对成人眼结膜和生殖道感染的诊断意义次之。

1. Giemsa 染色

标本涂片干燥后,经 Giemsa 染色镜检,原体染成紫红色,始体呈蓝色,此法简单易行,但敏感性较低。

2. 免疫荧光检查

用直接法荧光抗体(DFA)染色检测上皮细胞内的典型衣原体抗原。

(三)分离培养与鉴定

1. 细胞培养

分离衣原体的细胞有 HeLa-229 或 McCoy 细胞等,在装有盖玻片的小培养瓶中加入 HeLa-229 或 McCoy,加入 Eagle 氏液或 199 营养液、10%灭活小牛血清等,培养 24 h 使细胞长成单层。然后接种标本,经 37 ℃培养 72 h 后,取出盖玻片经姬姆萨染色或荧光染色,如标本中有沙眼衣原体染色后可见蓝色、深蓝色或暗紫色的包涵体。

2. 鸡胚培养

所选鸡胚必须来自饲料中不加抗生素的养鸡场,而且种鸡应无衣原体的感染。培养后如卵黄囊膜涂片发现衣原体、连续传代鸡胚死亡,并经血清学鉴定为阳性者,即为阳性分离结果。

(四)其他检测方法

1. 金标快速检测法

在检测卡的硝酸纤维膜的检测线上固定有抗衣原体属特异性抗原 LPS 的单克隆抗体,对照线上固定有抗鼠 IgG 的抗体,处理后的样品首先与结合了抗衣原体单克隆抗体的胶体金颗粒混和,并靠毛细管作用向检测线移动。如果样品中含有衣原体则可形成双抗体夹心免疫复合物,并聚集在检测区形成一条红线。无此红线则表示样品中无衣原体存在,无论样品中有无衣原体存在,对照区总应该出现一条红线,表示检测系统工作正常。对女性子宫颈棉拭、男性尿道棉拭或尿液标本,采用此法可直接定性地检测衣原体抗原,用于诊断衣原体感染。

2. 核酸检测

(1)PCR:检查尿道和宫颈拭子、初段晨尿等标本中特异性 DNA 片段。此法敏感性较高,临床慎用。

(2)核酸杂交:用^{125}I 标记的沙眼衣原体 rDNA 探针检测宫颈标本的衣原体,该法检测只需 1 h,且无放射危害,其敏感性和特异性与细胞培养相比分别为 82.8%和 99.4%。

四、药物敏感性试验

可采用四环素类药物(常用的有四环素、多西环素、米诺环素)、大环内酯类药物(常用的有红霉素、琥乙红霉素、罗红霉素、阿奇霉素)和喹诺酮类药物(常用的有氧氟沙星、左氧氟沙星)及大观霉素、克林霉素、克拉霉素等治疗衣原体感染,疗程为 1～2 周。

(刘爱民)

第二节 立克次体

以 16 SRNA 基因序列为依据,对引起人类疾病的立克次体进行新的分类,可分为 5 个属,分别为立克次体属、柯克斯体属、东方体属、埃立克体属和巴尔通体属。立克次体属又分为 2 个生物群,即斑疹伤寒群和斑点热群,斑疹伤寒群又含普氏立克次体和莫氏立克次体。

一、生物学特性

立克次体的共同特点是:①大小介于细菌与病毒之间,光镜下呈多形性,主要为微小的杆状或球杆状,革兰氏阴性。②除少数外,全是专性活细胞内寄生。③菌体内同时含有 DNA 和 RNA 两类核酸物质。④以二分裂方式进行繁殖。

立克次体在电子显微镜下可见细胞壁和细胞膜。细胞壁结构包含双层磷脂组成的外膜、肽聚糖以及由蛋白质、脂类和多糖组成的其他层次,不含磷壁酸,与革兰氏阴性菌的细胞壁相似;胞质内有核糖体和核质,无核膜与核仁。常用的染色方法有 Giemsa、Macchiavello 和 Gimenez 染色。

除罗沙利马体可在没有活细胞的人工培养基上生长繁殖外,立克次体必须寄生在或细胞体内,不能在无细胞的培养基上生长,因为酶系不完善,不能独立地进行新陈代谢,必须借助宿主细胞的中间代谢物质转成其本身所需要的物质和能量。常用的培养方法有动物接种、鸡胚卵囊内接种及组织细胞培养等。细胞培养通常需要 3~4 天,一般对细胞的选择并不严格,可以在鸡胚、哺乳动物和节肢动物等多种类型的细胞中生长。

在立克次体的细胞壁上有群和特异性抗原(脂多糖蛋白的复合物),用凝集反应和补体结合反应可以测定。某些立克次体还具有耐热耐碱的多糖类抗原(又称 X 抗原),与部分变形杆菌菌株有共同抗原,可发生交叉反应,因此可利用这些变形杆菌代替有关立克次体做凝集反应,以检查人或动物血清中的相应抗体,这种交叉凝集反应称为外-斐反应。

二、致病物质与所致疾病

立克次体大多是人畜共患病原体,引起人类发热和出疹性疾病。大多以节肢动物为传播媒介或储存宿主。

（一）斑疹伤寒

立克次体普氏立克次体是流行性斑疹伤寒的病原体,它常以人虱为媒介在人群中进行传播,往往引起大流行。它能使患者发生立克次体血症,引起高热、剧烈头痛和全身斑丘疹,故所致疾病称斑疹伤寒。人感染普氏立克次体后,经 2 周左右的潜伏期,骤然发病,主要症状为高热、头痛、皮疹,有的伴有神经系统、心血管系统等症状和其他实质器官的损害。莫氏立克次体以蚤为媒介,引发地方性的鼠型斑疹伤寒。

（二）伯氏柯克斯体

引发 Q 热。传染源为受染的牛、羊等家畜,传播媒介是蜱。受染动物的排泄物污染环境后,人类通过直接接触、消化道或呼吸道途径感染。Q 热除斑疹伤寒的临床表现外,肝炎及肺炎是其临床特征。

（三）恙虫病立克次体

恙虫热立克次体属于东方体属,是恙虫病的病原体,在恙螨和许多动物中广泛存在,具有典型的自然疫源性。人、家畜和兔、猴等野生动物被含恙虫热立克次体的恙螨叮咬后感染。恙虫热立克次体侵入人体后,随着血流播散,在血管内皮细胞即单核吞噬细胞系统中繁殖,经 10~14 天潜伏期,突发高热、淋巴结肿大和皮疹,尚有神经系统的中毒症状(如头痛、头晕、抽搐、昏迷等)、循环系统中毒症状(心肌炎、血压下降等)和其他器官(肝、肺、脾)损害的症状。

三、微生物学检验

(一)标本采集

1.患者血液标本

立克次体病的发热期均有立克次体血症存在,因此血液为最常用的分离标本。在发病初期或急性期较易检出立克次体。因此,患者于病程第一周内,尽量争取在使用抗生素前采血,立即在患者床侧接种动物或培养基。倘在发病1周后采血,最好使血液凝固,留血清供血清学诊断,再将血块制成20%～50%悬液接种,以避免血清中可能存在的抗体或抗生素。作血清学诊断时,则需在病程早期及恢复期分别采集血液标本,作双份血清试验。

2.活检或尸检材料

肺、肝、脾、淋巴结、心瓣膜赘生物等标本,除制作印片供直接检查及一部分固定做病理检验外,分别研磨加稀释液制成10%～20%悬液,低速离心后取上清接种。若考虑标本可能有细菌污染,可加青霉素500～1 000 U/mL,室温作用半小时。

(二)直接检查

1.免疫学直接检测

皮肤活检标本的冷冻切片或甲醛固定、石蜡包埋、切片,使用荧光标记的抗立克次体单克隆或多克隆抗体,DFA法染色切片。

2.PCR

编码17 000脂蛋白基因是所有致病性立克次体种的共同靶基因,其扩增的DNA片段长度为231 bp。此外,枸橼酸合成酶、16 S rRNA或OmpA基因也是常用的靶基因。

(三)分离培养

立克次体的分离培养需要在BSL 3级实验室进行。仅极少数特殊实验室能够进行立克次体培养分离。传统的接种豚鼠、小鼠和鸡胚卵黄囊等方法已被细胞培养取代。细胞系包括Vero、L929和MRC-5等。方法为离心培养法。肝素抗凝血浆标本立克次体培养的阳性率最高。

(四)鉴定

使用抗立克次体群、种特异性单克隆抗体,IFA荧光染色法鉴定,具有较高的特异性。

(五)血清学诊断

大多数临床实验室依靠血清学进行立克次体感染的诊断。IFA为血清学金标准,其他血清学方法有胶乳凝集法、EIA、免疫印迹法。变形杆菌菌株(OX_2、OX_{19}、OX_k)抗原与立克次体存在交叉抗原,将其用于检测立克次体抗体的血清凝集试验,称为外一斐反应。外一斐反应是立克次体感染诊断使用最广泛的血清学试验,但其敏感性和特异性均较差。因此,如有条件,应当使用更为准确和敏感的IFA方法。

四、药物敏感性试验

氯霉素、四环素、多西环素(强力霉素)等对各种立克次体病均有相当疗效。由于这些抗生素仅能抑制立克次体的繁殖,而不能将其全部杀灭,因而某些立克次体病用药后的复发可见增多,但不同株间可有明显差别。

(刘爱民)

第二十八章 临床真菌学检验

真菌在自然界分布广泛且种类繁多,至少有 50 万种以上,其中与医学相关真菌达 200 余种。近年来,由于 AIDS 流行,免疫抑制剂、广谱抗生素和抗肿瘤药物的大量应用,器官移植、导管插管和放射治疗的不断发展,真菌感染日趋增长,真菌病对人类健康的危害也越来越被临床所关注。目前,临床常见真菌有 200 种左右,可引起人类感染性、中毒性和超敏反应性疾病。按真菌侵犯人体部位的不同,临床上将其分为浅部感染真菌和深部感染真菌。浅部感染真菌主要侵犯机体皮肤、毛发和指(趾)甲;深部感染真菌主要侵袭深部组织、内脏以及全身。

第一节 浅部感染真菌

浅部感染真菌包括角层癣菌、皮肤癣菌、皮下组织感染真菌三类,其所致感染为皮肤科常见病。

一、角层癣菌

角层癣菌主要寄居于人体皮肤和毛干的最表层,因不接触组织细胞,很少引起宿主组织细胞的炎症反应,即使有也极轻微。临床主要有糠秕马拉癣菌、何德毛结节菌和白吉尔丝孢酵母。

(一)生物学特性

糠秕马拉癣菌具有嗜脂特点,培养时通常在沙氏培养基中加入植物油(如橄榄油、芝麻油、菜油等)。菌落生长较慢,35 ℃培养,3～4 天开始生长,20 天左右形成乳白色、扁平、直径约 10 mm 的酵母型菌落。镜检可见孢子和菌丝,孢子为圆形或卵圆形、厚壁、有时出芽,常成簇分布;菌丝粗短,呈腊肠样。

何德毛结节菌 29 ℃培养,在沙氏培养基上生长缓慢,形成绿黑色或灰黑色、扁平或不规则皱褶的菌落。镜检可见深棕色、厚壁的有隔菌丝,有较多的厚壁孢子,有时可见子囊孢子。

白吉尔丝孢酵母菌 29 ℃培养,在沙氏培养基上生长较快,初形成奶酪样淡黄色菌落,后逐渐变为深棕色、中央高起、有皱褶、边缘整齐的菌落。镜检早期为芽生孢子,1～2 个月后形成菌丝与厚壁孢子,菌丝可断裂成为卵圆形或长方形的关节孢子,关节孢子可出芽。无子囊和子囊孢子。

(二)致病物质与所致疾病

糠秕马拉癣菌主要寄居在人体皮肤和毛干的最表层,可在健康人皮肤上分离到,为条件致病菌。侵入表皮后,在皮肤角质层外 2/3 处生长、繁殖,引起一种慢性、无症状或轻微症状的皮肤斑疹,呈灰白色、褐色或淡黄色,上面附着细小糠皮样鳞屑,有时可融合成片,似汗渍斑点,俗称汗斑即花斑癣。皮损最常见于胸、背、臂的上半部皮脂腺丰富部位。病程缓慢,多年不愈,对健康无碍,但影响美观。油性皮肤易感,而且与遗传、免疫缺陷等因素有关,诱发因素为高温多汗。近年大量研究显示,糠秕马拉癣菌还可引起毛囊炎,可能为脂溢性皮炎的重要发病原因之一。

何德毛结节菌引起黑色毛结节癣,多发于热带地区,主要侵犯头发。紧密围绕毛干形成坚硬的棕至黑色小结节,如砂粒,直径 3 mm 以下,在同一条发干上可形成多个黑色小结节,大小不一,用手可将结节顺着毛发捋下。感染初发于毛干的毛小皮下,逐渐可使毛干折断。

白吉尔丝孢酵母菌引起白色毛结节癣，除侵犯毛发外，还可侵犯胡须和阴毛。围绕毛干形成的结节为白色或浅棕色，质地软，体积较小，易于脱落，有时结节融合成鞘状，受累毛发变脆而易于折断。

（三）微生物学检验

1. 标本采集

疑似汗斑癣：病损极为表浅，以钝手术刀取材时应尽可能刮取表面皮屑，或用双面胶粘贴于皮肤表面，数分钟后揭下，直接移至载玻片上。有时可借助 Wood's 灯照射呈金黄色荧光处取材。

疑似毛结节癣：取带有结节的病发、胡须。

2. 直接显微镜检查

将取材的胶带直接贴于载玻片上镜检或经棉蓝染色或革兰染色后检查，皮屑加 10％KOH 制片、观察。如果是糠秕马拉癣菌感染，可找到弯曲或弧形的菌丝及圆形或卵圆形孢子。病发置载玻片上，加 10％KOH 微加温使角质溶解，直接镜检或棉蓝染色后镜检。何德毛结节菌引起的感染可见：菌丝分枝、棕色，菌丝分隔形成关节孢子，并可见子囊，每个子囊内含 2～4 个新月形子囊孢子。白吉尔丝孢酵母菌引起的感染可见：菌丝淡绿色，与毛干垂直，分裂为圆形、卵圆形或长方形的孢子，无子囊及子囊孢子。

3. 分离培养

疑似花斑癣的鳞屑标本接种于含氯霉素、放线菌酮及植物油的沙氏培养基上，35 ℃培养，观察菌落。疑似毛结节癣的病发接种于含放线菌酮的沙氏培养基上，29 ℃培养，观察菌落。

4. 鉴定

糠秕马拉癣菌的主要特征是：病损皮屑 Wood's 灯照射呈金黄色荧光，嗜脂性生长，酵母型菌落，腊肠样菌丝，厚壁孢子。根据病发上结节的颜色、硬度、大小，即可对何德毛结节菌和白吉尔丝孢酵母菌初步诊断，直接镜检看到子囊或子囊孢子，可确定为何德毛结节菌。

（四）药物敏感性试验

糠秕马拉癣菌对外用药物敏感，临床常用药为克霉唑、益康唑、咪康唑等。对于何德毛结节菌和白吉尔丝孢酵母菌引起的毛结节癣，最简单的治疗是将病毛剃光，也可局部外涂二氯化汞、复方苯甲酸软膏、硫磺软膏或福尔马林溶液。

二、皮肤癣菌

皮肤癣菌是寄生于皮肤浅层角蛋白组织中引起皮肤浅部感染的真菌，又称皮肤丝状菌。仅侵犯角化的皮肤、毛发和指（趾）甲等部位，共有 45 种，其中对人有致病作用的约 20 余种。皮肤癣菌按菌落特征及大分生孢子的形态分为毛癣菌属、表皮癣菌属和小孢子癣菌属。

（一）生物学特性

1. 毛癣菌属

该属约有 20 种，对人致病的有 13 个种。常见的有红色毛癣菌、紫色毛癣菌、须癣毛癣菌、断发毛癣菌和许兰毛癣菌。在沙氏培养基上菌落呈绒毛状、粉末状或蜡状。菌落颜色为灰白、红、橙或棕色。镜检可见细长、薄壁、棒状大分生孢子，葡萄状或梨状小分生孢子，螺旋状、球拍状、鹿角状或结节状菌丝。

2. 表皮癣菌属

本菌属只有絮状表皮癣菌对人致病。在沙氏培养基上菌落初呈白色绒毛状，后转变为黄绿色粉末状。镜检可见卵圆形或粗大的棒状（杵状）薄壁大分生孢子，球拍状菌丝，无小分生孢子。在陈旧培养物中可见厚壁孢子。

3. 小孢子癣菌属

该属约有 18 个种，其中 13 个种对人致病。在我国以铁锈色小孢子菌、犬小孢子菌等为多见。在沙氏培养基上为灰色、橘红色或棕黄色，绒毛状至粉末状的菌落。镜检可见厚壁纺锤形大分生孢子，卵圆形小分生孢子，梳状、结节状和球拍状的菌丝。

（二）致病物质与所致疾病

皮肤癣菌具有嗜角质蛋白的特性，其侵犯部位只限于角化的表皮、毛发和指（趾）甲，真菌的增殖及其代谢产物可刺激宿主引起组织反应而发生红斑丘疹、水疱、鳞屑、断发、脱发和甲板改变等。皮肤癣菌属接触传染，按其侵犯部位不同，临床可分为头癣、体癣、股癣、手癣、足癣和甲癣。一种菌可引起多种病变，同一部位的病变可由不同的癣菌引起。皮肤癣菌均可引起皮肤损害，甲癣可由毛癣菌属和表皮癣菌属引起（小孢子癣菌不侵犯甲板），头癣可由毛癣菌属和小孢子癣菌属引起（表皮癣菌不侵犯毛发）。我国以红色毛癣菌为最多，其次为紫色毛癣菌、须癣毛癣菌、絮状表皮癣菌。

（三）微生物学检验

1.标本采集

采集患者的皮屑、甲屑、病发、脓痂等标本，采集的标本放于清洁纸袋。

2.直接显微镜检查

皮屑标本用10％KOH，甲屑用25％KOH或25％NaOH含5％甘油处理后制成涂片。皮屑、甲屑镜检可见有隔菌丝或成串孢子，病发可见发内孢子或发外孢子。

3.分离培养

皮屑、甲屑和病发用70％酒精或在青、链霉素混合液内浸泡5 min，取出用生理盐水洗3次，然后接种沙氏培养基，29 ℃培养，每周观察菌落生长情况，直至第四周。

4.鉴定

皮肤癣菌的鉴定主要依据菌落特征，镜检特点，尤其是大分生孢子形状及特殊形状菌丝，必要时辅以鉴别试验。

（四）药物敏感性试验

对于大多数皮肤癣菌感染，通常采取外用抗真菌药物治疗，对一些耐药或组织广泛受累的病例需要全身性治疗。咪唑类（伊曲康唑、氟康唑、咪康唑、克霉唑、益康唑、酮康唑）是临床常用药物，环吡酮胺、萘替芬或特比萘芬有很好治疗效果。

三、皮下组织感染真菌

引起皮下组织感染的真菌主要有着色真菌和孢子丝菌。这些菌广泛存在于土壤、腐木、农作物、柴草、花卉等，常因外伤时乘机植入引起感染。侵入人体后，在真皮深层、皮下组织生长繁殖，感染一般仅限于局部，亦可缓慢向周围组织扩散。

（一）着色真菌

着色真菌是一类在人工培养基上形成黑色菌落，不论更换培养基还是多次传代培养其黑色特征不变的真菌。属于半知菌亚门、丝孢菌纲、丝孢菌目、暗色孢科。主要病原菌有裴氏着色真菌、紧密着色真菌、卡氏枝孢霉和疣状瓶霉等，在我国以卡氏枝孢霉为最多，其次为裴氏着色真菌。

1.生物学特性

着色真菌的孢子和菌丝的壁具有黑色素颜色，其细胞多呈淡褐色至深褐色。着色真菌菌丝短粗、分枝、分隔，呈棕色。分生孢子梗自菌丝侧面和顶端形成。有三种类型：①树枝型：菌丝末端有分生孢子柄，柄端分叉长出孢子。②剑顶型：围绕菌丝末端或菌丝横隔处长有一圈分生孢子。③花瓶型：在菌丝分隔处长出花瓶状的分生孢子柄，在瓶口长出成丛的小分生孢子。

卡氏枝孢霉在沙氏培养基上形成扁平菌落、中央稍高起，有灰黑色短而密的气生菌丝，背面黑色。镜下主要为树枝型分生孢子梗，分生孢子卵圆形、大小相等，排列成向顶性的多分枝孢子链。

裴氏着色真菌在沙氏培养基上生长缓慢，菌落绒毛状，表面平或中央高起，有时有皱褶或放射状沟纹，暗棕色至黑色，背面黑色。镜下可见三型分生孢子梗，分生孢子为圆形或卵圆形。

紧密着色真菌在沙氏培养基上形成中央高起的菌落，表面有绒毛状气生菌丝，绿黑色至深棕色，背面黑色。镜下以树枝型分生孢子梗为主，球形或卵圆形的分生孢子排列紧密似球状，不排列成链状，不易分散。

疣状瓶霉在沙氏培养基上形成中央高起、羊毛状菌落，褐色至橄榄灰色，边缘黑色成环状。背面黑色。镜下可见花瓶型分生孢子梗，顶端喇叭状，分生孢子呈卵圆形。

2.致病物质与所致疾病

着色真菌在患者外伤后感染，潜伏期约1个月，有的可数月至1年。皮肤外伤处开始为小丘疹，有鳞屑，皮损以乳头瘤状赘生物损害为主，形成疣状结节、斑块、溃疡瘢痕。病程呈慢性经过，长达数年。严重时，原病灶结疤愈合，新病灶又在四周产生，日久瘢痕广泛，影响淋巴回流，形成肢体象皮肿。免疫功能低下时可侵犯中枢神经系统或经血流扩散。我国不少省市均有散发或流行，多见于经常接触腐朽树木、泥土的人群。皮损好发于身体暴露部位，尤其是手及前臂等处。

3.微生物学检验

(1)标本采集：采集有皮损部位的鳞屑、分泌物、脓液、痂皮等。

(2)直接显微镜检查：标本用10%～20%KOH溶液处理后镜检，可见单个或成群的棕色、厚壁孢子，有时可见到棕色有隔菌丝。从乳头状增殖的病损部位挤压出的分泌物镜检阳性率最高。

(3)分离培养：将标本接种沙氏培养基，29℃培养，生长缓慢。菌落从灰黑色至黑色，有气生菌丝。

(4)鉴定：着色真菌的鉴定主要根据菌落特点、镜下分生孢子梗类型及分生孢子特点。必要时可做明胶液化试验、淀粉水解试验和硝酸盐同化试验等。

4.药物敏感性试验

对着色真菌病的药物治疗包括系统用药及外用药，以伊曲康唑、特比萘芬最为常用，其次为酮康唑和氟康唑。本病较顽固难治，常迁延不愈可达数十年，需要坚持长时间、足量用药。

(二)孢子丝菌

孢子丝菌属半知菌亚门、丝孢菌纲、丝孢菌目、丛梗孢科。主要病原菌为申克孢子丝菌。

1.生物学特性

申克孢子丝菌是双相型真菌。在自然环境中或在沙氏培养基上25℃～28℃培养时菌落呈霉菌型(菌丝相)，而在组织内或营养丰富的培养基上37℃培养时菌落呈酵母型(组织相)。菌丝相可见菌丝两侧呈直角伸出细长分生孢子梗，末端长出成群梨状小分生孢子，呈梅花瓣样排列，有的孢子沿菌丝两侧呈"袖套状排列"。组织相则可见卵圆形小体、芽生孢子，在组织内常位于中性粒细胞或单核细胞内，偶见菌丝。

在沙氏培养基上29℃培养，2～3天开始生长，初形成白色、湿润的酵母样菌落，不久颜色加深，变为淡咖啡色至黑褐色。中央有少许皱褶，表面有灰白色短绒状菌丝，周围菌丝放射状，并形成淡色和深色相间的同心环。镜检可见菌丝相。

在脑心浸液琼脂培养基上35℃培养，可形成灰色酵母样菌落。镜检可见革兰氏阳性、卵圆形或梭形孢子。

2.致病物质与所致疾病

申克孢子丝菌主要经微小创面侵入皮肤，创口局部出现炎症性小结节，逐渐形成炎症性斑块或增生性糜烂。也可沿淋巴管分布，引起亚急性和慢性肉芽肿，使淋巴管形成几个至几十个串珠状的链状硬结，称为孢子丝菌性下疳。申克孢子丝菌偶有经呼吸道吸入，引起气管、肺孢子丝菌病，并可沿血行播散至其他器官。申克孢子丝菌感染所致的孢子丝菌病遍布于全世界，但以湿度较高的地方偏多。值得注意的是：该病为人、畜共患性疾病，在动物的皮损和皮毛中可分离出本菌，猫狗咬抓、家禽啄蹬、昆虫叮咬等也可使人感染。

3.微生物学检验

(1)标本采集：病变处采集溃疡的渗出液、脓液、痂皮、组织块、脓疡或囊肿的穿刺液等。

(2)直接显微镜检查：取患者标本作涂片，革兰染色或PAS染色后，显微镜下可见革兰氏阳性或PAS阳性卵圆形或梭形孢子位于巨噬细胞或中性粒细胞内外，注意与组织结构相区别。

(3)分离培养：将标本接种于沙氏培养基上29℃培养，观察丝状菌落；接种于脑心浸液琼脂培养基上，

37 ℃培养,观察酵母型菌落。

(4)鉴定:申克孢子丝菌主要特征有:双相菌,花瓣样排列的小分生孢子,能耐受放线菌酮(0.5 mg/mL)。

(5)血清学鉴定:检测患者血清中抗体,若抗体效价大于 1∶320 有诊断意义。

(6)动物试验:将标本接种小白鼠腹腔内,2 周内可在腹膜、肠系膜上形成肉芽肿。取病变组织做病理检查,可见 HE 阳性的卵圆形或梭形孢子,也可培养后进一步鉴定。

4.药物敏感性试验

碘化钾为首选药物,伊曲康唑、氟康唑、酮康唑、两性霉素 B、5-氟胞嘧啶等药物治疗本病有效。

(刘爱民)

第二节 深部感染真菌

深部感染真菌因常引起全身性感染又称为系统性感染真菌,包括致病性真菌和条件致病性真菌两类。致病性真菌主要有荚膜组织胞浆菌、球孢子菌、副球孢子菌和芽生菌。此类真菌在正常人体内不存在,一旦侵入机体即可致病。在临床上比较少见,一般呈地方性流行。条件致病性真菌主要有假丝酵母菌、隐球菌、曲霉、毛霉、卡氏肺孢菌(Pneumocystis carinii,PC)和马内菲青霉等,此类真菌属于人体正常菌群,通常情况下不致病,只有在菌群失调、免疫力低下等一定条件下才会致病。是目前临床上深部真菌感染最常见的病原菌,且呈增长趋势。

一、假丝酵母菌属

假丝酵母菌俗称念珠菌,属于半知菌亚门、芽孢菌纲、隐球酵母目、隐球酵母科。本属菌有 81 个种,其中 11 种对人致病。白假丝酵母菌、热带假丝酵母菌、克柔假丝酵母菌、光滑假丝酵母菌、星形假丝酵母、克菲假丝酵母菌、近平滑假丝酵母菌、吉力蒙假丝酵母菌、维斯假丝酵母菌、葡萄牙假丝酵母菌、都柏林假丝酵母菌等,其中以白假丝酵母菌为最常见的致病菌,其次为热带假丝酵母菌、克柔假丝酵母菌等。

(一)生物学特性

白假丝酵母菌也称白色念珠菌,呈圆形或卵圆形,直径 3~6 μm,革兰染色阳性,但着色不均匀。以出芽方式繁殖,形成的芽生孢子可伸长成芽管,不与母细胞脱离而发育成假菌丝。在病灶材料中常见长短不一、不分枝的假菌丝。白假丝酵母菌在普通琼脂、血琼脂和沙氏培养基上均生长良好。需氧,29 ℃或 35 ℃下 2~3 天即可形成表面光滑、灰白色或奶油色的典型酵母样菌落。在含有吐温-80 的玉米粉培养基上可形成假菌丝和厚膜孢子。白假丝酵母菌在含有 0.05%氯化三苯基四氮唑(TZC)的培养基上,29 ℃培养 48 h,培养基不变色,而其他假丝酵母菌可使培养基变为红色,热带假丝酵母菌最明显,呈深红色或紫色。将白假丝酵母菌置于动物或人血清中,37 ℃孵育 1~3 h,白假丝酵母菌可由孢子长出短小的芽管。因其他假丝酵母菌一般不形成芽管,故常以此试验与之鉴别。

热带假丝酵母菌菌体卵圆形,可见芽生孢子及假菌丝,菌丝上芽生孢子可产生分支或呈短链状。在沙氏培养基上形成米色或灰色的酵母样菌落,有时表面有皱褶。

(二)致病物质与所致疾病

白假丝酵母菌最重要的毒力因素就是对机体上皮细胞的黏附和随后形成的假菌丝以及产生的胞外蛋白酶(天门冬氨酸蛋白酶)。可侵犯人体许多部位如皮肤、黏膜、肠道、肺、肾、脑等,严重时可引起全身感染,常见白假丝酵母菌感染有:①皮肤假丝酵母菌病:好发于皮肤潮湿、皱褶处(腋窝、腹股沟、乳房下、肛门周围及甲沟和指间。②黏膜假丝酵母菌病:以鹅口疮、口角炎、外阴及阴道炎最多见。③内脏假丝酵母菌病:可由黏膜皮肤等处病菌播散引起,如肺炎、肠胃炎、肾盂肾炎、心内膜炎、脑膜炎、脑炎等,偶尔也可发生败血症。

热带假丝酵母菌可引起皮肤、黏膜和内脏假丝酵母菌病。不仅在黏膜细胞上增殖引起感染,而且其产生的毒素可引起变态反应,产生的水解酶类引起组织损伤,重者可导致患者死亡。

白假丝酵母菌和热带假丝酵母菌广泛存在于自然界,通常作为正常菌群存在于人体表和与外界相通的腔道中,当机体抵抗力低下或菌群失调时可导致感染。近年来由于抗菌药物、激素和免疫抑制剂在临床上的大量使用,其引起的感染日益增多。

(三)微生物学检验

1.标本采集

采集分泌物、痰、粪、尿、血或脑脊液等标本。

2.直接显微镜检查

取标本直接涂片、革兰染色,镜下可见革兰染色阳性、着色不均匀的圆形或卵圆形菌体以及芽生孢子和假菌丝,这是假丝酵母菌感染诊断的重要依据。

3.分离培养

将标本接种在沙氏培养基上,29 ℃或35 ℃培养1～4天后,培养基表面可出现酵母样型菌落。

4.鉴定

假丝酵母菌的共同特征是:芽生孢子和假菌丝,酵母样菌落。鉴定白假丝酵母菌除必须具备以上特征外还应有:体外血清中形成芽管,玉米粉培养基中产生厚膜孢子,在含 TZC 的培养基中生长不使培养基变色。另外,根据假丝酵母菌对糖类的发酵和同化能力的不同可以进行种间鉴别。

目前临床用商品化的产色培养基如科码嘉念珠菌显色培养基可快速鉴定白假丝酵母菌和其他假丝酵母菌。其原理是假丝酵母菌可通过其自身特殊的酶和培养基里的底物作用产生明显的菌落颜色,结合菌落的形态,可以互相区别。培养基主要成分为蛋白胨、产色混合物、琼脂和抗生素,产色混合物主要提供酶的分解底物。将假丝酵母菌接种于显色培养基上,30 ℃培养48～72 h,根据菌落颜色即可鉴别。

5.血清学鉴定

用特异性抗体血清或单克隆抗体进行玻片凝集试验可以鉴别假丝酵母菌。

6.核酸检测

通过 PCR 扩增假丝酵母菌特异性 DNA 片段后以分子探针检测,具有较好的敏感性和特异性。

7.动物试验

将假丝酵母菌悬液 1 mL 注射于家兔耳静脉或注射 0.2 mL 于小白鼠尾静脉,观察5～7天,注意动物是否死亡。剖检时如发现脏器有多种小脓肿,即为白假丝酵母菌感染,其他假丝酵母菌对动物无致病性。

在进行白假丝酵母菌和热带假丝酵母菌鉴定时,应结合临床情况进行判断,从无菌部位如血液或脑脊液中分离出常提示肯定的感染,但对来自脓痰或尿的标本应谨慎解释结果,单靠一次培养阳性往往不能确定诊断,需重复 3 次以上,以保证检测的准确性。

(四)药物敏感性试验

两性霉素 B、制霉菌素、5-氟胞嘧啶具有较好的抗菌活性,常作为临床治疗的首选药物。益康唑、咪康唑、酮康唑、氟康唑等有耐药菌株出现。

二、隐球菌

隐球菌于 1894 年在法国发现。隐球菌属有 17 个种和 7 个变种,只有 3 种有致病性,其中新生隐球菌是最主要的致病菌。新生隐球菌广泛分布于自然界,是土壤、牛乳、水果等的腐生菌,也可存在于人体表、口腔和肠道中。在鸽粪中大量存在,通过吸入鸽粪污染的空气而感染,特别是一些免疫低下者易感。

(一)生物学特性

新生隐球菌在组织中呈圆形或卵圆形,直径一般在 4～6 μm,菌体外有宽厚荚膜,荚膜比菌体大1～3 倍,折光性强,一般染色法不易着色而难以发现而得名。常用墨汁负染色法,在黑色背景下可镜检到透亮菌体和宽厚荚膜,非致病性隐球菌无荚膜。常见出芽现象,但不生成假菌丝。

新生隐球菌在沙氏培养基上、25 ℃及 37 ℃均能生长,形成酵母型菌落,初呈白色,1 周后转淡黄或浅褐色、湿润黏稠,状似胶汁。非致病性隐球菌 37 ℃不生长。

新生隐球菌分为两个变种,每个变种又分为两个血清型,即:①新生隐球菌新生变种,血清型为 A、D。②新生隐球菌格特变种,血清型为 B、C。此外,我国还发现了新生隐球菌上海变种。临床常见新生隐球菌感染主要是 A 型。

(二)致病物质与所致疾病

新生隐球菌新生变种的自然栖生处主要在干燥陈旧的鸽粪中及鸟粪污染的土壤中,格特变种的自然栖息处为一种桉树。本菌属外源性感染,经呼吸道侵入人体,由肺经血行播散时可侵犯所有脏器组织,主要侵犯肺、脑及脑膜,也可侵犯皮肤、骨和关节。新生隐球菌病好发于细胞免疫功能低下者,如 AIDS、恶性肿瘤、糖尿病、器官移植及大剂量使用糖皮质激素者。因此,临床上隐球菌性脑膜炎常在系统性红斑狼疮、白血病、淋巴瘤等患者中发生。近 20 年来,隐球菌的发病率不断升高。

(三)微生物学检验

1.标本采集

临床常见标本为脑脊液、痰液、骨髓等。

2.直接显微镜检查

用患者脑脊液做墨汁负染色检查,可见透亮菌体,内有一个较大的反光颗粒和数个小的反光颗粒及出芽现象,菌体外有透明的宽厚荚膜。该方法是诊断隐球菌脑膜炎最简便、快速的方法。常规细胞染色可发现隐球菌,PAS 染色后新生隐球菌呈红色。用氢氧化钾涂片可见发芽的菌体,不能看见荚膜,需与淋巴细胞、脓细胞等鉴别。

3.分离培养

将标本接种在沙氏培养基,置 25 ℃和 37 ℃培养,病原性隐球菌均可生长,而非病原性隐球菌在 37 ℃时不生长。培养 2～5 天后形成酵母型菌落。

4.鉴定

新生隐球菌的主要特征是:墨汁负染见到宽厚荚膜,37 ℃培养生长良好,酵母型菌落,脲酶试验阳性,能同化葡萄糖和麦芽糖但不能发酵,同化肌酐(非致病菌不能)。

5.酚氧化酶试验

酚氧化酶是新生隐球菌区别于其他隐球菌的特有的酶,是含铜的末端氧化酶,能催化单酚羟基化为二酚,进一步将其氧化成醌,而醌在非酶促条件下自氧化生成黑色素。将新生隐球菌接种于 L-多巴枸橼酸铁和咖啡酸培养基中,经 2～5 天培养,新生隐球菌形成棕黑色菌落。

6.抗原检测

利用单克隆抗体,直接或通过乳胶凝集试验、ELISA 等免疫学方法检测新生隐球菌荚膜多糖特异性抗原,已成为临床的常规诊断方法,其中以乳胶凝集试验最为常用。

7.核酸检测

核酸检测为诊断隐球菌病提供了新的有效方法。临床标本可用痰液、支气管吸出物等,核酸检测方法有探针杂交法、PCR 扩增法等。

8.动物试验

小鼠对新生隐球菌敏感,注入腹腔、脑或静脉内,小鼠在 1～3 周内死亡。而其他非致病性隐球菌不致病。

(四)药物敏感性试验

新生隐球菌药物敏感性试验常规药物选用两性霉素 B、5-氟胞嘧啶、制霉菌素、咪康唑、益康唑和酮康唑等。两性霉素 B、5-氟胞嘧啶敏感性较高,而对益康唑和酮康唑部分表现为耐药。氟康唑和伊曲康唑等新的高效抗真菌药物也有很好的治疗效果。

三、曲霉

曲霉广泛分布于自然界,如土壤、腐败有机物、粮食和饲料等,有时也存在于正常人体的皮肤和黏膜表面。曲霉种类繁多,达900余种,分为18个群,其中大多数曲霉只发现了无性阶段,它们归属于半知菌亚门、丝孢菌纲、丝孢菌目、丛梗孢科,少数种具有性阶段,归入子囊菌亚门、不整子囊菌纲、散囊菌目、散囊菌科。其中对人致病的曲霉主要有烟曲霉、黄曲霉、黑曲霉、土曲霉和构巢曲霉,临床上以烟曲霉最为常见。

曲霉是发酵工业的重要菌种,应用其糖化作用和分解蛋白质的能力制曲、酿酒、造酱。医药工业利用曲霉生产抗生素、酶制剂以及柠檬酸、葡萄糖酸等有机酸等。曲霉也是引起食物、药品霉变的常见污染菌。

(一)生物学特性

曲霉属具有特征性结构。曲霉菌丝为分枝状有隔菌丝,部分营养菌丝可分化出肥厚而膨大的足细胞,并向上生长出直立的分生孢子梗。分生孢子梗大都无横隔,梗的顶端膨大形成顶囊。在顶囊上生出一层或二层小梗(单层小梗又称为瓶梗),双层时下面一层为梗基,每个梗基上再着生两个或几个小梗(瓶梗)。瓶梗成熟后在其顶端形成孢子并逐个外推,最后形成不分枝的分生孢子链。由顶囊、小梗以及分生孢子链构成一个头状体的结构,称为分生孢子头。有的种能产生闭囊壳,闭囊壳是曲霉的有性生殖器官,其壁薄,由一层或多层多角形细胞构成,不同种具有不同的颜色和形状。

曲霉在沙氏培养基上发育良好,25 ℃或37 ℃均能生长,48 h后即有大量菌丝和分生孢子头出现。菌落初为白色,不久颜色加深,由于产生分生孢子而形成各种曲霉固有的颜色。颜色特征较稳定,是曲霉分类的主要依据之一。取菌丝乳酸酚棉蓝染色,镜检可观察到分生孢子头、分生孢子梗、顶囊、小梗、分生孢子等。随着曲霉种类不同,其培养特点及镜下形态特征也不一样。

(二)致病物质与所致疾病

曲霉是条件致病菌,在人体免疫功能降低时继发感染引起疾病,如长期使用广谱抗生素、免疫抑制剂、肾上腺皮质激素,放疗、化疗,各种恶性肿瘤、糖尿病、AIDS等可诱发曲霉病。曲霉可侵犯机体许多部位,尤其是呼吸系统,引起肺曲霉病。曲霉可局限在肺内感染也可播散到其他器官,甚至引起全身性感染。曲霉还可诱发超敏反应,引起过敏性支气管肺曲霉病。有些曲霉可产生毒素引起食物中毒,有的毒素如黄曲霉毒素、杂色曲霉素有致癌作用,特别是黄曲霉毒素与人类原发性肝癌的发生密切有关。

(三)微生物学检验

1.标本采集

标本主要有痰液、脓液、分泌物、皮屑、耵聍、尿、粪便等。

2.直接显微镜检查

标本用氢氧化钾涂片,镜检可见分枝有隔菌丝,有时可见分生孢子梗、顶囊及小梗。若为有性期感染,可见到闭囊壳。

3.分离培养

标本接种沙氏培养基,25 ℃或37 ℃培养,观察菌落特征,尤其是颜色的变化。

4.鉴定

曲霉的鉴定主要依据菌落质地、颜色、显微镜检查所见,如:①分生孢子头形状。②分生孢子梗:颜色、表面粗糙或光滑。③顶囊:形态、梗占据顶囊表面积的大小。④小梗:单层还是双层。⑤分生孢子:表面是否光滑及有无纹饰。⑥有无闭囊壳。

5.抗原检测

用竞争性ELISA测定患者血清中曲霉抗原,简单快速。

6.抗体检测

常用免疫扩散、对流免疫电泳、ELISA及间接免疫荧光法等检测患者血清中抗曲霉抗体。菌丝和培养滤液可作抗原。

7.皮肤试验

对过敏性支气管肺炎患者可用曲霉抗原提取液做皮试。

（四）药物敏感性试验

常用治疗药物有制霉菌素、两性霉素 B、伊曲康唑、伏利康唑等。

四、毛霉目真菌

毛霉目真菌广泛分布于土壤、粪和其他腐败有机物上，少数为寄生菌，可引起人和动物感染称毛霉病。毛霉目真菌属于接合菌门、接合菌纲，其中引起毛霉病的共计 7 科、12 属，主要是毛霉科中的根霉属、梨头霉属、毛霉属、根毛霉属等，其中以根霉属最常见。

（一）生物学特性

毛霉目真菌能进行有性繁殖产生接合孢子和无性繁殖产生孢子囊孢子，菌丝较宽，常无分隔。有的菌丝在培养基表面横向生长，称为匍匐菌丝，其产生的假根伸入培养基内。孢子囊梗直接由菌丝长出，顶端形成孢子囊，内生孢子囊孢子。孢子囊内有球形或近球形的囊轴，囊轴基部与孢囊梗相连处成囊托。根霉、梨头霉、毛霉及根毛霉都有各自的特征。

毛霉目真菌在沙氏培养基上生长快，菌落表面棉絮状或羊毛状，初为白色逐渐变为灰色、灰褐色或其他颜色，顶端有黑色小点。取菌丝乳酸酚棉蓝染色，镜检可观察到菌丝、孢囊梗、孢子囊、孢子等，随种类不同有其各自特征（表 28-1）。

表 28-1 　毛霉目主要真菌特征

毛霉目	培养	镜检	致病性
根霉属	初为白色、逐渐变为烟灰色至黑灰色，棉絮状	无隔菌丝；有匍匐菌丝和假根，假根由匍匐菌丝产生，孢囊梗与假根相对，多为束生、不分枝；孢子囊球形，囊轴近球形，有囊托；孢子囊孢子近球形、卵圆形或不规则形，表面有棱角或线状条纹	常见致病菌有少根根霉（米根霉）、葡枝根霉（黑根霉）、同宗根霉、须状根霉、小孢根霉、寡孢根霉。临床最常见，65%的毛霉病和90%的鼻脑感染病例由此菌引起
根毛霉属	菌落灰色或橄榄色棉絮状	无隔菌丝；有匍匐菌丝和假根，但假根小，分枝少，假根与孢囊梗不对称。孢囊梗自匍匐菌丝或气生菌丝长出，呈总状或假单轴样分枝；孢子囊球形，囊轴多种形态，无囊托；孢子囊孢子球形或不规则	常见致病菌有肿梗根毛霉、微小根毛霉、多变根毛霉原变种、较规则多变根毛霉等
犁头霉属	菌落初为白色、渐变为青褐色或深灰色，羊毛状	无隔菌丝；有假根和匍匐菌丝，孢囊梗从两处假根中间的匍匐菌丝长出，不与假根对应，常 2～5 成束，呈伞形花状；孢子囊呈梨形，囊轴圆锥形，囊托呈漏斗状；孢子囊孢子卵圆形	常见致病菌有蓝色犁头霉、伞枝犁头霉、透孢犁头霉等
毛霉属	菌落初为白色、转呈灰褐色，棉絮状	无隔菌丝；无匍匐菌丝及假根，包囊梗直接由菌丝体长出，单生或分枝；孢子囊球形，囊轴多种形态，无囊托。孢子囊孢子球形、椭圆形或其他形状	常见致病菌有总状毛霉、鲁氏毛霉、卷曲毛霉、冻土毛霉

（二）致病物质与所致疾病

毛霉目真菌为条件致病菌，正常人体极少感染，但免疫功能低下者易感染。依据临床表现分为以下几种。

1.鼻脑毛霉菌病

系毛霉菌从鼻腔、副鼻窦沿小血管到达脑部，引成脑膜炎、脑血栓及脑坏死。

2.肺毛霉菌病

原发性为吸入毛霉菌孢子所致，继发性为吸入鼻脑毛霉菌病患者的分泌物所致；主要表现为肺特异性进行性支气管炎和肺炎，亦有肺梗塞及血栓形成。

3.消化道毛霉菌病

病变可累及食管、胃、回肠、直肠等,表现为腹痛、腹泻、血便、呕咖啡样血等。

4.皮肤毛霉菌病

因外伤、手术或使用污染的包扎物引起的原发性感染,临床表现为丘疹、斑块、脓疱、溃疡、溃烂、坏死等。由其他部位毛霉菌病播散引起的继发性感染,表现为结节、溃疡、坏死等。临床上常见的是鼻脑毛霉菌病。本菌感染发病急,病情进展快、病死率极高。

(三)微生物学检验

1.标本采集

采集皮屑、脓液、血液、痰、尿、鼻窦抽取物、活体组织等标本。

2.直接显微镜检查

标本用氢氧化钾直接涂片检查,可见粗大无隔菌丝,偶见孢子囊及孢子囊梗。

3.分离培养标

本接种于沙氏培养基上,25%或37 ℃培养,观察菌落。

4.鉴定

毛霉目真菌鉴定依据:①菌落形态、色泽。②有无假根和匍匐菌丝。③分生孢子梗着生位置及分枝状态。④孢子囊形态。⑤有无囊轴、囊托及其形状。⑥有无接合孢子及其特点。

(四)药物敏感性试验

两性霉素 B 为治疗毛霉病的首选药物。

五、卡氏肺孢菌

由于卡氏肺孢菌具有包囊、滋养体两种形态,且抗原虫药物对卡氏肺孢菌有效,过去一直将其归为原虫,称为卡氏肺孢子虫。但近年来分子生物学研究发现:包囊壁结构与真菌相似;卡氏肺孢菌线粒体的16 S和5 S核糖体 RNA 的核苷酸序列与真菌有更多的同源性;卡氏肺孢菌的二氢叶酸还原酶和胸腺嘧啶合成酶的结构与真菌相似;故将卡氏肺孢菌归属于真菌。但由于抗真菌药物对卡氏肺孢菌治疗无效,故有的学者提出将其归为类真菌。

(一)生物学特性

卡氏肺孢菌生活史有包囊和滋养体两种形态。包囊为感染型,分为成熟包囊和未成熟包囊。成熟包囊的包囊壁较厚,直径 6～8 μm,呈圆形、椭圆形、瓢形,包囊内含 8 个囊内小体,大小 1～1.5 μm,呈球形、半月形或阿米巴形,排列呈玫瑰花状或不规则形,单个核。未成熟包囊大多为椭圆形,3～5 μm,囊内核1～8 个。滋养体为繁殖型,壁较薄,单个核,形态不规则,直径 2～5 μm,姬姆萨染色后胞质呈蓝色,核呈紫红色,呈二分裂繁殖。

(二)致病物质与所致疾病

卡氏肺孢菌广泛分布于自然界,主要经空气传播,健康人多为隐性感染,不引起任何症状。本病多见于两种人:一种是婴幼儿、早产儿和营养不良者,另一种是任何年龄的先天性免疫缺陷者或大量应用免疫抑制剂和长期接受放射治疗的患者,尤其是 AIDS 患者。卡氏肺孢菌可以引起卡氏肺孢菌性肺炎(PCP),其典型病变为肺泡间质浆细胞浸润。卡氏肺孢菌病是 AIDS 最常见、最严重的机会感染性疾病,病死率高达 70%～100%。

(三)微生物学检验

1.标本采集

标本主要为痰液、气管抽吸物、肺穿刺及开胸取肺组织等。

2.直接显微镜检查

标本用姬姆萨染色,在显微镜下可见包囊内的 8 个囊内小体,囊内小体的胞质呈浅蓝色,1 个核呈紫红色,可以此作为确诊依据。

3.分离培养

卡氏肺孢菌在人工合成培养基上不能生长,目前均采用动物如大鼠、小鼠等进行培养。待感染小鼠出现消瘦、精神萎靡、反应迟钝、呼吸急促、厌食、体毛蓬松等明显症状后,将小鼠处死解剖,取出肺组织做印片,姬姆萨染色后镜检,可见较多圆形或椭圆形的成熟包囊。

4.鉴定

显微镜检查看到典型包囊,结合临床表现即可作出诊断。但直接镜检标本敏感性较低,因此,镜检阴性可借助其他方法进一步确定。

5.核酸检测

主要有 PCR 法和探针杂交法。痰、支气管肺泡灌洗液、肺组织、血液标本均可运用 PCR 法,扩增卡氏肺孢菌线粒体中 5 SrDNA 和 16 SrDNA。应用克隆化的卡氏肺孢菌 DNA 片段作为诊断性探针,可用于肺的各种标本和外周血标本检测。

目前针对卡氏肺孢菌线粒体中的 5 SrDNA 和 16 SrDNA 已扩增成功。

6.抗原检测

用单克隆抗体检测患者血清中卡氏肺孢菌抗原,有较好的敏感性和特异性。

7.抗体检测

用 IFA、ELISA、CFT 检测人群血清中卡氏肺孢菌抗体,主要用于流行病学调查,临床诊断价值不大。

临床上凡是遇到任何免疫低下或严重营养不良患者伴有不可解释的肺炎时,均应疑及本病。

(四)药物敏感性试验

此菌对多种抗真菌药物均不敏感,治疗常用复方磺胺甲噁唑、氨苯砜、戊胺脒、羟乙基磺酸戊烷脒及三甲曲沙等,其中戊胺脒及羟乙基磺酸戊烷脒疗效最好。

六、马内菲青霉

马内菲青霉在 1956 年从越南中华竹鼠的肝脏中首次被发现,1959 年正式命名。1973 年在美国首次发现临床病例,普遍认为竹鼠是马内菲青霉的天然宿主,通过粪便排出该病原菌而污染环境,引起人的感染。东南亚和我国南部有马内菲青霉病的流行区域。马内菲青霉属于半知菌亚门、丝孢菌纲、丝孢目、丛梗孢科、青霉属,是唯一的温度依赖双相型青霉菌。在自然界中以菌丝形式存在,在组织中则形成圆形或椭圆形细胞。

(一)生物学特性

马内菲青霉是一种双相菌,即在 25 ℃时为菌丝相,在 37 ℃时为酵母型。在沙氏培养基上 25 ℃生长缓慢,3～4 天开始生长。菌落初为灰白色膜状或淡黄色绒毛样,2 周后菌落呈棕红色蜡样、有皱褶,并有白色绒毛样菌丝。产生的红色色素将整个培养基染成玫瑰红色。镜检可见分枝、有隔菌丝,典型帚形枝,双轮生,散在,少数为单轮生,有 2～7 个梗基,其上有 2～6 个瓶梗,顶端变窄。分生孢子椭圆形或球形,分生孢子链长微弯。如将该培养基置 37 ℃,2 周左右形成淡褐色膜样、湿润、有脑回样皱褶的酵母样型菌落。镜检可见圆形或椭圆形酵母样孢子及两端钝圆有分隔的腊肠形孢子。

从酵母相变为菌丝相较容易,只需要 1～2 天即长出帚状枝。而菌丝相转变为酵母相,要经过一个短棒状或畸形的过渡期,则需要 3 周以上。因为只有酵母型才有致病性,故不能过早决定是否为单相青霉菌而导致漏诊。

(二)致病物质与所致疾病

马内菲青霉侵入人体后,除引起局灶型感染外,主要引起广泛性、播散性感染。马内菲青霉主要侵犯单核－吞噬细胞系统,即肺、肝、肠淋巴组织、淋巴结、脾、骨髓、肾和扁桃体等,以肺及肝最为严重。临床表现为发热、畏寒、咳嗽、咳痰、消瘦、乏力、肝脾及浅淋巴结肿大、皮疹、坏死性丘疹、皮下结节或全身多发性脓肿等。马内菲青霉菌是条件致病菌,免疫功能低下者易感染。马内菲青霉病患者多继发于恶性肿瘤、系统性红斑狼疮、糖尿病、结核等,尤其在 AIDS 患者中有增多趋势,被认为是东南亚地区艾滋病患者最常见的机会性感染之一。

（三）微生物学检验

1. 标本采集

采集痰、血液、脓液、皮损、腹水、骨髓、溃疡分泌物等标本。

2. 直接显微镜检查

皮损刮片、溃疡分泌物等标本涂片，PAS 染色后镜检，可见到球形、近球形、椭圆形、有明显横隔的细胞，常形成桑葚状细胞团位于巨细胞内。有时可见到细胞外粗细均匀、两头钝圆的腊肠状细胞。

3. 分离培养

血液、骨髓穿刺液、腹水、脑脊液、支气管肺泡灌洗液等标本增菌后转种于 2 个沙氏培养基，皮损、痰直接接种于 2 个沙氏培养基，分别于 25 ℃和 37 ℃培养，每天观察菌落形态、产色素情况。

4. 鉴定

本菌鉴定主要依据：①双相真菌。②直接镜检及病理检查找到典型的腊肠形、分隔的孢子。③菌落特征。④镜下帚状枝结构。

5. 动物试验

将菌悬液接种小白鼠腹腔，1 个月左右，小鼠肝、脾、肾、淋巴结发生病变，病变组织细胞内外可找到圆形、腊肠形、分隔的孢子，培养有马内菲青霉生长。

6. 抗原检测

用荧光标记特异性抗体，通过 ELISA 定量检测患者尿中马内菲青霉抗原，由于操作简单、快速，常作为该病流行地区的常规诊断方法。

标本直接涂片检查时，注意与荚膜组织胞浆菌鉴别，虽然二者都是单细胞，但马内菲青霉孢子从不出芽，常有横膈。

（四）药物敏感性试验

马内菲青霉对伊曲康唑、特比萘芬、两性霉素 B 敏感。

七、荚膜组织胞浆菌

荚膜组织胞浆菌是 Darling 于 1905 年在巴拿马运河地区患者病灶中首先发现。1934 年培养成功。在流行区，此菌可从土壤中分离出，人和动物都可被感染，传染性极大。全世界约有 30 多个国家发现有组织胞浆菌病，1955 年我国于广东发现首例患者。

（一）生物学特性

荚膜组织胞浆菌为双相型真菌。25 ℃培养，在沙氏培养基上菌落生长较慢，1 周后方开始生长，初为无色、棉花样气生菌丝，后逐渐变成白色或淡灰白色菌落，背面淡棕黄色。在脑心浸液培养基上 7～10 天左右长出菌落，呈绒毛状或中央呈粉末状，初为白色，逐渐转成棕色。培养 4 周后镜检，可见细长的分枝有隔菌丝，在菌丝侧壁或分生孢子梗上有大量直径为 2～3 μm 的圆形或梨形、壁光滑的小分生孢子，同时可看到直径为 8～15 μm 的梨形或圆形、厚壁、有棘突、排列如齿轮状的大分生孢子（仅在沙氏培养基上形成），这是本菌特征，有诊断价值。37 ℃恒温培养，在脑心浸液琼脂培养基上菌落生长慢，3 周后方开始生长为表面光滑、湿润、暗白色酵母样菌落。镜下可见卵圆形、芽生或无芽生孢子。在沙氏培养基上菌落生长不良，甚至不生长。尿素酶试验阳性。

（二）致病物质与所致疾病

荚膜组织胞浆菌常经呼吸道传染，侵犯肺部引起急性肺损害，严重眷可经血行播散而侵犯全身各脏器，主要累及单核－吞噬细胞系统，如骨髓、肝、脾等，也可出现其他临床症状及表现形式。荚膜组织胞浆菌引起的组织胞浆菌病主要有三种临床表现：①原发急性型：感染者可无临床症状，仅皮肤试验阳性，在一些流行区域（如北美洲）主要引起肺钙化。②慢性空洞型：虽引起较大的肺损害，但患者症状轻微或无临床症状，临床上常被误诊为肺结核。③严重播散型：全身任何器官均可受到损伤，尤其是单核－吞噬细胞系统,极少数患者可进展到此型。

（三）微生物学检验

1.标本采集

血液、骨髓、痰、胃液、皮肤及黏膜损害渗出物、脓液、淋巴结穿刺液、活组织及尸体解剖标本等。

2.直接显微镜检查

标本涂片后 PAS 染色镜检,如有感染可见到卵圆形、芽生、有荚膜的孢子,一端较尖,一端较圆,芽颈较细,位于大单核细胞或多核白细胞内。有时在细胞外,孢子较大,较多且聚集成群,甚至可见较短的菌丝。

3.分离培养

将标本接种于沙氏培养基和脑心浸液琼脂培养基各 2 份,分别置于 25 ℃和 37 ℃培养,观察丝状菌落和酵母样菌落,直到第 4 周。

4.鉴定

荚膜组织胞浆菌的主要特征有:组织内为酵母相呈细胞内感染,双相型真菌的霉菌相与酵母相的转化,沙氏培养基上特征性的齿轮状大分生孢子。必要时可通过脲酶试验阳性和明胶液化试验阴性进一步确诊。

5.动物试验

接种于小白鼠腹腔,2 周后死亡。取病变组织 PAS 染色后检查,可见大单核细胞内 PAS 阳性的卵圆形、有荚膜的孢子。

6.抗原检测

用荧光抗体染色直接检测荚膜组织胞浆菌多糖抗原,因敏感、特异性且快速,而被临床实验室普遍采用。最适于诊断播散型感染,约 50%播散型患者的血和 90%的尿中可检测到荚膜组织胞浆菌抗原。

7.血清学诊断

用补体结合试验、免疫扩散试验、乳胶凝集试验、固相放射免疫分析等检测血清中抗荚膜组织胞浆菌抗体,其中固相放射免疫分析敏感性最高,用于诊断轻度感染。补体结合试验阳性效价比其他一些试验出现稍晚,一般要在感染 6 周之后,但特异性和敏感性较好,发病 23 周时血标本检测阳性率可达 90%以上,且有判断预后的价值。由于假阳性和假阴性的存在,在临床上动态观察抗体效价有 4 倍增高,可有助于确诊。

8.皮肤试验

用组织胞浆菌素做皮肤试验判断是否感染,通常感染后 2～3 周皮肤试验阳性,但此方法仅适于非流行区,尤适合儿童,不能用于流行区域内人群感染的诊断。

（四）药物敏感性试验

急性原发性组织胞浆菌病几乎都是自限性的,一般不需进行抗真菌治疗。慢性空洞型组织胞浆菌病治疗是针对提高呼吸功能而进行的,只有严重播散型组织胞浆菌病常很快发展成为致命性感染,死亡率＞90%,特别是艾滋病患者。两性霉素 B 或伊曲康唑对本病有效。

（刘爱民）

参考文献

[1] 陈文明,王学锋.临床血液与检验学[M].北京:科学出版社,2016.

[2] 陈筱菲,黄智铭.消化系统疾病的检验诊断[M].北京:人民卫生出版社,2016.

[3] 崔艳丽.微生物检验技术[M].北京:人民卫生出版社,2016.

[4] 顾兵,张丽霞,张建富.临床血液检验图谱与案例[M].北京:人民卫生出版社,2016.

[5] 郭世彪.医学检验与临床判读[M].沈阳:辽宁科学技术出版社,2011.

[6] 洪秀华,刘文恩.临床微生物学检验[M].北京:中国医药科技出版社,2015.

[7] 侯振江.血液学检验[M].北京:人民卫生出版社,2010.

[8] 胡嘉波.临床检验诊断学实验教程[M].镇江:江苏大学出版社,2011.

[9] 胡建达.临床血液学检验[M].北京:中国医药科技出版社,2010.

[10] 胡丽华.临床输血检验[M].第 2 版.北京:中国医药科技出版社,2010.

[11] 黄国亮.生物医学检测技术与临床检验[M].北京:清华大学出版社,2014.

[12] 季国忠.临床检验诊断解析[M].南京:江苏科学技术出版社,2011.

[13] 蒋健,张一鸣,董一善,等.内分泌疾病的检验诊断与临床[M].上海:上海交通大学出版社,2016.

[14] 李莹.临床检验基础[M].长春:吉林大学出版社,2016.

[15] 梁国威.检验与临床诊断 POCT 分册[M].北京:人民军医出版社,2010.

[16] 刘成玉,林发全.临床检验基础[M].北京:中国医药科技出版社,2015.

[17] 刘凤奎,刘贵建.临床常用检验与诊断速查[M].北京:北京科学技术出版社,2010.

[18] 刘馨,关有良,刘洪新.医学检验的临床分析[M].北京:人民军医出版社,2011.

[19] 楼永良.临床微生物学检验实验指导[M].北京:中国医药科技出版社,2010.

[20] 吕世静,李会强.临床免疫学检验[M].北京:中国医药科技出版社,2015.

[21] 倪语星,尚红.临床微生物学检验[M].北京:人民卫生出版社,2012.

[22] 石同才.临床检验诊断手册[M].北京:人民军医出版社,2011.

[23] 汪川.分子生物学检验技术[M].成都:四川大学出版社,2016.

[24] 王谦,邓小梅,展凤霞.临床医师检验速查[M].济南:山东科学技术出版社,2011.

[25] 王谦.检验医学手册[M].济南:山东科学技术出版社,2016.

[26] 王晓春.临床分子生物学检验实验指导[M].北京:人民卫生出版社,2012.

[27] 王长奇.临床检验与输血诊疗手册[M].长沙:中南大学出版社,2010.

[28] 吴鑫荪.临床检验报告单解读[M].北京:中国医药科技出版社,2011.

[29] 夏金华,舒文.免疫检验技术[M].北京:科学出版社,2016.

[30] 宿振国,赵红梅,周玉明.实用临床检验掌中宝[M].北京:化学工业出版社,2011.

[31] 续薇.医学检验与质量管理[M].北京:人民军医出版社,2015.

[32] 于涛.临床检验实用指南[M].石家庄:河北科学技术出版社,2015.

[33] 于勇,董梅.检验与临床诊断呼吸病分册[M].北京:人民军医出版社,2011.

[34] 张德,李继广,赵庆昌,等.临床检验师手册[M].北京:化学工业出版社,2010.

[35] 张吉才,刘久波,朱名安.实用检验医学手册[M].武汉:华中科技大学出版社,2015.

［36］张秀明,李炜煊,陈桂山.临床检验标本采集手册[M].北京:人民军医出版社,2011.

［37］张展.临床检验名医解读[M].郑州:河南科学技术出版社,2010.

［38］郑铁生,鄢盛恺.临床生物化学检验[M].北京:中国医药科技出版社,2015.

［39］周立,刘裕红.药物检验技术[M].成都:西南交通大学出版社,2016.

［40］朱中梁.检验医学与临床[M].昆明:云南科技出版社,2016.

［41］周秀萍.分析肝素锂抗凝血浆用于生化检验分析的可行性[J].求医问药:下半月刊,2012,10(9):82-83.

［42］尹丽坚,谢杏仪,刘志伟,等.孕妇常规检验阴道分泌物1226例的结果分析[J].实用医技杂志,2012,19(11):1177-1178.

［43］武为宝,贺年,程金育,等.近红外光谱法建立断血流片快速监测模型[J].中国药事,2012,26(11):1238-1240.

［44］吴剑杨,温冬梅,黄燕尔,等.床旁检验血糖仪与生化分析仪血糖测定结果比对分析[J].检验医学与临床,2012,9(22):2787-2788.

［45］廖新梅.不同的采血方法在对血常规的相关检验中的应用价值[J].中国卫生产业,2012,9(30):92.

［46］李雪梅.尿常规检验对小儿急性阑尾炎的鉴别价值[J].中国卫生产业,2012,9(30):118.

［47］李淑静.临床检验在急性盆腔炎诊疗中的临床应用分析[J].中国医学创新,2012,9(32):87-88.

［48］蔡旭清,黄婷,苏炳森.腹泻便病原菌检验结果240例临床分析[J].当代医学,2012,18(33):30-31.